Rechnergestützte Verfahren in Orthopädie und Unfallchirurgie

J. Jerosch   K. Nicol   K. Peikenkamp
(Hrsg.)

Rechnergestützte Verfahren in Orthopädie und Unfallchirurgie

Neue Techniken zur Informationsvermittlung –
Forschung – Lehre – Patientenversorgung –
Qualitätssicherung – Internet-Adressen

Mit 244 Abbildungen und 43 Tabellen

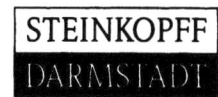
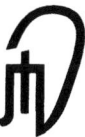

Prof. Dr. med. Jörg Jerosch
Klinik für Orthopädie und Orthopädische Chirurgie
Johanna-Etienne-Krankenhaus
Am Hasenberg 46
41462 Neuss

Prof. Dr. phil. nat. Klaus Nicol   *Dr. phil. Klaus Peikenkamp*
Universität Münster
Institut für Bewegungswissenschaften
Horstmarer Landweg 62 b
48149 Münster

Umschlagfotos: Maquet Orthopaedic Services

ISBN 978-3-642-63689-9

Die Deutsche Bibliothek – CIP-Einheitsaufnahme
Rechnergestützte Verfahren in Orthopädie und Unfallchirurgie: Forschung – Lehre –
Patientenversorgung – Qualitätssicherung; mit 43 Tabellen / J. Jerosch; K. Nicol;
K. Peikenkamp (Hrsg.). – Darmstadt: Steinkopff, 1999
   ISBN 978-3-642-63689-9   ISBN 978-3-642-58699-6 (eBook)
   DOI 10.1007/978-3-642-58699-6

Dieses Werk ist urheberrechtlich geschützt. Die dadurch begründeten Rechte, insbesondere die der Übersetzung, des Nachdrucks, des Vortrags, der Entnahme von Abbildungen und Tabellen, der Funksendung, der Mikroverfilmung oder der Vervielfältigung auf anderen Wegen und der Speicherung in Datenverarbeitungsanlagen, bleiben, auch bei nur auszugsweiser Verwertung, vorbehalten. Eine Vervielfältigung dieses Werkes oder von Teilen dieses Werkes ist auch im Einzelfall nur in den Grenzen der gesetzlichen Bestimmungen des Urheberrechtsgesetzes der Bundesrepublik Deutschland vom 9. September 1965 in der jeweils geltenden Fassung zulässig. Sie ist grundsätzlich vergütungspflichtig. Zuwiderhandlungen unterliegen den Strafbestimmungen des Urheberrechtsgesetzes.

© Springer-Verlag Berlin Heidelberg 1999
Ursprünglich erschienen bei Steinkopff Verlag, Darmstadt, 1999
Softcover reprint of the hardcover 1st edition 1999

Die Wiedergabe von Gebrauchsnamen, Handelsnamen, Warenbezeichnungen usw. in diesem Werk berechtigt auch ohne besondere Kennzeichnung nicht zu der Annahme, daß solche Namen im Sinne der Warenzeichen- und Markenschutz-Gesetzgebung als frei zu betrachten wären und daher von jedermann benutzt werden dürften.

Produkthaftung: Für Angaben über Dosierungsanweisungen und Applikationsformen kann vom Verlag keine Gewähr übernommen werden. Derartige Angaben müssen vom jeweiligen Anwender im Einzelfall anhand anderer Literaturstellen auf ihre Richtigkeit überprüft werden.

Herstellung: Klemens Schwind
Umschlaggestaltung: Erich Kirchner, Heidelberg
Satz: K+V Fotosatz GmbH, Beerfelden

SPIN 10720929   105/7231-5 4 3 2 1 0 – Gedruckt auf säurefreiem Papier

Vorwort

Rechnergestützte Systeme beherrschen zunehmend unseren Alltag. Das tragbare Telefon zu Hause oder das Handy unterwegs, die Fernbedienung für Radio und Fernsehen machen das Leben angenehmer. Der Airbag macht das Leben sicherer und Computerspiele prägen das Bild in manchen Kinderzimmern. Industrieroboter ersetzen menschliche Arbeitskraft in der Autofertigung. Auch die private Korrespondenz wird zunehmend mit Textverarbeitung auf dem heimischen PC erstellt. Globale Navigationssysteme helfen uns, mit unserem Auto manchen Stau zu umgehen.

In der Medizin haben diese Systeme bislang jedoch nur inkonsequent Einzug gehalten. Im orthopädischen Operationssaal wird weiterhin manuell mit Säge, Hammer und Meißel gearbeitet. Die Dokumentation während der Visite erfolgt oftmals nach wie vor handschriftlich – und nur all zu oft nahezu unleserlich – in die Patientenakte. Im klinischen Teil der medizinischen Ausbildung sitzen 200 Studierende in der Hauptvorlesung und werden mit Blaudias, die teilweise eine halbe Lehrbuchseite enthalten, durch das entsprechende Fach geführt. Einige wenige Ausnahmen bestätigen die Regel.

Mit dem vorliegenden Buch wollen wir zum einen aufzeigen, wo in den unterschiedlichen Bereichen der Forschung, Lehre, Patientenversorgung und Qualitätssicherung rechnergestützte Systeme bereits Anwendung finden oder in naher Zukunft finden können, zum anderen wollen wir aber auch den Leser ermutigen, in seinem Arbeitsumfeld neue Technologien einzuführen, wo dies dem Wohle der Patienten dient. Ziel dieses Buches ist es, erstmalig die verschiedenen Bereiche in einem Werk zusammenzufassen und so sowohl dem Kliniker als auch dem Wissenschaftler wissenswerte Informationen zu geben.

Sowohl Studenten als auch in der Aus- und Weiterbildung von Ärzten wird das Internet neue Perspektiven eröffnen, im Bereich der Forschung erlauben Messungen am Lebenden neue Einblicke in Belastung und Funktionen. Bewegungsanalysen, Druckverteilungsmessungen und EMG-Telemetrie sind inzwischen soweit standardisiert, daß sie auch in der Patientenversorgung Anwendung finden. Intraoperative Navigationssysteme sowie Operationsroboter haben Einzug in den Operationssaal gehalten. Die Zusammenarbeit zwischen Industrie und Wissenschaft ermöglicht eine zeitnahe digitale Abfrage und Identifikation von Endoprothesen. Rechnergestützte Systeme bieten auch im Rahmen der immer notwendiger werdenden Qualitätssicherung erhebliche Möglichkeiten zu standardisierter Datenerhebung und Dokumentation.

Wir danken dem Steinkopff Verlag, der es uns ermöglichte, das Thema in diesem Umfang darzustellen. Unser besonderer Dank gilt hierbei Frau Dr. G. Volkert, die jederzeit ein offenes Ohr für die Wünsche der Herausgeber hatte und auch in letzter Minute noch Änderungen möglich machte, sowie Frau B. Riegel, die uns unter Zuhilfenahme der neuen Kommunikationstechnik half, diese letzten Aktualisierungen auch durchzuführen.

Neuss und Münster, im August 1999
Jörg Jerosch
Klaus Nicol
Klaus Peikenkamp

Inhaltsverzeichnis

Neue Techniken zur Informationsvermittlung

Einführung in die technischen Grundlagen des Internets 3
   O. Obst, T. Ganslandt

Einsatz- und Nutzungsmöglichkeiten des Internets
zur schnellen Informationsbeschaffung 11
   O. Obst, T. Ganslandt

Zukunftsperspektiven des Internets 43
   T. Ganslandt, O. Obst

Grundlagen von Hypertext –
Bedeutung und Einfluß auf die Wissensvermittlung 57
   V. Liebenberg, J. Jerosch

Techniken für eine interaktive Nutzung des Internets 64
   T. J. Filler, E. T. Peuker, J. Jerosch, G. Wessendorf

Multimediales Online-Teaching 73
   E. T. Peuker, T. J. Filler, J. Jerosch

Forschung

Computereinsatz in den empirischen Wissenschaften,
dargestellt am Beispiel Druckverteilung auf Matratzen 85
   K. Nicol

Die Bewegungsanalyse ist das wichtigste Werkzeug
der Biomechanik zur Beantwortung klinischer Fragestellungen.
Wie wähle ich die richtigen Verfahren und Geräte aus? 121
   H. Witte, M. M. Günther

Klinische Ganganalyse in der Orthopädie und Traumatologie
– Computergestützte Meßtechnik zur Bewegungs-
und Belastungsmessung bei Verletzungen und Beschwerden
der unteren Extremität 145
   D. Rosenbaum

3-Dimensionale kinematische Bewegungsanalyse
zur Abschätzung der Belastungen bei Landungen 159
   M. van Husen, K. Peikenkamp, K. Nicol

Das Ergonomieprogramm ANTHROPOS,
ein Visualisierungswerkzeug auch für Mediziner 173
   R. Lippmann

Anwendung der Finite-Element-Methode
in Orthopädie und Traumatologie 190
   S. Lenz

Biomechanische Belastung der unteren Extremität
beim Langstreckenlauf 202
   J. Natrup, K. Peikenkamp, K. Nicol

Berechnung der inneren Belastung der unteren Extremitäten
im Sport – Methodik, Einschränkungen, Anwendungsbeispiel .. 215
   K. Peikenkamp, J. Natrup, K. Nicol

Probleme bei der Bestimmung der äußeren Belastung
auf einem Schwingboden 230
   K. Peikenkamp, M. van Husen, K. Nicol

Biomechanische Untersuchungen der Gelenkbelastung
beim Inline-Skating 242
   J. Jerosch, J. Heidjann, L. Thorwesten, K. Nicol

Der Einsatz einer flexiblen Druckverteilungseinlegesohle
zur Bestimmung der plantaren Druckverteilung unter dem Fuß
am Beispiel des Inline-Skatings 262
   E. Eils

Einsatz der EMG-Telemetrie am Beispiel
einer Inline-Skate-Untersuchung – Ein Vergleich
zwischen Weichschalen- und Hartschalenschuh 280
   F. Stallkamp

Belastung des Körpers beim Fahren in PKWs
mit verschiedenen Fahrwerken 292
    K. Peikenkamp, J. Natrup, F. Michael, W. Domenghino,
    K. Nicol

Lehre

Web-basiertes Lehren und Lernen mit authentischen Fällen
in der Medizin 307
    T. Baehring, A. Becker

Computerunterstützter Unterricht (CUU) in der Orthopädie 324
    J. Jerosch, A. Voiculescu, K. Stewing

Telematik: Kooperatives Lehren und Lernen in Computernetzen . 339
    D. Straub, T. Baehring

Mit CT-NMR korreliertes, beschriftetes Bildmaterial aus dem Visible
Human Project für die interdisziplinäre Nutzung im Internet ... 361
    H. Jastrow

HyperLearn: Ein fallbasiertes Lern- und Nachschlagedokument
im Internet 381
    R. Kreutz, B. Euler, K. Spitzer

Patientenversorgung

Intraoperative Navigationssysteme 399
    F. Langlotz, L.-P. Nolte

Computer Assisted Surgical Planning and Robotics
mit dem CASPAR-System 414
    P. Heeckt, M. Rühl, G. Buchhorn, H. G. Willert,
    C. O. R. Grüneis, F. F. Hennig, J. Petermann, P. Heinze,
    L. Gotzen, R. Kober, H. Gerhardt, M. Romanowski,
    J. Repicci, U. Mall, P. Habermeyer

Grundlagen zu Operationsrobotern in der Hüftendoprothetik
und mögliche Ansätze zur Qualitätsverbesserung
von Operationsplanung und -umsetzung 434
    J. Jerosch, T. J. Filler, E. T. Peuker, M. Rahgozar,
    Ch. v. Hasselbach, A. Lahmer, U. Witzel

Radiological Navigation in Orthopaedic Surgery 452
   C. Brack, R. Burgkart, A. Czopf, H. Götte, M. Roth,
   B. Radig, A. Schweikard

Computer Assisted Total Knee Arthroplasty 461
   F. Picard, F. Leitner, O. Raoult, D. Saragaglia

3D-Planungs- und Herstellungsverfahren von Individualprothesen 472
   A. Weipert, S. Hanusek

Rechnergestützte Optimierungsmöglichkeiten
bei der adaptierten Druckscheiben-Prothese (A-DSP) 482
   J. Jerosch, R. Wetzel, G. Aldinger, A. Weipert,
   S. Hanusek, T. J. Filler, E. T. Peuker

Elektronische Endoprothesen-Identifikation (ELEI) 490
   J. Jerosch, G. H. Buchhorn, V. Liebenberg, H. Effenberger

Die MikroTherapie – tomographische Bildsteuerung
zur Medikamentenbehandlung und Mikrooperation 499
   D. H. W. Grönemeyer

Card Enabled Network (CEN) für schnelle
und patientensichere Diagnostik und Dokumentation 516
   J. Holstein, D. H. W. Grönemeyer

Externe Archivierung und Transfer
multimedialer medizinischer Daten 530
   T. Berger, A. Sudau, J. Walther

Qualitätssicherung

Das Projekt Qualis® 549
   E. Ingenhoven, J. Becker

Anforderungen und Aufbau an ein computergestütztes System
zur OP-Planung und OP-Dokumentation 563
   E. Basad

Möglichkeiten der Anwendung
rechnergestützter Medizinischer Informationssysteme
in operativen Fachabteilungen 573
   S. Lenz

Datengewinnungsprobleme und Datenqualität
in der Orthopädie und Traumatologie 590
T. Winter

Internet-Adressen

Anhang 607

Sachverzeichnis 613

Autorenverzeichnis

Prof. Dr. med. G. Aldinger
Orthopädische Klinik
Paulinenhilfe
Forststr. 14
70176 Stuttgart

Dipl.-Ing. T. Baehring
Heinrich Heine Universität
Rechenzentrum
Universitätsstr. 1
40225 Düsseldorf

Dr. med. E. Basad
Orthopädische Klinik
Universität Gießen
Paul-Meimberg-Str. 3
35392 Gießen

A. Becker
Heinrich-Heine-Universität
Rechenzentrum
Universitätsstr. 1
40225 Düsseldorf

J. Becker
Breite Str. 96
41460 Neuss

Dr. med. T. Berger
Leiter Business Development
& Marketing
Medigate Medical Services GmbH
Oberschlesienstr. 16
47807 Krefeld

Dipl. Inform. C. Brack
Institut für Informatik
der Technischen Universität München
Orleansstr. 34
81667 München

Dipl.-Ing. G.H. Buchhorn
Orthopädische Universitätsklinik
Robert-Koch-Str. 40
37075 Göttingen

Dr. med. R. Burgkart
Abteilung und Poliklinik
für Sportorthopädie
Orthopädische
Universitätsklinik der
Technischen Universität
München
Conollystr. 32
80809 München

A. Czopf
Institut für Informatik
der Technischen Universität
München
Orleansstr. 34
81667 München

W. Domenghino
GeBioM GmbH
Mendelstr. 11
48149 Münster

Prim. Dr. med. H. Effenberger
Landeskrankenhaus Gmunden
Orthopädische Abteilung
Miller von Aichholzstr. 49
A-4810 Gmunden

E. Eils
Institut für Bewegungswissenschaften
Westfälische Wilhelms-
Universität Münster
Horstmarer Landweg 62b
48129 Münster

B. Euler
RWTH Aachen
Institut für medizinische Informatik
Pauwelsstr. 30
52074 Aachen

Priv. Doz. Dr. med. T. Filler
Institut für Anatomie
Westfälische Wilhelms-
Universität Münster
Vesaliusweg 2–4
48149 Münster

Dr. med. T. Ganslandt
Zweigbibliothek Medizin
Westfälische Wilhelms-
Universität Münster
Albert-Schweitzer Str. 33
48149 Münster

Dr. H. Gerhardt
orto MAQUET GmbH & Co. KG
Kehler Str. 31
76437 Rastatt

Dipl.-Ing. H. Götte
Institut für Produkttechnik
der Technischen Universität München
Bolzmannstr. 15
85748 Garching

Prof. Dr. med. L. Gotzen
Klinik für Unfallchirurgie
der Philipps-Universität
Baldingerstr.
35043 Marburg

Prof. Dr. med. D. Grönemeyer
EFMT (Entwicklungs- und
Forschungszentrum
für MikroTherapie gGmbH)
Universitätsstr. 142
44799 Bochum

Dr. med. C.O.R. Grüneis
Unfallchirurgische Abteilung der
Universität Erlangen-Nürnberg
Krankenhausstr. 12
91054 Erlangen

M.M. Günther
Friedrich-Schiller-Universität Jena
Institut für Spezielle Zoologie und
Evolutionsbiologie
Ebertstr.1
07743 Jena

Prof. Dr. med. P. Habermeyer
Zentrum für Schulter- und
Ellbogenchirurgie
ATOS Praxisklinik
Bismarckstr. 9–15
69115 Heidelberg

S. Hanusek
Orthopedic Services
Jahnstr. 27–29
63533 Mainhausen

Dr. med. Ch. v. Hasselbach
Girardetstr. 2–38
45131 Essen

Priv. Doz. Dr. med. P. Heeckt
MAQUET AG
Surgical Academy
Kehler Str. 31
76437 Rastatt

Dr. phil. J. Heidjann
Institut für Sportmedizin
Westfälische Wilhelms-Universität
Horstmarer Landweg 33
48149 Münster

Dr. P. Heinze
orto MAQUET GmbH & Co. KG
Kehler Str. 31
76437 Rastatt

Prof. Dr. med. F.F. Hennig
Unfallchirurgische Abteilung der
Universität Erlangen-Nürnberg
Krankenhausstr. 12
91054 Erlangen

J. Holstein
EFMT (Entwicklungs- und
Forschungszentrum
für MikroTherapie gGmbH)
Universitätsstr. 142
44799 Bochum

Dr. med. E. Ingenhoven
Breite Str. 96
41460 Neuss

Dr. med. H. Jastrow
Anatomisches Institut
Johannes-Gutenberg-
Universität Mainz
Becherweg 13
55128 Mainz

Prof. Dr. med. J. Jerosch
Klinik für Orthopädie
und Orthopädische Chirurgie
Johanna-Etienne-Krankenhaus
Am Hasenberg 46
41462 Neuss

Dr. R. Kober
orto MAQUET GmbH & Co. KG
Kehler Str. 31
76437 Rastatt

Dipl. Inform. R. Kreutz
RWTH Aachen
Institut für medizinische Informatik
Pauwelsstr. 30
52074 Aachen

Dr. med. A. Lahmer
BG-Unfallklinik
Friedberger Landstr. 430
60389 Frankfurt/Main

Dr. phil. F. Langlotz
Maurice E. Müller-Institut
für Biomechanik
Universität Bern
Murtenstr. 35
CH-3010 Bern

Dr. med. S. Lenz
Wilhelmshavener Str. 36a
10551 Berlin

Prof. R. Lippmann
IST GmbH
Sauerwiesen 2
67661 Kaiserslautern

Dr. med. V. Liebenberg
HOSmultimedica
Schlüterstr. 39
10629 Berlin

U. Mall
Zentrum für Schulter-
und Ellbogenchirurgie
ATOS Praxisklinik
Bismarkstr. 9–15
69115 Heidelberg

Dipl. Ing. F. Michael
GeBioM GmbH
Mendelstr. 11
48149 Münster

J. Natrup
Institut für
Bewegungswissenschaften
Westfälische Wilhelms-
Universität Münster
Horstmarer Landweg 62b
48129 Münster

Prof. Dr. phil. nat. K. Nicol
Institut für
Bewegungswissenschaften
Westfälische Wilhelms-
Universität Münster
Horstmarer Landweg 62b
48129 Münster

Prof. Dr. L.-P. Nolte
Maurice E. Müller-Institut
für Biomechanik
Universität Bern
Murtenstr. 35
CH- 3010 Bern

Dr. med. O. Obst
Leiter der Zweigbibliothek Medizin
Westfälische Wilhelms-
Universität Münster
Albert-Schweitzer Str. 33
48149 Münster

Dr. phil. K. Peikenkamp
Institut für Bewegungswissenschaften
Westfälische Wilhelms-
Universität Münster
Horstmarer Landweg 62b
48129 Münster

Dr. med. J. Peterman
Klinik für Unfallchirurgie
der Philipps-Universität
Baldingerstr.
35043 Marburg

Dr. med. E. Peuker
Institut für Anatomie
Westfälische Wilhelms-
Universität Münster
Vesaliusweg 2–4
48149 Münster

Docteur F. Picard
Ancien Interne des Hopitaux
Echirolles
France

Univ. Prof. Dr. B. Radig
Institut für Informatik
der Technischen Universität
München
Orleansstr. 34
81667 München

J. A. Repicci, MD
Joint Reconstruction Orthopedic
Center
4510 Main Street
Buffalo, NY 14226
USA

M. Rhagozar
Klinik und Poliklinik
für Allgemeine Orthopädie
Westfälische Wilhelms-
Universität Münster
Albert-Schweitzer Str. 33
48149 Münster

M. R. Romanowski MD
Joint Reconstruction Orthopedic
Center
4510 Main Street
Buffalo, NY 14226
USA

Dr. phil. D. Rosenbaum
Klinik und Poliklinik
für Allgemeine Orthopädie
Westfälische Wilhelms-
Universität Münster
Albert-Schweitzer Str. 33
48149 Münster

Dipl.-Inform. M. Roth
Institut für Informatik
der Technischen Universität
München
Orleansstr. 34
81667 München

Dr. med. M. Rühl
Orthopädische
Universitätsklinik
Robert-Koch-Str. 40
37075 Göttingen

Dr. inform. A. Schweikard
Institut für Informatik
der Technischen Universität
München
Orleansstr. 34
81667 München

Dr. med. Dr. rer. nat. K. Spitzer
RWTH Aachen
Institut für medizinische Informatik
Pauwelsstr. 30
52074 Aachen

Dr. F. Stallkamp
Institut für Bewegungswissenschaften
Westfälische Wilhelms-
Universität Münster
Horstmarer Landweg 62b
48129 Münster

K. Stewing
Klinik und Poliklinik
für Allgemeine Orthopädie
Westfälische Wilhelms-
Universität Münster
Albert-Schweitzer Str. 33
48149 Münster

D. Straub, MA
Deutsches Institut
für Fernforschung
an der Universität Tübingen
Abteilung Angewandte
Kognitionswissenschaft
Konrad-Adenauer-Str. 40
72072 Tübingen

A. Sudau
Business Development & Marketing
Medigate Medical Services GmbH
Oberschlesienstr. 16
47807 Krefeld

L. Thorwesten
Institut für Sportmedizin
Westfälische Wilhelms-
Universität Münster
Horstmarer Landweg 33
48149 Münster

M. van Husen
Institut für
Bewegungswissenschaften
Westfälische Wilhelms-
Universität Münster
Horstmarer Landweg 62b
48129 Münster

Dr. med. A. Voiculescu
Klinik und Poliklinik
für Allgemeine Orthopädie
Westfälische Wilhelms-
Universität Münster
Albert-Schweitzer Str. 33
48149 Münster

J. Walther
Business Development & Marketing
Medigate Medical Services GmbH
Oberschlesienstr.16
47807 Krefeld

Dr. A. Weipert
Orthopedic Services
Jahnstr. 27-29
63533 Mainhausen

G. Wessensdorf
Institut für Anatomie
Westfälische Wilhelms-
Universität Münster
Vesaliusweg 2-4
48149 Münster

Prof. Dr. med. R. Wetzel
Orthopädische Klinik
Harlaching
Harlachinger Str. 51
81547 München

Prof. Dr. med. H.-G. Willert
Orthopädische Universitätsklinik
Robert-Koch-Str. 40
37075 Göttingen

Dr. med. T. Winter
Orthopädische Klinik
und Poliklinik
der Freien Universität Berlin
im Oskar-Helene-Heim
Clayallee 229
14195 Berlin

Priv.-Doz. Dipl.-Ing. Dr. H. Witte
Friedrich-Schiller-Universität Jena
Institut für Spezielle Zoologie
und Evolutionsbiologie
Ebertstr. 1
07743 Jena

Dr. Ing. U. Witzel
Forschungsgruppe
für Biomechanik
Institut für
Konstruktionstechnik
Ruhr-Universität Bochum
44799 Bochum

Neue Techniken zur Informationsvermittlung

Einführung in die technischen Grundlagen des Internets

O. Obst, T. Ganslandt

Historische Entwicklung des Internets

Das Internet kann vereinfacht als ein globales Computernetz von Universitäten, Regierungsstellen, Unternehmen, Privatpersonen, usw. bezeichnet werden. Es wurde 1969 als ‚ARPANET' geboren. Geburtshelfer war das amerikanische Verteidigungsministerium, das der Advanced Research Project Agency (ARPA) den Auftrag erteilt hatte, ein Kommunikationssystem für Computer zu erstellen, das auch nach einem Atomschlag noch funktionsfähig wäre. Im September 1969 war es dann soweit: Der Netzbetrieb zwischen vier Standorten an der University of Utah, der University of California und SRI International, Menlo-Park wurde aufgenommen. Kurze Zeit später schlossen sich andere Universitäten dem Verbund an. 1971 gab es bereits mehr als 30 Knoten im sogenannten ARPANET. In den Jahren 1973/1974 wurde dann das heute noch gültige Kommunikationsprotokoll Transmission Control Protocol/Internet Protocol (TCP/IP) entwickelt. 1983 war dieses Netz so groß geworden, daß es in einen militärischen Teil, das MILNET, und einen forschungsorientierten Teil, das ARPANET, aufgespalten werden mußte. Letzteres wurde über einige Zwischenstufen in INTERNET umbenannt. Um Universitäten den Zugang zu Hochleistungsrechnern zu verschaffen, schuf die National Science Foundation (NSF) ein Netz, das NSF-NET, das 1987 bereits Übertragungsraten von 1,5 und ab den 90ern 45 Mbit/s ermöglichte. Das NSF-NET bildete seit 1986 bis zum Überhandnehmen der kommerziellen Provider wie AT&T, MCI und Worldcom die Hauptverbindungswege des Internets in den USA. Projekte wie Internet II (http://www.internet2.edn) und vBNS (http://www.vbns.net) werden die Übertragungsraten auf bis zu 622 Mbit/s erhöhen.

Die vom ARPA entwickelte Struktur des Internets ist dezentral, so daß auf Ausfälle einzelner Rechner und Verbindungswege selbständig und flexibel reagiert werden kann. Dies ist auch der Grund dafür, warum es so schwer ist, gesetzwidrige Angebote auf Dauer aus dem Netz zu entfernen. Aus der Flexibilität der zugrundeliegenden Infrastruktur resultiert deshalb auch eine Resistenz gegenüber Versuchen einer inhaltlichen Zensur: eine vielzitierte Internetweisheit besagt, daß das Netz Zensurmaßnahmen als Fehlfunktion betrachtet und die Daten um die Problemstelle herumfließen läßt.

1984 wurde in Deutschland der Verein zur Förderung eines Deutschen Forschungsnetzes (DFN-Verein) gegründet. Zusammen mit der (damals)

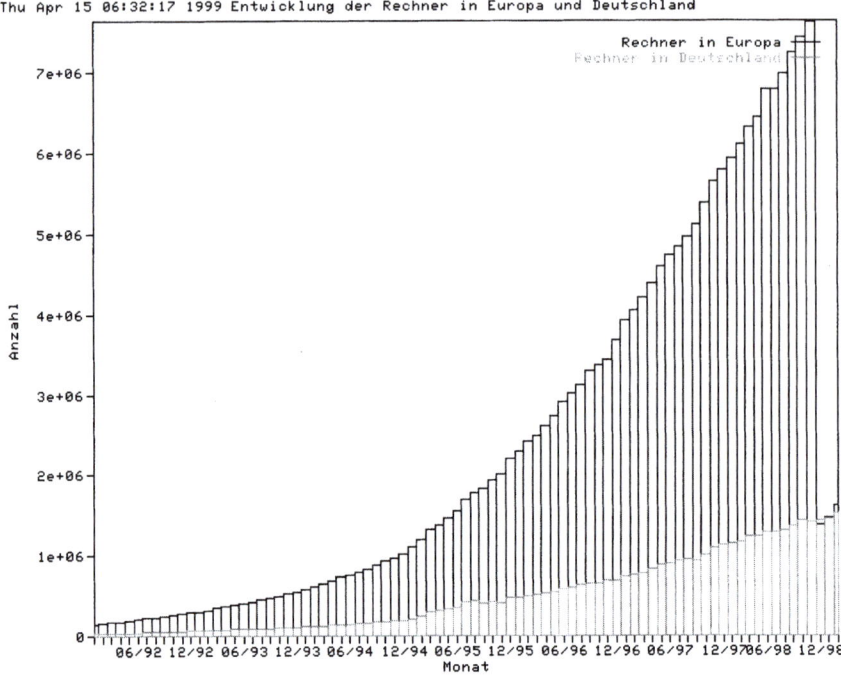

Abb. 1. Statistik des Deutsches-Network Informations Center über das Wachstum des Internets in Deutschland und Europa (Stand 5.4.1999).
(Mit freundlicher Genehmigung von DE-NIC [Online] URL:http://www.nic.de/Netcount/netStatHosts.html).

Deutschen Bundespost wurde das Wissenschaftsnetz aufgebaut, das den Universitäten und Forschungseinrichtungen erstmals einen breiten Internetzugang gewährleistete.

In den siebziger und achtziger Jahren wuchs das Internet mehr oder weniger unbemerkt von der Öffentlichkeit heran, um jetzt in den Neunzigern – den letzten zehn Jahren vor der Jahrtausendwende – um so stürmischer die Welt zu erobern und scheinbar eine Antwort auf alle nur erdenklichen Probleme zu geben. Weltweit ca. 200 Millionen Benutzer, Wachstumsrate um die 10% monatlich, 80 Millionen Kinder im Jahr 2005 (http://www.computereconomics.com) – das sind die numerischen Eckdaten dieser rasanten Entwicklung.

Aufgrund intensiver Berichterstattung in den Medien tritt das Internet mehr und mehr in das Bewußtsein der Öffentlichkeit. Dies liegt nicht so sehr daran, daß sich für ‚Otto Normalverbraucher' ein überragender Nutzen aus diesem „Netz aller Netze" ergeben würde, sondern eher an der Faszination einer Unterhaltung quer über Kontinente und Ozeane hinweg. Der medienwirksame Mißbrauch verdrängt dabei leider die Tatsache, daß das Internet ein riesiges Informations- und Wissenssystem darstellt, das von großem Nutzen in allen Fachbereichen sein kann. In der Medizin gibt es z.B. vielfältige

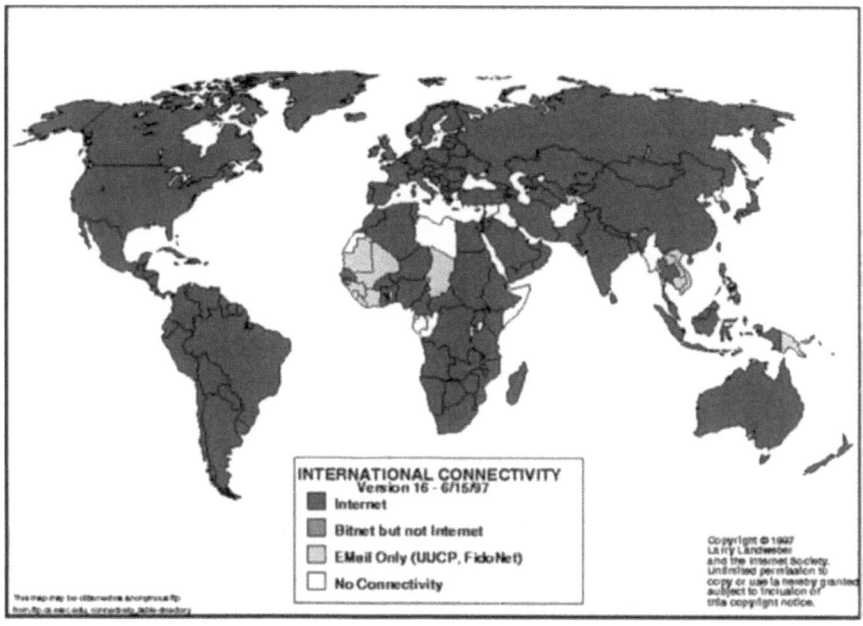

Abb. 2. Grad der weltweiten Verbreitung des Internets (Stand 15.6.1997 – ftp://ftp.cs.wisc.edu/Connectivity_Table)

Arten von Informationen, die nur noch über das Internet erhältlich sind, wie z.B. die aktuellen klinischen Studienergebnisse des CancerNet[1] oder multimediale Supplemente zu Zeitschriftenartikeln.

Während einzelne interessierte Mediziner schon seit Jahren die Informationsmöglichkeiten des Internets intensiv für sich nutzen, werden erst seit 1996 Dienstleistungen für die allgemeine deutsche Ärzteschaft angeboten. Der Burda-Verlag machte mit seinem „Health Online Service" für Ärzte den Anfang, Bertelsmann und Springer zogen Ende 1996 mit dem Multimedica-Dienst nach. Nachdem im Juli 1997 die drei beteiligten Firmen eine Kooperation auf diesem Sektor einläuteten, wird es in Deutschland demnächst nur noch einen medizinspezifischen Online-Dienst geben – Multimedica. Aber das Internet bietet mehr als dieses Angebot, und dies soll im folgenden dargestellt werden.

---

[1] Die Internetadressen aller im Text erwähnten Dienste werden im folgenden Kapitel (S. 11–42) aufgeführt.

Technische Beschreibung des Internets

Definition des Internets

Nach außen stellt sich das Internet als ein weltweites Datennetz dar, in dem jeder angeschlossene Computer mit den anderen kommunizieren kann. Unter dieser Oberfläche besteht das Internet aus einer Vielzahl von Sub-Netzwerken (betrieben von Universitäten, kommerziellen Anbietern, aber auch Privatpersonen), die über eine gemeinsame „Sprache" miteinander kommunizieren. Diese Sprache des Internet ist – wie schon erwähnt – das Transmission Control Protocol/Internet Protocol (TCP/IP). Das Protokoll regelt die Kommunikation zwischen den Rechnern im Internet, legt fest, wie Verbindungen aufgebaut werden können, und beschreibt, wie die Daten für die verschiedenen Dienste im Internet übertragen werden müssen. Dabei werden die Daten in Pakete aufgeteilt und von Netzwerk zu Netzwerk weitergereicht, bis sie ihren Zielpunkt erreicht haben. Die Datenpakete müssen dabei keineswegs immer die gleiche Strecke nehmen: wenn ein Netzstrang ausfällt, leitet das Netzwerk die Pakete auf die nächstbeste Strecke um. Diese Pakete sind die physikalische Grundlage für alle Internetdienste – die Zahl und Art der angebotenen Dienste ist dabei unbeschränkt: ausgehend von einigen basalen Diensten wie elektronischer Post und der Übertragung von Dateien von Rechner zu Rechner, die es schon seit der ARPANET-Zeit gibt, hat sich (vor allem durch individuelle Initiative) eine Vielzahl von Diensten entwickelt, die von multimedialen Informationssystemen wie dem World Wide Web bis hin zu spezialisierten wissenschaftlichen Anwendungen reichen. Diese Entwicklung wurde vor allem durch das offene Konzept des Internets gefördert: alle zugrundeliegenden Standards und Protokolle sind frei verfügbar und können ohne Zahlung von Lizenzgebühren von jedermann benutzt und umgesetzt werden. Neue Dienste und Protokolle werden in der Internetgemeinde als „Requests for comments" vorgestellt und können nach einer öffentlichen Diskussion als offizielle Internet-Standards anerkannt werden.

1994 hat der World Wide Web-Pionier John December die weltweit vorhandenen Netzwerke und Internetdienste ‚geographisch' kartiert. Seine noch heute gültige ‚CyberMap' ist ein Versuch, sämtliche vorhandenen Netzwerke und existierende Internetdienste und ihre jeweiligen Beziehungen darzustellen (Abb. 3).

Das Internet – der innere Kreis – umfaßt alle Rechner, die über die – einzeln aufgeführten – Internetprotokolle (Email, News, FTP, usw., s. u.) miteinander kommunizieren können.

Mailboxnetze, wie z.B. America Online, T-Online, CompuServe, usw., können über bestimmte Relais wie USENET (s. u.) oder Email mit Internetrechnern in Verbindung treten. Sie werden deshalb zusammen mit dem Internet als ‚Matrix' bezeichnet.

Über der Matrix schweben wie losgelöste Seifenblasen isolierte, kleinere Computernetze, die – noch – ohne Verbindung zum Internet sind.

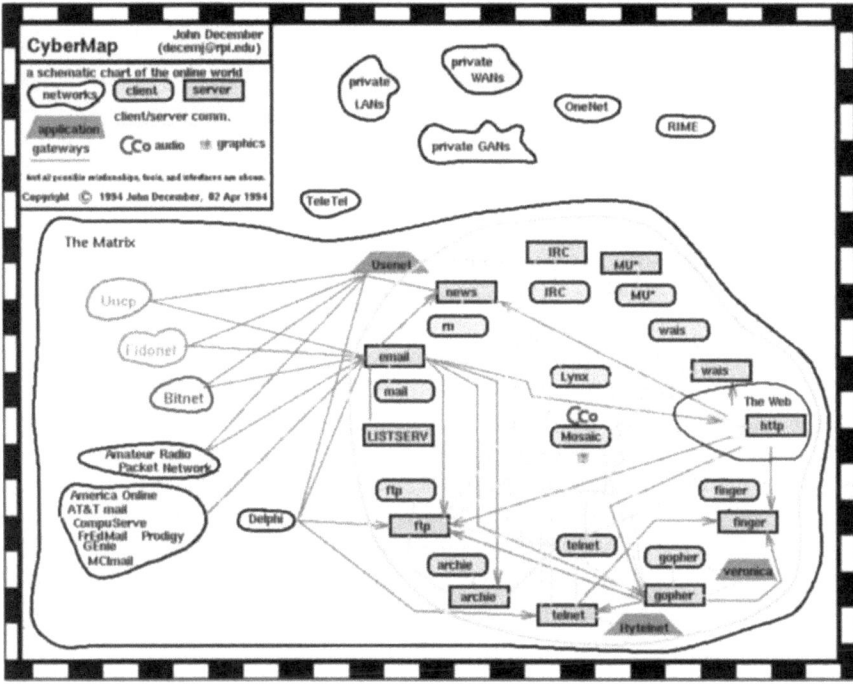

Abb. 3. ‚Landkarte' des Internets und weiterer Netzwerke. (Mit freundlicher Genehmigung von J. December).

Technische Voraussetzungen für den Internet-Zugang

PC/Computer

Nichts ist schneller überholt als eine Kaufempfehlung für einen Computer. Spätestens nach dem Kauf räumt der Händler schon die nächste Rechnergeneration in das freigewordene Regal. Trotzdem kann man folgende Voraussetzungen für einen funktionstüchtigen Internet-PC nennen: Es sollte sich um einen aktuellen Computer mit ausreichendem Speicherplatz (min. 32 MB), Graphikkarte (min. 4 MB) und einer Soundkarte handeln. Wahlweise sollten für eine schnelle Internetanbindung entweder ein 57.6-Modem (intern o. extern) oder eine ISDN-Karte vorhanden sein.

Aber selbst mit einem 386 SX mit 33 MHz unter Windows 3.1 kann durchaus komfortabel auf das Internet zugegriffen werden, wenn man sich damit zufrieden gibt, daß einzelne Programme etwas langsamer laufen können. Und benutzt man lediglich Email (elektronische Post) und nur ab und zu das World Wide Web, dann arbeitet ein solcher Rechner ebensogut wie die oben beschriebene „Optimallösung".

Betriebssysteme
Moderne Betriebssysteme wie Windows 95, 98 oder NT enthalten die zum Anschluß an das Internet benötigte Software bereits in aller Regel, für ältere Geräte kann in den meisten Fällen entsprechende Software gratis aus dem Netz bezogen werden. In der Regel stellt der Internetprovider die Zugangssoftware zur Verfügung oder weist darauf hin, wo es diese zu erwerben gibt.

Provider
Um am Internet teilnehmen zu können, benötigt man einen Anbieter (Internet Service Provider), der die Verbindung über sein eigenes Subnetzwerk herstellen kann. Als Provider können dabei kommerzielle Anbieter (z. B. UUNet, Xlink, ...), Online-Dienste (z. B. America Online, CompuServe, T-Online), Universitätsrechenzentren (als Mitglieder des DFN-Vereins), aber auch private Initiativen wie der Individual Networking e.V. auftreten. Je nach den individuellen Bedürfnissen und finanziellen Möglichkeiten kann die Netzanbindung dabei in unterschiedlichen Qualitätsstufen erfolgen: im besten Fall verfügt man über eine Dauerverbindung zum Internet über ISDN, Kupferkabel oder Glasfaser, die Übertragungsraten von 64 kBit bis zu 155 Mbit/s bieten. Aufgrund der hohen Kosten ist diese Konfiguration hauptsächlich an Universitäten anzutreffen. Im (privaten) Normalfall wird man aber über eine Wählverbindung („Dial-up networking") per ISDN oder Telefonleitung mit dem Internetprovider und damit dem Internet verbunden sein. Für die Dauer der Verbindung ist der jeweilige Rechner voll ins Internet integriert und kann alle angebotenen Dienste nutzen. Eine weitere Zugangsmöglichkeit, die stark an Bedeutung verloren hat, ist der Terminalzugang: ein nur zur Textdarstellung befähigtes (sog. „dummes") Terminal, beispielsweise ein alter DOS-PC, steht über Wähl- oder Standleitung mit einem Terminalserver in Verbindung, der ans Internet angeschlossen ist. Das Terminal ist dabei nur über den Umweg des Terminalservers ans Internet angeschlossen und kann daher nur eine eingeschränkte Auswahl der Dienste nutzen (meist auf textbasierte Dienste beschränkt: z. B. Email).

Internet-Zugang für Informationsanbieter
Wenn man als Anbieter im Internet auftreten will, benötigt man einen Rechner mit Dauerverbindung (sog. Server), der die Informationen im Netz zur Verfügung stellt. Da eine Dauerverbindung in den meisten Fällen (Universitäten ausgenommen) nicht zur Verfügung steht, bietet es sich an, auf die Hilfe eines Internet Presence Providers zurückzugreifen, der die Daten auf einem eigenen Rechner mit Dauerverbindung im Internet anbietet (sog. Server-Hosting). Die hohen Kosten für eine Standleitung entfallen dabei, so daß man je nach Tarif des Providers nur für die tatsächlich abgerufenen Datenvolumina bezahlen muß. Die meisten Internet Provider bieten ihren Kunden die Möglichkeit an, kostenfrei oder gegen eine geringe Gebühr eigene Homepages zu basteln und ins Internet zu stellen. Der oben erwähnte Multimedica-Dienst bietet z. B. einen solchen Service mit großem Erfolg für niedergelassene Mediziner an.

Einführung in die technischen Grundlagen des Internets   9

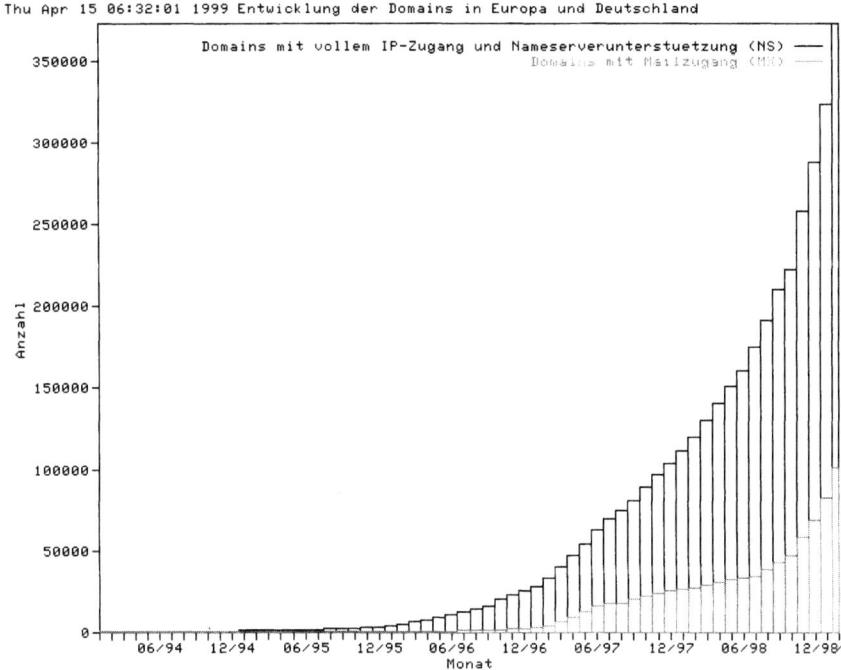

Abb. 4. Statistik des Deutsches-Network Informations Center über das Wachstum der Domain-Namen in Deutschland (Stand 1.3.1999). (Mit freundlicher Genehmigung von DE-NIC [Online] URL:http://www.nic.de/ Netcount/netStatSubDomains.html).

Adressierung im Internet

Jeder Rechner im Internet wird über eine eindeutige Nummer identifiziert, die sich aus vier durch Punkte getrennte dreistellige Zahlen zusammensetzt (z.B. 128.176.0.12). Durch diese 32 Bit lange Internet-Protocol-Nummer oder IP-Nummer können prinzipiell vier Milliarden unterschiedliche Rechner angesprochen werden, allerdings ist dieser Adreßraum durch Besonderheiten bei der Vergabe der IP-Nummern bereits fast ausgeschöpft. Durch eine in nächster Zeit anstehende Erneuerung des IP-Protokolls wird der Adreßraum stark erweitert werden, so daß zumindest dieses Problem einer weiteren Ausdehnung des Internet nicht mehr im Wege stehen wird.

Weil IP-Nummern schwer zu merken sind und auf den ersten Blick wenig über den physikalischen Standort eines Rechners aussagen, wurde der „Domain Name Service" eingeführt, der jedem Rechner zusätzlich zur IP-Nummer einen eindeutigen Namen zuordnet. Der Name setzt sich dabei aus mehreren Bestandteilen zusammen, die wie in einer Hierarchie genauere Informationen über den Standort des Rechners geben können: am Ende der Adresse befindet sich die „Top-Level-Domain" des Rechners, in der Regel die Abkürzung des Ländernamens (z.B. „de" für Deutschland, „se" für Schweden). Vor dem Land wird die „Erste Sub-Domain" notiert, eine Bezeichnung für die Institution, in der sich der Rechner befindet (z. B. „uni-muenster" für die Universität Münster). Ganz am Anfang der Adresse befindet sich mit der Zweiten Sub-Domaine der Name des Rechners selbst (z. B. „medweb"). Die Bestandteile werden wie bei den IP-Nummern durch Punkte getrennt, so daß sich für unseren Rechner in Münster folgende Domain-Adresse ergibt: „medweb.uni-muenster.de". Nach der Eingabe einer Domain-Adresse wird die dazugehörige IP-Nummer automatisch ermittelt – intern wird dann nur noch mit dieser Nummer gearbeitet. Durch die Domain-Adressen kann also jeder Rechner im Internet über einen (in der Regel) leicht zu memorierenden Namen identifiziert werden.

Um zusätzlich eine einheitliche Möglichkeit zum Ansprechen der verschiedenen Dienste zu schaffen, wurde der „Uniform Resource Locator" (URL) kreiert: er ergänzt den Domain-Namen um einen Bezeichner für den verwendeten Dienst und legt fest, wie einzelne Dokumente innerhalb eines Dienstes angesprochen werden können. Die drei Teile werden dabei in der folgenden Weise ausgeschrieben: „Dienst://Domain-Name/Dokument". Jeder Dienst bekommt dabei ein eigenes Kürzel, das bei der Vorstellung der einzelnen Dienste im folgenden Abschnitt aufgeführt wird.

Für die Identifizierung von Personen gibt es eine weitere Konvention im Internet: vor den Domain-Namen des Rechners wird die Nutzerkennung der jeweiligen Person gesetzt, wobei als Trennzeichen das „@" verwendet wird (at-sign, deutsch auch als „Klammeraffe" bekannt). Die Email-Adressen der Autoren dieses Kapitels sind z. B. „obsto@uni-muenster.de" und „ganslan@uni-muenster.de". Bitte beachten Sie, daß Email-Adressen nicht ein-eindeutig sind: eine Person kann mehrere Adressen auf verschiedenen Rechnern besitzen – außerdem sind auch Aliasnamen und unterschiedliche Schreibweisen möglich (so kann, wie in den obigen Beispielen, der Rechnername weggelassen werden, wenn an der jeweiligen Institution ein zentraler Mailrechner existiert, der die Post automatisch an die richtige Adresse weiterleitet).

Quellenhinweise

Adressen lokaler Firmen, welche Zugangspunkte ins Internet betreiben. [Online] URL:http://www-cache.rrzn.uni-hannover.de/such-prov.html.
Liste mit einer Zusammenstellung überregionaler Anbieter von Zugangspunkten ins Internet (Internet Service Provider oder Online-Dienste). [Online] URL:http://pcdis.rrzn.uni-hannover.de/inet-zu-de.html
Lynch, D.L. & Marshall, T.R. (eds.) (1993) *Internet system handbook*. Addison-Wesley, Reading, Mass. (Details zur Geschichte des Internet)

Einsatz- und Nutzungsmöglichkeiten des Internets zur schnellen Informationsbeschaffung

O. Obst, T. Ganslandt

Ein Szenario

Es geht um ein Menschenleben und es bleibt nicht viel Zeit: In der Notfallambulanz des Klinikums A. ist ein Patient mit akuten Vergiftungserscheinungen eingeliefert worden. Er hat ein Medikament bei sich, das in Deutschland vollkommen unbekannt ist. Während der Patient beatmet wird, setzt sich der diensthabende Arzt, Dr. W., an seinen PC und baut eine Verbindung zu einer toxikologischen Datenbank in den USA auf. Dort findet er schnell das gesuchte Medikament und das entsprechende Antidot. Kaum wird es dem Patienten infundiert, verbessern sich seine Vitalfunktionen. Trotzdem bleibt sein Zustand instabil. Dr. W. hofft, in einer der zahlreichen medizinischen Diskussionsgruppen im Internet eine Antwort auf das Krankheitsgeschehen zu finden. Er durchsucht per Email eine Münchener Diskussionsgruppen-Datenbank. Nicht ganz eine Minute später erhält er eine Antwort. Es existiert eine elektronische Diskussionsgruppe namens „rare diseases". Ihr gehören 120 Ärzte und Medizinwissenschaftler aus der ganzen Welt an, die sich mit seltenen Krankheiten und ihrer Diagnostik beschäftigen. Sie benutzen den Internet-Dienst der Diskussionsgruppe, um in einer Art virtuellem Kongreß miteinander kommunizieren, diskutieren und sich ihre Fälle gegenseitig vorstellen zu können. Dr. W. schickt eine Subskriptionsanfrage an diese Diskussionsgruppe und erhält kurze Zeit später die Aufnahmebestätigung. Nun ist er Teil des „Kongresses" geworden und kann eine Anfrage mit der Beschreibung der Symptome und einer höflichen Bitte um Hilfe an alle 120 Teilnehmer der „rare diseases"-Expertenrunde schicken. Nach wenigen Minuten ertönt ein Signal von seinem PC: Eine Antwort auf seine Anfrage ist eingetroffen! Ein Dr. M. aus Cinncinati schreibt ihm, daß er die Symptome kennt. Es handele sich um die äußerst seltene ABC-Krankheit. Dr. M. beendet den Brief mit einer Frage nach dem Wetter in „Germany" - in Cinncinati wären es schweißtreibende 90 °C Fahrenheit. Unter dem Brief steht die „Signatur" - eine Art Visitenkarte, die angibt, daß Dr. M. an der Intensive Care Unit des Bethesda Hospitals der State University Ohio arbeitet. Dr. W. betrachtet sie kritisch, denn im Internet gibt es keine Sicherheit, ob die Person auch wirklich das ist, wofür sie sich ausgibt (Abb. 1).

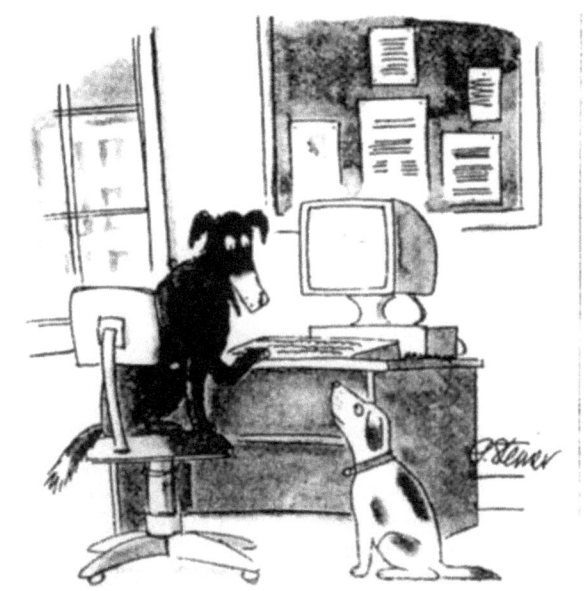

Abb. 1. „On the Internet, nobody knows you're a dog."

Doch der sachliche Ton des Briefes und eine kurze Zeit später eingehende weitere Antwort aus Australien bestärken ihn. Mit einem WWW-Browser namens *Netscape* wählt er die Datenbank MEDLINE an und findet dort etliche Artikel über die Therapie der seltenen Erkrankung. Die Suche und das Herunterladen der Zitate dauert nur wenige Minuten. Die Universitätsbibliothek hat die wichtigsten Zeitschriften in elektronischer Form eingekauft, so daß etliche Artikel per Mausklick im Volltext auf dem Bildschirm erscheinen. Einen der vielversprechendsten Artikel bestellt er über das Internet bei Uncover, einen Dokumentenlieferdienst in Colorado, USA. Der Artikel kostet zwar 20 Dollar, wird aber innerhalb einer Stunde per Fax geliefert. Die restlichen Artikel bestellt er bei JASON, dem kostengünstigeren Liefersystem der nordrhein-westfälischen Hochschulbibliotheken. Er wird sie in spätestens 48 Stunden per Email erhalten.

Ärgerlicherweise ist ein besonders wichtiger Artikel aus einer japanischen Zeitschrift bei keinem dieser beiden Dienste zu bekommen. Er bittet die lokale Medizinbibliothek, ihm weiterzuhelfen. Er kann sich darauf verlassen, daß der zuständige Bibliothekar über das Internet eine Bibliothek ausfindig machen wird, die diese Zeitschrift besitzt. (Und tatsächlich wird ihm zwei Tage später der Artikel direkt aus Kyoto zugefaxt. Erstaunlicherweise kostet ihn dies überhaupt nichts. Dies liegt daran, daß ein wichtiger Wahlspruch im Internets lautet: „Eine Hand wäscht die andere.")

Eine Stunde später läuft der Artikel aus Colorado auf seinem Faxgerät ein. Ein kurzer Blick genügt, um zu erkennen, daß die darin beschriebenen

Krankheitssymptome genau auf seinen Patienten zutreffen. Die Studie wurde an einer seriösen Klinik durchgeführt, so daß Dr. W. nicht zögert – nach Absprache mit seinen Kollegen – die dort empfohlenen therapeutischen Maßnahmen einzuleiten. Wenige Stunden später hat sich der Patient sichtbar erholt. Die in den nächsten Tagen eintreffenden Artikel helfen Dr. W., einen grundlegenden Überblick über die Krankheit zu bekommen und ermöglichen es ihm, das Therapieschema exat auf die Bedürfnisse des Patienten einzustellen. Nach einigen Tagen kann der Patient als geheilt entlassen werden.

Das Internet macht nur ein Teil der Informationsmöglichkeiten jedes Mediziners aus, aber die Benutzung dieser Internetressourcen wird bald zum alltäglichen Handwerkszeug in der Medizin gehören. Jeder Hausarzt hat schon jetzt die Möglichkeit, kurz bevor ein Patient zu ihm kommt, in PubMed (dem kostenfreien Angebot der Datenbank MEDLINE der National Library of Medicine der USA) nach neuesten Medikamenten, Therapiemöglichkeiten und klinischen Studien suchen. Diese und weitere Informationen stehen prinzipiell jedem Interessierten im Internet zur Verfügung und werden im weiteren ausführlich besprochen werden.

Dienste im Internet

Immer neue Programme erleichtern die Suche und Aufbereitung von Informationen aus dem Internet, denn das Informationsangebot und die Werkzeuge, um darauf zuzugreifen, wechseln schnell. Dabei ist es nicht wichtig, *irgendwelche* Informationen zu finden, sondern vor allem diejenigen, die *qualitativ hochwertig* sind. Gerade auch im Internet ist die kritische Beurteilung der gefundenen Informationen essentiell.

Im folgenden wird beschrieben, welche Internetdienste es gibt, und wie man sich ihrer bedienen kann, um die ganze Bandbreite der im Internet vorhandenen Information in ihrer Bedeutung einschätzen und sie für die alltägliche medizinische Praxis nutzen zu können.

Email

Der mit Abstand am häufigsten genutzte Internetdienst ist die elektronische Post. Electronic Mail oder kurz Email ist die einfachste, schnellste und bequemste Art, einem anderen Benutzer des Internets einen Brief oder eine Datei zu schicken. Eine Email ist im Gegensatz zur normalen, gelben Post (snail-*mail*, Schneckenpost genannt) oft nur wenige Minuten unterwegs – egal in welchen Teil der Erdkugel. Ein unschätzbarer Vorteil von Email liegt darin, daß man nicht nur Nachrichten an einzelne Personen, sondern im Broadcasting-Verfahren an viele Tausende zugleich schicken kann (und jeder weiß nach einiger Zeit, daß dies zugleich ihr größter Nachteil ist, da auf diese einfache Weise viel Schrott – sog. junk-mail – und Werbung – sog. spamming verschickt werden kann). Mit Email kann man nicht nur Standardtexte im ASCII-Format[1] verschicken, sondern auch – als Anlage (Attachment) – alle möglichen anderen Dateien. Per Email können auch einige elektronische Zeitschriften bezogen werden.

Zum Schreiben, Empfangen und Versenden der Mail wird ein sogenannter User-Agent verwendet. Dieses Programm tritt in Kontakt mit dem lokalen Mailserver, auf dem der Benutzer eine persönliche Mailbox besitzt. Die Mail wird von einem Message-Transfer-Agenten weitergeleitet, der dafür sorgt, daß sie denjenigen Rechner erreicht, der die persönliche Mailbox des Adressaten enthält. Wählt sich der User-Agent des Adressaten dort ein, wird ihm diese Mail angezeigt.

Eine komfortable und einfache Möglichkeit, seine Mails zu schreiben und zu empfangen, sind sog. offline-User-Agenten, die auf dem eigenen PC installiert sind. Mit ihnen kann man in aller Ruhe Briefe schreiben, Texte einladen, ändern, abspeichern, usw. Erst in dem Moment, wo man den Brief abschicken oder seine Post empfangen möchte, tritt dieses Programm mit dem Message-Transfer-Agenten des Internet Providers in Verbindung und überspielt die Mails. Die Belastung des Netzwerks (und eventuell entstehende Leitungskosten) werden damit so gering wie möglich gehalten. Beispiele sind Programme wie Pegasus und Eudora. Die verbreiteten World Wide Web-Programme wie Netscape Communicator oder Microsoft Internet Explorer (s.u.) enthalten meist ein eigenes Mailprogramm, so daß man nahezu alle Netzdienste von diesen Programmen aus nutzen kann. Für einen komfortablen Umgang mit Email bieten die Programme integrierte Texteditoren, Such- und Filterfunktionen, Ordner für die Verwaltung von Mails, sowie Adreßbücher für die Sammlung von Emailadressen.

Mailinglisten

Das Prinzip dieser Listen ist sehr einfach: Menschen aus aller Welt interessieren sich für ein bestimmtes Thema und unterhalten sich in lockeren Abständen darüber. Ein zentraler Mail-Rechner dient dabei als „Verteilerkasten", der die Beiträge an alle Teilnehmer weiterleitet. Will man an einer dieser Diskussionsgruppen oder Mailinglisten teilnehmen, muß man zuerst seine Subskriptionsanfrage an deren Mailserver senden. Dazu schickt man eine Email mit einem standardisierten Text an die angegebene Subskriptionsadresse. Dieser Text lautet meistens: „subscribe listname Vorname Zuname". Will z.B. Hans Maier an der Liste ‚Orthotic and Prosthetic Listserver OandP-L' teilnehmen, schickt er an die Subskriptionsadresse *listserv@nervm.nerdc.ufl.edu* den Text: „subscribe OandP-L Hans Maier".

Nach erfolgreicher Subskription erhält Hans Maier eine Bestätigung und empfängt ab sofort Beiträge der anderen Listenteilnehmer. Es empfiehlt sich, eine Zeitlang diesen Beiträgen zu lauschen (im Internetjargon: lurking), bevor man eigene Diskussionsbeiträge leistet. Die Diskussionsbeiträge muß

---

[1] American Standard Code for Information Interchange – ein allgemein vereinbarter Zeichensatz, der als „kleinster gemeinsamer Nenner" der Darstellung gilt.

Hans Maier dann per Email an die Adresse *OANDP-L@nervm.nerdc.ufl.edu* senden. Hinter dieser Adresse versteckt sich der Internetrechner der Mailingliste, der den Beitrag von Hans Maier an jede Emailadresse der Liste ‚OandP-L' weiterleitet. Das können zehn Leute sein, aber auch mehrere Tausend. Es existiert keine auch nur annähernd vollständige Liste aller vorhandenen Diskussionsgruppen, so daß man – wie Dr. W. in unserem Eingangsbeispiel – darauf angewiesen ist, bestimmte Datenbanken zu durchsuchen. Es wird geschätzt, daß es ca. 1000 medizinische Mailinglisten von weltweitem Interesse gibt, dazu kommen noch tausende lokaler oder regionaler Natur.

Newsgruppen

Bei den Newsgruppen (auch Bulletin Boards oder Schwarze Bretter genannt) handelt es sich ebenfalls – wie bei den Mailinglisten – um elektronische Diskussionsforen mit potentiell weltweiter und meist unbeschränkter Teilnahmemöglichkeit. Ein wichtiger Unterschied liegt darin, daß die Newsgruppen zwar auch ‚subskribiert' werden kann, die Beiträge der Gruppe aber nicht automatisch zugeschickt werden. Ist man bei einigen Mailinglisten subskribiert und verreist für 3 Wochen, wird man nach der Rückkehr einen total überfüllten Briefkasten vorfinden. Dies passiert bei einer Newsgruppe nicht. Sie ähnelt einer Litfaßsäule, die man aktiv aufsuchen muß, um die plakatierten Informationen lesen zu können. Ein weiterer Unterschied zwischen beiden Arten der Diskussionensgruppen ist der, daß Mailinglisten aufgrund des festen und bekannten Teilnehmerkreises eher zu sachlichen und zielgerichteten Diskussionsformen tendieren.

Die allermeisten Newsgruppen werden über das sogenannte USENET verteilt, das 1979 von zwei Studenten ins Leben gerufen wurde. Es dient dem themenorientierten Informationsaustausch. Das USENET ist kein Computernetz oder eine Untermenge des Internet, sondern besteht aus all denjenigen Computern, die über bestimmte Protokolle wie z.B. das Network News Transfer Protocol oder das Unix-to-Unix-Copy Protocol Diskussionsbeiträge miteinander austauschen. Kein Thema, das in den über 10 000 weltweiten Newsgruppen nicht zu finden wäre – ganz abgesehen von den zigtausend weiteren Diskussionsforen mit lokaler, regionaler oder landesweiter Bedeutung. Die Gruppen sind hierarchisch durch ein System von Kategorienabkürzungen strukturiert. So wird z.B. die Fangruppe von Harald Schmidt mit **de.alt.fan.harald-schmidt** abgekürzt, die internationalen Ufologen mit **alt.ufo**, und in **rec.pets.dogs.health** kann man Gesundheitstips für Schoßhunde bekommen. Doch neben diesen exotischen Themenbereichen gibt es zahlreiche medizinisch orientierte, teils von wissenschaftlichen Austausch zwischen Ärzten, teils von hilfesuchenden Patienten dominiert. „sci" bedeutet, daß es sich um eine wissenschaftliche Gruppe handelt. In der Gruppe „sci.med" wird weltweit über die Medizin diskutiert. Weiter unterteilt wird diese Hierarchie in Gruppen wie sci.med.pharmacology, sci.med.dentistry, sci.med.orthopedics und sci.med.nursing – um nur einige zu nennen. Ein vorangestelltes „de." weist auf deutschsprachige Gruppen hin. Folgerichtig wird in der Gruppe de.sci.medizin.misc auf deutsch über allgemeine medizinische Themen gesprochen.

Die Newsgruppen im Internet sind zumeist unmoderiert, was schnell dazu führt, daß Diskussionen im Kreise laufen und immer wieder die gleichen Fragen gestellt werden. Dies wird in den meisten Gruppen noch dadurch verstärkt, daß es kein ‚Gruppengedächtnis' in Form eines Archivs gibt. Das Signal-Rausch-Verhältnis kann auch durch andere Faktoren wie z.B. hilfesuchende Patienten in einer wissenschaftlichen Medizinergruppe verschlechtert werden. Trotzdem kann man auch hier mit den geeigneten Suchwerkzeugen nützliche Informationen finden und bei Anfragen auf hilfsbereite Experten treffen. Die wichtigsten Hierarchien im USENET sind folgende:

Newsgroup/Hierarchie	Beschreibung
ALT	Gruppen zu allen möglichen Themen, oft recht chaotisch
ALT.SUPPORT.ARTHRITIS	Selbsthilfegruppe von Arthritis-Patienten
BIONET	Das BIOlogische NETzwerk
COMP	Computerthemen
MISC	Alles mögliche (Miscellaneous)
MISC.HEALTH.ARTHRITIS	Arthritis für Laien
REC	Hobbys (Recreational Activities)
SCI	Wissenschaft (Science)
SCI.MED	Medizin (englisch)
SCI.MED.DISEASES.OSTEOPOROSIS	Osteoporose
SCI.MED.ORTHOPEDICS	Orthopädie
SOC	Soziales, Kulturen, Länder
TALK	Hier gehören alle diejenigen hin, die gerne mal ein Schwätzchen halten
DE	Deutsche Gruppen
DE.SCI.MEDIZIN.MISC	Medizin (deutsch)

Wie man sich in diesem Dschungel von Diskussionsgruppen zurechtfindet, wird weiter unten anhand einer Suche nach Informationen über ein spezielles Thema beschrieben.

Internetanbieter wie America Online und CompuServe (seit Herbst 1997 auch zu America Online gehörend) bieten eigene Diskussionszirkel an. Dabei ist der letztere Dienst für Mediziner in Deutschland besonders interessant, da hier gleich mehrere fachspezifische Foren angeboten werden. Diese sind in der Regel moderiert, d.h. die Kommunikation wird von fachkundigen Betreuern in sinnvolle Bahnen gelenkt. Die weitaus reichhaltigste Auswahl findet man aber – wie schon gesagt – im Internet.

Seit 1996 finden sich auch in zunehmendem Maße Diskussionsgruppen im Internet, die als eine Art Gästebuch auf bestimmten World Wide Web-Servern organisiert sind. Als Beispiel mögen die von Akupunktur bis Urologie handelnden Foren des Deutschen Medizin Forums dienen. Diese Gästebücher werden in aller Regel sehr viel seltener frequentiert als die Newsgruppen des Internets.

Telnet

Der Telnet-Dienst ermöglicht es, eine interaktive Verbindung zu denjenigen Rechnern im Internet aufzubauen, die diesen Dienst anbieten (meistens handelt es sich um Computer mit dem „Unix"-Betriebssystem). Über diese Verbindung kann man anschließend mit dem Rechner arbeiten, als ob man vor Ort wäre (allerdings ist man auf die Übertragung von Textdaten beschränkt). Ein mögliches Anwendungsgebiet ist es, seine persönliche Mailbox zu bearbeiten oder Programme auf dem jeweiligen Rechner zu starten (so kann man beispielsweise im Rahmen einer internationalen Zusammenarbeit eine Studienauswertung an einem anderen Zentrum durchrechnen lassen oder World Wide Web-Seiten auf einen entfernten Server pflegen), wozu man allerdings eine Nutzerkennung auf dem anderen Rechner benötigt. Weiterhin ist es möglich über Telnet spezialisierte Dienste – beispielsweise den Zugriff auf Datenbanken wie z.B. den Katalog der größten Medizinbibliothek der Welt, der National Library of Medicine in den USA – anzubieten. Durch die Beschränkung auf Text muten solche Systeme meist etwas altmodisch an und sind oft wenig intuitiv zu bedienen. Dennoch werden gerade im Bibliotheksbereich noch etliche Online-Kataloge per Telnet angeboten, obwohl diese sukzessive durch WWW-basierte Versionen ergänzt bzw. gegen diese ausgetauscht werden.

FTP

FTP ist die Abkürzung für *File Transfer Protocol* und stellt einen der allerersten Internet-Dienste dar. Mittels dieses Protokolls lassen sich Dateien zwischen Internetrechnern hin- und herkopieren, genauso wie man auf seiner Festplatte Dateien von einem Verzeichnis in ein anderes kopiert. Downloaden nennt man neudeutsch den Vorgang, wenn man – was der weitaus häufigere Fall ist – Dateien eines entfernten Rechners auf seinen eigenen Rechner kopiert, also „herunterlädt". Bei einem Upload dagegen kopiert man eigene Dateien auf den entfernten Rechner. Für beide Arten des Dateitransfers benötigt man normalerweise eine Zugangsberechtigung (eine Benutzerkennung und ein Paßwort) zu dem entfernten Computer. Auf vielen Internet-Rechnern ist jedoch der Zugriff für jedermann gestattet. Für den Download braucht man in diesen Fällen keine Berechtigung, weshalb diese Art des FTP auch „**anonymous FTP**" genannt wird. Als Login (also Benutzerkennung) wird „anonymous" und als Paßwort die eigene Emailadresse angegeben. Obwohl es anonymous FTP heißt, sollte man immer bedenken, daß der Download der Dateien mitprotokolliert wird.

Auf diesem Weg wird hauptsachlich Software angeboten, so z.B. von Microsoft, IBM, Netscape, aber auch von vielen Organisationen und Privatpersonen. So stellt die National Library of Medicine elektronische Zeitschriften und Bibliographien zu speziellen Themen im Volltext auf ihrem anonymous-FTP-Server zur Verfügung.

Archie

Im Internet werden weit über 3 Mio. Dateien auf ca. 2000 FTP-Servern zur Verfügung gestellt. Um diese riesige Menge an Dateien zu erschließen, wurde an der McGill-Universität in Montreal eine Software namens „Archie" entwickelt, die anonymous-FTP-Server durchsuchen kann. Ist Archie fündig geworden, werden Dateinamen, Verzeichnis und Namen des Rechner ausgegeben, auf dem sich diese Datei befindet. Je nach Software läßt sich dann per Mausklick diese Datei mit in einer im Hintergrund laufenden FTP-Sitzung herunterladen. Der nächstgelegene (und einzige deutsche) Archie-Server an der Technischen Universität Darmstadt kann mit Telnet oder mittels bestimmte Archie-Clients abgefragt werden (Adresse: archie.th-darmstadt.de). Dieser Server ist jedoch oft überlastet, so daß man auf andere ausweichen muß – z.B. in Österreich oder Korea. Dies ist dank der Vernetzung und Internationalität des Internets jedoch problemlos möglich. Der Name Archie wurde für diesen Dienst ausgewählt, da er wie „Archiv" klang.

In der letzten Zeit ist mit dem „FTPSearch"-Dienst eine Alternative zum klassischen Archie entwickelt worden, die über das World Wide Web (s.u.) abgefragt werden kann.

Gopher

Dieses Informationssystem wurde 1991 an der University of Minnesota entwickelt und nach dem Wappentier der Universität benannt – der Taschenratte (amerikanisch: gopher). Gopher kann als der Vorgänger des WWW angesehen werden, denn mit dieser Software war es zum ersten Mal möglich, die verschiedenen Dienste des Internets wie Telnet, FTP und Archie unter einer einheitlichen und einfach zu bedienenden Menüoberfläche anzubieten. Neben diesen Diensten konnten auch Texte, Software und Binärdateien wie z.B. Bilder angeboten werden. Gopher litt unter der Einschränkung, daß die Menühierarchie und die mit ihr erreichbaren Inhalte streng voneinander getrennt waren: so konnte zwar eine übersichtliche Hierarchie von Dokumenten aufgebaut werden, aber eine Integration von Text und Graphiken sowie eine intuitive Navigation mit Verweisen innerhalb der Dokumente, wie sie das World Wide Web bietet, waren mit Gopher nicht möglich. Viele amerikanische Universitäten benutzten Gopher dazu, ihrer Klientel aktuelle Informationen über Campus Wide Information Systems zur Verfügung zu stellen. Neben Internetdiensten und Dateien enthielten die Gophermenüs auch Verweise (Links) zu anderen Gophern, so daß die ca. 6000 Gopher-Server weltweit ein global vernetztes System bildeten. Geographische und sachliche Hierarchien und Suchmaschinen wie VERONICA und JUGHEAD erleichterten die Orientierung.

Mit der rapiden Verbreitung des World Wide Web hat Gopher in den letzten Jahren zunehmend an Bedeutung verloren.

World Wide Web (WWW)

Ursprünglich als Medium für die Kommunikation zwischen Hochenergiephysikern am Schweizer Forschungszentrum CERN entwickelt, sollte das World Wide Web später eine Eigendynamik entwickeln, die es zum auffälligsten und meistgenutzten Dienst im Internet machen sollte. Das WWW erweitert das von Gopher bekannte Konzept um die Möglichkeit, Text und Navigation miteinander zu verknüpfen. Das zugrundeliegende Prinzip ist der *Hypertext*, der es erlaubt, ein Dokument durch eingebettete Kommandos um zusätzliche Meta-Informationen zu erweitern, die das Dokument strukturieren und Verweise auf andere Dokumente zulassen. Auf diese Weise werden die Informationen im World Wide Web zu einem großen Gewebe vernetzt, in dem sich die Nutzer intuitiv durch das Verfolgen der Verweise (Links) im Text bewegen können. Mit der Forderung nach Layout- und Stilmitteln wurde das WWW nach und nach um Kommandos erweitert, mit denen Graphiken sowie später auch Klänge und Videos in die Dokumente integriert, und die Darstellung der Seiten beeinflußt werden konnte. Zusätzlich bietet das WWW Programmierschnittstellen, mit denen interaktive Angebote und Datenbankanbindungen einfach realisiert werden können. Durch die einheitlich definierte Kommandosprache Hypertext Markup Language (HTML) ist das WWW auf praktisch allen Betriebssystemen nutzbar – eine aufwendige Portierung von WWW-Angeboten auf andere Plattformen entfällt also. Mit der Programmiersprache „Java", die ebenfalls plattformunabhängig ist, erschließt sich dem WWW neben dem reinen Angebot von Dokumenten auch die Welt der Programme und Applikationen.

Der Erfolg des WWW liegt allerdings nicht nur in seiner Flexibilität und Leistungsfähigkeit, sondern auch in der Abkehr von den vorherrschenden textorientierten Benutzeroberflächen: Das WWW war einer der ersten Internetdienste, der eine einfach zu benutzende und attraktiv gestaltete graphische Client-Software bieten konnte. Die im Rahmen der WWW-Entwicklung eingeführte URL-Schreibweise (s. u.) hat es ermöglicht, die meisten vorhandenen Internet-Dienste komfortabel über ein Programm (den WWW-Client oder WWW-Browser, typischerweise Netscape's *Navigator* oder Microsoft's *Internet Explorer*) auszuführen, so daß die Kenntnis eines Programms schon für die Nutzung fast des gesamten Netzes ausreicht. Mit diesem Handwerkszeug entstand die Metapher des „Internet-Surfens": es war möglich, sich (lässig zurückgelehnt) mit der Maus in der Hand von Link zu Link zu klicken, ohne dafür gleich die technischen Details von Domain Name Service-Adressen und FTP-Kommandos auswendig können zu müssen. Der Charak-

Tabelle 1. URL-Schreibweise der Internet-Dienste

Dienst	Kürzel	Aufbau	Beispiel
Mail	mailto	mailto:user@hostname	mailto:hans.maier@uni-entenhausen.de
News	news	news://newsserver/newsgroup	news://news.uni-muenster.de/sci.med
FTP	ftp	ftp://ftpserver/dateipfad	ftp://ftp.uni-muenster.de/pub/readme.txt
Gopher	gopher	gopher://gopherserver[:Port]/dateipfad	gopher://trick.ntp.springer.de
WWW	http	http://webserver/dateipfad	http://medweb.uni-muenster.de/index.html

ter des Internets als Elfenbeinturm der Wissenschaftler und Studenten war damit unwiederbringlich verloren: Die bunten Seiten des WWWs lockten gleich millionenweise „normale" Menschen auf den Plan, und mit ihnen Kommerz und Werbung, die seitdem in bekannt grellbunter Weise über viele WWW-Seiten flimmern. Gleichzeitig hat das WWW aber auch den Bekanntheitsgrad des Internets in der Allgemeinbevölkerung enorm gesteigert und ein Publikationsmedium für fast jedermann geschaffen.

Suchmaschinen, Suchdienste

Definition

Gerade durch die Einführung des World Wide Web hat die Informationsvielfalt im Internet enorm zugenommen: zur Drucklegung dieses Buches existieren Schätzungen, die von über 300 Millionen Seiten alleine im WWW ausgehen, wobei das Angebot täglich zunimmt (Lawrence 1998). Zwar mag das „Surfen" im Internet mit seinen intuitiven und launischen Sprüngen von Dokument zu Dokument spannend sein und gelegentlich zu Informationen führen, die man sonst wohl nicht gefunden hätte, jedoch stellt sich spätestens bei der Recherche nach einem konkreten Dokument das Problem, wie man in diesem Informationswust noch die Spreu vom Weizen trennen kann.

Dieses Kernproblem ist altbekannt und wird von akademischer und kommerzieller Seite mit verschiedenen Strategien angegangen. Man unterscheidet im wesentlichen:
- **Geographische Indizes**: Sie schlüsseln das Angebot nach Kontinenten, Ländern und Städten auf und sind daher nur dann nützlich, wenn der physikalische Ort der gesuchten Information bekannt ist und nur die Internetadresse gefunden werden muß (z.B. Suche nach den Internetseiten einer bestimmten Hochschule, Informationen über Urlaubsorte). Beispiel: Virtual Tourist (http://www.vtourist.com/)
- **Thematische Indizes**: Sie schlüsseln das Internet in einer Hierarchie von Themengebieten auf und eignen sich somit vor allem dann, wenn man generelle Informationen über ein bestimmtes Fachgebiet sucht. Nachteil die-

ser Indizes ist, daß im allgemeinen nur solche Angebote recherchierbar sind, die vorher dort eingetragen worden sind. Beispiel: Yahoo! (http://www.yahoo.com/). Immer mehr Web-Indizes bieten sowohl thematische Verzeichnisse als auch Suchmaschinen (s. u.) an.

- **Automatische Suchmaschinen:** Sie werden von Suchprogrammen (sog. „Robots") gespeist, die das Internet in regelmäßigen Abständen nach neuen Angeboten durchforsten, wobei von jeder Seite (zumindest auszugsweise) ein Volltextindex angelegt wird. Bei der Recherche in einem solchen Katalog können Stichwörter angegeben und logisch kombiniert werden, so daß sehr ausgefeilte Suchformulierungen möglich sind. Eine Suchmaschine kann auch Angebote finden, die nicht explizit dort angemeldet worden sind, solange nur ein Verweis von einer bereits indizierten Seite auf das neue Angebot existiert, der von den Robots verfolgt werden kann. Die Recherche in diesen Katalogen erfordert oft einiges an Feingefühl, da eine zu ungenaue Formulierung zu einer unüberschaubar großen Treffermenge führt, während eine zu eingeengte Suchanfrage meist keine Treffer erzielt. Beispiel: Altavista (http://www.altavista.com/). Der ernsthafte Betrieb eines Internet-Katalogs oder einer Suchmaschine erfordert angesichts der enormen Vielfalt des Angebots beträchtliche finanzielle Mittel. Die meisten Suchmaschinen finanzieren sich zur Zeit durch Werbeeinnahmen und den Gang an die Börse. Dadurch herrscht unter den größeren Suchmaschinen wie Altavista, HotBot, Yahoo!, usw. ein starker Konkurrenzkampf. Dies hat zur Folge, daß neben der reinen Suchfunktion weitere Dienstleistungen angeboten werden, um Kunden zu binden, wie z.B. themenorientierte Kataloge, freie Emailadressen und private Homepages, News- und Börsenticker oder auf die persönlichen Bedürfnisse zugeschnittene Tageszeitungen.

Zusätzlich zu diesen umfassenden Katalogen gibt es eine Vielzahl von spezialisierten Indizes und Ressourcenlisten für die meisten Fachgebiete. Diese Listen bieten den Vorteil, daß sie meist von Profis aus ihrem eigenen Gebiet zusammengestellt worden sind und daher oft eine übersichtliche Strukturierung und Beschränkung auf das Wesentliche aufweisen. Fachgebietslisten sind über die thematischen Indizes (wie z.B. Yahoo!) zu erreichen, Beispiele für herausragende medizinische Link-Sammlungen finden Sie im Anhang.

Beispiele für Suchmaschinen und Indizes

Im folgenden soll eine Auswahl der bekanntesten Suchmaschinen kurz vorgestellt werden.

Der größte thematisch orientierte Katalog im Internet ist „Yahoo!". Yahoo! kann auf einen Stamm von über 50 Mitarbeitern zurückgreifen, die - im Gegensatz zu vielen Suchmaschinen - die Informationsangebote des World Wide Web intellektuell erfassen und in einem hierarchisch organisierten, gigantischem Inhaltsverzeichnis zur Verfügung stellen (http://www.yahoo.com). Die Themen sind in diesem Index hierarchisch aufgeschlüsselt, wobei von einem Set allgemeiner Überbegriffe ausgehend ein in die Tiefe immer weiter

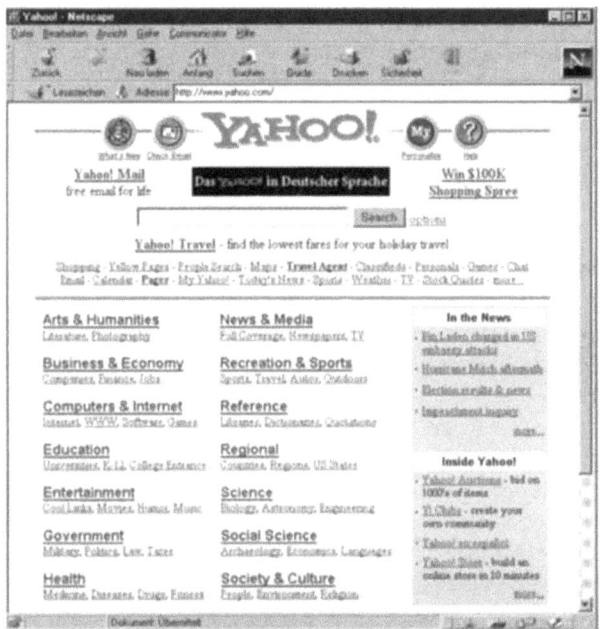

Abb. 2. Der thematische Index YAHOO!

detailliertes Angebot folgt. Neben der Möglichkeit, sich entlang der Hierarchie durch den Index zu bewegen, kann auch über eine einfache Suchmaske nach Stichwörtern innerhalb des Angebots gesucht werden. Neue Angebote müssen in Yahoo! explizit eingetragen werden – wer es versäumt, seine Internetseiten anzumelden, kann über diesen Index auch nicht gefunden werden.

Ein Äquivalent von Yahoo! für den deutschsprachigen Bereich ist – natürlich neben dem deutschen Yahoo! www.yahoo.de – das deutsche Internetverzeichnis WEB.DE, ein themenorientierter Katalog, der sich auf Angebote aus dem Inland beschränkt. Genau wie Yahoo! bietet er neben der hierarchischen Aufschlüsselung auch eine direkte Stichwortsuche an.

Eine bekannte Suchmaschine, die von einem Ableger der Firma Digital Equipment Corporation betrieben wird, ist Altavista. Sie bietet eine quasi-Volltextrecherche über das gesamte Internet an, die über eine einfache Eingabemaske gestartet werden kann. Neben der direkten Eingabe von Stichworten kann die Suche durch Steuerzeichen weiter spezifiziert werden – so kann beispielsweise durch Voranstellen eines Pluszeichens das Vorkommen eines Wortes in den Fundstellen erzwungen werden, während sonst bei mehreren Stichworten auch Seiten angezeigt werden, die nicht alle der gesuchten Worte enthalten. In gleicher Weise kann durch ein vorangestelltes Minuszeichen ein Suchwort aus den Fundstellen ausgeschlossen werden. Auf diese Weise kann zum Beispiel eine Recherche definiert werden, die alle Seiten mit den Worten „Endoprosthesis", „Hip", aber nicht „Instrumentation" enthalten (Suchformel „+endoprosthesis +hip – instrumentation").

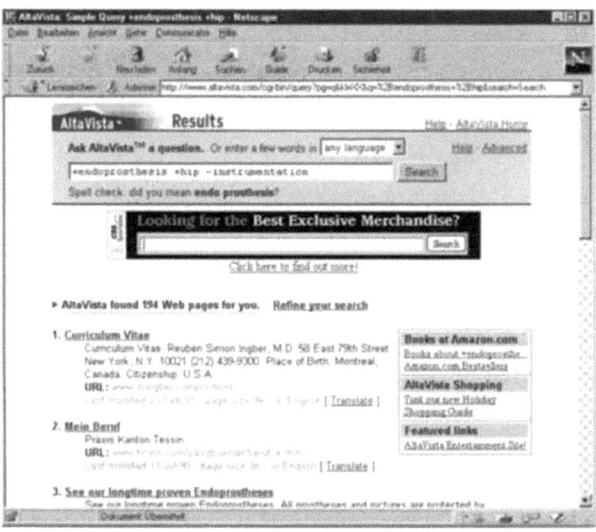

Abb. 3. Die automatische Suchmaschine ALTAVISTA.

Eine weitere, von Wired Ventures betriebene Suchmaschine ist HotBot (Abb. 4). Das zugrundeliegende Prinzip ist hierbei das gleiche, lediglich die Suchmaske bietet Möglichkeiten, die Suche auf zusätzliche Datentypen (z. B. Bilder) auszudehnen.

Weitere bekannte Suchmaschinen sind Infoseek (sehr gutes Relevanz-Ranking) und Excite (verwendet Algorithmen, um thematisch verwandte Internetseiten zu gruppieren).

Beispiele für Internet-Recherchen

Im folgenden soll am Beispiel des Hüftgelenkersatzes demonstriert werden, auf welche Art und Weise Informationen im Internet gefunden werden kann.

Wie findet man Informationen über Hüftgelenkersatz? Für die Beantwortung bietet sich ein Sucheinstieg mit Yahoo! an. Wählt man mit seinem WWW-Browser Yahoo! USA an, erscheint ein Menü von 14 Sachgebieten, angefangen von „Arts", „Business" und „Computers" bis hin zu „Health" und „Medicine" (Abb. 2). Über den Unterpunkt „Diseases" im „Health"-Menü gelangt man in eine Liste medizinischer Themen, die von A wie „Achondroplasia" bis Y wie „Yellow Fever" reicht. Über den Unterpunkt „Orthopedics" im „Medicine"-Menü findet man mehrere Sammlungen von orthopädischen Internetinformationen. Einer dieser Anlaufpunkte ist das renommierte *Orthogate*, das unter der Supervision der „Internet Society of Orthopaedic Surgery and Traumatology" steht.

Das auf dieser Seite beheimatete *Orthogate's Orthopaedic Web Links* behauptet von sich, es wäre „the most comprehensive collection of links to or-

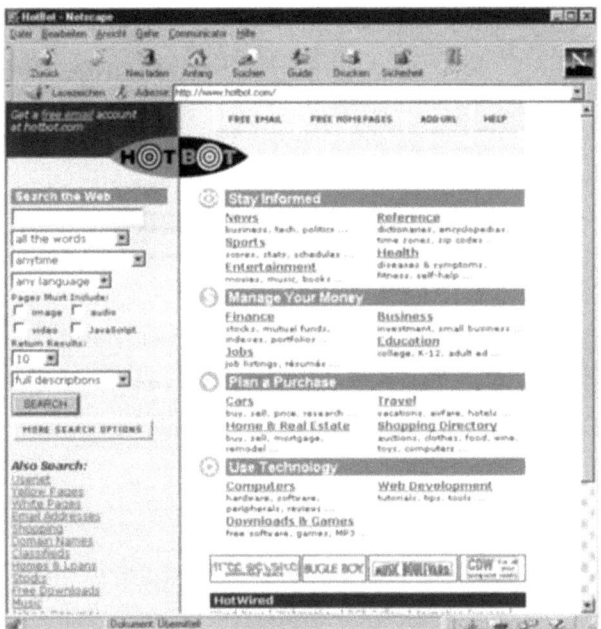

Abb. 4. Die automatische Suchmaschine HotBot.

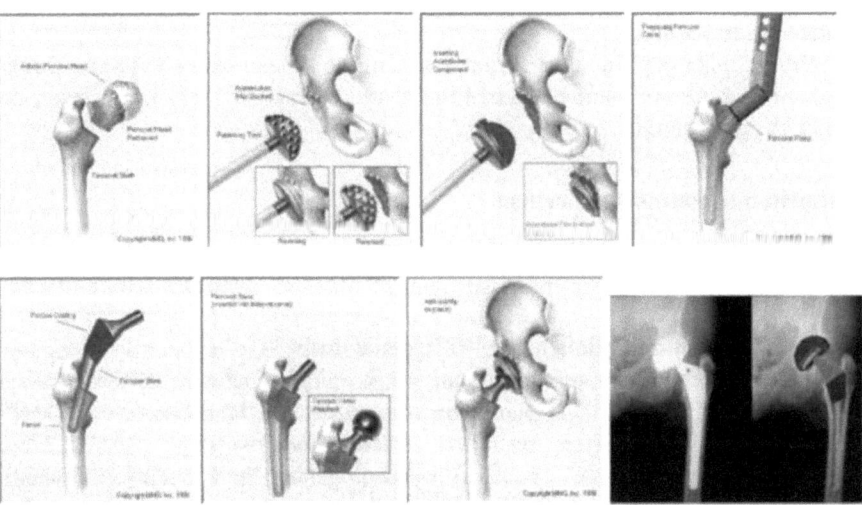

Abb. 5. Patienteninformationen über Hüftersatz (http://www.sechrest.com/mmg/thr/index.html) (mit freundlicher Genehmigung der Medical Multimedia Group Inc.).

thopaedic and related information available on the world wide web to date" (http://www.orthogate.com/owl/).

Auf der *Orthopaedic Patient Education Site* (http://patient.orthogate.org/) findet man eine Vielzahl von Patienteninformation, u.a. auch über Artificial Hip Replacement. Dort kann neben umfangreichen Informationen aller Art auch die Operation selber multimedial verfolgt werden:

Eine weitere Möglichkeiten, im WWW Informationen zum künstlichen Hüftgelenk zu finden, besteht darin, eine der zahlreichen Suchmaschinen (s.o.) zu befragen. Es ist fast egal, welche Suchmaschine man benutzt – die Stichwortsuche nach *hip replacement* oder *endoprosthesis* findet jedesmal mehr als genug WWW-Seiten. Nach einem Gewichtungsalgorithmus werden die relevantesten Treffer, unter denen auch wieder das *OrthoGate* zu finden ist, als erste angezeigt. Unter den anderen Suchergebnissen sind weitere ‚Volltreffer' wie z.B. das US-amerikanische *WorldOrtho* (http://www.worldortho.com) und das sehr umfangreiche *Wheeler's Textbook of Orthopaedics* (http://www.medmedia.com/med.htm) mit dezidierten Informationen zum *Total Hip Replacement* (s. Abb. 6).

Die von deutschen Servern angebotenen Informationen über Orthopädie hinken momentan leider denen der angloamerikanischen deutlich hinterher. Unter dem Stichwort „Orthopädie" findet man mit der Hannoveraner Suchmaschine „MetaGer" lediglich Infoseiten von Anbietern orthopädischer Hilfsmittel wie z.B. Prothesen und orthopädische Fachabteilungen von Krankenhäusern, ab keine darüber hinausgehenden Informationssammlungen (Abb. 7).

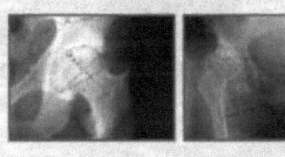

Abb. 6. Wheelers Textbook of Orthopaedics: Total Hip Replacement.

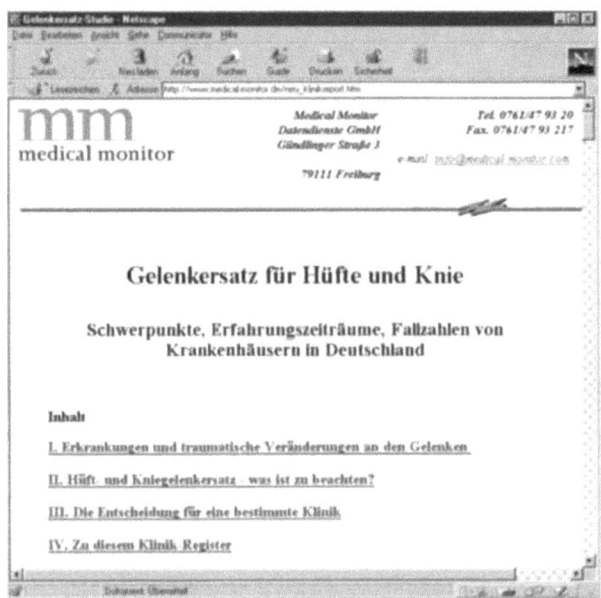

Abb. 7. Medical Monitor: Gelenkersatz für Hüfte und Knie: Schwerpunkte, Erfahrungszeiträume, Fallzahlen von Krankenhäusern in Deutschland (http://www.medical-monitor.de/neu_klinikreport.htm).

Erst unter Zuhilfenahme des *Frankfurter Index* (http://www.klinik.uni-frankfurt.de/findex/index2.htm) findet man mit dem Münchener *OrthoNet-Internet Forum für Orthopäden und orthopädisch interessierte Ärzte*, ein wohldurchdachtes deutsches Angebot aus dem Orthopädie-Bereich (Abb. 8). Das *OrthoNet* enthält eigene Seiten aller größeren orthopädischen Berufs- und Fachverbände, Informationen zur Praxisorganisation, einen Terminkalender von Kongressen und Veranstaltungen, sowie „Hot Links" aus dem Internet. Der Zugang ist passwortgeschützt, wird aber nach persönlicher Anmeldung schnell erteilt.

Wie findet man Diskussionsgruppen zum Hüftgelenkersatz? Neben den herausragenden und hochqualitativen Daten des Orthogate findet sich im Internet – wie oben gezeigt wurde – eine Vielzahl weiterer orthopädischer Informationen. Die aktuellsten werden aber oft nicht im World Wide Web publiziert, sondern per Email ausgetauscht oder finden sich in themenorientierten Diskussionsforen wie den oben vorgestellten Newsgruppen.

Für die Navigation in den Newsgruppen wird von den meisten Internetanbietern ein Lese- und Verwaltungsprogramm, ein sogenannter „Newsreader" zur Verfügung gestellt. Dabei kann es sich um einen text-orientierten UNIX-Client wie **tin**, **nn** oder **pine** handeln, einen DOS-Client wie **Vmail** oder **Waffle** oder um einen graphisch-orientierten Windows-Client wie **Free Agent** oder **Trumpet**.

Einsatz- und Nutzungsmöglichkeiten des Internets zur schnellen Informationsbeschaffung 27

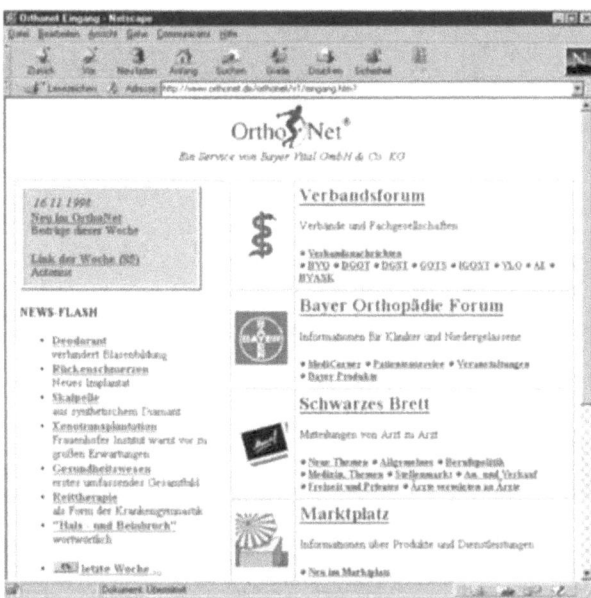

Abb. 8. Das deutsche OrthoNet mit Informationen zu Fachverbänden und orthopädischen Internetquellen (http://www.orthonet.de).

Die meisten Newsreader bieten die Möglichkeit, sowohl nach Benennungen der Gruppen als auch nach den Autoren und Betreffzeilen der Beiträge zu suchen. Gibt man das Stichwort „arthritis" ein, findet das Programm die Gruppe *alt.support.arthritis.* Dort findet man z.B. einen regelmäßigen Brief für Listenneulinge (Newbies) mit einer kommentierten Liste von orthopädischen Internetressourcen (s. Anhang).

Man kann auch den WWW-Browser Netscape als Newsreader einsetzen. Der große Vorteil dabei ist, daß man die WWW-Adressen in dem Beitrag anklicken und damit direkt die angegebene Information aufrufen kann.

Deja News. Die meisten Newsreader haben den Nachteil, daß man mit ihnen weder eine Volltext- noch eine retrospektive Suche durchführen kann. Diesem Manko hilft Deja News ab. Hier wurden ab dem 19.3.1995 die Beiträge von ca. 15 000 Newsgruppen archiviert. Eine komfortable Volltextsuche ermöglicht es, zu nahezu jedem Thema etwas in dieser riesigen, jeden Tag um 500 Mbyte wachsenden Datenbank zu finden. Eine Suche nach „hip replacement" ergibt 26 Treffer (Abb. 9). Die vierte Spalte in der Trefferanzeige gibt die Newsgruppen wieder, in denen dieses Stichwort am häufigsten auftaucht. Dies sind ‚alt.support.arthritis' und ‚misc.health.arthritis'. Doch ist das künstliche Hüftgelenk von Schoßtieren (rec.pets.dogs.health) und Prominenten (Pavarotti in rec.music.opera) auch in anderen als nur rein medizinischen Newsgruppen ein Thema, wie die Suchergebnisse zeigen.

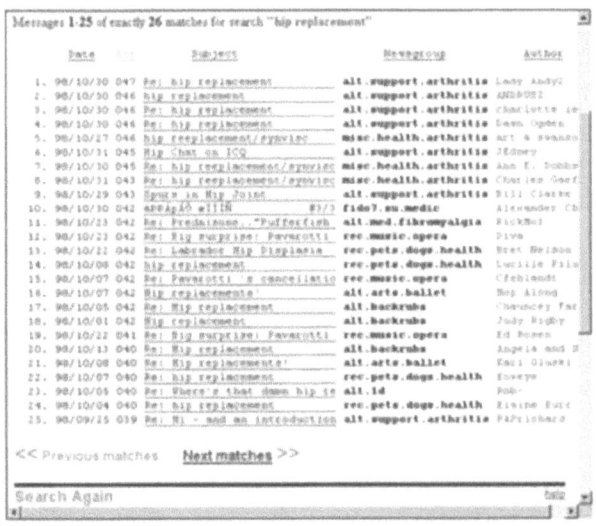

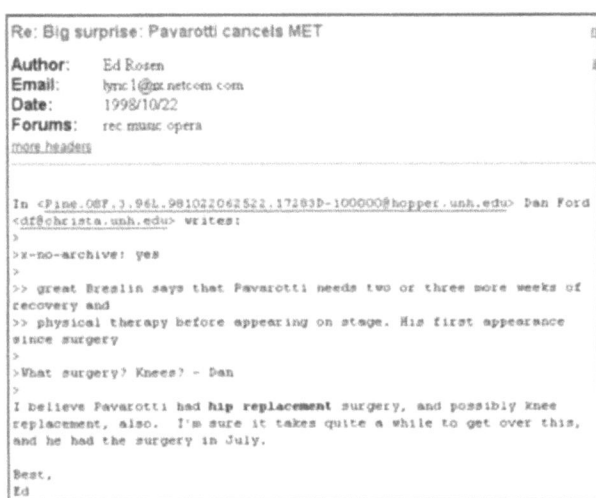

Abb. 9. Suche nach „hip replacement" in Deja News und gefundener Beitrag über Pavarotti.

Neben den mit Deja News gefundenen Diskussionsgruppen des USENET gibt es auch noch Mailinglisten innerhalb des Fachgebietes Orthopädie. Diese kann man auf verschiedene Arten finden: Entweder durchsucht man – wie Dr. W. in unserem Anfangsbeispiel – eine Mailinglistendatenbank, indem man eine Mail an listserv@vm.gmd.de schickt mit dem Text: *list global/ortho, list global/arthritis* usw. oder man bedient sich der verschiedenen anderen Dienste im Internet, in denen man nach Mailinglisten suchen kann. Dazu bietet sich u. a. das *Directory of Electronic Discussion Lists* (http://www.n2h2.com/KOVACS) an, in dem mehrere hundert biomedizinischer Listen nicht nur gesammelt, sondern

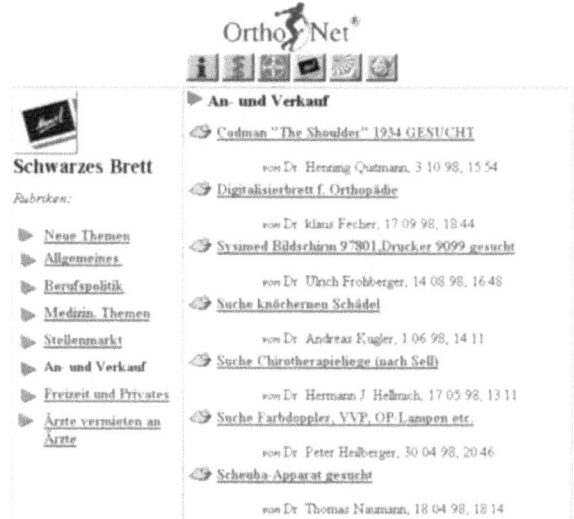

Abb. 10. Schwarze Bretter im OrthoNet.

auch detailliert beschrieben werden, sowie das oben erwähnte *Orthogate*, das eine umfangreiche Sammlung von Newsgruppen und Mailinglisten bereitstellt (http://www.orthogate.com/owl/mailnews.html). Das oben erwähnte *OrthoNet* beinhaltet ebenfalls eine Sammlung von etlichen Mailinglisten (http://www.orthonet.de/orthonet/v1/links_ml.htm), bietet aber auch deutschsprachige Diskussionsgruppen – Schwarze Bretter – vor Ort an (Abb. 10).

Die *American Academy of Orthopaedic Surgeons (AAOS)* bietet auf dem Gebiet der Orthopädie wohl die größte Vielfalt an Diskussionsgruppen an. Diese sind jedoch i.d.R. auf die Mitglieder der AAOS beschränkt. Alle orthopädisch relevanten Themen können dort angesprochen werden.

Im Gegensatz dazu ist die *Orthopod* Mailingliste international für alle klinischen Orthopäden und interessierte Medizinstudenten offen (http://www.orthopaedic.ed.ac.uk/orthopod.htm). Diese Mailingliste wird zusammen mit über 100 weiteren medizinischen Diskussionsgruppen (wie z.B. *Arthroplasty* für Gelenkersatz, *Hand* für Handchirurgie, *Limbrecon* für Extremitätenrekonstruktion, *Spine* für Orthopädie und Traumata der Wirbelsäule, *Sportmedorth* für die sportmedizinische Orthopädie) vom *Joint Information Systems Committee of the UK Higher Education Funding Councils* angeboten (http://www.mailbase.ac.uk).

Will man über die einem schnellen Wechsel unterliegenden Listen stets aktuell informiert sein, sollte man die Ankündigungsliste NEW-LIST subskribieren. Dazu schreibt man eine Mail an listserv@cs.wisc.edu mit dem Text: *subscribe new-list Vorname Nachname*. Dann bekommt man einmal in der Woche eine Mail mit jeweils 20–30 Ankündigungen von neuen Mailinglisten zugeschickt.

Die Beiträge, die in Mailinglisten geschrieben werden, werden in der Regel gesammelt und bilden so mit der Zeit ein riesiges Archiv von Fragen und

Antworten, das mit Hilfe von speziellen Kommandos per Email durchsucht werden kann. Einen guten Einstieg in die Welt der Listeninformationen erhält man durch eine Mail mit dem Text *help*, den man an die Listserv-Adresse einer Liste schickt. Nachfolgender Kasten enthält als Beispiel den Infotext, den man als Antwort auf seine Subskription bei der Arthroplasty-Liste zugeschickt bekommt.

OANDP-L is a free, global, e-mail based discussion group developed for the quick and easy exchange of information between orthotic and prosthetic professionals from around the world. It is a method to exchange clinical and research information with a large group of people, without leaving the comfort of your home or office.

OANDP-L is reserved for discussion of clinical and academic orthotics and prosthetics. Commercial advertising on the system is not allowed.

The system is moderated by four orthotists, prosthetists, and educators from around the globe. Derek Jones, PhD (Strathclyde University), Tim Bach, PhD (The National Centre for Prosthetics and Orthotics, La Trobe University, Australia), Steve Fletcher, CPO (Shands Hospital at the University of Florida), and Paul E. Prusakowski, CO (Shands Hospital at the University of Florida) share the task of moderating the listserver content, as well as the technical aspect of maintaining the system. Please respect the comments and suggestions of these individuals.

As a subscriber, when you post a message to the system, it is automatically copied and forwarded to all subscribers of the system. All subscribers will find your question or message in their personal e-mail box, and have the option of responding or deleting your message.

The one responsibility you have as a subciber is to save your responses, summarize them, and post the summary to the group in order to share the information. The main purpose of this system is to share knowledge, and increase the quality of patient care world wide. Remember, this is a global system, and what you may take for granted may be a gem of knowledge to some other practitioners. Please be courteous and post your summaries.

In order to subscribe, select „Subscribe to OANDP-L" from the home page, and follow the instructions. You must be subscribed to send mail to the OANDP-L list. In order to post a message, send mail to:

OANDP-L@nervm.nerdc.ufl.edu

If you have any questions or comments, please contact one of the moderators, or send your question by fax to Shands Hospital at 352-395-0637.

Kostenfreie Recherchen in Inhaltsdatenbanken im Internet

MEDLINE

Eine der häufigsten Fragen in Zusammenhang mit Medizin und Internet gilt der Datenbank MEDLINE. Mit über 9 Mio. Zeitschriftenartikeln aus ca. 3700 laufenden medizinischen Zeitschriften ist sie die wichtigste bibliographische Datenbank in der Medizin. Der Hersteller dieser und weiterer medizinischer Datenbanken wie AIDSLINE, CancerLit, TOXLINE usw. ist die National Library of Medicine, Bethesda, Maryland. Sie ist eine staatliche Einrichtung innerhalb des National Institute of Health der USA und damit verpflichtet, diese Datenbanken einem möglichst breiten Publikum preisgünstig zur Verfügung zu stellen.

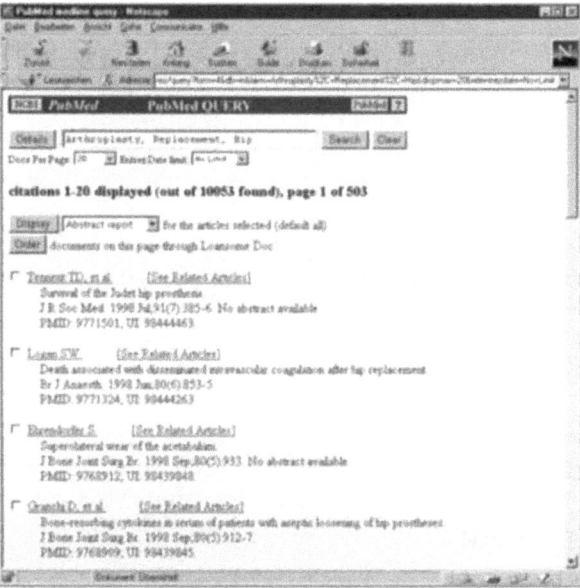

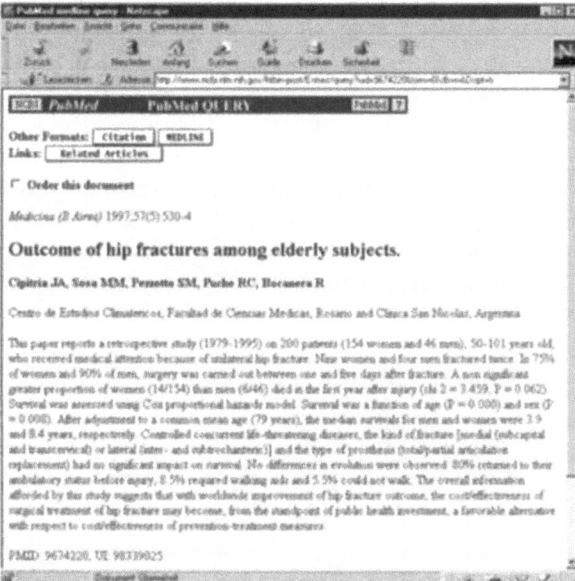

Abb. 11. PubMed: Kostenfreie MEDLINE-Recherchen (http://www.ncbi.nlm.nih.gov/PubMed).

Trotzdem war es aufgrund der Anbietersituation in Deutschland bis 1996 für Privatleute sehr schwierig und kostspielig, Zugang zu dieser Datenbank zu bekommen. Seitdem hat sich diese Situation jedoch dramatisch (jedes andere Wort wäre hier fehl am Platze) geändert. Medline wird nun vollständig oder in Teilen von einer großen und ständig wachsenden Zahl von Internetanbietern kostenlos oder gegen eine geringe Gebühr offeriert (s. Anhang). Viele dieser Firmen sind neu auf dem Medizinmarkt im Internet und versuchen offensichtlich, durch das kostenlose Angebot von Medline Kunden zu gewinnen. Darüber hinaus ist es natürlich auch für diejenigen Dienste, die sich an die Gesamtheit der Ärzteschaft wenden, ein Muß, Medline im Programm zu haben. Diese Versuche sind aber durchaus kritisch zu betrachten, denn zum einen verschwindet dieses kostenlose Angebot oft nach einer Anlauf- oder Testphase wieder, zum anderen können die Suchmaschinen, die die Anbieter auf die Rohdaten der National Library of Medicine aufsetzen, selten die Vollständigkeit und Treffsicherheit der professionellen Medline-Anbieter gewährleisten.

Mit dem Auftauchen des Medline-Produzenten im Internet, der National Library of Medicine, wurde der Internetzugang zu Medline jedoch qualitativ auf ein höheres Niveau gehoben. Seit April 1996 ist jedem Interessenten weltweit die direkte Suche in der Original-Medline-Datenbank möglich (das Suchinterface wird *Internet Grateful Med* genannt). Von April 1996 bis Juni 1997 war dazu der Abschluß eines Vertrags notwendig. Die Recherchekosten wurden von der Kreditkarte abgebucht. Seit Juni 1997 ist dies nicht mehr notwendig, die Recherche ist vollkommen kostenfrei geworden. Der Vorteil dieses Angebots liegt vor allem darin, daß man mehrere verwandte Datenbanken durchsuchen kann, die Daten aktueller sind, und die Suchoberfläche die Datenbankstruktur wesentlich besser abbildet als die aller anderen Free-Medline-Anbieter im Internet.

Seit Anfang 1997 bietet neben der National Library of Medicine auch das National Center for Biotechnology Information (NCBI) die gesamte Medline-Datenbank plus aller Artikel, die noch nicht indexiert wurden (PreMedline), kostenlos mittels einer überaus schnellen Suchmaschine im Internet an. Es ist zu hoffen, daß dieser – PubMed genannte – Service noch lange aufrechterhalten wird, denn er hat die Medline-Recherche aus folgenden Gründen auf ein neues Niveau angehoben:
- höchste Aktualität durch Aufnahme von Datensätzen der Zeitschriftenverleger
- Verweis zum Volltext des Artikels (sofern ihn der Verleger im Internet anbietet)

Die Dienste Internet Grateful Med und PubMed bieten neben Medline auch folgende Datenbanken an: Aidsline, Premedline, Oldmedline, Healthstar, Histline, usw.

Obwohl die Verbindungen über den Atlantik oft überlastet sind, sind die Antwortzeiten durchaus akzeptabel, da im wesentlichen nur Textinformationen übermittelt werden müssen. Fast alle Funktionalitäten, die man von der CD-ROM-Recherche her gewohnt ist, wie Eingrenzung nach Sprache des Artikels, nach der Art der Veröffentlichung, Altersgruppen usw., sind auch hier möglich. Selbstverständlich kann auch in den Medical Subject Headings (MeSH) gesucht und somit die Treffermenge sachlich sinnvoll eingegrenzt werden. Bei Eingabe von *hip replacement* werden allerdings nicht alle relevanten Artikel gefunden. Der exakte MeSH-Begriff heißt *arthroplasty, replacement, hip* und findet fast doppelt so viele Records. Jeder gefundene Artikel kann mit Abstrakt (wenn vorhanden) angezeigt und ausgedruckt oder gespeichert werden.

UNCOVER

Noch aktueller als Datenbanken wie Medline, PreMedline und Embase sind Zeitschrifteninhaltsdatenbanken wie Current Contents, JADE und Uncover. Letztere war der erste Table-of-Contents-Service im Internet. Uncover stellt die Inhaltsverzeichnisse von 18 000 Zeitschriften aller Fachgebiete (davon ca. 3000 aus der Medizin) seit Jahrgang 1988 zur Verfügung. Eine weltweite Gruppe von Bibliotheken scannt die eingehenden Zeitschriftenhefte, die digitalisierten Inhaltsverzeichnisse werden in einer Datenbank mit nun über 7 Mio. Zitaten gesammelt. Die Suche in Uncover ist kostenlos und seit der Einführung eines WWW-Suchzugangs (http://uncweb.carl.org) schnell und einfach. Vorteilhaft ist es, daß man sich automatisch die Inhaltsverzeichnisse einer Auswahl der neuesten Hefte per Email zuschicken lassen kann (Reveal-Service). Außerdem gibt es die Möglichkeit, eine einmal durchgeführte Suche automatisch wöchentlich wiederholen zu lassen. Auch hierbei werden die Ergebnisse automatisch zugeschickt (Search-Service). Pro Zeitschrift bzw. Suchstrategie fallen Kosten von 10 Dollar im Jahr an. Uncover bieten darüber hinaus noch die Möglichkeit an, die recherchierten Artikel überaus einfach bestellen zu können. Die Lieferung wird innerhalb von 1–24 Stunden per Fax garantiert. Die Kosten betragen für Deutschland $ 16,95 zuzüglich einer je nach Zeitschrift unterschiedlichen Copyrightgebühr.

JADE/JASON

Das JASON-Projekt der nordrhein-westfälischen Hochschulbibliotheken bietet einen ähnlichen Such-, Bestell- und Lieferservice an. Das ‚Front-End' bildet die hier „JADE" genannte Inhaltsdatenbank *Inside First* der British Library und die *Internationale Bibliographie der Zeitschriftenliteratur* aus dem Zeller-Verlag. JADE enthält 5 Mio. Zitate aus 20 000 Zeitschriften seit Jahrgang 1992. Bestellt und geliefert werden können 77 000 Zeitschriften. Die Kosten sind vom Ministerium für Wissenschaft und Forschung NRW auf 3–12 DM pro Artikel festgelegt worden und damit im internationalen Vergleich konkurrenzlos günstig – eine Folge von Bibliothekssubventionen und deutschen Copyright-Bestimmungen. Die „Vorreiter"-Bibliothek Bielefeld bietet seit 1996 diesen Service weltweit über das Internet an, weitere (nordrheinwestfälische) Bibliotheken haben oder werden dieses Angebot ihren Nutzern ebenfalls über das Internet zur Verfügung stellen.

Bibliotheks- und Buchhandelskataloge

Obwohl nicht ganz so aktuell wie Zeitschriftenartikel, sind Bücher eine ebenfalls sehr wichtige und kompakte Wissensquelle. Was seinen Weg in ein Buch gefunden hat, sollte – so meint man – zuverlässiger sein als mancher Zeitschriftenartikel. Neben der größten Medizinbibliothek der Welt, der National Library of Medicine, bietet auch die Deutsche Zentralbibliothek der Medizin in Köln ihre Bestände zur kostenlosen Recherche im Internet an. Ein leicht zu benutzendes Menü führt in beiden Fällen den Benutzer durch den Katalog. Die bibliographische Beschreibung der gefundenen Titel kann man sich bei der National Library of Medicine sogar als Email zuschicken lassen. Dies ist bei der Deutschen Zentralbibliothek für Medizin nicht möglich, dafür kann man die hier aufgespürten Bücher per Bibliotheksfernleihe bestellen. Es wird sogar angezeigt, ob sie momentan ausgeliehen sind oder nicht.

Unter mehreren tausend Bibliotheken bieten auch ca. 300 Medizinbibliotheken weltweit ihre Ressourcen – Kataloge, Infobroschüren, Auskunftsdienste, interaktive Führungen, Mitarbeiter, usw. – auf eigenen Homepages im Internet an (Adressen siehe Anhang).

Neben Bibliotheken haben auch Buchhandlungen und Verlage das Internet als Medium der Kommunikation mit ihren Kunden entdeckt. Als Beispiel für hunderte von Online-Buchhandlungen ist hier die medizinische Buchhandlung J.F. Lehmanns und die Buchhändler-Vereinigung zu nennen. Dort kann z.B. das Verzeichnis aller lieferbaren deutschen Bücher (ca. 600 000 Titel) kostenlos durchsucht werden. Gewünschte Titel können anschließend online (und kostenpflichtig) bestellt werden.

Beim amerikanischen Pendant Amazon Books kann in über 2,5 Mio. englischsprachiger Bücher gesucht werden. Zudem kann man sich per Email automatisch informieren lassen, sobald ein neues Buch zu dem gewünschten Thema erscheint. Amazon Books hat seit kurzem auch eine deutsche Niederlassung: http://www.amazon.de.

Anhang

Anhang zu Kapitel „Wie findet man Diskussiongsgruppen zum Hüftgelenkersatz?"

The following are some common abbreviations used in the Newsgroup *alt.support.arthritis*:

There is a wealth of ARTHRITIS-specific information available on the web, too.
See one or more of the following sites, which themselves contain „links" to other arthritis sites:

http://www.arthritis.org
„The Arthritis Foundation" (in USA).

http://www.arthritis.ca/home.html
„The Arthritis Society" (in Canada)

http://www.gen.emory.edu/medweb/medweb.rheumatology.html
„Med Web" by Emory University.

http://www.mediconsult.com/arthritis
„Mediconsult" Arthritis Page

http://www.rheuma21st.com
„Rheuma21st" – A group of academic and practicing rheumatologists and immunologists, including some of the world's leading teaching experts. They attend rheumatology meetings around the world, select the presentations of most interest, and then report on them here.

http://www.hsc.missouri.edu/~pmr/arthritis/index.html
„Arthritis Rehabilitation," by the University of Missouri Health Sciences Center – Columbia Department of Physical Medicine and Rehabilitation.

http://members.aol.com/bosaud/arthritis/arthritis.htm
Arthritis Internet Resource Center – News, information, discussion newsgroups, message boards, related links and medical search engines for patients, friends and family of patients diagnosed with rheumatoid arthritis, osteoarthritis and arthritis-related disorders.

http://www.orthogate.com
OrthoGate – Their goal is to make every information resource you may need as an orthopedic surgeon, allied healthcare provider, or patient available through your web browser, including electronic orthopedic textbooks and journals, and to provide a search engine specifically geared to filtering and ferreting out orthopedic information.

http://www.cincimamdc.org
This is a center researching Juvenile Rheumatoid Arthritis („JRA"). It is located in the Division of Rheumatology, Children's Hospital Medical Center, a part of the Department of Pediatrics of the University of Cincinnati College of Medicine.

http://www.spondylitis.org
Spondylitis Association of America (SAA) – a national, non-profit organization established in 1983 and dedicated to improving the quality of life of those living with ankylosing spondylitis (AS) and diseases related to AS, which are Reiter's Syndrome/Reactive Arthritis, Psoriatic Arthritis, Spondylitis of Inflammatory Bowel disease, and Undifferentiated spondyloarthropathy.

http://arthritis.miningco.com/mbody.htm
„The Mining Company" Arthritis Page and arthritis „chat"

http://www.pslgroup.com/DOCGUIDE.HTM
„Doctor's Guide to the Internet"

http://www.drtheo.com
Dr. Jason Theodosakis, one of the authors of „THE ARTHRITIS CURE."

See for information on GS/CS and Hyalgan knee injections.
http://www.aztec.co.za/users/drdoc
Dr. David Gotlieb, rheumatologist in S. Africa.

http://www.rheumatic.org
A Legacy of Health – the treatment of inflammatory rheumatic diseases with low dose antibiotics according to the protocol developed by the late Dr. Thomas McPherson Brown, M.D.

http://w1.2380.telia.com/~u238000263/flaker/docs/index.html
Our very own Aase Marit Waage's site :)))))) („Aw-Se-Mareet" from Norway). This is her excellent Psoriasis and Eczema Homepage, with many articles, helpful tips and links for those interested in these and related arthritic diseases.

http://ourworld.compuserve.com/homepages/risg
Survivors of the Spondyloarthropathies, including Reiter's Syndrome, Ankylosing Spondylitis, IBD, Iritis, Uveitis and Psoriatic Arthritis, by Rick Hahn.

http://www.asweb.com
Brian Harris' Ankylosing Spondylitis Site, with Digest and Chat pages.

http://www.synnovation.com/sclerodermafaq.html
Ed Harris' Scleroderma F.A.Q.

http://www.arthritisconnection.com
It has four sections: medical, nutrition, exercise, and basic tips.

http://www.myalgia.com
The Fibromyalgia Information Network for Patients and Health Care Professionals, by Oregon Health Sciences University.

http://www.silcom.com/~sblc
The Lupus and Rheumatic Diseases Group (they also have a „newbies page.")

http://www.marge.com/bboard/bboard.html
Bulletin Board for people with hypermobile joints.

http://members.aol.com/KrissyJo/RA.html
http://arthritisnet.com
Our very own Krissy Jo's Rheumatoid Arthritis Web Pages. You won't want to miss these if you are interested in RA.

http://pages.prodigy.net/cushman4/index.htm
Cush's Osteoarthritis & G/CS Page – An introduction to the treatment of OA with the supplements Glucosamine and Chondroitin Sulfate, with answers to FAQ's, by one of the authors of this page:)

http://www.centerwatch.com/studies/LISTING.HTM
Clinical Trials by Disease Categories – Read about the new studies and research being done on arthritis and other diseases. Perhaps you can participate in one of them.

http://www.curearthritis.org/index.htm
Arthritis National Research Foundation – Its primary purpose is to provide financial support to research studies aimed at discovering new knowledge for the prevention, treatment and cure of arthritis and other rheumatic diseases.

http://pharminfo.com
Pharmaceutical Information Network.

http://www.riteaid.com/phar3.htm
Rite Advice – Ask the Rite Aid Pharmacist any drug-related question you have, on-line, available 24 hours a day.

http://pages.prodigy.net/jerryd3001
The Mens Osteoporosis Support Group page – Just as arthritis is incorrectly thought by many to be an „old person's disease," so is osteoporosis. Everyone should read this excellent site put together by Jerry Donnelly, DDS.

Anhang zu Kapitel „Medline": Adressen von kostenfreien MEDLINE-Zugängen

PubMed Retrieval System	http://www.ncbi.nlm.nih.gov/PubMed/
HealthGate Medline	http://www.healthgate.com/
Medline Database at Community of Science	http://muscat.gdb.org/repos/medl/
Medscape Medline Search	http://www.medscape.com/
Helix Medline Access	http://www.helix.com/
Avicenna Medline Access	http://www.avicenna.com/
Knowledge Finder	http://enterprise.bih.harvard.edu/paperchase/
Internet Grateful Med Medline Search	http://igm.nlm.nih.gov/
Ovid On Call Medline and Medical Databases	http://preview.ovid.com/libpreview/
Infotrieve Medline Service Provider	http://www.infotrieve.com/
MD Answers at SilverPlatter	http://php2.silverplatter.com/physicians/
Paper Chase Medical Literature Searching	http://enterprise.bih.harvard.edu/paperchase/
NlightN Medline Search	http://www.nlightn.com/
Überblick über alle Angebote	**http://www.docnet.org.uk/drfelix/**

Literatur

Eysenbach, G. (1998). Das Internet. (Kapitel 08.05) In: Schäfer, O.P., Lamers, W., Eysenbach, G. (Hrsg.): Praxis und Computer. 21. Folgelieferung, Berlin-Heidelberg: Springer. Online unter http://www.yi.com/home/EysenbachGunther/internet/1.htm

Gehrke, B. (1997). *MED-ONLINE Guide 1998.* München: MD-Verlags-GmbH.

Informations- und Wissenstransfer in der Medizin und im Gesundheitswesen/Hrsg.: Karl-Franz Kaltenborn.- Frankfurt a.M.: Klostermann, 1998. – (Zeitschrift für Bibliothekswesen und Bibliographie; Sonderheft 72)

Kyas, O. (1996). *Internet professionell.* Bonn: ITP.

Lawrence, S. Giles, C.L. (1998). Searching the World Wide Web. *Science 280,* 98–100. (April 3)

Weitere Rezensionen von (medizinischen) Internetbüchern finden Sie [Online] URL:http://medweb.uni-muenster.de/zbm/liti.html

Eine weitere empfehlenswerte deutsche Informationsquelle ist die Zeitschrift MED-ONLINE NEWS.

Internetadressen

Allgemeine Einstiegspunkte: geographisch

Welt: Virtual Tourist Homepage in Buffalo	http://www.vtourist.com/webmap	Eine Weltkarte der WWW-Server
Deutschland (FU Berlin)	http://www.entry.de/fbl.html	Eine Auflistung der deutschen WWW-Server

Allgemeine Einstiegspunkte: sachlich
Fachübergreifende Sammlungen (einschließlich Medizin)

WWW Virtual Library	http://vlib.stanford.edu/Overview.html	Die fachübergreifende Sammlung der W3-Organisation am Ort der WWW-„Geburt"
Yahoo!	http://www.yahoo.com	+100000 intellektuell systematisierte Einträge (Yahoo! Deutschland s. u.)
The Argus Clearinghouse (Internet Resource Guides)	http://www.clearinghouse.net/	Zusammenstellungen der wichtigsten Fachführer für Internetressourcen
Bulletin Board for Libraries (BuBL)	http://bubl.ac.uk/	Verweise auf Internetquellen, elektronische Zeitschriften, Inhaltsdienste von Zeitschriften und vieles mehr

Zeitschrifteninhaltsdatenbanken/Dokumentenliefersysteme

Uncover	http://uncweb.carl.org/	9 Mio. Zitate aus 18000 Zeitschriften (Beginn: Herbst 1988), kostenfrei
JADE/JASON-Projekt Nordrhein-Westfalen	http://www.ub.uni-bielefeld.de/netahtml/jabl1.html	5 Mio. Zitate aus 23000 Zeitschriften ab 1992+, 77000 bestellbare Zeitschriften

Suchmaschinen

Lycos	http://www.lycos.com	Eine der ersten Suchmaschinen im Netz
Altavista	http://www.altavista.com	Schnelle Suchmaschine der Digital Equipment Corporation, >100 Mio. indexierte Seiten
HotBot	http://www.hotbot.com	Suchmaschine von Wired Ventures, angeblich noch größer als Altavista
OpenText Web Index	http://www.opentext.com	Open Text-Suchmaschine
Infoseek	http://www.infoseek.com	Infoseek-Suchmaschine
Fireball	http://www.fireball.de	Unter dem Namen „Kitty/Flipper" einst die erste Suchmaschine im deutschen Raum
Bibliothek der Uni Konstanz: Deutsche Suchmaschinen	http://www.uni-konstanz.de/ZE/Bib/dt-suchm.html	Eine sehr gute Zusammenstellung über die Suchmaschinen des deutschsprachigen Raums

Einstiegspunkte: Medizin
Medizinische Einstiegsmöglichkeiten weltweit

Hardin Meta Directory	http://vlib.uiowa.edu/hardin/md	Eine Liste von Sammlungen von Internetsammlungen in der Medizin
Harvard University Biopages	http://golgi.harvard.edu/biopages	DER zentrale Einstiegspunkt für Biologen im Internet. Achtung: sehr lange Liste!
Ex-Harvard Medicine Virtual Library	http://www.ohsu.edu/cliniweb/wwwvl/	Sammlung medizinischer Ressourcen, wurde ehemals in Harvard gepflegt
CliniWeb (Oregon Health Sciences University)	http://www.ohsu.edu/cliniweb/	CliniWeb bietet 10 000 + klinische medizinische Ressourcen in MeSH-strukturierter Form
OMNI-Projekt Großbritannien	http://omni.ac.uk	4000 + selektierte, evaluierte und annotierte ‚high quality' Internetquellen
Virtual Hospital der University of Iowa	http://indy.radiology.uiowa.edu	DAS Beispiel für die Möglichkeiten medizinischer, multimedialer Internetinformationen für Patienten und Mediziner
The Medical Matrix	http://www.medmatrix.org/	Professionelle Zusammenstellung klinischer Ressourcen durch die American Medical Internet Association. Mailingliste.
Karolinska Institute, Stockholm	http://www.mic.ki.se/Diseases/index.html	Das schwedische DIMDI-Pendant MIC hat hier eine wertvolle Liste von krankheitsrelevanten Internetinformationen zusammengestellt, nach MeSH untergliedert
Committee on Institutional Cooperation: HealthWeb	http://healthweb.org/	Ein kooperativer Versuch von 20 amerikanischen Medizinbibliotheken, medizinische Quellen im Internet für ihre Benutzer zu erschließen

Krebsinformationen

CancerNet	http://wwwicic.nci.nih.gov	DIE renommierte, vertrauenswürdige und hochaktuelle Krebsinformation weltweit. Ohne Konkurrenz. Spiegel in Deutschland: http://www.meb.uni-bonn.de/cancernet/cancernet.html
Oncolink der University of Pennsylvania	http://cancer.med.upenn.edu	Weitere hochqualitative Krebsinfos, auch populärwissenschaftlicher Natur
University of Michigan Cancer Site	http://www.cancer.med.umich.edu:80	Krebsinfos für Patienten
American Cancer Society	http://www.cancer.org	Hauptsächlich Patienten- und Laieninformationen der amerikanischen Krebsgesellschaft

Prostate Cancer InfoLink, CoMed Philadelphia	http://comed.com/Prostate/	Ausgezeichnete Prostatakrebsseite mit u. a. vielen Konferenzankündigungen
Deutsche Krebshilfe	http://www.krebshilfe.de	Neben dem IMSDD (s. oben) zentrale deutsche Anlaufstelle für Krebsinfos
Tumorzentrum München	http://www.krebsinfo.de	Publikationen folgender Institutionen: Deutsche Krebsgesellschaft e. V., Deutsche Krebshilfe e.V., Tumorzentrum München

Fachübergreifende und medizinische Einstiege in Deutschland

Dino: Deutsches Internet-Organisationssystem	http://www.dino-online.de/	Ca. 5000 medizinische Web-Seiten
Deutsches Internetverzeichnis	http://web.de	Wie oben, nur weniger
Universität Erlangen: Internetressourcen für Mediziner	http://www1.uni-erlangen.de/fau/med/internet_med.html	Recht umfangreiche Erlanger Sammlung, Fortschreibung unsicher, letztes Update 25.5.1997
Multimedica – Health Online Service	http://www.multimedica.de	Bietet Medline, Aidsline, Psychrembel, Arzneimittelinfos, Volltextzeitschriften und -bücher gegen Monatsgebühr für Ärzte und Studenten an.
Antonius	http://www.dr-antonius.de	Erste Suchmaschine für deutschsprachige medizinische Internetquellen
Deutsches Medizinforum	http://www.medizin-forum.de/forum	„Versuch" einer zentralen dt. Anlaufstelle
Medivista	http://www.medivista.de/	Deutsche Suchmaschine für Internetquellen
Medizinindex Deutschland	http://www.medizin.de/	Ständig aktualisierte Datenbank der Medizin-Server Deutschlands
Yahoo Deutschland	http://www.yahoo.de	Deutscher Ableger von Yahoo
Internetsuchmaschinen, zus. gestellt von der Zahnklinik Münster	http://medweb.uni-muenster.de/institute/zmk/dienstleistungen/adressen/f_url_4_1.html	Umfangreiche Sammlung über die veschiedensten Suchmaschinen (Personen, Dokumente, Software, ...)
Web.de	http://web.de	Deutscher Internetkatalog

Elektronische Einführungen, Enzyklopädien

Merck	http://www.merck.com/	Das Merck-Manual in elektronischer Form, kostenfrei
Internetbücher zur Medizin	http://medweb.uni-muenster.de/zbm/liti.html	Eine stets aktuelle Liste der verfügbaren Internetbücher, rezensiert und bewertet

M.Pallen: A Guide to the Internet for Medical Practitioners (BMJ 7020)	http://www.qmw.ac.uk/~rhbm001/bmjguide/NET1.HTM, weitere Teile dieser Einführung: NET2.HTM, NET3.HTM, NET4.HTM	Sehr gute Einführung, die schon 1995 im British Medical Journal veröffentlicht wurde
Deutschsprachiges WWW-Kompendium	http://www.nads.de/~klute/WWW-Buch/1/Inhalt	Bei Addison-Wesley auch im Druck
Reuters: Medizinische News	http://www.reutershealth.com	Eine Menge medizinischer Nachrichten
Medizinische Diskussionsgruppen		
Datenbank der Listserv-Mailinglisten	mailto:listserv@vm.gmd.de	Im Text: **list global** schreiben, um Infos über alle Listen zu bekommen; **list global/medicine** für „medizinische"
Liste medizinischer Diskussionsgruppen (Stand April 1995)	http://medweb.uni-muenster.de/zbm/mlist.html	Ca. 1000 medizinische Mailinglisten und Newgruppen (250 kB)
Weitere Datenbanken von Mailinglisten	http://www.tile.net/tile/listserv/index.html http://www.liszt.com	Diese Datenbanken enthalten fachübergreifende Mailinglisten, darunter je nach Sammlung zwischen 50 und 300 medizinische
Directory of Electronic Discussion Lists	http://www.n2h2.com/KOVACS	Mehrere hundert Mailinglisten, davon eine große Anzahl biomedizinischer, werden hier beschrieben
Deja News	http://www.dejanews.com/	Stichwortsuche in Newsgruppenbeiträgen
Where is the archive for newsgroup X ?	http://www.pitt.edu/~grouprev/Usenet/Archive-List/newsgroup archives.html	Hinweise, wo und wie Archive von Newsgruppen zu finden sind
Claus Wiedemann-Liste	http://medweb.uni-muenster.de/zbm/liste/cl.htm	Über 75 deutschsprachige Mailinglisten zur Medizin
Bibliotheken, Buchhandlungen, Verlage		
Bibliotheken		
Bibliotheken weltweit	http://sunsite.berkeley.edu/Libweb/	Thomas Dowling's Liste weltweiter Bibliotheken
Medizinbibliotheken weltweit	http://www.arcade.uiowa.edu/hardin-www/hslibs.html	Eric Rumsey's Medizinbibliothekenliste weltweit
Deutsche Bibliotheken	http://www.grass-gis.de/bibliotheken/	Liste fast aller deutschen Bibliotheken
Deutsche Medizinbibliotheken	http://medweb.uni-muenster.de/agmb/biblio.html	AGMB: Liste deutschsprachiger Medizinbibliotheken
National Library of Medicine	http://www.nlm.nih.gov	login: locator

Deutsche Zentralbibliothek für Medizin	*http://www.uni-koeln.de/zentral/ zbib-med/index.html* OPAC:*http:// opac.zbmed.uni-koeln.de/*	Online Bestellungen von Zeitschriftenartikeln, Suchmöglichkeit im größten deutschen Bestand von medizinischen Zeitschriften- und Büchern
Buchhandlungen		
FJ Lehmanns	*http://www.LOB.de/*	bekannte medizinische Buchhandlung
Amazon	*http://www.amazon.com* oder *http://www.amazon.de*	2,5 Mio. Titel, Awareness-Dienst
Buchhandelsvereinigung	*http://www.buchhandel.de*	Offizielle Buchhandelsverzeichnisse (VLB, usw.)
Verlage		
Swets-Liste	*http://www.swets.nl/plinkaf.html*	Die Zeitschriftenagentur SWETS stellt hier Links zu tausenden von Verlagen weltweit zur Verfügung
Chemiefakultät der FU Berlin Liste	*http://www.chemie.fu-berlin.de/ outerspace/verlage.html*	Hauptsächlich deutsche, aber auch ausländische Verlage

Diese Sammlung von Internetadressen wird unter der URL:http://medweb.uni-muenster.de/zbm/liste/liste.htm ständig aktualisiert.

Zukunftsperspektiven des Internets

T. Ganslandt, O. Obst

Das Internet hat in den letzten Jahren eine rasante, stetig akzelerierende Entwicklungskurve durchlebt. Mehrfach wurde dabei von Kritikern die Befürchtung geäußert, das Netz könnte am eigenen Datenvolumen ersticken, das durch neue Dienste wie online-Telefonie und multimediale Webseiten immer weiter in die Höhe schießt. Es hat sich indes gezeigt, daß gerade die kommerzielle Nutzung (die ja mittlerweile den größten Anteil des Datenvolumens stellt) einen hinreichenden (Gewinn-)Anreiz für den Ausbau der Netzwerkinfrastruktur darstellt, die so bisher stets mit den wachsenden Anforderungen gerade eben Schritt halten konnte.

Neben dem Einfluß auf die greifbare Hardware-Infrastruktur des Netzes führt sein explosives Wachstum zu einem weiteren, viel schwieriger zu lösenden Problem: die ausufernden Informationsangebote inflationieren den Wert der einzelnen Information, die als Nadel im Heuhaufen aus hunderten von Millionen Webseiten nicht mehr aufgefunden werden kann. Die weitere Nutzung des Internet wird daher sehr stark von der Weiterentwicklung der jetzigen Kataloge und Suchmaschinen abhängen, die ihre Nutzer noch schärfer und gezielter zu gesuchten Information leiten müssen. Parallel wird die Bewertung und Zertifizierung von Informationsangeboten nach einheitlichen Qualitätsmaßstäben für den medizinischen Bereich eine wachsende Rolle spielen.

Nicht nur für den online-Kommerz, sondern insbesondere auch in der Medizin bekommt die Frage der Sicherheit der übertragenen Daten eine zunehmende Brisanz. Stellt das Internet bisher ein vergleichsweise transparentes und leicht zu belauschendes Maschenwerk dar, so werden in der nächsten Zeit absolut sichere Verschlüsselungsmechanismen (public key encryption) eine zunehmende Rolle spielen, um geschäftliche Transaktionen und Patientendaten geschützt über das öffentliche Netzwerk zu übertragen. Die größte Verantwortung liegt dabei zur Zeit bei den Regierungen (insbesondere der USA), die sich damit abfinden müssen, ihre Ablauschmöglichkeiten zugunsten der Entwicklung dieser wirtschaftlich und wissenschaftlich essentiellen Infrastruktur einzuschränken.

Internetbenutzung in Deutschland

In Deutschland gibt es nur eine Handvoll Mailinglisten und Newsgruppen, die sich mit Themen rund um die Medizin beschäftigten und die einen großen Zulauf haben. Dies ist nicht viel angesichts der weltweit über tausend medizinischen elektronischen Diskussionsgruppen. Verglichen mit anderen – vor allem angloamerikanischen – Ländern stellte sich bei diversen Umfragestudien immer wieder heraus, daß sich die Internetnutzung von deutschen Medizinern noch im Kinderstadium befindet. Trotz einer breiten gesellschaftlichen Aufmerksamkeit, was das Internet angeht, und einer stetig steigenden Resonanz unter den in der Medizin tätigen Personen, scheint es noch ein weiter Weg zu sein, bis eine Mehrzahl von Medizinern Internetdienste in ihre alltägliche Praxis integrieren werden. Dies liegt sowohl an der Hemmschwelle aufgrund der fehlenden Vertrautheit mit der Technik und dem Internet als auch an wenigen Anwendungen, die dem Arzt wirklich Nutzen bringen; hier geht es vor allem um Zeitersparnis und Entlastung des Budgets – solange das Internet kosten- und zeitaufwendig ist, wird es nur schwer einen relevanten Anteil in der täglichen Praxis finden.

Werden deutsche Mediziner aber erst einmal im Internet aktiv, dann scheint es schnell zu einem Teil ihrer täglichen Routine zu werden. Nach einer Münsteraner Studie nahm sich fast jeder fünfte der als überlastet geltenden Mediziner täglich mehr als zwei Stunden Zeit für das Internet. Von ihnen werden überwiegend Diskussionslisten nordamerikanischer Provenienz und Dienstleistungen des National Institute of Health bevorzugt, darunter vor allem Literatur- und Therapiedatenbanken. Weniger als jede fünfte der benutzten Internetquellen war deutschen Ursprungs. Als Vorteile des Internets wurde von mehr als zwei Dritteln der befragten Mediziner genannt, daß sie sich durch das Netz besser informiert fühlten (Obst 1998).

Die Entwicklung der Nutzung des Internet läßt sich gut am Beispiel des Webservers der Medizinischen Fakultät darstellen. Der Webserver (http://medweb.uni-muenster.de/) führt seit September 1994 Protokoll über die Häufigkeit der Abrufe (Abb. 1).

Die Nutzungsstatistik zeigt eine langanhaltende Zunahme der Nutzung, beginnend bei wenigen hundert Hits in den ersten Monaten bis zu über 200 000 abgerufenen Seiten im Oktober 1998. Parallel zur Nutzung ist auch das Angebot gewachsen, da aufgrund des gestiegenen Interesses am Internet mehr und mehr Einrichtungen der Fakultät mit einem eigenen Angebot am MedWeb-Projekt teilnehmen wollen.

Sowohl auf der Benutzungs- als auch auf der Angebotsseite ist eine deutlich steigende Tendenz in der Internetbenutzung in Deutschland festzustellen.

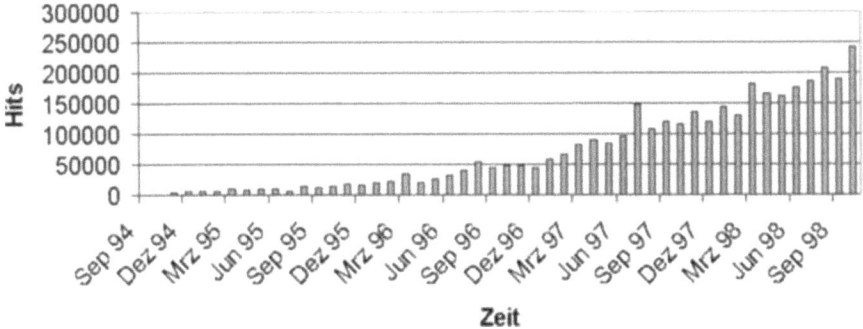

Abb. 1. Nutzungsstatistik (Hits) des MedWeb Münster.

Indexierungs- und Standardisierungsinitiativen im Internet

Da der Erfolg der weiteren Nutzung des Internets ganz wesentlich von der Qualität und der Strukturierung der dort angebotenen Informationen abhängt, ist ein besonderes Augenmerk auf Indexierungs- und Standardisierungsinitiativen zu richten. Eine 1997 durchgeführte Untersuchung zeigte (Brown), daß 36,7% aller Internetnutzer medizinische Information auf dem Netz suchen. Dieser Anteil soll in den nächsten Jahren auf über 80% steigen. Die Studie von Brown untersuchte ebenfalls die Qualität der medizinischen Internetinformationen. Sie kam zu dem Ergebnis, daß über die Hälfte aller untersuchten WWW-Seiten von Institutionen und Privatpersonen stammen, die voreingenommene oder zweifelhafte Informationen anbieten. Deshalb versuchen einige Institutionen, die von Haus aus mit medizinischen Information von befaßt sind, durch kooperative Erschließung und Evaluation von medizinischen Internetquellen eine gewisse Leitungs-, Schutz- und Filterfunktion auszuüben.

Kriterien für die Evaluation von Internetquellen

Was ist eine gute und was eine schlechte Informationen auf dem Netz? Anhand welcher Kriterien lassen sich Informationen im Internet bewerten? Nach Rettig (1996) ähneln sich die Bewertungskriterien für Internet- und traditionelle Publikationen in vielen Punkten. In gleicher Weise stellt das *International Committee of Medical Journal Editors* fest, daß elektronisches Publizieren denselben Maßstäben genügen muß wie ‚normales' Publizieren (Horton 1997). Darüber hinaus erfordere jedoch die Natur des Internets besondere Sorgfalt und zusätzliche Hinweise im Internetdokument. Für die Bewertung von Internet-Ressourcen wurden verschiedentlich Kriterien vorgeschlagen. Nach einer Studie von Murray (1997) kann man die am häufigsten genannten Evaluationskriterien unter folgenden fünf Punkten zusammenfassen:

Autorität, Inhalt und Objektivität. Wird die Seite von einer unabhängigen Organisation, einer renommierten Gesellschaft oder Firma gemacht? Oder beruht das Dokument auf den Anstrengungen einer Einzelperson? Geht aus jeder Seite hervor, wer dafür verantwortlich ist? Was für Informationen enthält die Seite? Handelt es sich um Originalarbeiten oder nur einer Ansammlung von Hypertextlinks? Ist die Information objektiv, beruht sie auf Fakten, die angeführt werden oder handelt es sich um die Meinung eines Einzelnen? Wird die Seite von kommerziellen Unternehmen gesponsert? Hat dies Einfluß auf den Inhalt? Wird die Seite ihren Ansprüchen gerecht? Enthält sie alle Informationen in einer Tiefe und Darstellung, die dem behandelten Gebiet angemessen ist?

Aktualität, Aktualisierung und Revision. Ist die präsentierte Information so aktuell wie möglich? Wird die Seite regelmäßig aktualisiert? Ist der letzte Revisionsstand mit Datum angegeben?

Beweiskraft und Genauigkeit. Ist die dargestellte Information akkurat, beweiskräftig und rechtsgültig? Werden Quellen und Studien, auf die sich bezogen wird, angeführt?

Zugriffsmöglichkeit, Benutzerfreundlichkeit. Hat die Seite eine übersichtliche, stringente Struktur und ein ansprechendes, einheitliches Layout? Sind die vorhandenen Informationen einfach und schnell zu finden (Suchmaschine)? Ist eine Online-Hilfe vorhanden und wenn ja, ist diese nützlich? Ist der Zugriff auf bestimmte Nutzergruppen beschränkt, kostenpflichtig oder benötigt man spezielle Software?

Zielgruppe. Werden die Informationen so präsentiert, daß sie dem Niveau des Lesers entsprechen und für jeden relevant sind? Unterscheidet sich die wirkliche Nutzerschaft von der beabsichtigten? Ist bei jeder Information angegeben, für welche Zielgruppe sie geeignet ist (ob Wissenschaftler, Arzt oder Konsument)?

Die Suche nach und die Bewertung von Internetdokumenten kann dem Endnutzer erleichtert werden, indem den Internetdokumenten standardisierte Metainformationen beigefügt werden, die das Dokument sowohl formal und inhaltlich beschreiben als auch Informationen über die Qualität enthalten können. Die Formalbeschreibung reichert das Dokument mit Schlüsselbegriffen wie z. B. den Medical Subject Headings an, um die Auffindbarkeit und die Einordnung in einer Fachgebiets-Hierarchie zu erleichtern. Qualitätsinformationen können von unabhängigen Stellen vergeben und dem Dokument als eine Art Qualitätssiegel (Seal of Approval) fälschungssicher „aufgestempelt" werden.

Die bekannteste und am weitesten gediehene Standardisierungsinitiative ist der sogenannte Dublin Core Metadata Set (Details [Online] URL:http://purl.oclc.org/metadata/dublin_core/). Im Dublin Core of Meta Data Sets zeichnet sich eine internationale Standardisierung der Formalbeschreibung von Internetdokumenten ab, die auch die verschiedenen Klassifikationssysteme berücksichtigt.

Das Modell GMDS –
Erschließung medizinischer Interquellen durch Experten

Die Deutsche Gesellschaft für Medizinische Informatik, Biometrie und Epidemiologie (GMDS) hat eine Arbeitsgruppe mit dem Titel „AG Internet – Bewertung von Internet-Ressourcen" ins Leben gerufen. Aus der Projektbeschreibung wird deutlich, daß der GMDS das Problem der ungewissen Qualität der medizinischen Internetquellen bewußt ist, und daß sie die Bewertung von WWW-Seiten als eine ihrer Aufgaben ansieht (Online verfügbar unter der URL:http://www.med.uni-muenchen.de/ibe/internet/gmds.html):

> „Ziel des Projektes ist die Erstellung eines Konzeptes und der Implementierung einer Datenbank für klassifizierte und evaluierte medizinische Informationen im Internet. Eines der großen Probleme im Internet ist das Herausfinden qualitativ guter Information zu medizinischen Problemfeldern. Die Projektgruppe soll sich daher in einem ersten Projekt mit der Aufgabe befassen, wie Angebote im Internet beschrieben, klassifiziert und beurteilt werden können. [...] Die Gruppe stellt sich der Aufgabe, medizinische Informationsangebote und -methoden auf dem weltweiten Internet kritisch zu beobachten, zu analysieren, zu beeinflussen und zu fördern."

Die GMDS will dabei folgende Ziele erreichen:
1. Methodik für die Bewertung von Internet-Ressourcen
2. Förderung qualitativ guter medizinischer Anwendungen
3. Förderung der Idee des Internetzugriffs für Ärzte von ihrem Arbeitsplatz aus
4. Erkennen von Defiziten
5. Competence Center für Anfragen
6. Rechtliche Konsequenzen für Anbieter
7. Informationsaustausch untereinander
8. Kooperation mit anderen Fachgesellschaften
9. Abhalten von Tagungen und Workshops

OMNI: Organizing Medical Networked Information

OMNI steht für Organizing Medical Networked Information und ist ein breit angelegter Versuch, einen qualifizierten Zugang zu hochqualitativen medizinischen (Internet)Ressourcen zu bieten. Mit Hilfe einer speziellen Datenbank werden die begutachteten Quellen entweder hierarchisch strukturiert angeboten (nach National Library of Medicine Classification oder nach Universal Decimal Classification) oder können mit Schlagwörtern durchsucht werden. Dazu werden die einzelnen Quellen mit Medical Subject Headings (MeSH) indexiert. Geplant ist zudem die Verwendung des Unified Medical Language Systems, was natursprachliche Suchen ermöglichen würde. Das OMNI-Team sieht sich in der Tradition von Referateorganen und zieht Parallelen zum ersten Erscheinen der wichtigsten medizinischen Bibliographie, des Index Medicus. Und in der Tat erinnert die von OMNI durchgeführte sachliche Erschließung von Internetdokumenten an die von Zeitschriftenartikeln.

Weitere Indexierungsinitiativen

Zwei weitere bedeutende Versuche, die medizinischen Internetquellen mit Hilfe des MeSH-Thesaurus der National Library of Medicine sachlich zu erschließen, sind das *CliniWeb* in Oregon und das *Karolinska-Institut* in Stockholm.

Ausblick: Möglichkeiten und Grenzen, Chancen und Risiken des Internets

The medical colonisation of cyberspace has only just begun. It is difficult to predict the future of medicine in this new world. Some have already proclaimed the death knell of medical journals. Others point out that the Internet cannot yet compete with a good library as a source of scientific information. [Mark Pallen][1]

Chancen des Internets

Das Internet bietet unwissenschaftlichen genauso wie wissenschaftlichen Bestrebungen in der Tat Möglichkeiten, die zuvor nicht verfügbar oder einfach nicht vorstellbar waren. Der stark wachsende Bereich der Telemedizin steht dabei in der Aufmerksamkeit der Medien naturgemäß mit an erster Stelle. Und zu Recht ist es weltbewegend, wenn eine Operation in Rußland von einem Spezialisten aus Texas geleitet wird, wenn Notärzte in Deutschland mit Spezialisten über vor (Unfall)Ort gemachte Röntgenbilder diskutieren, wenn in Karlsruhe ein Roboter operiert, der künftig aus dem Internet bedient wird.

Weitere Vorteile, die das Internet in der Zukunft ermöglichen wird:
1. täglich oder stündlich aktualisierte Arzneimitteldatenbanken,
2. täglich erreichbare Experten oder Datenbanken, in denen Expertenwissen abfragbar ist,
3. umfassende Wissendatenbanken mit – speziell für den Kliniker – einfachstem Zugang zu allen benötigten Patienten-, Fakten- und Literaturinformationen,
4. effizienter Austausch von Patienteninformationen unabhängig vom Untersuchungsort,
5. direkter Kontakt des Patienten mit dem Arzt, größere Eigenständigkeit des Patienten,

---

[1] Mark Pallen: „Guide to the Internet: Logging in, fetching files, regarding news" In: Britisch Medical Journal 16 Dec 1995, 311(7020):1626–1631.

6. direkter Kontakt des Studenten mit dem Hochschullehrer, größere Eigenständigkeit des Studenten,
7. elektronische Vorabveröffentlichungen von Forschungsarbeiten mit Peer-Review von jedermann,
8. praktische „Evidence-Based-Medicine", da jeder weltweit – ob Student, Patient oder Arzt – Zugang zu allen Informationen zu einer bestimmten klinischen Fragestellung hat.

Möglichkeiten und Grenzen des Internets

Da die Möglichkeiten und Grenzen des Internets im wesentlichen auf der Qualität der dort verfügbaren Information beruht, können hier analog zu Kapitel 4 folgende Kriterien unterschieden werden:

Aktualität. Das Internet hat das Potential, die jeweils aktuellsten verfügbaren Informationen bereitzustellen. Ob auch von diesem Potential Gebrauch gemacht wird, ist jeweils festzustellen. Dabei kommt es nicht nur darauf an, ob die Daten aktuell sind, sondern auch, wie häufig sie aktualisiert werden und ob dies regelmäßig oder ad-hoc geschieht. Die Entwicklungsgeschichte einer gedruckten Publikation kann normalerweise über Auflage und Publikationsdatum leicht nachvollzogen werden. Im Internet können Informationen leicht ersetzt werden, ohne daß sich notwendigerweise die Veränderungen auch nachvollziehen lassen. Hier müssen Mechanismen geschaffen werden, die dem Benutzer eine Transparenz des Herstellungs- und Revidierungsprozeßes gewährleisten.

Archivierung. Aus dem oben genannten ergibt sich die zwingende Notwendigkeit einer Archivierung der Internetquellen. Im Gegensatz zum gedruckten Medium Buch, für das in Form eines Netzwerks aus kirchlichen, privaten und staatlichen Bibliotheken Archivierungswerkzeuge bestehen, die sich seit Jahrhunderten bewährt haben, existiert bisher nichts vergleichbares für die – unter Umständen genauso wichtigen – Internetdokumente. Einige wenige Initiativen beschäftigen sich mit diesem Problem, das sowohl durch die flüchtige und rasch sich wandelnde Natur des Speichermediums als auch durch die schiere Menge eine große Herausforderung an die Gesellschaft darstellt, sich auch hier ihr Gedächtnis zu bewahren.

Konstanz. Eine weltweit organisierte Archivierung von Internetdokumenten könnte auch bei dem Problem der fehlenden Konstanz Abhilfe schaffen. Es ist nicht gerade selten, daß Internetquellen, ja ganze Server von heute auf morgen verschwinden, nicht mehr auffindbar sind, Zugriffsfehlermeldungen und schwarze Informationslöcher produzieren. Der Grund liegt oft darin, daß Institutionen aus dem Boden schießen, die für kurze Zeit ein mehr oder weniger wertvolles Internetangebot produzieren, das genutzt und zitiert wird, dann aber durch ökonomische oder sonstige Probleme wieder genauso schnell vom Markt verschwinden, wie sie gekommen sind. Dieses Bermuda-

Dreiecks-Verhalten vieler Internetseiten kann auch etablierte und dauerhafte Organisationen wie Universitäten, große Unternehmen oder Nationalbibliotheken befallen, wenn Hypertextlinks in Leere weisen oder Informationen – sei es temporär, versehentlich oder für immer – auf dem WWW-Server verschwinden.

Relevanz. Die Relevanz bzw. Nützlichkeit der Internetdokumente für den jeweiligen Zweck des Benutzers ist für ihn nicht immer leicht zu erkennen. Dies liegt sowohl an der schieren Menge der Information als auch an der fehlenden Evaluation, Aufarbeitung, Strukturisierung und Zusammenstellung.

Qualität. Informationen im Internet sind häufig von unbekannter Herkunft und fragwürdiger Zuverlässigkeit. Review-Prozeße, wie sie sich bei den gedruckten Medien bewährt haben und durch die die Qualität der Informationen überprüft werden kann, existieren noch nicht, sind aber dringend notwendig. Durch die Kommerzialisierung des Internets treten aber nun vermehrt Akteure als Informationsanbieter auf, die traditionelle, hochqualitative Informationen wie z. B. renommierte wissenschaftliche Zeitschriften oder Datenbanken in dieses Medium portieren. Diese Entwicklung wird die Qualität mancher Bereiche des Internets zwangsläufig verbessern und sich auch auf die kostenfreien Angebote semi- oder nicht-professioneller Anbieter (wie z. B. der Fachgesellschaften) qualitätssteigernd auswirken.

Das Problem der Fehlinformation soll im nächsten Abschnitt eingehender behandelt werden

Risiken des Internets

Fehlinformation, Kriminalität und öffentliche Gesundheit. Das Problem der bewußten und unbewußten Falschmeldungen auf dem Internet ist besonders in der Medizin von elementarer Bedeutung, da es vor allem die medizinischen Informationen sind – neben Pornographie und Software –, die die Menschen auf dem Netz suchen und für die sie bereit sind, Geld zu bezahlen. Wer interessiert sich schon für Harald Schmidt? – Aber alle interessieren sich für ihre Gesundheit! Persönliche Wehwehchen und Krankheiten waren seit Beginn ein Hauptthema der News-Foren und Chat-Kanäle. Und während Ärzte in der Anfangsphase nur allzu gerne sich im Mittelpunkt der Online-Aufmerksamkeit gesonnt haben mögen, und bereitwillig Ratschläge, Rezepturen und Anweisungen erteilten, haben sie nun vor den Massen der raterheischenden Laien die Flucht ergriffen. Outet sich dennoch ein Mediziner in einer der übervielen Selbsthilfegruppen oder einem zu einer Patientengruppe mutierten ehemals wissenschaftlichen Forum (à la de.sci.medizin.misc), so überfordern die Scharen der Ratsuchenden sehr schnell zuerst seine Mailbox und dann seine Hilfsbereitschaft. Die Folge ist, daß sich Mediziner in aller Regel in geschlossene Diskussionsforen zurückziehen und damit zumindest die Gefahr vorhanden ist, daß der öffentliche Bereich selbsternannten Heilern überlassen wird.

Das WWW ermöglicht nicht nur jedem Gemischtwarenhändler, seine eigene elektronische Gemüsezeitung zu veröffentlichen. Jeder, der sich zum Arzt berufen fühlt, stürzt sich mit Begeisterung auf diese einzigartige Möglichkeit, seine zweifelhaften medizinischen Ratschläge unter das Volk zu bringen und damit Popularität zu erlangen. Schon früh gelangte diese potentielle Gefährdung der Öffentlichkeit in die Medien. So berichtete der amerikanische Fernsehsender CNN schon 1995 unter der Überschrift „Medizinischer Rat auf dem Internet kann schädlich für ihre Gesundheit sein: Wie können Sie Fehlinformationen auf der Datenautobahn vermeiden?" über die qualitative Spannweite der auf dem Netz vorhandenen medizinischen Informationen. Es wäre nur noch eine Frage der Zeit, bis die Regierung den Verkauf schädlicher oder zweifelhafter medizinischer Produkte im Internet verbieten bzw. alle medizinischen „Transaktionen" auf dem Internet kontrollieren müßte. Die Federal Trade Commission der USA warnte im November 1997 vor ‚ungesunden' Internetinformationen und forderte die Bevölkerung auf, ihr im

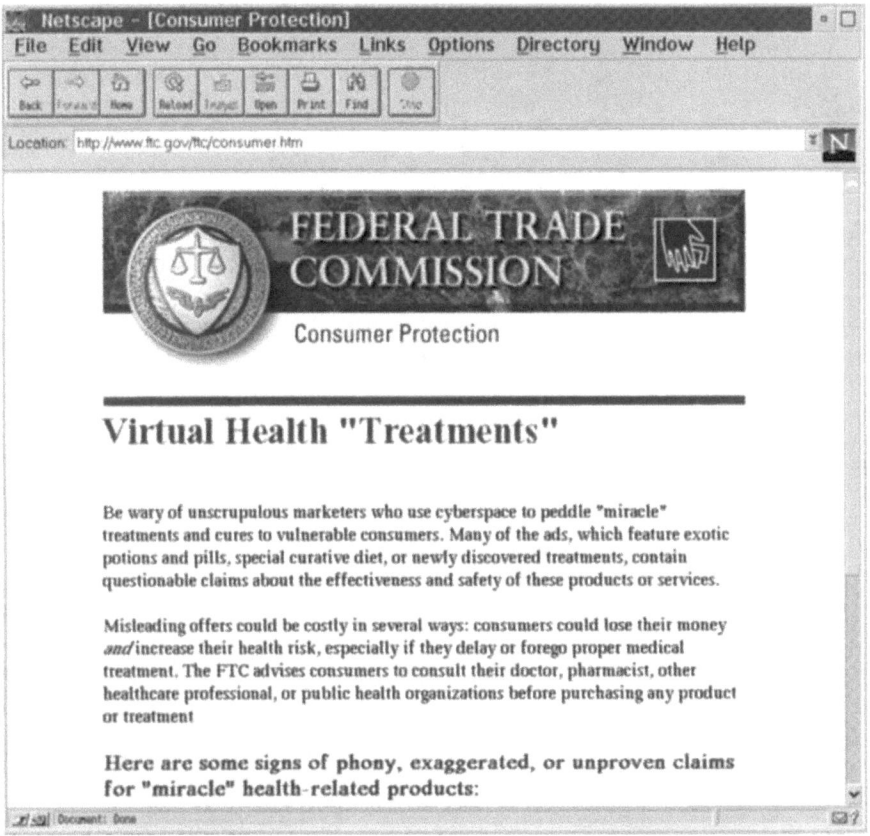

Abb. 2. Warnung der Federal Trade Commission vor Scharlatanerie auf dem Internet.

Rahmen eines „North American Health Claim Surf Day" zweifelhafte Seiten zu melden (Abb. 2).

Für das Internet gelten zwar die gleichen Gesetze wie für andere Medien, und was in einer Tageszeitung verboten ist, sollte auch im Internet nicht erlaubt sein, aber Gesetzesüberschreitungen sind hier sowohl aufgrund der länderübergreifenden Struktur (das Angebot ist in Deutschland strafbar, aber der Server steht in den Niederlanden) als auch wegen der möglichen technischen Verschleierung der Verbrechensfährten (anonymous mailing, nichtknackbare Schlüssel, schnell wechselnde IP-Adressen) schwierig oder kaum strafrechtlich zu ahnden.

Informationsüberflutung

„In der medizinischen Literatur werden jährlich in über 10 000 Fachzeitschriften weitelt rund zwei Millionen Artikel veröffentlicht. Gleichzeitig wird im Sinne einer „Evidence Based Medicine" gefordert: Ärztliche Entscheidungen sollen auf Basis des aktuellen Wissensstandes getroffen werden. Der Mediziner ist damit gezwungen, kontinuierlich alle aktuellen Publikationen zu seinem Fachgebiet zu suchen und kritisch zu bearbeiten. Der Zugang zur Literatur ist zwar dank elektronischer Datenbanken und umfangreicher Suchalgorithmen einfacher geworden, praxisrelevante Studienergebnisse werden jedoch unbefriedigend berücksichtigt. Der Grund dafür liegt sowohl im Umfang der Datenbasis und in der fehlenden Indexierung wie auch in der unzureichenden Zeit für umfangeiche Literaturstudien."
(COHORT INFO: Aktuelles Thema: Evidence Based Medicine. [Online] URL:http://www.med.uni-muenchen.de/ibe/phstud/report1.html)

Das Internet verheißt zwar einerseits die Lösung vieler Informationsmängel, führt aber andererseits paradoxerweise zu ihrer Verschärfung, da der größte Vorteil des Internets: „Jeder kann auf dem Internet publizieren" gleichzeitig auch einen großen Nachteil mit sich bringt: Jeder tut es auch! Die Resultate sind dementsprechend. Hinzu kommt, daß nun auch Verleger wie Wissenschaftler frei von den Fesseln und Limitierungen gedruckter Erzeugnisse (wie z.B. Seitenzahlen, Gewichts- und Medienbeschränkungen) publizieren können.

Die Folge dieser Entwicklung ist, daß eine gehörige Portion Geduld und Zeit aufgebracht werden muß, um aus dem Wust an Informationen im Netz diejenigen herauszufischen, die man benötigt, denn – die perfekte Suchmaschine ist noch nicht erfunden.

Information – der Schlüssel zur Macht im 21. Jahrhundert. Eine der größten Gefahren der Datenautobahn ist die ungleiche Verteilung der Zugänge zur Information und damit der Zugänge zur Macht im kommenden Informationszeitalter. Das heute vorherrschende Nord-Süd- und West-Ost-Gefälle wird durch das Internet nicht aufgehoben oder abgeflacht, wie es die Protagonisten dieses neuen Mediums teilweise kritiklos zeichnen, sondern – soweit heute absehbar – eher noch vergrößert (Rawlins 1996). Das Internet verstärkt wie jedes neue Medium die Kluft zwischen arm und reich, zwischen vorindustriellen, industrialisierten und nachindustriellen Ländern. Die Möglichkeiten des Internets und gerade auch die Segnungen der Telemedizin sind nur von einem kleinen Prozentsatz der Weltbevölkerung voll auszuschöpfen, da nur wenigen die notwendigen Voraussetzungen hinsichtlich Ausbildung, Infrastruktur, Technik und Finanzen gegeben ist. Es besteht die Gefahr, daß sich Informationseliten ausbilden. Diese müssen nicht unbedingt nur in den wohlhabenden Nationen zu finden sein, ist doch selbst in den reichen Nationen der Zugang zu diesen Informationen nicht allen Bevölkerungsschichten de facto möglich.

Ein mögliche Lösung dieses gefährlichen Ungleichgewichts besteht in der kostenfreien Zurverfügungstellung der Internetressourcen durch öffentliche Einrichtungen – Schulung und Hilfestellung inklusive.

Die psychosoziale Seite der Internetkommunikation

„Schreiben Sie keinen Brief, wenn Sie auch etwas telefonisch sagen können; telefonieren Sie nicht, wenn Sie etwas auch im persönlichen Gespräch sagen können; sagen Sie nichts, was Sie nicht auch durch ein Lächeln ausdrücken können; lächeln Sie nicht, wenn auch ein Augenzwinkern alles sagt; und zwinkern Sie nicht, wenn auch ein Nicken genügt."
[Earl Long, Politiker, Lousiana, 1895–1960]
(Aus Wang, C.B. (1995). Im Dschungel der Informationstechnologie, S. 208. Frankfurt: Campus.)

Wie mittlerweile viele Untersuchungen nahelegen, besitzt das Internet eine süchtig machende Komponente (Hönicke 1998). „Viele Nutzer tendieren dazu, ihre festen Beziehungen aus dem wirklichen Leben gegen schwache Online-Freundschaften auszutauschen," meint auch die Sozialwissenschaftlerin Sara Kiesler (Kraut et. al 1998), während Douglas Rushkoff die gegenteilige Auffassung vertritt. Seines Erachtens kann das Internet gerade auf Menschen ohne sonstige soziale Kontakte eine heilende Wirkung ausüben und so eine Art von sozialer und psychologischer Therapie sein.

Ob das Internet Gefahr oder Chance ist, hängt davon ab, wie man mit diesem neuen Medium umgeht. Auf der einen Seite trifft man im Internet sehr hilfsbereite Menschen, auf der anderen Seite ist zu beobachten, daß eine Auseinandersetzung per elektronischer Kommunikation schneller die sachliche Ebene verläßt und öfter ausfallend wird, als dies von Angesicht zu Angesicht der Fall wäre. Die Folge sind ärgerliche Mißverständnisse, verletzte Gefühle und als Extrem das bekannte „Flaming" (öffentliche Attacken per Email), mit dem wohl schon jeder Teilnehmer einer elektronischen Diskussionsgruppe mindestens einmal konfrontiert worden ist. Der Ton macht bekanntlich die Musik, aber die sind bei der elektronischen Kommunikation in aller Regel noch außen vor. Email kennt keine warmklingenden Worte und erst recht keine freundliche Mimik, die Worte abschwächen oder ihren Sinn zurechtrücken kann (wenn man von den rudimentären Smileys einmal absieht).

Man mag mit Henry David Thoreau und Neil Postman trefflich darüber streiten können, ob neue Techniken immer einen Segen für die Menschen darstellen, nichtsdestotrotz wird man in wenigen Jahren kaum noch den

Möglichkeiten des Internets entrinnen können – selbst wenn man es wollte – so wie es heutzutage unmöglich ist, dem Telefonläuten zu entkommen.

Empfehlungen zur weiteren Entwicklung des Internets. Versucht man die rasante Eroberung des Informationssektors durch das Internet zu erklären, werden gerne Parallelen mit der revolutionären Erleichterung des Zugang zu Informationen durch die Erfindung des Buchdrucks im 15. Jahrhundert gezogen, auch wenn Forscher wie z.B. Neil Postman auf wichtige qualitative Unterschiede hinweisen. Die Frage scheint nicht mehr zu sein, **ob** die globalen Kommunikationsmöglichkeiten mittels des Internets die Zukunft der menschlichen Gesellschaft verändern wird, sondern vielmehr **in welchem Umfang** dies der Fall sein wird. Auch und gerade die Medizin wird hiervon in besonderem Maße betroffen sein, da sich – wie aus dem Anfangsszenario sichtbar wurde – hier nicht nur einzigartige Möglichkeiten verteilter Wissensnutzung eröffnen, sondern die Medizin auch inzwischen als ideales Werbeumfeld gilt.

Laut Umfragen unter Online-Nutzern ist das größte Manko des Internet momentan vor allem die fehlende Repräsentanz von Informationen aus der unmittelbaren persönlichen Umgebung, seien es Dienstleistungen, Gastronomie, Behörden, Handel und eben auch und sicher nicht an letzter Stelle die medizinische Versorgung. Die Nutzung des Internets hängt vom Nutzen für den Teilnehmer ab. Nach einer Benutzerumfrage des Instituts für qualitative Markt- und Wirkungsanalysen in Köln (Grünewald 1996) haben viele Neueinsteiger einen großen ‚Hunger' nach Nutzung und verbringen deshalb sehr viel Zeit im Internet. Ein anderer Teil der Befragten war dagegen bereits so lange online, daß sich bei ihnen bereits Frust und Enttäuschung über mangelnde ‚Leistungen' oder manch ‚langweiligen' Inhalt breit gemacht hatte und Nutzungsdauer sowie -Häufigkeit beeits stark rückgängig waren. Hier ist ganz klar die Gefahr der Frustration durch den mangelnden wirklichen Nutzen zu konstatieren.

Für den niedergelassenen Arzt bedeutet das Internet spätestens seit der Novelle der Musterberufsordnung mehr als nur ein nützlicher Informationspool. Der 100. Deutsche Ärztetag in Eisenach legte am 30.5.1997 fest, daß mit bestimmten Einschränkungen jeder Arzt öffentlich abrufbare Arztinformationen in Computerkommunikationsnetzen anbieten darf (Informationen: [Online] URL: http://www.multimedica.de/homepages/mphARR0.htm). Neben dem wissenschaftlichen Nutzen der Internetkommunikation mit dem Kliniker aus Minnesota kann nun jeder Arzt das Internet als eine Art ‚Werbeplattform' für sich benutzen. Obwohl auch hier – wie bisher – eine anpreisende Herausstellung weiterhin verboten ist, könnte sich die Internetpräsentation der Arztpraxis langfristig in höheren Patientenzahlen oder einer besseren Kommunikation mit dem Patienten (und damit einer stärkeren Arztbindung) bezahlt machen.

Alle beteiligten Akteure, ob Mediziner, Studenten, Lehrende, Dienstleister wie die Bibliotheken, Pharmafirmen, Krankenkassen, Ministerien, usw. sollten aktiv dazu beitragen, durch Bereitstellung von nützlichen, gehaltvollen und hoch-qualitativen Informationen den Nutzwert des Internets zu erhöhen, um die gewaltigen Möglichkeiten dieses Informations- und Wissenssystem auszuschöpfen. Insbesondere gilt es, dem Benutzer Internetinformationen evaluiert, bewertet, aufbereitet und für jedermann nutzbar zur Verfügung zu stellen. Ein hervorragendes und vorbildliches Beispiel in dieser Richtung ist die Arbeitsgruppe Internet der GMDS, die am 29. September 1997 in einer Pressemitteilung eine kostenlose Hotline für ratsuchende Ärzte ankündigte (s. Anhang, Weitere Quellen, S. 56).

Literatur

Adelhard, K. & Obst, O. (1998). Evaluation von medizinischen Internetressourcen: Outcome. In: Gesundheitswesen, 60:339-341.
Adelhard, K. & Obst, O. (1998). Evaluation von medizinischen Internetressourcen: Qualitätskriterien. In: Gesundheitswesen, 60:287-289.
American Medical Internet Association. (1997). White Paper: Criteria for Assessing the Quality of Health Information on the Internet. [Online] URL:http://www.mitretek.org/hiti/showcase/documents/criteria.html)
Appleyard, R.J. & Malet, G. (1996). A proposal for using Metadata encoding techniques for health care information indexing on the WWW. [Online] URL:http://medir.ohsu.edu/appleyar/d004245.html
British Health Internet Association. (1996). BMIA-REC-Quality Standards for Medical Publishing on the Web-7/12/96. [Online] URL: http://www.bhia.org/document_park/standards.htm
Brown, M.S. (1997). Consumer Health and Medical Information on the Internet: Supply and Demand. [Online] URL: http://etrg.findsvp.com/health/mktginfo.html
CNN berichtete bereits im August 1995 unter der Schlagzeile „Medical Misinformation on the Information Superhighway: Medical Advice on the Internet can be hazardous to your Health" über dieses Problem (der Bericht war nur kurze Zeit online erhältlich unter der URL: http://www.cnn.com/HEALTH/online_medicine/8-30/index.html. Eine Kopie finden Sie nun unter http://medweb.uni-muenster.de/~obsto/int4med/cnn.html)
Deutsche Gesellschaft für Medizinische Informatik, Biometrie und Epidemiologie. (1997). Arbeitsgruppe „Internet". [Online] URL:http://www.med.uni-muenchen.de/ibe/internet/gmds.html
Grünewald, S. & Schützendorf, R. (Hrsg.) (1996). Die Seele im Netz: Präsentations-Seminar, März 1996, Maternushaus Köln. Köln: IFM.
Health On the Net Foundation. (1997). Health On the Net Foundation Code of Conduct for Medical Web Sites. [Online] URL: http://www.hon.ch/HONcode/Conduct.html
Health On The Net Foundation: Health On the Net Foundation Survey - conducted on the Internet during February/March 1997. [Online] URL: http://www.hon.ch/cgi-bin/quest/quest_internet.html.
Hönicke, I. (1998). Wenn das Internet zur Droge wird - Im Tiefenrausch des Datenmeers. Süddeutsche Zeitung 16. Juni
Horton, R. (1997). Sponsorship, Authorship, and a Tale of Two Media. Lancet, 349:1411.
Kraut et. al. (1998). Internet Paradox: a social technology that reduces social involvement and psychological well-being? American Psychologist, 53:1017-1031.
Lazinger, S.S., Bar-Ilan, J. & Peritz, B.C. (1997). Internet use by faculty members in various disciplines: a comparative case study. Journal of the American Society of Information Science, 48:508-518.
Liebscher, P., Abels, E.G. & Denman, D.W. (1997). Factors that influence the use of electronic networks by science and engineering faculty at small institutions. Part II. Preliminary use indicators. Journal of the American Society of Information Science, 48:496-507.
Murray, P.J. (1997). Reviewing and Evaluating Web Sites - Some Suggested Guidelines. Nursing Standard Online, 45(11). [Online]: URL: http://www.nursing.standard.co.uk/vol11-45/ol-art.htm
Obst, O. (1995). Internetbenutzung an der ULB Münster. Bibliotheksdienst, 28:121-128.

Obst, O. (1996). Internet: Das erste OMNI-Seminar in London. Bibliotheksdienst, 30:90–93.
Obst, O. (1998). Use of Internet resources by German medical professionals. In: Bulletin of the Medical Library Association, 86:528–533.
Ogle, P. L. (1997). The Web beckons you; better check it out: Web Sites provide instant access to information and disinformation. Diagnostic Imaging, 5. [Online] URL: http://www.dimag.com/db_rea/archives/1997/5comm.htm
Rawlins, G.J. (1996). Moths to the Flame: The Seductions of Computer Technology. M.I.T. Press.
Rettig, J. (1996). Beyond Cool: Analog Models for Reviewing Digital Sources. Online 5:52–64
Rushkoff, D. (1997). The Psychology of the Internet. New York Times, 169, 18. Juni
Silberg, W.M., Lundberg, G.D. & Musacchino, R.A. (1997). Assessing, Controlling, and Assuring the Quality of Medical Information on the Internet. Journal of the American Medical Association, 277:1244–1245
Stocker, D. & Cooke, A. (1995). Evalation of Networked Information Sources. In Helal, A. & Weiss, J.W. (eds.), Information Superhighway. 17th International Essen Symposium (S. 287–312). Essen: Universitätsbibliothek Essen.
Tate, M. & Alexander, J. (1996). Teaching Critical Evaluation Skills for World Wide Web Resources. Computers in Libraries, 16:49–55
Wallingford, K.T. (ed.). (1996). National Library of Medicine survey of online customers: usage patterns and Internet readiness. Bethesda, MD: National Library of Medicine.
Wie He P. & Jacobson T.E. (1996). What are they doing with the Internet? A study of user information seeking behaviors. Internet Reference Services Quarterly, 1:31–51.
Zimmer, D.E. (1997, 16. Mai). Suche dein Heil im Internet. Die Zeit, S. 35

Weitere Quellen

Deutsche Gesellschaft für Medizinische Informatik, Biometrie und Epidemiologie. AG Internet. (1997, 29. September). Pressemitteilung. [Online] URL: http://www.med.uni-muenchen.de/ibe/internet/presse1.html:

„Die Arbeitsgruppe Internet der Deutschen Gesellschaft für Medizinische Informatik, Biometrie und Epidemiologie (GMDS) e.V. bietet einen kostenlosen Informationsdienst für Ärzte an. Interessierte Kollegen können sich per E-Mail an die folgenden Mitglieder der Arbeitsgruppe wenden. Beantwortet werden Fragen zur Suche nach Informationen im Internet. Die Arbeitsgruppe unterstützt keine technischen Fragen zum Internetzugang, Software- oder Hardwarebeschaffung. Bitte richten Sie Ihre Anfragen an ein Mitglieder der Arbeitsgruppe in Ihrer Nähe.

Bonn	Dipl.-Inform. Jochen Rüchardt	ruechard@imsdd.meb.uni-bonn.de
Bonn	Dr. Gustav Quade	gustav@imsdd.meb.uni-bonn.de
Berlin	Dipl.-Pol. Anke Scheiber	ifg.ph-doc@tu-berlin.de
Berlin	Dr. Wolfgang Fabricius	w.fabricius@bgvv.de
Frankfurt	Dr. W. Kirsten	W.Kirsten@add.uni-frankfurt.de
Greifswald	Dr. Frank Heydenreich	kid@uni-greifswald.de
Heidelberg	Prof. Claus Köhler	c.o.koehler@dkfz-heidelberg.de
München	Dr. Klaus Adelhard	ade@ibe.med.uni-muenchen.de
München	Dr. Sixtus Allert	allert@ch-i.med.uni-muenchen.de

„Die Arbeitsgruppe Internet möchte mit dieser Aktion die Nutzung des Internets durch Ärzte fördern und zur Verbreitung dieses neuen interessanten Informa-

Grundlagen von Hypertext – Bedeutung und Einfluß auf die Wissensvermittlung

V. Liebenberg, J. Jerosch

Einführung

Hypertext bezeichnet eine (textbasierte) **Informationsdarstellung**, in der die einzelnen Informationseinheiten (Dokumente) durch **Querverweise** (engl.: Links) miteinander verknüpft sind, so daß der Nutzer auf verschiedene Dokumente innerhalb dieser Stuktur **zugreifen** kann.

Hypertext wird vor allem im **World Wide Web (WWW)** angewendet, das leztlich eine große Menge untereinander verknüpfter Information darstellt. Durch die Technologie und die Verbreitung des Internet wird der Zugriff auf die enthaltene Information weitgehend **unabhängig von Ort und Zeit** ermöglicht. Jedes Dokument hat weltweit eine eindeutige Adresse (uniform Ressource Locator, URL) und kann so von jedem an das Internet angeschlossenen Rechner binnen weniger Sekunden abgerufen werden. Entsprechend ist die Entwicklung des Hypertextes eng an die des Internet (WWW) gekoppelt, da es die technische Grundlage der Vernetzung der Hypertextdokumente bildet.

Geschichtliche Entwicklung

Die Parallelität der Entwicklung von Internet und Hypertext wird anhand der Anzahl an das Internet angeschlossenen Rechner deutlich.

1945	Vannevar Bush stellt sein „Memex"-System vor, der Entwurf wurde nie (auch nicht experimentell) realisiert. Grundidee war es, dem Problem explodierender wissenschaftlicher Literaturmenge zu begegnen, indem Gedächnis und Assoziationsvermögen ünterstützt werden. Er stellte sich eine Maschine vor, die am Kopf befestigt Sinneseindrücke aufzeichnete und diese anschließend verfügbar machte
1963	Douglas C. Engelbart und sein „Augment" Augment wurde am SRI International in Stanford entwickelt. Es wurde für Großrechner in einer Netzumgebung entwickelt und verwendete bereits eine Maus als Eingabemedium und Mehrfenstertechnik in der Bildschirmdarstellung. Es ähnelt der heutigen Anwendung bereits sehr stark

1965	Ted Nelson und sein „Xanadu" Nelson stellt sich unter „Xanadu" eine Informationsbank von unbegrenzter Größe vor. „Das auch heute noch utopisch anmutende Endziel ist dabei die Verwaltung des gesamten Weltwissens über ein riesiges, computerunterstütztes Begriffsnetz, das den Zugriff auf die entsprechenden informationellen Einheiten gestattet. Durch die Möglichkeit der simultanen und kollektiven Bearbeitung eines Dokuments soll der tendenzielle Gegensatz zwischen Autor und Leser aufgehoben werden." (Kuhlen, S. 217)
1969	Gründung des ARPANET (Advanced Research Project Agency Net), Vorläufer des Internet
1983	Abspaltung des militärischen Teils von ARPANET in ein eigenes Netz: MILNET und einen nichtmilitärischen Teil ‚Internet'
1984	1. Deutscher Internetanschluß, Universität Dortmund ca. 1024 Rechner an das Internet angeschlossen (Oktober*)
1987	Erste Hypertext-Konferenz, seitdem mehrmals jährlich Konferenzen und Workshops ca. 28 174 Rechner an das Inernet angeschlossen (Dezember*)
1990	WWW-Projekt Die Idee stammt vom Europäischen Forschungszentrum für Teilchenphysik in Genf. Ziel war es, das Internet für einen Informationsaustausch zwischen Wissenschaftlern zu nutzen. Wissen sollte allgemein zugänglich auf vielen Servern verteilt als Hypertexte verfügbar sein und so verdichtet darstellbar werden. Der Durchbruch des WWW kam 1993 mit dem Erscheinen des ersten grafischen WWW-Browsers ‚Mosaic'. Seitdem erlebt das WWW eine Verbreitung mit einer Geschwindigkeit, die in der Mediengeschichte keinen Vergleich kennt. ca. 313 000 Rechner an das Inernet angeschlossen (Oktober 1990*)
1996	ca. 15 095 885 Rechner an das Internet angeschlossen
1997	ca. 28 876 019 Rechner an das Internet angeschlossen

* Diese Zahlen wurden von der Internet Society herausgegeben

Die grundlegende Idee des Hypertext ist zwar auch ohne elektronische Medien denkbar. Betrachtet man die zeitliche Entwicklung des Internet, wird die Verbreitung und die zunehmende Bedeutung von Hypertext auf Basis des Internets und des WWW offensichtlich.

Merkmale von Hypertext

Die wichtigsten Eigenschaften von Hypertext sind die **Verknüpfung** der Information als Netzstruktur und die Möglichkeit des **ort- und zeitunabhängigen Zugriffs**.

Daraus folgen:
- Entstehung von **kleineren Informationseinheiten, die untereinander zu einer riesigen Wissensdatenbank verknüpft sind**. Durch die Internetadresse der einzelnen Datei URL (Uniform Ressource Locator), kommt es zum Verlust der Buchbindung.
- **Komprimiertere** Darstellung von Information durch Integration von Quellen in den eigenen Text. Bekannte Fremdinformation muß nicht erneut geschrieben werden, sondern wird in den neuen Text integriert. Der Nutzer kann entscheiden, ob er diese (weitergehende) Information angezeigt bekommen möchte.
- Existenz **nur eines Originals** statt Erstellung und Distribution vieler Kopien was die Dokumentenverwaltung vereinfacht und zu einer Kostenersparnis bei Vertrieb und Archivierung führt.
- Das Original kann editiert/aktualisiert werden und alle Zugriffe erfolgen automatisch auf die aktualisierte Version.

Die **Vernetzung** des Wissens erfordert in Zukunft die Kenntnis der existierenden Information zu einem Thema und modulares Denken, um bestehende Information in eigene Texte zu integrieren.

Dazu ist auch die Anwendung neuer Werkzeuge zur Texterstellung und -bearbeitung notwendig, was zusätzliches Knowhow erfordert. Statt einfacher linearer Texte sind nun zusätzlich Querverweise zu erstellen und zu verwalten, die im Vergleich zu Literaturangaben erweiterte Möglichkeiten bieten. Neben expliziten (1:1) eindimensionalen manuell erstellten Verweisen auf Quellen oder weiterführende Information sind nun auch mehrdimensionale (1:n) automatisch generierte Verweise und die entsprechenden Mischformen möglich. Entsprechend sind Hyperlinks sparsam und werden mit einheitlicher Logik verwendet, um durch transparente Semantik eine effektive Nutzung zu ermöglichen.

Die kleineren Informationseinheiten, die nur begrenzt visualisierbare komplex verknüpfte Struktur und der Verlust der Entität in Form der Buchbindung erschweren den Überblick und führen leicht zum Verlust des Kontextes. Außerdem sind derzeit bei der Verwendung von Hypertext und elektronischen Dokumenten weitere Besonderheiten zu berücksichtigen:

Die Zitierfähigkeit fehlt, da keine standardisierte Nomenklatur (z.B. ISBN) und noch keine den Bibliotheken vergleichbare Institutionen existieren, die ein Archiv pflegen.

Es besteht keine **Dokumentenechtheit**, da in Abhängigkeit von der verwendeten Software eine unterschiedliche Anzeige der Texte, insbesondere von Sonderzeichen möglich ist. Bei der Überarbeitung von Dokumenten wird der Inhalt verändert, ohne daß dies später erkennbar ist, Verweise aktualisiert oder Kopien archiviert werden (fehlende Versionenkontrolle).

Das **Copyright** elektronischer Publikationen ist nicht weltweit einheitlich geregelt, insbesondere fehlen Regelungen die die aktuellen technischen Veränderungen wie temporäre Kopien und Darstellung in fremdem Kontext (Frames) regeln.

Die **Qualität von Abbildungen** ist ein Kompromiß aus Darstellungsqualität und zumutbarer Übertragungsdauer, die aufgrund der aktuell geringen **Bandbreite** (Geschwindigkeit der Datenübertragung) zu wünschen übrig läßt. Außerdem ist die Bildschirmauflösung geringer als die von herkömmlichem Druck, was sich insbesondere bei der graphischen Darstellung komplexer Zusammenhänge negativ auswirkt.

Beispiel

Kompendium der Sportmedizin

Das ‚Kompendium der orthopädischen Sportmedizin' ist eine von 20 kurzgefaßten Darstellungen verschiedener medizinischer Fachgebiete innerhalb von multimedica, dem medizinischen Onlinedienst der großen deutschsprachigen Medizin-Verlage. Er wird von HOSmultimedica Online Service GmbH & Co. KG, einem Jointventure von Bertelsmann, Burda, und dem wissenschaftlichen Springer Verlag betrieben. Die Autoren sind Prof. Dr. Jörg Jerosch und Prof. Dr. William Castro (Abb. 1).

Zielgruppe sind Studenten, ÄiP und fachgebietsfremde Ärzte. Hierbei wird von einer regelmäßigen Nutzung mit Schwerpunkt der Wissenvermittlung und Recherche ausgegangen. Alle Publikationen sind einheitlich strukturiert und erlauben so eine schnelle Orientierung.

Layout des elektronischen Kompendiums

Der Seitenaufbau ist zweigeteilt in ein Navigations- und ein Inhaltsfenster.

Navigationsfenster	Inhaltsfenster
• Anzeige der aktuellen Ebene und dem ‚Pfad' (topographisch und nach Krankheitsbildern gegliedert; Abb. 2)) • Enthält hierarchisch gegliedertes Inhaltsverzeichnis als Hyperlinks	• Kennzeichnung der Einzelseiten mit: • Titel, Name des Autors (email) und Erstellungs- bzw. letztes Änderungsdatum (siehe Abb. 3) • Navigation mit Anzeige der inhaltlichen Struktur • Querverweise (Hyperlinks) zu weiterführender Information werden im Inhaltsfenster angezeigt • URL oder Dokumentenidentifikation, Copyright am Ende jedes einzelnen Dokumentes

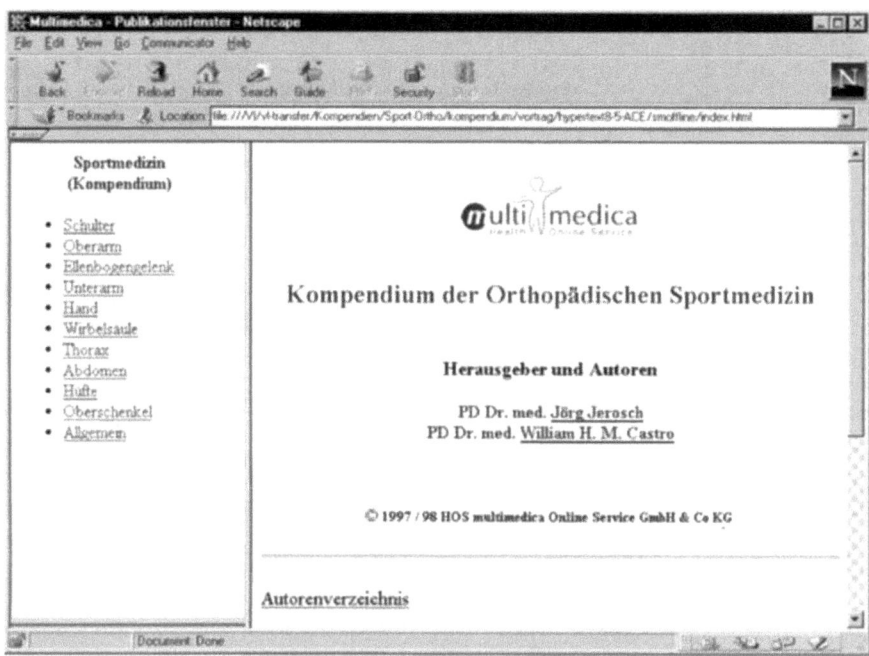

Abb. 1. Homepage des elektronischen Kompendiums der Sportmedizin

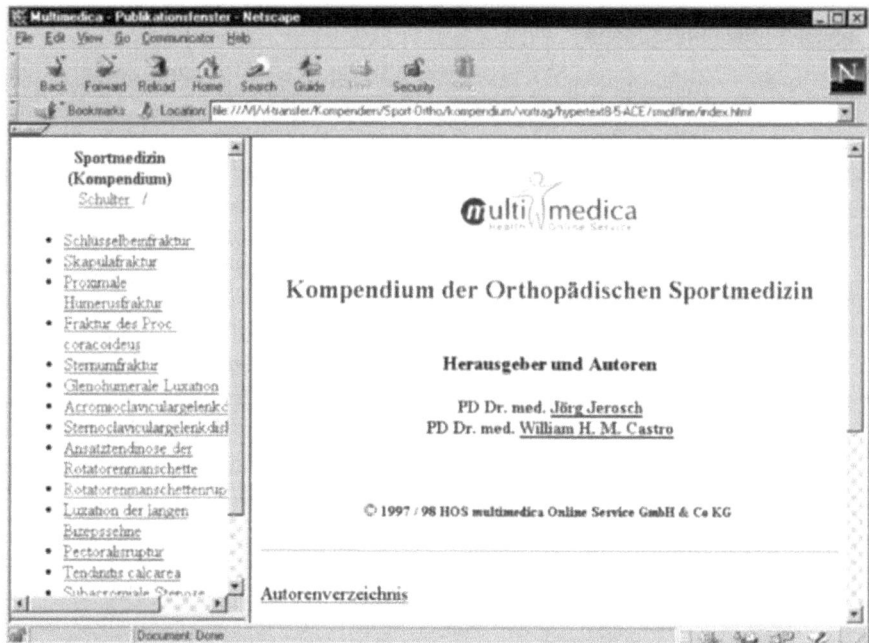

Abb. 2. Darstellung der 2. Navigationsebene (Krankheitsbilder) im linken Teil des Browser-Fensters

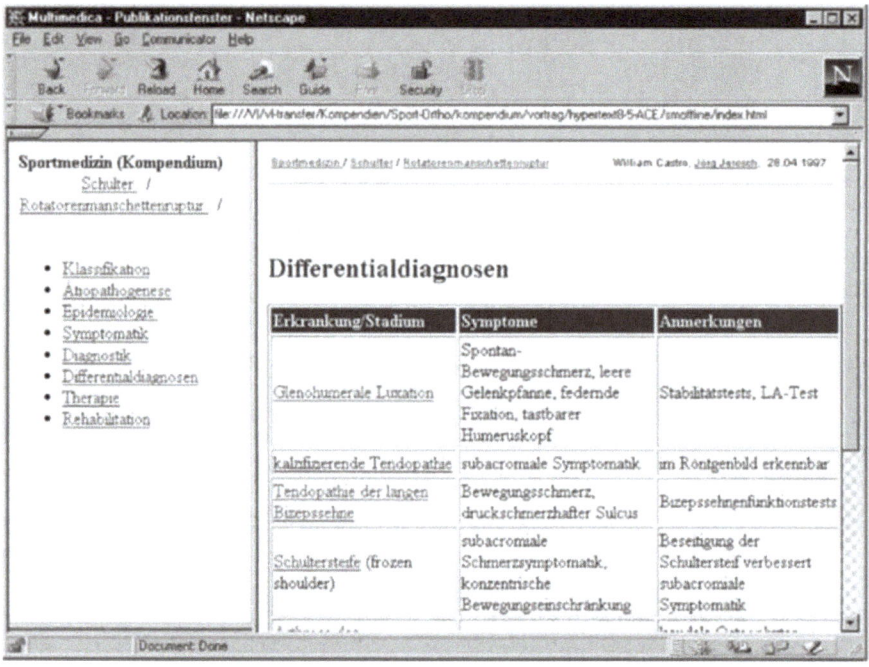

Abb. 3. Darstellung der Dokumentenebene mit den detaillierten Informationen zum jeweiligen Krankheitsbild

Anwendungsmöglichkeiten

Durch den modularen, gut strukturierten Aufbau und die Vielseitigkeit des Mediums kann das Kompendium für verschiedene Anwendungen gleichermaßen genutzt werden.

Für die **Aus- und Fortbildung** steht die Information an beliebigen Orten zur Verfügung und mehrere Teilnehmer können sich mit ihrer individuellen Lerngeschwindigkeit und entsprechend ihres eigenen Vorwissens bilden.

Bei **konkreten Fragestellungen** erlaubt die zentrale Suchfunktion eine schnelle **Recherche (online)** über einen großen Datenbestand und kann den Weg in die Bibliothek oder zum Bücherschrank ersparen.

Als **Vorlesungsskript oder Vortragsvorbereitung** erlaubt die flexible Navigation im Gegensatz zu Dias den Vortragsablauf frei zu gestalteten. Es kann auf aktuelle Fragestellungen direkt reagiert werden, da der Zugriff nicht auf eine Auswahl an Daten beschränkt ist. Durch Erstellung einer eigenen Navigationsseiten kann die bestehende Information auch nach eigenen Wünschen anders aufbereitet werden.

Aktuelle Anwendung von Hypertext

Derzeit wird nur ein sehr kleiner Teil der wissenschaftlichen Literatur elektronisch als Hypertext publiziert. Die meisten Dokumente werden nur zusätzlich zur Papierversion elektronisch distribuiert. Damit werden die o.g. Nachteile umgangen, da die bestehenden Print-Konventionen in bezug auf Copyright und Zitierfähigkeit gelten. Gleichzeitig bleiben die Möglichkeiten der Effizienzsteigerung im Dokumentenmanagement ungenutzt, der Aufwand wird durch die zusätzliche elektronische Aufbereitung eher noch erhöht. Durch die fehlende Vernetzung kommt es nicht zur Komprimierung der Information. Gerade in diesm Bereich wird in Zukunft Knowhow erforderlich sein, um eine Änderung zu bewirken.

Ausblick

Heute hat die Verwendung von Hypertext erst begonnen. Das Umdenken der an der Erstellung von wissenschaftlicher Literatur beteiligten Autoren, Verlage und Nutzer ist ebenso wichtig, wie die Entwicklung und Verbreitung neuer effizienter und leicht zu bedienender Werkzeuge (Autoren- u. Publikationswerkzeuge), die einen einfachen Umgang mit dem Medium erlauben.

In der weiteren Entwicklung kommt der Etablierung von weltweit gültigen Standards besondere Bedeutung zu, da sie Voraussetzung für die Anwendung von Hypertext sind. Durch die fehlende Zentralisierung und das sich schnell ändernde Umfeld des Internets werden die bestehenden Möglichkeiten kontinuierlich erweitert, was eine permanente Fortbildung im Umgang mit diesem Medium unverzichtbar macht.

Literatur

Hofmann, M. und Simon, L.: Problemlösung Hypertext. Carl Hanser Verlag, 1995
Kuhlen, R.: Hypertext. Ein nicht-lineares Medium zwischen Buch und Wissensbank. Berlin, Heidelberg, New York, 1991
Nielsen, J.: Hypertext und Hypermedia. Academic Press, 1993
Steinmetz, R.: Multimedia-Technologie. Springer Verlag, 1993

Techniken für eine interaktive Nutzung des Internets

T. J. Filler, E. T. Peuker, J. Jerosch, G. Wessendorf

Zu den elementaren Voraussetzungen für eine funktionierende, informations- und wissensbasierte Medizin in Orthopädie und Traumatologie gehören die Bedingungen im Bildungsbereich. Hier sind insbesondere die Veränderungen durch die neuen Medien zu berücksichtigen. Die Ausbildung ist inzwischen wieder zu einem der wichtigsten Bereiche in der Diskussion um medizinische Qualität geworden. Darin ist insbesondere auch der Bereich der Fort- und Weiterbildung relevant. Vor allem Multimedia-gestützte Kurse auf CD-ROM oder Lehrveranstaltungen im Internet scheinen sich dabei als neue Formen des Lernens anzubieten. Die dafür notwendige Fähigkeit zur eigenständigen Aneignung von neuen Qualifikationen im Rahmen der Aus-, Fort- und Weiterbildung wird als künftiger Weg verstanden.

Lebenslanges Lernen ist die präventive Strategie zur Qualitätssicherung. Während jedoch die CD-ROM Angebote derzeit nur in Ausnahmefällen die zu fordernden Standards für eine hochwertige Lehre erfüllen, leiden die Online-Angebote an der mangelnden Verfügbarkeit von Bandbreite für die Datenübertragung. Der „Bandbreitenhunger" wird zudem durch die zunehmende Zahl der medizinischen Inhalt-Anbieter (Content-Provider) geschürt. Es gibt jedoch Lösungsstrategien, die in der Lage sind, insbesondere durch Kombination mehrerer Techniken den Bedarf zu stillen. Die Realisierungen sind dann im Prinzip übertragbar auf weitere Anwendungen wie beispielsweise Telemedizin aus der Niedergelassenen-Praxis oder Patientenfernbetreuung. Nachfolgend werden Leistungsfähigkeit und praktischer Einsatz dieser Verfahren exemplarisch für Computer-basiertes Lernen (CBT = Computer based Training) vorgestellt. Computer-gestützte Lehre wird oft nach dem Grad ihre Interaktivität in passive, interaktive und aktive Systeme eingeteilt. Weitere Ausführungen finden Sie in dem Kapitel zu MOT (Multimediales Online Teaching). Zu den interaktiven/aktiven Angeboten gehören die hier durchgeführten multimedialen Online-Lehrveranstaltungen mit bi- oder multidirektionalen Kommunikationskanälen.

Bislang fehlte es in Deutschland an realisierten Lehrveranstaltungen, die über das simple Übertragen bisheriger Inhalte und Methoden in die digitale Welt hinaus die Möglichkeiten der neuen Medien in didaktische Konzepte umsetzten. Die Suche nach solchen Konzepten, die die digitalen Ressourcen tatsächlich nutzen und mit den Neuerungen effektiv umgehen können, setzt hinreichende Kenntnisse des Umgangs mit den technischen Möglichkeiten voraus. Nur eine den neuen Medien angepaßte Denkart ist in der Lage, eine dafür passende Didaktik zu entwickeln. Dazu bedarf es – zumindest in der Anfangsphase – eines tiefergehenden technischen Verständnisses, das nur in der Anwendung und im praktischen Umgang mit den digitalen Medien erworben werden kann.

Technische Fortschritte

Die unter dem Begriff „Multimedia" subsummierten Techniken gehen weit über die früheren Möglichkeiten von Video, Ton, Bild etc. hinaus. So wurden etwa bei der Animation durch den Computer entscheidende Schritte weg vom Zeichentrick nach vorne gemacht. Gänzlich ohne Pendant zu früheren Möglichkeiten sind z. B. die virtuellen Welten. Gerade deren geringe Nutzung zeigt allerdings, wie wenig sich der routinemäßige Einsatz der Techniken bisher bei den Entwicklern und Anwendern durchgesetzt hat. Die wesentliche Neuerung ist aber nicht eines der Medien selber, sondern die konsequente Digitalisierung aller Medien. Dadurch verschwinden die Grenzen zwischen den einzelnen Informationsträgern. Sie sind auf digitaler Ebene alle gleich. Dieses Zusammenwachsen erlaubt in der Lehre eine Informationsvermittlung, die z. B. nicht primär sprachvermittelt sein muß, wie es bei der konventionellen Lehre – außerhalb der Praktika – sonst meist üblich ist. Da jedoch heute die digitalen Medien immer noch vorzugsweise als Ersatz früherer Informationsträger zwischen Lernendem und Lehrendem verwendet werden, ist das enorme Potential, daß in ihnen steckt, bisher nicht einmal ansatzweise ausgelotet.

Zentrale, als Vorteile der neuen Medien begriffene Eigenschaften sind die verlustfreie Vervielfältigbarkeit von Informationen, die Herrschaftswissen durch Fähigkeit ersetzen können und die Globalisierung, die geeignet ist, die Individualisierung des Lernens zu fördern. Die beliebige Vervielfältigbarkeit von Informationen führt jedoch einerseits zu einer langsamen Entwicklung Internet-basierter Angebote, da der fehlende Kopierschutz kommerziellen Interessen entgegensteht und andererseits zu einer Informationsschwemme mit keinesfalls gesicherter Qualität der Inhalte. Dies ist für neue Konzepte ein notwendiger Ansatz der Überlegungen. So läßt sich Qualität nur durch eine Zertifizierung sichern. Sie muß von Experten vorgenommen werden, die idealerweise bei der Lehre selber präsent sind. Darüber hinaus macht die beliebige Verfügbarkeit von Informationen nutzerorientierte Lernassistenten erforderlich. Diese müßten gleichzeitig Lernziel-orientiert arbeiten, um ein „lost-in-cyberspace" durch die Quervernetzungsmöglichkeiten des Wissens im Internet zu verhindern. Die Chance zu einer Globalisierung der Ausbildung erlaubt ferner auch eine neue Interdisziplinarität (s. MOT-Kapitel). Mit diesen Mitteln läßt sich das Problem der ständig ansteigenden Lernmasse bei gleichzeitig stattfindender Reduktion der zur Verfügung stehenden Lernzeit teilweise angehen. Denn es muß gerade für die operativen Fächer als ein Problem der Grundausbildung junger Ärzte angesehen werden, daß die Einschränkung der zur Verfügung stehenden Zeit für die Grundlagenfächer wie

Anatomie und die Verschiebung der Wichtung hin zu immer zahlreicheren bedeutsamen Nebenfächern zu einem Verlust an transferfähigem Basiswissen führt. Dies ruft sogar eine Pseudovergrößerung der Lernmasse hervor durch unnötiges Mehrfachlernen, da Lerninhalte etwa der Anatomie in anderen Fächern nicht wiedererkannt und scheinbar neu angeeignet werden müssen.

Die (Wieder-)Erlangung eines transferfähigen Grundverständnis läßt sich zumindest teilweise erreichen mit der Umsetzung jener durchaus nicht neuen Forderung, in der Grundausbildung aber auch in der Fort- und Weiterbildung die Unterrichtsfächer von vorneherein zu vernetzen und eine echte (und nicht nur pilotprojekthafte) Interdisziplinarität zu schaffen. D.h. man kann Zusammenhänge des Grundwissens für die Tätigkeit direkt aufzeigen, wenn man etwa Op-Kurse zusammen mit Anatomen durchführt oder die Anatomieausbildung der Studierenden mit Klinischer Anatomie koppelt. Dies ist ein Ansatz, der ein Medium, daß keine Grenzen kennt, benötigt. Man muß dazu kein neues Lehrsystem bauen. Neue Architekturen sind zwar akademisch interessant, für den Arzt entscheidet jedoch die Realität. Was zählt sind demnach durchsetzbare, konkrete Veränderungen, gewissermaßen eine Reparatur oder Erweiterung des Alten. Solche Veränderungen und neue Konzepte müssen sich an dieser Umsetzbarkeit messen lassen.

Ein multimedial gestütztes Echtzeitlernen online bedeutet jedoch den Anfall hoher Datenmengen, die zudem zeitkritisch übertragen werden müssen. Das digitale Dilemma des zuviel-an-Daten bei zuwenig-an-Bandbreite läßt sich durch verschiedene Lösungswege angehen. Zum einen kann man eine effektive Datenkompression in Echtzeit und zum anderen eine geschicktere Verteilung der Daten im Netz durchführen. Darüber hinaus stehen neue Techniken für eine höhere Bandbreite zur Verfügung. Im Rahmen des als Feldversuch ausgelegten ersten Pilotprojektes an einer deutschen Universität (Westfälische Wilhelms-Universität [WWU], Münster) in Kooperation mit den Firmen Siemens AG und Deutsche Telekom AG wurde ein breitbandiger Multimedia-Zugang über die Kupfer-Telefonleitungen durch die neue ADSL-Technik für über 100 Studierende realisiert.

ADSL

Es gibt zwar schon länger Übertragungsverfahren, die Modems oder ISDN-Adapter langsam erscheinen lassen, doch sind diese bisher nur für größere Unternehmen bezahlbar gewesen. Dazu zählt die DSL-Technik (Digital Subscriber Line). Die neueren aus dieser Technik stammenden Übertragungsverfahren sind auch für private Kunden nutz- und bezahlbar. Dabei wird als Trägermedium die ubiquitär vorhandene Telefonleitung verwendet. Während die Übertragungsgeschwindigkeit der neuesten Modem-Generation mit maximal 56 kBit pro Sekunde nach übereinstimmender Experten Meinungen ausgereizt ist, liefert die ADSL-Technik (asymmetrische digitale Teilnehmeranschluß Leitung) bis zu 9 MBit pro Sekunde. Der Vorteil besteht darin, daß die benötigten Kupfer-Doppeladern fast überall vorhanden sind.

ADSL steht für eine asymmetrische Datenübertragung. Dabei können 1,5 bis 9 MBit pro Sekunde im Download und 16 bis ca 700 kBit pro Sekunde im Upload erreicht werde. Die unterschiedlichen Datenübertragungsraten von und zum Nutzer sind unter anderem darin begründet, daß die Teilnehmer in der Regel mehr Daten empfangen als absenden wollen. Immerhin erreicht die Upload-Geschwindigkeit mit maximal 768 kBit pro Sekunde noch die 6-fache Geschwindigkeit von 2 gebündelten ISDN Kanäle (128 kBit pro Sekunde). Dabei kann auf derselben Leitung parallel zur Datenübertragung normal weiter telefoniert werden. Dies wird durch einen sogenannten POTS/ISDN-Splitter (Filter, der die verschiedenen Frequenzbreiche an die zugehörigen Endgeräten weiterreicht, s.u.) gewährleistet. Zwar sind mit ADSL auch digitale Sprachübertragungen möglich, jedoch ist hier kein Ersatz für einen analogen oder einen ISDN-Anschluß vorgesehen. ISDN ist vor allem als ein Dienst mit einem ganz anderen Leistungsangebot zu verstehen. Gegenüber der herkömmlichen Nutzung der Kupferdrähte im kHz-Frequenzbereich nutzt ADSL den MHz-Frequenzbereich. Eine überlappende Nutzung der Bereiche findet nicht statt. Die Übertragungsweite hängt von der Länge der Leitungen ab. So ist bei Entfernungen unter 2000 Meter der volle Downstream von 8 MBit pro Sekunde möglich. Bei Entfernungen von 4000 Metern sind immerhin noch 2 MBit pro Sekunde erreichbar. Dies entspricht in Deutschland der Entfernung der allermeisten Telekom-Teilnehmer zur nächsten Telefonvermittlungszentrale (Durchschnitt 2000 Meter). Diese Zahlen gelten für Leitungsquerschnitte von 0,4 Millimeter. In vielen Bereichen bietet die Telekom jedoch auch Datenleitungen mit 0,6 Millimeter Querschnitt. Hier sind größere Übertragungsdistanzen möglich. Die Bitfehlerrate ist kleiner als 10^{-7}. ADSL verwendet für die Anbindung an den Computer standardisierte Schnittstellen aus dem Netzwerk-Betrieb. Am weitesten verbreitet sind die Ethernet 10BaseT Schnittstellen mit einer Bandbreite von 10 MBit pro Sekunde.

Derzeit konkurrieren zwei unterschiedliche ADSL-Übertragungsverfahren miteinander: CAP (Carrierless Amplitude/Phase Modulation) und DMT (Discrete MultiTone), die weitere Verbreitung hat zur Zeit CAP. Es bietet größere Übertragungsbandbreiten, höhere Reichweite und ist insgesamt weniger fehleranfällig. Dies gilt vor allem für Leitungen mit inhomogener Qualität. Am Rechner selber ist eine Netzwerkkarte zu installieren, was oftmals einfacher gelingt als bei anderen DFÜ-Adaptern, da man sich z.B. nicht mit CAPI-Treibern und ähnlichem beschäftigen muß.

Im Rahmen der von der WWU zur Verfügung gestellten multimedialen Anwendungen, Projekte und Rechnerkapazitäten wurde aus der medizinischen Fakultät die Übertragung eines Histologiekurses nach Hause zu den Studierenden versucht und erfolgreich abgeschlossen. Die hier gesammelten Erfahrungen wurden darüber hinaus für MOT verwendet (s. MOT Kapitel). Denkbare Anwendungen für ADSL sind neben dem Fast-Internet-Access die virtuelle Universität (Telelearning, Teleteaching, Telemedizin, Videoconferencing unabhängig von teueren Videokonferenzanlagen, Teleworking, Anschluß an das Breitband-Wissenschaftsnetz B-Win, universitätseigenes digitales Fernsehen ...). 3D-Chatline, Videoabruf und andere Anwendungen im kommerziellen Bereich sind ebenfalls denkbar.

In dem Histologie-online Kurs wurde eine Kombination von ADSL mit Datenkomprimierung und Multicasting vorgenommen. Die Komprimierung wurde mit dem kommerziell verfügbaren MPEGII-Framegrabber Primeview^{TM} der Firma FutureTel® in Echtzeit in das Netz gestreamt. Diese zur Zeit der Anwendung eher kostenintensive Lösung wurde z.T. aus Gründen der Software gewählt, die seinerzeit unter dem bei Endnutzern verbreiteten Betriebssystem Windows 95^{TM} nur wenige Videokarten unterstützte.

Die Datenverteilung im Netz ist der dritte Punkt, den wir in unseren Anwendungen versucht haben, optimiert zu nutzen. Das Daten-Übertragungsprotokoll für ADSL ist ATM (Asynchronous Transfer Mode). Asynchron ist hier im Sinne nicht-periodischer Datenverteilung im Netz zu verstehen. Es handelt sich um eine verbindungsorientierte, auf hohe Geschwindigkeit ausgelegte Schaltung, mit der verschiedene Daten (auch Sprache und Video) simultan übertragen werden können, ohne daß die Datenströme dazu zeitgesteuert fließen müssen. ATM versucht zwei Anforderungen gleichzeitig gerecht zu werden: der Echtzeitübertragung (mit Erlaubnis zu moderatem Datenverlust entsprechend etwa den Sprachaussetzern im Handyfunk-Verkehr) und der Übertragung ohne Erlaubnis von Datenverlust (üblicherweise nicht zeitkritische Anwendungen wie File Transfer Protocol FTP). Dabei wird eine statistische Multiplexing-Technik verwendet. Statistisch meint in diesem Falle, daß die vom Nutzer angeforderte Bandbreite in der Regel nur zu wenigen Augenblicken maximal ausgelastet wird. Mehrere Nutzer, die eine Datenleitung verwenden, haben eine statistisch aufschlüsselbare Verteilung ihrer maximalen Anforderungen. Durch eine dynamischere Verteilung der Bandbreite an die Nutzer ist damit eine höhere virtuelle gesamte Bandbreite möglich, die über die physikalische Bandbreite hinausgeht.

Während ATM für die Datenübertragung auf einer physikalischen Leitung steht, ist eine weitere kritische Größe die Datenverteilung im Netz insgesamt. Neben der üblichen, historisch gewachsenen Client-Server Technologie sind insbesondere in der Medizin Szenarien denkbar mit vielen, in der Lehre vielleicht Tausenden Clients und mehreren Servern. Das übliche Unicasting, bei dem der Server Kopien seiner Informationen an jeden Empfänger sendet, ist hier schnell überfordert. Stattdessen müssen sich die Hosts (Computer, der an der virtuellen Welt teilnimmt) aktiv an einer Sitzung anmelden, wobei die jeweils letzten Router (Router sind Rechner, die den Datenstrom im Netz steuern) und nicht der Server die Informationen verwalten und die Daten duplizieren. Dabei werden für Multimediananwendungen die Daten über mehrere Leitungen zu diesen Zwischen- oder dem jeweiligen Endrechner gesandt. Die dafür verwendete Technik wird als Multicasting, das dazugehörige Netz als MBone (Multicast-Backbone) bezeichnet.

Das Multicasting-Protokoll, ein erweitertes TCP/IP (Transfer-Control Protocol/Internet Protocol), ist ein Regelwerk, das beschreibt, wie die Kopien eines Informationspaketes zu einer Auswahl (multicast-group) aller theoretisch möglichen Zielbestimmungen gemäß statistisch günstigster Netzausnutzung verschickt werden können. Dabei kann sich jeder teilnehmende Host mit einer gültigen IP-Adresse beliebigen „multicast-groups" anschließen. Jede „multicast-group" hat dabei ihre eigene Gruppen-IP-Adresse. Wenn ein Host eine Nachricht an diese IP-Adresse sendet, wird sie an alle die Hosts verteilt, die dieser „multicast-group" angehören. Der Vorteil ist, daß Nachrichten nur einmal zu versenden sind und diejenigen, die nicht einer bestimmten „multicast-group" angehören, sie ignorieren. Der Endnutzer bemerkt von dieser Host-Internet-Beschreibung nichts.

Der MBone erlaubt damit zeitkritische, interaktive Echtzeitanwendungen in WANs (Wide-Area-Netorks) durch stark parallelisierten Datenfluß. Im Internet werden dabei IP (Internet protocol) Multicast-Adressierungen verwendet. IP-Multicast entspricht der Klasse-D Adressierung des Internet-Protokolls. Dieses Schema benutzt Adressen zwischen 224.0.0.0 und 239.255.255.255. Die MBone-basierten Audio/Video Konferenzen liegen im Bereich von 224.2.*.*. Nicht multicast-fähige Router-Strecken werden getunnelt. Dadurch entsteht ein virtuelles Netzwerk. Es erlaubt den fließenden Übergang von der bestehenden zu der neuen Technologie, in dem zunehmend nicht multicast-fähige gegen multicast-fähige Router ausgewechselt werden, die alte Technologie aber parallel dazu weiterhin arbeitet. Der MBone ist seit einigen Jahren im Experimentierstadium.

Beispiel: Lehre

Für den Histologiekurs wurden die Bilder, die auch den im Histologiesaal anwesenden Studierenden über eine Videoprojektionseinrichtung zur Verfügung standen, digitalisiert (Abb. 1). Das Bildmaterial stammte aus dem Demonstrationsmikroskop des Dozenten und weiteres Anschauungsmaterial von einem Visualizer. Über eine Umschaltvorrichtung konnten außerdem Bilder aus dem Kurssaal mit einer Videokamera eingefangen werden, z. B. Handhabungsdemonstrationen des Dozenten. Grundsätzlich lassen sich beliebige Informationsquellen einspielen. Der Ton wurde direkt von der Mikrophonanlage des Histologiesaals abgegriffen. Während die Studierenden im Anschluß an die jeweilige Unterrichtung eines Abschnittes im Kurssaal an ihren Mikroskopen das Gelernte praktisch nachvollzogen, taten dies die online-Studierenden mit einem aus dem Institut geliehenen Kursmikroskop und einem Präparatekasten zu Hause vor ihren Rechnern.

Für Fragen standen Ihnen über einen eigenen Chatkanal und ggf. Whiteboards studentische Hilfskräfte am sendenden Server (200 MHz Pentium mit üblicher Multimedia-Ausstattung, Precept^{TM} Server/Viewer Software Version 1.6, Cisco®) im Mikroskopiersaal für Fragen zur Verfügung. Dabei konnten immer alle angeschlossenen Studierenden die Diskussionen verfolgen, was gegenüber der Studiensituation im Kurssaal eine Verbesserung darstellte. Für den Dozenten ergab sich kein Unterschied in der Stoffdarbietung. Fragen, die die studentischen Hilfskraft nicht beantworten konnte und die von allgemeinem Interesse waren, erreichten ihn genauso wie solche aus dem Saal. Es

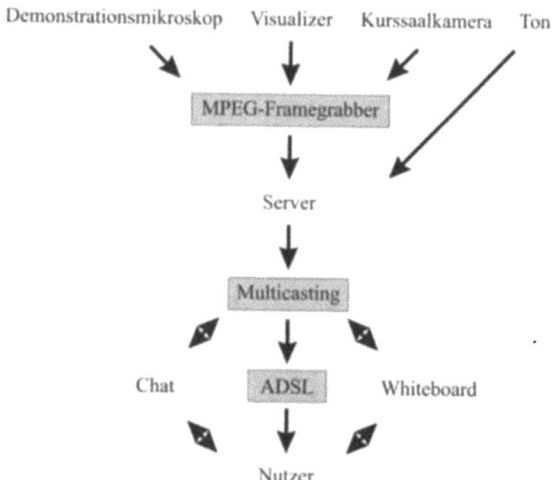

Abb. 1. Schema des Datenflußes für den online Histologiekurs

zeigte sich, daß durch die Zwischenschaltung eines Distanzmediums die Scheu, „dumme Fragen" zu stellen geringer war. Lehrbuch, Mikroskop und Computer mit dem dahinter befindlichen Apparat wurden als Einheit begriffen, aus der der Erkenntnisgewinn zu ziehen ist, wobei sich Verschiebungen in der Frequenz der Nutzung der einzelnen Komponenten abzeichneten.

Einmal aufgezeichnete Lehrveranstaltungen können für weitere studentische Zwecke als „lecture on demand" abgespeichert werden. Der Zugriff auf diese Inhalte bietet dann alle Funktionen eines Videorecorders. Eine solche „Konserve" ist jedoch nicht lange haltbar, da in den Unterricht stetig die neuen wissenschaftlichen Erkenntnisse einfließen und das Material rasch veraltet. Ein Ersatz des Histologiekurses ist damit unmöglich, schon weil bei Aufzeichnungen das Stellen von Fragen deutlich umständlicher ist. Auch personell sind zumindest keine Einsparungen möglich. Aus der Praxis heraus läßt sich dieses Angebot als sinnvolle Ergänzung begreifen, die eindrücklich dokumentiert, wie in der Lehre Umstellungen der Dozenten auf die neuen Medien erforderlich werden, ohne daß deren zum Teil existente diffuse Angst vor „Arbeitsplatzwegrationalisierung" eine Begründung erfahren konnte. Umgekehrt waren die Antworten auf die gestellten Fragen – da sie schriftlich gegeben wurden – regelmäßig sehr fundiert.

Neben dem Nachweis der Praktikabilität sowie der Dokumentation der hinreichenden Qualität haben die gewonnenen technischen Erfahrungen gezeigt, daß bereits nach wenigen Kurstagen die Durchführung dieses online-Angebotes Routine war. Auf der Seite der Studierenden waren auch vollständig Computer-unerfahrene Anwender, die sich nach zwei Sitzungen mit dem System befriedigend vertraut gemacht hatten. In den Prüfungen schnitten die Kandidaten überdurchschnittlich ab, was unter anderem auf die unbeabsichtigte, aber nicht zu verhindern gewesene Selektionierung eines außerordentlich engagierten Klientels zurückzuführen sein dürfte. Alle Teilnehmer waren durchweg begeistert. Die Zielgruppe für ein solches Angebot (etwa 15% der Kursteilnehmer bekundeten ihr Interesse an der Teilnahme) sind zum einen Lerntypen, die in dieser individuellen Form Vorteile finden. Ihnen steht (derzeit) eine größere Zahl von Studierenden gegenüber, die die „Atmosphäre" des Kurssaals bevorzugen. Zum anderen können Sachzwänge (Doppelstudiengänge oder berufstätige Studierende, private Bindungen an zuhause, erziehende Mütter etc.) zu dem Wunsch der Nutzung eines solchen Angebotes einer Universität führen. Die Attraktivität einer Fakultät wird in dem beginnenden Konkurrenzkampf der Universitäten um Studierende eine zunehmend wichtige Rolle spielen.

ADSL, ATM, Multicasting und Datenkomprimierung sind Voraussetzungen für global verfügbare DIS (Distributed Interactive Simulation) und damit für Anwendungen innerhalb verteilter virtueller Realitäten. Neben der örtlichen und z. T. zeitlichen Unabhängigkeit der Lernenden eröffnen sich damit Möglichkeiten für zahlreiche, von (menschlichen) Operatoren zu verwendende Simulationen und damit die Aufhebung diverser Grenzen in der Ausbildung. Dies ist von Vorteil für die Interdisziplinarität in Lehre *und* Forschung. Anatomie als ein zentrales Fach kann sich hierbei durchaus als Drehscheibe erweisen.

Glossar

ADSL:	asymmetrische digitale Teilnehmeranschluß-Leitung, Asymmetric Digital Subscriber Line
ATM:	Asynchronous Transfer Mode
CAP:	Carrierless Amplitude/Phase Modulation
CAPI-Treiber:	Programmierschnittstelle für ISDN Adapter, Common-ISDN-API (Application Programming Interface)
CBT:	Computer-basiertes Lernen, Computer Based Training
DFÜ-Adapter:	Gerät zur Datenfernübertragung
DIS:	Distributed Interactive Simulation
DMT:	Discrete MultiTone
>DSL:	Technik für Datenfernübertragung, Digital Subscriber Line
Framegrabber:	Schnittstellenkarte eines Computers zur Digitalisierung von analogen Videosignalen
FTP:	File Transfer Protocol
Host:	Computer, der an der virtuellen Welt teilnimmt
IP-Adresse:	International gültige Netzwerkadresse eines Rechners, die meist über die Netzwerkkarte definiert ist
ISDN:	Integrated Services Digital Network
MBone:	Multicast-Backbone
MOT:	Multimediales Online Teaching

POTS/ISDN-Splitter:	Filter, der die verschiedenen Frequenzbreiche an die zugehörigen Endgeräten weiterreicht
Router:	Router sind Rechner, die den Datenstrom im Netz steuern
TCP/IP:	Transfer-Control Protocol/Internet Protocol
WAN:	Wide-Area-Networks

Multimediales Online-Teaching

E. T. Peuker, T. J. Filler, J. Jerosch

Einleitung

Die Bedeutung digitaler Ressourcen, insbesondere des Internets, nimmt gerade in der Medizin stetig zu. Mit den neuen Medien läßt sich – zumindest theoretisch – eine Effizienzsteigerung in der Lehre erreichen und das Ausbildungsangebot erweitern. Eine gute Ausbildung des ärztlichen Nachwuchses bildet die Basis für eine langfristig funktionierende Krankenversorgung. Die Verwendung multimedial gestützter Lehre ist jedoch in Deutschland an der Universität noch eher eine Ausnahme. Neben der Ausstattung fehlt es besonders in der Medizin vielfach an Erfahrungen im Umgang mit den Techniken. Gründe dafür sind u.a. ein geringer Ausbildungsstand der Mediziner in der Anwendung der Systeme, eine allgemein verzögerte Umsetzung multimedialer Entwicklung in dem Wissenschaftsalltag und damit in die Lehre sowie fehlender finanzieller und technischer Support. Gleichwohl verbinden sich eine Reihe von Hoffnungen und Möglichkeiten mit dem Stichwort „distance learning", gepaart mit Wünschen, wie denen nach Modernisierung der Ausbildung oder Einsparungen in der Lehre, die z. B. von Seiten der Politik oder den Studierenden an die Mediziner herangetragen werden. Gerade das Sparen muß als kontraproduktiv für diejenigen Innovationen angesehen werden, die die Konkurrenzfähigkeit der einzelnen Universitäten und darüber hinaus der Mediziner-aus-, fort- und weiterbildung national und international sichern sollen.

Online Unterricht als off-Campus Lehre ist zu unterscheiden von reinen Lehrzentren der online- oder Internet-Universitäten. Vielmehr geht es hier um die Schaffung einer Studenten-zentrierten Fakultät durch Vergrößerung der Einzugsmöglichkeit mittels Bildung einer on- und off-Campus Universität, die die Grenzen des Lehrangebotes erweitern würde. Während etwa in England, Japan oder Amerika die meisten Universitäten solche Zentren haben, fehlen sie in Deutschland weitgehend. In diesem Kapitel soll ein Überblick über erprobte Möglichkeiten und die dafür erforderlichen Techniken gegeben werden.

Überblick über die computergestützte Lehre

Eine gängige Unterteilung der computergestützten Lehre richtet sich nach der Art der Verbreitung (offline- vs. online-Angebot) und der Interaktionsmöglichkeit des Benutzers mit dem System.

CBT ist hierbei die Abkürzung für *Computer-Based-Training* (oder *-Teaching*). Es handelt sich um computerbasierte Lehr-/Lernsysteme, die besonders gut geeignet sind, komplexe medizinische Sachverhalte durch Verbindung von verschiedenen Medien zu veranschaulichen. Solche Medien können Ton-, Bild-, Film-, Text- oder Animationsinhalte sein, man spricht mithin von *Multimedia*. CBTs gibt es mittlerweile für alle erdenklichen Fertigkeiten und Wissensgebiete auf verschiedenen Anforderungsstufen. Bis vor wenigen Jahren waren CBTs textorientiert und verlangten eine serielle Abarbeitung der Lerninhalte. Neuere, multimediale Systeme sind benutzerorientiert, selbst instruierend und teilweise interaktiv/aktiv. Sie erlauben darüber hinaus das Arbeiten in Lerngruppen. Zur Klassifizierung der CBTs wird gewöhnlich das Ausmaß der Interaktionsmöglichkeiten des Benutzers mit dem System herangezogen:

1. *passive Systeme:* multimediale Informationsressourcen können mit Hilfe einer entsprechenden Software (z.B. Browser = Navigationssoftware im WWW) abgerufen werden, wobei ein unterschiedlicher Umfang in der Verknüpfung der Informationseinheiten besteht. Beispiele für solche Systeme sind die zahlreichen Versuche, bereits vorliegendes Printmaterial (Lehrbücher, Atlanten, Nachschlagewerke) auf einen Datenträger zu übertragen und um einige Animations-, Bild- und/oder Toninhalte zu erweitern.
2. *interaktive Systeme:* bei diesen Systemen wird das Vorgehen des Nutzers vom Programm aufgezeichnet und analysiert. Abhängig von dieser Auswertung erfolgt dann seitens des Rechners – natürlich nur entsprechend den Vorgaben des CBT – eine dem jeweiligen (wahrscheinlichen) Wissensstand des Nutzers angepaßte Reaktion.
3. *aktive Systeme:* hierbei handelt es sich zumeist um fallbasierte Simulationssysteme, an denen der Nutzer diagnostisch und therapeutisch tätig werden kann, wobei das CBT nicht nur auf die Eingaben des Nutzers reagiert sondern auch selbsttätig agiert, d.h. neue Situationen schafft.

Die Übergänge zwischen den Systemtypen insbesondere im aktiven/interaktiven Bereich sind mittlerweile fließend. Der Umfang der Entscheidungsmöglichkeiten und Inhalte erlaubt eine Beurteilung der Qualität des jeweiligen CBT.

Web-based training (WBT) ist gegenüber dem CBT die innovative Annäherung, die computergestützte Lehre einem breiten Publikum zugänglich zu machen. WBTs nutzen zu diesem Zweck die Vorteile der wachsenden Verbreitung von Web-Browsern und zugehörigen PlugIn's (Zusatzmodule zur Browser-Software) sowie der zunehmenden Zahl der Internetzugänge. Mittlerweile sind solche Browser vielfach kostenfrei erhältlich, und der Preisverfall bei multimediafähig ausgestatteten Rechnern hält weiter an. Dadurch können multimediale Trainingsangebote über alle Computerplattformen (z. B. PC, Mac, Unix-Rechner) hinweg angeboten werden, und das ohne zeitliche und örtliche Bindung des Nutzers.

Die beiden letzten Punkte sind entscheidende neue Eigenschaften der computergestützten Lehre. Allerdings wird dieses theoretische Ideal derzeit durch die begrenzte Datenübertragungskapazität eingeschränkt, die nicht mit der Geschwindigkeit des Wachstums der Anforderungen der letzten zwei Jahre mithalten konnte. Multimediale Inhalte erfordern natürlich mehr Speicher und mehr Kapazitäten für die Datenübertragung als reine Textinhalte. Diese fehlende Bandbreite läßt sich mit verschiedenen Lösungsstrategien angehen. Beispielsweise wurde die Datenkompression verbessert. Ebenso führt die Weiterentwicklung von Web-Browsern heute zu einer Unterstützung von simulierten dreidimensionale aufbereiteten Szenarien (3D-virtual reality), Interaktion sowie Echtzeit-Multimedia und schafft damit Gelegenheit zu nichtparallelem Simulationstraining.

Weitere (teilweise in Entwicklung befindliche Techniken) sind ADSL (Asymetric Digital Subscriber Line) und VDSL (Very high bitrate Digital Subscriber Line), bei denen über die gängigen Kupfertelefonkabel beträchtlich größerer Datenmengen transferiert werden können, als es derzeit beispielsweise vermittels ISDN möglich ist.

In den deutschsprachigen Ländern Europas ist ein bedeutender Anstieg in der Nutzung des World-Wide-Web (WWW) aus dem Bereich der Lehre zu verzeichnen. Dabei beginnt man aber erst die Möglichkeiten von WBT umzusetzen. *Passive Systeme* sind derzeit noch am häufigsten zu finden, da sie in ihren Grundstrukturen leicht zu realisieren sind, also z. B. ohne Personal mit Programmierkenntnissen. Es handelt sich meist um multimediale Datenbanken vorzugsweise mit Bildinhalten, innerhalb derer man mit Querverweisen navigieren kann.

Interaktive/aktive Systeme sind noch ausgesprochen selten im WWW zu finden. In Deutschland sind selbst unter Berücksichtigung der fließenden Übergänge zu Informationssystemen, die z. B. einen gewissen Stellenwert in der Patientenaufklärung haben, keine eigentlich interaktiven oder aktiven, freizugänglichen Angebote auffindbar.

Derzeit fehlt es prinzipiell noch an Anwendungen, die über die üblichen Datenbank- und Lehrangebote hinausgehen und die neuen Möglichkeiten der Internet-Technologie besser nutzen (Filler und Peuker, 1997). Dabei bietet sich insbesondere für die Medizin neben der üblichen Fokussierung der Internet-gestützten Lehre auf Tutoriumssysteme auf der Basis der „globalen Datenbank" die Gelegenheit, die Lehre inhaltlich übergreifend und praktischer zu gestalten, etwa durch ein interdisziplinäres, interaktives multimediales online-Teleteaching.

Teleteaching

Teleteaching wird in der Regel als uni-direktionale oder bi-direktionale Ausbildung begriffen entsprechend einer Vorlesung oder einem Seminar. Wesentliche Vorteile werden dabei in der zeitlichen und örtlichen Unabhängigkeit der Lernenden gesehen. Zumeist werden zuvor aufgezeichnete Inhalte angeboten, die dann individuell abgerufen und zusammengestellt werden können. Ein wichtiger Vorteil ist hierbei die im Prinzip beliebige Wiederholbarkeit und Einteilung der ausgewählten Inhalte.

Dem stehen interaktive und/oder mehrdirektionale Ausbildungen im Sinne einer Videokonferenzschaltung gegenüber. Hierbei ist keine zeitliche Unabhängigkeit mehr gegeben, im eigentlichen Sinne auch keine örtliche, denn die Teilnehmer sind davon abhängig, daß entsprechende Videokonferenzanlagen vorhanden sind. Ein Vorteil besteht allerdings darin, daß wirkliche Interaktionsmöglichkeiten bestehen, so daß Rückkopplungen z. B. des Lernenden an den Lehrenden möglich sind. Videokonferenzschaltungen erlauben es somit, in der Lehre räumlich nicht zu vereinbarende Fächer zusammenzuschalten und beispielsweise als Live-Veranstaltung in einen Hörsaal zu übertragen.

Vom Ansatz (nicht von der Technik) den Videokonferenzschaltungen ähnlich ist das digitale „Distance-Learning". Hier nutzen Lernende und Lehrende z. B. das lokale Rechnernetz oder darüber hinaus das Internet. Auch hierbei müssen bestimmte technische Voraussetzungen geschaffen worden sein, die eine Übertragung der Lehrinhalte in das Netz gewährleisten. Auf die Problematik der erforderlichen Bandbreite beim Transfer multimedialer Inhalte über das Netz ist zuvor schon kurz hingewiesen worden. Prinzipiell ist es aber möglich, die Lehre zweier oder mehrerer, räumlich nicht zu vereinbarender Fächer zusammenzuschalten, so daß die Zuhörer an weiteren Stellen die Informationen erhalten und Rückfragen stellen können. Idealerweise sollte das nicht nur in einem entsprechend ausgestatteten Hörsaal möglich sein, sondern auch an den Rechnern lokaler Netzwerke und darüber hinaus an Einzelplatzrechnern zuhause. Da grundsätzlich PCs einen höheren Verbreitungsgrad haben, ist hier im Vergleich zu Videokonferenzanlagen (schon aus Kostengründen) mit einer besseren Zuwachsrate in der Etablierung von Anwendungen zu rechnen.

An einem Beispiel soll der prinzipielle Aufbau eines solchen Multimedialen-Online-Teaching (MOT) erläutert werden:

Beispielveranstaltung zum MOT

Gerade in den operativen Fächern besteht eine Schwierigkeit darin, daß nur wenige Teilnehmer direkt vor Ort eine Operation mitverfolgen können und dabei auch noch einen guten Blick auf das OP-Feld oder einen Videomonitor haben. Bei minimal-invasiven Eingriffen ist darüber hinaus oftmals eine Einordnung der anatomischen Strukturen nicht immer einfach.

Ziel war es somit, einen operativen Eingriff sowohl vom technischen Ablauf her als auch von der zugrundeliegenden funktionell-topographischen

Anatomie in einer Live-Lehrveranstaltung darzustellen. Diese sollte sowohl in einen Hörssaal übertragen werden, als auch von Studierenden an Rechnern in einem Rechnerpool der Universität und darüber hinaus an Rechnern zuhause mitverfolgt werden können. Beteiligte Stationen waren ein orthopädischer Operationssaal, der Präpariersaal des Institutes für Anatomie und an weiterer Stelle ein Hörsaal.

Ablauf einer Lehrveranstaltung. Demonstriert wurde beispielsweise ein endoskopischer, minimalinvasiver Schultereingriff mit Teilresektion des Lig. coracoacromiale. Parallel zum Fortschritt der Operation wurden die einzelnen Schritte erläutert und die zugehörigen anatomischen Strukturen an Modellen und speziellen Präparaten demonstriert. Ein moderierender Orthopäde im Hörsaal stimmte dementsprechend die Aktivitäten der Dozenten aus Orthopädie und Anatomie ab und kommentierte insbesondere den Operationsverlauf. Im Hörsaal (Großbildprojektion) und auf den Rechnern des zugehörigen Rechnerpools sowie im Internet waren gleichzeitig alle drei Partner sichtbar. Aufgabe des Moderators war es überdies, Fragen und Anmerkungen aus dem Auditorium zu beantworten oder an die Fachdozenten weiterzuleiten. Für die interne Kommunikation zwischen Operationssaal und Anatomie sowie mit den Technikern im Hörsaal kamen sogenannte Whiteboards zum Einsatz. Hierbei handelt es sich um eine über alle für die Übertragung zuständigen Rechner hinweg gemeinsam genutzte grafische Notiz- und Zeichenfläche für technische Absprachen. Die Teilnehmer an den Rechnern konnten über Chat-Programme (eine Software, die Wortmeldungen über einen zentralen Rechner allen angeschlossenen Nutzern zugänglich macht) direkt mit den Dozenten (bzw. dem Bedienpersonal am Rechner) kommunizieren.

Personalbedarf. In der Orthopädie war neben dem eigentlichen Operationsteam ein Computertechniker, ein Informatiker und ein Kameramann tätig. Im Institut für Anatomie standen neben den Dozenten ein Kameramann und ein Informatiker zur Verfügung. Die Fachmoderation im Hörsaal wurde durch einen Techniker, einen Informatiker und einen Kameramann unterstützt. Darüber hinaus war ein Computertechniker für die MBone-Regie (Übertragung der Daten ins Internet, s. u.) zuständig.

Lokales Equipment. An allen Übertragungszentren (Anatomie, orthopädischer Operationssaal, Hörsaal mit angegliedertem Rechnerpool) wurden Video/Audio-Einrichtungen mit je einem Sun®-Rechner aufgebaut (Abb. 1). Jede der drei Kommunikationseinheiten verfügte darüber hinaus über einen Internet-Kontrollrechner (multimediafähig ausgestatteter Pentium MMX^{TM} 200 MHz, Betriebssystem Linux), mit dessen Hilfe die Sitzung parallel so mitzuverfolgen war, wie sie im Internet empfangen werden konnte. Für jeden Rechner war ein eigener LAN-Zugang (Local-Area-Network) mit IP-Adresse (Internet Protocol) eingerichtet. Für die Audio-Einrichtung standen wahlweise Headsets bzw. Handmikrophon und (Kopfhörer mit integriertem Mikrophon) Lautsprecher am Internet-Kontrollrechner zur Verfügung. Die Kameraausstat-

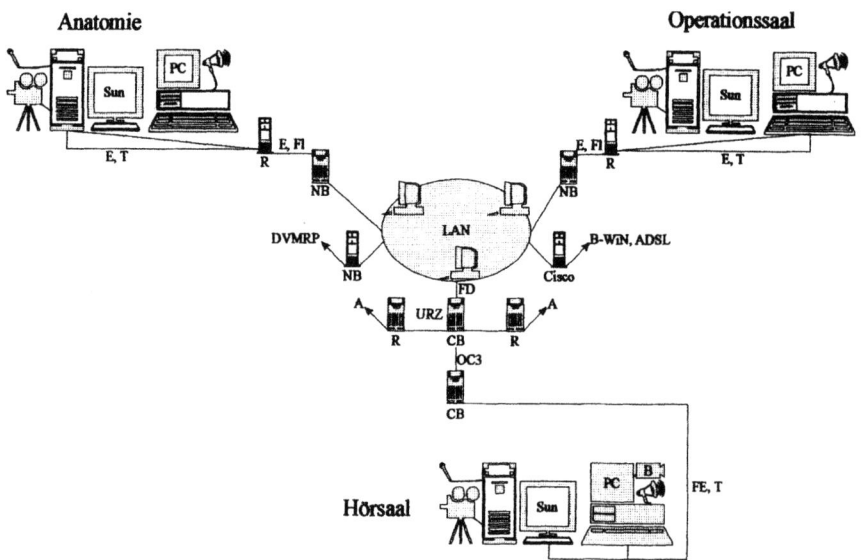

Abb. 1. Aufbau und Netzequipment
A = Anwender am Einzelarbeitsplatz, B = Videobeamer im Hörsaal, B-WiN = Breitband-Wissenschaftsnetz, CB = CoreBuilder, DVMRP = Distance-vector-multicast-routing-protocol, E = Ethernet, FD = Full Duplex, FE = Fast Ethernet, Fl = Lichtwellenleiter, LAN = Local area network, NB = NetBuilder, OC3 = Lichtwellenleiter, R = Repeater, T = Twisted Pair, URZ = Universitätsrechenzentrum.

tung richtete sich nach den Anforderungen: im orthopädischen Operationssaal wurden zwei Kameras verwendet, eine Außenkamera zur Übersicht auf das Op-Feld und eine an ein Arthroskop konnektierte Kamera. Im Präpariersaal des Institutes für Anatomie wurde eine Kamera mit Möglichkeit für Makroaufnahmen auf einem Stativ eingesetzt. Im Hörsaal wurden mit der Kamera zum einen die Moderation und zum anderen die Beiträge und Fragen aus dem Auditorium erfaßt.

Für die Übertragungen selber wurden leistungsfähige Rechner (Sun® Sparc Ultra2-Creator™ mit 2 Prozessoren bestückt, 20" Monitor, 820 MB RAM, Betriebssystem Solaris™) und eine am Department of Computer Science des University College London entwickelte Software (sdr-Multicast Session Directory Tool von Van Jacobson und Mark Handley) verwendet (USC North-East 1998). In Testläufen wurden die geeigneten Übertragungsparameter ermittelt. Dabei konnten die Anzahl der Bilder pro Sekunde (fps), die Komprimierungsrate sowie die Netzlast in Megabit pro Sekunde (MBit) variiert werden.

Eingesetzte Netzwerktechnologie. Für eine direkte und synchrone Kommunikation, wie sie für die vorgestellte Echtzeitanwendung notwendig war, sind die üblichen point-to-point (Punkt zu Punkt, d.h. Rechner zu Rechner)-Verbindungen der Datenübertragung mittels des Transfer-Control-Protokolls bzw. Internet-Protokolls (TCP/IP) nicht verwendbar (Protokolle sind softwaregesteuerte Regeln, nach denen Daten in Computernetzen adressiert und versandt werden). Das point-to-point-Protokoll (PPP) gilt derzeit als Standard für Datenkommunikation über serielle Interfaces innerhalb von Wide-Area-Networks (WAN) und ist zu einem wesentlichen Teil für Wählmodems konzipiert worden. Für eine Multicast-Adressierung werden demgegenüber nicht wie bei PPP-Verbindungen die Daten als Kopie vom Sender an jeden einzelnen Empfänger verschickt, sondern die Vervielfältigung wird multicastfähigen Routern (Rechner, die den Datenfluß im Netz verteilen) überlassen, die diese Aufgabe in ihrem LAN-Segment (Local-Area-Network) erfüllen. Dafür wurde die verbreitetste Technik verwendet, das sog. IP-Multicast-Backbone (MBone). Das MBone ist ein virtuelles Netzwerk, das bei der noch mangelhaften Unterstützung der Internet-Router für Multicasting einzelne echte IP-Multicastanteile des Internets über point-to-point-Tunnel (PPTP) verbindet (ICAST Corporation 1998; Pall et al. 1996). Das LAN der Westfälischen Wilhelms-Universität weist die geforderte Multicastfähigkeit auf. Die IP-Multicast-basierte Datenverteilung erlaubt zeitkritische, multilokale Anwendungen wie die Echtzeitkommunikation innerhalb von LAN/WANs, bei der kleine Datenpakete stark parallelisiert, also über verschiedene Leitungen gleichzeitig, ihr Ziel erreichen müssen.

Für die Verbindung aus dem LAN der Universität hinaus wurde das Distance-Vector-Multicast-Routing-Protocol (DVMRP) eingesetzt. Dabei ist für die Telekooperation und das Multimedia-Angebot des vorgestellten Lehrprojektes eine schnelle Datenübertragung notwendig. Diese konnte durch die Anschlußkapazitäten von bis zu 155 Mbit/s des Breitband-Wissenschaftsnetzes (B-WiN) unter Verwendung der Asynchronous-Transfer-Mode (ATM)-Technologie auch überregional realisiert werden (ATM 1998; DFN-Verein 1998). Das 1996 gegründete B-WiN ist ein privates virtuelles Netz der Deutschen Forschungsnetze (DFN). Es wird auf dem ATM-Cross-Connect-Netz (Deutsche Telekom AG) betrieben. Das DFN stellt auch Gateways (Übergänge) in andere internationale Netze, z. B. an die europäischen Wissenschaftsnetze und an die US-Netze.

Zusammenfassung der Erfahrungen

Zu den Aufgaben der medizinischen Lehre gehört die Erprobung und Integration neuer Erkenntnisse und Möglichkeiten der Didaktik, der Lehrinhalte und der Methoden. Zwar ist die Qualität der Lehre wesentlich von der pädagogischen Fähigkeit der Lehrenden abhängig, doch ist die methodische Anpassung an neuere Techniken mehr als eine Chance für die inhaltliche und didaktische Weiterentwicklung oder die Behebung längst bekannter Defizite. Es geht darum, sich nicht nur dem Fortschritt anzupassen, sondern die Entwicklung selbst zu gestalten. Die Ergänzung und Erweiterung des Lehrangebotes durch Computereinsatz für die Lernenden in der „Informationsgesellschaft" ist inzwischen eine akzeptierte Notwendigkeit, der eine Umsetzung folgen muß, die die Möglichkeiten oberhalb des Niveaus von Hyperlinks

(Querverbindungen von Informationen) auch anwendet. Die mit dem Einsatz zu fordernde Qualitätssteigerung wird nicht nur durch die so mögliche Individualisierung der Ausbildung angestrebt, sondern vor allem durch eine Verbesserung der Kommunikation. Die digitale Verbindung von verschiedenen Medien scheint darüber hinaus besonders gut geeignet zu sein, komplexe medizinische Sachverhalte zu veranschaulichen (Kallinowski et al. 1997; Mars und McLean 1996; Waugh et al. 1995). Die Verwendung solcher multimedial gestützter Lehre ist jedoch in Deutschland in der Medizin noch spärlich und verharrt mangels Erfahrung im Umgang mit den Techniken vielerorts noch im Stadium einer Effizienzdiskussion. Gründe dafür sind u.a. ein geringer Ausbildungsstand der Mediziner in der Anwendung digitaler multimedialer Systeme, die erst Ideen für Einsatzmöglichkeiten reifen läßt, eine allgemein verzögerte Umsetzung multimedialer Entwicklung im Wissenschaftsalltag und damit auch in die Lehre. Ferner fehlt vielfach ein adäquater finanzieller und technischer Support. Mit der beschriebenen Plattform wurde daher versucht, eine neue Qualität der Ausbildung aufzuzeigen, mit der weitere Ressourcen erschlossen werden können. Die zeitliche Planung von Operationen in Anlehnung an einen Ausbildungsstundenplan ist allerdings schwierig zu koordinieren. Zudem sind die technischen und personellen Voraussetzungen, um Lehre in dieser interdisziplinären Form über Großdisplays oder Computerarbeitsplätze anbieten zu können, derzeit kaum zu leisten. Während also für die Konzeptionierung und Installation der Technik weitergehendes Knowhow auch bei den Lehrenden notwendig ist, erwies sich die anschließende Nutzung der Einrichtungen als anwenderfreundlich. Eine deutliche Vereinfachung wäre eine Festinstallation der Gerätschaften bei reduziertem Hardware-Aufwand, z.B. durch Portierung der Kommunikationssoftware auf PC-Basis. Auf Seiten der Software wäre eine Autooptimierung der Übertragungsparameter (frames, Komprimierung abhängig vom Bild- und Tonmaterial und von der relevanten Netzlast) sowie die Entwicklung integrierter Software-Pakete (White-Boards, Video-, Internetkontroll- und Audiofenster) wünschenswert. Die zu Kontrollzwecken ergänzend zu den Kommunikationsrechnern eingesetzten Computer würden im Regelbetrieb nicht mehr erforderlich sein. Für die Übertragungen selber würden entsprechend ausgestattete PCs genügen.

Eine in Zusammenhang mit Videoübertragungen häufig angebrachte Kritik beklagt die zu geringe Bandbreite, die einer der Haupteigenschaften der neuen Technologien (die verlustfreie Vervielfältigungsmöglichkeit hin zu den Endnutzern) zuwider läuft, z.B für ein Studium von Zuhause mittels konventioneller Modemanbindung. Hier ist zum einen Abhilfe durch die ADSL-Technologie (Asymmetric Data Subscriber Line) greifbar nahe. Bei dieser Technologie, die in der Universität Münster sehr erfolgreich erprobt wurde, werden über die Telefon-Kupferkabel Übertragungsraten von derzeit bis zu 8 Mbit/s zum Endnutzer und immerhin noch 768 Kbit/s in umgekehrter Richtung erreicht. Zum anderen führt das übliche Point-to-Point Protokoll z.B. unter Einsatz von Reflektoren bei Echtzeit-Kommunikation schnell zu gravierenden Engpässen im Netz oder bei den Servern. Diese Probleme wurden aber in dem beschriebenen Projekt mit dem schon an anderer Stelle erwähnten Multicast-Protokoll gelöst, bei dem nicht ein einzelner Internet-Knoten oder eine Person, sondern eine Gruppe von Rechnern adressiert wird. Evtl. noch bestehende Qualitätsmängel bei der Bild- und Tonübertragung werden letztlich verschwinden, wenn die ATM-Technologie neben dem B-WiN auch im LAN zum Einsatz kommt, da die Übertragungsqualitäten, die für Audio/Video-Nutzung im Netz unverzichtbar sind, dann garantiert werden können.

Der vorliegende Pilotversuch hat die Nutzbarkeit des MOT für zugeschaltete einzelne PCs von Endnutzern demonstriert (Peuker et al. 1998. Entgegen dem Charakter einer Massenveranstaltung ist der einzelne oder eine Kleingruppe an einem Rechner viel eher bereit, sich in die Lehrveranstaltung einzubringen. Gleichzeitig ist aber auch die Übertragungsmöglichkeit in einen herkömmlichen Hörsaal gezeigt worden. Teleteaching stellt keinen Ersatz der traditionellen Lehrveranstaltungen, sondern ihre Ergänzung und Erweiterung dar. Die Möglichkeit, Lehrgebiete, die aus verschiedenen Gründen zeitlich und örtlich getrennt aber inhaltlich eng verwandt sind, interaktiv zusammenzuschalten, hat sich als didaktisch wertvoll herausgestellt.

Literatur

ATM (1998) The ATM Forum. http://www.atmforum.com/
DFN-Verein (1998) Deutsches Forschungsnetz. http://www.dfn.de/
Filler TJ. Peuker ET (1997) Stellenwert des Internets in der medizinischen Lehre. MMW 139:764-767
ICAST Corporation (1998) The MBone Information Web. http://www.mbone.com/
Kallinowski F. Mehrabi A. Gluckstein C. Benner A. Lindinger M. Hashemi B. Leven FJ. Herfarth C (1997) Computer-based training - a new method in surgical education and continuing education. Chirurg 68:433-438
Mars M. McLean M (1996) Students' perceptions of a multimedia computer-aided instruction resource in histology. S Afr Med J 86:1098-1102
Pall GS. Taarud J. Hamzeh K. Verthein W. Little WA (1996) Point-to-Point Tunneling Protocol (PPTP) Technical Specification. http://www-ms.eunet.ro/workshop/prog/prog-gen/pptp.htm
Peuker ET. Filler TJ. Jerosch J. Held W. (1998) Möglichkeiten des Multimedialen Online Teachings (MOT) in der ärztlichen Ausbildung. Zentralbl Gynakol 120:471-473.
USC North-East (1998) Sdr Multicast Session Directory. http://north.east.isi.edu/sdr/
Waugh RA. Mayer JW. Ewy GA. Felner JM. Issenberg BS. Gessner IH. Rich S. Sajid AW. Safford RE (1995) Multimedia computer-assisted instruction in cardiology. Arch Intern Med 23; 155:197-203

Forschung

Computereinsatz in den empirischen Wissenschaften, dargestellt am Beispiel Druckverteilung auf Matratzen

K. Nicol

Zielstellung dieses Beitrags

Dieser einführende Aufsatz verfolgt mehrere Zielstellungen.

In den meisten Fachartikeln dieses Bandes sind computergestützte Methoden beschrieben, wie sie in Orthopädie, Traumatologie und zuarbeitenden Bereichen wie der Belastungs- und Beanspruchungs-Forschung eingesetzt werden. Diese setzen teilweise gewisse Kenntnisse über die Arbeitsmöglichkeiten des Computers voraus, zumindest erleichtern solche Kenntnisse das Verständnis. Zielstellung dieses einführenden Aufsatzes ist es daher, dem Nichtfachmann einen, wenn auch nicht vollständigen, Überblick über die vielfältigen Einsatzbereiche des Computers zu geben.

Wenn auch im heutigen Berufsleben der Computer Teil vieler Arbeitsplätze ist, so beschränken sich die Arbeitsprozesse in den allermeisten Fällen auf das Befolgen einfacher, vorgegebener Bedienungsanweisungen, häufig zum Abrufen oder Eingeben von Daten sowie auf Textverarbeitung. Der nächste Schritt, überall verfügbare Standardprogramme zum Lösen eigener Probleme einzusetzen, wird von den Wenigsten beschritten. Als Anregung, diesen Schritt zu vollziehen und damit vom nachvollziehenden zum kreativen Computernutzer aufzusteigen, wird an einigen Beispielen demonstriert, wie einfach es ist, mit Computerhilfe kleine Wunder zu vollbringen. Es ist lediglich eine kurze Sequenz von Anweisungen zu befolgen, die stereotyp mit der Bemerkung abschließt: „Das ist alles, mehr Aufwand ist nicht nötig."

Der Computer hat neue Arbeitsfelder eröffnet, andere hat er verändert. In letzteren ist die Arbeit schneller und leichter geworden, und vielfach auch schematischer. Dies birgt die Gefahr, daß Arbeitsgänge, die vom Computer (noch) nicht automatisiert wurden, ebenfalls schematisch gehandhabt werden, obwohl die starke Ausweitung der Felder im Gegenteil immer wieder ein neues Nachdenken über die jeweils adäquate Lösung in einem neuen Feld erfordert. Daher wird am Beispiel der Merkmalsbildung bei der Auswertung einer Messung durch Aufstellen einer Systematik der Merkmale die Vielfalt und die unterschiedlichen Einsatzschwerpunkte und Leistungsfähigkeiten der Merkmale demonstriert und so auf die Notwendigkeit hingwiesen, auch und gerade bei Computereinsatz der Wahl der Merkmale erhöhte Aufmerksamkeit zu widmen.

Und schließlich verfolgt der Aufsatz das gleiche Ziel wie alle anderen in diesem Band, nämlich die Aufgaben, Probleme und Erkenntnisse der eigenen wissenschaftlichen Arbeit zu publizieren.

Der Autor versuchte diesen, mehrfachen Zielstellungen dadurch gerecht zu werden, daß er sein Hauptarbeitsgebiet schildert und dabei etwas breiter und grundständiger, als das in einem Fachaufsatz üblich ist, auf die vielen Ebenen des Computereinsatzes eingeht. Dabei trifft es sich gut, daß dieses Arbeitsgebiet zwar einerseits als wissenschaftliches Gebiet weitgehend unbekannt ist und so hoffentlich Neugierde erregt, andererseits jedem von der Problematik her zugänglich: Es handelt sich um das Liegen auf einer Matratze. An diesem Beispiel empirischer Forschung in einem zuarbeitenden Bereich von Orthopädie und Traumatologie wird demonstriert, wie der Computer zum Messen, Aufbereiten des Signals, zum Berechnen der Merkmals-Ausprägungen und deren statistischen Verarbeitung, zum grafischen Darstellen einer großen Anzahl von Meßwerten, zum numerischen Auswerten der Ansatzgleichung eines mathematischen Modells sowie zum Auswerten der allgemeinen Lösungsgleichung des Problems, zum Darstellen der Lösungsdiagramme und zum Zeichnen von Figuren eingesetzt werden kann.

Druckverteilung: Problemstellung und Methodenwahl

Zur Rolle der Druckverteilung

Bei der mechanischen Wechselwirkung zweier Körper entstehen an den Kontaktflächen Flächenpressungen (meist kurz als „Druck" bezeichnet), die i. a. ungleichmäßig über die Fläche verteilt sind. Diese Verteilung zeigt wesentliche Merkmale der Wechselwirkung. Handelt es sich hierbei um die Lagerung des menschlichen Körpers auf einer Sitz- oder Liegefläche, ist die Lagerungsqualität umfassend durch die Druckverteilung beschrieben. Unsere Arbeitsgruppe befaßt sich seit langem mit der Entwicklung von Meßmethoden für Druckverteilung mit biomechanischen Zielstellungen (Nicol & Hennig, 1976; Nicol et al., 1981; Aisslinger et al., 1981; Nicol, 1987; Saad & Nicol, 1988; Huo & Nicol, 1995) und deren Anwendung in Medizin (Yücel, 1985), Technik für Behinderte (Nicol et al., 1980; Nicol & Körner, 1985; Wetz & Nicol, 1994) Sitzen (Nicol et al., 1991) und Liegen (Nicol & Rusteberg, 1993a; Nicol & Rusteberg, 1993b; Nicol, 1994). Auslöser für die Breite der meßtechnischen Entwicklungen war die Vielfalt der Untersuchungswünsche, die aus Wissenschaft, Entwicklung und Fertigung an uns heran getragen wurden. Schwerpunkt der Arbeiten bildete in letzter Zeit die Untersuchung von Matratzen, für die aufgrund physiologischer Überlegungen Sollwerte etabliert (Schewe et al., 1994), Neuentwicklungen in bezug auf die Einhaltung der Sollwerte beurteilt und Überlegungen zu geeigneten Konstruktionen angestellt wurden. Hierbei erwiesen sich zwei Merkmale als besonders aussagefähig, nämlich
- der Maximaldruck, der insbesondere in Körperregionen mit geringer Weichteilabdeckung knöcherner Strukturen auftritt und der die Druck-Beanspruchung des Gewebes beschreibt und

- der Stütz-Faktor, der insbesondere die adäquate Abstützung der Wirbelsäule charakterisiert.

Bei diesen Arbeiten stellte es sich heraus, daß der Messung eine Modellierung an die Seite gestellt werden muß, um Messungen besser verstehen und Hinweise zur Verbesserung von Matratzen geben zu können (Nicol et al., 1995). Im folgenden werden zunächst die Meßtechnik für Druckverteilung beschrieben und exemplarische Ergebnisse wiedergegeben, danach werden Modelle des Systems Mensch/Matratze entwickelt.

Modellierung vs. Empirie

Im folgenden soll die Modellierung des Systems Mensch/Matratze aus einer breiteren Sicht gegenüber der Messung abgehoben werden. In allen empirischen Wissenschaften benutzt man zwei grundverschiedene Forschungsmethoden:
- die Empirie, d.h. die Beschreibung von Beobachtungen oder Messungen, ggf. unter Einschluß statistischer Auswertungsmethoden und
- die Modellierung, d.h. die Vorhersage, häufig die Berechnung dessen, was zu beobachten oder zu messen ist oder sein wird unter Zugrundelegen vereinfachender Annahmen.

Eine ausgereifte Methodik benutzt soweit irgend möglich beide Methodengruppen. Dabei dient die Modellierung zur Planung der Empirie, der Vergleich beider Ergebnisse dient zur gegenseitigen Kontrolle. Im Arbeitsbereich Druckverteilung wird Modellierung explizit fast nie eingesetzt, im Hintergrund ist sie jedoch stets präsent als Erwartung an die bzw. zur Kontrolle der Meßergebnisse. Das angesprochene Vereinfachungsprinzip der Modelle bedingt Vereinfachungen auf unterschiedlichen Niveaus und demzufolge Modelle unterschiedlicher Leistungsfähigkeit. In Bezug auf das Hintergrundmodell zum Einfluß des Probandengewichts auf den Maximaldruck beim Liegen beispielsweise kann man unterscheiden:
- Ebene 0
  Aufgrund allgemeiner Lebenserfahrung: Der Maximaldruck steigt mit dem Probandengewicht.
- Ebene 1
  Aufgrund der Definitionsgleichung Druck=Gewicht/Fläche: Der Druck steigt proportional mit dem Probandengewicht.
- Ebene 2
  Da der menschliche Körper nicht (wie in Ebene 1 impliziert) als Quader sondern besser als abgerundeter Körper zu modellieren ist und demzufolge beim Einsinken die Auflagefläche zunimmt: Der Druck nimmt weniger als proportional mit dem Körpergewicht zu.

Im folgenden sollen Modelle einer höheren Ebene 3 vorgestellt werden, die sich auf den Maximaldruck und den Stütz-Faktor beziehen. Diese weisen zwar auch noch erhebliche Abweichungen von der Realität auf, sind jedoch deutlich aussagefähiger als Modelle auf niedrigerer Stufe.

Die Druckverhältnisse auf einer realen Liegeunterlage sind durch zwei Mechanismen bestimmt:
- die punktuelle Unterstützung des Körpers durch Materialien, die senkrecht („normal") zur Oberfläche – d. h. im wesentlichen in vertikaler Richtung – elastisch sind, wie ideale Lattenroste, Matratzen und Kissen
- die regionale Unterstützung durch Materialien, die parallel zur Oberfläche elastisch sind, wie Bezugsstoffe. Diese Unterstützung ist meist nicht im Blickfeld, um auf sie aufmerksam zu machen, wurde sie mit „Hängematten-Effekt" bezeichnet.

Bei einer realen Matratze treten beide Unterstützungsarten in Mischform auf. Um die Effekte zu trennen, sollen den genannten „idealen Lattenrose, Matratzen und Kissen" die Eigenschaft zugeschrieben werden, daß sie sich verhalten wie ein Array von Elementen, die keine Kopplung zu Nachbarelementen haben; diese normal-elastischen Eigenschaften werden unten modelliert. Im Gegensatz dazu ist beim Hängematten-Effekt gerade die Kopplung Träger der Elastizität, diese parallel-elastischen Eigenschaften werden anschließend nachgebildet.

Methodik der Druckverteilungs-Messung

Sensoren

Bei der Messung der Druckverteilung auf weichen Unterlagen wie Matratzen besteht die Aufgabe, eine größere Fläche mit einer Vielzahl von Drucksensoren abzudecken und diese einzeln abzufragen. Im Vergleich zu Messungen auf hartem ebenen Untergrund tritt hierbei ein großes Problem auf. Für den harten Untergrund konnten wir eine extrem einfache Sensorfläche einsetzen, die aus einer Schaumstoffmatte bestand, die beidseitig mit einem System paralleler, metallischer Streifen beklebt war, wobei die Streifensysteme um 90° zueinander versetzt waren. So entstanden bei a Streifen auf der einen und b auf der anderen Seite a*b Kreuzungspunkte, von denen jeder einen druckempfindlichen Kondensator bildete. So konnte mit einfachsten Mitteln mit 32 Streifen pro Seite ein Sensor-Array mit 1.024 Sensoren aufgebaut werden (Nicol & Hennig, 1976). Diese Technik fand Eingang in die industrielle Fertigung und wird heute (teilweise mit resistiven Sensoren und in weiterentwickelter Form) von mehreren Firmen für biomechanische und technische Anwendungen vertrieben (emed, Fastscan, IEE, X-Sensor).

Bei Messungen auf weichen Unterlagen besteht dagegen das Problem, daß dieser Sandwich auch bei biegsamer Auslegung der elastischen und der leitfähigen Schichten lediglich wie ein Blatt Papier um eine Achse gebogen werden kann. Erst nach jahrelanger, intensiver Anstrengung ist es emed gelungen, Einlegesohlen und Sitzmatten mit hinreichender zweiachsiger Biegsamkeit herzustellen, die nach dem beschriebenen Kreuzschienenprinzip Druckverteilung messen. Wir haben dagegen den kurzfristig zum Ziele führenden Weg beschritten, kleinflächige Einzelsensoren zu verkabeln und so über die Drähte eine beliebig große Biegsamkeit erzielt. Die Übertragung des Kreuzschienenprinzips auf die Verdrahtung von Einzelsensoren gestattet es hierbei, anstatt für jeden Sensor zwei Drähte über die Matte zu ziehen, lediglich den einen Anschluß des zweipoligen Sensors mit den beiden in vertikaler Richtung benachbarten Sensoren und den anderen Anschluß mit den Nachbarn in horizontaler Richtung zu verbinden.

Die Beschaffung geeigneter Sensoren war nicht einfach, denn diese sollten bei mittlerer Meßgenauigkeit mit maximal 2 mm extrem flach und mit einem Stückpreis von maximal 10 DM extrem billig sein; die Industrie bot dagegen hoch genaue, hohe und teure Produkte an. Daher entwickelten wir eine eigene Technik, indem wir bei Wickelkondensatoren das Gehäuse abschliffen und die druckabhängige Ausdehnung der Wicklung und die damit verbundene Kapazitätsänderung als Meßeffekt nutzten. Die druckempfindlichsten Kondensatoren wurden ausgesucht und deren Empfindlichkeit durch mechanische und thermische Verfahren weiter gesteigert. So erreichten wir Empfindlichkeiten von ca. 1‰ pro Newton, genug, um in einer Brückenanordnung zuverlässig die Druckverteilung beim Sitzen und Liegen auf weichen Unterlagen zu erfassen. Seit fünf Jahren benutzen wir statt dieser Eigenentwicklung resistive Sensoren von IEE, die bei ähnlichen elektrischen Daten nur 0,4 mm hoch sind.

Meßinterface

1000 Sensoren erfordern ein 1000-kanaliges Meßinterface; auch hier gelang eine extrem einfache Lösung. Alle horizontalen Streifen bzw. alle in einer Zeile der Matrix angeordneten Einzelsensoren wurden von einem Umschalter sukzessive mit Spannung versorgt, bei jeder Schalterstellung wurden alle vertikalen Streifen sukzessive mit einem Teilerwiderstand verbunden und der Spannungsabfall an diesem gemessen. So konnten alle 1024 Sensoren durch einen nur 32-kanaligen Umschalter und ein 32-kanaliges Standard-Meßinterface abgefragt werden. Umschalter und Interface wurden durch die in Assembler geschriebene Meßsoftware getaktet und so synchronisiert. Im Fall der kapazitiven Sensoren wurde Wechselspannung an die Sensoren gelegt, die ebenfalls durch die Meßsoftware synchronisiert wurde: Diese erzeugte eine Rechteckspannung, die nach Filterung so in die Zeilen eingespeist wurde, daß für jeden Abfragezyklus eine Sinus-Vollschwingung zur Verfügung stand, deren Maximalwert durch einen Spitzenwert-Detektor und einen Sample-and-Hold für den Analog/Digital-Wandler bereitgehalten wurde.

Die seit 1975 eingesetzte Computer-Hardware spiegelt gut die Entwicklung der Technologie wieder. Wir begannen mit einem schrankgroßen Minicomputer hp 2100, die Vergrößerung seines Memory um 8 KByte verschlang einen Großteil der Berufungsmittel unseres Chefs, Prof. Dr. R. Ballreich. Morgens mußte der Rechner durch Lochstreifen zum Leben erweckt werden, und die Erzeugung eines Betriebssystems auf einem neuen Exemplar der 40 cm großen Wechselplatten mit einigen Litern Lochstreifen war ein Abenteuer mit ungewissem Ausgang; da traf es sich gut, daß bei dynamischen Druckverteilungsmessungen jede Menge Daten anfielen. In bezug auf Meßfrequenz stellte das System aber viele Nachfolger in den Schatten: Mit einer Taktrate von 100 kHz wurde eine Meßmatte mit 256 Sensoren 400 mal in der Sekunde abgefragt, genug, um Einzelheiten einer Landung zu erkennen. Es ist uns erst vor 5 Jahren gelungen, mit einem PC diese Geschwindigkeit wieder zu erreichen.

In der nächsten Generation wurden apple II und apple IIe eingesetzt, die Interface wurden auf zwei Steck-Karten aufgebaut. Als diese Ära zu Ende ging und jeder auf PC umstieg, konnten wir uns nicht von den Investitionen in die apple-Welt trennen und blieben der Firma mit dem apple IIgs treu, erst seit fünf Jahren schwimmen wir im PC-Mainstream mit.

Signalaufbereitung

Die untersuchten Druckverteilungen sind meist statisch, so daß in kurzer Zeit größenordnungsmäßig 100 mal gemessen und dann zur Erhöhung der Meßgenauigkeit zeitlich gemittelt werden kann. Auch eine räumliche Mitteilung wird meist durchgeführt, da Zufälligkeiten in der aktuellen Druckverteilung, wie die, ob ein Sensor durch eine harte Struktur gerade noch belastet wird oder nicht, oder ob eine Naht in der Kleidung lokal für hohen Druck sorgt, die Lesbarkeit des Diagramms reduziert und für eine allgemeine Aussage ohne Bedeutung ist. Daher wird nach einer zeitlichen Mittelung über die Meßwiederholungen auch räumlich gemittelt. Mit Hilfe des aus der Filter-Technik bekannten Verfahrens des silding average wird in das Signals eines gewissen Sensors das Signal von Nachbarsensoren mit einbezogen, wobei der Einfluß der Nachbarn mit deren Entfernung stark abnimmt.

Merkmalsbildung

Anforderung an Merkmale. Eine Messung auswerten heißt,
- Merkmale (auch „Parameter" genannt) zu definieren, die (a) für die Fragestellung aussagefähig sind und (b) aus den Meßdaten gewonnen werden können,
- die Zahlenwerte der Merkmale, die Merkmals-Ausprägungen, aus den Messungen zu entnehmen
- sowie, falls möglich, die Vielzahl der Ausprägungen statistisch zu komprimieren und in Wahrscheinlichkeits-Zusammenhänge zu bringen.

Während es sich bei Untersuchungs-Planung und -Durchführung, Meßtechnik und Statistik um übergreifende Standardaufgaben handelt, die in der Literatur vielfach abgehandelt wurden, ist die Definition der Merkmale speziell auf die Fragestellung zuzuschneiden, hier ist der Untersucher im wesentlichen auf die eigene Kreativität angewiesen. Unter dem Aspekt des Computereinsatzes ist hier eine deutliche Zäsur zu sehen. Die meisten Arbeitsgänge wurden durch den Computer vereinfacht, teilweise automatisiert, dadurch tendiert man dazu, auch die Frage der Merkmalsbildung schematisch abzuhandeln. Es sollte aber gesehen werden, daß man dadurch der individuellen Fragestellung (meist) nicht gerecht wird und die Arbeit ggf. weit unter Wert verkauft. Erst durch ein Nachdenken und eine Kreativität bei der Wahl oder der Neuschöpfung der Beschreibungs-Merkmale, dessen Aufwand nicht in extremer Weise hinter dem für die Entwicklung der Meßtechnik und den für die Messung zurücksteht, kann sich das Potential des Datenmaterials voll entfalten.

Um diese Behauptung etwas einsichtiger zu machen, sollen einige der zur Auswahl stehenden Merkmals-Ansätze zusammengestellt werden:

1. *Praxis-Ansatz*: Der Praktiker ermittelt mit einfachen, meist auf sich selbst bezogenen, Methoden gewisse Beschreibungsgrößen; in dem Merkmal zur Auswertung der Messung sollen diese Größen nachgestellt werden.
2. *Historischer Ansatz*: In einer Vorveröffentlichung oder im wissenschaftlichen Konsens wurde ein Merkmal definiert, das mit eigenen Messungen kontrolliert werden soll.
3. *Vergleichs-Ansatz*: Aufgabe des Merkmals ist es, Unterschiede zwischen einem Vorbild und dem untersuchten System festzustellen.
4. *Modell-Ansatz*: Eine (mathematische) Modellierung zeigt eine Beziehung zwischen der Größe des Interesses und einem aus der Messung ermittelbaren Merkmal.
5. *Mathematischer Ansatz*: Meßkurven werden einer mathematischen Kurvendiskussion unterzogen, es werden Nullstellen, Extrema etc. ermittelt.

Mit diesen Ansätzen werden Einzel-Merkmale ermittelt, d.h. einzelne Zahlenwerte, die gewisse Aspekte der Messung beschreiben. Die Einzel-Merkmale sollen durch zwei Ansätze aus anderen Kategorien ergänzt werden.

6. *Komplex-Ansatz*: Die Einzel-Merkmale aus 1 bis 5 werden durch mathematische Verknüpfung zu aussagefähigeren Merkmalen zusammengefaßt.
7. *Gesamtheits-Ansatz*: Die Meßkurve wird nicht durch einzelne Zahlenwerte, insbesondere nicht wie im mathematischen Ansatz teilweise durch einzelne Meßwerte selbst, sondern durch die Charakterisierung der Kurve als Ganzes beschrieben.

Einzel-Merkmale. Im folgenden sollen die oben angeführten Merkmals-Gruppen 1. bis 5. näher beschrieben und die Voraussetzungen ihres Einsatzes bewertet werden.

Eine wesentliche Aufgabe des *Praxis-Ansatzes* ist die Objektivierung des in der Praxis benutzten Merkmals. Beispielsweise ermittelt ein Orthopädie-Schuhmacher nach seinem eigenen Verfahren am Fuß das Merkmal Umfangsmaß, das er dann nach Erfahrung modifiziert, bevor es als Merkmal in den Bau eines Schuhs einfließt. Bei der Entwicklung eines analogen Merkmals zu einer automatischen computergesteuerten Auswertung einer 3D-Messung des Fußes ist dann in einer in einen Algorithmus umsetzbaren Form zu ermitteln, was „nach seinem Verfahren" und „modifiziert" bedeutet.

Den Einsatzbereich des Praxis-Ansatzes sehen wir folgendermaßen. Schließt sich die Messung an ein abgesichertes Praxisfeld an, ist dieser Praxis-Ansatz zuerst anzuwenden; es ist sicher nicht verantwortbar, durch einen anderen Ansatz auf eine Beziehung zu dem Praxisfeld und die dadurch gegebene Kontrollmöglichkeit zu verzichten. Erst wenn sich dies als sehr schwierig herausstellt oder nachdem die Überlegenheit der objektiven Messung in manchen Bereichen nachgewiesen wurde, liegt es nahe, eigene Merkmale ins Spiel zu bringen und ggf. sogar anzustreben, die Erfassungs-Technik der Praxis an diese neuen Merkmale anzugleichen.

Ähnliches gilt auch für den *Historischen Ansatz*, wo auch zunächst der Anschluß an den Stand der Forschung hergestellt werden sollte. Ist dies geschehen, darf aber nicht übersehen werden, daß durch neue Merkmale ggf. die Einsicht in die Dinge deutlich verbessert werden kann.

Der *Vergleichs-Ansatz* zielt auf die Bestimmung von Unterschieden zwischen dem Untersuchungsgegenstand und einem Vorbild, wie z.B. zwischen der betroffenen und der gesunden Körperseite oder zwischen dem Leistungsschwächeren und dem -stärkeren. Hier ist im ersten Hinsehen jedes beliebige Merkmal geeignet, um Unterschiede zu beurteilen; eine unterschiedliche Leistungsfähigkeit der Merkmale und damit ggf. ein Umsteigen auf andere Ansätze kommt erst später in den Blick.

Hinter dem Vergleichs-Ansatz steht die Prämisse, daß ein Angleichen an ein Vorbild richtig ist; dies kann zutreffen oder auch nicht. Zutreffen wird es meist dann, wenn der Unterschied von Vorbild und dem untersuchten System nicht sehr groß ist. So ist es sicher angezeigt, die Qualität des Kugelstoßes eines Leistungssportlers durch Vergleich mit dem Vorbild Höchstleistungssportler zu ermitteln. Dies geschieht durch Wahl des gleichen Merkmals, z.B. des Abstoßwinkels und durch Vorgabe der gleichen Merkmalsausprägung: 40° bis 45°. Für den Stoß eines 10-jährigen liegt dagegen, wie mehrfach abgesichert ist, der optimale Winkel bei 25°. Da hier der Einfluß des Winkels auf die Leistung deutlich geringer ist als bei größeren Stoßweiten, ist die Rolle des Merkmals „Abstoßwinkel" im Schulsport sehr in Frage zu stellen, die Prämisse des Angleichens trifft wohl nicht zu.

Auch im Reha-Bereich ist ein Vergleich, hier der Vergleich der betroffenen zur gesunden Körperseite, primär bei kleineren Abweichungen angezeigt. Vergleichsnormal ist hierbei nicht per se die Merkmals-Ausprägung der gesunden Seite bei Beginn der Maßnahme, da diese durch Übernahme einer erhöhten Belastung in der Regel selbst vom Normal abweichen wird, sondern eine sukzessive Änderung beider Seiten mit dem Ziel der Angleichung. Bei großen Unterschieden beider Seiten, insbesondere bei bleibenden Behinderungen, sind dagegen Ungleichheiten als optimale Lösung zu akzeptieren. Hier scheint es so zu sein, daß die Endprodukte der Bewegung, nämlich die Kinematik und ggf. auch die vertikale Stützkraft, eine Angleichung anstreben, daß aber Merkmale vorgeschalteter Prozesse, wie EMG-Merkmale, auf Dauer deutlich abweichen (Andriachi, 1993). Dies stellt auch hier die Prämisse in Frage, daß Gleichheit mit dem Vorbild generell die optimale Lösung ist.

Wird der Einsatz dieser genannten drei Ansätze durch die Rahmenbedingungen nahegelegt, so sind die verbleibenden zwei hiervon unabhängig. Der leistungsfähigere der beiden ist eindeutig der *Modellierungs-Ansatz*. Durch Reduzierung des zu untersuchenden Systems auf das unter dem Aspekt des Interesses Wesentliche wird es in eine mathematisch beschreibbare Form gebracht und aus dieser die Beziehung zwischen der Größe des Interesses und deren Bedingungsfaktoren ermittelt; daraus folgen die benötigten Merkmale. Weiterhin kann durch eine Sensitivitäts-Analyse die relative Bedeutung der Merkmale festgestellt werden: Die Variation jedes Merkmals um einen gewissen Prozentsatz oder um die Standardabweichung einer Stichprobe ergibt unterschiedliche Änderungen der Größe des Interesses. Diese Leistungsfähigkeit hebt den Modell-Ansatz gegenüber allen anderen Merkmals-Ansätzen heraus und empfiehlt ihn für die oben angesprochenen Weiterentwicklungen im Anschluß an die vorgegebene Nutzung der Ansätze 1 bis 3.

Allerdings ist diese Leistung mit einem Zusatzaufwand zu erkaufen, der Wissenschaftler häufig von einer Modellierung abhält. Dies ist i.a. nicht begründet. Der Aufwand für einfache, aber trotzdem leistungsfähige Modelle ist häufig gering, durch leistungsfähige computergestützte Simulationsprogramme wie DADS, Adams oder Alaska ist auch ein Zugang zu komplexeren Strukturen möglich.

Zur Demonstration soll ein einfaches Modell aus der Biomechanik des Sports beschrieben werden, mit dem ein leistungsfähiges Merkmal für den Hochsprung ermittelt wird. Die Erhöhung der Gipfelhöhe h des Körperschwerpunkts als Folge des Absprungs hängt mit der Abfluggeschwindigkeit v und der Erdbeschleunigung g über die aus der Schule bekannte Formel (der Modellgleichung)

$$v^2 = 2 \cdot g \cdot h$$

zusammen. Aus der Gleichheit von Impuls und Kraftstoß

$$m \cdot v = \int (F - G) dt$$

(m ist die Körpermasse, G das Gewicht) folgt eindeutig, daß zur Ermittlung der Gipfelhöhe die Vertikalkraft F zu messen und daraus das Merkmal auf der rechten Seite der Gleichung d.h. die Fläche zwischen der Kraftkurve und Gewichtslinie zu ermitteln ist. Das ist alles, mehr Aufwand ist nicht nötig.

Viele Untersucher kommen jedoch von einem Anwendungsfeld her, sie haben sich in die fremden Gebiete Meßtechnik und Statistik durch Standardliteratur eingearbeitet oder können sich entsprechender Dienstleistungen ihrer Einrichtungen bedienen; die Modellierung dagegen liegt meist außerhalb dieser Zugriffsmöglichkeiten. Stehen darüber hinaus die an Rahmenbedingungen gekoppelten Ansätze 1 bis 3 nicht zur Verfügung oder haben sich diese als nicht leistungsfähig genug erwiesen, bleibt ihnen nur eine Verlegenheitslösung, der *Mathematische Ansatz*. In diesem werden die Meßkurven als mathematische Funktionen behandelt und mit der aus der Schule bekannten mathematischen Kurvendiskussion beschrieben. Nullstellen, Maxima, Minima, Steigungen und deren Zeitpunkte sowie Teilflächen werden ermittelt und ggf. (meist durch Verhältnisbildung) zueinander in Beziehung gesetzt, ohne daß irgend ein Hinweis existiert, daß diese Merkmale einen Aussagewert für das Problem besitzen. Allerdings kann sich dieser Hinweis im Nachhinein einstellen, dann nämlich, wenn eine nachgeschlagene statistische Analyse eine besondere Aussagekraft des Merkmals ergibt und die Beantwortung der (präzisierten) Frage nahelegt, woher das kommt.

Komplex- und Ganzheits-Merkmale. *Komplex-Merkmale* beschreiben mehrere Aspekte gleichzeitig oder erhöhen die Vergleichbarkeit dadurch, daß vergleichsfremde Größen eliminiert werden. In der Biomechanik werden beispielsweise Merkmale häufig durch die Körpergröße oder die Körpermasse dividiert, um durch diese Normalisierung herauszufinden, wie sich zwei Probanden verhalten würden, wenn sie gleich groß oder gleich schwer wären.

In einem anderen Verfahren werden mehrere Einzel-Merkmale, die zu einem Ergebnis beitragen, in einem Komplex-Merkmal gekoppelt. Ein Beispiel hierzu ist das Beanspruchungs-Merkmal beim Laufen nach Hennig & Lafortune (1991). Die Autoren erfaßten gleichzeitig die am Körperäußeren angreifende Belastung (repräsentiert durch die Bodenreaktionskraft) und die im Inneren wirkenden Beanspruchung (der Erschütterung des Skelettsystems, repräsentiert durch die über einen Steinman-Pin in der Tibia-Kondyle nach außen abgeleiteten Beschleunigung) und führten eine Korrelations-Analyse zwischen leicht zugänglichen Belastungs-Merkmalen und der schwer zugänglichen Größe des Interesses, der Beanspruchung, durch. Es ergab sich, daß das Beanspruchungs-Merkmal „Spitzenbeschleunigung" am besten durch eine Linearkombination der Belastungs-Merkmale „Maximalwert der Horizontalkraft" und „Anstiegssteilheit der Vertikalkraft" zu beschreiben ist.

Mit dem *Ganzheits-Ansatz* wird ein anderes Problem der bisherigen Ansätze angegangen, die Selektivität. Aus einer Meßkurve, die das Verhalten des Untersuchungsgegenstandes umfassend charakterisiert, wird bei den bisherigen Ansätzen nur ein kleiner Teil der dort enthaltenen Informationen selektiv extrahiert. Beschreibt dieser treffsicher den Aspekt des Interesses, ist die durch die Auswertung erreichte Konzentration auf das Wesentliche ein Gewinn, wird der Aspekt aber durch das gewählte Merkmal nicht getroffen, geht die Information der Meßkurve verloren. Dieses Risiko wird fast vollständig umgangen, wenn das Merkmal nicht einzelne Werte der Kurve sondern die Kurve insgesamt beschreibt. Dies gelingt sehr gut und ökonomisch bei einfachen geometrischen Kurven, wo selbstverständlich die Beschreibung „Quadrat mit 4 cm Seitenlänge" der Angabe einiger Koordinatenwerte des Quadrats vorgezogen wird. Eine ähnlichen prägnante Beschreibung ist auch möglich, wenn Kurven mit gleicher Charakteristik verglichen werden sollen. Sind diese z.B. mathematisch ähnlich, genügt bereits die Angabe „10% größer" auch bei beliebiger Komplexität für eine exakte Charakterisierung von Unterschieden. Läßt man auch unterschiedliche Dehnungen in den beiden Koordinaten zu sowie Verschiebungen, so beschreiben z.B. im Fall einer Kraft/Zeit-Kurve die Transformations-Gleichungen

$$F' = a + b \cdot F, \; t' = c + d \cdot t$$

häufig mit großer Genauigkeit Unterschiede von Dynamogrammen gleicher Bewegungsaufgaben, wie z. B. den zweihöckrigen Verlauf der Vertikalkraft-Kurve beim Gehen. Erweitert man die Gleichungen noch um ein quadratisches Glied, kann auch beschrieben werden, wie bei mittlerer Geschwindigkeit beide Höcker anwachsen und das Minimum sich stärker ausprägt, während bei hoher Geschwindigkeit der vordere Höcker sich stärker vergrößert als der hintere. Zur Veranschaulichung zeigt Abb. 1 einen Satz Kurven, die alle durch die angegebenen Transformationen aus der stark ausgezogenen Meßkurve abgeleitet wurden und die (zusammen mit den Trivial-Transformationen Verschiebung und Dehnung) ein großes Spektrum der typischen Gangkurven abdecken. Die Aufgabe der Auswertung besteht jetzt lediglich darin, für eine neue Meßkurve diejenige aus dem Satz zu ermitteln, die ihr am meisten ähnelt, d. h. beispielsweise, bei der der computerberechnete Betrag der Unterschiede minimal wird. Dann wird die Meßkurve als Ganzes durch einige wenige (hier zwei) Transformations-Parameter mit hoher Genauigkeit charakterisiert.

Dieses Verfahren wurde z. B. eingesetzt, um Ermüdung beim Springen zu beschreiben. Ein Proband führte eine Folge von 100 Vertikalsprüngen auf einer Kraftmeß-Plattform aus, infolge der Ermüdung änderte sich die Kurvengestalt. Mit der genannten quadratischen Abbildung wurde die Abweichung jeder Kraftkurve von der ersten, der Normkurve, ermittelt. So konnte der Er-

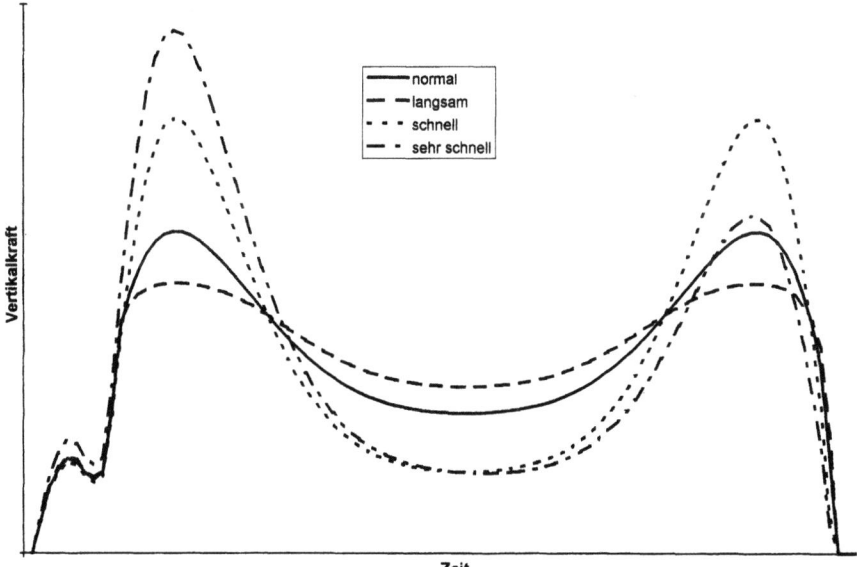

Abb. 1. Kurvensatz als Vergleichsnormal für Vertikalkräfte beim Gehen bei unterschiedlichen Geschwindigkeiten. Der Satz wurde aus der ausgezogenen Kurve durch eine quadratische Transformation mit zwei Parametern gewonnen; ein an eine Meßkurve optimal angepaßtes Vergleichsnormal beschreibt die Meßkurve ganzheitlich durch nur 2 Merkmale.

müdungsvorgang durch die Änderung von vier Transformations-Merkmalen, d.h. durch vier Diagramme und die Normkurve recht präzise und umfassend beschrieben werden. Zur Erhöhung der Genauigkeit wurde weiterhin die Kurve in vier Phasen unterteilt und die 4-Merkmals-Analyse für jede Phase getrennt durchgeführt (Nicol, 1983).

Kürzlich wurde durch Schöllhorn (1996) ebenfalls Merkmale zur ganzheitlichen Beschreibung eingesetzt. Er bestimmt Korrelationskoeffizienten zwischen der zu analysierenden Kurve und orthogonalen Funktionen, z.B. Polynomen des Grades 1 bis k. Auf diese Weise wurde der Gesamtverlauf der Kurve durch k Merkmalsausprägungen beschrieben. Im Gegensatz zu Nicol, wo eine Meßkurve direkt mit einer Normkurve verglichen wird, wird hier der Weg eines indirekten Vergleichs gewählt: sowohl Meßkurve als auch Normkurve werden mit dritten Kurven, den orthogonalen Funktionen verglichen. In einem zweiten Schritt faßte er jeden Satz von Koeffizienten als Vektor auf und quantifizierte die Ähnlichkeit zweier Kurven als Winkel zwischen den zugeordneten Vektoren. Eine Folge von Kurven, die einen Lernprozeß dokumentierten, konnte er so in ein Diagramm über die Zunahme der Ähnlichkeit zwischen einer Sollwert-Kurve und den Istwert-Kurven zusammenfassen. Im Gegensatz zu diesem zwar sehr leistungsfähigen, aber rechenaufwendigen und in der Bedeutung nicht leicht erfaßbaren Merkmal wird bei dem oben beschriebenen Ansatz die Bedeutung durch
- Verschiebung auf der Kraft- bzw. Zeit-Achse.
- Dehnung der Kraft- bzw. Zeit-Koordinaten.
- Verzerrung durch Betonung der hohen oder niedrigen Kraftwerte bzw. des Kurven-Anfangs oder -Endes

leicht einsichtig.

Unter dem Aspekt des Computereinsatzes ist zusammenfassend zu sagen, daß die leistungsfähigen, aber rechenintensiven Merkmale nach dem Modell-, Komplex- und Ganzheits-Ansatz heute i.a. problemlos handhabbar sind, so daß es nicht mehr gerechtfertigt ist, die überkommenen und populären Praxis- und Vergleichs-Ansätze sowie den historischen und den mathematischen Ansatz fast ausschließlich einzusetzen.

Merkmale für Druckverteilungsmessungen. Die erste Gruppe der von uns bei der Analyse von Druckverteilungsmessungen benutzten Merkmale basiert auf dem Praxis-Ansatz. Liegekomfort und Dekubitusrisiko werden in der Praxis des täglichen Lebens und der Klinik im Zusammenhang mit der Höhe des punktuellen Drucks in kritischen Regionen gesehen, daher werden Druckverteilungs-Messungen nach dem Maximaldruck in der Nähe des Sakrums ausgewertet. Weiterhin ist die Unterstützung der Wirbelsäule ebenfalls ein praxisrelevanter Begriff. Bei der Bildung eines entsprechenden Merkmals dividieren wir die Praxis-Größe „Minimaler Druck an der lumbalen Wirbelsäule" durch den Maximaldruck in der Nähe des Sakrums, um mit diesem durch Normalisierung gewonnenen Komplex-Merkmal unabhängiger vom Körpergewicht zu werden.

Alternativ zu dem Einfach-Merkmal „Maximal-Druck" verwenden wir auch ein Komplex-Merkmal. Nach Tierexperimenten von Kosiak (1959) beginnen

Hunde Ulzera zu entwickeln, wenn das Produkt aus Hautdruck und Applikationsdauer den Wert 40 hPa × 10 Stunden überschreitet. (1 hPa = 100 Pascal = 1,32 mm Hg). Auf dieser Basis wird mit

$$ND(min) = 600\,min/40\,hPa \cdot P_{max}(hPa)$$

der Maximaldruck am Sakrum P_{max} in das Komplex-Merkmal Norm-Belastungsdauer ND umgerechnet. Bezogen auf Klinikpatienten ist diese Dauer so zu interpretieren, daß ein gewisser Normpatient in einer gewissen Körperregion sich bei einer bewegungslosen Lagerung über die angegebene Dauer auf der betreffenden Matratze gerade in der Grenzregion zum Dekubitus befindet, für andere Patienten und Regionen gelten andere Dauern. Für den Normpatienten wird vermutet, daß beim Austausch einer 600-Minuten-Matratze gegen eine mit 900 Minuten Norm-Belastungsdauer die Zeitspanne zwischen zwei Umbettungen um 50% vergrößert werden kann.

Weiterhin wurden Versuche unternommen, das oben für die Abhängigkeit von einer Variablen definierte Ganzheits-Merkmal auf eine Druckverteilung, d. h. auf eine Abhängigkeit von zwei Variablen zu übertragen. Ansatz war, ein Norm-Druckgebirge vorzugeben, eine Messung durch quadratische Transformation in x und y der Norm optimal anzugleichen und die Transformations-Parameter als Merkmale der Messung zu benutzen. Allerdings zahlte sich für die bisherigen Anwendungen der erhöhte Aufwand nicht aus.

Die beiden Merkmale der ersten Gruppe, die das Verhältnis zwischen meist zu stark und meist zu schwach belasteten Regionen beim Liegen beschreiben, basieren auf dem Praxis-Ansatz, da hier von der Praxis her Richtlinien für die Druckverteilung vorgegeben sind. Ähnliche Verhältnisse liegen bei der Druckverteilung beim Sitzen vor, auch hier gibt es Vorstellungen der Praxis, so daß diese Merkmale mit Modifikationen in die Auswertung von Druckverteilungs-Messungen übernommen werden konnten (Beispiel: Relative Oberschenkel-Belastung beim Sitzen auf einem Stuhl oder Autositz). In anderen, weniger untersuchten Bereichen, wie der Druckverteilung auf einem Sattel, müssen wir auf den mathematischen Ansatz zurückgreifen, da hier, wie in den meisten neuen Anwendungsgebieten, weder Vorschläge aus der Praxis noch Vorgänger-Definitionen oder Modellierungen vorliegen. Wir berechnen beispielsweise die Belastung von Teilflächen und setzen sie in einen Rechts/Links oder Vorn/Hinten-Vergleich, oder wir bilden Dynamik-Faktoren durch Relativierung von Extrema auf Durchschnittswerte.

Statistische Auswertung

Die statistische Auswertung ist eine der Paradedisziplinen des Computers in den empirischen Wissenschaften. Erst durch ihn wurde es mit geringem Aufwand möglich, die Vielzahl der Einzel-Ergebnisse einer empirischen Untersuchung zu zuverlässigen zusammenfassenden Aussagen zu verarbeiten. Anders ausgedrückt: eine statistische Analyse ist heute auch bei kleineren Arbeiten und Arbeiten mit geringem Anspruch zuzumuten, Zusammenfassungen durch „scharfes Hinsehen" sind nur noch zulässig, wenn die Daten kein anderes Verfahren zulassen.

Die gängigsten statistischen Verfahren stellen Unterschiede oder Zusammenhänge fest. Ein Test auf Unterschied (z. B. der t-Test) ermittelt, ob mit einem gewissen Grad an Wahrscheinlichkeit ein Unterschied zwischen zwei Datenmengen besteht, die unter unterschiedlichen Bedingungen erhoben wurden, oder ob ein durch unterschiedliche Mittelwerte nahegelegter Unterschied eher zufällig ist. Bei unseren Untersuchungen wird so ermittelt, ob mit hoher Wahrscheinlichkeit ein Proband einen höheren Maximaldruck oder Stütz-Faktor erzeugt als ein anderer oder ob diese Aussagen bei zwei Matratzen und dem gleichen Probanden möglich ist. Ein Test auf Zusammenhang (Korrelations-Test) wird eingesetzt, um mit geringer Irrtumswahrscheinlichkeit zu ermitteln, ob z. B. ein höheres Probanden-Gewicht oder auch eine größere Härte zu einem höheren Maximaldruck führen.

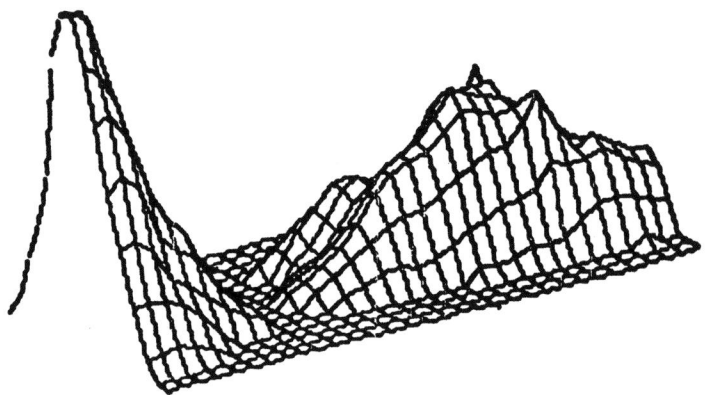

Abb. 2. Druckverteilung unter einer in Rückenlage auf einer Bandscheibenmatratze liegenden Person. Das Druckgebirge zeigt links den Abdruck des oberen Rückens als hohe Druckspitze, in der Mitte als tief eingeschnittenes Tal die von der Matratze nicht unterstützte lumbale Wirbelsäule und rechts eine hohe Druckspitze an der Hüfte.

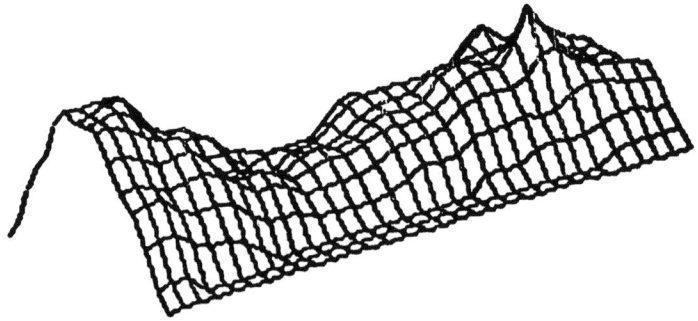

Abb. 3. Die gleiche Person liegt auf einer modernen Konsum-Matratze. Die Druckspitzen sind wesentlich reduziert und die lumbale Wirbelsäule ist gut unterstützt.

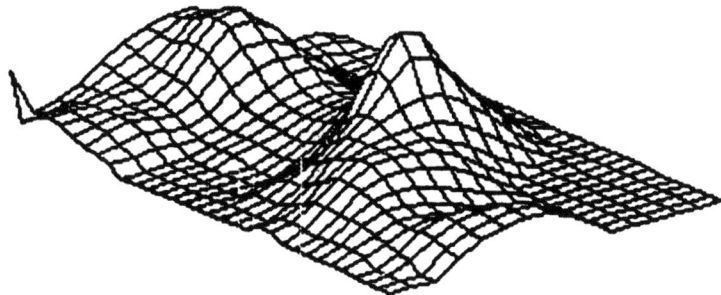

Abb. 4. Große, schwere, durchtrainierte männliche Person auf einer Konsum-Matratze in der Seitlage. Zu sehen ist von links/oben nach rechts/unten der Abdruck von Schulter mit Oberarm, Rumpf, Taille, Hüfte, Oberschenkel und Unterschenkel. Geringer Unterstützungsdruck an der lumbalen Wirbelsäule und Druckspitzen an der Hüfte zeugen von einer mäßigen Liegequalität auf einer schlecht angepaßten Matratze. Die Zacke links kennzeichnet 25 hPa).

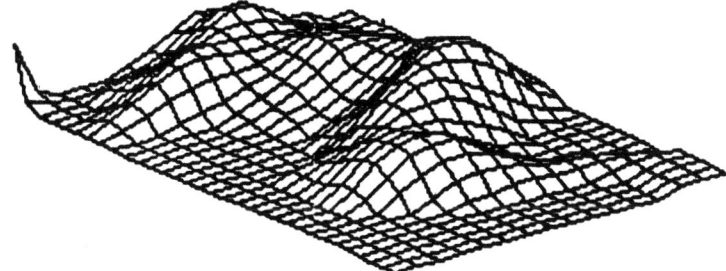

Abb. 5. Kleine, schwere, nicht trainierte weibliche Person auf der gleichen Matratze. Das ausgeglichene Druckprofil zeigt eine sehr gute Liegequalität auf einer gut angepaßten Matratze.

Zur Beantwortung dieser Fragen erscheint eine statistische Analyse aus zwei Gründen überflüssig. Zum einen demonstrieren manche Messungen, wie die auf Abb. 2 bis 5 gezeigten, deutliche Unterschiede, zum anderen ist aus einfachen physikalischen Überlegungen (oder auch aus der Alltagserfahrung) die Beantwortung der gestellten Fragen klar. Es ist aber zu sehen, daß die Messungen nur selten so deutlich ausfallen wie in den Demonstrations-Bildern und daß detaillierte Modellbetrachtungen, wie sie unten angestellt werden, auch gegenläufige Tendenzen aufdecken, die die Beantwortung der Frage erschweren.

Darstellung

Die seit 1975 entwickelten Verfahren, 1000 Meßwerte auf dem Schirm und im Ausdruck darzustellen, sind Legion: Immer wieder wurden vorhandene kritisiert und neue vorgeschlagen. Wir begannen mit einer Helligkeitsdarstellung, indem wir in den Feldern, die auf dem Schirm den einzelnen Sensoren zugeordnet waren, einen kleineren oder größeren Teil der damals noch weit auseinander liegenden Lichtpunkte ansteuerten. Dies ist wohl auch heute noch die intuitiv am besten lesbare Methode, die Verteilung von Intensitäten über eine Fläche darzustellen, sie ist aber im Zeitalter der Farbschirme und der 3-D-Simulation nicht mehr salonfähig. Im nächsten Schritt wurde auf den ersten, über ein Interface angesteuerten, Farb-Fernsehschirmen ein Farbcode eingesetzt, wobei wir bis heute mit dem Problem kämpfen, daß man von der Wetterkarte her gewohnt ist, rot mit hohen und blau mit niedrigen Temperaturen und damit Intensitäten und Drucken zu assoziieren, während der physikalisch gebildete Mensch dies von der Körperstrahlung her genau umgekehrt sieht. Zur Erhöhung der Auflösung der Darstellung wurden auch die Zehnerwerte durch Farbfelder dargestellt, in die die Einer als Ziffern eingeschrieben wurden. Wurden die Grenzlinien von Flächen mit gleicher Farbe gerundet, erhielt man Isobarenflächen. Eine weitere Methode bestand darin, Schnitte durch die Druckgebirge zu legen und eine Folge der Schnitte zu zeichnen. Von dort führte ein weiterer Schritt zur 3-dimensionalen Darstellung des Druckgebirges durch eine Netzgrafik, was insbesondere dann aufwendig wurde, wenn die Netzlinien auf der Rückseite des Gebirges nicht gezeichnet werden sollten („Hidden line technique"). Eine Weiterentwicklung bestand darin, auf einem Blatt eine Serie von Ansichten des Gebirges aus unterschiedlichen Blickwinkeln wiederzugeben um so mit einem Blick alle Einzelheiten des Profils plastisch erfassen zu können.

All diese Programme wurden in Basic entwickelt und nach Austesten und, wenn höhere Aufbaugeschwindigkeit gefordert waren, in Assembler bzw. später in C (+ bzw. ++) umgeschrieben. Nachdem heute in EXCEL als Diagramm-Option für eine Datenmatrix die Version „3D-Oberfläche" zur Verfügung steht, programmieren wir nur noch einfache und schnelle Realtime-Darstellungen selbst und laden für aufwendigere Darstellungen die Meßdaten auf ein EXCEL-Tabellenblatt um. Nach dem Aufbau der 3D-Oberflächen-Grafik kann nach Doppelklicken auf die Diagrammfläche und Format/3D-Ansicht ein Fenster geöffnet werden, in dem der Betrachtungswinkel eingestellt und so eine Serie unterschiedlicher Ansichten des Gebirges realisiert werden kann. Betrachtet man das Gebirge von oben, erhält man eine Isobarendarstellung. Die Farben der Isobarenflächen können mit Extras/Optionen/Anklicken eines Farbfeldes für Diagrammobjekte/Bearbeiten/Einstellen der gewünschten Farbe/OK/OK beliebig eingestellt werden.

Ergebnisse von Druckverteilungsmessungen

Vergleich von Matratzen

Die Abb. 2 bis 5 zeigen Beispiele von Druckverteilungsmessungen auf Matratzen als nicht eingefärbte 3D-Netzgrafik. In Abb. 2 liegt eine Person in Rückenlage auf einer Matratze, die sich ironischerweise „Bandscheibenmatratze" nennt. Links ist der Druck unter dem oberen Rücken dargestellt, nach rechts folgen die lumbale Wirbelsäule und die Hüfte. Man sieht deutlich, daß im Lumbal-Bereich keinerlei Unterstützungsdruck vorhanden ist, die Wirbelsäule schwebt über der Matratze und muß mit inneren Kräften in ihrer Position und Form gehalten werden. Dafür konzentriert sich die Kraftabtragung auf kleine Bereiche an Rücken und Hüfte und führt dort zu sehr hohen Kraftspitzen. In Abb. 3 liegt die gleiche Person auf einer anderen, handelsüblichen Matratze, hier wird die lumbale Wirbelsäule unterstützt und die Kraftspitzen an Rücken und Hüfte (und damit auch an Schulterblättern und Sakrum) sind deutlich geringer.

Wenn man das Verfahren der Lagerung auf einer Matratze nach Abb. 2, insbesondere von Personen mit Rückenproblemen und Dekubitusgefährdeten, nicht für besonders glücklich hält, drängt sich die Frage auf, wie diese Art extrem harter Matratzen zu ihrem medizinischen Namen und zu ihrer ärztlichen Empfehlung kommt. Hier bieten sich die folgenden Antworten an:

- Die weichen Federrahmen der Nachkriegszeit, insbesondere die elastischen Gurte und die Stahlfeder-Gewebe ergaben hängemattenförmige Liegefläche, die lumbale Kyphosen erzeugten. Dies wurde durch das Einlegen von Brettern bekämpft, was zu einem Nachlassen der Beschwerden führte und zur Übernahme der Brett-Charakteristik in die nächste Matratzen-Generation. Daß es seit dreißig Jahren möglich ist, weichere Betten ohne Hängematten-Charakteristik zu bauen, ist noch nicht bekannt.
- In der Klinik wird bei Rückenpatienten mit Erfolg die Stufenlagerung (hochgelagerte Unterschenkel) auf harten Matratzen oder – mit gleicher Charakteristik – auf sehr dünnen, durchschlagenden Schaumstoffmatratzen mit Stahlblech-Unterbau angewandt. Hieraus wird abgeleitet, daß auch zu Hause eine harte Unterlage gesund ist. Daß der Rücken bei Stufenlagerung die Form einer Ebene annimmt und so auf einer geraden, harten Oberfläche ideal gelagert ist, während zu Hause ohne Stufenlagerung die Lordose zu berücksichtigen ist, ist nicht allgemein bekannt.
- In der Klinik sind die Patienten auf harten Unterlagen besser handhabbar, die Härte wird mit dem Argument (oder Gefühl) „Die im Krankenhaus wissen schon, was gesund ist" auf das Schlafzimmer übertragen.
- Das Argument „Gelobt sei, was hart macht" oder in abgeschwächter Form: „Ich habe keine weiche Matratze nötig" fördert Selbstwertgefühl und Image.
- Weiche Schaumstoffmatratzen weisen i. a. eine geringe Schaum-Dichte auf, sie sind billig und altern schnell. Daraus wird abgeleitet, daß teure, harte Matratzen mit hoher Dichte lange halten (das ist richtig) und wegen des Preises eine hohe Liegequalität aufweisen (und das ist falsch). Dies führt bei Hotels zu der einfachen Regel: Je teurer das Hotel, desto härter und schlechter die Matratze. Es ist den Einkäufern nicht bekannt, daß es auch weiche, dichte und leider auch nicht ganz billige Schäume gibt, etwa Latex-Schäume oder gewisse Polyurethan-Qualitäten, die Alterungsbeständigkeit mit Liegekomfort vereinen, und daß es auch bei Federkern-Matratzen möglich ist, durch aufwendigere Konstruktionen Komfort und Haltbarkeit zu kombinieren.

Wenn bisher stets dafür argumentiert wurde, Matratzen weicher zu machen, so hatte das seinen Grund darin, daß aus unserer Sicht die optimale Härte deutlich geringer sein sollte als heute üblich. Dies bedeutet aber nicht, daß sie beliebig weich sein sollten, wie es z. B. mit dicken Schaumquadern ohne Überzug erreichbar ist. Wenn dadurch auch der Hautdruck stetig reduziert werden kann, so bauen sich doch durch die verringerte Ableitung von Feuchte und Wärme sowie durch Behinderung der Spontan-Bewegung Nebeneffekte auf, die nach einer Optimierung der Härte suchen lassen. Unsere Untersuchungen (Schewe et al., 1994) führten nach objektiven und subjektiven Aspekten zu den Kriterien:

- Der Maximaldruck im Hüftbereich sollte aus Komfort- und Dekubitus-Gründen so gering als möglich sein. Mit hochwertigen und gut angepaßten Matratzen ist bei den meisten Personen der vom systolischen Blutdruck angeleitete, oft als Idealwert genannte Wert von 40 hPa (25 mm Hg) erreichbar.
- Die oft als ideal angesehene gleichmäßige Druckverteilung ist (falls sie für die Unterstützung der Wirbelsäule überhaupt notwendig ist) mit einem extrem hohen Einsinken in die Matratze und damit mit einem starken Ansteigen der genannten Nebeneffekte verbunden. Als optimal ergab sich der Kompromiß: Das Verhältnis zwischen dem minimalen Druck an der lumbalen Wirbelsäule und dem Maximaldruck an der Hüfte beträgt 0,4 oder: der optimale Stütz-Faktor beträgt 40%.

Es wird deutlich, daß das Meßergebnis aus Abb. 5 diesem Ideal recht nahe kommt. Es soll darauf hingewiesen werden, daß zum Erzielen dieser Verteilung nicht nur die Härte des Schaumes oder der Federn eine Rolle spielen, sondern auch die Punktelastizität, d. h. die Fähigkeit der Matratze, auf Druck eng begrenzt lokal zu reagieren und nicht einen größeren Bereich in Mitleidenschaft zu ziehen. Die Matratze wird nämlich durch die Hüfte in die Tiefe gedrückt und es ist ihr nur bei hoher Punktelastizität möglich, an der in unmittelbarer Nachbarschaft gelegenen lumbalen Wirbelsäule einen hohen Unterstützungsdruck aufzubauen. Punktelastizität wird aber in vielfacher Weise durch den Hängematteneffekt reduziert, so daß zu dessen Studium unten ein eigenes Modell entwickelt wird.

Vergleich von Körperbautypen

Die Liegequalität hängt nicht nur von der Matratze ab, sondern auch vom Körperbau des Benutzers. Hierzu zeigt Abb. 4 für eine Person in Seitlage eine nur mäßige Lagerung, während eine zweite (Abb. 5) auf der gleichen Matratze nach unseren Kriterien fast ideale Bedingungen vorfindet. Die Ergebnisse einer Untersuchung von vier Personen mit extremen Größen/Gewichts-Daten auf acht Modellen einer Matratzen-Linie ist in den Abb. 6 und 7 dargestellt, in Abb. 6 dient anstatt des Maximaldrucks die oben definierte Norm-Belastungsdauer als Merkmal.

Die Blöcke beziehen sich von links nach rechts auf die kleine/leichte, kleine/schwere, große/leichte und große/schwere Person unserer Probandengruppe, der rechte Block gibt deren Mittelwerte. Zusätzlich ist in jeden Block

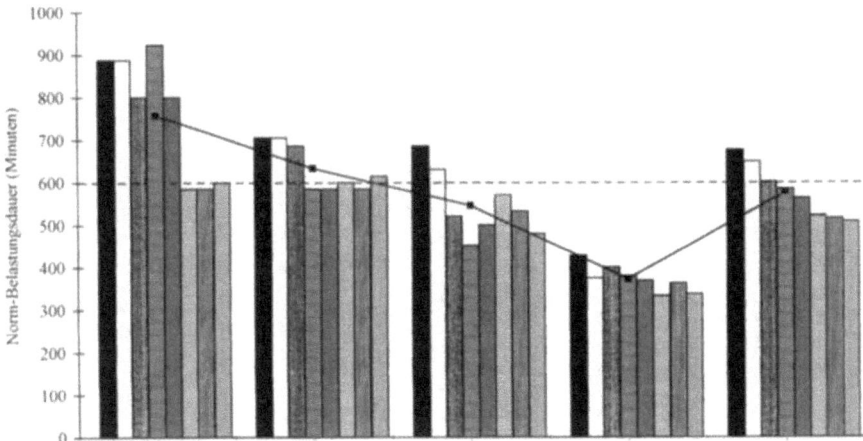

Abb. 6. Aus Druckverteilungsmessungen ermittelte Norm-Belastungsdauer bei (von links nach rechts) einer kleinen/leichten, kleinen/schweren, großen/leichten und großen/schweren Person und jeweils acht verschiedenen Konsum-Matratzen aus einer Produkt-Familie. Der rechte Block zeigt die Mittelwerte über alle Personen, die schwarzen Quadrate die Mittelwerte über alle Matratzen. Die gestrichelte Linie entspricht einem Spitzendruck von 40 hPa (25 mm Hg).

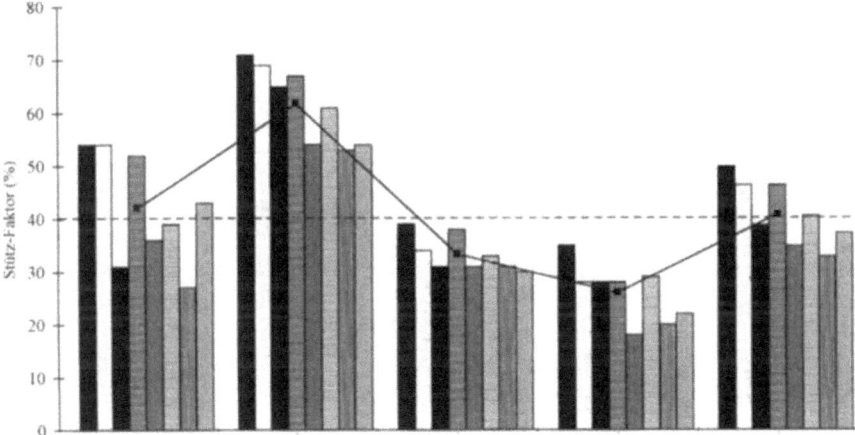

Abb. 7. Wie Abb. 6, dargestellt ist der Stütz-Faktor: die gestrichelte Linie zeigt den Idealwert von 40%.

dessen Mittelwert eingezeichnet; die gestrichelte Linie bei 600 Minuten Norm-Belastungsdauer entspricht einem Maximaldruck von 40 hPa, einem Grenzdruck, von dem man annimmt, daß unterhalb dessen (im Diagramm: oberhalb dessen) das Dekubitusrisiko stark abnimmt. Abb. 7 ist analog aufgebaut, die Ordinate gibt den Stütz-Faktor an, der Idealwert von 40% ist gestrichelt eingezeichnet. Die Diagramme sind auf drei Arten einzusetzen:

- Für eine Person, die einem unserer Probanden in bezug auf Größe und Gewicht entspricht, ist aus dem entsprechenden Block die gemäß den Bedürfnissen optimale Matratze auszusuchen.
- Der Mittelwert eines Blocks gibt die Schwierigkeit an, für einen Personentyp eine sehr gute Matratze auszusuchen. So hat – zumindest bei der untersuchten Matratzen-Familie – der große und schwere Proband sowohl in bezug auf Belastungs-Dauer als auch auf Stütz-Faktor Probleme, während die Auswahl bei der kleinen und leichten Probandin unkritisch ist.
- Der rechte Block charakterisiert die Matratzen im Mittel über die Probanden; dieser kann bei der Beschaffung für Hotels und Kliniken benutzt werden, wo die Benutzer unbekannt sind und variieren.

Die beschriebene Meßtechnik wird nicht nur im Labor eingesetzt, um die oben geschilderten allgemeinen Untersuchungen durchzuführen. Eine vereinfachte, computergestützte Version ist in ca. 500 Exemplaren im Handel im Einsatz, um den Kunden bei der Auswahl auf biomechanischer Basis individuell zu beraten.

Hydrostatisches Modell

Nachdem eingangs Empirie und Modellierung gegenübergestellt und die computergestützte Messung der Druckverteilung auf Matratzen behandelt wurden, soll jetzt gezeigt werden, wie durch computergestützte mathematische Modellierung gewisse Merkmale dieses Drucks in Beziehung zu Bedingungsfaktoren gestellt werden können.

Charakterisierung der Matratze durch eine Flüssigkeits-Dichte

Modell-Konstruktion. Es ist empirisch abgesichert, daß beim Liegen in der Rückenlage der Maximaldruck stets an der Hüfte auftritt. Dies wird modelliert durch eine Kugel mit einer Masse, die aufgrund der folgenden anthropometrischen Überlegung bestimmt ist. Nach den Daten von Clauser et al. (1969) und Dempster & Gaughran (1967) entfallen auf Kopf und Rumpf ca. 50% der Gesamtkörpermasse. Aus Druckverteilungs-Messungen ergibt sich weiterhin, daß ca. 1/3 des zugeordneten Gewichts durch den Hüftbereich auf die Matratze übertragen wird, so daß dem Kugelmodell der Hüfte 1/6 der Körpermasse zugewiesen wird.

Von der Matratze wird näherungsweise angenommen,
- daß die Kompression linear vom Druck abhängt und
- daß keine Horizontalkoppelung der Elemente besteht, wie dies bei Taschenfederkernen und fein segmentierten Schaumstoffen (jeweils ohne oder mit hochelastischer Auflage) recht gut realisert ist.

Das Modell einer Matratze ohne seitliche Koppelung mit linearem Verhalten entspricht genau dem Verhalten einer Flüssigkeit, so daß das Kugel/Matrat-

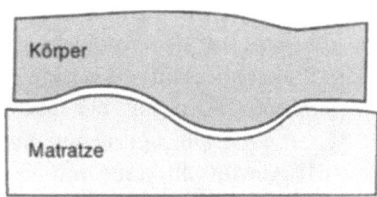
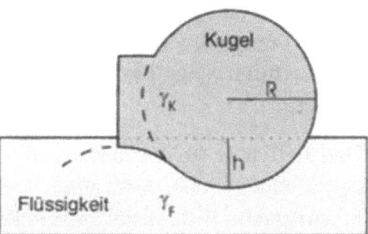

Abb. 8. Der auf einer Matratze liegende menschliche Körper als Modelloriginal und das physikalische Modell der Hüfte in Form einer in einer Flüssigkeit schwimmenden Kugel.

zen-Modell ersetzt werden kann durch das Modell einer schwimmenden Kugel.

Abb. 8 zeigt oben als Modelloriginal den in Rückenlage auf der Matratze liegenden Körper und unten das Flüssigkeitsmodell mit einer Kugel, die in die Flüssigkeit eintaucht (der linke Fortsatz ist vorläufig zu ignorieren). Als Anregung zum Vollziehen eingangs angesprochenen Schritts zum kreativen Computernutzer soll kurz angerissen werden, wie die Zeichnungen zum hydrostatischen Modell (Abb. 8), wie auch die zu dem unten vorgestellten Hängemattenmodell (Abb. 13 und 14) entstanden sind. Sie wurden mit Hilfe des Zeichenprogramms CorelDraw! hergestellt, das z.B. in Albrecht & Nicol (1996) beschrieben wird; die Elemente aus Abb. 8 unten sowie Abb. 13 und 14 stehen (fast) direkt zur Verfügung und müssen nur entsprechend angeordnet werden. Aber auch die wie eine Freihandzeichnung aussehende Zeichnung aus Abb. 8 oben kann mit wenigen Handgriffen hergestellt werden:

- „Hilfsmittel Rechteck" anklicken.
- Mit linker Maustaste ein liegendes Rechteck aufziehen, dessen Eckpunkte den Eckpunkten der Figur „Körper" entsprechen.
- „Anordnen/In Kurven umwandeln".
- Auf „Hilfsmittel Form" doppelklicken, es öffnet sich das Fenster „Knotenbearbeitung".
- Auf der unteren Seitenlinie des Rechteckes klicken, dann im Fenster „+" anklicken.
- Das neu entstandene Quadrat („Knoten") mit der linken Maustaste an den geplanten tiefsten Punkt der Hüfte ziehen.
- Mit der gleichen Methode einen neuen Knoten auf den höchsten Punkt der Lordose setzen.

- Im Fenster die Taste 2/2 („Linie in Kurve konvertieren") anklicken, es erscheinen auf der Verbindungslinie der neuen Knoten gestrichelte Geraden mit abschließenden Kreisen.
- Beide Geraden mit der linken Maustaste in die Horizontale ziehen, die Figur zwischen den neuen Knoten ist jetzt fast fertig.
- Falls gewünscht, kann mit Veränderung der Länge der Geraden der Krümmungsradius variiert werden.
- Die Kurve links vom linken neuen Knoten anklicken, Taste 2/2, Geraden in die Horizontale ziehen.
- Das Verfahren für die Körperoberseite wiederholen.
- Das Innere der Figur durch Klicken auf ein Feld der Farbleiste einfärben, fertig.

Das Kritische an der Figur „Matratze" ist die sich an den Körper anschmiegende Oberfläche. Aber auch hier weiß das Programm Abhilfe:
- „Auswahl Hilfsmittel" anklicken.
- Figur „Körper" anklicken.
- Ctrg+D verdoppelt die Figur, diese mit der linken Maustaste unter die erste ziehen.
- „Hilfsmittel Form" anklicken.
- Mit der linken Maustaste den oberen linken Eckpunkt über den unteren linken Eckpunkt hinweg nach unten ziehen.
- Die Wiederholung mit dem rechten oberen Eckpunkt ergibt die Zeichnung der Matratze.

Das ist alles, mehr Aufwand ist nicht nötig.

Mathematische Beschreibung des Modells. In Abb. 8 sind die Bezeichnungen der physikalischen Größen des Flüssigkeitsmodells eingetragen: Kugelradius R, deren spezifisches Gewicht γ_K, die Eintauchtiefe h und das spezifische Gewicht der Flüssigkeit γ_F; aus rechentechnischen Gründen wird hier mit dem spezifischen Gewicht anstatt mit der gebräuchlichen Dichte gearbeitet.

Nach dem Archimedes'schen Prinzip sinkt ein schwimmender Körper so weit ein, bis das Gewicht der verdrängten Flüssigkeit gleich dem Körpergewicht ist. Die verdrängte Flüssigkeit formt eine Kugelkappe, deren Volumen durch

$$V_F = \pi/3 \cdot h^2 \cdot (3R - h) \tag{1}$$

beschrieben wird. Dabei bezeichnet R den Kugelradius und h die Einsinktiefe. Mit γ_F und γ_K für das spezifische Gewicht von Flüssigkeit und Körper folgt durch Gleichsetzung der beiden Gewichte

$$\gamma_K \cdot 4 \cdot R^3 = \gamma_F \cdot h^2 \cdot (3 \cdot R - h) \; . \tag{2}$$

Diese kubische Gleichung ist nach der Einsinktiefe h aufzulösen. Hierzu wird sie zunächst mit $H = h/R$ und $D = \gamma_K/\gamma_F$ in die Standardform

$$H^3 - 3H^2 + 4D = 0 \tag{3}$$

überführt, die mit y=H-1, p=-3 und q=4D-2 in die reduzierte Form

$$y^3 + p \cdot y + q = 0 \tag{4}$$

übergeht. Diese besitzt drei Lösungen, von denen

$$y = 2 \cdot \sqrt[3]{\rho} \cdot \cos(\varphi/3 + 4\pi/3) \tag{5}$$

mit $\rho = \sqrt{-p^3/27} = 1$ und $\cos\varphi = -q/2/\rho = 1 - 2D$ unser Problem beschreibt.
Daraus folgt für die relative Einsinktiefe

$$H = 2\cos([\arccos(1 - 2D)]/3 + 4\pi/3) + 1 \tag{6}$$

und für den Maximaldruck

$$P_{max} = H \cdot R \cdot \gamma_F . \tag{7}$$

Charakterisierung der Matratze durch die Shore-Härte

Aus der Sicht der Matratzentechnik ist es wünschenswert, das spezifische Gewicht durch die Shore-Härte des Schaumstoffs zu ersetzen, die denjenigen Druck P_s angibt, der für eine Kompression um 40% der Ausgangshöhe h_{os} benötigt wird. Dies ist in voller Allgemeinheit aus zwei Gründen prinzipiell nicht möglich:
- Die Shore-Härte legt einen ausgesuchten Punkt der Druck/Verformungs-Kennlinie fest, sie sagt nichts aus über den Verlauf der – im Allgemeinen nichtlinearen – Kennlinie. Da unser Modell jedoch eine lineare Kennlinie voraussetzt, ist bei Hinzunahme des Nullpunktes eine Beziehung zwischen Shore-Härte und Kennlinie herstellbar.
- Die Shore-Härte bezieht sich auf eine relative, auf die Ausgangsstärke bezogene Verformung, die Einsinktiefe ist dagegen absolut. (Der oben benutzte Begriff „relative Einsinktiefe" bezog sich auf den Kugelradius, nicht auf die Tiefe der Flüssigkeit). Daher ist unter Reduktion des Allgemeinheitsgrades eine Matratzenhöhe festzulegen, auf die sich die Shore-Härte beziehen soll; hierfür wird eine Höhe von 15 cm gewählt.

Unter diesen Voraussetzungen folgt mit (7)

$$0{,}4 \cdot h_{os}/P_S = h/P_{max} = 1/\gamma_F \tag{8}$$

wobei auf der rechten Gleichungsseite die bisher benutzten und auf der linken die Shore-Parameter eingesetzt sind. Damit lassen sich die Endgleichungen (6) und (7) umschreiben in

$$H = 2\cos([\arccos(1 - 2 \cdot 0{,}4 \cdot h_{os} \cdot \gamma_K/P_S)]3 + 4\pi/3) + 1 \tag{9}$$

und

$$P_{max} = H \cdot R \cdot P_S/0{,}4/h_{os} \tag{10}$$

bzw. nach Einsetzen der gewählten Konstanten $h_{OS} = 15$ cm und $\gamma_K = 1$ dN/cm^3 und der Shore-Härte in dN/cm^2:

$$H = 2\cos([\arccos(1 - 12/P_S)]/3) + 4\pi/3) + 1 \tag{11}$$

und

$$P_{max} = H \cdot R \cdot P_S/6 \tag{12}$$

oder nach Ersetzen des Kugelradius durch das Gewicht der Kugel und danach durch das Gewicht G (in dN) der durch sie modellierten Person mit dem 6-fachen Kugelgewicht

$$P_{max} = H \cdot P_S \cdot \sqrt[3]{G} \cdot 0{,}057 \ . \tag{13}$$

Lösung und Auswertung der Modell-Gleichungen

Allgemeine oder numerische Lösung der Gleichungen? Ausgehend von dem physikalischen Modell, daß die Einsink- und Druckverhältnisse auf einer Matratze denen eines schwimmenden Körpers ähneln, wurde ein schwimmender Körper als Modell des auf einer Matratze liegenden Menschen benutzt, um die Verhältnisse mit mittlerem mathematischen Aufwand zu beschreiben. Dabei wurde eine kubische Gleichung gelöst und umgeformt, bis die Zielgrößen Einsinktiefe und Maximaldruck explizit nieder geschrieben werden konnten. Dies war das Standard-Verfahren, als noch keine Computer zur Lösung mathematischer Gleichungen zur Verfügung standen. Heute ist es dagegen möglich, Gleichungen beispielsweise über eine Zielwertsuche im Programm EXCEL numerisch zu lösen und so den aufwendigen, fehlerträchtigen und Erfahrung sowie manchmal Intuition erfordernden Weg vom Ansatz zu einer möglichst übersichtlichen allgemeinen Lösung zu umgehen.

Trotzdem ist eine allgemeine Lösung vorteilhaft, wenn
- sie auf einen Blick die Struktur (Abhängigkeiten von Variablen, Steigungen, Extremwerte etc.) offenlegt,
- sie aufgrund dieser Informationen die Ausarbeitung einer ökonomischen Strategie für die Auswertung (Definition und quantitative Bestimmung von Merkmalen, Diagramme etc.) erlaubt,
- eine detaillierte Auswertung geplant ist, die mit einer vielfach wiederholten Zielwertsuche sehr zeitaufwendig werden kann,
- sie einer Kontrolle der numerischen Lösung dient.

Betrachtet man die Endgleichungen (11) und (13) unter diesen Aspekten, so ergibt sich, daß
- die Abhängigkeiten von Variablen gut zu erkennen sind (dies ist aber auch bereits Gleichung (3) und (8) zu entnehmen, so daß die allgemeine Lösung kaum zusätzliche Erkenntnis vermittelt), während die Kurvenverläufe aufgrund der Arcus-Funktion ohne quantitative Auswertung weitgehend im Dunkeln bleibt,
- zur Auswertung sowohl Diagramme der Einsinktiefe über der Shore-Härte als auch Diagramme des Maximaldrucks über der Shore-Härte mit dem Probandengewicht als Parameter zu zeichnen sind, möglicherweise ergänzt durch die Matratzenhöhe h_{OS} als zusätzlichen Parameter
- es nicht sicher ist, ob dieses nicht sehr umfängliche Auswertevorhaben den Aufwand mit der allgemeinen Lösung amortisiert,
- eine Kontrolle der Zielwertsuche, insbesondere bei deren erstmaliger Anwendung, sicher hilfreich ist.

Numerische Lösung. Da die Arbeit der allgemeinen Lösung bereits geleistet wurde, wird in der folgenden Auswertung auf diese Lösung zurückgegriffen. Zuvor soll jedoch durch eine numerische Kontroll-Lösung die Richtigkeit der allgemeinen Lösung sichergestellt werden. Dazu wird im Programm EXCEL die Funktion „Zielwertsuche" eingesetzt. Da diese per se lediglich eine Gleichung für einen einzigen Variablenwert löst, eine Kontrolle aber besser durch die Übereinstimmung der Lösungen von (3) über den gesamten, für die Anwendung sinnvollen Bereich der Dichteverhältnisse D gegeben ist, wird D von 0 bis 0,5 variiert; in diesem Bereich erwartet man aufgrund einfacher physikalischer Überlegungen eine Einsinktiefe der Kugel von Null bis zum Äquator. Zur Steuerung dieser Variation von D wird mit Hilfe der in EXCEL eingebauten Sprache VISUAL BASIC (bezieht sich auf EXCEL 95, bei anderen Versionen sind Abweichungen Möglich) das folgende Modul geschrieben:

```
Sub GleichungLösen()
  Dim Startwert Als Doppelt; Endwert Als Doppelt
  Dim Inkrement Als Doppelt
  Dim Zeile Als Ganz; Spalte Als Ganz

  Startwert = 0
  Endwert = 0,51
  Inkrement = 0,01

  Zeile = 17
  Spalte = 1

  Durchlaufe
    [a12].Wert = Startwert
    [a13].Zielwertsuche Zielwert: = 0; VeränderbareZelle: = [a11]

    Aktives Blatt.ZelleListe(Zeile;Spalte).Wert = [a12].Wert
    Aktives Blatt.ZelleListe(Zeile;Spalte+1).Wert = [a11].Wert
```

    Startwert = Startwert+Inkrement
    Zeile = Zeile+1
    Schleife Solange Startwert < Endwert
Ende Sub

Im ersten Abschnitt werden die Variablentypen definiert. Dann wird festgelegt, wie D variieren soll und daß die Ergebnistabelle auf dem zugeordneten EXCEL-Tabellenblatt in Zeile 17, Spalte 1 beginnen soll. Die folgende Schleife wird 51 mal für aufsteigende Werte von D durchlaufen. Zunächst schreibt das Programm den aktuellen Wert von D in die Zelle A 12. Bereits vor dem Programmstart hat der Anwender die auszuwertende Formel (3) in Zelle A 13 eingetragen, wobei D aus Zelle A 12 und H aus A 11 entnommen werden. Im Programmlauf wird H so lange variiert, bis der Inhalt von A 13 kleiner geworden ist als eine vorgegebene Grenze, d. h. bis ein Wert von H für ein gegebenes D Gleichung (3) löst. Danach werden D und H in die aktuelle Zeile der Ergebnistabelle eingetragen, D (= Startwert) vergrößert und die nächste Zeile der Tabelle für den nächsten Eintrag vorbereitet. Dies wird so lange fortgesetzt, bis D den Endwert erreicht hat und die Kontrolle über das weitere Geschehen an das Tabellenblatt abgegeben wird.

Auswertung der allgemeinen Lösung. Gehört die Zielwertsuche mit VISUAL BASIC-Modul bereits zum Großen Einmaleins der EXCEL-Anwendung, so sollte die Darstellung der erzeugten Tabelle durch ein Diagramm heute jedem geläufig sein, der in irgend einer Weise mit quantitativen Beschreibungen zu tun hat. Falls sich unter den Lesern noch jemand befinden sollte, der vor dieser Kulturtechnik zurückscheut, folgende Kurzbeschreibung des Lern- und Arbeitsaufwandes zur Ermunterung:
- Ergebnistabelle markieren.
- Schaltfläche „Diagramm-Assistent" anklicken.
- Mit gedrückter linker Maustaste ein Rechteck aufziehen.
- Schaltfläche „Weiter" anklicken.
- Auf Schaltfläche „Punkt (XY)" doppelklicken.
- Auf Schaltfläche „6" doppelklicken.
- Schaltfläche „Ende" anklicken.

Das ist alles, mehr Aufwand ist nicht nötig. Auf dem Tabellenblatt erscheint das Diagramm der Ergebnistabelle, das man dann nach Geschmack noch beliebig verschönern kann, wie z. B. in Abb. 9, wo der soeben ermittelte Zusammenhang zwischen der relativen Einsinktiefe H und der relativen Dichte der Kugel D nach (3) dargestellt ist.

Dieses Ergebnis des numerischen Verfahrens ist mit dem Diagramm von (6), der allgemeinen Lösung H(D) zu vergleichen, was mit EXCEL oder einem anderen Tabellenkalkulations-Programm die zweiteinfachste Sache der Welt ist:
- In die Zelle oben links im Tabellenblatt, die die Bezeichnung a 1 trägt, den Wert „0" eintragen.

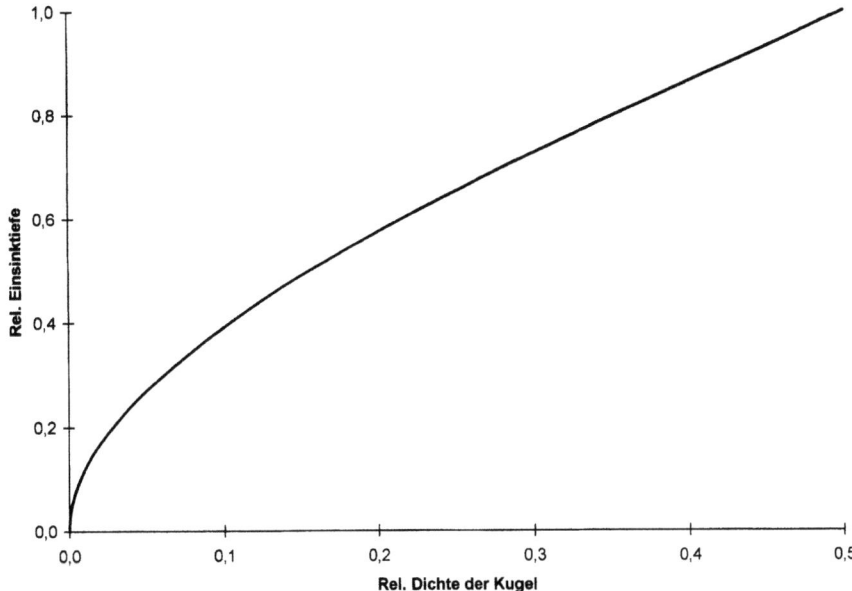

Abb. 9. Relative, d.h. auf den Radius bezogene Einsinktiefe der Kugel als Funktion der relativen, d.h. auf die Dichte der Flüssigkeit bezogenen Dichte der Kugel.

- Darunter „=a1+0,01" eintragen.
- Rechts neben der ersten Zelle die auszuwertende Formel eintragen, also „=2·cos((arccos(1-2·a1))/3+4·3,14/3)+1". Hierbei ist D durch den Bezug „Nimm den Wert aus Zelle a1" ersetzt.
- Diese (b1) und die darunter liegende Zelle (b2) markieren.
- Mit Strg+u die Formel nach b2 kopieren.
- Zellen a2 und b2 sowie ca. 50 darunter liegende Zeilen markieren.
- Mit Strg+u erhält man 50 um 0,01 gestufte Werte für D sowie die dazugehörigen Werte für H.

Ein Vergleich mit der numerischen Auswertung ergibt eine völlige Übereinstimmung, was Vertrauen schafft zu den folgenden Gleichungen (11) und (13), deren Diagramme in den Abb. 10 und 11 dargestellt sind. Da das Anpassen des oben beschriebenen Rohdiagramms an die Erfordernisse einer wissenschaftlichen Veröffentlichung einige Erfahrung oder vielfache Versuche erfordert, sollen die angewandten Formatierungs-Verfahren kurz genannt werden:

- Um ein schnelles Ergebnis zu erzielen, wurde bei dem oben beschriebenen Kurzverfahren zur Herstellung eines Diagramms auf die Achsenbezeichnung verzichtet. Da diese für die Veröffentlichung notwendig ist, wird in der letzten Anweisung nicht „Ende" sondern „Weiter" angeklickt und in das Feld Rubriken (X) „Rel. Dichte der Kugel" und für Größe (Y) „Rel. Einsinktiefe" eingetragen. Auf den Diagrammtitel wird man bei der Vorbereitung eines Drucks verzichten und statt dessen das Diagramm in einer

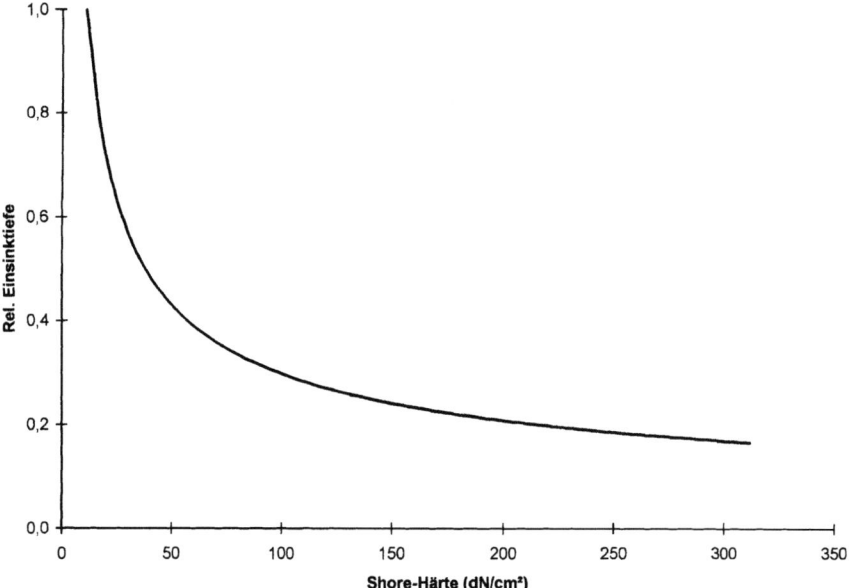

Abb. 10. Relative Einsinktiefe der Kugel auf einer Matratze, deren Härte durch die technische Größe Shore-Härte charakterisiert ist.

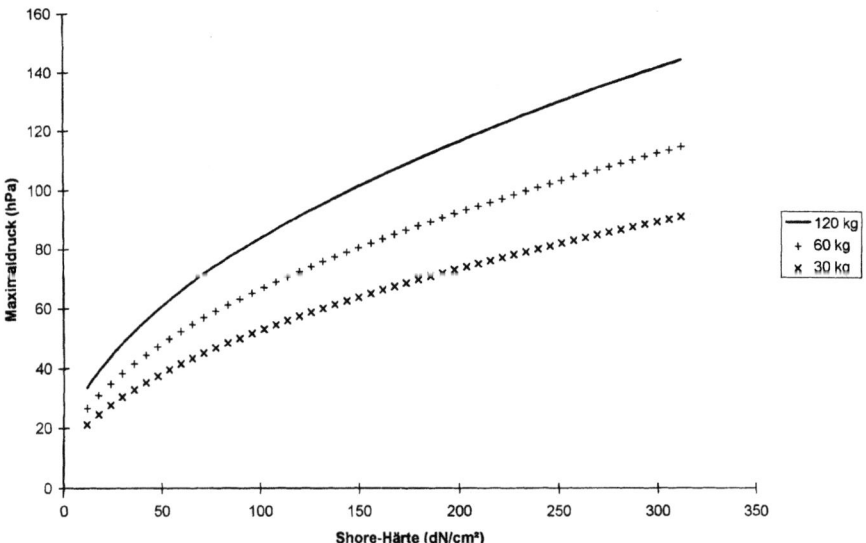

Abb. 11. Maximaldruck an drei auf einer Matratze liegenden Kugeln in Abhängigkeit von der Shore-Härte der Matratze. Die Kugeln haben Massen von 5, 10 bzw. 20 kg, was im Modelloriginal Körpermassen von 30, 60 bzw. 120 kg entspricht.

mehrzeiligen Legende erklären; bei Dias kann hier dessen Bezeichnung eingetragen werden. Weiterhin wählt man „Legende Nein" und löscht so die bei einzügigen Diagrammen sinnlose Legendenbezeichnung „Reihe 1". Dann: „Ende".
- Das erzeugte Diagramm ist eingerahmt, auf dem Rahmen sitzen schwarze Quadrate. Durch Ziehen an den Quadraten mit gedrückter linker Maustaste erzeugt man die gewünschten Seitenverhältnisse. Durch Doppelklicken auf die Fläche des Diagramms können Einzelheiten bearbeitet werden, z. B.:
- Das graue Unterlegen der Diagrammfläche ist bei farbigen Diagrammen vorteilhaft; bei der Wiedergabe in Schwarz/Weiß-Druck schafft es Probleme und wird daher mit Anklicken und „Entf" gelöscht.
- Die Standard-Schriftgröße 8 der Achsenbeschriftung ist bei einer Verkleinerung des Diagramms vor dem Druck zu klein. Nach Anklicken der Schrift wird in der Symbolleiste „Format" der Schriftgrad 12 gewählt, mit der Schrift der Skalierung wird nach analog verfahren. (Nach vorliegen der Fahnenabzüge: ich hätte lieber 14 oder 16 wählen sollen.)
- Die Strichstärken sind für den Druck zu dünn: Nach Doppelklicken auf die Achsen wird in „Muster" die zweite Stärke gewählt, danach wird analog für die Diagrammkurve die dritte Stärke in der Farbe schwarz eingestellt.

Danach ist Abb. 9 druckfertig. Abb. 10 kann analog formatiert werden, es besteht jedoch die Gefahr, daß man ohne präzise Buchführung irgend etwas vergißt, z. B. das Verstärken der Achsen, was auf dem Schirm und bei flüchtigem Hinsehen auch auf dem Ausdruck nicht zu bemerken ist. Sicherer ist es daher, die Formatierung von Abb. 9 folgendermaßen auf Abb. 10 zu kopieren:
- Glg. (11) wie beschrieben mit EXCEL auswerten.
- Die Wertetabelle markieren und mit Strg+c in die Zwischenablage kopieren.
- In der Wertetabelle von Abb. 9 die Zelle oben links markieren und die neuen Werte mit Bearbeiten/Inhalte/Einfügen/Werte auf die Zellen von Abb. 9 kopieren, so daß diese jetzt im formatierten Diagramm dargestellt werden. (Schonender als diese Brutal-Methode ist es natürlich, bereits die Werte von Abb. 9 auf ein gesondertes Feld zu kopieren, von diesem Diagramm Abb. 9 zu erstellen und dann die Werte von Abb. 10 auf das gesonderte Feld zu kopieren, so daß die Tabelle von Abb. 9 bestehen bleibt.)

Im einfachsten Fall, wenn die gleichen Abhängigkeiten y(x) mit in etwa gleich großen Werten mit unterschiedlichen Parametern dargestellt werden sollen, ist das Diagramm jetzt fertig. In unserem Fall ist das nicht so, da sich die Abszissen von Abb. 9 und 10 von der Bezeichnung und der Größenordnung der Werte unterscheiden, so daß Abb. 10 noch folgendermaßen angepaßt werden muß:
- Da der Abszissenbereich von Abb. 10 nicht in den von Abb. 9 fällt, ist vorläufig noch gar keine Kurve zu sehen. Das ändert sich mit: Doppelklicken auf die Abszisse, Skalierung, Höchstwert 350, Hauptintervall 50

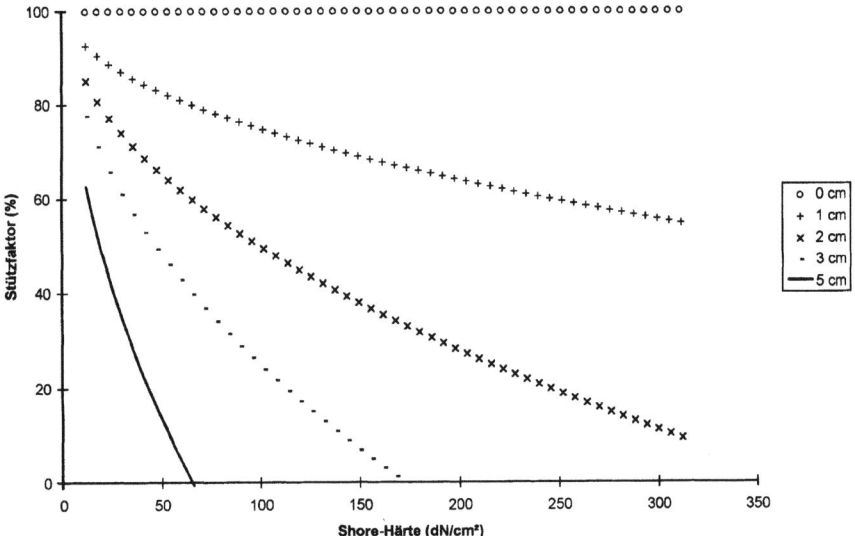

Abb. 12. Stütz-Faktor (Minimaldruck an der lumbalen Wirbelsäule/Maximaldruck an der Hüfte) in Abhängigkeit von der Shore-Härte der Matratze. Parameter ist die Höhe der Lordose über dem tiefsten Punkt der Hüfte beim Liegen.

- Die Bezeichnung der Abszisse wird mit dem Anklicken der alten Bezeichnung und der Eingabe der neuen geändert.

Abschließend noch ein Hinweis für die Formatierung der Abb. 11 und 12, in denen mehrere Kurven dargestellt sind. Die von EXCEL angebotenen unterschiedlichen Stricharten zur Unterscheidung der Kurven sind im Ausdruck sehr unsauber, so daß in „Muster" die Optionen „Linie/Ohne" und „Markierung/Art/+(bzw. x etc.) gewählt wurde.

Ergebnisse des hydrostatischen Modells

Maximaldruck

Abb. 9 zeigt, wie eine schwimmende Kugel einsinkt, wenn das Verhältnis zwischen der Dichte der Kugel und derjenigen der Flüssigkeit das auf der Abszisse angegebene Verhältnis aufweist, oder im Spezialfall des Schwimmens in Wasser, wie eine Kugel mit der auf der Abszisse angegebenen Dichte einsinkt. Dabei ist die Einsinktiefe im Verhältnis zum Kugelradius angegeben. Spezifisch sehr leichte Kugeln sinken nahezu gar nicht ein, bei einer Zunahme der Dichte nimmt die Einsinktiefe stark zu. Dann flacht die Zunahme ab und ist ab einem Dichteverhältnis von ca. 0,15 bzw. beim Schwimmen in Wasser ab einer Dichte von 0,15 g/cm^3 fast proportional zur Dichte; bei Dichte 0,5 g/cm^3 sinkt die Kugel bis zu ihrem Äquator ein.

In Abb. 10 ist die Modellgröße Kugeldichte durch die schaumstoff-technische Beschreibungsgröße Shore-Härte ersetzt. In dem technisch realisierbaren Shorehärte-Bereich von 25 bis 150 dN/cm^2 (d.h. 1/100 N/cm^2, entspricht mit der alten Einheit p (Pont) dem früheren p/cm^2) variiert die Einsinktiefe zwischen 0,60 und 0,22, in dem anwendungstechnisch interessanten Bereich zwischen 40 und 100 shore nur zwischen 0,48 und 0,30.

Die Auswertung der Endgleichung (13) für den Maximaldruck (Abb. 11) soll einen Beitrag leisten zu der Diskussion (a) wie die Schaumstoffhärte den Maximaldruck und damit den Liegekomfort und das Dekubitusrisiko beeinflußt und (b) welche Variationen in der Shore-Härte unterschiedliche Körpermassen erfordern. In Übereinstimmung mit der Erwartung steigt der Maximaldruck, oder bezogen auf den Liegenden der Druck in dem am tiefsten eingesunkenen Bereich der Hüfte und damit in etwa der Druck am Sakrum mit der Shore-Härte, dies jedoch deutlich weniger als proportional: In dem technisch realisierbaren Shorehärte-Bereich von 25 bis 150 variiert der Maximaldruck bei 60 kg Körpermasse zwischen 33 und 78 hPa (d.h. 100 Pa, entspricht dem früheren p/cm^2 oder mbar) bzw. im Bereich 40 bis 100 hPa nur zwischen 45 und 67 hPa. Der Druck steigt auch mit Zunahme der Körpermasse, aber auch diese Variation ist deutlich unproportional: Bei 50 Shore wächst der Maximaldruck bei der extremen Massevariation von 60 bis 120 kg von 47 auf 59 hPa bzw. beim Übergang zwischen 60 auf 80 kg, bei dem üblicherweise die nächst höhere Matratzenhärte empfohlen wird, von 47 auf 52 hPa.

Stütz-Faktor

In dem Kugel/Flüssigkeits-Modell sinkt die Hüfte nach Maßgabe des Dichteverhältnisses ein, die Körpermasse hat dagegen nach (6) auf das prozentuale (nicht absolute) Einsinken keinen Einfluß. Ergänzt man jetzt wie in Abb. 8 eingezeichnet die Kugel durch einen Sattel zur Modellierung des Lordosebereichs, so ist der am Sattel auftretende Minimaldruck bei kleinen Dichteverhältnissen so lange Null, bis bei sich vergrößernden Verhältnissen die Satteloberfläche erstmals eintaucht. Damit nimmt auch der durch „Minimaldruck/Maximaldruck am unteren Rücken" definierte Stütz-Faktor bis zu diesem Grenzverhältnis den Wert Null an; so wird auch deutlich, daß der Stütz-Faktor im wesentlichen von der Sattelhöhe, d.h. von der Körperform abhängt.

Wird das Dichteverhältnis weiterhin vergrößert, so sinkt auch der Sattel in die Flüssigkeit ein. Setzt man die Höhendifferenz zwischen Hüfte und Lordose beim ruhenden, unterstützten und entspannten Körper mit 3 cm an, was in etwa der Forderung nach einer – gegenüber dem Stehen – abgeflachten Lordose als idealer Rückenform beim Liegen entspricht, setzt man weiterhin 50 shore (und damit nach Abb. 9 eine relative Einsinktiefe von 0,41) und 60 kg Körpermasse (und damit einen Kugelradius von 13,4 cm) an, so ergibt sich für die Kugel eine absolute Einsinktiefe von 5,5 cm und für die Lordose 2,5 cm, woraus für den Stütz-Faktor 45% folgt. Dieser Wert läßt sich bei gut stützenden Matratzen auch empirisch ermitteln. Aus dieser Überlegung wird auch verständlich, daß Stütz-Faktoren oberhalb von 45% nur in seltenen Fällen und nur bei ausgesuchten Probanden mit offensichtlich im Liegen wenig ausgeprägter Lordose beobachtet werden.

In Abb. 12 sind die so errechneten Stütz-Faktoren in Abhängigkeit von der Shore-Härte für Lordosehöhen von 0 bis 5 cm aufgetragen. Für den idealen Flachrücken ist der Stütz-Faktor unabhängig von der Matratzenhärte 100%. Bei größeren Lordosehöhen nimmt der Stütz-Faktor mit zunehmender Matratzenhärte ab und wird schließlich Null, was bei 5 cm Lordosehöhe bereits bei einer mittleren Härte von 66 Shore der Fall ist. Hier wird die lumbale Wirbelsäule nicht mehr von der Matratze gestützt.

In Bezug auf die Masseabhängigkeit des Stütz-Faktors ist folgendes zu überlegen. Macht man die plausible Annahme, daß bei zunehmender Masse die Rückenform gleich bleibt, d. h. daß Kugelradius und Lordosehöhe im gleichen Verhältnis wachsen, folgt auch für das auf den Sattel erweiterte Kugelmodell, daß das relative Einsinken und damit auch das Verhältnis zwischen Minimal- und Maximaldruck unabhängig von der Körpermasse ist, so daß auch bei einer empirischen Untersuchung keine Abhängigkeit erwartet werden kann. Damit gilt das für 60 kg gezeichnete Bild 12 auch für andere Körpermassen, wenn man die in der Legende angegebenen Lordosehöhen proportional zu dem den anderen Massen entsprechenden Kugelradien verändert.

Modell des Hängematten-Effektes

Konzentriertes Modell

Die Modellierung des Hängematten-Effektes basiert auf der Kräftezerlegung bei einer Kraftumlenkung, die in Abb. 13 dargestellt ist. Das Bild gibt die Verhältnisse bezogen auf eine ideale Hängematte wider, die im Gegensatz zur normalen Konstruktion aus seitlich fixierten Streifen aufgebaut und nicht durch Schaumstoff oder Federn unterstützt sein soll. Die Streifen werden durch den Körperdruck gespannt, an jedem Punkt eines Streifens wirken die Kräfte F'_i und F''_i nach beiden Seiten. Die Kraftvektoren schließen eine Winkel ein, der um denjenigen Betrag von 180° verschieden ist, um den der Überzug bei Überdeckung eines Bereichs a gebogen wurde. F'_i und F''_i werden vektoriell addiert und ergeben Kräfte F_i, die senkrecht auf a stehen und mit der Krümmung von a wachsen. Die Vertikalkomponenten der F_i addieren sich zum Körpergewicht, während sich die Horizontalkomponenten insgesamt kompensieren.

Damit ist beim Hängematten-Effekt der Druck auf eine Körperstelle durch den an allen Stellen eines Streifens gleich großen Zug im Betrag von F_i und durch die lokale Krümmung bestimmt, die nur sehr indirekt mit den Konstruktionsmerkmalen einer realen Liegeunterlage (wie Federkennlinie der Matratze, Kippbarkeit der Latten oder Schulterabsenkung) zu tun hat.

Computereinsatz in den empirischen Wissenschaften   117

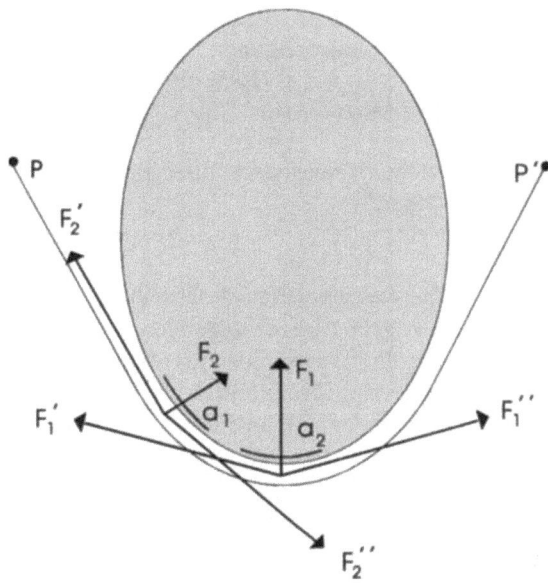

Abb. 13. Modell des Hängematten-Effekts. Der Körper, modelliert durch einen ovalen Zylinder, liegt auf einem (Tuch-)Streifen, der in den Punkten P und P' fixiert ist. Die Umlenkung der Spannungs-Vektoren F'_i und F''_i im Streifen über die Strecke a_i, erzeugt Kräfte F_i, die es ohne den hängemattenartigen Streifen in dieser Form nicht gäbe.

Verteiltes Modell

In Abb. 14 sind zur besseren Übersichtlichkeit die in Abb. 13 in dem Oval lokalisierten Einflußgrößen getrennt behandelt. Das auf einen Streifen der Breite 1 cm entfallende Körpergewicht W greift punktuell in der Mitte des Strei-

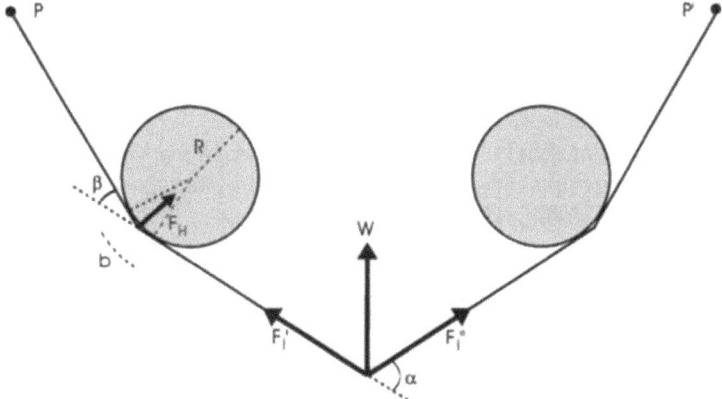

Abb. 14. Aufteilung des Hängematten-Modells in ein Teilmodell zur Erzeugung der Spannung im Streifen aufgrund des punktuell angreifenden Körpergewichts W und in ein Teilmodell zur Erzeugung der Hängematten-Kraft F_H aufgrund einer Umlenkung an einer prominenten Körperstruktur

fens an, führt zu einer Biegung a und so zu einer nach dem Sinussatz leicht berechenbaren Zugspannung

$$F_i = W \cdot \cos(a/2)/\sin a$$

oder für kleine Winkel nach einer Taylor-Entwicklung zu

$$F_i \approx W/a \, .$$

Dies ist die formelmäßige Beschreibung des Befundes, daß eine hohe Zugspannung F_i große Durchbiegungen a verhindert. Befindet sich an einer anderen Stelle ein Körper, hier als Zylinder mit dem Radius R modelliert, in der Spannrichtung des Streifens und lenkt diesen um einen Winkel β aus, so führt dies durch den Hängematten-Effekt zu einer Reaktionskraft

$$F_H = F_i \cdot \sin\beta/\cos(\beta/2) \approx F_i \cdot \beta$$

oder

$$F_H \approx W \cdot \beta/a$$

Dies bedeutet, daß die durch Hängematten-Effekt erzeugte Kraft an einem Hindernis im Weg des Streifens groß ist, wenn die durch das Gewicht erzeugte Auslenkung a klein und die durch das Hindernis erzeugte Auslenkung β groß ist, der Radius R des Hindernisses ist ohne Einfluß. Fragt man als nächstes nach dem Druck auf dem Zylinder, so erhält man

$$P_H = F_H/(\beta \cdot R) \approx W/(R \cdot a) \, .$$

Hier tritt der Biegewinkel am Hindernis nicht mehr auf, dafür aber der Radius. Dies bedeutet folgendes: Biegt man den Streifen in zunehmendem Maße ab, so erhöht sich zwar die Auslenk-Kraft, der Druck bleibt aber wegen der zunehmenden Auflagefläche konstant; er ist um so größer, je kleiner der Radius des Zylinders ist.

Zusammenfassend ist zu sagen, daß der unübersichtlich erscheinende Hängematten-Effekt bei geeigneter Vereinfachung der Geometrie sich durch extrem einfache Formeln beschreiben läßt, die einen Computereinsatz zur Auswertung völlig überflüssig machen.

Zusammenwirken von hydrostatischem und Hängematten-Modell

Diese einfachen Verhältnisse liegen allerdings nur bei der Behandlung des reinen Hängematten-Effektes vor. Nähert man sich der Realität wieder dadurch an, daß man elastische Materialien und Abdeckungen mit Hängematten-Effekt kombiniert, so muß man zu der extrem rechenaufwendigen Finite-Elemente-Methode (FEM) greifen, über die in diesem Band an anderer Stelle berichtet wird. Eigene FEM-Modellierungen des Beins bzw. einer elastischen Matratze mit Abdeckung wurden an anderer Stelle publiziert (Li & Nicol, 1995; Li & Nicol, 1996).

Beide Unterstützungsmechanismen, die durch das hydrostatische Modell beschreibbare Normalkraft und der Hängematten-Effekt, können prinzipiell dazu genutzt werden, um optimale Sitz- und Liegeflächen zu konstruieren. In unserem Labor wurde beispielsweise ein Sitz entwickelt, der bei ausschließlichem Einatz des Hängematten-Effekts hervorragenden Sitzkomfort mit guten thermischen und Feuchte-Eigenschaften kombiniert. Wegen der Unübersichtlichkeit des Hängematten-Effektes wird dieser jedoch meist als ein schädlicher und möglichst zu vermeidender Nebeneffekt interpretiert. Daher soll hier noch einmal zusammengefaßt werden, wie er zu minimieren ist.

Die der hydrostatischen Kraft überlagerte Hängematten-Komponente wächst
1. mit der Zugspannung im Streifen, die ihrerseits wächst,
   - mit der Nachgiebigkeit des Untergrundes, z. B. des Schaumstoffs
   - mit der Steifigkeit der seitlichen Aufhängung, z. B. der Steifigkeit der Matratze, oder (in einem Extremfall) mit der Steifigkeit der seitlichen Wangen, mit denen eine Abdeckung der Matratze fest verbunden ist, wie es bei manchen Wasserbetten zu sehen ist,
   - mit der abnehmenden Elastizität des Bezugsstoffes,
2. mit der Krümmung im Steifen, die ihrerseits wächst mit
   - der Exponiertheit der abgestützten Körperregion,
   - der Steifigkeit der abgestützten Körperregion.

Literatur

Aisslinger, U., Nicol, K., Preiß, R.: Device for high resolution force distribution measurement. In: Biomechanics VIII-A, Warschau, 548–553, 1981.
Albrecht, R. & Nicol, N.: Das Corel Draw! 6.0 Einmaleins. Econ Taschenbuchverlag, Düsseldorf, München, 1996.
Andiracchi, T.P.: Functional testing in the anterior cruciate ligament-defizient knee. Clin Orth 288:40–47, 1993.
Clauser, C.E. & McConville, J.T., Young, J.W.: Weight, Volume and Center of Mass of Segments of the Human Body, Wright-Patterson Air Force Base, Ohio, AMRL-TR-69-70, 1969.
Dempster, W.T. & Gaughran, G.R.L.: Properties of Body Segments Based on Size and Weight. American Journal of Anatomy 120, 1967.
Hennig, E.M. & Lafortune, M.A.: Relationships between ground reaction force and tibial bone acceleration parameters. International Jorunal of Sport Biomechanics, (7) 303–309, 1991.
Huo, M. & Nicol, K.: 3-D force distribution measuring system. XV th Congress of the International Society of Biomechanics, Jyväskylä 410–411, 1995.
Kosiak, M.: Etiology and Pathology of ischemic ulcers. Arch Phys Med 40, 62–69, 1959.
Li, X.M. & Nicol, K.: Coupling force distribution and finite element model for calculating the consequences of distributed force. 5th emed scientific meeting, Penn State, 1996.
Li, X.M. & Nicol, K.: A nonlinear dynamic 2D FEM simulation of the leg in walking. V th International Symposium on Computer Simulation in Biomechanics, Jyväskylä 26–27, 1995.

Nicol, K. & Hennig, E.: Elektrische Schaltungsanordnung zum zeitabhängigen Messen von physikalischen Größen. Patentschrift DE 25 29 475 C 3, 1975.

Nicol, K. & Hennig, E.: A Time Dependent Method for measuring Force Distribution Using a Flexible Mat as a Capacitor. In: Biomechanics V, Baltimore, 433–440, 1976.

Nicol, K., Urlaub, G., Rüter, G., Hildebrand, T., Habermann, H., Engelhardt, A.: Objektive Kriterien zur besseren Stumpfeinbettung bei Prothesen der unteren Extremität, Bonn 1980.

Nicol, K., Preiß, R., Albert, H.: Capacitance-type force measuring system – methods and applications. In: Biomechanics VII-A, Warschau, 553–557, 1981.

Nicol, K.: Determining characteristics of intensity time plots. In: Biomechanics VIII, Baltimore, 1231–1238, 1983.

Nicol, K. & Körner, U.: Pressure distribution on a chair for disableds. In: Biomechanics IX-A. Champaign, 274–280, 1985.

Nicol, K.: Pressure distribution on curved and soft surfaces. In Biomechanics: Basic Applied Research, Dordrecht, 543–550, 1987.

Nicol, K., Domenghino, W., Michael, F., Rusteberg, D.: Zur Belastung und Beanspruchung beim Sitzen. In: G. Falkenberg, (Hrsg.) Medizin – Gesundheit – Sport, Münster und Hamburg, 47–66, 1991.

Nicol, K. & Rusteberg, D.: Pressure Distribution on Mattresses. Journal of Biomechanics 26, 1479–1486, 1993 a.

Nicol, K. & Rusteberg, D. Pressure distribution on mattresses. XIV. International Congress of Biomechanics, Abstracts, Paris, 942–943, 1993 b.

Nicol, K.: Biomechanisches Eigenschaftsprofil von Matratzen. Geriatrische Forschung 4, 77–89, 1994.

Nicol, K. Bröckmann, E., Damberg, J., Schewe, H., Shan, G. B., Peikenkamp, K., Rusteberg, D., Wieners, A.: Methods for studying sitting and reclining. XV th Congress of the International Society of Biomechanics, Jyväskylä 676–677, 1995.

Saad I. & Nicol, K.: Pressure distribution on soft surfaces – measuring system and applications. In: Biomechnics XI, 989–993, 1988.

Schewe, H., Rusteberg, D., Domenghino, W., Nicol, K.: Models and standards of pressure distribution in reclining. Second World Congress of Biomechanics, Abstracts, Volume II, 384, 1994.

Schöllhorn, W.: Verfahren für den quantitativen Vergleich von komplexen Bewegungsmustern mit Hilfe von prozeßorientierten Modellen. In: Grundlagen der Biomechanik des Sports. Stuttgart, 161–173, 1996.

Wetz, H. & Nicol, K.: Die Optimierung von Sitzschalen für kommunikationsgestörte Mehrfachbehinderte mittels der kapazitiven Druckverteilungsmessung nach Nicol. Die Rehabilitation 33, 158–163, 1994.

Yücel, M., Liebscher, F., Nicol, K.: Pressure distribution ion orthotic devices for treatment of spine. In: Biomechanics IX-A. Champaign, 269–273, 1985.

Die Bewegungsanalyse ist das wichtigste Werkzeug der Biomechanik zur Beantwortung klinischer Fragestellungen. Wie wähle ich die richtigen Verfahren und Geräte aus?

H. Witte, M. M. Günther

Voraussetzungen

Orthopäden und Unfallchirurgen diagnostizieren und therapieren Erkrankungen des Bewegungsapparates. Strukturelle Schädigungen dieses Organsystems manifestieren sich in Störungen von Bewegungsfunktionen. Für deren Analyse offeriert die Biomechanik diverse Methoden, die unter dem Sammelbegriff „Bewegungsanalyse" geführt werden.

Wir möchten der Leserin und dem Leser die wichtigsten Eingangs-Informationen zur rationalen wie rationellen Auswahl der geeigneten Methoden zwecks Beantwortung eigener Fragestellungen an die Hand geben.

Zielrichtung und Umfang der Darstellung

Beim ersten Schritt in das Gebiet der Bewegungsanalyse, der Auswahl passender Verfahren und Geräte, wird der Praktiker meist allein gelassen oder zumindest nicht objektiv beraten – welcher Anbieter sollte ein Interesse daran haben, die Vorteile der Konkurrenzprodukte aufzeigen? Diesem Notstand an wesentlichen Entscheidungsgrundlagen für die Auswahl von Verfahren und Geräten der Bewegungsanalysesystemen abzuhelfen ist der Sinn der folgenden Betrachtungen. In Analogie zu einer typischen Alltagssituation: wir werden nicht genau erläutern, wie man den Videorecorder XY zwei Wochen im voraus programmieren kann, sondern Informationen zu der vorher notwendigen Entscheidung liefern, ob und warum ein VHS®-, S-VHS®-, U-MATIC®- oder Betacam®-System eingesetzt werden sollte. Die darauf aufsetzende Auswahl eines entsprechenden Anbieters kann und muß bei der Entwicklungsfähigkeit des Marktes dem Anwender überlassen bleiben. Wir verzichten bewußt auf die Vorstellung einzelner Produkte.

Beschaffung von aktuellen und Detail-Informationen zur Bewegungsanalyse

Wer heute ein konkretes biomechanisches Problem zu lösen hat und sich grob über die zur Lösung verfügbaren Verfahren klar geworden ist, sollte im nächsten Schritt die Informationsmöglichkeiten im Internet nutzen. In den meisten Fällen wird man feststellen, daß schon Andere vergleichbare Schwierigkeiten hatten und man das Rad nicht neu erfinden muß. Adressen der

Wahl sind für diesen Zweck die Internet-Homepage der International Society of Biomechanics ISB (zum Zeitpunkt der Drucklegung http://isb.ri.ccf.org/) und das von der ISB organisierte Internet-Diskussionsform (BIOMCH-L@NIC.SURFNET.NL). Von den Teilnehmern dieses Forums werden auch „naive" Fragen durchaus ernst genommen – gäbe es diese nicht, würde für uns die Sonne immer noch um die Erde kreisen.

Für Zwecke der Qualitätssicherung in der Bewegungsanalyse werden von den Teilnehmern an diesen elektronischen Informationsforen kontinuierlich neue bzw. optimierte Standards im Sinne einer (bisher nur durch Konsensus verbindlichen) „Normung" des technischen Inventars entwickelt. Der Fundus an Faktenwissen ist heute bereits so groß, daß klinische Bewegungsanalyse-Labors sich an derartigen Standards messen lassen müssen, um eine international anerkannte Akkreditierung zu erhalten. Das „Accreditation Board of Clinical Movement Analysis Laboratories in Europe ABCMALE" soll für diese Zwecke Europäische Standards definieren und deren Einhaltung durch Akkreditierung dokumentieren (siehe http://abcmale.ee.unian.it).

Zum Thema Bewegungsanalyse ist eine Vielzahl guter Publikationen mit den für die sinnvolle Anwendung unabdingbaren Detailinformationen verfügbar (s. insbesondere die Liste „Empfohlene Bücher" am Ende der Arbeit). Wir werden daher in unserem Text auf Literaturzitate soweit wie möglich verzichten.

Begriffe

Bewegungsanalytische Verfahren werden in der Biomechanik entwickelt. Die Biomechanik ist kein Teilgebiet der Mechanik, genausowenig wie sie ein Teilgebiet der Biologie ist. Sie wendet Methoden der Mechanik auf Lebewesen an und sucht Erkenntnisgewinne über die Wechselwirkung und Verknüpfung biologischer und physikalischer Sachverhalte.

Damit sollte der Leserin und dem Leser klar sein, daß Aussagen zu bewegungsanalytischen Methoden aus den technischen oder biologisch-medizinischen Randfeldern der Biomechanik zwar hochpräzise sein können, aber häufig praxisfremd sind. Dem Arzt mit seinen biologisch-medizinischen Kenntnissen wird dieses Problem schon im ersten Beratungsgespräch durch den Ingenieur oder Physiker deutlich: da wird über technisch realisierbare Meßgenauigkeiten der Verfolgung von Hautmarkierungen im Zehntel-Millimeter-Bereich spekuliert, während der zuhörende Orthopäde seinen eigenen Trochanter major unter der Haut zentimeterweise hin- und herrutschen spürt. Vereinfachend lassen sich damit die weiteren Betrachtungen zusammenfassen zu der Frage:

Wieviel Technik muß sein?

Dem Arzt ist das von ihm biomechanisch zu untersuchende Lebewesen, der Mensch, wohlbekannt. Für ihn müssen wir daher vorrangig eine Erläuterung der mechanischen Grundbegriffe anbieten, insbesondere, da der Gebrauch dieser Terminologie keineswegs wie auf anderen Gebieten der Technik vollständig normiert ist.

Mechanik

Spätestens seit Isaac Newton (1713) ist bekannt, daß die Bewegungen eines Körpers und die damit verbundenen Kräfte in festen Beziehungen zueinander stehen. Die Ambivalenz dieser Beziehung äußert sich darin, daß man gleicher Berechtigung konstatieren kann, eine Kraft rufe eine Bewegung hervor, wie die Feststellung richtig ist, bei Bewegungen träten Kräfte auf. Die so vereinfacht umschriebene philosophische Frage nach der Natur der Kraft ist ein immer noch ungelöstes physikalisches Problem. Für die Praxis umgehen wir das Problem:
- Wir fassen alles, was die Verknüpfung von Bewegungen und Kräften angeht, unter dem Oberbegriff „Dynamik" für ein Teilgebiet der Mechanik und damit der Physik zusammen (Abb. 1).
- In der mathematischen Formulierung unserer Probleme sagt die Verteilung von Größen (eine physikalische Größe ist die Kombination von Zahlenwert und Einheit, z. B. 1 kg) auf die linke oder rechte Seite einer Gleichung nichts über Ursache und Wirkung aus, sondern gliedert allenfalls nach „bekannt" und „unbekannt".

So kann die „Newtonsche Grundgleichung" über die Beziehung zwischen Kraft F, Masse m und Beschleunigung a (Änderung der Geschwindigkeit im Laufe der Zeit) einer „Punktmasse"

$$F = m \cdot a$$

gleichermaßen

$$a = \frac{F}{m}$$

gelesen werden.

Die meisten heute verfügbaren technischen Verfahren der Bewegungsanalyse liefern uns vielfältige Informationen zur Beschreibung der Bewegung eines Körpers (Bewegungsanalyse i.e. S.: Kinematik, s. Abb. 1). Die erste Fassung der obigen Gleichung zeigt uns auf, wie wir aus diesen Daten auf die wirkenden Kräfte zurückschließen können. Erfolgt der Rückschluß rechnerisch, nennt man die Vorgehensweise heute „Inverse Dynamik". Dieser Begriff ist zumindest aus der Sicht des Anwenders vollständig verwirrend:
- Er ist falsch. Die Dynamik kann rein definitorisch nicht ihr eigenes Gegenteil einschließen (vgl. Abb. 1).
- Wie gerade festgestellt, hat die „Newtonsche Grundgleichung" keine Vorzugs-Leserichtung.
- Der medizinische Anwender der Bewegungsanalyse kommt gedanklich von der für ihn normalen Situation bekannter Bewegungen und erfragt die Kräfte: diese Vorgehensweise soll „invers" sein?

Verständlich wird der Begriff nur, wenn man sich vergegenwärtigt, daß die Definition der mechanischen Begriffe entscheidend durch ihre Anwendung

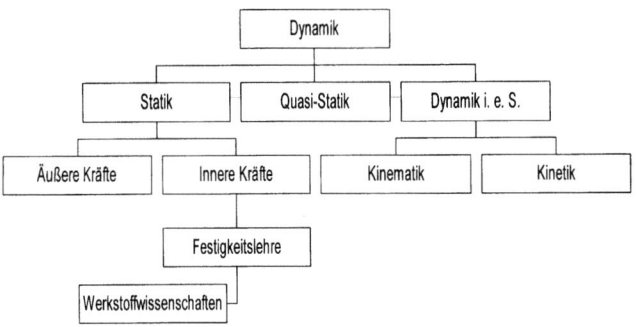

Abb. 1. Strukturgliederung der „Mechanik". Einordnung von Begriffen der Bewegungsanalyse.

in der technischen Mechanik geprägt wurde. Dort stand die zweite Leserichtung der obigen Gleichung anfangs im Vordergrund: ich habe eine „Kraftmaschine" (Energiequelle wie die Wattsche Dampfmaschine), welche Bewegungen kann ich durch sie produzieren? Diese Vorgehensweise wurde damit die Dynamik i. e. S. Wenn man die Gleichung so anwendet, daß man anhand bekannter Kraftgrößen die Bewegungen mit einem Rechnerprogramm vorhersagt, spricht man von „Vorwärtssimulation". Der Begriff „vorwärts" ist dabei als umgekehrte Leserichtung zu „invers" in der Inversen Dynamik zu verstehen, nicht als Raumrichtung! Um die Situation nicht zu übersichtlich werden zu lassen, verwenden viele Autoren als Synonym für die Dynamik den Begriff „Kinetik". Dieser Term umfaßt aber (eigentlich) nicht nur die Kraftgrößen („Zustandsgrößen" im Sinne der Thermodynamik), sondern auch den Impuls-, Energie- und damit Arbeits- und Leistungsbegriff („Bilanzgrößen").

Nachdem dem Leser klar geworden sein sollte, daß Verständnisprobleme nicht zwangsläufig in seiner Person liegen müssen, einige weitere Begriffe, die für die Anwendung der technischen Umsetzungen und der Verknüpfungen mit benachbarten Gebieten notwendig sind:
In der Newtonschen Grundgleichung ist ein Anteil der Beschleunigung immer die Erdbeschleunigung, Gravitation g. Damit wirken auch bei Stillstand des Körpers Kräfte auf ihn. Jenes Teilgebiet der Mechanik, welches sich mit diesen Problemen auseinandersetzt, nennt sich Statik (Abb. 1). In der Praxis finden Methoden der Statik aber auch durchaus Anwendung auf dynamische Probleme: bei langsamen Bewegungen „tut man so, als ob" der Körper unbewegt wäre: „quasi"statische Betrachtung. Die Statik bietet Methoden, um auf die im Körper wirkenden Kräfte (Spannung: Kraft pro Flächeneinheit) zurückzuschließen (Festigkeitslehre). Neben analytischen Techniken und der experimentellen Spannungsanalyse (z. B. Spannungsoptik) finden immer stärker Rechnermethoden für diesen Zweck ihren Einsatz: Finite-Elemente-Methoden FEM, vgl. den Beitrag von S. Lenz in diesem Buch.

Weit fortgeschritten sind die mechanische Analysetechniken für (ideal) starre Körper. Diese Methoden haben in der technischen Mechanik angesichts der Unnachgiebigkeit von Stahl und Beton ihre volle Berechtigung. In der Biomechanik ist ihre Anwendung zulässig, wenn man sich über die Abweichung der verwendeten Modelle von der Realität klar ist: Bewegungen von Knochen und Knorpel (und des von ihnen gebildeten Skelettsystems) werden in vielen Fällen mit starrkörpermechanischen Methoden zu bestimmen sein, die Weichteile wie Sehnen, Bänder und insbesondere Muskeln oder Haut sind in den seltensten Fällen ohne Anwendung der Elastomechanik oder komplizierterer Methoden der Kontinuumsmechanik zu verstehen. Dabei ist immer die von Friedrich Pauwels inspirierte „Beanspruchungswaage" zu berücksichtigen: die Umsetzung der äußeren Belastung eines Körpers in seine innere Beanspruchung wird durch seine Eigenschaften moderiert – Morphologie, Struktur, Materialeigenschaften, Protektionsmechanismen, Adaptationsfähigkeit ... (Abb. 2).

Auch die Beschränkung auf die Starrkörpermechanik bietet noch ausreichend Fußfallen:
- Die Newtonsche Grundgleichung (die wir anwenden dürfen, da Starrkörper Anhäufungen von Punktmassen sind) ist eine Vektorgleichung: Kräfte und Beschleunigungen haben Richtungen:

$$\vec{F} = m \cdot \vec{a}$$

Damit sind für jede räumliche Bewegung drei Gleichungen zu führen – Gleichungssysteme sind gute Gründe für die Anwendung von Rechnern zu ihrer Verwaltung und Lösung.

- Die mechanische Kopplung räumlich verteilter Punktmassen in starren Körpern bedingt das Auftreten von Kraftwirkungen bei Drehbewegungen (Rotationen). Sie werden beschrieben durch eine zweite Grundgleichung:

$$\vec{M} = J \cdot \vec{a}$$

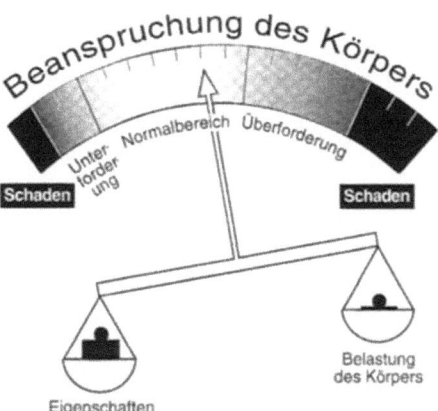

Abb. 2. Das Modell der „Beanspruchungswaage". Die Eigenschaften eines Körpers übertragen seine äußeren Belastungen in innere Beanspruchungen.

Auch das Moment M und die Winkelbeschleunigung a sind Vektoren – gerichtete Größen, während das Massenträgheitsmoment J, der Widerstand gegen Drehung, durch einen speziellen mathematischen Operator mit neun Komponenten, den Trägheitstensor, beschrieben wird.
Damit verdoppelt sich für jeden betrachteten Starrkörper die Zahl der zu lösenden Gleichungen auf sechs.
- Beschleunigungen und Winkelbeschleunigungen sind die zweiten zeitlichen Ableitungen der direkt zu beobachtenden Weggrößen (Lage = Translation und Verdrehungswinkel = Rotation). Experimentelle Beobachtung von Bewegungen liefert zeitdiskrete Reihen von Werten, welche nur numerisch differenziert bzw. integriert werden können. Die entsprechenden Meßverfahren sind sehr anfällig schon gegen kleine (zufällige oder systematische) Fehler.

Wahl des Koordinatensystems. Ein scheinbar banales Problem bereitet in der Praxis große Probleme: die Wahl des geeigneten Koordinatensystems für die eigenen Messungen. In der Anwendungspraxis wird dem Prinzip des Cartesischen Koordinatensystems der Vorzug gegeben. Drei senkrecht zueinander stehende Achsen (üblicherweise „x", „y" und „z" genannt) definieren durch auf sie bezogene Längenmaße die Lagen von Punkten. Dabei ist unbedingt darauf zu achten, daß die „Rechte-Hand-Regel" eingehalten wird! Die Relativlage der Achsen muß ihrer Simulation mit der rechten Hand entsprechen: x in Richtung des Daumens, y in Richtung des gestreckten Zeigefingers und z in Richtung des palmar abgeknickten Mittelfingers. Man sei sich nicht zu schade, mit dieser Handhaltung durch das Labor zu gehen und die Orientierung der Koordinatensysteme zu kontrollieren: linkshändige Systeme provozieren aufwendige Suchen nach Rechenfehlern in den Verrechnungen der Bewegungs- und Kraftvektoren.
Die Wahl der Orientierung des (Labor-)raumfesten Systems bereitet nicht geringes Kopfzerbrechen: zwar hat die International Society of Biomechanics einen Vorschlag für ein cartesisches „ISB-Koordinatensystem" gemacht, der eigentlich von allen Anwendern ohne Probleme als Norm zu akzeptieren wäre, doch bietet die Firma Kistler® als führender Anbieter von Kraftmeßplatten in ihrem Meßprogrammen als Standardoption noch das (historisch begründbare) „Kistler-Koordinatensystem" an, so daß viele Anwender nach Erwerb einer Kraftmeßplatte als erstem Meßgerät bereits viele Daten in diesem Format verfügbar haben (Abb. 3).
Das Kistler-Koordinatensystem realisiert die Überlegung, daß bei einer horizontal liegenden Kraftmeßplatten die beiden „gleichberechtigten" Waagerechten die xy-Ebene aufspannen sollten, die Senkrechte aufgrund der Gravitationswirkung aber eine Sonderrolle spielt und daher das „z" zugeordnet bekommt. „z" zeigt in Wirkrichtung der Gravitation nach unten – damit sind die auf den Boden ausgeübten Drückkräfte immer positiv. Warum allerdings die für Bewegungsanalysen besonders interessante Bewegungsrichtung die y-Achse definiert, ist nur historisch zu begründen. Damit spielen sich die besonders häufig nur zweidimensional (2D) zu analysierenden Sagittalbewegungen in yz-Ebenen ab.

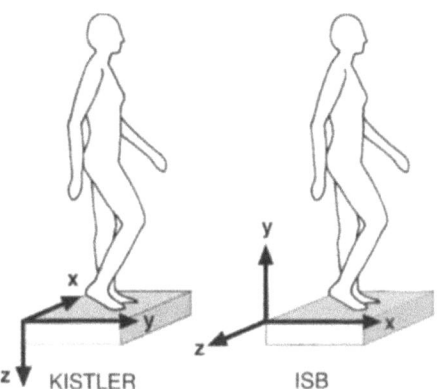

Abb. 3. In der Biomechanik gebräuchliche Koordinatensysteme.

Das ISB-Koordinatensystem stellt diesen Aspekt häufiger 2D-Analysen in den Vordergrund und beschreibt die Sagittalebenen durch x und y, wobei x die Bewegungsrichtung ist und die Vorzeichenwahl der Intuition entspricht: vorne ist „+x" und oben ist „+y". Die Orientierung von z ergibt sich dann aus der Rechten-Hand-Regel: in Bewegungsrichtung rechts.

Für Neueinsteiger gilt: ISB- und Kistler-Koordinatensystem sind gleichermaßen logisch und handhabbar, aber man entscheide sich für eines von beiden und **bleibe dabei!**

Unabdingbar werden bewußte Entscheidungen für eine einheitliche Notierung, wenn man außer den translatorischen Bewegungen der Körperelemente (Segmente) im Raum auch deren Rotationen messen möchte. Dann ist für jedes Körperelement eine eigenes, körperfestes cartesisches Koordinatensystem erforderlich. Das Verrechnen von gemischten ISB-, Kistler-, rechts- und linkshändigen Koordinatensystemen stellt eine effiziente Arbeitsbeschaffungsmaßnahme dar.

Starrkörpermodelle des menschlichen Körpers

Der menschliche Körper besteht aus über 200 Knochen, die über mindestens je ein Gelenk mit anderen Knochen verbunden sind. Selbst wenn ausreichend Informationen zur Modellierung all dieser Skelettelemente (Morphometrie, Materialeigenschaften) verfügbar wären und es Rechner gäbe, die diese Vielzahl an Informationen in Form von Gleichungssystemen verarbeiten könnten, so wäre doch die Definition eines derartigen „Universalmodelles" unsinnig. Für die Modellierung einer Ganzkörperbewegung wären 200 Elemente viel zu viel, da die für Berechnungen erforderlichen Eingangsinformationen experimentell gar nicht zu gewinnen wären. Ist man hingegen an der Verformung der Fußgewölbe unter Last interessiert, ist ein derartiges Modell für den Fuß viel zu grob und für den übrigen Körper viel zu fein. Modellbildung ist immer eine Reduktion von Komplexität, diese sollte so weit gehen wie möglich und nur die unbedingt notwendige Komplexität abbilden. Was hinreichend ist, weiß man häufig allerdings erst nach etlichen Fehlversuchen: Modellbildung ist ein iterativer Vorgang. Festzuhalten bleibt: „das" Starrkörpermodell des menschlichen Körpers gibt es nicht.

Für einige Standardanwendungen wie die Ganganalyse gibt es weitgehenden Konsens über die notwendige und hinreichende Komplexität der zu verwendenden Starrkörpermodelle. Arbeitsgruppen der ISB schaffen hierfür kontinuierlich Vorschläge für „Normen" (hier sei für aktuelle Informationen noch einmal auf die ISB-Anbieterseite im Internet verwiesen).

Viele derartige „Androide" sind durch die Eigennamen ihrer Entwickler und Erstbeschreiber gekennzeichnet. Dabei beschränkt sich die Parametrierung keineswegs auf die Skelettelemente. Häufig sind die Einflüsse der Weichteile zumindest als Massenbelegungen der stabförmigen Skelettelemente berücksichtigt: jeweils in Form von Verteilungen („Human Factors" liefern Skalierungsmöglichkeiten) die Segmentmassen, die Lage des Schwerpunktes auf dem Segment, die Massenträgheitsmomente. Als bekannteste Modelle seien hier genannt Dempster, 1955; Hanavan, 1964; Chandler et al., 1975; Jensen, 1978; Hatze, 1980; Hinrichs, 1985. Eine systematische Analyse der Literatur liefert aber eine Vielzahl weiterer Quellen, beginnend mit Borelli (1680/81). Davon sind im Normalfall allenfalls zwei oder drei als Option in kommerziell erhältlichen Softwarepaketen implemetiert. Die zugrundegelegten anthropometrischen Daten sollte man deswegen anhand der Originalpublikationen daraufhin prüfen, ob sie denn das eigene Patientenkollektiv ausreichend beschreiben. Die Auslegung einer Orthese für den japanischen Markt anhand von Daten weißer US-Amerikaner könnte Probleme provozieren.

Kinematische Analysen

Bewegungsgrößen

Bewegung ist die Orts- und Lageveränderung eines Körpers im Zeitverlauf. Damit ist für eine (annähernd) vollständige Beschreibung einer Bewegung eine ganze Liste von Informationen erforderlich:
- der Ortsvektor **s** (drei Komponenten x, y, z) vom Bezugspunkt (Ursprung des Koordinatensystems) zu einem definierten, festen Punkt auf dem Körper
- die Orientierung eines körperfesten Koordinatensystems mit Rotationsmatrix **R** (3×3 Komponenten) in diesem Punkt, um die Lage des Körpers im Raum zu beschreiben. Alternativ kann auch eine ihrer äquivalenten, aber keineswegs einfacher verständlichen Vereinfachungen (gebräuchlich: Euler'sche und kardanische Winkel sowie „helical axes") Verwendung finden.

Weil diese Daten experimentell nur in zeitdiskreter Form vorliegen, also keine analytischen Funktionen $s(t)$ und $R(t)$ verfügbar sind, die symbolisch differenzierbar sind, sondern nur die $s(t_i)$- und $R(t_i)$-Werte zum i-ten Meßzeitpunkt, müssen je nach Charakter der Bewegung (Stoßhaltigkeit) noch je drei Werte angegeben werden für:

- die Geschwindigkeit $v(t_i)$
- die Linearbeschleunigung $a(t_i)$ (erste zeitliche Ableitung der Geschwindigkeit)
- den linearen Ruck $b(t_i)$ (zweite zeitliche Ableitung der Geschwindigkeit)

und entsprechendes für die Winkelbewegung:
- die Winkelgeschwindigkeit $\omega(t_i)$
- die Winkelbeschleunigung $\alpha(t_i)$ (erste zeitliche Ableitung der Winkelgeschwindigkeit)
- den Winkelruck $\beta(t_i)$ (zweite zeitliche Ableitung der Winkelgeschwindigkeit)

In der Praxis wird man also um eine Vereinfachung durch Auswahl der für die jeweilige Fragestellung relevanten und damit zu bestimmenden Komponenten nicht herumkommen. Da man üblicherweise erst nach Durchführung eines Experimentes weiß, was wichtig und was vernachlässigbar ist, gelten für die Bewegungsanalyse zwei ur-medizinische Prinzipien:
- Adaptive Optimierung mit mehrfacher Wiederholung von Experimenten ist normal.
- Erfahrung mit Schärfung des „Blickes für das Wesentliche" ist durch Nichts zu ersetzen.

Grundproblem:
Analyse der Bewegungen des nicht direkt zugänglichen Skelettes

Wir gehen einen mehr oder weniger nachgiebigen Körper durch Verwendung der Starrkörpermechanik schon mit der falschen Methode an. Zudem sind die einzigen halbwegs starren Körperelemente, die Knochen, bis auf wenige Ausnahmen (die „tastbaren Knochenpunkte" der Anatomie) nicht direkt zugänglich – Messungen können nur indirekt erfolgen.

Aus dieser vernichtenden Beurteilung der verfügbaren Bewegungsanalyseverfahren sollte sich nun kein Fatalismus ergeben, sondern eine bewußte Entscheidung:
- Besteht (zumeist bei wissenschaftlichen Fragestellungen) Bedarf an absoluter Richtigkeit der Messung? Dann muß ich die gesamte Meßkette mit den Methoden der physikalisch-mathematischen Fehleranalyse untersuchen und entscheiden, ob der erwartete Fehler in vernünftiger Relation zur Meßgröße steht. Fällt diese Entscheidung negativ aus, muß ich systematische Fehler besser eingrenzen und quantifizieren, zufällige Fehler verringern – zumeist führt dieses zu einer größeren Invasivität der verwendeten Methode.
- Möchte ich eine diagnostische Messung in Relation zu einer Bezugsgruppe vornehmen? Hierfür müssen systematische Fehler nicht unbedingt exakt quantifiziert werden, sondern als systematisch (d.h. reproduzierbar) eingegrenzt und in ihrer Auswirkung eingeschätzt werden (Quantifikation einer „typischen Fehlergröße"). Damit beschränkt sich die aktuelle Fehlerkontrolle bei Einsatz der Methode auf die zufälligen Fehler – wofür durch Anwendung der in der Labormedizin erprobten statistischen Verfahren geeignete Werkzeuge zur Verfügung stehen.

Diese Vorgehensweise ist der EKG-Diagnostik vergleichbar: die Potentialkurven geben auch kein genaues Funktionsbild des Herzen wieder, durch Vergleich mit einem „Normal" weisen die standardisiert erhobenen Daten (Einthoven-, Wilson-Ableitungen) aber sehr deutlich auf „Pathologische Abweichungen" hin.

Methoden der Datenaquisition

Die Starrkörpermodelle des menschlichen Körpers sind vordergründig Modelle des Skelettes. Als kinematische Eingangsdaten sind also Daten über die Bewegungen der Knochen im Raum ideal. Direkt beobachten lassen sich diese Bewegungen mit den „bildgebenden Verfahren" der Radiologie. Röntgenkinematographie ist eine eingeführte Methode, die wir auch heute noch intensiv für kinematische Analysen bei kleinen Tieren einsetzen (45 kV...48 kV bei zu vernachlässigender Streustrahlung) - für den Menschen mit seinem relativ großen Weichteilmantel wird die Methode aus Strahlenschutzgründen nur noch in Ausnahmefällen zu verwenden sein. Zudem sind biplanare Anlagen (mit der Möglichkeit zur 3D-Analyse) extrem selten.

Für den Vergleich von Stadien langsamer Bewegungen (Vergleiche von Haltungen) sind die Schnittbildverfahren in Erwägung zu ziehen. Ein großes praktisches Problem stellte bisher die „enge Röhre" des Röntgen-CT und des MRI dar. Die Geräte waren für die Diagnostik am liegenden Menschen mit gestreckter Haltung ausgelegt - Bewegungen und Belastungssituationen mit stärkeren Gelenkbeugungen waren in der Röhre kaum zu realisieren. Mit der Verfügbarkeit des offenen MRI ergeben sich hier vielfältige neue Möglichkeiten, insbesondere lassen sich bei stehender Anordnung der Spulenpaare typische aufrechte Körperhaltungen des Menschen (Stehen, Sitzen) untersuchen. Belastungsvorrichtungen im Magnetfeld des MRI dürfen nicht aus ferromagnetischen Materialien sein, mit Holz, Kunststoffen, Messingschrauben, Klebstoffen lassen sich viele ausreichend stabile Konstruktionen realisieren. Immer teste man aber vor Realisation aufwendiger Apparate anhand einer Werkstoffprobe, ob das Material tatsächlich „MRI-geeignet" ist! Selbst chemisch identische Produkte verschiedener Hersteller können sich im MRI deutlich unterschiedlich verhalten. Ein weiteres Problem sollte bedacht werden: elektrische Signale können weder sicher aus der „Region of interest (ROI)" heraus- noch hereingeleitet werden. Damit ist die Kombination des MRI mit anderen Meßverfahren schwierig (bis hin zur akuten Gefährdung des Patienten und der Meßgeräte via Induktion über die Leitungen), Lasten und Wegvorgaben müssen mechanisch aufgebracht oder gemessen werden (Hebel, Seilzüge, Hydraulik, Pneumatik).

Ohne große Meßfehler lassen sich die Bewegungen von Knochen auch ermitteln, wenn sie über osteosynthetisches Material (Kirschner-Drähte, Steinmann-Pins, Schanz-Schrauben) mit der Außenwelt verbunden sind. Bei diesen Patienten mißt man die Bewegungen der Extension, des Fixateur externe usw. und rechnet auf die Bewegung der daranhängenden Skelettelemente zurück.

Zumeist wird man aber vor der Notwendigkeit zur Analyse freier, ungestörter Bewegungen auch bei Gesunden stehen, also zur weitestgehenden Nicht-Invasivität gezwungen sein. Damit kann man die Bewegungen der Skelettelemente nur von der Körperoberfläche, der Haut aus analysieren. Die Knochenbewegungen werden dabei durch die Bewegungen technischer Starrkörper repräsentiert, die nicht-starr über den Weichteilmantel mit dem Knochen verbunden sind. Unabhängig vom zu wählenden Meßverfahren muß man sich Klarheit darüber verschaffen, inwieweit die Relativverschiebungen unter der Bewegung reproduzierbar sind und wie groß sie maximal werden können. Diese Werte werden für einen kleinen Pykniker anders ausfallen als für den 70 kg-1,75 m-Normalpatienten. Dabei ist es sehr wesentlich, in der zu analysierenden Belastungssituation Richtungsabhängigkeiten der Verschiebemöglichkeiten zu bemerken. Große Verschiebungen des Weichteilmantels in Längsachse einer Extremität beeinflussen beispielsweise Winkelmessungen an den Gelenken mittels Goniometern nur geringfügig.

Zu prüfen ist bei allen Verfahren, inwieweit die Messungen intra- und interindividuell sowie Untersucher(un)abhängig reproduzierbar sind.

Nebenbemerkung: Referenz- und Kalibriermessungen müssen nicht zwangsläufig am lebenden Menschen erfolgen. Mit den Fixierverfahren nach Thiel stehen der Anatomie inzwischen Methoden zur Verfügung, die Leichen der Körperspender in lebensnaher Verformbarkeit zu erhalten. Es ist im Sinne der Spender, wenn durch ärztliche (Vor-)Untersuchungen an ihren Leichnamen die Diagnostik und Therapie für die Lebenden verbessert und unnötige Invasivität in vivo vermieden wird.

Die Verfolgung der Lage und Lageveränderungen starrer Körper an repräsentativen Punkten auf der Haut kann mit einer Vielzahl von Verfahren erfolgen. Sind nur einzelne Größen interessant, so können Abstandänderungen zwischen zwei benachbarten Punkten mit Wegsensoren erfaßt werden, Winkeländerungen der Schnittpunkte zweier Geraden als Verbindungslinien zwischen Oberflächenpunkten (z. B. repräsentativ für Knochenachsen) erfaßt man mit Winkelmessern (Goniometern). Bei der Auswahl konkreter Geräte ist immer abzuwägen, ob die Investition in höhere Genauigkeitsklassen der Meßgeräte angesichts des durch die mehr oder minder schlechte Kopplung Knochen-Oberflächenpunkt dominierten Meßfehlers sinnvoll ist. Bei simultaner Verwendung mehrerer Meßsensoren ist zu prüfen, ob eine Synchronisation der Messungen notwendig und realisierbar ist. Die Verwendung eines gemeinsamen Data-Loggers (Datenaufzeichnungsgerät am Körper) oder die synchrone Erfassung der Daten durch einen externen Meßrechner ergibt zumeist einen nicht unerheblichen Verdrahtungsaufwand, der Fehleranfälligkeit provoziert und die zu analysierenden Bewegungen möglicherweise behindert.

Meßsysteme, die synchron die Bewegungen einer Vielzahl von Oberflächenpunkten verfolgen können, lassen sich grob in solche mit aktiven und passiven „Markern" unterteilen. Wenn diese auf den Oberflächenpunkten fixierten Starrkörper aktiv Signale aussenden, ist durch eine geeignete Taktung der Energieabstrahlung eine eindeutige Identifikation des Punktes möglich. Die Marker können beispielsweise mittels Leuchtdioden (LEDs) kurze Lichtpulse aussenden. Diese werden durch Kameras erfaßt, mittels Triangulation läßt sich die räumliche (3D) Lage der LED berechnen. Senden die Marker über kleine Lautsprecher kurze Schallimpulse, so werden mit einer räumlichen Anordnung von Mikrofonen die Laufzeiten dieser Schallwellen gemessen, unter der Prämisse konstanter Schallgeschwindigkeit in Längen umgerechnet und mit mindestens drei dieser Längen die 3D-Lage des Lautsprechers bestimmt.

Nachteil der aktiven Verfahren ist, daß die Marker zumeist durch Leitungen an die synchronisierende Zentraleinheit angeschlossen werden müssen und die Erzeugung der Signale Elektronik und Energie benötigt – dieses bedingt ein häufig nicht zu vernachlässigendes Gewicht der von der Versuchsperson zu transportierenden Geräte. Die zu untersuchende Bewegungssituation wird auf diese Weise vom Meßverfahren beeinflußt.

Zwischenbemerkung: auch in der Biomechanik gibt es ein Äquivalent zum „Heisenberg-Theorem" der Elementarteilchenphysik. Von der Standardisierung der Untersuchungssituation bis hin zur Applikation von Meßgeräten – jede Maßnahme des Untersuchers beeinflußt das Meßobjekt. Dabei spielen bewußte (geforderte!) wie unbewußte Verhaltensänderungen eine Rolle (die meisten Verhaltensäußerungen werden durch Bewegungen realisiert), aber auch mechanische Bewegungseinschränkungen, Aufheizung des Raumes durch Scheinwerfer, Geräusche der verwendeten Geräte, unphysiologische harte Bodenbeläge oder Stühle.... Man muß sich vor und während der Realisation eines bewegungsanalytischen Versuches immer wieder fragen, inwieweit die tatsächlich analysierte Situation der zu analysierenden als physiologisch oder pathologisch kategorisierten Situation entspricht und ob sie überhaupt Aussagen über die zu beantwortende Fragestellung erlaubt.

Passive Systeme zur Verfolgung von Oberflächenpunkten beobachten die Rückstrahlung von außen auf die Versuchsperson aufgestrahlter Energie. Im einfachsten Fall wird die Bewegungssituation mit sichtbarem Licht ausgeleuchtet und mit Kameras aufgezeichnet. Die Oberflächenpunkte können dabei mit reflektierenden Aufklebern (Kreise, Kugeln) hervorgehoben sein oder werden vom Untersucher identifiziert (Fellzeichnung beim Tier). Filmkameras (16 mm, 35 mm, 70 mm) bieten immer noch die höchste verfügbare Linienauflösung des Kamerabildes, wegen der hohen Kosten des Verbrauchsmaterials wird man heute aber Video-basierte Systeme bevorzugen. Videokameras nähern sich sowohl hinsichtlich der räumlichen Auflösung (derzeit normalerweise 1024 bis 2048 Linien) als auch der Lichtempfindlichkeit den von den Filmkameras gesetzten Standards, hinsichtlich der zeitlichen Auflösung haben sie diese bereits überholt (gängig: Film bis 500 Bilder pro Sekunde, Video unproblematisch 1000 Bilder pro Sekunde).

Wenn diese Systeme alle licht-optischen Informationen über die Untersuchungssituation dokumentieren, hat das Vor- und Nachteile:

+ Durch Betrachtung der Bewegungsabläufe in verschiedenen Wiedergabegeschwindigkeiten kann für die Auswertung der beste verfügbare Muster-Erkennungs-Apparat eingesetzt werden: das menschliche Auge in Kombination mit dem Gehirn (vgl. Abb. 4). So können insbesondere „Fehlver-

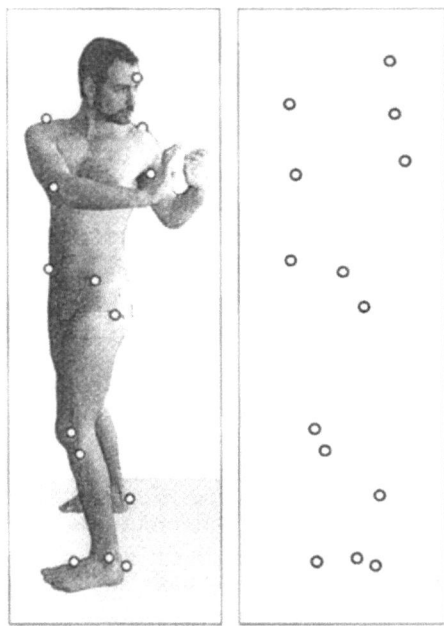

Abb. 4. Vergleich „Vollbildsysteme" und „Integrierte Systeme". Analyse einer sportlichen Bewegung im Karate. Links zeigt die von einem „Vollbildsystem" dokumentierten Informationen (Original-Dateigröße 1,2 Mbyte), rechts gibt die von einem „Integrierten System" (s. u.) archivierten Daten wieder (incl. Datei-„Header" zur Beschreibung der Versuchssituation – einmal pro Sequenz – 9,6 kByte).

suche" („So bewegt sich doch kein Mensch!") einfach identifiziert und von der zumeist arbeitsaufwendigen Auswertung ausgeschlossen werden.
- Die notwendige Archivierung der vollen Videoinformation ist trotz moderner Kompressionsalgorithmen Speicherplatz- und damit kostenintensiv. Bei der praktischen Arbeit kann es recht störend sein, wenn konsekutive Versuchsdurchgänge immer erst starten können, sobald das zeitaufwendige Abspeichern der Videodaten komplett ist. Insbesondere bei Anwendung von „High-Speed-Video-Systemen" fallen leicht Datenmengen im Gigabyte-Bereich an, so daß beim Kauf der Geräte nicht am Arbeitsspeicher und an schnellen Massenspeichern gespart werden darf. Auch der (kostenwirksame!) Zeitaufwand und die Kosten für die Archivierung der Videodaten sollten berücksichtigt werden.

Wie kommt man nun bei diesen „Vollbild-Verfahren" an die Koordinaten der abgebildeten Punkte? Die klassische Methode ist das interaktive Identifizieren der interessierenden Punkte in jedem Einzelbild durch den, besser die Untersucher. Diese Methode ist auch heute noch notwendig, wenn man Sequenzen analysieren muß, die keine oder automatisch nicht erfaßbare Punktmarkierungen enthalten. Das kann bei altem Filmmaterial der Fall sein, in der Röntgenkinematographie oder wenn sportliche Wettkampfereignisse analysiert werden sollen, die keine Kooperation der Sportler ermöglichen (Olympische Spiele, Weltmeisterschaften). Die Validität der Messungen ist hierbei vorrangig von den anatomischen Kenntnissen der Untersucher abhängig – ein Untersucher alleine tendiert hier zur Perpetuierung seiner möglicherweise falschen räumlichen Vorstellungen und damit zur Systematisierung der Fehler. Es ist im Einzelfall zu prüfen, ob Teams von zwei Untersuchern sich wechselseitig bei gemeinsamer Datenaufnahme kontrollieren oder ob zwei oder mehr Untersucher unabhängig voneinander die Bildsequenzen analysieren und die Ergebnisse anschließend verglichen werden. Bei ausreichender Personalkapazität ist die Kombination beider Vorgehensweisen sinnvoll.

Normalerweise wird man heute aber bereits für die Datenextraktion aus der Bildinformation automatisierte Verfahren einsetzen. Damit gehen Datengewinnung und -verarbeitung nahtlos ineinander über.

Methoden der Datenverarbeitung

Digitale Bilddokumentation (direkt oder nach „Framegrabbing" von Videosequenzen) bietet die Möglichkeit der rechnerischen Bearbeitung von Farben, Graustufen und Kontrasten und erlaubt in vielen Fällen durch Algorithmen der Mustererkennung ein automatisches Tracking vorher an der Versuchsperson (oder dem Versuchstier) markierter Oberflächenpunkte in ihrer Projektion im Bild. Ein universell taugliches Verfahren gibt es hierfür bisher nicht. Im Einzelfall muß das zur Auswahl stehende Programm immer anhand von Beispieldaten auf seine Funktionsfähigkeit in der speziellen Untersuchungssituation getestet werden. Dabei ist ein gutes Ergebnis umso eher zu erwarten, je deutlicher die Punkte zur Körperoberfläche kontrastieren, je seltener sie verdeckt werden (z. B. durch die an ihnen vorbeischwingenden Arme der Versuchsperson) und je höher die Bildfrequenz ist – „intelligente" Algorithmen testen die von ihnen vorgesagten Daten anhand einer Extrapolation der bis dato ermittelten Punktkoordinaten. Je enger die vom Meßsystem über die Bewegungen des Oberflächenpunktes berichteten Abbildungen aneinander liegen (d. h. je häufiger sie beobachtet werden), desto höher ist die Wahrscheinlichkeit korrekter Identifikation der Punkte. Kritisch sind Überschneidungen und Berührungen der abgebildeten Bewegungsbahnen zweier oder mehrerer Punkte – hier bieten nur Systeme mit aktiven Markern eindeutige Zuordnungsmöglichkeiten. Damit wird deutlich, daß die verwendete Software Interaktions- (Rückfrage-) und Manipulationsmöglichkeiten (Verknüpfung von zwei Kurvenabschnitten) der Daten bieten muß. Deren Praktikabilität sollte Gegenstand intensiver eigener Tests sein.

Wie kommt man von der aus dem Bild extrahierten Information über die Abbildung der Bewegung von Oberflächenpunkten an die quantitative Beschreibung der tatsächlichen Bewegung im Raum?

Die bei Verwendung von nur einer Kamera einzig mögliche 2D-Analyse ist als Sonderfall der 3D-Analyse aufzufassen. Die für die Umrechnung der Bild- in Raumkoordinaten erforderliche Geometrie ist in der Theorie der „Direct Linear Transformation" (DLT) zusammengefaßt. Hierbei werden aus den Daten der Abbildungen bekannter Raumpunkte (auf einem gezielt plazierten Prüfkörper) in das Bild die Parameter der geometrischen Abbildung des aktuellen Versuchsaufbaus berücksichtigt. In diese Berechnungen gehen beispielsweise die Standorte der Kameras ein, die Verzeichnungen der Objektive werden anhand von rechnerinternen Kalibriertabellen korrigiert und bei redundanter Bildinformation (drei Kameras liefern beispielsweise sechs Lagewerte für die Bestimmung von drei Komponenten des Lagevektors) kann der Algorithmus sogar eine Fehlerschätzung der von ihm berechneten Werte liefern.

Integrierte Systeme

In vielen Fällen ist die Film- oder Videodokumentation des zu analysierenden Bewegungsablaufes für den Anwender uninteressant, gewünscht werden nur die Koordinatenwerte ausgewählter Punkte, die vor Analyse der Untersuchungssituation am Körper durch standardisierte Marker gekennzeichnet werden. Dann können „Integrierte Bewegunganalysesysteme" (BAS) zum Einsatz kommen, die mit ihren Sensoren (Videokameras, Mikrofonplatten, Magnetfeldsensoren) gezielt nur noch die Informationen über Bewegungen der Marker erfassen. Dabei kann es sich gleichermaßen um aktive oder passive Systeme handeln. Die Sensoren geben nur noch die Daten der ausgewählten Marker an die Auswerteeinheit weiter, in vielen Fällen ist der Sensor sogar „intelligent", ein integrierter Kleinrechner bereitet die Daten in Echtzeit für die zentrale Auswerteeinheit auf. Damit ist die mögliche Abtastfrequenz gegenüber den „Vollbild-Systemen" wegen des deutlich geringeren Datenflusses höher, und eine Echtzeit-Aufbereitung und -Darstellung der gewonnenen Daten ist bereits auf (gegenüber Workstations deutlich preiswerteren) PCs möglich. Diese nutzen eine einheitliche Bedieneroberfläche für die Einstellung des Systems, die Datenaquisition und -auswertung. Eine eventuelle Weiterverarbeitung der Daten ist bei allen gängigen Systemen durch standardisierte Schnittstellen für den Datenexport möglich (Tabellenkalkulations- oder Datenbankformate).

Der technischen Philosophie der Integration entspricht beim Produkt das Prinzip „alles aus einer Hand". Ähnlich wie bei den Vollbild-Systemen müssen Vor- und Nachteile gegeneinander abgewogen werden:
+ Die Meßkette ist in ihren Komponenten aufeinander abgestimmt
+ Der Anwender bekommt eine geschlossene Bedieneroberfläche geboten
+ Ein Anbieter = ein Ansprechpartner: Fehler können nicht wie bei vom Anwender selbst zusammengestellten Systemen den „Produkten der Konkurrenz" angelastet werden (Reklamations- und Nachbesserungsmöglichkeiten)
+ Aktualisierungen von Systemkomponenten führen zur Verbesserung der Gesamtleistung und werden nicht durch dann neu auftretende Inkompatibilitäten zwischen Produkten verschiedener Hersteller zunichte gemacht.
- Zumeist ist Vorhandenes nicht zu verwenden. Die erforderliche komplette Neuanschaffung wird in den meisten Fällen den geplanten Finanzierungsrahmen sprengen.

- Man ist auf Gedeih und Verderb dem Support einer einzigen Firma ausgeliefert
- Integration anderer Meßsysteme (Kraft, EMG) setzt eine offene Systemarchitektur oder angepaßte Hard- und Software, also Kooperationsbereitschaft des Anbieters des Integrierten BAS voraus. Das kann problematisch werden, wenn Hersteller und Anbieter des Systems nicht identisch sind, oder der Anbieter in seinem Marktsegment eine dominierende Stellung hat und auf Kundenwünsche nur unflexibel reagiert.

Welches System mit welcher Ausstattung?

Unter dem Begriff „Bewegungsanalysesystem" werden Produkte mit Preisen zwischen etwa DM 5 000 und DM 500 000 verkauft – der Kunde fragt sich angesichts dieser Preisunterschiede um zwei Größenordnungen natürlich, ob die Leistungsunterschiede entsprechend sind. Unsere eigene Erfahrung hat uns gelehrt, daß es auf dem Markt für kinematische Analysesysteme keine Monopolisten gibt, sich die Preise demgemäß über die Konkurrenzsituation regulieren. Offensichtlich repräsentieren diese Preise auch nur in zweiter Linie die Kosten für die Hardware, sie sind vorrangig durch den Entwicklungsaufwand für abgestimmte Soft- und Hardwarelösungen bedingt. Bei der Entscheidung für ein „billiges System" muß man sich deshalb darüber im Klaren sein, daß man damit implizit entschieden hat, derartigen Entwicklungs- und Hardwareaufwand als Eigenleistung zu erbringen – ob es „preiswert" war, kann man zumeist erst retrospektiv in Kenntnis der eigenen Fähigkeiten festlegen. Wer die erforderlichen mathematischen, physikalischen und technischen Kenntnisse nicht besitzt, hat bei einer derartigen Entscheidung die Gelegenheit, sich für lange Zeit unglücklich zu machen.

In Anbetracht der heutigen Personalkosten (Einarbeitungs-, Anpassungsaufwand) muß festgestellt werden, daß die funktionsfähige Bereitstellung eines praxistauglichen BAS für gängige Anwendungsfälle zwischen DM 100 000 und DM 300 000 kosten wird – einzig die Verteilung dieser Kosten auf Produkt- und eigene Personalkosten liegt im Entscheidungsspielraum des Anwenders.

Hat man sich für ein technisches Grundprinzip entschieden, verbleibt die Auswahl des Anbieters und die Spezifikation des Produktes. Hierbei können theoretische Überlegungen recht weit (und die Versprechungen des Anbieters noch weiter) reichen, letztendlich bleibt nur der Praxistest unter den Bedingungen des tatsächlich geplanten Einsatzes. Hierbei kann man auch schon sehr gut abschätzen, wieweit die Kooperationsbereitschaft und Kompetenz des Ansprechpartners beim möglichen späteren Lieferanten reicht.

Insbesondere im Hochpreis-Segment des Marktes (Miller & Bartlett, 1997, S. 71–72, listen elf Produkte) gilt derzeit: keines der angebotenen Systeme ist schlecht, keines eindeutig besser als die Konkurrenzprodukte – damit werden Bedienbarkeit (abhängig von der eigenen Vorbildung und den eigenen Vorlieben) und Service zu wesentlichen Auswahlkriterien. Schon in der Auswahlphase kann man testen, wie schnell, flexibel und kooperationsbereit ein Anbieter auf Anfragen und Wünsche reagiert.

Praxisproblem: Laufbandstudien

In den Sportwissenschaften und der Physiologie sind Untersuchungen auf dem Laufband gängige Maßnahmen zur Standardisierung der Untersuchungsbedingungen und zur Ermöglichung kontinuierlicher Gewinnung von Meßdaten (indirekte Kalorimetrie, Temperaturen, EMG). Gehen und Laufen auf dem Laufband ist schon unter mechanischen Gesichtspunkten nicht das Gleiche wie Gehen und Laufen auf unbewegtem Grund. Diese Feststellung ist einerseits durch Studien an Menschen, aber auch, was unter Würdigung möglicher psychologischer Einflüsse wichtiger ist, an diversen Säugetieren belegt worden. Andererseits wird sie jedermann bestätigen, der auch nur ein einziges Mal selber auf einem Laufband gestanden hat. Sind deswegen Laufbandstudien für kinematische Analysen obsolet?

Man rufe sich die oben angesprochene biomechanische Analogie zum „Heisenberg-Theorem" in Erinnerung! In den seltensten Fällen wird bei Untersuchungen auf festem Grund eine unbeeinflußte Bewegung zu realisieren sein. Zumeist ist schon der zur Verfügung stehende Raum so klein, daß keine ausreichende An- und Auslaufstrecke realisiert werden kann. Dann wird die Versuchsperson angehalten, sich möglichst in einer bestimmten Richtung oder gar auf einer vorgegebenen Linie mit gewünschter Geschwindigkeit zu bewegen. Sollen synchrone Kraftmessungen vorgenommen werden, muß zudem die Schrittgestaltung so sein, daß die Kraftmeßplatte möglichst mittig mit dem Fuß getroffen wird. Und dann wird der Meßraum durch viele Scheinwerfer schön hell und heiß gemacht.

Ob im Vergleich zu diesem (zugegebenermaßen überzeichneten) Szenario die Verwendung eines Laufbandes die Versuchssituation wirklich soviel unphysiologischer macht, möge der Leser bitte im Einzelfall selber entscheiden. Die Verfügbarkeit von Laufbändern mit integrierter Meßplatte zur Bestimmung der vertikalen Bodenreaktionskräfte macht eine kritische Revision der derzeitigen Usancen erforderlich (vgl. z.B. Günther & Patotschka, 1998).

Noch zwei Tips aus der Praxis

1. Bewegungsanalyse wird in vielen Fällen Analyse der „Lokomotion" (der Fortbewegung im Raum mit dauerhafter Schwerpunktsverlagerung), nicht der „Idiomotion" (der auf die Versuchsperson bezogenen Bewegung von Körperelementen um raumfeste Mittellagen – z.B. Greifen mit der Hand) sein. Fortbewegung dient dem Raumgewinn – folglich muß dieser für Lokomotionsstudien zur Verfügung gestellt werden. Dabei sind beim Gehen in Bewegungsrichtung mindestens zwölf Meter einzuplanen, im engeren Analysebereich mindestens sechs Meter Breite (damit beispielsweise Kameras von links und rechts mindestens 2,50 m „Sichtabstand" haben). Damit liegt der Raumbedarf für ein Bewegungslabor in der Grö-

ßenordnung einer Mietwohnung – nicht gerechnet möglicherweise erforderliche Umkleide- und Toilettenräume.
2. Die Grundfrequenzen zyklischer menschlicher Bewegungen erreichen maximal etwa 4 Hz. Um – insbesondere pathologische – Variationen zwischen Individuen aufdecken zu können, müssen die Oberfrequenzen analysiert werden (bei 4 Hz also beispielsweise Frequenzen in der Größenordnung der Harmonischen 8 Hz, 16 Hz und 32 Hz. Nach dem Abtasttheorem (Shannon) sollten periodische Vorgänge mit mindestens der vier- bis achtfachen Frequenz des zu analysierenden Vorganges untersucht werden. Damit wäre für ein System zur Bewegungsanalyse am Menschen eine Abtastfrequenz von vier mal bis acht mal 32 Hz, also 128 Hz bis 256 Hz sinnvoll.
Die marktüblichen Videosysteme liefern 50 Halbbilder pro Sekunde, also 25 Vollbilder (US-Produkte 60 Hz/30 Hz). BAS mit dieser Frequenz sind daher schon bei Analysen des Gehens (typische Frequenz 1 Hz) an der physikalischen Grenze ihrer Leistungsfähigkeit, mit Untersuchungen des Laufens und anderer schneller (sportlicher) Bewegungen sind sie überfordert.

Perspektiven

Durch Reduktion des bei der Datenaquisition gewonnenen Informationsumfanges bei gleichzeitiger Nutzung immer schnellerer Rechner war es möglich, mit den Integrierten BAS zur Echtzeitanalyse von Bewegungen überzugehen. Die Entwicklung der Rechnertechnik und -geschwindigkeit wird weiter voranschreiten. Damit dürften einerseits die Erfassungsgeschwindigkeiten der eingeführten Meßprinzipien zunehmen, andererseits können aber auch bei gleichbleibender Analysefrequenz die Datenmengen wieder zunehmen, die zu analysierenden Objekte werden zunehmend komplexer. Damit können statt einfacher Punktmuster räumlich gekrümmte Linien erfaßt werden, die Veränderungen der Oberflächenkonturen des Menschen unter der Bewegung werden gemessen. In diese Volumenmodelle wird ein Skelettmodell eingepaßt, beispielsweise durch Nutzung „evolutiver Algorithmen". Die Richtigkeit der Messung wird nicht nur durch Kontrolle kinematischer Zwangsbedingungen (Gelenkpartner dürfen sich nicht trennen), sondern auch durch dynamische Kontrollen (Muskelkräfte, Minimierung des Rucks) optimiert.

Kinetische Analysen: Kraftgrößen

Die Meßkörper müssen aus technischen Gründen möglichst steif sein:
- Die Eigenfrequenz des Meßsystems ist umso höher, je steifer das System ist.
- Die Verformungen und damit die Reibungsverluste (Dissipation) werden verringert.
- Die Zahl der möglichen Lastwechsel bis zum Bruch wird erhöht, idealerweise nähert sie sich „unendlich".

Kraftwechselwirkung zwischen Körper und Umgebung

Standardisierte Meßvorrichtungen für Kraftwechselwirkungen zwischen Körper und Umgebung werden nur für die Messung der „Bodenreaktionskräfte" (BRK) angeboten, sogenannte „Kraftmeßplatten" (KMP). Für andere Anwendungen wird man zwar bisweilen auf konfektionierte Kraftsensoren zurückgreifen können, den Einbau in eine Vorrichtung oder gar die Realisation eines angepaßten Kraftsensors häufig jedoch selber vornehmen müssen. Da es sich bei derartigen Aufgabenstellungen nicht nur um reine technische Mechanik und Meßtechnik handelt, sei dringend zumindestens ein „Konzil" durch einen Biomechaniker angeraten.

Entgegen dem sonstigen Gebrauch dieses Beitrages muß bei den KMP der Firmenname des Marktführers genannt werden, da er alle Standards gesetzt hat. Referenzgeräte sind die Produkte der Firma Kistler®. Die Qualität dieser Produkte entspricht allen Anforderungen, die man gewohnt ist, an einen Schweizer Meßgerätehersteller zu stellen. Überspitzt gesagt muß sich aber der Anwender immer fragen (lassen), ob seine Verwendung der Geräte diesen Qualitätskriterien entspricht. Kistler®-KMP spielen ihre Stärken (hohe Eigenfrequenz, hohe Meßgenauigkeit) dann aus, wenn sie über einen passenden Stahlrahmen auf einem Betonfundament montiert sind. Kann oder will (mobiler Einsatz) der Anwender diese Bedingungen nicht schaffen, so wird er mit Kistler®-KMP immer noch das Maximale aus den Versuchsmöglichkeiten herausholen, muß sich in Anbetracht einer Fehleranalyse allerdings kritisch fragen, ob der finanzielle Aufwand für ein Produkt des Marktführers gerechtfertigt ist. Auch Kistler® trägt dieser Überlegung inzwischen dadurch Rechnung, daß die Angebotspalette durch Erweiterung nach unten (verringerte Eigenfrequenz und Meßgenauigkeit bei erhöhter Mobilität) weitere Auswahlmöglichkeiten bietet.

Beim Vergleich von KMP ist insbesondere zu berücksichtigen:
- Frequenzverhalten: liegen die Eigenschwingungen der KMP im Versuchsaufbau außerhalb des Anregungsbereiches durch die Belastung (Faustregel: je höher, desto besser; mindestens 300 Hz)
- Zeitverhalten: Eignung für (quasi-)statische oder schnelle dynamische Lasten?
- Wieviele Kraftkomponenten werden gemessen?
- Werden Momente gemessen?
- Räumliche Auflösung: wie exakt kann der Druckmittelpunkt („Center of Pressure" CoP) bestimmt werden?
- Kann die KMP bis an ihren Rand für Messungen verwendet werden? Wenn nicht, besitzt ein Mosaik aus mehreren Platten (z. B. für parallele Messung des Fußes links und rechts) deutliche Lücken!
- Ist die KMP auf ihrer gesamten sensitiven Fläche gleichermaßen empfindlich?

Wegen der oben diskutierten Notwendigkeit hoher Steifigkeit von Kraftmeßsensoren tritt die Versuchsperson bei BRK-Messungen immer auf einen steifen Boden, die Meßwerte sagen damit wenig über das tatsächliche Kraftmuster auf „Normalgrund" aus. Die Laufstrecke vor und hinter der KMP sollte ebenfalls möglichst steif sein, damit sich die Versuchsperson nicht auf wechselnde Nachgiebigkeit des Untergrundes einstellen muß.

Häufig werden im Sinne einer „Podometrie" nur die vertikalen Bodenreaktionskräfte betrachtet, wobei allerdings die Kraft in ihrer Flächenverteilung, also der Druck unter der Fußsohle, von Interesse ist. Für diese Aufgabe gibt es spezielle Meßsysteme, bei deren Auswahl zwei Kriterien im Vordergrund stehen müssen:
- Räumliche Auflösung. Sollen auch die Füße von (Klein-) Kindern untersucht werden?
- Zeitliche Auflösung. Beim Gehen mit Normalgeschwindigkeit (4 km/h) dauert die Standphase etwa 0,75 sec (1,27 sec Zyklusdauer [Doppelschritt] × 60% Anteil der Standphase des Einzelbeins an der Zyklusdauer [= „Duty factor"]). Höhere Geschwindigkeit, Laufen, Untersuchung von Kindern, Pathologien können die Meßzeit durchaus auf 0,3 sec absinken lassen. 50 Hz-Systeme erfassen in dieser Zeit 15 Werte. Dabei kann es passieren, daß für die Frage, über welchen Strahl in der Abstoßphase abgerollt wird, nur ein Meßwert zur Verfügung steht, und über die Trajektorie des Druckmittelpunktes vom lateralen Vorfuß zur Spitze der medialen Zehen überhaupt keine sinnvolle Aussage möglich ist.

Bei allen Verfahren der BRK-Messung sollte geprüft werden, welche Darstellungs- und Auswertemöglichkeiten die verfügbare Software bietet, und ob ein Datenexport möglich ist. Sind invers-dynamische Berechnungen geplant, muß eine Synchronisationsmöglichkeit mit dem Bewegungsanalysesystem gegeben sein.

Bei allen Systemen zur Messung von Bodenreaktionskräften muß der Aufstellungsort sorgfältig durchdacht werden. Typisch ist folgende Erfahrung: Die Kraftmeßplatte soll entsprechend den Empfehlungen des Hersteller auf einem Betonfundament montiert werden. Die dadurch bewirkten Flächenlasten lassen es plausibel erscheinen, einen derart massiven Aufbau im Keller vorzunehmen – hier lassen sich die für Bewegungsanalysen erforderlichen Räume insbesondere in Krankenhäusern noch mit größter Wahrscheinlichkeit erkämpfen. Wenn dann die Kraftmeßplatte mit viel Mühe auf dem ach so starren und schweren Betonfundament montiert und justiert ist, kann man sich für die Ergebnisse der ersten Messungen viele Interpretationsmöglichkeiten überlegen: sieht man die 50-Hz-Signale der im Nachbarraum installierten Lüfter und Pumpen? Oder handelt es sich um den Anlaufvorgang des Kühlaggregates der Küche? Fuhr vor der Tür eine Straßenbahn vorbei? Oder hat das benachbarte CT die Netzspannung schwanken lassen?

Bevor viel Geld in Umbaumaßnahmen investiert wird, sollten die später vorgesehenen Meßgeräte (Vorführgeräte der Anbieter) vor Ort einen Probelauf durchführen, um wenigstens die größten Überraschungen zu vermeiden.

Kräfte im Körperinneren

Für Verfahren der Messung innerer Kräfte gilt wegen der „kraftabschirmenden Wirkung" des Weichteilmantels (die wir ja im Allgemeinen als sehr sinnvollen physiologischen Effekt erfahren – man denke an das Negativbeispiel der Entstehung von Decubital-Ulcera) cum grano salis die Feststellung: je invasiver, desto genauer.

Aus ethischen Erwägungen wird man nur in seltenen Fällen stärker invasive Maßnahmen ausschließlich zur Kraftmessung im Körper in Erwägung ziehen. In Fällen therapeutisch indizierter Invasivität kann aber das Therapieverfahren saprophytisch genutzt werden. Dabei sind bisher keine konfektionierten Meßverfahren verfügbar, man ist auf Eigenentwicklungen angewiesen. Drei Beispiele seien genannt:

- Instrumentierte Endoprothesen. Durch Verwendung eines mit Kraftsensoren bestückten Schaftes einer Hüftgelenk-Endoprothese konnte die Gruppe um G. Bergmann am Oskar-Helene-Heim der FU Berlin die in diesem Gelenk wirkenden Kräfte in allen drei Raumkomponenten bestimmen (Bergmann et al., 1985, 1993; http://www.medizin.fu-berlin.de/biomechanik/Homefrmd.htm)
- Instrumentierte Osteosynthesematerialien. Abb. 5 zeigt als Beispiel die Komponenten eines Online-Meßsystems auf Basis eines Fixateur externe, um die Relativbewegungen von Fragmenten gebrochener Langknochen in

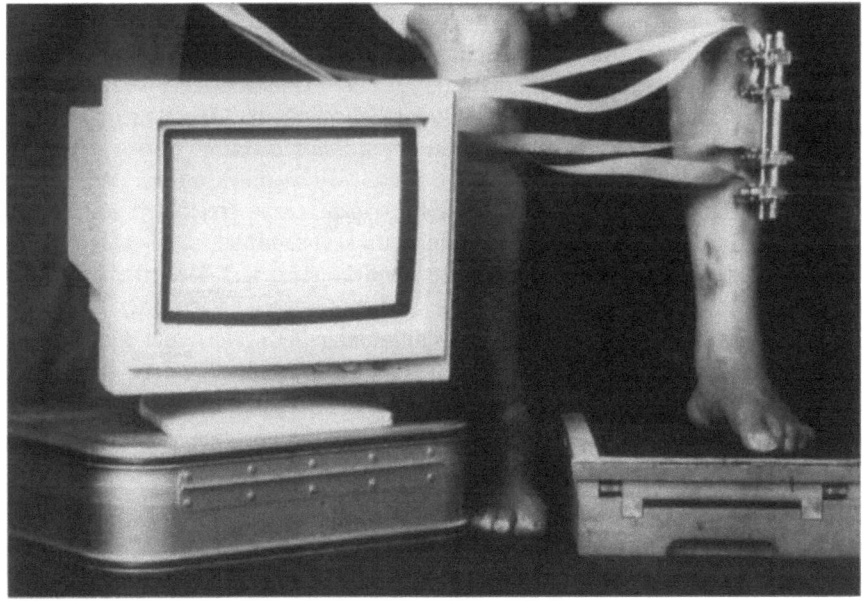

Abb. 5. Online-Meßsystem zur In vivo-Bestimmung von Segmentbewegungen gebrochener Langknochen. Quelle: Kaufmann et al., 1993.

allen sechs mechanischen Freiheitsgraden (6 Degrees of Freedom DOF) zu messen (Kaufmann et al. 1993).
- Buckle force transducer. Ein an die Sehne angelegter Kraftsensor mißt die Muskelkraft (Biewener et al. 1988; vgl. Gregor & Abelew, 1994).

Nicht-invasive Meßmethoden. Die Elektromyographie EMG ist derart hochspezialisiertes Wissensgebiet geworden, daß ein Versuch ihrer auch nur ansatzweisen Würdigung im Rahmen dieses Beitrags vermessen wäre. Bei Anwendung durch den Nicht-Spezialisten vermag sie allenfalls grob orientierend über den Funktionszustand von Muskeln Auskunft zu geben. Vorausgesetzt, es sind bei richtig lokalisierten Elektroden die elektrischen Signale eindeutig einem Muskel zuzuordnen, wird man sicher nur drei Grobkategorien zuweisen können: keine, geringe und starke Aktivität. Ursache dafür ist vorrangig die Kompartmentierung des Skelettmuskels von Säugetieren wie dem Menschen. Bei aktuellen eigenen Studien (in Kooperation mit der AG Motorik am Institut für Pathophysiologie der Friedrich-Schiller-Universität Jena, Prof. Dr. H.-C. Scholle) beobachteten wir schon auf einem Oberflächenareal von 1 cm^2 (16 Elektroden) des M. triceps brachii kleiner Säugetiere (Ratte, Wieselmeerschweinchen, Pfeifhase) an einzelnen Elektroden hohe elektrische Aktivität, während benachbarte Elektroden annähernd stumm waren. Zudem ergab sich ein proximo-distales Ausbreitungsmuster der Erregung während der Belastung des Muskels. Auch wenn die motorischen Funktionseinheiten der menschlichen Extremitätenmuskeln deutlich größer sind als bei der Ratte, so weist dieses Untersuchungsergebnis doch darauf hin, wie wenig verläßlich die Korrelation der Wirkung „Kraft" des Gesamtmuskels mit der elektrischen Analyse einiger zufällig ausgewählter Funktionseinheiten sein muß.

In ausgewählten (quasi-)statischen Belastungssituationen lassen sich Muskelkräfte mit höherer Genauigkeit mittels der ^{31}P-MR-Spektroskopie messen (Ostendorf et al., 1997). Grundprinzip ist die von der Arbeitsgruppe Radda (Taylor et al., 1986) entwickelte Meßmethode des Umsatzes phosphat-haltiger energiereicher Substrate (z.B. ATP) mittels Kernspinresonanz. Bei isotonischen Belastungen des menschlichen M. triceps surae erreichten wir Korrelationskoeffizienten zwischen Meßsignal und (bekannter, weil aufgeprägter) Muskelkraft von 96,5 %. Die Methode bedarf eines 1,5 T-Kernspintomographen (Routine-Gerät) mit angepaßter Software. Derzeit wird über ein würfelförmiges Muskelvolumen von 5 cm Kantenlänge integriert, die Meßzeit liegt bei ca. 15 sec., in denen sich die Lage des Muskels nicht ändern darf. Durch die Röhre des MRI sind die realisierbaren Körperhaltungen stark eingeschränkt.

Fazit: routinemäßige Verfahren zur nicht-invasiven Muskelkraftmessung sind nicht verfügbar.

Vorwärtssimulation und Inverse Dynamik: die Verknüpfung von Kraft- und Bewegungsgrößen

Die bisher eher lockere Betrachtungsweise bewegungsanalytischer Methoden sollte dem Leser die Schwellenangst nehmen und verdeutlichen, daß mit ein bißchen Hintergrundwissen durchaus kompetente Investitionsentscheidungen möglich sind, wenn man Alltagserfahrungen und Kritikfähigkeit gezielt einsetzt. Bei der Rechnersimulation von Bewegungsvorgängen würden wir uns mit dieser Darstellungsweise aber der bewußten Lüge schuldig machen.

Mit der Einarbeitung von Ergebnissen biomechanischer Modellierung und Rechnersimulation in die Fernsehwerbung der Automobilindustrie kam in der Öffentlichkeit der Eindruck auf, daß das Verständnis und die Vorhersage menschlicher Bewegungsmuster nur noch von der investierbaren Rechenkapazität abhänge. De facto bestimmt der verfügbare Rechner nur die mögliche Komplexität des Computermodells, nicht aber dessen Richtigkeit. Die Erarbeitung sachlich richtiger (notwendige Komplexität) und handhabbarer (hinreichende Komplexität) mechanischer Modelle des menschlichen Körpers gehört zu den Kernkompetenzen des Biomechanikers. Die Realisation der Implemetierung dieser Modelle auf dem Rechner, ob mit kommerzieller oder mit selbst erstellter Software, kann nur der zweite Schritt sein. Simulationssoftware in der Hand von Nicht-Fachleuten ist ein effizientes Arbeitsmittel zur wissenschaftlich aufwendigen Potenzierung des Begriffes „Blödsinn".

Auch wenn es inzwischen auf dem PC lauffähige Programmpakete zur Analyse und Synthese menschlicher Dynamik gibt, denken Sie über den Einsatz derartiger Werkzeuge nur nach, wenn Sie sich der technischen Unterstützung durch Biomechanik und, falls irgend möglich, Technische Mechanik sicher sind! Gemeinsam sollte dann abgewogen werden, mit welcher technischen Lösung einerseits richtige, andererseits für den Kliniker als „Fragesteller" aber auch verständliche und verwertbare Ergebnisse erzielt werden können.

Danksagung. Für die Unterstützung bei der Anfertigung der Abbildungen danken wir Frau Margarete Roser.

Empfohlene Bücher

Bartlett, R. (1997): Biomechanical analysis of movement in sport and exercise. The British Association of Sport and Exercise Sciences, Leeds.

Donskoi, D. D. (1975): Grundlagen der Biomechanik. Schriftenreihe des Bundesausschusses zur Förderung des Leistungssports. Trainerbibliothek, Band 16. Verlag Bartels & Wernitz, Berlin.

Nigg, B. M. & Herzog, W. (1994): Biomechanics of the musculo-skeletal system. John Wiley & Sons, Chichester.

Saziorski, W. M., Aruin, A. S., Selujanow, W. N. (1984): Biomechanik des menschlichen Bewegungsapparates. Sportverlag, Berlin.

Soderberg, G. L. (1996): Kinesiology. Aplication to pathological motion. Williams & Wilkins, Baltimore.
Winter, D. A. (1990): Biomechanics and motor control of human movement. John Wiley & Sons, N.Y.

Literatur

Bergmann, G., Graichen, F., Rohlmann, A. (1993): Hip joint forces during walking and running, measured in two patients. - J. Biomech. **26**:969-990.
Bergmann, G., Siraky, J., Rohlmann, A., Koelbel, R. (1985): A comparison of hip joint force in sheep, dog and man. - J. Biomech. **17**:907-921.
Biewener, A. A., Blickhan, R., Perry, A. K., Heglund, N. C., Taylor, C. R. (1988): Muscle forces during locomotion in kangaroo rats: force platform and tendon buckle measurements compared. - J. Exp. Biol. **137**:191-205.
Borelli, G. A. (1680/81): De Motu Animalium. Lugduni Batavorum.
Chandler, R. F., Clauser, C. E., McConville, J. T., Reynolds, H. M., Young, J. W. (1975): Investigation of the inertial properties of the human body. AMRL Technical Report 74-137. Wright Patterson Air Force Base, Dayton.
Dempster, W. T. (1955): Space requirements of the seated operator. WADC Technical Report 55-159. Wright Patterson Air Force Base, Dayton.
Gregor, R. J., Abelew, T. A. (1994): Tendon force measurements and movement control: a review. Med. Sci. Sports Exerc. **26**(11):1359-1372.
Günther, M. M. & Patotschka, I. (1998): Kinetic analyses of changes in gait patterns after anterior cruciate ligament reconstruction. - Clin. Anat. **11**(5):355.
Hanavan, E. P. (1964): A mathematical model of the human body. AMRL Technical Report, Wright Patterson Air Force Base, Ohio, 64-102.
Hatze, H. (1980): A mathematical model for the computational determination of parameter values of anthropomorphic segments. - J. Biomech. **13**:833-843.
Hinrichs, R. N. (1985): Regression equations to predict segmental moments of inertia from anthropometric measurements: an extension of the data of Chandler et al. (1975). - J. Biomech. **18**: 621-624.
Jensen, R. K. (1978): Estimation of the biomechanical properties of three body types using a photogrammetric method. - J. Biomech. **11**:349-358.
Kaufmann, C., Witte, H., Hegelmaier, C., Recknagel, S., Preuschoft, H. & Kozuschek, W. (1993): Elektronische Messungen von Frakturspaltbewegungen bei der Knochenbruchheilung. RUBIN 2, Ruhr-Universität Bochum, 32-39.
Miller, S., Bartlett, R. (1997): Other Motion Analysis Techniques. - In: R. Bartlett (Hrsg.) Biomechanical analysis of movement in sport and exercise. The British Association of Sport and Exercise Sciences, Leeds, 67-80.
Newton, I. (1713/1872): Principia. Reprint und deutschsprachige Übersetzung in: Wolfers, J. P.: Mathematische Prinzipien der Naturlehre. Berlin, R. Oppenheim.
Ostendorf, U., Bellenberg, B. & Witte, H. (1997): Quantitative Bestimmung isometrischer Muskelkraft mit Hilfe der MR-Phosphorspektroskopie. Fortschr. Röntgenstr. **166** (Suppl.): 111.
Taylor, D. J., Styles, P., Matthews, P. M., Arnold, D. A., Gadian, D. G., Bore, P. & Radda, G. K. (1986): Energetics of human muscle: exercise-induced ATP depletion. - Magn. Reson. Med. **3**(1) 44-54.

Klinische Ganganalyse in der Orthopädie und Traumatologie – Computergestützte Meßtechnik zur Bewegungs- und Belastungsmessung bei Verletzungen und Beschwerden der unteren Extremität

D. Rosenbaum

Vorbemerkungen

In der Orthopädie und Traumatologie kommt es durch verschiedenste Krankheitsbilder oder Unfallfolgen zu Einschränkungen und Störungen der physiologischen Bewegungsmöglicheiten, die sich in Veränderungen des Gangbildes manifestieren. Zur Beurteilung des Ausmaßes der Einschränkungen, zur Diagnose der Ursachen der Gangstörung, sowie zur Überprüfung des Erfolges einer operativen, konservativen oder physiotherapeutischen Behandlung hat sich die klinische Ganganalyse etabliert (Gage, 1994; Whittle, 1996; Davie, 1997). Vor Erfindung und Verbreitung der Photographie mußte man sich auf eine möglichst genaue visuelle Beobachtung verlassen, um die Bewegungscharakteristiken herauszufinden. Mit der Weiterentwicklung der Photographie und Kinematographie wurden große Fortschritte erzielt, da man die einzelnen Bewegungsphasen festhalten und auswerten konnte. In der heutigen Zeit wird die bildgestützte Bewegungsanalyse mit Hilfe der Computertechnik weitgehend automatisiert, so daß man eine Beschreibung der kinematischen und kinetischen Vorgänge in den beteiligten Gelenken während der Bewegung erhält, die eine detaillierte Analyse der komplexen Gangbewegung ermöglicht.

Im folgenden sollen zunächst kurz die Aufgaben der klinischen Ganganalyse dargestellt werden. Anschließend werden die zum Einsatz kommenden Meßmethoden erläutert, die ohne den Einsatz von Computern in der heutigen Zeit kaum denkbar wären.

Bewegung verursacht Belastungen und Beanspruchungen des Körpers

Der Fuß ist das Element, das es dem Menschen ermöglicht, zum Zweck der Fortbewegung Kraft auf den Boden zu übertragen und Vortrieb für eine zielgerichtete Bewegung zu erzeugen. Die Bewegung wird in den verschiedenen befehlsgebenden Strukturen des Zentralnervensystems eingeleitet, von den ausführenden Organen, den Skelettmuskeln initiiert und auf die beteiligten Skelettstrukturen mit ihren Gelenken übertragen.

Die auf den sich bewegenden Körper von außen einwirkenden Kräfte werden allgemein als **Belastung** bezeichnet. Diese äußeren Kräfte werden in den Körper eingeleitet und setzten sich durch die verschiedenen Regionen fort. Sie manifestieren sich in den jeweiligen Körperstrukturen (Knochen, Sehnen, Bänder, Muskeln) als **Beanspruchung**, die verschiedene Formen wie z. B. Zug-, Druck-, Biege- und Scherspannungen annehmen können. Bleiben die verursachten Beanspruchungen im Rahmen physiologischer Grenzen, ist die Belastung unkritisch. Bei regelmäßigem Überschreiten dieser nicht genau beschriebenen Grenzwerte kann es zu **Überlastungserscheinungen** oder **Verletzungen** kommen.

Die Ganganalyse soll dazu dienen, die Größe der Belastung zu bestimmen und mögliche Ursachen für Fehl- oder Überbelastungen zu erkennen. Mit Hilfe der gewonnenen Informationen kann man versuchen, die Bewegungen so zu modifizieren, daß die Belastung reduziert und ein für den Körper tolerierbares Niveau erreicht wird. Auch die operative Planung kann mit Hilfe dieser Informationen unterstützt werden, um die Ursachen für pathologische Bewegungsmuster gezielt zu beheben (Kopf et al., 1998). Zudem können orthopädische Hilfsmittel entwickelt und getestet werden, die eine Belastungsreduzierung erreichen oder eine Insuffizienz kompensieren sollen (Tscheuschner et al., 1994).

Ziele der Ganganalyse

Die Ganganalyse wird eingesetzt, um die Zusammenhänge äußerer und innerer Kräfte, die bei der Fortbewegung vom menschlichen Körper erzeugt und erfahren werden, besser zu verstehen. Im einzelnen sind die folgenden Zielsetzungen denkbar:
- Beschreibung und Definition des „normalen" Gangbildes;
- Beschreibung und Definition eines abnormen Gangbildes;
- Funktionsüberprüfung bei Patienten mit Beschwerden, nach Verletzungen, Unfällen oder Operationen;
- Erfolgskontrolle von Rehabilitationsmaßnahmen;
- Entwicklung und Überprüfung von Prothesen.

Historischer Rückblick

Beschreibungen der menschlichen Bewegung und erste Erklärungsversuche aufgrund von genauen Beobachtungen wurden schon von Aristoteles und später von da Vinci und Borelli vorgenommen. Die Gebrüder Weber stellten 1836 mit ihrem Werk „Mechanik der menschlichen Gehwerkzeuge" eine detaillierte biomechanische Abhandlung über den Gang des Menschen vor, die sich allerdings auf eine zweidimensionale Betrachtung beschränkte (Weber & Weber, 1836).

Im vergangenen Jahrhundert wurden die notwendigen Voraussetzungen auf Seiten der Meßtechnik geschaffen. Carlet (1895) und Marey (1895), die Väter der französischen Biomechanik, entwickelten die ersten Luftkammer-

Sensoren zur Druckmessung im Schuh mit stationären und später sogar portablen Aufzeichnungsgeräten. Außerdem entwickelten sie die Chronophotography, eine Methode, die mit Hilfe von Stroboskopblitzen beleuchtete Phasenbilder menschlicher Bewegung erlaubte.

Mit den Verbesserungen der fotografischen Materialien wurden kürzere Belichtungszeiten ermöglicht, die es dem amerikanischen Photographen Eadweard Muybridge ermöglichten, mit mehreren nebeneinander aufgebauten Kameras Serienbilder von menschlichen und tierischen Bewegungsabläufen aufzunehmen (1887). Er lieferte eine umfassende Darstellung der verschiedensten Alltags- und Sportbewegungen, die allerdings nicht weiter analysiert

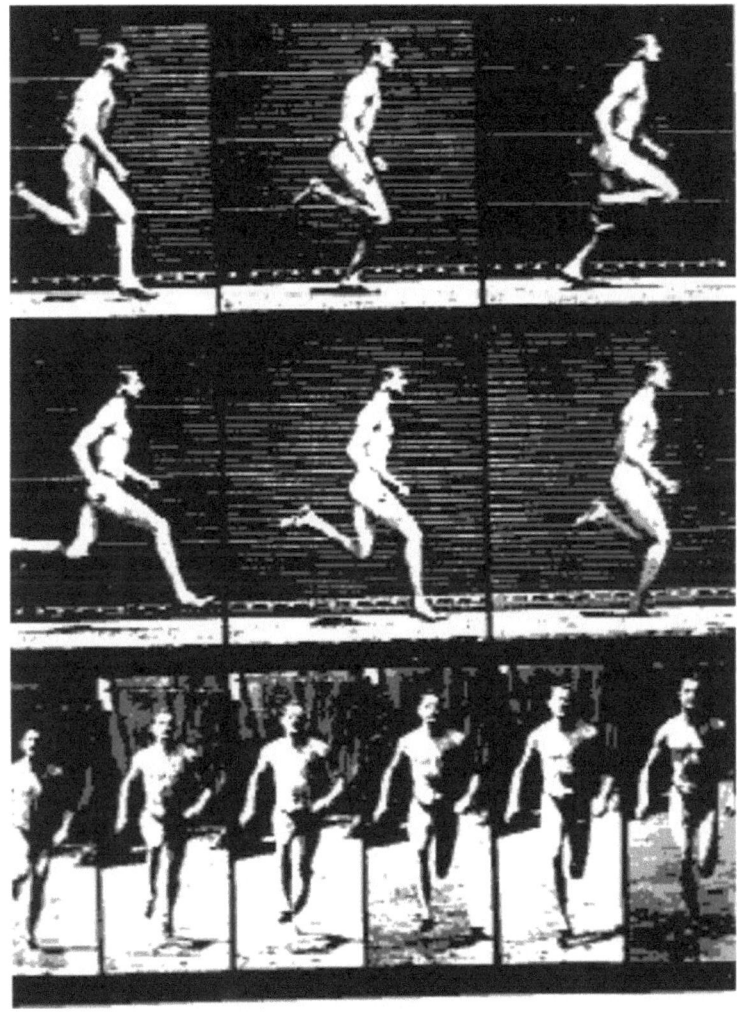

Abb. 1. Chronophotographische Darstellung eines Läufers von Eadweard Muybridge (1887)

wurden. Seine Bilderserien können durch eine schnelle Abfolge der einzelnen Bilder einen Eindruck von der Dynamik der Bewegung vermitteln (Abb. 1).

Zwei preußische Militärärzte, die Herren Braune und Fischer, waren die ersten, die eine komplette dreidimensionale Bewegungsanalyse durchführten (1895). Sie rüsteten einen Soldaten mit Leuchtstoffröhren an den Extremitäten aus, die in einem abgedunkelten Raum von zwei Kameras aus unterschiedlichen Perspektiven aufgenommen wurden. Es wurden drei einzelne Versuche mit und ohne Marschgepäck aufgezeichnet, um den Einfluß der zusätzlichen Last auf die Bewegung und den Körperschwerpunkt zu untersuchen. Anschließend mußten die Filme Bild für Bild ausgemessen werden. Aus den Koordinaten der zweidimensionalen Bilder konnten die Raumkoordinaten berechnet und die Bewegung des Körpers im Raum beschrieben werden.

Erst mit der Entwicklung der Computertechnik wurden diese Methoden der bildgestützten Bewegungsanalyse schneller und einfacher einsetzbar und fanden eine weitere Verbreitung. So benötigt man für eine komplexe dreidimensionale Bewegungsanalyse mit einem der aktuellen Meßsysteme wenige Minuten. Dies ist im Vergleich zu den etlichen Mann-Monaten Auswertearbeit, die Braune und Fischer für die Auswertung eines Gangzyklus angaben, eine erhebliche Zeitersparnis, die einen routinemäßigen Einsatz erst ermöglicht.

Im folgenden werden diejenigen Meßverfahren beschrieben, bei denen zur Datenerfassung, Weiterverarbeitung und Auswertung Computer eingesetzt werden, um die entstehende Informationsmenge zu bewältigen und die relevanten Informationen zu extrahieren:
- Kinematische/kinetische Bewegungsanalyse
- Kraftmessung
- Druckverteilungsmessung
- Goniometrie
- Accelerometrie
- Elektromyographie.

Kinematische und kinetische Bewegungsanalyse

Kinematik ist die Technik der Bewegungsbeschreibung des gesamten Körpers oder der Körperteile im Raum ohne Berücksichtigung der Kräfte und Momente. Kinematische Informationen werden in biomechanischen Anwendungen benötigt, um eine Bewegung in ihrer Komplexität nicht nur qualitativ sondern auch quantitativ beschreiben zu können. Wenn es um die **kinetischen Aspekte** einer Bewegung geht, werden ihre Ursachen hinterfragt. Dazu werden die bei der Bewegung wirksamen Kräfte und deren Auswirkungen (Drehmomente, Drücke, Beschleunigungen) analysiert.

Die Standardmethode der kinematischen Analyse ist die bildgestützte Aufzeichnung einer Bewegung und die dazugehörige computergestützte Auswertung. Während früher in der Regel high-speed Kameras eingesetzt wurden, um die einzelnen Phasen einer Bewegung aufzuzeichnen, bedienen sich heutzutage die meisten Systeme der Videotechnik. Dadurch reduzieren sich die

Kosten für das Filmmaterial, es werden längere Aufzeichnungszeiten ermöglicht und die zeitaufwendige Filmentwicklung entfällt. Es gibt Systeme mit passiven Markern (mit reflektierender Folie beklebte Kugeln oder Halbkugeln) und aktiven Markern (infrarot-LEDs) (Ehara et al., 1995; Ehara et al., 1997).

Die Auswertung erfolgt halb- oder vollautomatisch, indem die Marker als Helligkeits- oder Farbpunkte erkannt und ihre Koordinaten im jeweiligen Sichtfeld der Kamera zweidimensional berechnet werden. Durch direkte Lineartransformation lassen sich aus mindestens zwei Ansichten die dreidimensionalen Koordinaten bestimmen. Die Anzahl der Kameras wird von der Zielsetzung (2- oder 3-dimensional) und der zu untersuchenden Bewegung bestimmt (eine Kamera für 2-D, mindestens 2 Kameras für 3-D; Abb. 2).

Erwähnenswert sind auch die **Ultraschall-Bewegungsanalysysteme.** Hierbei handelt es sich nicht um bildgestützte, sondern um akustische Systeme. Als Marker werden Ultraschallsensoren verwendet, deren hochfrequente Signale von Mikrophonen aufgezeichnet werden. Aus den Laufzeitunterschieden lassen sich die Raumkoordinaten berechnen. Da das System auf akustischen Signalen beruht, ist es allerdings anfällig gegen Störungen wie Temperaturschwankungen und Luftzug.

Kinematische Standardparameter sind Schrittlänge, Schrittfrequenz, Ganggeschwindigkeit, Dauer der Stütz- und Schwungphase und vor allem das Bewegungsausmaß in den einzelnen Gelenken. Um die gewünschten Parameter zu erhalten, werden zunächst die Gelenkpunkte während der Bewegung verfolgt und deren Raumkoordinaten berechnet. Danach erfolgt eine Rekonstruktion der Bewegung mit Hilfe der „Strichmännchen" Darstellung, aus der die Gelenkbewegungen berechnet und in Winkel-Zeit- oder Winkel-Winkel-Diagrammen dargestellt werden können.

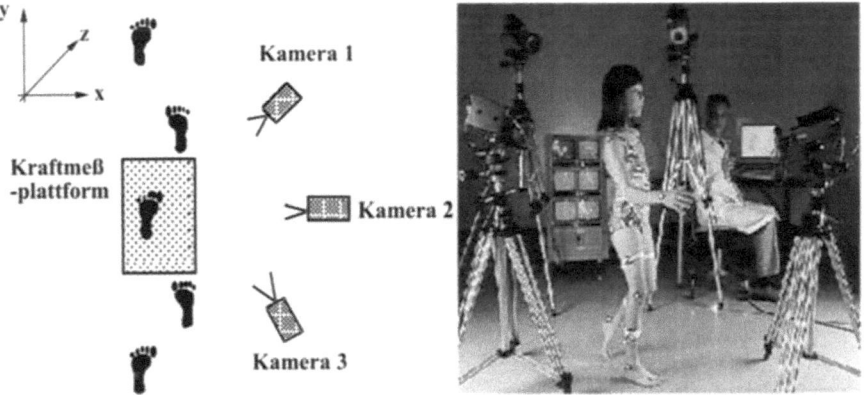

Abb. 2. *Links:* Beispiel eines Laboraufbaus mit 3 Kameras für eine einseitige 3-dimensionale Bewegungsnalyse mit synchroner Bodenreaktionskraftmessung (für eine komplette 3-D Analyse sind 4 bis 6 Kameras wünschenswert); *Rechts:* Kind mit Markerset für eine Bewegungsanalyse der oberen und unteren Extremität

Werden gleichzeitig auch die äußeren Bodenreaktionskräfte gemessen, so können mit den geeigneten Umrechnungen (*inverse dynamics*) und einigen Annahmen die am Gelenk wirkenden Drehmomente und die resultierenden Gelenkreaktionskräfte abgeschätzt werden.

Kraftmessungen

Bodenreaktionskräfte werden beim Gehen in der Regel mit einer im Boden eingelassenen Kraftmeßplattform aufgenommen. Es gibt verschiedene Systeme, die auf verschiedenen Sensorprinzipien (piezoelektrisch, resistiv, kapazitiv) beruhen. Im Prinzip geht es bei allen angewandten Sensoren darum, den mechanischen Effekt einer Kraft, also die Verformung auf ein Sensormaterial zu übertragen, das daraufhin seine elektrischen Eigenschaften ändert, was als Spannungsänderung aufgezeichnet werden kann. Durch Aufbringen bekannter Kräfte kann der Sensor kalibriert werden, um den Zusammenhang zwischen Kraft und Spannungsänderung zu bestimmen. Das bekannteste System, die **Kistler-Kraftmeßplattform** enthält in jeder Ecke piezoelektrische Sensoren, mit denen die Kraft in den drei Komponenten (F_x, F_y, F_z) aufgezeichnet wird (Abb. 3). Aus der Gewichtung der Signale können Informationen über Kraftangriffspunkt und -richtung berechnet werden. Andere Hersteller (**AMTI**, **Bertec**) arbeiten mit Sensoren aus Dehnungsmeßstreifen.

Ein **Vorteil der Kraftmeßplattform** ist die hohe Eigenfrequenz, die eine Erfassung von hochdynamischen Ereignissen wie Absprüngen und Landungen mit ausreichend hoher Abtastrate ermöglicht. Außerdem werden alle Komponenten der Bodenreaktionskraft erfaßt, also kann die gesamte Interaktion zwischen Körper und Boden dargestellt werden. Als **Nachteil** ist zu werten, daß keine räumliche Auflösung der Kraft ermöglicht wird. Eine Zuordnung des Kraftangriffspunktes zur Fußstruktur ist kompliziert. Außerdem

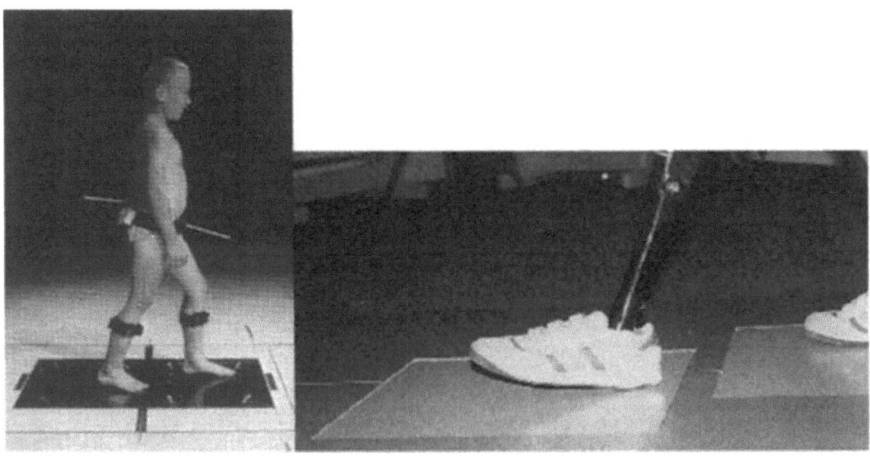

Abb. 3. Gehen über eine im Boden eingelassene Kraftmeßplatte

handelt es sich um ein ortsgebundenes System, daß in der Regel nur für Labormessungen (evtl. in Hallen oder auf Sportplätzen) eingesetzt wird. Preislich liegen die Meßsysteme inklusive Verstärker bei ca. 50 000 DM pro Plattform. Genauere Angaben zu den technischen Eigenschaften und Hintergründen finden sich in der Literatur (Alexander et al., 1990; Nigg, 1994a; Roy, 1988).

Druckverteilungsmessungen

Die Meßeinrichtungen zur Bestimmung der Druckverteilung sind in der Lage, die auf den Fuß einwirkende Kraft (in der Regel nur die Vertikal- bzw. Normalkomponente) zeitlich und örtlich aufzulösen und einzelnen Fußregionen oder Skelettstrukturen zuzuordnen. Erste Entwicklungen gab es bereits im vorigen Jahrhundert, wobei der französische Wissenschaftler Etienne-Jules Marey (1830-1904) als Pionier auf diesem Gebiet gilt. Er entwickelte den ersten Schuh mit einer eingebauten Druckmeßkammer und tragbarem Aufzeichnungsgerät (Abb. 4).

Zur Erfassung der Belastungscharakteristik unter der Fußsohle gibt es verschiedene Systeme, die jeweils einen speziellen Einsatzzweck haben. Die **Druckverteilungsplattform** wird primär zu Barfußmessungen eingesetzt. Sie hat den Vorteil, daß die Orientierung der Meßplattform bekannt ist und die Sensoren keinen extremen Verformungen ausgesetzt sind. Allerdings wird nur eine Komponente der Bodenreaktionskraft, die Vertikalkraft, gemessen.

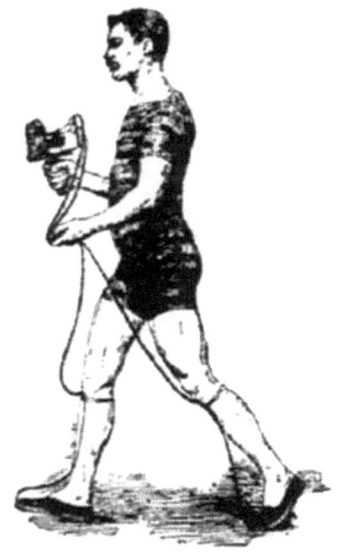
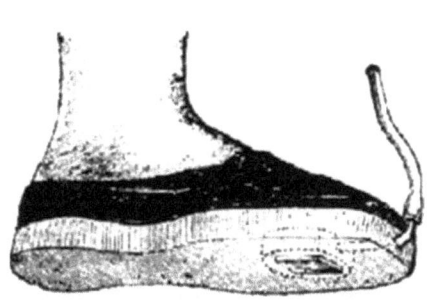

Abb. 4. Erste Druckmessung im Schuh mit portabler Meßwertaufzeichnung (Marey, 1895)

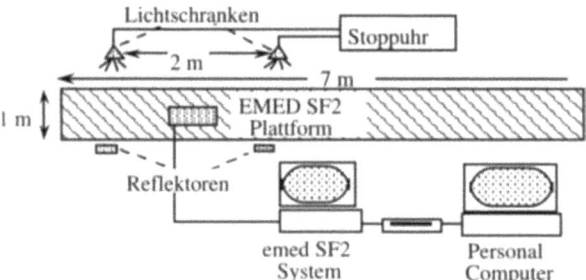

Abb. 5. Beispiel eines Meßaufbaus mit einer im Laufsteg eingelassenen EMED Druckverteilungsplattform

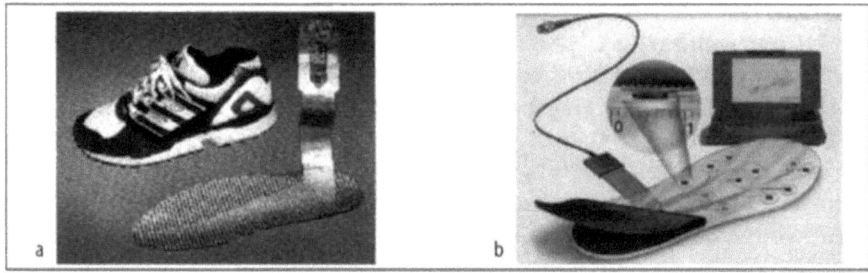

Abb. 6. Sensorsohlen für Druckverteilungsmessungen im Schuh. **a** Sohle mit 960 Sensoren (Fast-Scan System, Fa. Megascan, Hannover); **b** Sohle mit 16 druckempfindlichen Hydrozellen mit Sensorchip (Parotec-System, Fa. Kraemer, Remscheid)

Als Nachteil ist zu werten, daß die Plattform in der Regel in einen Laufsteg eingebaut wird und damit örtlich gebunden ist und von der Versuchsperson getroffen werden muß (Abb. 5). Dabei sollte ein bewußtes Aufsetzen oder eine Veränderung der normalen Schrittlänge zum Treffen der Plattform vermieden werden, um ein möglichst realistisches Bild vom natürlichen Abrollverhalten des Patienten zu erhalten.

Druckverteilungsmessungen mit **Einlegesohlen** können eingesetzt werden, um die Interaktion zwischen Schuh, Fuß und Untergrund zu untersuchen. Sie werden typischerweise im Bereich der Schuhorthopädie eingesetzt, um die Auswirkung von Schuhzurichtungen und Einlagen zu quantifizieren. Der Vorteil des Systems liegt in seiner flexiblen Einsatzmöglichkeit. Mit batteriebetriebenen Systemen können Messungen im Feld unter möglichst natürlichen Bedingungen durchgeführt werden. Als problematisch ist jedoch anzusehen, daß der Sensor schon durch das Schnüren des Schuhs oder das Durchbiegen beim Abrollen belastet wird. Daher ist vor jeder Datenerfassung eine Nullmessung der Sohle im Schuh im nicht belasteten Zustand erforderlich. Da die Lage der Sohle sich mit der Position des Schuhs verändert, ist außerdem die Richtung der einwirkenden Kraft nicht in jeder Belastungsphase nachvollziehbar.

Einzelsensoren für die Druckmessung können gezielt an den anatomischen Strukturen eingesetzt werden, von denen die Informationen gewünscht werden. Dadurch wird eine eindeutige Zuordnung von Signal und Ursache möglich. Durch die Beschränkung auf die interessantesten Punkte wird die Datenmenge reduziert. Außerdem können höhere Abtastraten benutzt werden, so daß das System auch für dynamische Bewegungsabläufe geeignet ist.

Die Preise für die Plattformsysteme liegen in Abhängigkeit von der Sensordichte zwischen 40 000 und 80 000 DM. Für ein Sohlenmeßsystem hängt der Preis u.a. von der Anzahl der Sohlen ab und kann für ein komplettes System mit mehreren Sohlenpaaren in verschiedenen Größen zwischen 30 000 und 50 000 DM betragen.

Für die Auswertung der Druckverteilungsmessungen gibt es keine allgemein gültigen Vorgaben, nach denen z.B. der gesamte Fußabdruck in verschiedene Regionen eingeteilt wird. Allerdings werden seit 1990 mit Unterstützung der Firma Novel GmbH München und in Zusammenarbeit mit lokalen Veranstaltern sogenannte *EMED User Meetings* abgehalten, die sich mit allen Aspekten der Druckverteilungsmessungen beschäftigen. In diesem Rahmen wird den interessierten Wissenschaftler und Technikern, die in ihrer Arbeit Druckverteilungsmeßsysteme einsetzen, ein intensiver Erfahrungsaustausch und ein Vergleich der verschiedenen Herangehensweisen bei der Datenverarbeitung ermöglicht. Die Unterteilung hängt primär von der Fragestellung und den zu erwartenden Veränderungen oder Unterschieden ab. Mit Hilfe von entsprechend definierten Algorithmen kann der Computer die Differenzierung zwischen Rück-, Mittel- und Vorfuß bzw. zwischen medialen und lateralen Strukturen des Fußes vornehmen (Abb. 7a).

Für den gesamten Fuß und die einzelnen Regionen werden die folgenden **Meßparameter** bestimmt: Spitzendrücke, lokale und relative Impulse, Belastungsdauer, Zeitpunkt des Spitzendrucks. Mit diesen Parametern kann die Belastungscharakteristik des Fußes im Stand (statisch) oder beim Gehen (dynamisch) erfaßt werden. Außerdem können die Druckbelastungen auf den einzelnen Strukturen gegen die Zeit aufgetragen werden (Abb. 7b). Diese Druckverlaufskurven erlauben bei Analysen einzelner Patienten einen detaillierten links-rechts-Vergleich. Außerdem können Unterschiede zwischen Versuchsbedingungen (Abb. 8) oder Auswirkungen einer konservativen oder operativen Behandlungen dargestellt werden. Während die Messungen für einen Patienten in der Regel innerhalb einer halben Stunde abgeschlossen werden können, kann man für die Weiterverarbeitung der Daten bis zur endgültigen Auswertung je nach Fragestellung bis zu eine Stunde veranschlagen.

Die z.B. von der Firma Novel vertriebene Software-Pakete zur Auswertung der Druckverteilungsmessungen mit den EMED- und PEDAR-Systemen (novel-win, novel-orthopaedics, novel-clinics, etc.) bieten dem Anwender eine Vielzahl von Möglichkeiten, die Fußabdrücke darzustellen, zu analysieren und die entsprechenden Parameter herauszuarbeiten. Die Programme laufen unter Windows und erleichtern dem Anwender die Benutzung durch durchgängige Befehlsstrukturen. Allerdings ist der unerfahrene Anwender leicht von der Vielzahl der Möglichkeiten überwältigt, so daß der in dem Programm novel-clinics verfolgte Ansatz, eine Auswerteroutine mit bestimmten Parametern vorzugeben, begrüßenswert ist. Voll ausschöpfen wird die vielfäl-

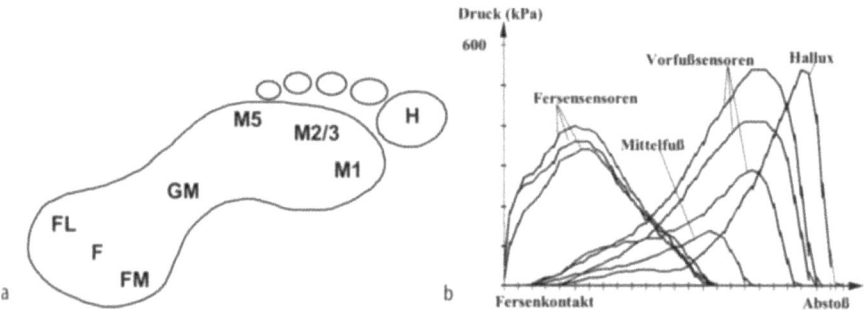

Abb. 7. a Unterteilung des Fußabdrucks in ‚Regions of Interest' (Fersenmitte, mediale Ferse, laterale Ferse, Gewölbemitte, 1. Metatarsalkopf, 2./3. Metatarsalkopf, 5. Metatarsalkopf, Hallux). **b** Darstellung der Druckverlaufskurven einzelner Sensoren unter der Ferse, dem Mittelfuß, Vorfuß und Hallux

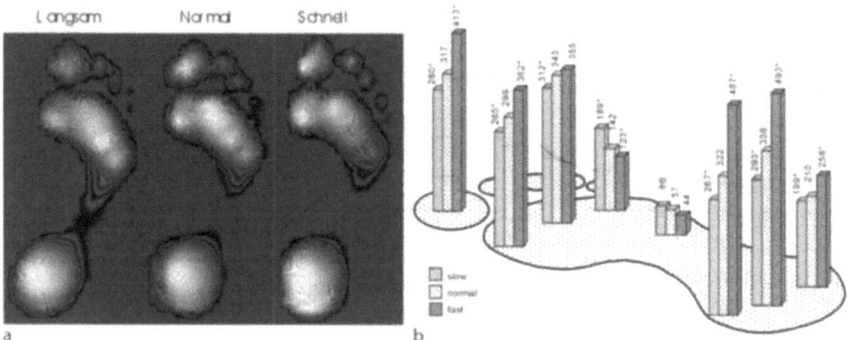

Abb. 8. a Das Maximaldruckbild einer einzelnen Versuchsperson bei langsamer, mittlerer und schneller Ganggeschwindigkeit zeigt eine Medialverlagerung des Drucks im Vorfuß mit steigender Geschwindigkeit (Mittelwertsbilder aus jeweils fünf Einzelmessungen). **b** Vergleichbare Effekte wurden auch in einem Kollektiv von 30 Probanden gefunden

tigen Möglichkeiten der Messungen und Auswertungen allerdings nur derjenige, der sich intensiv in die Hard- und Software einarbeitet. Für einen genaueren Überblick über die technischen Aspekte und Einsatzmöglichkeiten der dynamischen Druckverteilungsmessung wird der Leser auf weiterführende Literatur verwiesen (Alexander et al., 1990; Cavanagh et al., 1992; Nigg, 1994b; Rosenbaum & Becker, 1997).

Beschleunigungsmessungen

Die Beschleunigungsmessung erlaubt eine Bestimmung der Stoßwellen, die beim Bodenkontakt oder bei anderen extern eingeleiteten Kräften durch den Körper geleitet werden. Diese Meßmethode ist auch in der Arbeitsmedizin von Bedeutung, wenn die Belastungen am Arbeitsplatz untersucht werden, bei denen der Mensch Vibrationen ausgesetzt ist (z.B. bei der Arbeit mit Preßlufthammer, bei LKW-Fahrern im Autositz).

Auch hier gibt es verschiedene Systeme, die auf Dehnungsmeßstreifen, induktiven oder piezoelektrischen Sensoren basieren. Eine frei schwingende Masse verursacht je nach Stärke des Aufpralls eine Verformung des Sensors, die nach entsprechender Kalibrierung als Beschleunigung dargestellt werden kann. Um die Beschleunigung der Körperregion und nicht des Sensors selber zu messen, sollten die Sensoren möglichst leicht sein und eine hohe Eigenfrequenz haben. Daneben ist bei der Verwendung der Beschleunigungssensoren zu berücksichtigen, daß die Art der Befestigung einen entscheidenden Einfluß hat. Um die Beschleunigung des Knochens zu messen, ist es natürlich am besten, den Sensor fest mit dem Knochen zu verbinden. Dieser Ansatz, der für den klinischen Routineeinsatz nicht geeignet ist, wurde in einzelnen Grundlagenstudien realisiert, indem Schrauben in den Knochen eingebracht wurden, auf denen der Sensor befestigt wurde (Lafortune et al. 1995). Mit dieser Anordnung konnte man den Fehler durch eine Befestigung auf der Haut bestimmen, der durch die Verschiebung und Elastizität der Weichteile verursacht wird. Es zeigte sich, daß die geringsten Fehler bei hautfixierten Sensoren auftreten, wenn der Sensor an einer Stelle mit geringem Weichteilmantel, also direkt über dem Knochen fixiert wird. Ein Andruck durch elastische Bandagen und eine Vorspannung der Haut minimiert die Fehler zusätzlich. Es gibt eindimensionale Beschleunigungssensoren mit einer Empfindlichkeit in nur einer Richtung und dreidimensionale Systeme mit drei orthogonal messenden Sensoren. Die Preise liegen im Bereich bis zu 10 000 DM.

Elektromyographie

Wenn die Informationen aus der kinematischen und kinetischen Bewegungsanalyse nicht ausreichen, um einen Sachverhalt zu verstehen, können die „Verursacher" dieser Bewegung, die Aktivitätsmuster der Muskeln, untersucht werden. Bei der Kontraktion der Muskulatur werden Ionen ausgetauscht, es fließen bioelektrische Ströme. Diese Potentialunterschiede können im Muskel selbst mit Nadel- oder Drahtelektroden oder an der Hautoberfläche mit selbstklebenden Elektroden (den EKG-Elektroden vergleichbar) aufgezeichnet werden (Kleissen, 1998). Die Darstellung der Muskelaktivitätspotentiale wird **Elektromyographie** (EMG) genannt. Auch wenn es keine eindeutige Beziehung zwischen Muskelkraft und EMG-Signal gibt, können die Signalamplituden zur Abschätzung der inneren Kräfte herangezogen werden. Neben der Amplitude der Signale ist die zeitliche Abfolge der Aktivierung (*time domaine*) der verschiedenen Muskelgruppen von Interesse, um die für eine Bewegung notwendigen Koordinationsmuster zu verstehen (Abb. 9).

Die Preise für die EMG-Systeme hängen von der Anzahl der Meßkanäle, der Leistungsfähigkeit der Verstärker und der zugehörigen Software ab. Bei Preisen von einigen Tausend DM pro Kanal wird bei einem 16-kanaligen System eine Preiskategorie von bis zu 50 000 DM erreicht.

Bei Ganguntersuchungen werden mehrere Gangzyklen zeitlich normiert, indem die Zeit zwischen zwei Fersenkontakten des gleichen Fußes gleich

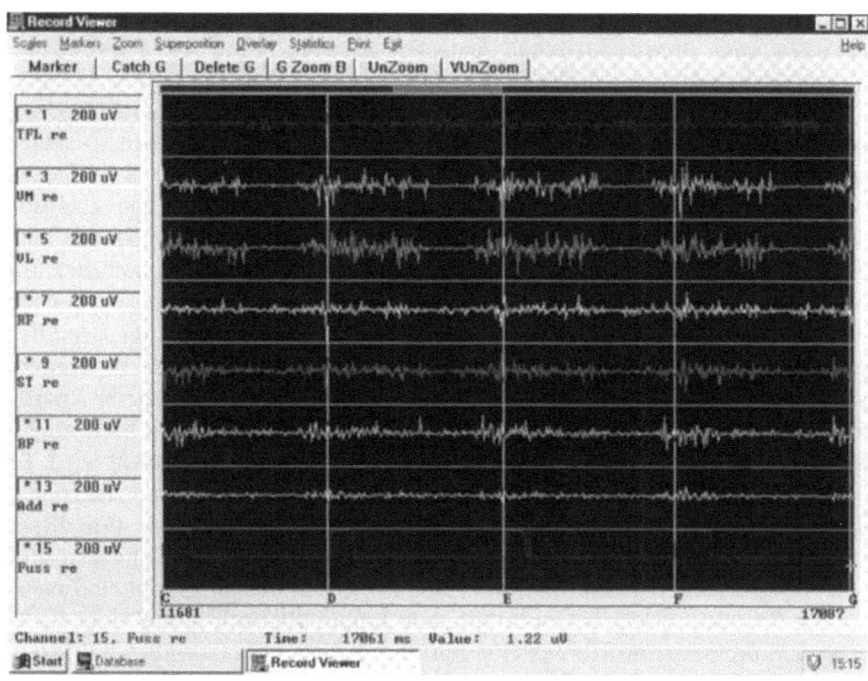

Abb. 9. Darstellung der EMG-Rohsignale nach Datenerfassung im Rechner, vor Datenverarbeitung.

100% gesetzt wird. Somit kann man eine mittlere Muskelaktivität beim Gehen darstellen und Vergleiche zwischen gesunder und betroffener Seite oder vor und nach einer Therapieform vornehmen (Abb. 10).

Aus dem Frequenzinhalt der EMG-Signale (*frequency domaine*) können Informationen über den Ermüdungszustand der Muskulatur und die Muskelfaserzusammensetzung erhalten werden. Zur Berechnung der Freqenzparameter ist eine FFT-Analyse (*Fast Fourier Transformation*) der Signale notwendig, mit der das Elektromyogramm, das sich als Interferenzsignal aus einer Vielzahl von Einzelsignalen einzelner motorischer Einheiten zusammensetzt, in seine Frequenz- und Amplitudenanteile zerlegt wird. Die mittlere oder Medianfrequenz wird zum Beispiel zur Untersuchung von Ermüdungsphänomenen der Muskulatur herangezogen, da sich das Frequenzspektrum aufgrund der initialen Ermüdung der schnellen motorischen Einheiten zunehmend zu den niedrigeren Frequenzen verschiebt.

Zusammenfassung

Eine vergleichende Beurteilung der verschiedenen Meßsysteme fällt schwer, da jedes System eine spezielle Zielsetzung verfolgt. Daher gibt es kein ideales oder optimales Meßsystem, mit dem alle Anworten auf verschiedenste Frage-

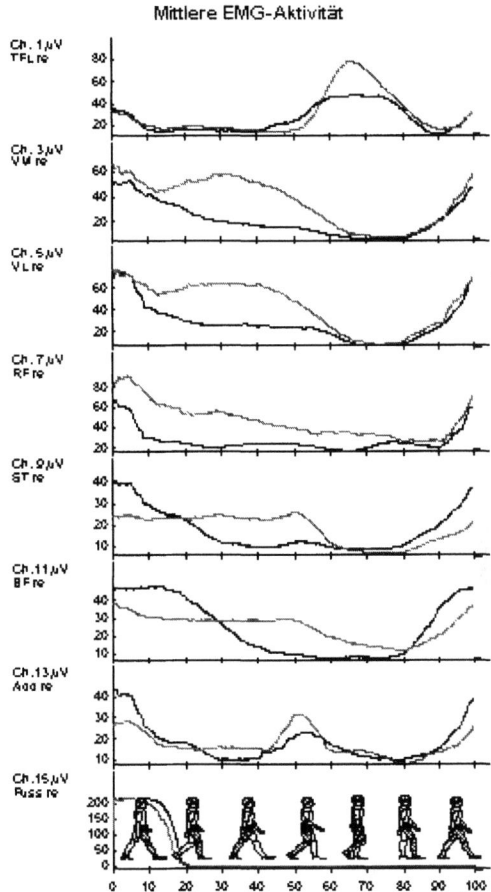

Abb. 10. Mittlere Muskelaktivität aus mehreren Gangzyklen berechnet und zeitnormiert dargestellt. Intraindividueller Vergleich der Muskelaktivitätsmuster eines Patienten nach Transfer des M. rectus femoris

stellungen gegeben werden können. Der potentielle Anwender sollte also zunächst seine Fragen konkretisieren und dann entscheiden, welche Meßtechnik am ehesten geeignet ist, wichtige Zusatzinformationen zu liefern, die von einem erfahrenen Kliniker nicht ohnehin schon erkannt werden. So ist z. B. die plantare Druckverteilungsmessung für Beschwerden im Bereich des Hüftgelenkes meines Erachtens wenig aufschlußreich, da zwischen Beschwerdelokalisation und Meßort ein zu großer Abstand ist, in dem Kompensationsmechanismen stattfinden können. Andererseits liefert die Bewegungsanalyse Informationen über mögliche Veränderungen der Gelenkbewegung und Gelenkbelastung, die durch verschiedene intramuskuläre Veränderungen verursacht werden können, so daß eventuell erst eine Untersuchung der Muskelaktivitätsmuster den entscheidenden Aufschluß geben kann. Grundsätzlich bleibt festzuhalten, daß man nicht ein Meßsystem für alle Fragestellungen anwenden kann, sondern daß man erst aufgrund einer detaillierten Fragestellung entscheiden kann, welches System geeignet ist.

Da die Preise Währungskursschwankungen unterliegen und sich daher häufig ändern können, sollten die Preisangaben nur als grobe Richtlinien dienen. Für ernsthafte Kaufinteressenten liefern die Gelben Seiten der Gesellschaft für Biomechanik (*Biomechanics Yellow Pages*) im Internet einen guten Überblick mit Kontaktadressen der verschiedenen Hersteller unter der folgenden Adresse: http://members.aol.com/BiomechYP/. Mit Hilfe dieser Kontakte können auch aktuelle Preisinformationen und genaue technische Spezifikationen abgefragt werden.

Literatur

1. Alexander, IJ, Chao, EYS & Johnson, KA. (1990) The assessment of dynamic foot-to-ground forces and plantar pressure distribution: A review of the evolution of current techniques and clinical applications. Foot Ankle. 11, 152–167.
2. Braune, CW & Fischer, O. (1895) Der Gang des Menschen – 1. Theil: Versuche am unbelasteten und belasteten Menschen. In 21. Band der Abhandlungen der mathematisch-physischen Classe der Königlich Sächsischen Gesellschaft der Wissenschaften, (Vol. 21). Leipzig: S. Hirzel.
3. Cavanagh, PR, Hewitt, FG & Perry, JE. (1992) In-shoe plantar pressure measurement: a review. The Foot. 2, 185–194.
4. Davis, RB. (1997) Reflections on clinical gait analysis. J Electromyogr Kinesiol. 7, 251–257.
5. Ehara, Y, Fujimoto, H, Miyazaki, S, Mochimaru, M, Tanaka, S & Yamamoto, S. (1997) Comparison of the performance of 3D camera systems II. Gait Posture. 5, 251–255.
6. Ehara, Y, Fujimoto, H, Miyazaki, S, Tanaka, S & Yamamoto, S. (1995) Comparison of the performance of 3D camera systems. Gait Posture. 3, 166–169.
7. Gage, JR. (1994) The clinical use of kinetics for evaluation of pathological gait in cerebral palsy. J Bone Joint Surg [Am]. 76-A, 622–631.
8. Kleissen, RFM, Buurke, JH, Harlaar, J & Zilvold, G. (1998) Electromyography in the biomechanical analysis of human movement and its clinical application. Gait Posture. 8, 143–158.
9. Kopf, A, Pawelka, S & Kranzl, A. (1998) Klinische Ganganalyse – Methoden, Limitationen und Anwendungsmöglichkeiten. Acta Medica Austriaca. 25, 27–32.
10. Lafortune, MA, Hennig, EM & Valiant, GA. (1995) Tibial shock measured with bone and skin mounted transducers. J Biomech. 28, 989–993.
11. Marey, M. (1873) De la locomotion terrestre chez les bipedes et les quadrupedes. J. de l'Anat. et de la Physiol. 9, 42.
12. Muybridge, E. (1887) Animal location, an electrophotographic investigation of consecutive phases of animal movements, (Vol. 11). Philadelphia, PA: J.B. Lippincott.
13. Nigg, BM. (1994a) Force. In: Nigg, BM, Herzog, W.: Biomechanics of the musculo-skeletal system, (pp. 200–224). Chichester, England: John Wiley & Sons.
14. Nigg, BM. (1994b) Pressure Distribution. In: Nigg, BM, Herzog, W.: Biomechanics of the musculo-skeletal system, (pp. 225–236). Chichester, England: John Wiley & Sons.
15. Rosenbaum, D & Becker, HP. (1997) Plantar pressure distribution. Technical background and clinical applications. Foot and Ankle Surgery. 3, 1–14.
16. Roy, KJ. (1988) Force, pressure, and motion measurements in the foot: current concepts. Clinics in Podiatric Medicine and Surgery, 5, 491–508.
17. Tscheuschner, R, Tober, H & Rosenberger, H. (1994) Möglichkeiten einer quantitativ begründeten Ganganalyse zur Beurteilung der Prothesenanpassung. Biomed Technik. 39, 156–161.
18. Weber, W & Weber, E. (1836) Mechanik der menschlichen Gehwerkzeuge. Eine anatomisch-physiologische Untersuchung. Göttingen: Dieterichsche Buchhandlung.
19. Whittle, MW. (1996) Clinical gait analysis: A review. Human Movement Science. 15, 369–387.

3-Dimensionale kinematische Bewegungsanalyse zur Abschätzung der Belastung bei Landungen

M. van Husen, K. Peikenkamp, K. Nicol

Einleitung

Die Bewegungsanalyse hat im Sport ihren festen Stellenwert. Während sich z. B. im Hochleistungssport viele Studien schwerpunktmäßig mit der Frage nach der Technik einer Bewegung beschäftigen und damit die Verbesserung der Leistung im Vordergrund steht, liegt ein weiterer Schwerpunkt vieler Studien in der Frage, welchen Belastungen der menschliche Körper bei dieser sportlichen Bewegungen ausgesetzt ist.

Im Volleyball lassen die Anzahl von Verletzungen und Überlastungsschäden auf hohe Belastungen schließen. Gerade das Kniegelenk scheint hier eine besondere Rolle zu spielen. Kujala et al. (1989) fanden bei 1/3 der Volleyballer Springer-Knie-Symptome während sportlicher Aktivitäten und sehen als Hauptgrund für Knieschmerzen Mikro- und Makrotraumata, die durch wiederholtes Springen und möglicherweise auch durch Knieaufsetzen zustande kommen. Die hohe Anzahl an Sprüngen im Spiel und Training (Quade 1993) setzen den Körper extremen Belastungen aus. Frohberger et al. (1988) ermittelten Verletzungen und Überlastungsschäden bei fast 32% der Volleyballer beim Kniegelenk und sehen als Ursachen u.a. muskuläre Dysbalance, Gelenkdisplasionen und falsches Landeverhalten. Am Landeverhalten sowie an der äußeren Belastung will diese Untersuchung anknüpfen.

Ziel dieser Studie ist daher eine 3-dimensionale Analyse der Landung nach einem Volleyball-Schmetterschlag. Aufgrund des hohen prozentualen Anteils an Verletzungen und Überlastungsschäden wird das Kniegelenk bei dieser Untersuchung schwerpunktmäßig ausgewertet. Besonderes Augenmerk soll dabei auf belastungsrelevante Parameter gelegt werden. Die untersuchten Parameter sind nach dynamometrischen und kinematischen Gesichtspunkten unterschieden. Der Parameter äußere Belastung zählt zum ersten Punkt, während alle weiteren in den zweiten Bereich einzuordnen sind. Dieses sind zum einen der Kniewinkel und die Kniewinkelgeschwindigkeit und zum anderen die Kniegeschwindigkeit bzw. Kniebeschleunigung sowie die Kniebewegung in medio-lateraler Richtung. Mit diesem Parameter ist auch die Überlegung verbunden, ob eine 3-dimensionale Bewegungsanalyse sinnvoll ist, oder ob eine 2-dimensionale hinsichtlich kinematischer Parameter ausreicht.

Anhand der vorliegenden Studie soll daher ein Verfahren zur Erhebung 3-dimensionaler kinematischer Daten dargestellt werden, das sowohl eine ausreichende räumliche Genauigkeit als auch eine genügend hohe zeitliche Frequenz besitzt und daher die Interpretation der aufgeführten Parameter ermöglicht.

Literaturüberblick

In der Literatur sind keine Untersuchungen zu finden, in denen 3-dimensionale Analysen der Landung nach volleyballspezifischen Sprüngen durchgeführt wurden. In den aufgeführten 2D-Analysen wurde in der Regel die Sagittalebene ausgewählt, in der offensichtlich der Hauptanteil der Bewegung liegt. Um die Belastung angeben zu können, der der Körper bei Landungen ausgesetzt ist, werden kinematische und dynamometrische Parameter ausgewählt und Zusammenhänge zwischen beiden Parametergruppen ausgewertet.

Hinsichtlich der äußeren Belastung wiesen Stacoff/Kälin/Stüssi (1987) bei der Untersuchung von Landungen nach Blocksprüngen 1000–2000 N unter dem Vorfuß, bzw. bis zu 6500 N unter der Ferse nach. Dieses bedeutet, eine Belastung von bis zum 7-fachen des Körpergewichtes (G). Die Sprunghöhe lag zwischen 35 cm und 80 cm. Andere Untersuchungen weisen eine ähnliche Größenordnung im Hinblick auf die äußere Belastung auf. Mc Nitt-Gray (1993) stellte bei Turnern nach Sprüngen aus 72 cm Höhe eine Belastung von 6,4 G fest, bei einer erwarteten Aufprallgeschwindigkeit von 3,75 m/s. Bei Variation der Sprunghöhe (32 cm; 128 cm) veränderte sich die Belastung in der erwarteten Richtung (4 G; 10 G). Nigg (1988) stellte passive Kraftspitzen von 4 G bei der Landung nach einem Blocksprung und von 6 G nach einem Schmetterschlag fest. Die Zeitpunkte dieser Kraftspitzen liegen im Intervall 15 bis 53 ms wie DeVita/Skelly (1992) bei einer Studie mit 8 Volley- und Basketballern zu Niedersprüngen feststellten. Als weiteres Ergebnis zeigte sich, daß bei weichen Landungen, wenn der minimale Kniewinkel kleiner als 90° war, sich der Zeitpunkt des 1. Maximums nach hinten schiebt. Sie führten aus, daß bei weichen Landungen die Muskelarbeit höher ist als bei harten. Beim harten Landen muß vermehrt das Skelettsystem die Energie absorbieren, bei vielen Landungen insbesondere das Knie- und das Hüftgelenk.

In die gleiche Richtung zielt die Aussage von Mc Nitt-Gray (1993), wonach die Knieextensoren bei den Landungen relativ mehr leisten als die der Hüfte und des oberen Sprunggelenks.

Um die Belastung zu reduzieren, empfehlen Dufek/Bates (1990) Landungen auf dem Vorfuß und mit größerer Kniebeugung durchzuführen. Stacoff/Kälin/Stüssi (1987) bestätigen die Aussage, daß steigende Kraftspitzen bei stärkerer Kniestreckung (r > 0,65) erhalten werden. Ihre Empfehlung geht dahin, beim Fußaufsatz einen Kniewinkel von 160° einzunehmen.

Ein gleiches Ergebnis liefert die Untersuchung von Dufek/Bates (1990), wonach die vertikalen Kraftspitzen mit der Sprunghöhe und der Härte der Landung zunimmt. Auch nach Nigg (1977) führt eine stärkere Knieflexion zu geringeren vertikalen Belastungen für Knie und Hüfte. Daß eine derartige Schlußfolgerung nicht zwangsläufig unter allen Bedingungen gilt, zeigen konträre Ergebnisse von Panzer et al. (1987) bei Studien zu Landungen im Turnen. Bis auf einen von 12 Probanden ergeben sich höhere Belastungen bei weichen Landungen, d.h. Landungen mit großer Knieflexion. Die höchsten Belastungen resultierten aus gerade noch erfolgreichen Versuchen.

Nach dem Aufprall der Ferse erfährt das Kniegelenk innerhalb von 100 ms eine schlagartige Richtungsänderung nach vorne, was zu einer hohen Zugbelastung im Knie für Bänder, Sehnen und Muskeln führt (Stacoff/Kälin/Stüssi 1987). Ein Ausfedern, das möglicherweise die vertikalen Kraftspitzen verringern kann, halten sie aber aufgrund der hohen Zugkräfte an der Patellasehne für nicht unproblematisch. Steeger et al. (1978) kommen nach Experimenten zu der Feststellung, daß die Patella bei gebeugtem Knie (110° und weniger) maximal beansprucht wird.

So geben auch Voigt/Richter (1991) als geeigneten minimalen Kniewinkel 110° an, wenn der Spieler über eine ausgeprägte Muskulatur verfügt. Bei entsprechend schwächerer Muskelkraft, z.B. bei Jugendlichen, halten sie 120–130° für sinnvoll.

Eine Untersuchung, die sich auf die Frontalebene bezieht, ist die Studie von Sommer (1988). Allerdings werden weder quantitative Aussagen gemacht, noch dynamometrische Daten erhoben. Zwei normale Kameras nahmen die Landung nach zwei Sprungserien von vorne und hinten auf, die erste erfolgte im erholten Zustand, die andere nach 1 1/2-stündigem Training im ermüdeten Zustand. Gerade im ermüdeten Zustand zeigen sich erhöhte Ausweichbewegungen des Knies nach lateral und medial. Diese Ausweichbewegungen und muskuläre Imbalancen bei der Becken-Oberschenkel-Stabilisation können nach Sommer (1988) zu Überlastungen der Geleitschiene und Patellasehne führen.

Methodik

In diesem Abschnitt soll zunächst das Untersuchungsdesign eingegangen werden, bevor die Weiterverarbeitung der Daten und die Fehlerbestimmung betrachtet wird.

Aufbau und Durchführung der Untersuchung

An der Studie nahmen 9 Volleyballer mit langjähriger Spielerfahrung teil. Das Spielniveau reicht von der Bezirksklasse bis zur 2. Bundesliga und kann damit als heterogen bezeichnet werden. Von jedem Probanden sollten bis zu 12 Landungen nach einem Schmetterschlag analysiert werden.

Um eine möglichst große Praxisnähe zu gewährleisten, wurde für den Ort der Untersuchung eine Sporthalle ausgewählt, die zudem den Vorteil vorhandener Feldmarkierungen besaß, die genutzt werden konnten. Der Aufbau ist in Abb. 1 dargestellt.

Die transportable Kraftmeßplatte (KMP) wurde fest auf dem Boden verankert. Um sie herum mußte ein ausreichend großes Podest errichtet werden,

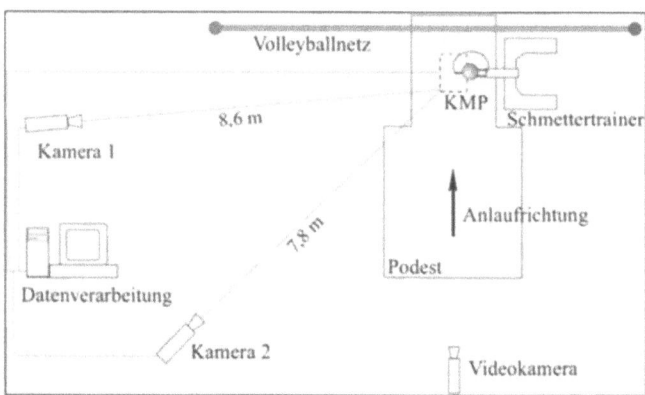

Abb. 1. Aufbau der Untersuchung.

damit eine einheitliche Ebene für Anlauf, Absprung und Landung entstand. Ein Schmettertrainer befand sich seitlich neben dem Podest. Auf diesen konnte ein Volleyball gelegt werden, der über das Volleyballnetz ins gegnerische Feld geschlagen werden sollte. Die Abschlaghöhe konnte beim Schmettertrainer individuell eingestellt werden. Die beiden Hochgeschwindigkeitskameras nahmen die Versuche seitlich bzw. seitlich von hinten auf. Der Winkel zwischen beiden Kameras betrug 50°. Diese Anordnung gewährleistete die vollständige Aufnahme der Bewegung. Zur Kontrolle nahm eine weitere normale Kamera die Versuche von hinten auf.

Für die Analyse der kinematischen Daten stand das Videomeßsystem der Firma Hentschel zur Verfügung. Im einzelnen umfaßte dieses System folgende Geräte:
- 2 lichtunempfindliche Hochgeschwindigkeitskameras
- ein Videointerface, das aus den Videosignalen Ortskoordinaten berechnete
- ein Multiplexer, der zeitsynchrone digitalisierte Meßwerte der KMP registriert
- ein PC inclusive der Software Hvideo zum Abspeichern der Meßdaten

Da beide Hochgeschwindigkeitskameras nur besonders helle Lichtquellen aufnahmen, wurden sogenannte Marker, mit hochreflektierender Folie beklebte Kugeln, eingesetzt. Die Aufnahmen der Kameras zeigten also nur die entsprechenden Reflektionspunkte der verwendeten Marker. Dementsprechend wurden vor den Versuchen bei jedem Probanden die Marker an exponierten Stellen befestigt (Abb. 2).

Das Hentschel-Analyse-System besitzt eine Summenabtastrate von 7500 Hz. Diese hohe Abtastrate wird dadurch erreicht, daß nach dem Scannen eines Bildes um jeden Marker ein Quadrat gelegt wird, innerhalb dessen der Marker beim folgenden Bild gesucht wird. Es muß also nur noch der Bildausschnitt und nicht mehr das gesamte Bild abgescannt werden. Die Meßfrequenz errechnet sich dann aus der Summenabtastrate dividiert durch die Anzahl der benötigten Kanäle. Für diese Studie ergab sich eine Frequenz von 625 Hz.

3-Dimensionale kinematische Bewegungsanalyse zur Abschätzung der Belastung bei Landungen

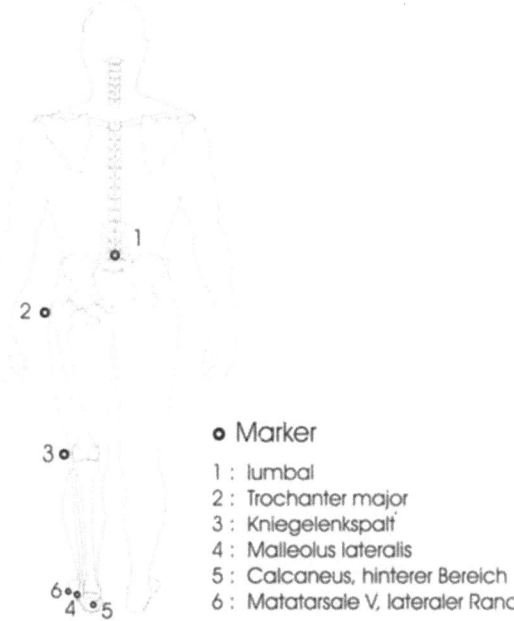

Abb. 2. Positionierung der Marker.

Zusätzlich wurde eine transportable Kraftmeßplatte eingesetzt, die über den Multiplexer mit dem Videomeßsystem verbunden war, so daß kinematische und dynamometrische Daten zeitsynchron erfaßt werden konnten.

Bestimmung der Ortskoordinaten

Von jeder Kamera werden zweidimensionale Daten aufgenommen. Durch die Aufnahme von mindestens zwei Kameras, die nicht aus derselben Richtung aufnehmen, lassen sich 3-dimensionale Daten berechnen. Grundlage hierfür ist die Aufnahme eines Kalibriergestells (Abb. 3). Hieran werden – nach Maßgabe eines vorliegenden Algorithmus – 9 Marker befestigt. Ein Marker wird definitionsgemäß als Koordinatenursprung festgelegt, die anderen werden als Vektoren bezogen auf diesen Koordinatenursprung angegeben. Mittels dieser Koordinaten lassen sich die Markerpunkte, von denen jeweils zwei Ebenenkoordinaten vorliegen, in Raumkoordinaten umrechnen. Diese Berechnung und die weiterer kinematischer Parameter wie Geschwindigkeits-, Beschleunigungs- und Winkelverläufe erfolgten mit dem Softwareprogramm TopoMed.

Fehlerbestimmung

Jede Bestimmung von Raumkoordinaten durch Kameraaufnahmen beinhaltet einen gewissen Fehler. Die Genauigkeit der 3-dimensionalen Koordinaten hängt dabei von mehreren Faktoren ab:

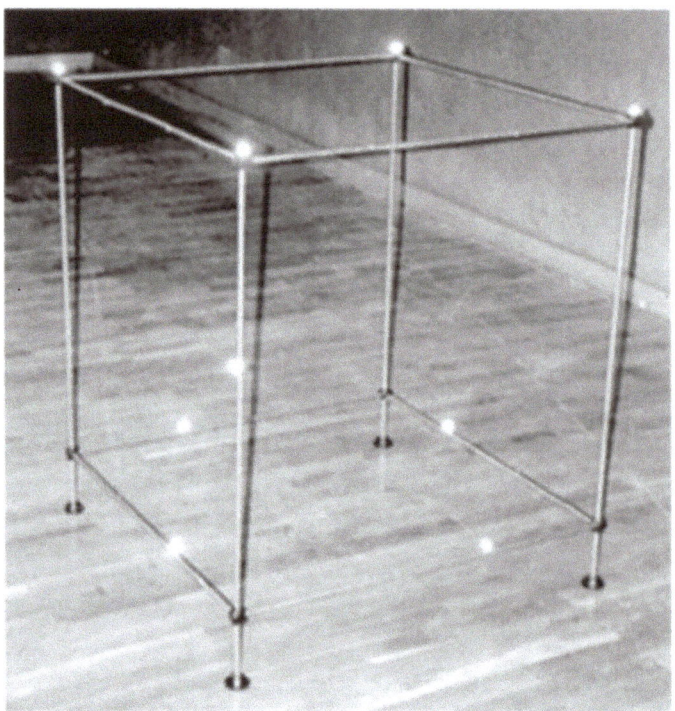

Abb. 3. Kalibriergestell mit positionierten Markern.

- Die reflektierende Fläche der einzelnen Marker spielt eine wesentliche Rolle. Wird ein zu großer Marker gewählt, nimmt die Kamera eine entsprechend große Fläche auf, innerhalb der der Koordinatenpunkt nur ungenau bestimmt werden kann. Auf der anderen Seite würde ein zu kleiner Marker von den Kameras nicht erkannt.
- Die Kameraabstände zum Objekt und zueinander müssen optimiert sein (Abb. 1). Eine zu große Entfernung zum Objekt läßt die Marker verschwinden.
- Der Winkel zwischen beiden Kameras sollte möglichst groß sein, im optimalen Fall also 90°. Ein Kamerawinkel von unter 30° ist ungeeignet. Die Aufnahmebereiche überschneiden sich stark und in der Richtung, die senkrecht zur Aufnahmeebene liegt, wird der Fehler zu groß.
- Die Kalibrierung muß hinreichend genau sein, da sie in jede Berechnung 3-dimensionaler Koordinaten eingeht. Zu große Differenzen zwischen den eingegebenen und aufgenommenen Markerpunkten führt unmittelbar zum Abbruch der Berechnungen.

Zur Bestimmung des Fehlers wurde für diese Untersuchung ein zusätzlicher Marker auf dem Boden befestigt. Die Abweichungen dieses Markers bei der Berechnung zum Koordinatenursprung beliefen auf unter 3 mm in jeder Koordinatenrichtung.

Die Ergebnisse einer Kontrollmessung in der ein Proband im Stand aufgenommen wurde, bestätigen diese Ergebnisse. Verglichen wurde die gemessene und die berechnete Höhe des am Trochanter major befestigten Markers. Der absolute Fehler liegt bei 3 mm, was einem relativen Fehler von deutlich unter 1% entspricht. Die erhobenen Daten besitzen somit eine Genauigkeit, die für die Interpretation der Daten ausreicht.

Ergebnisse

Insgesamt gesehen sind die Ergebnisse der untersuchten Parameter bezogen auf die Versuche aller Probanden sehr unterschiedlich. Deswegen wird in den beiden Abschnitten Analyse der vertikalen Bodenreaktionskräfte und Analyse der kinematischen Parameter ein Versuch eines Probanden ausgewertet und im Vergleich die Ergebnisse aller anderen Versuche dazu angeben.

Ausgewählt wurde eine Vorfußlandung mit gleichzeitigem Aufsetzen beider Füße nach einem mit rechts ausgeführten Schmetterschlag. Die Sprunghöhe betrug 56 cm. Sämtliche Ergebnisse beziehen sich auf das linke Bein. In allen Abbildungen ist die Zeit hinsichtlich der Landung auf den Beginn des Fußaufsatzes auf 0 s normiert.

Analyse der vertikalen Bodenreaktionskräfte

In Abb. 4 ist die äußere Belastung dargestellt, die sich bei der Landung unter dem linken Fuß ergibt. Die Kurve läßt innerhalb der ersten 50 ms zwei lokale

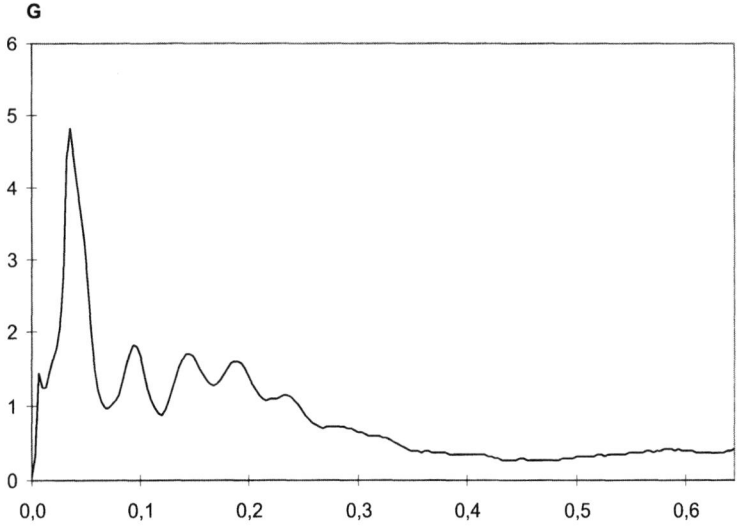

Abb. 4. Vertikaler Kraft-Zeit-Verlauf eines Probanden.

Maxima erkennen. Das erste Maximum tritt nach fast 10 ms auf und ist auf den Vorfußaufsatz zurückzuführen, während das zweite nach 36 ms durch den Fersenaufsatz erzeugt wird. Zu diesem Zeitpunkt liegt die äußere Belastung bei 4,8 G. Beide Maxima müssen zu den passiven Kraftspitzen gezählt werden, da innerhalb dieses Zeitraums keine muskuläre Reaktion erfolgen kann.

Die weiteren, aktiven Maxima bewegen sich zwischen 1 und 2 G.

Die in diesem Versuch dargestellte maximale Belastung lag im mittleren Bereich von allen Versuchen hinsichtlich des Parameters passive Kraftspitzen. Als Höchstwerte konnten Werte von bis zu 8,8 G festgestellt werden.

Analyse der kinematischen Parameter

Abb. 5 oben zeigt den eingeschlossenen Kniewinkel bei der Landung. Zu Beginn der Landung liegt dieser bei 170°, nach ungefähr 0,1 s ist der minimale Kniewinkel von 112° erreicht, dieses bedeutet eine deutliche Winkelveränderung über einen relativ kurzen Zeitraum. Die anschließende, langsam verlaufende Streckung erfolgt über einen erheblich längeren Zeitraum (0,5 s).

Die schnelle Winkelveränderung verdeutlicht die Abb. 5 unten. 10 ms nach Landebeginn, entsprechend dem Zeitpunkt des Fersenaufsatzes, kommt es zu einer starken Zunahme der Kniewinkelgeschwindigkeit. Diese gipfelt in zwei lokalen Minima, die absolut gesehen Winkelgeschwindigkeiten von über 1000°/s nachweisen. Mit der Annäherung an den minimalen Kniewinkel verringert sich die Winkelgeschwindigkeit und erreicht auch im weiteren Verlauf nur noch geringfügige Werte.

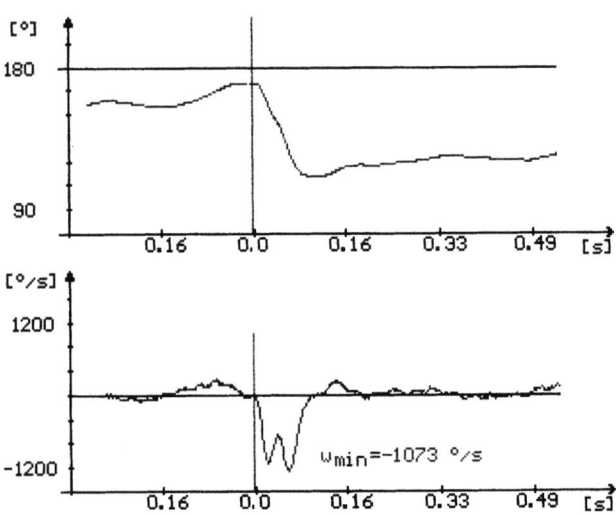

Abb. 5. Winkel-Zeit-Verlauf (oben) und Winkelgeschwindigkeits-Zeit-Verlauf (unten) des eingeschlossenen Kniewinkels.

In der Grafik ist zu erkennen, daß die Winkelgeschwindigkeiten sich während der Landung erheblich verändern. Innerhalb der ersten 27 ms, also bis zum 1. Maximum, ändert sich die Winkelgeschwindigkeit um 980°/s. Über diesen Zeitraum berechnet sich eine durchschnittliche Winkelbeschleunigung von mehr als $36\,000°/s^2$. Auch im weiteren Verlauf treten Winkelbeschleunigungen von dieser Größenordnung auf.

Der Verlauf der Winkelgeschwindigkeit ist vorrangig durch die Raumgeschwindigkeit des Kniegelenks bestimmt und spiegelt sich folgerichtig auch im Geschwindigkeits-Zeit-Diagramm des Kniegelenks wider (Abb. 6).

Die absolute Geschwindigkeit nimmt nach Landebeginn weiter zu, bis zu ihrem Höchstwert von 4,24 m/s. Nach einem Absinken steigt sie nochmals auf ca. 4 m/s an. Dieser Verlauf läßt sich durch die Differenzierung in die drei Koordinatenrichtungen veranschaulichen. Während in medio-lateraler Richtung keine nennenswerten Ausschläge auftauchen, zeigt sich in vertikaler Richtung, daß das Knie (nach 30 ms) innerhalb von 25 ms abgebremst wird und sich kurzzeitig noch nach oben bewegt. Der charakteristische Verlauf ist durch die anterior-posteriore Richtung gegeben. Der erste Peak ist durch den

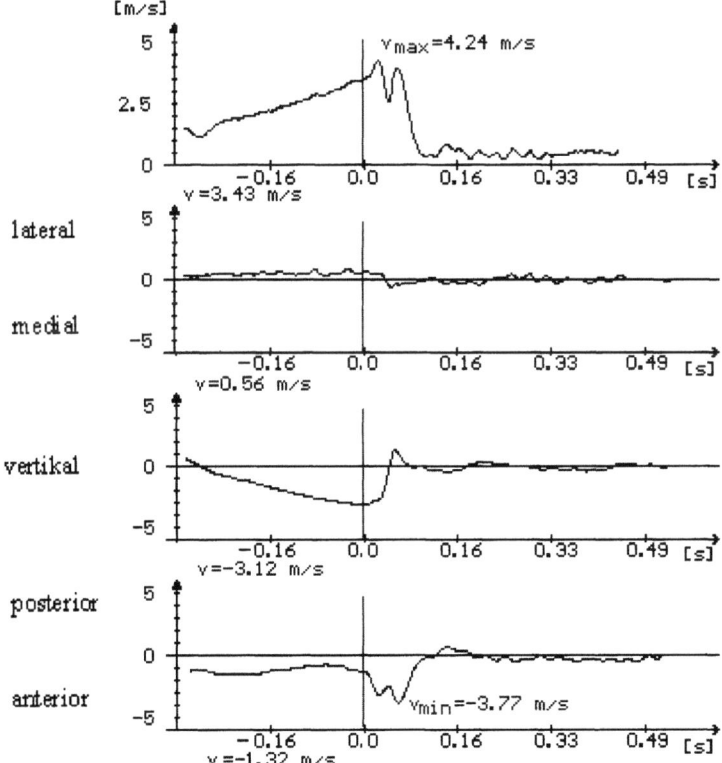

Abb. 6. Gesamtgeschwindigkeit des Kniegelenks (*oben*) und deren Komponenten (*Mitte* und *unten*).

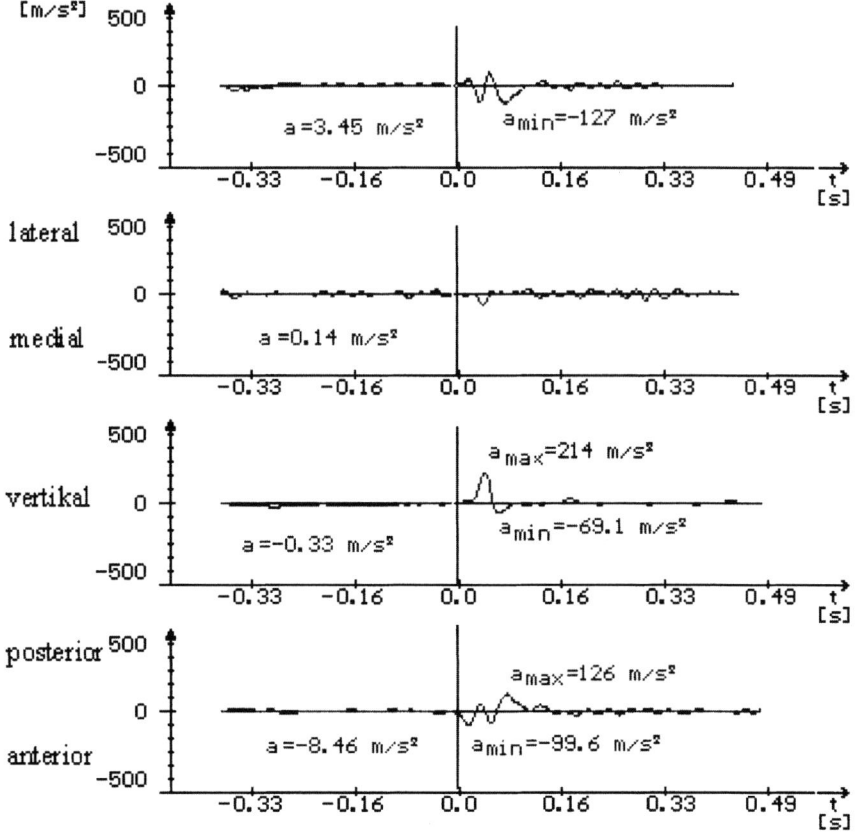

Abb. 7. Beschleunigungs-Zeit-Verlauf des Kniegelenks. a_{min} und a_{max} geben die Extremwerte der Beschleunigung an.

Fersenaufsatz verursacht. Da der Fuß annähernd am Boden fixiert ist, bewegt sich das Knie entsprechend einer Kreisbahn. Der zweite Maximalwert entsteht durch das Abbremsen des Knies in vertikaler Richtung. Die Bewegung des Kniegelenks erfährt somit eine Richtungsänderung von vertikal nach vorne.

Zum Beginn der Landung erfährt das Kniegelenk nur geringfügige Beschleunigungen (Abb. 7). Wenige Millisekunden nach dem Fußaufsatz treten Beschleunigungen mit wechselnder Ausrichtung auf. Als maximale Beschleunigung ergeben sich absolut 127 m/s^2. Differenziert man nach den drei Koordinatenrichtungen kann eine geringe Beschleunigung nach medial, eine starke nach vertikal (214 m/s^2) und eine alternierende im Bereich von +/-120 m/s^2 in der Richtung anterior-posterior festgestellt werden. Nach 100 ms werden nur noch geringfügige Beschleunigungen gemessen.

Die große Variation, die bei Landungen gegeben ist, verdeutlicht Tabelle 1. Während der Kniewinkel zu Beginn der Landung relativ konstant ist, zeigen sich beim minimalen Kniewinkel deutliche Unterschiede.

Tabelle 1. Bandbreite des Kniewinkels bei Landebeginn (in °), des minimalen Kniewinkels (in °) und der Winkelgeschwindigkeit (in °/s).

Winkel	Pb 1	Pb 2	Pb 3	Pb 4	Pb 5	Pb 6	Pb 7	Pb 8	Pb 9
Beginn	179-166	170-141	168-156	172-165	166-158	167-158	176-156	169-161	164-159
min	102-89	111-83	122-101	116-99	114-92	113-77	120-96	103-86	110-88
ω	960-1113	685-1150	677-1155	1034-1713	866-1282	830-1736	546-1086	911-1253	1000-1333

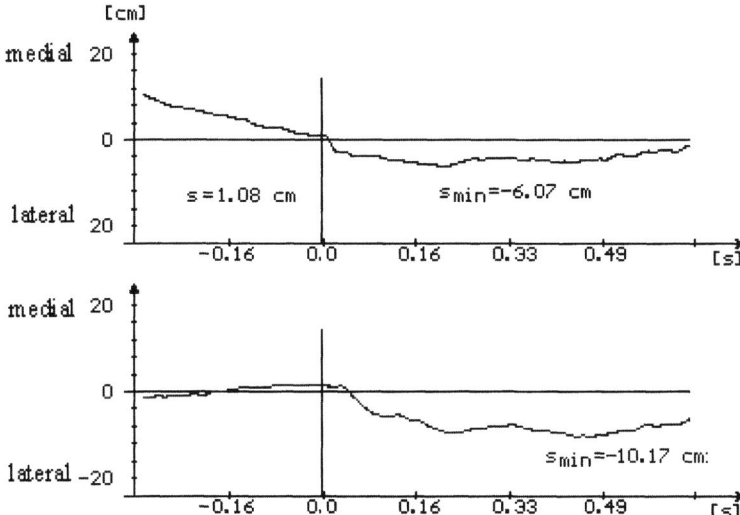

Abb. 8. Kniebewegung im Vergleich zum oberen Sprunggelenk (*oben*) und zur Hüfte (*unten*).

Noch stärkere Unterschiede liefern die Ergebnisse der Winkelgeschwindigkeit. Zwischen den Probanden können die Werte um den Faktor 2 differieren. Das 80% der Werte liegt im Bereich von 900–1100°/s, 2 Probanden erreichen jedoch über 1700°/s.

Während sich die bisher dargestellten Ergebnisse vorwiegend auf die Sagittalebene beziehen, lassen sich auch interessante Aspekte in der Frontalebene erkennen, wenn die medio-lateralen Bewegungen der Gelenke betrachtet werden.

Diese nicht gleichgerichteten Bewegungen von Sprung- und Kniegelenk werden in Abbildung 8 verdeutlicht. In dieser wird die Bewegung des Kniegelenks im Vergleich zu der des Sprung- bzw. Hüftgelenks angegeben. Eine Abweichung von der 0-Linie besagt, daß sich die Gelenke nicht in der gleichen Richtung bewegen, sondern daß sich das Kniegelenk relativ zum Sprung- bzw. Hüftgelenk stärker nach medial oder lateral bewegt. Diese relativen Kniebewegungen betragen im Vergleich zum Sprunggelenk mehr als 6 cm (Abb. 8 oben) und im Vergleich zum Hüftgelenk über 10 cm (Abb. 8 unten). Sie sind in beiden Fällen nach lateral gerichtet.

Diese Bewegungen in medio-lateraler Richtung bilden keine Ausnahme; sie sind jedoch sowohl innerhalb der Versuche einer Person als auch zwischen denen der Probanden quantitativ sehr unterschiedlich.

Diskussion und Ausblick

Die Ergebnisse machen insbesondere zwei Punkte deutlich:
- Wie Caster/Bates (1995) als Fazit bei Landungen auf komplexe Landestrategien hinweisen, legen auch diese Ergebnisse den Schluß nahe, daß jede Landung einen sehr individuellen Charakter besitzt.
- Bestimmte Strukturen des Körpers sind bei der Landung sehr hohen Belastungen ausgesetzt.

Aus dieser Untersuchung wurden vornehmlich drei Parameter festgestellt, die für eine Analyse der Landung im Hinblick auf sich ergebende Belastungen eine Rolle spielen können: äußere Belastung, zeitliche Richtungsänderung des Knies nach vorne und Ausweichbewegungen des Knies in medio-lateraler Richtung.

Äußere Belastung. Während die äußeren Belastungen im unteren Grenzbereich mit der des Sprints vergleichbar sind, weisen die hohen maximalen Kraftspitzen auf Belastungen hin, die mit denen des Weitsprungs vergleichbar sind (Kollath/Schwirtz 1991). Als maximale äußere Belastung konnten Werte in Höhe von 8,8 G gemessen werden.

Zeitliche Richtungsänderung des Knies nach vorne. Die schlagartige Richtungsänderung des Kniegelenks, wie Stacoff/Kälin/Stüssi (1987) sie festgestellt haben, konnten durch den Verlauf der Kniegeschwindigkeit und -beschleunigung bzw. durch die Winkelgeschwindigkeit und -beschleunigung bestätigt werden. Besondere Bedeutung dürfte die Zeit spielen, innerhalb derer die Veränderungen auftreten. Hierbei zeigt sich, daß das Kniegelenk innerhalb weniger Millisekunden vertikal abgebremst und nach vorne bewegt wird. Dieses führt zu einer Winkelgeschwindigkeit des Knies von über $1000°/s$ und zu Winkelbeschleunigungen im Bereich von $36000°/s^2$. Aus diesen Angaben läßt sich auf eine hohe Belastung für die Knieextensoren schließen.

Kniebewegung in medio-lateraler Richtung. Obwohl das Kniegelenk mit zunehmender Beugung auch rotatorische medio-laterale Bewegungen zuläßt, stellt sich die Frage, ob die festgestellten Ausweichbewegungen über den physiologischen Bereich hinausgehen. Wie die Ergebnisse zeigen, treten bei vielen Versuchen erhebliche Ausweichbewegungen im Knie auf. Diese nehmen im ermüdeten Zustand noch weiter zu (Sommer 1988). Eine Folge dieser Ausweichbewegungen ist, daß die Kraft nicht axial übertragen werden kann. Überlastungen der Gleitschiene und der Patellasehne können daraus resultieren, da die Patella nicht in ihrer Schiene gleiten kann und die Zugbelastung der Patellasehen nicht in der gewünschten sagittalen Richtung liegt.

Sämtliche dargestellten Parameter sind Hinweise auf eine erhebliche Belastung bestimmter Strukturen des Bewegungsapparates. Unter dem Gesichtspunkt der Beanspruchung ist auf die Anzahl der Sprünge und damit auch auf die der Landungen, die ein Volleyballer im Spiel bzw. Training durchführt, besonderes Augenmerk zu legen. Nach Deussen (1981) kommen Schäden am Halte- und Bewegungsapparat durch Summierung von Mikrotraumen aufgrund rascher und häufiger Wiederholung zustande. Für Bundesligaspieler ermittelten Knappe/Gielnik (1983) je nach Spielposition zwischen 50–150 Sprünge pro Spiel. Beim Training gehen Voigt/Richter (1991) von 100 Sprüngen aus. Man kann also von einer extrem hohen Anzahl an Sprüngen innerhalb einer Saison ausgehen.

Da von der Höhe der äußeren Belastung nicht unmittelbar auf die Höhe der inneren Belastung geschlossen werden kann, erweisen sich Modellrechnungen als notwendig, um die Belastung in den Gelenken zu quantifizieren und genauere Rückmeldung über die Verletzungsträchtigkeit der Bewegung zu erhalten. Die Ergebnisse zeigen die Notwendigkeit einer 3-dimensionalen Modellierung, da eine Reduzierung auf eine Ebene, z.B. Sagittalebene, unter Belastungsaspekten wesentliche Aspekte unberücksichtigt läßt und daher unzureichend ist.

Ebenso erweist sich eine hohe Meßfrequenz als unabdingbar, da die erhobenen Parameter Änderungen innerhalb weniger Millisekunden aufweisen, die mit einer deutlich niedrigeren Meßfrequenz nicht zu erfassen sind.

Literatur

Caster, B.L./Bates, B.T.: The assessment of mechanical and neuromuscular response strategies during landing. In: Med. Sci. Sports Exerc. 27 (1995), 5, 736–744

Deussen, G.: Sportschäden am Bewegungsapparat bei Volleyballspielern im Breitensport. Dissertation Düsseldorf 1981

DeVita, P./Skelly, W.A.: Effect of loading stiffness on joint kinetics. In: Medicine and Science in Sports and Exercise 24 (1992), 1, 108–115

Dufek, J.S./Bates, B.T.: The evaluation and prediction of impact forces during landing. In: Medicine and Science in Sports and Exercise 22 (1990), 2, 370–377

Frohberger, U./Sieber, E./Voigt, E./Eichinger, M.: Leistungssport Volleyball. In: Praxis Sporttraumatologie und Sportmedizin 4 (1988), 2, 3–16

Knappe, M./ Gielnik, A.: Anforderungen an Sprunghandlungen in der 1. Bundesliga Herren. In: Leistungssport 13 (1983), 2, 43–45

Kollath, E./Schwierz, A.: Abstoppbewegungen in den Sportspielen aus biomechanischer Sicht. In: Deutsche Zeitschrift für Sportmedizin 42 (1991), 4, 149–155

Kujala, U.M./Aalto, T./Östermann, K./Dahlström, S.: The effect of volleyball playing on the knee extensor mechanism. In: The American Journal of Sports Medicine 17 (1989), 6, 766–769

Nigg, B.M.: Biomechanik. Zürich 1977

Nigg, B.M.: The assessment of loads acting on the locomotor system in running and other sport activities. In: Seminars in Orthopaedics 3 (1988), 4, 197–206

Mc Nitt-Gray, J.L.: Kinetics of the lower extremities during drop landings from three different heights. In: Journal of Biomechanics 26 (1993), 9, 1017-1046

Panzer, V.P./Wood, G.A./Bates, B.T./Mason, B.R.: Lower extremity loads in landings of elite gymnasts. In: Biomechanics XI B 1987, 727-735

Quade, K.: Zur Funktion und Belastung der unteren Extremität bei volleyballspezifischen Sprüngen. Erlensee 1993

Sommer, H.M.: Patellar Chondropathy and Apicitis, and Muscle Imbalances of the Lower Extremities in Competitive Sports. In: Sports Medicine (1988), 5, 386-394

Stacoff, A./Kälin, X./Stüssi, E.: Belastungen im Volleyball bei der Landung nach einem Block. In: Deutsche Zeitschrift für Sportmedizin 38 (1987), 11, 458-464

Steeger, D./Knappmann, J./Hartung, E./Matzanke, K.: Experimentelle Überlegungen zu der Entstehung des retropatellaren Knorpelschadens beim Sportler. In: Deutsche Zeitschrift für Sportmedizin (1978), 8, 213-219

Voigt, H.F./Richter, E.: betreuen, fördern, fordern. Volleyballtraining im Kindes- und Jugendalter. Münster 1991

Das Ergonomieprogramm ANTHROPOS, ein Visualisierungswerkzeug auch für Mediziner

R. Lippmann

Täglich sind unzählige Fachleute damit befaßt, technische Produkte zu kreieren, die an den verschiedensten Arbeitsplätzen eingesetzt werden oder, wie große Maschinen oder Fahrzeuge, selbst als Arbeitsplatz angesehen werden können. Nicht ohne Grund sind Konstrukteure und Designer dazu verpflichtet, die Produkte und Arbeitsplätze so zu entwickeln, daß deren Nutzer keiner gesundheitlichen Gefährdung ausgesetzt werden und keine produktbedingten Unfälle erleiden müssen. In Veranstaltungen der Gesetzlichen Unfallversicherungsträger zum „sicherheitstechnischen und ergonomischen Gestalten" und durch entsprechende Publikationen werden die für eine menschgemäße Technik Verantwortlichen auf häufig wiederkehrende Fehler, die sich aus Unkenntnis, mangelnde Sensibilität oder Nachlässigkeit ergeben, und die sich bei der Entwicklung der technischen Umwelt tausendfach wiederholen, aufmerksam gemacht. Obwohl viele Hochschulen Vorlesungen und Praktika in Ergonomie, Arbeitswissenschaft und Sicherheitstechnik anbieten, verlassen die meisten Ingenieure ihre Ausbildungsstätte, ohne etwas über ihre o.g. Pflicht und über die Methoden und Werkzeuge gehört zu haben, mit deren Hilfe sie ihrer Verantwortung erfolgreich nachkommen könnten. Diesem Mangel entsprechend ist das von Fachleuten beklagte ergonomische Niveau vieler technischer Produkte und Arbeitsplätze.

Während meiner mehr als 20jährigen Hochschultätigkeit in den Verantwortungsbereichen Ergonomie und Arbeitsschutz habe ich gemeinsam mit Mitarbeitern bei 287 Produkten und Arbeitsplätzen die sog. Mensch-Maschinen-Schnittstellen, das sind die verschiedensten Bereiche, bei denen Mensch und Maschine in direkten Kontakt zueinander kommen und auf unterschiedliche Art miteinander kommunizieren, untersucht. Zusätzlich zur jeweiligen Defizitdokumentation wurden oft auch Redesignvorschläge zur Verringerung oder Vermeidung ergonomischer Defizite unterbreitet, die, wenn der dafür erforderliche finanzielle Aufwand unerheblich war, zumindest teilweise umgesetzt wurden.

Bei 16 (5,6%) der 287 untersuchten Objekte und Einheiten waren keine besonders erwähnenswerten Defizite nachzuweisen, bei 23 (8%) Produkten haben wir die Empfehlung ausgesprochen, sie aus dem Verkehr zu ziehen. 248 (86,4%) Objekte wiesen beachtenswerte bis sehr schwere Mängel auf, so daß sich bei den untersuchenden Mitarbeitern zwangsläufig ein sehr negatives

Bild über den tatsächlichen Stellenwert der Ergonomie in Industrie und Hochschulen bilden mußte.

Der zu beklagende geringe Stellenwert hängt leider auch unmittelbar ab vom Preis des Produktes und/oder vom Stellenwert und Gehalt des Mitarbeiters sowie von dem, was man in die Aus- und Weiterbildung dieser Person investiert hat. Der Manager benutzt selbstverständlich einen ergonomisch perfekter designten Stuhl als der Büroangestellte, und der Pilot kann einen ergonomisch optimaler gestalteten Arbeitsplatz erwarten als der Paketsortierer eines Transportdienstes. In den Industrie- oder Dienstleistungsbereichen, in denen fast ausschließlich auswechselbare 620 DM-Jobs angeboten werden, wird auf die Ergonomie weitgehendst verzichtet, es sei denn, sie ist ein zufälliges Abfallprodukt notwendiger Rationalisierungsmaßnahmen.

Ein konkretes Beispiel zeigt die Realität: Wenn sich Niedriglohnarbeiter über gesundheitsgefährdende Arbeitsverhältnisse beklagen, werden sie gegen andere ausgewechselt. Und wenn die in Arbeit Verbleibenden ohne zu klagen arbeitsbedingt häufiger erkranken, tauscht man sie gegen die vor der Tür bereits Wartenden aus.

Wahrscheinlich müssen wir uns damit abfinden, daß, von Ausnahmen abgesehen, die Ergonomie weitgehendst nur aus wirtschaftlichen, in Teilen wegen gesetzlicher Zwänge, und nur selten aus humanitären Gründen finanziert und ausreichend wirksam praktiziert wird.

Trotz dieser deprimierenden Tatsachen gibt es zahlreiche Personen, denen die humane Gestaltung der Technik ein ernstzunehmendes Anliegen ist, für das sie, entgegen aller Widerstände, mit großem Engagement arbeiten und in Einzelbereichen auch nachhaltige Erfolge vorweisen können. Wir finden diese Personen und Gruppen in den Hochschulen, in der menschbezogenen Forschung und auch in der Industrie. Sie bei ihrem Tun zu unterstützen, ist auch ein Anliegen der Unternehmen, die rechnergestützte Werkzeuge zur ergonomischen Analyse der technischen Umwelt entwickelt und über viele Jahre hinweg an die sich ständig veränderten technologischen Bedingungen angepaßt haben. Trotz unterschiedlicher Nutzungsschwerpunkte werden solche Analysewerkzeuge allgemein „Man Model-Systeme" genannt. Das ist insofern berechtigt, da alle Programme den Menschen in seinen vielfältigen Ausprägungen modellhaft nachbilden. Diese virtuellen Typen repräsentieren reale Menschen innerhalb der im Rechner konstruierten technischen Umwelt, indem sie zu ihr vielfältige Beziehungen aufnehmen und die in der Konstruktion befindliche Technik zum Zwecke einer frühzeitigen Entdeckung ergonomischer Defizite überprüfen und die Ergebnisse graphisch und alphanumerisch dokumentieren.

Das Analyse- und Gestaltungsprogramm ANTHROPOS (1)

Von den vielen innerhalb der letzten beiden Jahrzehnte entwickelten Man Model-Systemen haben nur wenige ihre volle Marktreife erlangt, und noch weniger konnten sich auf dem engbegrenzten Markt über einen längeren Zeitraum hinweg behaupten. Das hat zum einen seinen Grund in dem noch

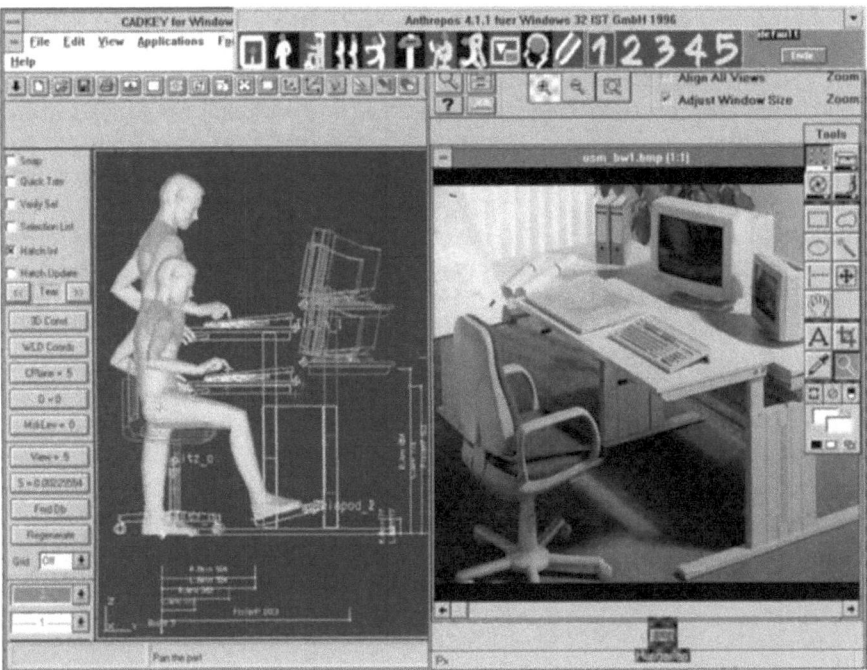

Abb. 1. Ergonomische Analyse eines Bildschirmarbeitsplatzes.

zu geringen Stellenwert der Ergonomie insgesamt. Zum anderen liegt es wohl an der Komplexität der Aufgabe, das komplizierte Wesen Mensch allein mit den Mitteln der Mathematik und Rechentechnik beschreiben und zur interaktiven Nutzung nachbilden zu wollen. Viele Systeme sind in den USA bekanntgeworden, aber auch in Deutschland haben sich derartige Programme und die auf sie beruhenden Analysemethoden durchgesetzt. Ein mehrfach exponiertes und zukünftig auch für Teilbereiche der Medizin interessantes System trägt den anspruchsvollen Namen ANTHROPOS. Obwohl seine äußere und innere Ähnlichkeit mit dem realen Menschen im Laufe der seit 1991 betriebenen Weiterentwicklung immer mehr zugenommen hat und das Ende der interaktiv nutzbaren Leistungsfähigkeit noch lange nicht erreicht ist, sind sich doch die Entwickler darin einig, daß das Modell in Qualität und Variabilität seinem Vorbild nie gleichwertig sein wird. Ihr berechtigter Stolz über das im Vergleich zu konkurrierenden Systemen bis jetzt Erreichte ist deshalb nicht als Arroganz, sondern als Motivation zu noch mehr Anstrengungen bei der modellhaften Menschdarstellung zu verstehen.

Für Ingenieure, die in der Regel als anthropologische und medizinische Laien angesehen werden müssen, sind Man Model-Systeme besonders deshalb wertvolle Analyse- und Gestaltungswerkzeuge, weil mit ihnen nicht nur unterschiedliche Modelle visualisiert werden können, sondern auch zunehmend mehr menschbezogenes Expertenwissen zur interaktiven Nutzung bereitgestellt wird. Die Anwender der ANTHROPOS-Software, welche auf der NT- und UNIX-Ebene in den vier CAD-Systemen AutoCAD, CADKEY, CATIA und CADDS integriert ist, können innerhalb ihres Konstruktionsmediums über ein Menü die verschiedensten, nach anthropometrischen Datenbanken [2] proportional modellierten Mensch-Varianten mit ihren jeweiligen geometrischen Sonderheiten generieren. Die Auswahl bietet 10 Nationalitäten und 20 Weltregionen, Geschlecht, Alter 3–65 Jahre, fünf Standardperzentile, Disproportionalitäten (Sitzriese/Sitzzwerg), 9 × 9 Somatotypen und Akzelerationsfaktoren bis zum Jahr 2030. Sobald die Auswahl im Menü getroffen und dieses Modell in Sekundenbruchteilen in seiner Grundhaltung generiert wurde, stehen zusätzlich zur Graphik in einer Datenbank viele auf das Modell bezogene Informationen ausdruckbar bereit. In einer Spalte werden die zur Modellierung benutzten anthropometrisch/statistischen Daten aufgelistet. Eine Parallelspalte zeigt die Daten, die zur Bildung einer konsistenten Graphik errechnet wurden, welche auch bei extremen Körperhaltungen keine Lücken an der Körperoberfläche zuläßt. In den Spalten 3 und 4 werden die Maßabweichungen der graphisch konsistenten Daten gegenüber den statistischen in Millimeter und Prozent angegeben.

```
ANTHROPOS TYP INFORMATION

Nationalitaet.... Deutsch          (Anthropologischer Atlas 1986)
Geschlecht....... männlich
Alter............ 20-24 Jahre alt
Perzentil........ 50
Proportionalitaet 1
Plastizitaet..... 0
Charakteristik... 0
Akzeleration..... 1990


ANTHROPOS GRAFIK INFORMATION

     Messstrecke....................    DataB    Grafik   mmAbw.  Proz.Abw
1.1  Koerperhoehe..................=>000  1774.00  1774.00    0.00    0.00
1.16 Schulterbreite >Oberarme<....015   467.00   470.46    3.46    0.73
1.17 Schulterbreite >Akromien<..=>016   404.00   401.76   -2.24   -0.56
1.20 Brustkorbbreite.............=>019   291.00   295.00    4.00    1.35
1.21 Taillenbreite*..............=>020   293.00   294.67    1.67    0.57
1.22 Beckenbreite.................021   296.00   299.53    3.53    1.18
1.23 Hueftbreite.................=>022   336.00   334.97   -1.03   -0.31
1.24 Koerpertiefe.................023   263.00   260.02   -2.98   -1.15
1.26 Brustkorbtiefe..............=>025   207.00   204.76   -2.24   -1.09
1.27 Taillentiefe ...............=>026   215.00   214.91   -0.09   -0.04
2.1  Koerpersitzhoehe..............     936.00   926.35   -9.65   -1.04
2.5  Schulterhoehe akromial......040   616.00   617.53    1.53    0.25
3.14 Oberarmlaenge...............=>059   332.00   332.19    0.19    0.06
3.15 Projektivische ganze Armlaen060    768.00   770.68    2.68    0.35
3.18 Ellenbogen > Fingerspitzen..063   471.00   471.54    0.54    0.11
5.27 Handlaenge..................=>104   191.00   194.85    3.85    1.98
5.29 Handbreite ohne Daumen....=>106    86.00    85.47   -0.53   -0.62
6.2  Schritthoehe*...............=>115   815.00   847.65   32.65    3.85
6.4  Kniegelenkhoehe.............=>117   483.00   489.71    6.71    1.37
6.7  Fusslaenge..................=>120   264.00   265.61    1.61    0.61
```

Abb. 2. Datenoutput eines generierten Modells.

Trotz der vielen, mit dem Typauswahlmenü zu generierenden Modelle steht zusätzlich ein User-Typeditor bereit, der die Modellierung bestimmter Individuen und Körperbehinderungen ermöglicht. Alle modellierten Usertypen nutzen mit ihrer individuellen Geometrie (z. B. Amputation), genau wie die Standardmodelle, die vielfältigen Funktionalitäten des Systems. Die graphischen Leistungen des Programms sind nicht begrenzt auf die Modelle mit ihren unterschiedlichen Darstellungsarten von der Liniengraphik als Skelett mit oder ohne Wirbelsäule bis hin zur Visualisierung der Haut mittels 7000 Polygonen. Auch verschiedene Greifbereiche (Hüllkurven) von der jeweiligen Schultergelenkstellung aus und die für Analysen wichtigen Meßpunkte an der Körperoberfläche lassen sich mit geringen CAD-System-bezogenen Abweichungen darstellen. Darüber hinaus werden Gelenkpunktmarker und assoziative Bemaßungen, aber auch Kollisionspunkte, die die Durchdringung der CAD-Geometrie durch das Modell anzeigen oder die parametrischen Beziehungen zu den zu definierenden Objekten graphisch visualisiert.

Die Modelle sind wahlweise mit vordefinierten und für jeden Finger einzeln animierbaren Handformen (gestreckt, locker, Zeigefinger gestreckt, gebeugt, wählbarer Greifdurchmesser und dynamisches Öffnen und Schließen) ausgestattet.

Da reale Menschen bei der Arbeit oft einen Helm oder ein Atemschutzgerät tragen und nicht selten Werkzeuge mit sich führen, müssen virtuelle Menschen ebenfalls Objekte aufnehmen und mit bewegen können. ANTHROPOS kann vom Anwender kreierte 3D-Objekte passiv an seine kinematischen Ketten binden und sie gemeinsam mit den Körperteilen animieren. Außerdem kann er im Rahmen seiner ständig zu erweiternden Bewegungsintelligenz der jeweiligen Zwangsbewegung aktiv definierter Objekte (Hebel, Lenkrad, Autotür, Sitz) folgen.

Modellauswahl, Modelleditierung und eine variable Graphik allein erfüllen aber noch nicht die an ein Analysesystem zu stellenden Bedingungen. Erst dann werden Ergonomiesysteme ihrem Auftrag gerecht, wenn der Anwender die Modelle zu der zu überprüfenden Umgebung in vielfältigste Beziehung bringen kann. Das setzt voraus, daß die Modelle unter Beachtung biomechanischer Gesetzmäßigkeiten in alle Körperhaltungen animiert taktilen und visuellen Kontakt zur Umgebungsgraphik aufnehmen können.

Für die erforderliche Belebung der mit 90 Gelenken, einer 24teiligen Wirbelsäule und Fünffingerhänden ausgestatteten Modelle stehen in ANTHROPOS sechs aufgabenbezogene und kombinativ anwendbare Animationsverfahren zur Verfügung.

Mit der **Komplexanimation** können vor allem dynamisch veränderbare Standardkörperhaltungen (Hocken, Knien, Sitzen, Klettern, Laufen) aufgerufen werden. Unter Einbeziehung der Gravitationsprinzipien vermag dieses Verfahren aber auch die äußerst komplizierte Beckenrotation bei der Aufnahme vorn-seitlich gelagerter Last zu berechnen und darzustellen. Dabei bleiben die Füße fest auf dem Boden stehen, was eine Verscherung der Beine zur Folge hat. Mit diesem Verfahren können die animierten Extremitäten der einen Seite zur anderen Seite gespiegelt oder gewechselt werden. Außerdem

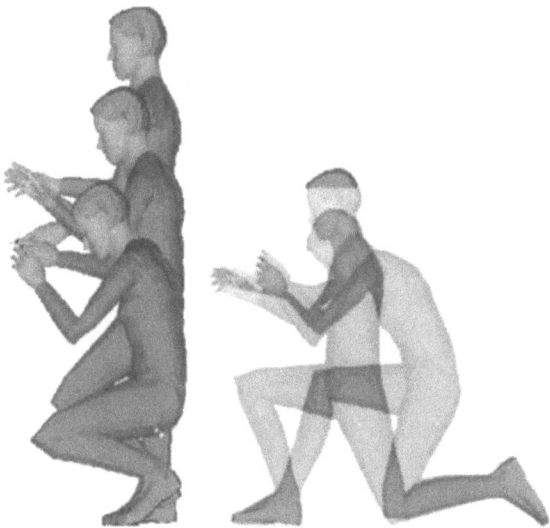

Abb. 3. Körperhaltungen.

kann man die NASA-Neutralkörperhaltung [3], die in der Schwerelosigkeit mit geringster Muskelkontraktion auskommt, aufrufen.

Mit der **Autoanimation** werden, nachdem die Kontaktpunkte Finger oder Handmittelpunkt, Zehe oder Ferse festgelegt wurden, die sechs kinematischen Ketten: l/r Arm, l/r Bein, Rumpf und Kopf/Augen einzeln oder gleichzeitig zu den an der Umgebungsgraphik ausgewählten Zielpunkten geführt, wobei stehende Modelle auch Gravitationsprinzipien beachten. Die für jedes Körperteil separat festgelegten Exkursionswinkelbegrenzungen und weitere biomechanische Gesetzmäßigkeiten [4], die u.a. als Abhängigkeiten mehrerer an der Animation beteiligter Gelenke derselben kinematischen Kette programmiert sind, lassen weitgehendst nur allgemein zumutbare Körperhaltungen zu. So wird sich z. B. ein mit gebeugtem Knie extrem nach oben animierter Oberschenkel automatisch zurückbewegen, wenn die Kniebeugung nachträglich verringert oder aufgehoben wird. Ein nach Lage der Oberschenkel gekipptes Becken und das automatische Anheben des Schultergürtels beim Greifen nach oben sowie das automatische Spreizen der Beine beim Hinsetzen sind weitere Standards dieses Verfahrens, welches wegen seiner intelligenten Automatismen von den Ergonomen am häufigsten angewandt wird.

Da gesundheitsschädigende Körperhaltungen mit der Autoanimation nur bedingt dargestellt werden können, diese aber bei ergonomisch mangelhaft gestalteter Technik wegen der daraus abzuleitenden Belastung auch dokumentiert werden müssen, wurde eine **Manualanimation** bereitgestellt. Durch die Animation einzelner Gelenke können alle Zwangshaltungen visualisiert und alphanumerisch beurteilt werden. Dieses Verfahren dient außerdem der Einflußnahme auf unterschiedliche Beweglichkeitsfaktoren der 24teiligen Wirbelsäule, welche bei jungen oder trainierten Personen anders einzustellen sind als bei alternden Menschen.

Umfassendere ergonomische Analysen erfordern über die statischen Körperhaltungen hinaus auch die Visualisierung sequenzieller Bewegungen. Dafür wird eine **Sequenzanimation** bereitgestellt, mit deren Hilfe bis zu 20 verschiedene Körperhaltungen als Ausgangspositionen dienen, die durch viele Zwischenschritte miteinander verbunden werden können. Dabei ist es unerheblich, ob die Bewegung des rechten Armes 10 und des linken Armes 20, die des Daumens 5 und die der anderen Finger 40 Sequenzschritte aufweisen. Mit dieser Technologie visualisieren Ergonomen u.a. die Aufstiegsbewegung auf einen Traktor oder LKW und Bewegungsphasen, wie sie beim Übergang von einer Körperhaltung in eine andere wahrnehmbar werden.

Das parametrisch hinterlegte Modell erlaubt auch eine **Parametrikanimation**. Bei ihr baut der Anwender Beziehungen zwischen den Körperteilen und zwischen ihnen und aktiven Objekten (z. B. Sitz, Fahrzeugtür) auf. Wird ein Parameter geändert, ändern sich dementsprechend alle Parameter, die Teil einer definierten Beziehung sind. Dieses Verfahren wird auch dann eingesetzt, wenn gesetzliche oder technische Bedingungen es erfordern, Körperteile an ein unverrückbares Element (Pedal) oder in eine bestimmte Position (Augpunkt des Piloten) zu zwingen und sich daran der restliche Körper ausrichten muß.

Die Menschmodellierung als Applikation der CAD-Technologie hat neben vielen Anwendungsvorteilen leider den Nachteil, daß bei der Positionierung

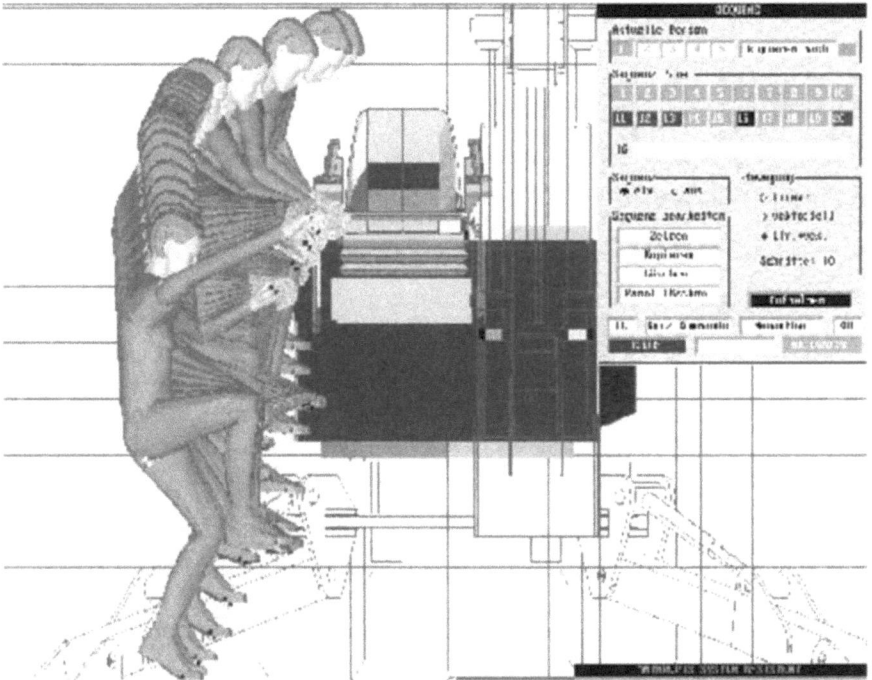

Abb. 4. Bewegungssequenzen im CAD-ANTHROPOS.

und Animation des Modells innerhalb seiner technischen Umgebung Durchdringungen von Modell und Umgebungsgraphik auftreten und unerkannt bleiben können. Der Fuß liegt z. B. sichtbar auf dem Pedal, aber die Fußspitze ist in den Kardantunnel eingedrungen, oder das Knie durchdringt die Unterkante der Armaturenkonsole u.v.m. Mit der **Restriktionsanimation** werden nach entsprechender Vorbereitung derartige Durchdringungen erkannt, und das Modell wird unter Berücksichtigung biomechanischer Prinzipien aus der Kollision befreit. Wenn jedoch Kollisionsflächen als Kontaktflächen definiert wurden, dann findet das festgelegte Körperteil durch eine automatische Animation millimetergenau seinen Kontakt an der z.B. als Sitz oder Rückenlehne ausgewählten Fläche.

Das geübte Auge des Programmanwenders kann allein aus der Graphik des animierten Modells den auffallenden Diskomfort animierter Körperhaltungen ablesen. Unterstützt wird er dabei durch gelbe oder rote Marker an den stark bzw. unzumutbar animierten Gelenken. Zusätzlich steht aber auch ein Modul zur **Haltungsanalyse** bereit, das unabhängig vom Verfahren bei den Animationen die physikalischen Belastungen nach dem unterschiedlichen Nutzungsgrad des vektoriellen Bewegungsraumes des jeweiligen Gelenkes, nach dessen Gelenkpunktwiderstand und Drehmoment sowie nach der N-Kraft berechnet. Abstützungspunkte für die kinematischen Ketten und wechselnde Auflast (Gewichte) kann der Anwender vorher festlegen. Die Ergebnisse werden in einer Balkengraphik und alphanumerisch angezeigt und können nach der Auswahl der Körperteile im Dokumentationsprotokoll ausgedruckt oder mit in die Graphik eingeblendet werden.

Zur **Grenzlastbestimmung** beim Heben und Tragen von Lasten (5) muß ein Sondermodul benutzt werden. Sobald Geschlecht, Alter, Körpergröße, Trainingszustand, Händigkeit, Gewicht, Bewegungsraum, Frequenz und Zeit bestimmt wurden, errechnet das System die für die Person und Situation zulässige Grenzlast und verweist ggf. auf gesetzliche Bestimmungen. Sobald nur einer der Parameter, z.B. Geschlecht, Alter, Trainingszustand oder Hubfrequenz geändert wurde, wird ein sich daraus errechneter neuer Wert ausgewiesen. Die eingeschriebenen und errechneten Werte können gemeinsam mit dem Namen des Probanden und der Kostenstelle in einem Protokoll festgehalten werden.

Mit ANTHROPOS wurden bereits hunderte Produkte und Arbeitsplätze analysiert, und in der Regel waren die Ergebnisse Auslöser, über ein ergonomisch optimiertes Redesign nachzudenken. Der immer häufiger zutage tretende Nachteil aller im CAD mit ANTHROPOS erzielten Ergebnisse war jedoch die CAD-bedingte, höheren ästhetischen Ansprüchen nicht immer genügende Modellgraphik. Trotz einer bereits stark differenzierenden Modelloberfläche aus 7000 Polygonen traten immer wieder Akzeptanzprobleme auf, denen man in der genutzten CAD-Umgebung nicht ausreichend wirksam begegnen konnte. Einen zwar nicht geradlinigen, aber dennoch optimalen Ausweg bot das mittlerweile in den Bereichen Architektur und Design sowie in der Video- und Filmindustrie auf NT-Rechnern erfolgreich genutzte Visualisierungsprogramm *3D Studio MAX* und das als Plug-In mit ihm arbeitende *Characterstudio* der Fa. Kinetix.

ANTHROPOS im 3D Studio MAX (3DSM) und im Characterstudio

Viele Ingenieure, denen es in erster Linie um Maßgenauigkeit ankommt, und die gegenüber einer nur bedingt ästhetischen Menschdarstellung ausreichend tolerant waren, haben die im CAD zu realisierende Modellgraphik akzeptiert, wissend, daß für ihre Arbeit vor allem die korrekte Biomechanik und der sonstige Output wichtiger sind als eine realitätsnahe Graphik.

Unzufrieden waren eher die Auftraggeber der Ergonomieanalysen und die in der Ergonomie nicht so tief verwurzelten Chefs oder die Kunden, welche die Ergebnisse doch lieber in photorealistischer Qualität dokumentiert bekommen wollten. Während der Suche nach Lösungen, die den berechtigten Ansprüchen gerecht werden könnten, häuften sich gleichzeitig die Anfragen nach einem System, mit dem man Architekturszenen durch verschiedenartigste Menschmodelle (Kinder, Erwachsene, Greise, Rassen) mit variabler Kleidung und Körperhaltung beleben möchte. Designer suchten nach einer Technologie, mit der man gescannte oder photographierte Gesichter auf realistisch aussehende Menschmodelle übertragen kann. Außerdem wurde Bedarf für ein Visualisierungs-System angemeldet, das in den Bereichen der allgemeinen und Sport-Didaktik und bei der Erstellung von Vortragsfolien, die es auch den im Zeichnen menschlicher Figuren Unerfahrenen ermöglichen sollte, die verschiedensten Typen in allen denkbaren Körperhaltungen darzustellen. Ein Wunsch, der z. Zt. in Verbindung mit der Gestaltung von Internetseiten extrem deutlich hervortritt.

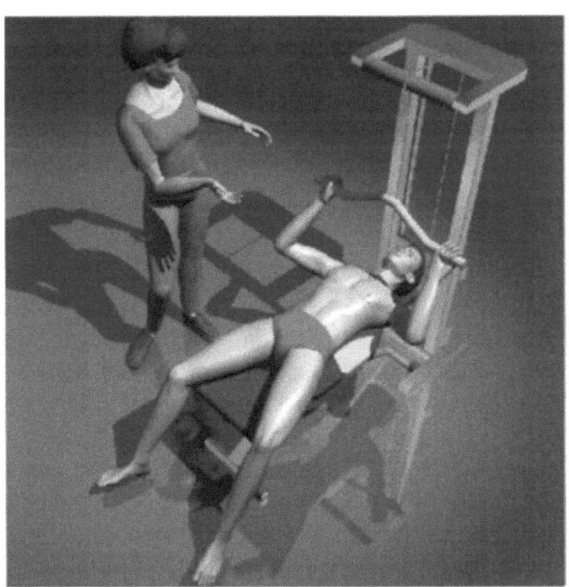

Abb. 5. Ergonomische Ergebnisvisualisierung

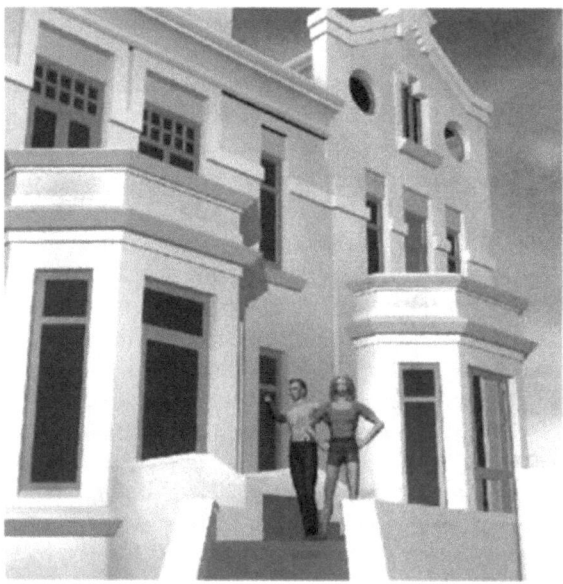

Abb. 6. Architekturszene.

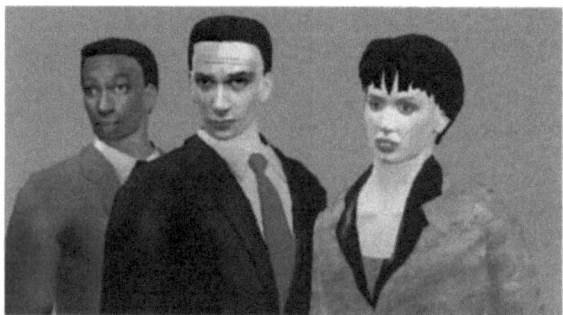

Abb. 7. Gescannte und photographierte Gesichter auf Modellköpfen.

Dem innerhalb eines Jahres angewachsenen Katalog von Wünschen zu den unterschiedlichsten rechnergestützten Darstellungsmöglichkeiten menschlicher Figuren wurden weitere Anforderungen aus den Bereichen der Sport-, Sozial- und Rehamedizin sowie aus der Ausbildung von Physiotherapeuten hinzugefügt. Bei diesen Forderungen trat besonders hervor, daß über die Erstellung ästhetisch ansprechender Standbilder hinaus auch Darstellungen kontinuierlicher Bewegungen gewährleistet sein sollte. Das bisher praktizierte, für ergonomische Untersuchungen ausreichende Überblenden vieler Bewegungssequenzen entsprach den Erwartungen der Mediziner nicht. Eine weitere, in der vorausgegangenen Entwicklung von Menschmodellen nicht relevante Anforderung war die Visualisierung unbekleideter Menschen und die möglichst realitätsnahe Darstellung des Skeletts und innerer Organe.

Nach Sichtung und Bewertung aller aus vielen Berufsgruppen angemeldeten Wünsche vor dem Hintergrund unserer Erfahrungen mit dem rechentechnisch aktuell Machbaren und der Berechnung der wahrscheinlichen Entwicklungskosten traf das ANTHROPOS-Entwicklerteam eine erste, bald jedoch wieder verworfene Entscheidung. Schrittweise sollten für jede Berufsgruppe, die ihre Wünsche angemeldet hatte, kleine Programme entwickelt werden, die so viel als möglich der speziellen Wünsche abdecken müßten. Das Programm, das auch Mediziner nutzen können, sollte wegen seiner Komplexität als letztes realisiert werden. Die Erfahrungen mit den vorher entwickelten Programmen würden, davon waren wir überzeugt, für Konzept und Ausführung der komplexen Variante sehr nützlich sein. Als Entwicklungsjahr wurde 2001 angenommen. Um die Zeit bis dahin zu überbrücken und den Kontakt zu dieser neuen Nutzergupppe aus dem medizinischen Umfeld aufrechterhalten und weiterhin pflegen zu können, empfahlen wir, sich in der Zeit bis zur Realisierung doch öffentlich zugänglicher Datenbanken, welche unzählige detaillierte Bilddarstellungen über Menschen anbieten, zu bedienen. Damit konnten auch einige der Interessenten zufriedengestellt werden. Vielen jedoch genügt das 2D-Material nicht. Sie wollten auf die Körperhaltungen der darzustellenden Figuren, auf Farbgestaltung und Ausleuchtung, auf Bildausschnitt und das Hervorheben wichtiger Details an den Modellen vor der Bilddokumentation interaktiv Einfluß nehmen könnnen. Au-

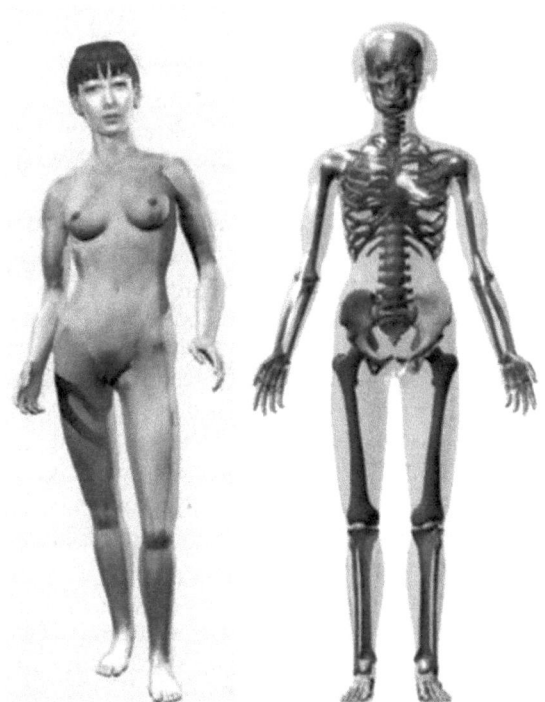

Abb. 8. Unbekleidete und „gläserne" Menschmodelle.

ßerdem sei die Bewegungsdarstellung mit dem von uns empfohlenen Material nicht zu realisieren, und die von uns angegebene Wartezeit auf ein den Anwendungswünschen entsprechendes Programm viel zu lang.

Mit dem Plan, für jeden speziellen Bedarf ein eigenes Programm zu entwickeln, waren alle Interessenten einverstanden, vorausgesetzt, das von ihnen erbetene Gestaltungswerkzeug würde als erstes und ohne Zwang zur finanziellen Beteiligung an den Entwicklungskosten realisiert. Um diese für unser Team auf ein erträgliches Maß zu reduzieren und allen anderen Wünschen möglichst gleichzeitig nachkommen zu können, entschlossen wir uns dazu, die Vorstellungen der Ergonomen (bessere graphische Visualisierung der Analyseergebnisse), die der Architekten (Belebung der Szenen), die der Designer (Gesichtsdarstellungen realer Personen) und die der Mediziner (unbekleidete und „gläserne" Menschdarstellungen, kontinuierliche Bewegungsmöglichkeit) in einem einzigen Programm zu verwirklichen.

Die Vorteile dieser Entscheidung bestand darin, identische Randbedingungen (z. B. Graphikübernahme für Umgebungsdarstellungen und Datenkompatibilität) nur einmal entwickeln zu müssen. Dadurch wurden Zeit und Kosten gespart. Spezielle Leistungen, die einer Gruppe zur Verfügung gestellt werden müssen, können bei einer Gesamtlösung auch Anwender aus anderen Bereichen nutzen. Die Anwendergruppe eines umfassenden Programms, das mehr Leistungen anbietet, ist mit Sicherheit größer, und dadurch ist die gegenseitige Hilfe der Anwender untereinander auch um vieles besser, zumal ein problemloser Datenaustausch über die verschiedenen Nutzergruppen hinweg gewährleistet ist. Die breitgefächerten Erfahrungen der Anwender aus unterschiedlichen Bereichen kommt bei der Weiterentwicklung des Programms allen, die es effizient nutzen, zugute.

Den Vorteilen stehen leider auch Nachteile gegenüber, von denen einige bei sorgfältiger Planung und mit einem zukunftsweisenden Konzept beachtlich abgeschwächt und einige sogar wieder in Vorteile umgewandelt werden können.

Um den verschiedenartigen Ansprüchen der potentiellen Anwender weitgehendst gerecht zu werden und die Nachteile durch Nutzung aller denkbaren Vorteile so gering als möglich zu halten, entschlossen wir uns dazu, im Visualisierungsprogramm *3D Studio MAX* (3DSM) einen neuen objektorientierten ANTHROPOS als Plug-In zu entwickeln und gleichzeitig das Plug-In *Characterstudio* für ANTHROPOS nutzbar zu machen. (Da ANTHROPOS den allgemeinen Plug-In-Prinzipien folgt, kann er auch mit anderen Plug-Ins im 3DSM zusammenarbeiten.) Vorteilhaft ist die weite Verbreitung des im Windows95/NT zu nutzenden Programms und dessen gutes Preis-Leistungsverhältnis. Vorteilhaft sind außerdem seine gängigen Datenformate und die Weiterverarbeitungsmöglichkeiten der Bildergebnisse in anderen Programmen (Coreldraw, Photopaint).

Das neue Programm im *3D Studio MAX* kann die ANTHROPOS-Versionen, die in den CAD-Systemen arbeiten, nicht ersetzen, aber, und das war ja der Wunsch der Ergonomen, es kann das für diesen Nutzerkreis zwingend erforderliche Leistungsspektrum ergänzen. Das kann aber nur gewährleistet werden, wenn ein hohes Maß an Kompatibilität vorhanden ist und die jeweiligen anthropometrisch-biomechanischen Daten der verschiedenen Programme auf einem einzigen Datenkern beruhen. Mittlerweile greifen auch die ANTHROPOS-Programme, die standalone oder im Virtual Reality-Programm *lightning* des Fraunhoferinstituts für Arbeitsorganisation arbeiten, auf denselben Datenkern zurück. Einer der vielen Vorteile ist, daß Fehlerbeseitigungen oder Leistungserweiterungen im Kernbereich automatisch in allen 18 ANTHROPOS-Varianten wirksam werden.

Aus preislichen Gründen, und weil die Anwendungsbedürfnisse stark voneinander abweichen, wurden in der Erstversion drei Ausbaustufen mit den Namen *Architektur-, Design-* und *Charakter* ANTHROPOS zur Marktreife gebracht. Eine 4. Ausbaustufe, die auf die *Charakter* ANTHROPOS-Leistungen aufbauend zwei unterschiedliche, aber aufeinander bezogene Animationsarten bereitstellen wird und eine bidirektionale Schnittstelle zur Datenkonvertierung in Virtual Reality enthalten soll, befindet sich in der Entwicklung.

Da das ANTHROPOS-Plug-In vorwiegend für Visualisierungsaufgaben eingesetzt werden soll, können die personenbezogenen Auswahlmöglichkeiten auf das Wesentliche begrenzt werden. Gewählt werden können Rasse (Europid, Negrid, Asian), Geschlecht, Alter (10/20/40/60), Perzentil (05/50/95), Somatotypen (3). Die lockere Hand, die Greifhand und die Hand mit gestrecktem Zeigefinger können ebenfalls gewählt werden. Mit einem Editor kann der Anwender die Modelle maßlich verändern. Veränderbar sind auch die standardmäßig bereitgestellten Farbpaletten für die Bekleidung und für die Haar-

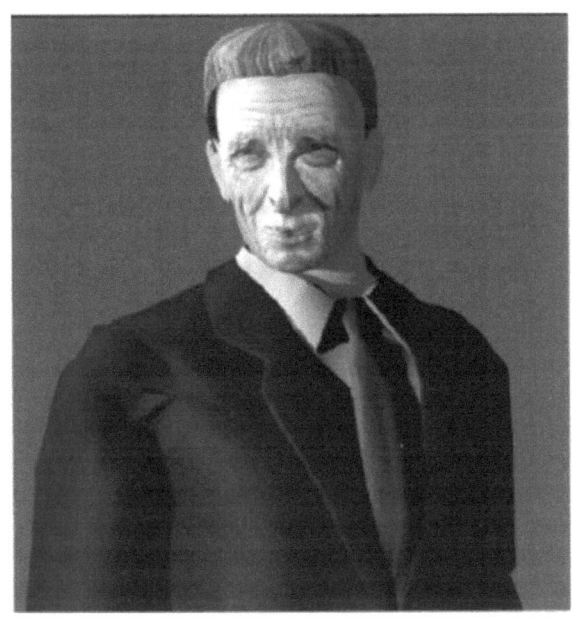

Abb. 9. Altersmerkmale.

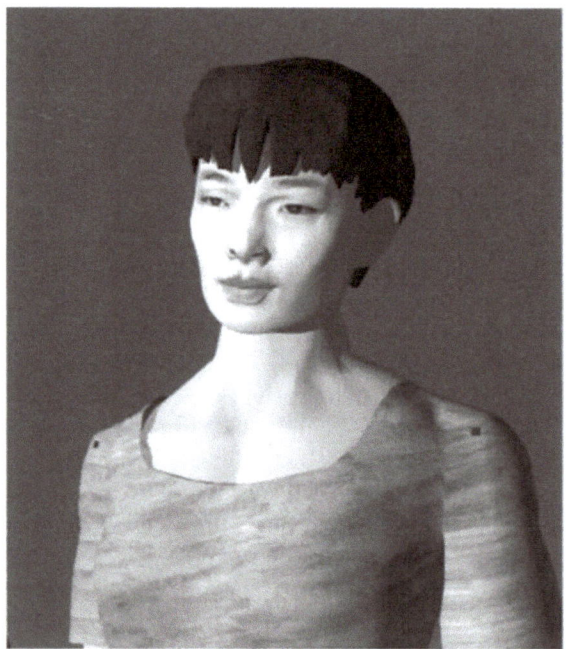

Abb. 10. Rassenmerkmale.

und Hautdarstellungen. Gehört es doch zu den Alleinstellungsmerkmalen des *Charakter* ANTHROPOS, daß die Modelle wesentliche Alters- und Rassenmerkmale aufweisen.

Aus einer Bibliothek kann der Anwender 50 unterschiedliche Körperhaltungen aufrufen, und weitere 200 Haltungen stehen optional zur Verfügung. Im Visualisierungsprogramm 3DSM lassen sich die einzelnen Gelenke der Modelle auf eine nicht auf biomechanischen Prinzipien beruhende Weise animieren. Die so erzeugten Haltungsänderungen können in der Haltungsbibliothek gespeichert werden. Wer zusätzlich zum Plug-In auch mit einem CAD-ANTHROPOS arbeitet, hat den Vorteil, dort die Gelenkbelastung seiner im Plug-In erzeugten Körperhaltungen überprüfen zu lassen. Und selbstverständlich kann er die im CAD-ANTHROPOS animierten Körperhaltungen in seiner Plug-In-Haltungsbibliothek ablegen.

Solche Körperhaltungen sind es dann auch, die er nacheinander als Keyframes auf eine Zeitachse stellt, auf der zwischen den einzelnen Keyframes weitere (20/s) Bildsequenzen vom Programm erstellt werden. Nach einem Renderingdurchlauf der Einzelbilder entstehen Videobausteine, welche, verbunden mit anderen in die entsprechende Szene passenden Bausteinen, zu aussagekräftigen Videos zusammengefügt werden können. Leider erfordert die Videoerstellung, wie auch der Umgang mit den Programmen selbst ein intensives Training, besonders dann, wenn man nicht nur Videos mit Modellen, deren Gelenke zu bewegen sind, erstellen möchte. Um auch die Haut, die sich z.B. beim Atmen

Das Ergonomieprogramm ANTHROPOS, ein Visualisierungswerkzeug auch für Mediziner 187

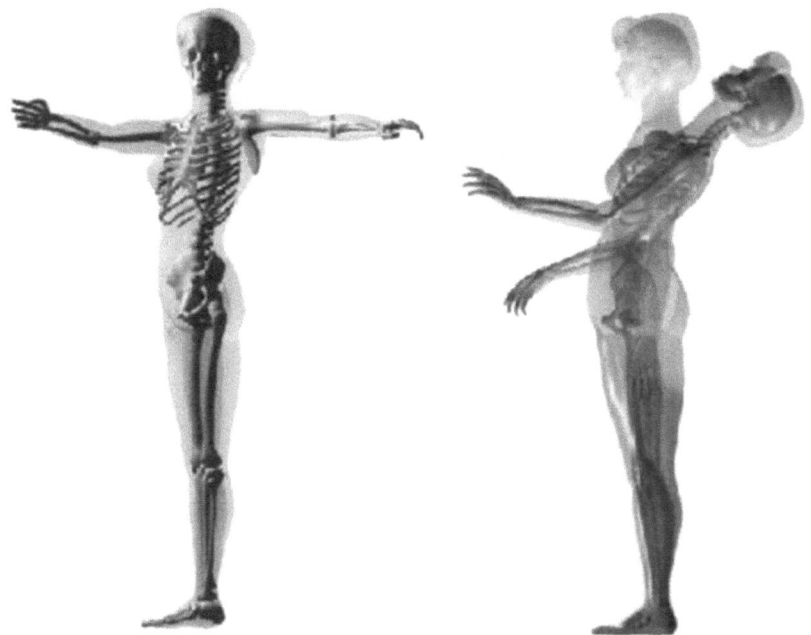

Abb. 11. Beispiele aus der Haltungsbibliothek.

(Beispiele: www.humanmodeling.tecmath.com) ohne zusätzliche Körperbewegungen deutlich an- und entspannen muß, simulieren zu können, bedarf es beträchtlicher Erfahrungen in der Modellanimation.

Unter Verwendung eines weiteren Plug-In ist es möglich, beliebige Schnitte durch den Körper der Modelle zu legen und diese einzeln oder in der Art einer Explosionszeichnung als Stapel darzustellen.

Je komplexer die mit ANTHROPOS zu lösenden Aufgaben sind, desto besser muß der zu ihrer Lösung bestimmte Rechner ausgestattet sein. Die sonst gerade noch akzeptable Mindestausstattung 120MHz, 64 MB RAM, 1 GB HD, 2 MB Graphikkarte wird bei der Videoerstellung den Ansprüchen an ein profihaft einsetzbares Werkzeug nicht mehr genügen. Das Betriebssystem Windows95/98 sollte auf alle Fälle gegen NT ausgewechselt werden.

Es mußten einige Jahre vergehen, bis die Mehrzahl der Ergonomen erkannt hatte, welchen Wert rechnergestützte Analysewerkzeuge im Vergleich zu den bisher genutzten Medien darstellen. Für viele ihres Berufsstandes ist bereits jetzt eine effiziente Arbeit, die ein hohes fachliches und graphisch perfekt visualisierbares Niveau garantiert, ohne Man Model-Systeme undenkbar geworden. Und seit Monaten geht es immer mehr Spezialisten aus der Architektur, dem Design und der Video- und Filmbranche ähnlich. Vielleicht entdecken nun dieses Medium auch Experten der vielen medizinischen Disziplinen und nutzen es Gewinn zur Erstellung von Unterrichtsmaterial oder für Publikationen als Träger ihrer zu vermittelnden Botschaften. Die nicht aus

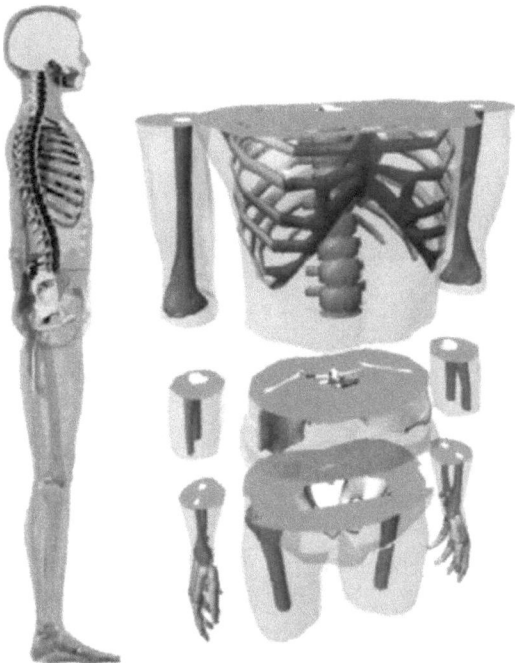

Abb. 12. Körperschnitte durch den virtuellen Menschen.

dem medizinischen Umfeld stammenden Programmentwickler würden dies vor allem deshalb begrüßen, weil sie durch das Anmelden fachlich begründeter Wünsche aus Anwenderkreisen der Medizin auch in diesem Feld, das sie für sich noch erschließen müssen, sehr viel lernen und programmtechnisch umsetzen könnten. Dabei versteht es sich von selbst, daß die durch Erfahrungsaustausch mit den Programmanwendern gewonnenen Daten und Erkenntnisse zum Nutzen aller in die Weiterentwicklung der z.Zt. 18 ANTHROPOS-Varianten einfließen werden.

Zusammenfassung

Um bei der Gestaltung technischer Objekte und Arbeitsplätze bereits während der Entwurfsphase ergonomische Defizite aufdecken zu können, setzen die Konstrukteure gemeinsam mit ihrem Planungswerkzeug CAD (Computer Aided Design) sog. Man Model-Systeme ein. Diese Expertensysteme stellen den medizinischen Laien unzählige anthropometrisch-biomechanische Daten über Menschen und eine bescheidene Visualisierung der Modelle zur vielseitigen interaktiven Nutzung bereit. Das Ergonomieprodukt ANTHROPOS geht einen Schritt weiter und visualisiert mit Hilfe eines Zusatzprogramms seine Modelle in realitätsnaher graphischer Qualität. Und da die Modelle nicht nur unterschiedlich bekleidet, sondern auch nackt und als Skelett mit „gläserner"

Haut sowie mit entsprechenden Alters- und Rassenmerkmalen dargestellt werden können, wird das Programm auch für Mediziner interessant. Es kann bereits im aktuellen Ausbaustadium zur Erstellung von Vortragsfolien, für Publikationsgraphiken und für die Produktion von Videos eingesetzt werden. Die Programmentwickler erhoffen sich aus Anwenderkreisen der verschiedensten medizinischen Disziplinen fachliche Anregungen zur Optimierung der bereits sehr fortschrittlichen Visualisierungstechniken.

Literatur

1. – Lippmann, R.: Anthropometrische Cockpitgestaltung mit rechnergestützten Mensch-Modellen als Module in einem Elektronik-Mock-Up, DGLR-Kongreß-Bericht 95-02 anthropometrische Cockpitgestaltung (1995)
   – Lippmann, R.: ANTHROPOS, Produkt und Methode zur rechnergestützten Ergonomieanalyse, Software-Werkzeuge zur ergonomischen Arbeitsgestaltung, REFA-Fachbuchreihe Arbeitsgestaltung (1997)
   – Lippmann, R.: ANTHROPOS QUO VADIS, GfA-Herbstkonferenz (1998)
2. – Flügel, B. et al.: Anthropologischer Atlas, Verlag Tribüne (1998)
   – Jürgens, H.W.: Internationaler anthropometrischer Datenatlas, BAU-Bericht 587 (1989)
   – Pheasant, St.: Bodyspace, Taylor & Francis (1989)
   – Human Body Dimentions Data for Ergonomic Design, Report of national institute of bioscience and human-technology (1994)
3. NASA-STD-3000: Man-systems integration standards (1989)
4. – Kapandji, I.A.: Funktionale Anatomie der Gelenke, Bd. 1-3: Enke-Verlag (1984)
   – v. Lanz und Wachsmuth: Praktische Anatomie, Springer-Verlag (1972 und 1982)
5. REFA: Handhaben von Lasten, REFA-Fachausschuß Chemie (1987)

Eingetragene Produkt-Warenzeichen

AutoCAD:	Autodesk
CADKEY:	Baystate Technologies Inc.
CATIA:	IBM
CADDS:	Computervision
3D Studio MAX:	Kinetix
Characterstudio:	Kinetix
CorelDRAW:	COREL
Photopaint:	COREL

Anwendung der Finite-Element-Methode in Orthopädie und Traumatologie

S. Lenz

Einleitung

Seit Mitte der 60er Jahre ist die Finite-Elemente-Methode (FEM) ein etabliertes Verfahren zur Berechnung von mechanischen Verformungen und Spannungen. Es ist das verbreitetste numerische Berechnungsverfahren in den Ingenieurwissenschaften. Mathematisch gesehen läßt sich die FEM wie folgt beschreiben:

> Die FEM ist ein Diskretisierungsverfahren zur numerischen Berechnung von partiellen Differentialgleichungen.

Eine Simulation mit Hilfe der Finite Elemente Methode beruht somit auf der Idee, Bauteile in sehr kleine (finite) Elemente zu zerlegen, um die Eigenschaften der Elemente dann mathematisch mit hinreichender Genauigkeit zu beschreiben und durch die Verbindung der elementaren Eigenschaften wieder auf die Eigenschaft des Bauteils zu schließen (Zienkiewicz, 1984). Die Qualität der Lösung hängt somit im wesentlichen von der Güte der Diskretisierung ab, die den Bedingungen des anschließend verwendeten Approximationsverfahrens genügen soll.

Seit etwa 20 Jahren wird die Finite-Element-Methode in Orthopädie, Traumatologie und Biomechanik eingesetzt. Eine Übersicht über die Anwendungsvielfalt liefern Huiskies et al. (1983, 1993). Neben verschiedenen In-vivo- und In-vitro-Untersuchungsmethoden ist die FEM ein nicht-experimentelles Verfahren zur Belastungs- und Beanspruchungsanalyse der Strukturen des Stütz- und Bewegungsapparates und entsprechender Implantate. Aufgrund dieses theoretischen und universellen Charakters hat sie überragende Bedeutung auch in der Biomechanik erlangt. Mit zunehmender Leistungsfähigkeit der Computer aber auch der Berechnungsalgorithmen werden immer komplexere Probleme der Biomechanik auf numerischem Weg angegangen: z.B. die Simulationen von Frakturheilungsprozessen oder der Belastungsadaptation des Knochens, die Simulation von Spongiosamodellen und des mikromechanischen Verhaltens von Knochen. FEM-Modelle werden jedoch auch zur Lösung praxisorientierter Probleme eingesetzt, wie z.B. des Kontaktproblemes zwischen Osteosyntheseimplantat und Knochen bis hin zur

Prävention von Geburtskomplikationen durch eine biomechanischen Analyse des menschlichen Geburtsvorganges.

Theorie der Modellentwicklung, Simulation

Eine Simulation ist definiert als realistische, modellhafte Nachbildung eines bestehenden Systems/Systemprozesses (physikalisch-technisch oder abstrakt). Sie beinhaltet die Entwicklung eines üblicherweise zeitorientierten oder ereignisorientierten Vorgangsmodells. Im Bereich der Biomechanik sind Simulationen mit physikalischen und biologischen Modellen von der Simulation mit mathematisch-logischen Modellen zu unterscheiden. Letztere gliedern sich in manuell durchgeführte Simulationen (als Handsimulation) und rechnergestützte Simulationen. Rechnergestützte Simulationen gliedern sich in Abhängigkeit vom Auftreten zeitabhängiger Zustandsänderungen wiederum in statische und dynamische Simulationen. Bezüglich dynamischer Simulationen sind kontinuierliche Simulationen (auftretende Größen sind stetige Funktionen der Zeit) von diskreten Simulationen (sprunghafte Wert- oder Zustandsänderung) zu unterscheiden. Die ständig steigende Leistungsfähigkeit von EDV-Systemen in den letzten Jahren hat dazu geführt, daß vielfältige Möglichkeiten entstanden sind, technische und somit auch biomechanische Probleme mit Hilfe von Simulationsverfahren zu lösen. Ein technisches Simulationsverfahren stellt die Entwicklung eines FEM-Systemes dar. Grundlage der FEM-Analyse ist die bereits angegebene Entwicklung eines idealisierten, mathematischen Modells. Das Prinzip der Modellbildung gilt als allgemein akzeptiertes Element wissenschaftlicher Arbeit (Walker, 1992). Wesentliches Kennzeichen der Modellbildung ist das Prinzip, daß ein formales Modell nicht versucht, alle bekannten Fakten des modellierten Systems wiederzugeben. Dieser Umstand stellt nun die eigentliche wissenschaftliche Herausforderung der Modellbildung dar: Wesentliche Modelleigenschaften müssen durch Experimente, Beobachtung aber auch wissenschaftliche Erfahrung und Intuition identifiziert werden. Ergebnisse der Modellberechnung müssen nachfolgend kritisch bezüglich dieser Kriterien hinterfragt werden und das Modell u. U. verändert, angepaßt oder auch verworfen werden. Die Aussagekraft der Ergebnisse der Modellbetrachtung wird sich anschließend anhand weiterer experimenteller und erweiterter bzw. modifizierter theoretischer Analysen beweisen (müssen). Dieses entspricht der Natur der Modellbildung. Die Detailtreue einer Modellierung sagt somit aber zunächst nichts über die Qualität des eigentlichen Modells aus. Die Angabe der Element- und Knotenanzahl im Rahmen biomechanischer FEM-Analysen ist nicht als primäres Gütekriterium des jeweiligen Modells zu betrachten. Angemerkt sei in diesem Zusammenhang, daß die grundlegenden Arbeiten Pauwels (1965) zur Biomechanik des Bewegungsapparates gerade durch ihre starke Vereinfachung und ob ihres modellhaften Charakters ihre besondere Bedeutung innerhalb der Biomechanik erlangt haben. Letztendlich zeigt jedoch die Erfahrung, daß trotz moderner Verfahren zur Modellentwicklung und Simulation nachfolgendes Zitat unverändert Gültigkeit besitzt: „Die Tragödie der Wissenschaft liegt in der Zerstörung schöner Hypothesen durch häßliche Fakten." (Aldous Huxley, 1894-1963)

Warum Finite-Element-Methode in der Biomechanik?

Häufig bildet die Betrachtung statisch bestimmter Systeme die Grundlage biomechanischer Analysen. In solchen Systemen lassen sich sämtliche inneren und äußeren Kraftgrößen allein aus der Anwendung der Gleichgewichtsbedingung bestimmen. Ein Tragwerk ist statisch bestimmt gelagert, wenn die Lagerreaktionen aus den sechs Gleichgewichtsbedingungen im raumfesten, kartesischen Bezugssystem berechenbar sind (Gross, Hauger und Schnell, 1990). Der mathematische Aufwand zur Berechnung ist somit überschaubar; das System ist anschaulich und leicht handhabbar. Zur vereinfachten Beurteilung der Frage nach der statischen Bestimmtheit eines Tragwerkes werden sogenannte Abzählkriterien eingesetzt.

Die allgemeine Form des Abzählkriteriums lautet (Winkler und Aurich, 1990; Gross et al., 1990; Krätzig und Wittek, 1990):

$$n = (a + s \cdot p) - (g \cdot k + r)$$

n: Differenz von Spalten- gegen Zeilenzahlen der Systemmatrix
a: Summe der möglichen Auflagerreaktionen
p: Summe aller Elemente zwischen k Knotenpunkten
g: Anzahl der Gleichgewichtsbedingungen je Knoten
k: Summe aller Knotenpunkte einschließlich Auflagerknoten
r: Summe aller Nebenbedingungen (ohne Auflagerknoten)
s: Unabhängige Stabendkraftgrößen je Stabelement

für allgemeine Tragwerke gilt:
ebene Tragwerke: $s = 3$, $g = 3$
räumliche Tragwerke: $s = 6$, $g = 6$

In der Beurteilung der Lagerverhältnisse müssen drei Fälle unterschieden werden:

- $n = 0$:
  Das System ist statisch bestimmt,
- $n > 0$:
  Das System ist statisch unbestimmt.
- $n < 0$:
  Das System ist kinematisch verschieblich.

Zur Berechnung statisch unbestimmter Tragwerke müssen zusätzliche Verformungsbedingungen eingesetzt werden. Die Systeme werden komplexer, der Berechnungsaufwand steigt, und die eingesetzten Algorithmen werden unanschaulicher. Jedoch gilt, daß statisch unbestimmte Tragstrukturen bei gleichem Materialaufwand einen deutlichen Sicherheitsgewinn gegenüber statisch bestimmten Tragstrukturen verzeichnen. Dieser Sicherheitsgewinn ist die Folge einer größeren Steifigkeit, einer höheren Systemfestigkeit und eines günstigeren Verformungsverhalten in Versagensnähe (Krätzig und Wittek 1990). Somit erlangten statisch unbestimmte Tragstrukturen im Ingenieurwesen (im Anschluß an den Sicherheitsgewinn durch die Entwicklung geeigneter Berechnungsmethoden) ungleich größere Bedeutung als statisch bestimmte. Diese Erfahrung macht es wahrscheinlich, daß auch natürliche Tragstrukturen eher statisch unbestimmt angelegt sind. Modelle natürlicher Tragstrukturen sollten dieser Erkenntnis Rechnung tragen und dürfen nicht zu Gunsten eines geringeren Berechnungsaufwandes auf statisch bestimmte Strukturen reduziert werden.

Der sich zwanglos ergebende grundlegende Anwendungsbereich für FEM-Simulationen in der Medizin und Biomechanik liegt somit in der Berechnung von Beanspruchungsgrößen für komplizierte, der konventionellen Statik nicht mehr zugänglichen natürlichen Tragstrukturen. Diese Problemstellung liegt zunächst im Bereich der statischen Simulation, da hier keine zeitliche Abhängigkeit vorliegt. Mit der neuen Generation von FEM-Simulationssoftware ist es aber auch möglich, dynamische Vorgänge abzubilden. Somit können nun auch Aufgabenstellungen aus dem biomechanisch sehr interessanten Bereich der Schwingungsdynamik bearbeitet werden. Weitere Einsatzbereiche sind Fragestellungen aus dem Bereich der Wärmeleitung und der Elektrostatik (z.B. Koagulationsverfahren in der Chirurgie) und der Magnetostatik (z.B. Auswirkung der Magnet-Resonanz-Tomografie). Der Aussagewert und die Grenzen der Berechnung mit Hilfe der Finite-Element-Methode bei biomechanischen Problemen wurden eingehender durch Rohlmann, Bergmann, Kölbel (1980) untersucht. Die Untersucher berechneten Kraft- und Weggrößen ebener und räumlicher Knochenmodelle mit der Finite-Element-Methode. Die Ergebnisse wurden experimentell mit der Dehnungsmeßstreifen-Technik überprüft. Die Autoren kommen zu dem Ergebnis, daß die FEM auch bei biomechanischen Fragestellungen zu aussagekräftigen und zuverlässigen Ergebnissen führt, fordern jedoch aufgrund der nur ungenau bekannten Materialeigenschaften und der in der Regel komplizierten Geometrie biologischer Materialien eine wenigstens punktweise experimentelle Überprüfung der Rechenergebnisse.

Grundlagen der computerbasierten Tragwerksanalyse

Direkte Steifigkeitsmethode

Die direkte Steifigkeitsmethode, auf deren umfassende Herleitung an dieser Stelle verzichtet wird, liegt der Mehrzahl aller strukturmechanischen Computerprogramme zugrunde. Krätzig und Wittek (1990) ordnen der Modellentwicklung und der Modellberechnung verschiedene Phasen zu:

- Eingabephase (preprocessing)
- Berechnungsphase
- Ausgabephase (postprocessing).

Ihre Ausführungen beziehen sich zwar zunächst auf die Berechnungsmethoden statisch unbestimmter Stabtragwerke, die Programmphasen lassen sich aber auch in Programmsystemen zur Analyse von Elementmatritzen anderer Festkörpermodelle (Platten, Scheiben, Schalen oder dreidimensionale Kontinua) nachweisen und sollen deshalb nachfolgend eingehender erläutert werden.

Eingabephase. Die Eingabephase dient der Modellentwicklung; sie umfaßt die Diskretisierung, die Erfassung der Topologie, die Gewinnung aller Informationen zur Geometrie und Steifigkeit sowie der zu betrachtenden äußeren Krafteinwirkungen. Die Topologie des Modelles wird durch die Angabe der Element-Knotenbeziehungen (gegebenenfalls unter Angabe der Referenzknoten bei dreidimensionalen Modellen) und der Lagerungsbedingungen (Tabelle 1) in ihren Grundzügen beschrieben. Zur Verdeutlichung sei nochmals darauf hingewiesen, daß die FEM definitionsgemäß Tragwerke in sehr kleine (finite) Elemente zerlegt, um die Eigenschaften der Elemente dann mathematisch mit hinreichender Genauigkeit zu beschreiben und durch die Verbindung der elementaren Eigenschaften wieder auf die Eigenschaft des Tragwerkes zu schließen. Die Verbindungsstellen der einzelnen Elemente werden als Knoten bezeichnet. Durch Angabe der Knotenkoordinaten wird somit nachfolgend die Tragwerksgeometrie definiert. Die Angabe der Elementeigenschaften (Elementtyp, Elementfreiheitsgrade, Steifigkeitsdaten und Materialkennwerte) vervollständigt die Tragwerkstopologie. Abschließend ist zur Modellgenerierung die Angabe der Knoten- und Elementbelastung erforderlich.

Tabelle 1.

	Feste Einspannung	Festes Gelenklager
Symbol:		
Vorgegeben:	$v_x = 0$	$v_x = 0$
	$v_y = 0$	$v_y = 0$
	$v_z = 0$	$v_z = 0$
	$\varphi_x = 0$	$M_x = 0$
Unbekannt:	$\varphi_y = 0$	$M_y = 0$
	$\varphi_z = 0$	$M_z = 0$
	F_x, F_y, F_z	F_x, F_y, F_z
	M_x, M_y, M_z	$\varphi_x, \varphi_y, \varphi_z$

Element- und Knotenbelastungen können zu Lastfällen zusammengefaßt werden. Diese Eingabephase wird in der Regel durch eine grafische Benutzerumgebung des entsprechenden Programmmoduls unterstützt.

Berechnungsphase. Neben der allgemeinen programmtechnischen Funktion der Adressberechnung und Speicherplatzverwaltung gliedert sich die Berechnungsphase in die nachfolgend aufgeführte Schritte:

- Ermittlung der Elementmatritzen
- Zusammenbau zur Gesamt-Steifigkeitsmatrix und zur Lastspalte
- Lösung der (reduzierten) Steifigkeitsbeziehung nach Umordnung der Gesamtsteifigkeitsbeziehung
- Ermittlung der Lagerreaktionen
- Berechnung der Elementendvariablen (Elementendweggrößen, Elementendkraftgrößen)

Ausgabephase. Die Phase der Ergebnisausgabe wird zunächst durch eine Ergebnisnachbereitung eingeleitet. Es erfolgt rechnergestützt z. B. die Lastfallsuperposition oder Extremwertbestimmung. Die Ergebnisse werden nachfolgend alphanumerisch oder graphisch wiedergegeben. Beide Wiedergabeverfahren der Ergebnisse sind von entscheidender Bedeutung: Die leicht verständliche grafische Wiedergabe der Ergebnisse ermöglicht es dem Untersucher, wesentliche Informationen zu identifizieren aber auch mögliche Fehler zu erkennen. Die alphanumerische Ergebnisausgabe erleichtert die in der Biomechanik sehr häufig erforderliche EDV-gestützte Weiterverarbeitung der Daten.

Plausibilitätsprüfung. Nachdem die Rechnung erfolgreich durchlaufen wurde und der Postprozessor die Ergebnisdarstellung lieferte, erfolgt der wichtigste Teil einer FEM-Analyse, die Prüfung der Ergebnisse. Jede Rechnung sollte mit großem Vorbehalt betrachtet und sorgfältig überprüft werden. Möglichkeiten zur Kontrolle sind dabei: Die Überprüfung der Verformung, die Spannungskonzentrationen an den erwarteten Stellen, der Vergleich der Ergebnisse mit den experimentell erhobenen Werten des Belastungsfalles und die Überprüfung der Gleichgewichtsbedingungen bezüglich der Kräfte und Momente.

Fehlermöglichkeiten, Fehlerkontrollen und Ergebniszuverlässigkeit. Zu unterscheiden sind Fehler des strukturmechanischen Modells, Fehler des numerischen Modells und Fehler in der numerischen Durchführung.

Fehler des strukturmechanischen Modells ergeben sich durch den Umstand, daß Modelle vereinfachte idealisierte Abbilder der physikalischen und biologischen Wirklichkeit darstellen. Die besonderen Probleme der Modellierung biologischer Strukturen werden an anderer Stelle eingehender erläutert.

Fehler im numerischen Modell können durch Eingabefehler oder Programmfehler hervorgerufen werden. Eine Sonderform stellt die Programmalterung bei Einsatz neuer Betriebssystem- oder Compilerversionen und ungenügender oder fehlender Systempflege.

Fehler in der numerischen Durchführung sind Rundungsfehler, Abbruchfehler in iterativen Näherungsverfahren und Akkumulationsfehler. Es handelt sich um programmiertechnische und programmspezifische Fehler, deren Abschätzung dem Anwender bei fehlender Kenntnis der eingesetzten Programieralgorithmen unmöglich ist. Dies wird beim Einsatz kommerzieller FEM-Programme in der Regel der Fall sein.

Besonderheiten biomechanischer FEM-Analysen

Die Anwendung der FEM zur Lösung biomechanischer Fragestellungen beinhaltet eine Reihe von Besonderheiten und Problemfälle. Einige der klassischen Diskussionspunkte werden nachfolgend dargestellt.

Problemfall der Isotropie und Homogenität, Materialeigenschaften biologischer Materialien

In der technischen Anwendung der FEM werden in der Regel homogene und isotrope Werkstoffe betrachtet. Ein homogener Werkstoff hat an jeder Stelle die gleichen Materialeigenschaften, für einen isotropen Werkstoff sind die Materialeigenschaften in allen Raumrichtungen identisch. Eine Besonderheit biologischer „Werkstoffe" ist, daß sie sowohl inhomogen als auch anisotrop sind. So stellt z. B. Knochen technisch gesehen ein anisotropes, inhomogenes, lamelläres, poröses und flüssigkeitsgefülltes Verbundmaterial dar (Wittler, Frankenberger, Rehder, 1989). Die Bedeutung dieser besonderen Materialeigenschaften ist umstritten, häufig wird sie in der Entwicklung biomechanischer FEM-Modelle vernachlässigt. Dieses ist im Sinne der Modelltheorie im Einzelfall akzeptierbar, jedoch sollte der jeweilige Untersucher eine Abschätzung über das mögliche Ausmaß des Fehlers durchführen. Cowin und Hart (1990) weisen in diesem Zusammenhang nach, daß für eine isotrope Modellierung des Knochens eine um bis zu 45° abweichende Lage der Hauptbelastungsachse im Vergleich zur anisotropen Modellierung berechnet werden kann. Sie weisen nach, daß der Fehler durch Betrachtung des Knochens als isotropes Material zumindest bezüglich der Bestimmung der Hauptbelastungsachse durchgängig signifikant ist. Ein interessanter numerischer Lösungsansatz dieses Problemes wurde durch Besdo und Händel (1994) vorgestellt: Die Autoren formulierten ein Ersatzstoffgesetz für den kompakten Knochen des Femurs. Ein Ersatzstoffgesetz beschreibt das Verhalten eines homogen verteilten Materials, das dasselbe globale Verhalten wie das strukturierte Material (in diesem Fall des kompakten Knochens) aufweist. Dieses Ersatzstoffgesetz berücksichtigt den Einfluß von Inhomogenitäten sowie das Verhältnis und die Anordnung unterschiedlicher Materialkomponenten. Das

Tabelle 2.

Materialkennwert	
E-Modul (Kortikalis)	$15–18 \cdot 10^3$ N/m²
E-Modul (Spongiosa)	$1{,}0 \cdot 10^9$ N/m²
E-Modul (Knorpel)	$15 \cdot 10^6$ N/m²
Poisson-Zahl (Kortikalis)	0,3–0,4
Dichte (Knochen)	500 kg/m³

Vorgehen zur Ermittlung des Ersatzstoffgesetzes stellen die Autoren wie folgt dar.

- Identifizierung der Struktur
- Idealisierung der Struktur
- Auswahl eines charakteristischen Ausschnittes
- FEM-Modell des Ausschnittes
- FEM-Rechnung zur Ermittlung des Stoffgesetzes des Ersatzkontinuums.

An dieser Stelle wird die überragende Bedeutung der FEM deutlich: Die universelle Einsatzmöglichkeit der Methode liefert einen Lösungsansatz zur Lösung eines bedeutenden Problems in ihrer biomechanischen Anwendung!

Eine exemplarische Aufstellung der Materialeigenschaften biologischer Stoffe findet sich in der Tabelle 2. Anzumerken ist, daß es Unterschiede der Materialeigenschaften nicht nur in Abhängigkeit von der jeweiligen Studie sondern auch in Abhängigkeit von der Entnahmestelle gibt.

Lagerungsbedingungen und Elementanschlüsse

Für die am Knochen eingeleiteten Kräfte ist nach den Gesetzmäßigkeiten der allgemeinen Mechanik ein Gegenlager zu fordern. Dieses wird in den meisten der vorliegenden FEM-Analysen des knöchernen Bewegungsapparates als starre Verbindung eines unendlich steifen Körpers mit dem betreffenden Knochen angenommen (feste Einspannung gemäß Tabelle 1). Dieses Vorgehen simuliert zwar eine ungünstige Belastungsform und kann somit im Sinne einer „worst-case"-Betrachtung sinnvoll sein, der Anwender darf jedoch nicht dem Irrtum unterliegen, daß sich die tatsächlichen biologischen Verhältnisse in seinem Modell wiederspiegeln. Als Beispiel mag in diesem Zusammenhang das menschliche Becken dienen: Wird das Hüftgelenk als feste Einspannung aufgefaßt, so bedeutet dies, daß sowohl Kräfte als auch Momente ohne die Notwendigkeit einer muskulären Stabilisierung im Bereich des Hüftgelenkes wirken dürften. Dies erscheint ob der Gelenkform (typisches Kugelgelenk) unwahrscheinlich. Eine exaktere Beschreibung der tatsächlichen Verhältnisse ist durch die Modellierung der Hüftgelenke als feste Gelenklager erzielbar, allerdings würde das System ohne Einbeziehung

Tabelle 3. Modellierung der Elementanschlüsse (Krätzig und Wittek, 1990):

	fester Anschluß	Biegemomentengelenk	Längskraftgelenk	Querkraftgelenk
Symbol:	L ┊ R			
vorgegeben:	$\Delta v=0$ $\Delta\varphi_{x,y,z}=0$ $\Delta\omega_{y,z}=0$	$\Delta v=0$ $M_{x,y,z}=0$ $\Delta\omega_{y,z}=0$	$N=0$ $\Delta\omega_{y,z}=0$ $\Delta\varphi_{x,y,z}=0$	$\Delta v=0$ $Q_{y,z}=0$ $\Delta\varphi_{x,y,z}=0$
unbekannt:	N $Q_{y,z}$ $M_{x,y,z}$	N $Q_{y,z}$ $\Delta\varphi_{x,y,z}$	Δv $Q_{y,z}$ $M_{x,y,z}$	N $\Delta\omega_{y,z}$ $M_{x,y,z}$

der Muskulatur und ligamentärer Strukturen u. U. kinematisch verschieblich (s. o.) und somit nicht mehr unter der vorgegebenen Fragestellung analysierbar. Diese komplexe Lagerungssituation des Beckens und die auf das Becken einwirkenden Lasten lassen sowohl unter Laborbedingungen als auch im Rahmen numerischer Simulationen nur schwer nachbilden. Häufig wählen die Untersucher deshalb dennoch Einspannungen zur Lagerung der untersuchten Becken. Eine solche Lagerungsart ist gemäß den obigen Ausführungen nicht physiologisch und somit so lange nicht gerechtfertigt, bis ein Nachweis der Zulässigkeit geführt wird. Da sich jedoch experimentelle und mathematische Modelle in Bezug auf die Schwierigkeiten in der Modellierung der korrekten Lagerungssituation zunächst nicht unterscheiden, können die Ergebnisse der mathematischen sehr wohl mit denen der experimentellen Modelluntersuchung für identische Lagerungsbedingungen verglichen werden. Das mathematische Modell wird somit validiert. Nachfolgend ist es möglich, das in dieser Form validierte mathematische Modell des Beckens bezüglich der korrekten Lagerung (z. B. dynamische Stabilisierung durch entsprechende Muskelzüge, modelliert durch am Modell ansetzende Flächenkräfte) zu optimieren. Bei Einsatz entsprechender mathematischer Optimierungsverfahren und der Möglichkeit der Lastfallvariation und Superposition gelingt dieser Schritt ungleich leichter als in der experimentellen Optimierung.

Ähnliche Überlegungen gelten für die korrekte Modellierung der Elementanschlüsse (Tabelle 3), auch hier sollten die biologischen Gegebenheiten möglichst exakt dargestellt werden. Insbesondere die korrekte Beschreibung der Gelenkanschlüsse (z. B. der Gelenke innerhalb des Beckenringes als Amphiarthrosen oder die Gleitgelenke der Wirbelsäule) stellt eine weitere Schwierigkeit der Modellgenerierung dar.

Generierung biologischer Modelle

Die Preprozessoren früher FEM-Programme stellten zunächst nichts anderes als eine Beschreibungssprache für Knoten, Elemente, Last- und Randbedingungen dar. Eine komfortable Geometrieerstellung war nicht möglich. Mit der Verbreitung von CAD-Systemen Anfang der Achtziger Jahre wurde dieses Hauptproblem der FEM-Anwendung im technischen Bereich gelöst, da entsprechende Schnittstellen zwischen CAD- und FEM-Anwendung implementiert wurden. Bei zunehmender Leistungsfähigkeit der CAD-Systeme mit Ausdehnung auf dreidimensionale Konstruktionen, zunehmender Detailierung und Annäherung an die Realität stiegen die Anforderungen an die FEM-Programme.

Die Generierung komplexer biomechanischer Modelle mit den frühen Beschreibungssprachen stellte ungleich größere Anforderungen an die Hardware, Software, insbesondere aber an den Anwender. Stark unregelmäßige geometrische Vorgaben des Knochens erschweren eine dreidimensional Aufbereitung und regelmäßige Vernetzung im Rahmen der FEM (Lengsfeld, Kaminsky, Merz, Franke, 1994). Eine wirkliche Problemlösung konnte bei biomechanischen Fragestellungen auch durch den späteren Einsatz von CAD-Programmen nicht erzielt werden. Der Durchbruch gelang erst durch die Entwicklung von Preprozessoren, die auf Basis der Konturdaten nachbearbeiteter Computertomogramme eine schnelle und vor allem automatisierte Generierung dreidimensionaler FEM-Modelle ermöglichten. Nunmehr können die Auswirkungen individueller Variationen untersucht werden, selbst die fallspezifische biomechanische Optimierung von Gelenkimplantaten mit Hilfe der FEM ist möglich (s. u.).

Ausblicke

Die immer größere Leistungsfähigkeit der FEM-Anwendungssoftware hat zahlreiche neue Fragestellungen einer Bearbeitung durch diese Methode zugänglich gemacht. Die Anwendung der FEM im Bereich der Biomechanik bezieht sich längst nicht mehr ausschließlich auf die Analyse bestimmter knöcherner Strukturen oder entsprechender Implantate. Fragestellungen aus dem Bereich der funktionellen Osteogenese, Mechanik der nicht-knöchernen Gewebe, Mechanik der Mikrostrukturen bis zur Ebene der einzelnen Zelle treten zunehmend in den Mittelpunkt der Betrachtung.

Verknüpfung technischer und medizinischer Anwendung

Ein weites Feld biomechanischer Forschung erstreckt sich auf die Frage der Interaktion zwischen osteosynthetischen oder endoprothetischen Implantaten und Knochen. Durch die breite Variationsmöglichkeit der FEM bezüglich der Lastfälle und der Randbedingungen erscheint diese Fragestellung einer Bearbeitung durch diese Methode besonders zugänglich, wie z. B. durch Tensi, et al. (1994) nachgewiesen. Der Einsatz dieser Methode ermöglicht nicht nur Aussagen zum Problemfeld der Knochen-Impantat-Interaktion, sondern letztendlich eine Erhöhung der Qualitätssicherheit des Implantates, eine Ökonomisierung des Herstellungsprozesses und eine Optimierung der Verankerung im Knochen. Neue Methoden zur Herstellung von individuellen Sonderimplantaten können eingesetzt werden, wenn die Möglichkeiten automatischer CT-gestützter Preprozessoren ausgenutzt werden. Eine individuelle Beanspruchungsanalyse sowohl des Knochens als auch der Prothese ist nunmehr möglich. Unter Einsatz eines entsprechenden Optimierungsalgorithmus kann nun die Prothese bezüglich einer (natürlich theoretischen) Prothesen-Lebensdauervorhersage und einer möglichst physiologischen Beanspruchung des Knochens optimiert und unmittelbar den anatomischen Gegebenheiten angepaßt werden.

Neue Berechnungsmethoden

Die FEM beruht auf der Idee, Bauteile in sehr kleine (finite) Elemente zu zerlegen (s.o.). Ein Problem der FEM verbirgt sich hinter diesem Ansatz, eine vorgegebene Geometrie durch ein Modell aus endlich vielen, kleinen Elemente abzubilden: Die Diskretisierung ist ein zeitaufwendiger Vorgang, einmal erstellte Modelle sind nur mit entsprechendem Aufwand zu verändern. Letztendlich stellt der Detaillierungsgrad der zu untersuchenden Struktur einen limitierenden Faktor der Untersuchung dar. Dies gilt wie bereits oben ausgeführt in besonderem Maße für die Betrachtung biologischer Systeme. Die o.a. Methoden der automatischen Netzgenerierung auf Basis computertomografischer Daten lösen dieses Problem nur scheinbar, da z.B. das Problem der Wiedergabe der Mikrostruktur des Knochens, insbesondere seiner Eigenschaften als Verbundmaterial, durch dieses automatische Preprocessing nicht gelöst wird. Neue Lösungsansätze und alternative Berechnungsmethoden gewinnen zunehmend an Bedeutung. Eine interessante Methode stellt diesbezüglich die Externe Approximationsmethode dar. Die Methode ersetzt eine Geometrie umgebenden Flächen durch Integralfunktionen, die dann zu einer Steifigkeitsmatrix entwickelt werden. Diese Methode führt zu einer verhältnismäßig kleinen Anzahl allerdings komplexer Gleichungen. Vorteil ist die Möglichkeit, hochkomplexe Geometrien ohne Vereinfachung auf gängiger Hardware zu berechnen. Es eröffnen sich u.U. neue Möglichkeiten im Bereich der Simulation biomechanischer Prozesse z.B. bezüglich der Theorie der funktionellen Osteogenese oder der Frakturheilung.

Abkürzungen

$F_{x,y,z}$ Kraft in der Raumrichtung
$M_{x,y,z}$ Moment um die Raumachse
N   Normalkraft
$Q_{y,z}$ Querkraft in der Raumrichtung
E   Elastizitätsmodul
G   Schubmodul
υ Verschiebung in der x-Raumrichtung
$\omega_{y,z}$ Verschiebung in der (y-/z-)Raumrichtung
$\varphi_{x,y,z}$ Verdrehung um die Raumachse bzw.

Literatur

Besdo D., Haendel M.: Zur numerischen Behandlung von Knochen als anisotropes Material. Biomed Technik, 29, 1994, pp. 293–298.
Cowin S. C., Hart R. T.: Errors in the orientation of the principal stress axes if bone tissue is modeled as isotropic. J Biomech, Vol. 23, 1990, pp. 349–352.
Gross D., Hauger W., Schnell W.: Technische Mechanik I–III, Springer, Berlin 1990.
Huiskes R.; Hollister S.J.: From structure to process, from organ to cell: recent developments of FE-analysis in orthopaedic biomechanics. J Biomech Eng, Vol. 115 (4B), 1993, pp. 520–527.
Huiskes and Chao: A survey of finite element methods in orthopaedics biomechanics: the first decade. J. Biomechanics, Vol. 16, 1983, pp. 385–409.
Krätzig W. B., Wittek U.: Tragwerke I–II. Springer, Berlin 1990.
Kummer V. B.; Lohscheidt K.: Mathematisches Modell des Längenwachstums der Röhrenknochen, Anat. Anz. 158:377-393, 1985.
Lengsfeld M., Kaminsky J., Merz B., Franke R.: Automatic generation of 3-D finite element codes of the human femur. Biomed Tech, Vol. 39(59), 1994, pp. 117–122.
Meißner U., Menzol A.: Die Methode der finiten Elemente. Springer, Berlin 1985
Pauwels, F.: Gesammelte Abhandlungen zur funktionellen Anatomie des Bewegungsapparates. Springer, Berlin 1965.
Rohlmann A., Bergmann G., Kölbel R.: Aussagewert und Grenzen der Spannungsberechnung mit Finite-Element Methode (FEM9 bei orthopädischen Fragestellungen. Z Orthop (118), 1980, pp. 122–131.
Tensi H. M., Ortloff S., Gese H., Hooptura H.: Überlegungen zur Optimierung von Gelenkimplantaten. Biomed Technik 39, 1994, pp. 227–233.
Walker R.: Neuronale Netze. Adisson-Wesley, Bonn 1992.
Werner J., Schmitz K. P., Martin H., Behrend D., Schober H. C.: Abschätzung anisotroper Werkstoffeigenschaften trabekulärer Knochen anhand einfacher Trabekelmodelle. Biomed Tech 37, 1992, Ergänzungsband 2.
Winkler J., Aurich H.: Taschenbuch Technische Mechanik. Harri Deutsch, Thun 1990.
Wittler G., Frankenberger H., Rehder U.: Konzipierung eines Beckenteilersatzes mittels Berechnung der Belastungen am Beckenknochen mit der Methode der Finiten Elemente. Biomed Technik 34, 1998, pp. 301–307.
Zienkiewicz O. C.: Methode der finiten Elemente, Carl Hauser, München 1984.

Biomechanische Belastung der unteren Extremität beim Langstreckenlauf

J. Natrup, K. Peikenkamp, K. Nicol

Einleitung

Das Laufen von weiten Strecken erfreut sich seit einiger Zeit großer Beliebtheit. Sicherlich sind die positiven gesundheitlichen Effekte eines richtig dosierten Lauftrainings unumstritten. Dabei ist in erster Linie an das Herz-Kreislauf-System zu denken. Auf der anderen Seite können ungünstige Rahmenbedingungen wie Schuhwerk, Untergrund, Lauftechnik, Streckenlänge, Laufgeschwindigkeit oder andere zu einer erhöhten Belastung der unteren Extremität führen. Es treten Beschwerden oder Verletzungen an den Knochen, Bändern, Sehnen oder Muskeln der Beine auf. Die bei Läufern am häufigsten betroffenen Lokationen sind das Kniegelenk, die vordere Schienbeinkante und die Achillessehne (James u.a., 1978; Krissoff & Ferris, 1979; Clement u.a., 1981), wobei sowohl Leistungs- als auch Breitensportler von diesen Problemen betroffen sind. Daher ist es ein Ziel der biomechanischen Forschung, die Belastung unter gegebenen Bedingungen beim Laufen zu quantifizieren, um das geschilderte Verletzungsaufkommen zu analysieren. Zu diesem Zweck werden in der Literatur verschiedene Verfahren angewandt.

Bei der externen Meßmethode werden Kräfte oder Beschleunigungen außen am Körper gemessen, um Rückschlüsse auf die Kraftverhältnisse im Innern des Körpers zu ziehen. Beispielsweise untersuchten Cavanagh & Lafortune (1980) die Bodenreaktionskräfte beim Laufen und stellten markante Unterschiede zwischen Fersen- und Mittelfußläufern fest. Die Arbeit von Brüggemann u.a. (1995) ist eine der wenigen, die sich mit dem Einfluß von Ermüdungseffekten auf die Bodenreaktionskräfte beim Laufen beschäftigt. Ein weiteres externes Meßverfahren ist die Ermittlung der Beschleunigung an verschiedenen Lokationen des Körpers, wobei die Differenz der Signale als Belastung der zwischen den Meßstellen liegenden Körperpartien bewertet wird (Nigg & Denoth, 1980; Wosk & Voloshin, 1981; Shorten & Winslow, 1992).

Eine weitere Methode zur Bestimmung der Belastung anatomischer Strukturen stellt die in-vivo-Messung dar. Hierbei werden die Meßinstrumente direkt an der betreffenden Struktur implantiert und die Kraft oder die Beschleunigung am lebenden, sich bewegenden Menschen gemessen. Komi u.a. (1992) haben mit diesem Verfahren die Kräfte an der Achillessehne beim Gehen und Laufen erfaßt. Hennig & Lafortune (1988) untersuchten die Beschleunigung des Schienbeins beim Laufen mit einer implantierten Stahlnadel. Und schließlich bestimmten Bergmann u. a. (1993) die Hüftgelenkskräfte zwischen Oberschenkelkopf und Hüftpfanne beim Gehen und langsamen Laufen mit einer instrumentierten Hüftendoprothese.

Die zweite Methode zur Quantifizierung der Belastung ist die Modellierung. Bei diesem Verfahren werden Kräfte außen am Körper gemessen und ihre Weiterleitung im Körper mit Hilfe von mathematischen Modellen beschrieben. Dabei existieren Modelle unterschiedlicher Komplexität, die sich im Bezug auf Aufwand und Genauigkeit erheblich unterscheiden. So können die Kräfte an einzelnen Muskeln, Bändern oder Knochen bestimmt werden (Crowningshield & Brand, 1981; Harrison et al., 1986). Allerdings ist die Datenbeschaffung immens aufwendig, da beispielsweise die Ansatz- und Ursprungspunkte eines jeden Muskels bekannt sein müssen. Weniger komplexe Modelle berechnen die resultierenden Gelenkkräfte und -momente (Simpson & Bates, 1990; Bobbert et al., 1992). Ein solches Modell findet in der vorliegenden Untersuchung Verwendung, um die Belastung der unteren Extremität beim Langstreckenlauf zu bestimmen. Die resultierenden oder auch Netto – Kräfte und – Momente stellen zwar nicht die direkte Belastung einer anatomischen Struktur dar, bieten allerdings den Vorteil einer relativ hohen Genauigkeit, da anatomische Daten der Muskulatur nicht benötigt werden. Außerdem werden detaillierte Informationen über den Kraftfluß durch die Gelenke des Stützbeins geliefert. Damit geht das Modell über die Bestimmung der äußeren Belastung allein entscheidend hinaus.

Methodik

Anthropometrisches Modell

In dem anthropometrischen Modell wird der menschliche Körper durch einige wenige Eigenschaften beschrieben. Es erfolgt eine Zergliederung in Segmente und verbindende Gelenke, wobei die Definition der einzelnen Komponenten für die zu untersuchende Bewegung sinnvoll sein muß. Für die hier beschriebene Untersuchung der Gelenkbelastung der unteren Extremität beim Laufen besteht das anthropometrische Modell aus vier Segmenten. Diese sind der Fuß, Unter- und Oberschenkel sowie der Restkörper bestehend aus Schwungbein, Rumpf, Kopf und Armen. Die Gelenke, die diese vier Segment verbinden, sind demzufolge das obere Sprung-, Knie- und Hüftgelenk. Die einzelnen Segmente werden als starr angenommen und die Gelenke als reibungsfreie Schaniergelenke mit fixierter Drehachse betrachtet. Zur anthropometrischen Beschreibung wird jedes Segment durch die Größen Masse, Länge, Lage des Körperschwerpunktes und Trägheitsmoment definiert. Zur Bestimmung dieser vier Parameter dient das Modell von Saziorski (1984), in dem Regressionsgleichungen zur Verfügung gestellt werden, mit deren Hilfe die vier Größen für 16 Segmente zu berechnen sind. Entsprechend der eigenen Segmentaufteilung werden einige der 16 Segmente zu einem Groß-Segment zusammengefaßt. Die Rotationsachsen der Gelenke werden folgendermaßen definiert. Die Hüftgelenksachse verläuft durch die Spitze des trochanter major, die Kniegelenksachse etwa 26 mm oberhalb des Kniegelenkspalts auf Höhe des epicondylus lateralis femoris und die Achse des oberen Sprunggelenks durch die Spitze des malleolus lateralis. Alle Achsen verlaufen senkrecht zur Sagittalebene des Körpers und sind damit eindeutig definiert. Mit diesen Definitionen ist das Modell ein zweidimensionales, vier-segmentiges Modell zur Beschreibung der Stützphase beim Langstreckenlauf.

Kinetisches Modell

Das kinetische Modell dient der Beschreibung des Kraftverlaufs von Segment zu Segment über die Gelenke. Zu diesem Zweck werden die Gesetzmäßigkeiten der Inversen Dynamik benutzt, bei denen die inneren Kräfte auf der Grundlage der Segmentbewegungen und der äußeren Kräfte berechnet werden. Diese Vorgehensweise kann an einem freigemachten Diagramm, in dem das Modell an den Gelenken aufgeschnitten wird, verdeutlicht werden (s. Abb. 1).

Das Verfahren beginnt am Segment s1 (Fuß), da dort die Bodenreaktionskräfte ansetzen und gemessen werden können. Die zweidimensionalen Bewegungsgleichungen basieren auf der Newton'schen Dynamik, wobei die Summe aller an dem Segment angreifenden Kräfte gleich seiner Beschleunigung multipliziert mit der Masse ist. Die wirkenden Kräfte, welches neben der Gewichtskraft die proximalen und distalen Gelenkkräfte darstellen, sind in das freigemachte Diagramm der Abb. 1 eingetragen. Die Gleichungen für die Translation in horizontaler und vertikaler Richtung lauten dann:

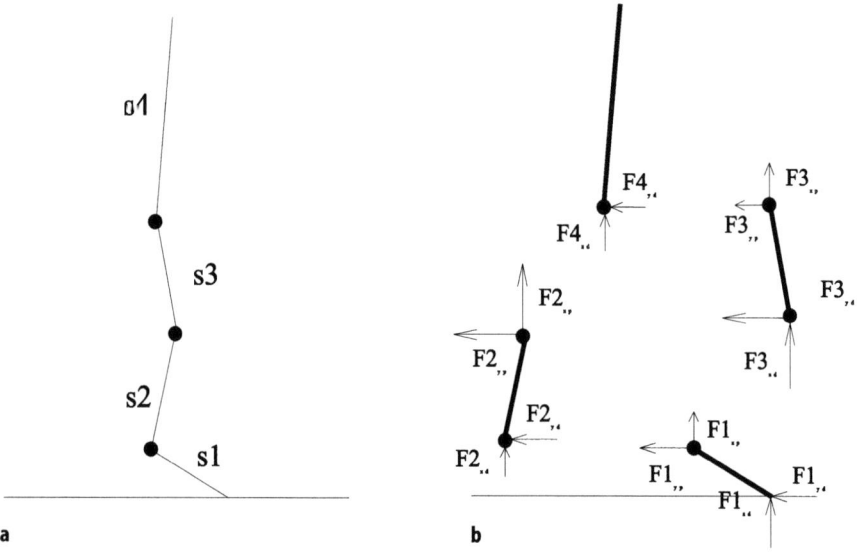

Abb. 1. a Körpermodell mit den vier Segmenten s1–s4; **b** freigemachtes Diagramm der vier Segmente.

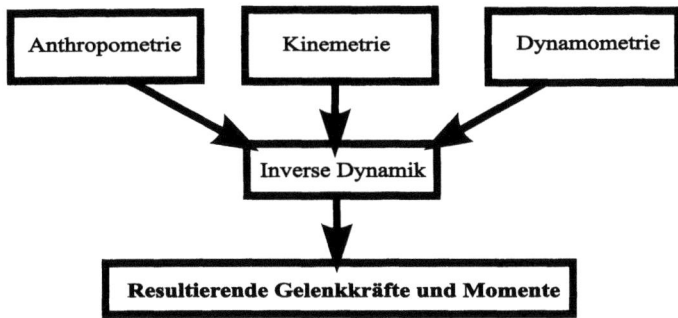

Abb. 2. Flußdiagramm zur Methodik.

$F_{yd} + F_{yp} = m \cdot \ddot{y}_{KSP}$

$F_{zd} + F_{zp} + G = m \cdot \ddot{x}_{KSP}$

mit F_{yd}: Horizontalkraft am distalen Gelenk
  F_{yp}: Horizontalkraft am proximalen Gelenk
  F_{zd}: Vertikalkraft am distalen Gelenk
  F_{zp}: Vertikalkraft am proximalen Gelenk
  G: Gewichtskraft des Segments
  m: Masse des Segments
  $\ddot{y}_{KSP}$: Zweifache Differentiation der Horizontalkoordinate des Schwerpunktes nach der Zeit
  $\ddot{x}_{KSP}$: Zweifache Differentiation der Vertikalkoordinate des Schwerpunktes nach der Zeit

Wenn außerdem die Bewegung des Fußes erfaßt wird, kann mit dieser Methode die proximale Gelenkkraft, was der resultierenden Kraft im oberen Sprunggelenk entspricht, bestimmt werden. Mit der entsprechenden Vorgehensweise werden die resultierenden Kräfte im Knie- und Hüftgelenk von distal nach proximal berechnet. Analog zur Kraftberechnung sind die resultierenden Gelenkmomente zu bestimmen, so daß insgesamt die resultierenden Kräfte und Momente im unteren Sprung-, Knie- und Hüftgelenk die Ergebnisse der Modellrechnungen darstellen. Alle Berechnungen, welches die Bestimmung der anthropometrischen Eingabedaten, die Glättung und numerische Differentiation der kinematischen Daten sowie das beschriebene Berechnungsverfahren des kinetischen Modells sind, erfolgen mit Hilfe selbst erstellter Programme in der Programmiersprache TurboC. Die Methodik ist in dem Flußdiagramm in Abb. 2 schematisch zusammengefaßt, wobei auf der ersten Ebene die drei Verfahren zur Datenerfassung für die Modelleingaben, auf der zweiten Ebene die Modellrechnungen und auf der dritten Ebene die Modellergebnisse dargestellt sind. Die ausführliche Beschreibung der Methode ist bei Natrup (1997) nachzulesen.

Design der Studie

An der Untersuchung partizipieren 20 männliche Versuchspersonen, wobei eine Einteilung in zwei Gruppen stattfindet. Es nehmen 10 Sportstudenten und 10 Mittel- und Langstreckenläufer teil. Erstere repräsentieren die Gruppe der Breitensportler (BS), letztere die der Leistungssportler (LS). Diese Einteilung wird vorgenommen, um das unterschiedliche Leistungsvermögen zu berücksichtigen. Ferner werden Mittelfußläufer (ML) separat untersucht, da die Belastungssituation nicht unwesentlich von der Fußaufsatztechnik abhängt. Aufgrund der geringen Anzahl werden alle Mittelfußläufer in einer Gruppe zusammengefaßt und nicht zwischen Breiten- und Leistungssportlern getrennt. Die Daten, Klassifizierungen und Mittelwerte μ der 20 Probanden sind in Tabelle 1 aufgelistet.

Tabelle 1. Daten der 20 Probanden.
Abkürzungen: BS = Breitensportler; LS = Leistungssportler; ML = Mittelfußläufer.

Proband	Alter [Jahre]	Größe [m]	Masse [kg]	Läufertyp	Laufkilometer pro Woche	Wettkampf- strecke
1	29	1,92	86,5	BS-Ferse	10	
2	31	1,91	80	BS-Ferse	15	
3	27	1,76	67,5	BS-Ferse	10	
4	28	1,84	74,5	BS-Ferse	12	
5	25	1,80	80	BS-Ferse		
6	27	1,79	77	BS-Ferse		
7	26	1,81	81	BS-Ferse	10	
8	32	1,67	68	BS-Ferse		
9	26	1,78	72	BS-Ferse	7	
10	31	1,69	63,5	LS-Ferse	100	800 bis 10 000
11	25	1,67	50	LS-Ferse	70	800 bis 1500
12	18	1,76	65,5	LS-Ferse	90	800 bis 1500
13	24	1,78	60,5	LS-Ferse	80	400 bis 800
14	24	1,74	65,5	LS-Ferse	100	800 bis 10 000
15	24	1,80	71	LS-Ferse	40	800 bis 5000
16	29	1,81	82	LS-Ferse	50	Triathlon
17	28	1,84	76,5	Mittelfuß	10	
18	30	1,84	75	Mittelfuß	70	1500 bis 10 000
19	26	1,81	59	Mittelfuß	70	800 bis 20 000
20	26	1,83	77,5	Mittelfuß	50	400 bis 800
μ BS	27,9	1,81	76,3			
μ LS	25	1,75	65,4			
μ ML	27,5	1,83	72			
μ alle	26,8	1,79	71,6			

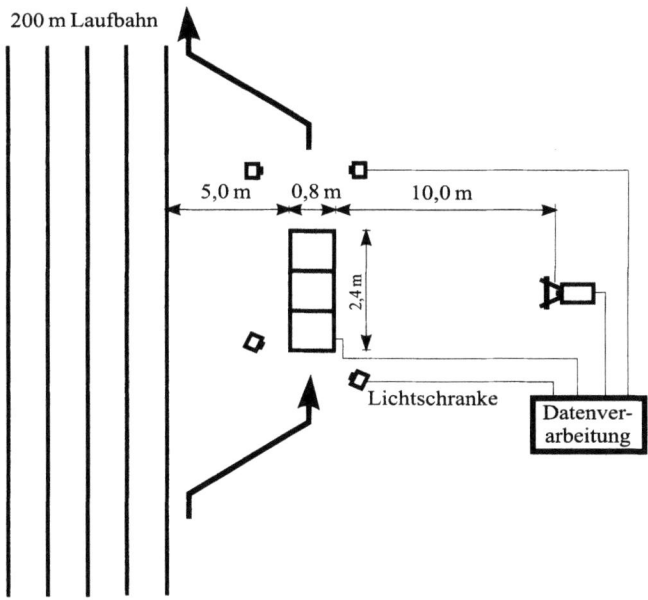

Abb. 3. Versuchsaufbau.

Die Untersuchung ist eine Feldstudie, sie findet auf einer 200-m-Rundlaufbahn in einer Leichtathletikhalle statt. Die Probanden werden aufgefordert, mit möglichst konstanter Geschwindigkeit auf der Bahn bis zur subjektiven Erschöpfung zu laufen. Die Laufgeschwindigkeiten wurden individuell in Absprache mit den Probanden festgelegt, so daß eine Laufstrecke von etwa 10 000 m erreicht werden sollte. Dieses verursacht zwar interindividuelle Unterschiede der Laufgeschwindigkeiten, gewährleistet aber eine intraindividuell konstante Geschwindigkeit, was vor allem für die Analyse von Ermüdungseffekten wichtig ist. Außerdem werden die Rundenzeiten erfaßt, um den Probanden eventuelle Abweichungen sofort mitzuteilen und zu korrigieren. Die Durchführung der Datenerfassung ist in Abb. 3 schematisch dargestellt.

Die Probanden müssen in jeder Runde einmal die Laufbahn verlassen, um die in einem Abstand von 5 m zur Bahn befindliche Meßfläche zu überqueren. An dieser Meßfläche werden die Bodenreaktionskräfte erfaßt und eine Hochfrequenz-Video-Analyse während einer Stützphase durchgeführt.

Das benutzte Videosystem HSG 84.330 der Firma Hentschel arbeitet mit einem speziellen Kleinbildsuchverfahren und erreicht damit eine Summenabtastrate von 7500 Hz (vgl. Greiff & Theysohn, 1991). Zur Definition des viersegmentige Körpermodells werden insgesamt 8 passive Reflektoren an den Probanden befestigt, so daß sich eine effektive Meßfrequenz von 937,5 Hz (7500 Hz/8) für jeden Markierungspunkt ergibt. Das Videosystem ermöglicht die zeitgleiche Erfassung von Analogsignalen anderer Meßsysteme, so daß die Messung der Bodenreaktionskräfte in vertikaler und anterior-posterior Richtung zeitsynchron aufgezeichnet werden kann. Zu diesem Zweck werden drei Kraftmeßplattformen vom Institut für Angewandte Trainingswissenschaften (IAT) Leipzig eingesetzt. Diese sind im Boden der Leichtathletikhalle an der bezeichneten Stelle eingelassen. Wie in Abb. 3 zu entnehmen ist, verfügen die Plattformen über eine Abmessung von 0,80 m × 0,80 m, wodurch sich eine Gesamtmeßfläche von 2,40 Länge ergibt. Die beiden Meßsysteme werden über eine Doppellichtschranke vor der Meßfläche gleichzeitig getriggert und zeitsynchron mit der genannten Frequenz von 937,5 Hz abgetastet. Im Abstand von 4 m zur ersten Lichtschranke befindet sich eine zweite Doppellichtschranke, um die mittlere Laufgeschwindigkeit beim Überqueren der Meßfläche zu kontrollieren und Versuche mit zu hohen Abweichungen zu eliminieren.

Mit dem beschriebenen Modell und der angewandten Meßtechnik werden die folgenden Parameter ermittelt, um die Belastungssituation beim Laufen zu analysieren:
- Winkelverläufe der vier Körpersegmente
- Bodenreaktionskräfte in vertikaler und anterior-posterior Richtung
- Resultierende Gelenkkräfte in vertikaler und anterior-posterior Richtung im Hüft-, Knie- und oberen Sprunggelenk
- Resultierende Gelenkmomente im Hüft-, Knie- und oberen Sprunggelenk

Das Ziel der vorliegenden Untersuchung ist, die Belastung beim Langstreckenlauf zu bestimmen. Damit ist die Frage verbunden, ob sich die Belastungsparameter nach lang andauernden Läufen im Vergleich zum Beginn des Laufs verändern. Um also den Einfluß von Ermüdungseffekten auf die biomechanischen Parameter zu analysieren, werden die Ergebnisse eines jeden Probanden in drei Laufstreckenabschnitten gemittelt. Das bedeutet, es werden für jeden Parameter und jeden Probanden die Mittelwerte auf 0–10%, 45–55% und 90–100% der individuellen Gesamtlaufstrecke gebildet. Die Ergebnisse der drei Laufstreckenabschnitte werden mit Hilfe eines zweiseitigen students' t-test für abhängige Stichproben auf statistische Unterschiede geprüft. Dabei werden alle Läufer zu einer Gruppe zusammengefaßt, wenn die Entwicklung eines Parameters auf den drei Laufstrecken tendenziell gleich ist.

Ergebnisse

Zunächst ist vorweg zu bemerken, daß auf eine konstante Laufgeschwindigkeit eines jeden Läufers zu jedem Zeitpunkt der Laufstrecke geachtet wurde. Unterschiede in den Kraft-, Moment- und Winkelverläufen sollen eindeutig auf die Ermüdung des Läufers zurückgeführt und nicht durch eine veränderte Geschwindigkeit am Ende des Laufs verursacht werden. Als Indiz für konstante Laufgeschwindigkeiten können die gemittelten Kontaktzeiten während der Stützphase angesehen werden. Sie betragen 236 ms im ersten, 238 ms im zweiten und 236 ms im dritten Laufstreckenabschnitt. Unter der Voraussetzung einer konstanten Schrittlänge ist also davon auszugehen, daß die intraindividuellen Unterschiede in der Laufgeschwindigkeit so gering sind, daß sie keinen Einfluß auf die zu analysierenden Parameter besitzen.

Vertikalkraft

In den folgenden Diagrammen sind für jede Bedingung (jedes Gelenk) drei Balken eingetragen, die die Resultate für die drei definierten Laufstreckenabschnitte wiedergeben. Schwarz repräsentiert den jeweiligen Wert zu Beginn, Weiß im Mittelteil und Grau am Ende der gesamten Laufstrecke. Ferner sind die jeweiligen Standardabweichungen eingezeichnet und statistisch signifikante Unterschiede zwischen den Laufstrecken mit * für eine 5%-ige bzw. ** für eine 1%-ige Irrtumswahrscheinlichkeit gekennzeichnet.

Der Parameter „passives Kraftmaximum" kann lediglich für die Fersenläufer untersucht werden, da er bei den Mittelfußläufern nicht existiert. Für die Fersenläufer ergeben sich leichte Variationen auf den drei Laufstrecken, die in den verschiedenen Gelenken uneinheitlich sind (Abb. 4). Es ist allerdings festzustellen, daß weder für die gemessene Bodenreaktionskraft noch für die berechneten Gelenkkräfte signifikante Unterschiede erzielt werden. Somit wird der Parameter passives Kraftmaximum bei den Fersenläufern nicht signifikant von Ermüdungseffekten beeinflußt.

Wie steil die vertikale Kraftkurve zu Beginn des Fußaufsatz ansteigt, wird durch die maximale Kraftrate ausgedrückt und ist für alle Probanden bestimmbar, da dieser Parameter unabhängig vom passiven Maximum ist. Im Gegensatz zum Betrag des Kraftmaximums liegen hierbei deutliche Effekte auf der letzten Laufstrecke vor (Abb. 5). Sowohl bei der Bodenreaktion als auch in allen Gelenken steigt die maximale Kraftrate mit zunehmender Laufstrecke an. Die Kraftkurven werden am Ende also steiler. Dabei ist der Unterschied zwischen der ersten und der letzten Laufstrecke in allen Fällen signifikant und mit der Ausnahme der Bodenreaktion liegen die Irrtumswahrscheinlichkeiten bei 1%.

Für die vertikale Kraftkomponente ist somit zusammenzufassen, daß die Höhe des passiven Kraftmaximums bei den Fersenläufern nicht von Ermüdungseffekten beeinflußt wird, während der Anstieg der Kraft für alle Läufer mit zunehmender Ermüdung signifikant steiler verläuft. Für die horizontale Kraftkomponente fallen die Ergebnisse ähnlich wie für die vertikale aus und sollen daher nicht ausführlich erläutert werden. Das Maximum des Bremssto-

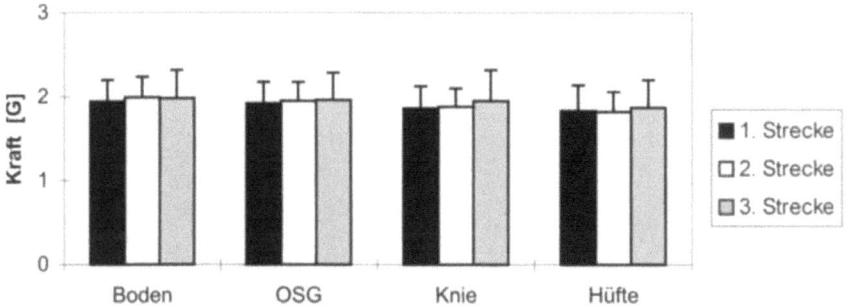

Abb. 4. Passives Kraftmaximum auf den drei Laufstrecken für alle Fersenläufer.

210 J. Natrup et al.

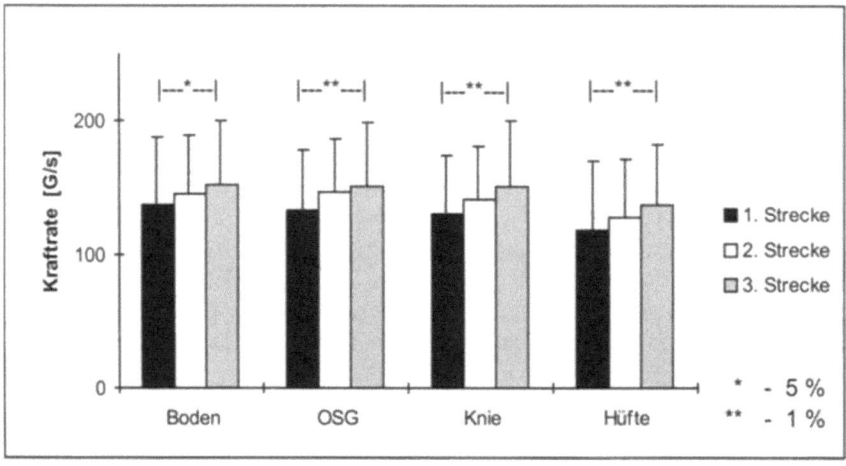

Abb. 5. Maximale Kraftrate auf den drei Laufstrecken für alle Probanden.

ßes variiert nicht signifikant zwischen den drei Laufstreckenabschnitten, wohl aber tritt es in allen Gelenken am Ende des Laufes signifikant früher auf, so daß für die Horizontalkraft ebenfalls auf einen steileren Verlauf auf der letzten Laufstrecke geschlossen werden kann. Näheres ist bei Natrup (1997, S. 103) nachzulesen.

Gelenkmoment

Zu Beginn des Fußaufsatzes vollziehen die Fersenläufer eine Bewegung im oberen Sprunggelenk im Sinne der Plantarflexion, welche bei Mittelfußläufern fehlt.

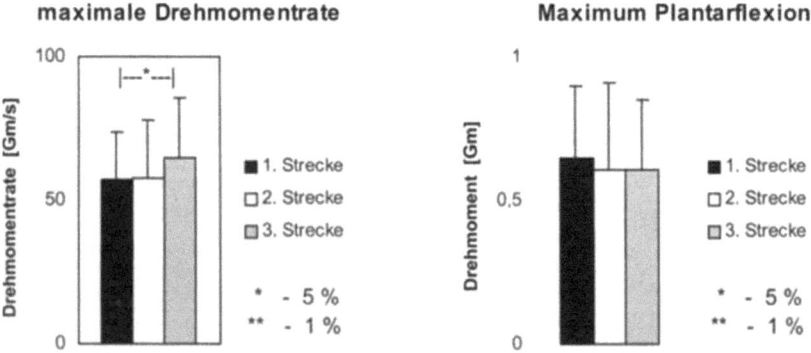

Abb. 6. Maximale Drehmomentrate und Maximum des Plantarflexionsmoments im oberen Sprunggelenk auf den drei Strecken für alle Fersenläufer.

Die maximale Drehmomentrate steigt mit zunehmender Laufstrecke an, wobei dieser Effekt am Ende besonders deutlich auftritt und dort signifikant höher als zu Beginn ausfällt (Abb. 6, links). Dieses geht nicht einher mit einem signifikanten Unterschied beim Plantarflexionsmaximum (Abb. 6, rechts).

Insgesamt wird für die Drehmomente ein ähnliches Ergebnis wie bei den Kraftkomponenten erzielt. Die Ermüdung bewirkt insbesondere steilere Verläufe der Gelenkmomente und besitzt weniger Einfluß auf die Maximalwerte. Im Knie- und Hüftgelenk, welche an dieser Stelle nicht ausführlich behandelt werden sollen, treten weniger signifikante Unterschiede als in dem mehr distal gelegenen oberen Sprunggelenk auf. Lediglich für den Parameter Drehimpuls des Flexionsmomentes im Kniegelenk existiert eine Signifikanz.

Segmentwinkel

Die wichtigsten Ergebnisse der Winkelverläufe sind für das Segment Fuß zu verzeichnen. Dabei ist der Winkel so definiert, daß er zwischen der Verbindung des Markers am malleolus lateralis mit dem an der lateralen Metatarsale sowie der Vertikalen liegt (s. Abb. 7).

Um den Segmentwinkel zu den Belastungsparametern der Kraft- und Drehmomentverläufe in Beziehung zu setzen, werden die Winkelstellungen zu zwei verschiedenen Zeitpunkten betrachtet. Diese sind der erste Bodenkontakt sowie der Zeitpunkt, zu dem das passive Maximum der Vertikalkraft auftritt.

Der Fußwinkel sinkt um jeweils 1° von einem Streckenabschnitt zum nächsten, wobei der Abfall von der ersten zur zweiten sowie von der ersten zur dritten Strecke statistisch signifikant mit einer Irrtumswahrscheinlichkeit von 1% nachzuweisen ist. Das bedeutet, daß der Fuß des Fersenläufers am Ende des Laufs mehr gebeugt im Sinne der Plantarflexion, also flacher aufgesetzt wird. Im Gegensatz dazu sind die Winkelstellungen des Segments Fuß zum Zeitpunkt des passiven Kraftmaximums identisch auf den drei Streckenabschnitten. Das bedeutet, daß der Bewegungsumfang im Sinne der Plantar-

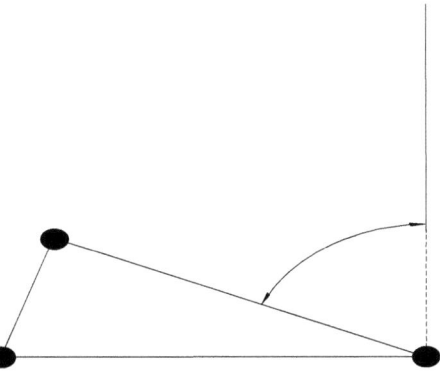

Abb. 7. Winkelstellung des Fußsegments.

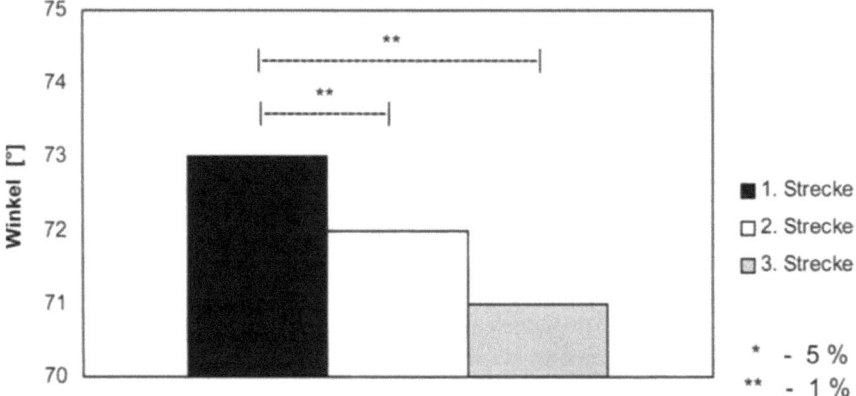

Abb. 8. Fußwinkelstellung auf den drei Strecken beim Fußaufsatz für die Fersenläufer.

flexion am Ende des Laufs signifikant geringer ausfällt. Die Bedeutung dieses Ergebnisses im Zusammenhang mit den Resultaten für die Kraft- und Drehmomentparameter soll in der folgenden Diskussion bewertet werden.

Diskussion

Die Winkelverläufe der einzelnen Segmente sind insgesamt sehr stabil und variieren auf den verschiedenen Laufstreckenabschnitten sehr wenig. Dennoch konnte ein Ermüdungseffekt auf die Stellung des Fußsegments festgestellt werden. Mit zunehmender Laufstrecke setzt der Fuß des Fersenläufers signifikant flacher auf. Für alle anderen Segmente existieren keine signifikanten Unterschiede zwischen den Laufstrecken. Dieses gilt ebenfalls für das Fußsegment zum Zeitpunkt, zu dem das passive Maximum der Vertikalkraft auftritt. Somit verringert sich mit zunehmender Laufstrecke der Bewegungsumfang im oberen Sprunggelenk vom Fersenaufsatz bis zum passiven Kraftmaximum. Es ist also die Möglichkeit reduziert, den beim Bodenkontakt erzeugten Kraftstoß beim Verlauf über das obere Sprunggelenk muskulär abzudämpfen. Der flachere Fußaufsatz am Ende des Laufes geht einher mit steileren Anstiegen der Kraft- und Drehmomentkurven, wohingegen der Parameter passives Kraftmaximum nicht signifikant von Ermüdungseffekten beeinflußt wird.

Für die Belastungssituation sind aus diesen Ergebnissen die folgenden Konsequenzen abzuleiten. Die erhöhte Plantarflexion beim Fersenaufsatz führt zu einer Entlastung der Achillessehne und der hinteren Schienbeinmuskulatur. Andererseits bedeutet dieses gleichzeitig eine erhöhte Dehnung der vorderen Schienbeinmuskulatur. Außerdem konnte ein steilerer Verlauf des Drehmoments im Sinne der Plantarflexion festgestellt werden. Insgesamt erlauben diese Ergebnisse den Schluß auf eine erhöhte Belastung der vorderen Schienbeinmuskulatur und ihres Ursprungs am Schienbein unter Ermüdungsbedingungen. Ferner wurden steilere Verläufe der vertikalen und horizontalen Kraftkomponente in allen Gelenken festgestellt. Unter der Berücksichtigung, daß der Unterschenkel während der ersten Kontaktphase einen Winkel von etwa 0° zur Vertikalen einnimmt, wirkt die vertikale Kraftkomponente nahezu axial und die horizontale nahezu tangential im Bezug zum Schienbein. Somit erzeugt die vertikale vornehmlich eine Druck- und die horizontale Kraftkomponente vornehmlich eine Biegebelastung des Schienbeins. Beide Belastungsformen weisen unter Ermüdungsbedingungen einen steileren Verlauf auf. Dieses könnte gemeinsam mit der erhöhten Belastung der vorderen Schienbeinmuskulatur das in der Literatur beschriebene häufige Verletzungsaufkommen an der vorderen Schienbeinkante bei Läufern erklären. Außerdem stellt die erhöhte Kraftrate der vertikalen Komponente eine Kraftwirkung mit höheren Frequenzanteilen dar. Da diese Komponente vornehmlich axial wirkt, wird sie mit nahezu vollem Betrag in das Kniegelenk eingeleitet. Dort bedeuten die höheren Frequenzanteile aufgrund der Trägheit des viskoelastischen Materials eine erhöhte Belastung insbesondere des Knorpelgewebes. Alle oben zitierten Verletzungsstatistiken bei Läufern nennen das Kniegelenk und dort das Knorpelgewebe als die am häufigsten betroffene Lokation. Dieses wird um so verständlicher, wenn nicht nur das häufige Wiederholen des Kraftstoßes bei jedem Bodenkontakt, sondern auch die steileren Verläufe der Krafteinwirkung und der Gelenkmomente unter Ermüdungsbedingungen berücksichtigt wird.

Literatur

Bergmann, G., Graichen, F., Rohlmann, A.: Hip joint loading during walking and running, measured in two patients, in: Journal of Biomechanics, 26, 1993, S. 969–990.
Bobbert, M.F., Yeadon, M.R., Nigg, B.M.: Mechanical analysis of the landing phase in heel-toe running, in: Journal of Biomechanics, 25, 1992, S. 223–234.
Brüggemann, G.P., Arndt, A., Kersting, U.G., Knicker, A.J.: Influence of fatigue on impact force and rearfoot motion during running, in: XVth Congress of the International Society of Biomechanics, Jyväskylä, 1995, S. 132–133.
Cavanagh, P.R., Lafortune, M.A.: Ground reaction forces in distance running, in: Journal of Biomechanics, 13, 1980, S. 397–406.
Clement, D.B., Taunton, J.E., Smart, G.W., McNicol, K.L.: A survey of overuse running injuries, in: The Physicien and Sportsmedicine, 9, 1981, S. 47–58.
Crowningshield, R.D., Brand, R.A.: A physiologically based criterion of muscle force prediction in locomotion, in: Journal of Biomechanics, 14, 1981, S. 793–801.
Greiff, H., Theysohn, H.: Das Hentschel-System HSG 84.330, projektiert an der Universität Münster, in: Boenick, U. (Hrsg.), Näder, M.: Gangbildanalyse – Stand der Meßtechnik und Bedeutung für die Orthopädie-Technik, Duderstadt, 1991, S. 71–77.
Harrison, R.N., Lees, A., McCullagh, P.J.J., Rowe, W.B.: A bioengineering analysis of human muscle and joint forces in the lower limbs during running, in: Journal of Sports Sciences, 4, 1986, S. 201–218.
Hennig, E.M., Lafortune, M.A.: Tibial bone and skin accelerations during running, in: Proceedings of the Vth Biennial Conference of the Canadian Society for Biomechanics, Ottawa, 1988, S. 74–75.
James, S.L., Bates, B.T., Osternig, L.R.: Injuries to runners, in: The American Journal of Sports Medicine, 6, 1978, S. 40–50.

Komi, P.V., Fukashiro, S., Jarvinen, M.: Biomechanical loading of achilles tendon during normal locomotion, in: Clinics in Sports Medicine, 11, 1992, S. 521-531.

Krissoff, W.B., Ferris, W.D.: Runners' Injuries, in: The Physicien and Sportsmedicine, 7, 1979, S. 53-64.

Natrup, J.: Resultierende Kräfte und Momente an den Gelenken der unteren Extremität während der Stützphase beim Langstreckenlauf, Dissertation, Münster, 1997.

Nigg, B.M., Denoth, J.: Sportplatzbeläge, Zürich, 1980.

Saziorski, W.M.: Biomechanik des menschlichen Bewegungsapparates, Berlin, 1984.

Shorten, M.S., Winslow, D.S.: Spectral analysis of impact shock during running, in: International Journal of Sport Biomechanics, 8, 1992, S. 288-304.

Simpson, K.J., Bates, B.T.: The effects of running speed on lower extremity joint moments generated during the support phase, in: International Journal of Sport Biomechanics, 6, 1990, S. 309-324.

Wosk, J., Voloshin, A.: Wave attenuation in skeletons of young healthy persons, in: Journal of Biomechanics, 14, 1981, S. 261-267.

Berechnung der inneren Belastung der unteren Extremitäten im Sport – Methodik, Einschränkungen, Anwendungsbeispiel

K. Peikenkamp, J. Natrup, K. Nicol

Einleitung

Höher, schneller, weiter! Seit sportliche Aktivitäten in Wettkampfformen ausgetragen werden, beschäftigen sich auch (wissenschaftliche) Untersuchungen mit diesen drei Maximen. Sehr viel später erst, besonders in den letzten ca. 30 Jahren, rückte ein weiterer Aspekt, der untrennbar mit dem Sport verbunden ist, in den Blickpunkt des Interesses: die beim Sport auf den menschlichen Organismus einwirkende Belastung und die daraus resultierende Beanspruchung.

Immer wieder publizierte Statistiken zeigen, daß in vielen Disziplinen die unteren Extremitäten durch Verletzungen in Mitleidenschaft gezogen werden. Diese Verletzungen können das Resultat eines einmaligen traumatischen Ereignisses sein, aber auch durch immer wiederkehrende „kleinere" Belastungen hervorgerufen werden. Daher ist es ein Ziel der Präventiven Biomechanik, Aussagen sowohl über die äußere als auch innere Belastung der unteren Extremitäten im Sport zu gewinnen. Während Messungen an der Körperperipherie zur Bestimmung der äußeren Belastung kaum noch Probleme bereiten, ist das Messen interner mechanischer Belastungsgrößen mit erheblichen Schwierigkeiten verbunden. Diese beziehen sich sowohl auf die Implantation der Meßapparatur als auch auf ihre Kalibrierung im Körper. Ferner sind Studien dieser Art auch unter ethischen Gesichtspunkten nicht unbedenklich. Daher stellen in-vivo Messungen auch die Ausnahme im Bereich der Biomechanik dar.

So entwickelten Komi et al. (1987) ein Meßverfahren, bei dem eine E-förmige Spange, die mit Dehnungsmeßstreifen versehen ist, unter lokaler Anästhesie um die Achillessehne gelegt wird. Die Meßstreifen registrieren die Spannungsänderung, die sich proportional zur Zugkraft der Achillessehne entwickelt. Angewandt wurde das Meßprinzip beim Gehen und Laufen (Komi et al., 1992) und bei unterschiedlichen Sprüngen (Fukashiro et al., 1993).

Weitere in-vivo-Messungen wurden von Hennig & Lafortune (1991) publiziert, die einen 3-dimensionalen Beschleunigungsaufnehmer intrakortikal in die laterale Tibiakondyle einsetzten. Mit dieser Methode zeigte Lafortune (1991), daß beim Laufen mit einer Geschwindigkeit von 4,7 m/s Beschleunigungsmaxima von 5 g in medio-lateraler Richtung an der Tibia auftreten.

Um das erhebliche Defizit an empirischen Daten bzgl. innerer Belastung zu kompensieren, werden seit Mitte der 80-Jahre, auch bedingt durch die rasante Entwicklung in der Computertechnologie, verstärkt Modelle z. B. der unteren

Extremitäten erstellt. In diesem Beitrag soll zunächst die Methodik der Modellkonstruktion beschrieben werden. Bei der Erstellung eines derartigen Modells ist man immer gezwungen, starke Einschränkungen vorzunehmen, die in logischer Konsequenz dann auch erheblichen Einfluß auf die mit dem Modell gewonnenen Ergebnisse haben. Diesem Aspekt wird ein weiterer Schwerpunkt gewidmet. Im letzten Teil dieses Beitrags werden Methodik und Einschränkungen der Modellmethode anhand eines Beispiels und ein mögliches Anwendungsgebiet aufgezeigt. Alle folgenden Ausführungen beziehen sich auf die Lokation „Fuß", sind aber prinzipiell zum großen Teil auf alle anderen Segmente übertragbar.

Methodik der Modellkonstruktion

„A model is an attempt to represent reality" (Nigg & Herzog, 1994, 368). Mit Hilfe von Modellen soll dementsprechend versucht werden, die Realität zu beschreiben.

Zunächst muß ein Original identifiziert werden, von dem ein Abbild – im folgenden Modell genannt – zu erstellen ist. Dieses Original sei hier, wie oben erwähnt, der Fuß. Im nächsten Schritt ist der Zweck des Modells zu definieren, der bei zwei verschiedenen Modellen sehr unterschiedlich sein kann. So lag z. B. das Ziel von Stokes et al. (1979) darin, die an den Metatarsalköpfchen auftretenden Kräfte während der Stützphase beim Gehen zu berechnen, während Morlock (1990) Aussagen über die von einigen Fußmuskeln produzierte Kraft bei der Landung nach einer seitlichen Sprungbewegung berechnen wollte. Diese unterschiedliche Zielsetzung spiegelte sich auch in der Modellkonstruktion wider. So berücksichtigte Morlock (1990) verschiedene Gelenke des Fußes in seinem Modell, während Stokes et al. (1979) darauf verzichteten, da dieser Aspekt für ihre Zielsetzung höchstens von untergeordnetem Interesse war. Bekanntlich besteht der Fuß aus über 40 Knochen, die üblicherweise als starr angesehen werden. Je nach Zweck des Modells werden mehrere Knochen zu einem Modellsegment zusammengefaßt. So wird in einigen Modellen der komplette Fuß als ein Segment definiert (z. B. Stauffer et al. (1977), Burdett (1982), Geritsen & van den Bogert (1993)), während in anderen Modellen der Fuß in mehrere Segmente unterteilt wird (z. B. Procter & Paul (1982), Morlock (1990), Peikenkamp (1996)). Durch die unterschiedliche Anzahl an Segmenten ergibt sich auch eine unterschiedliche Anzahl der berücksichtigten Gelenke im Fuß. Während die Ein-Segment-Modelle als einziges Gelenk das OSG definieren, wird dieses in den Mehr-Segment-Modellen durch weitere Gelenke ergänzt (z. B. USG). In den meisten Modellen werden die definierten Segmente als starr interpretiert. Durch die Berücksichtigung verschiedener Gelenke beantwortet sich häufig auch die Frage, ob das Modell den Fuß 2-dimensional oder 3-dimensional abbildet. Wird ausschließlich das OSG betrachtet, ist ein 2-dimensionales Modell meistens ausreichend. Betrachtet man zusätzlich das USG, muß 3-dimensional modelliert werden, da die Gelenkachsen nicht annähernd in einer Ebene liegen (für detaillierte Zahlenangaben siehe Inmann, 1976).

Eine weitere Entscheidung muß bzgl. der Art der Gelenke getroffen werden. Die in der Literatur aufgefundenen Modelle arbeiten ausschließlich mit Scharniergelenken, eine Einschränkung, die bezogen auf den Fuß vertretbar, bzgl. des Schultergelenks nicht zulässig ist. Weiterhin muß bei der Modellkonstruktion entschieden werden, welche weiteren Strukturen des Körpers (außer den Knochen) berücksichtigt werden. Hier wären zunächst die die definierten Gelenke überziehenden Muskeln zu nennen, die häufig aufgrund ihrer Funktion zu Gruppen zusammengefaßt werden (z. B. alle Flexoren). Nur wenige Modelle berücksichtigen weitere Strukturen wie z. B. Knorpel, Bänder und Sehnen. So entwickelten Verwaaijen et al. (1994) ein 4-segmentiges Modell der unteren Extremitäten mit einer optionalen Verbindung zwischen Vorfuß und Rückfuß. Hierdurch sollte der Einfluß der Plantar-Aponeurose auf die Belastung der Metatarsalköpfchen und Metatarsalen-Phalangen-Gelenke (MPG) ermittelt werden. Zuletzt muß noch entschieden werden, welche Input-Parameter das Modell benötigt und welche Output-Parameter es liefern soll. In das Modell eingegeben werden häufig Kraft- bzw. Kraftverteilungsmessungen und kinemetrische Daten. Je nach Zielsetzung liefern die Modelle Größen wie Kraftentwicklung verschiedener Muskeln, Gelenkkräfte oder Drehmomente bzgl. der definierten Gelenke. Ist das Modell erstellt, so erfolgt im letzten Arbeitsschritt die Validierung, d. h. es ist zu prüfen, ob das Modell die Realität hinreichend genau repräsentiert. Die Validierung wird häufig durch den Vergleich der Modellergebnisse mit den Ergebnissen empirischer Messungen durchgeführt. Liefert dieser Kontrollvorgang ein unbefriedigendes Ergebnis, erfolgt die Modellrevision. Diese besteht im wesentlichen darin, die vorgenommenen Vereinfachungen bzw. Einschränkungen nochmals zu kontrollieren und teilweise aufzuheben, um bei einem erneuten Validierungsversuch bessere Ergebnisse zu erzielen. Die Schleife Modellvalidierung-Modellrevision wird so häufig durchlaufen, bis das Modell zufriedenstellende Ergebnisse liefert. Dann erst kann das eigentliche Ziel verfolgt werden: die Simulationen der Realität mit dem erstellten Modell.

Faßt man die aufgeführten Aspekte zusammen, so müssen bei der Modellkonstruktion folgende Schritte durchlaufen werden (Tabelle 1):

Tabelle 1. Arbeitsschritte bei der Modellkonstruktion.

Schritt	Beispiel
1. Original	Fuß
2. Zweck	Kraftentwicklung des triceps surae beim Lauf
3. Anzahl der Segmente	1, ..., n
4. Art der Gelenke	Scharniergelenke
5. Anzahl Dimensionen	1, 2, 3
6. berücksichtigte Strukturen	Knochen, Muskeln, Bänder
7. Input-Parameter	dynamometrische und kinemetrische Daten
8. Output-Parameter	Drehmomente bzgl. der definierten Gelenke
9. Validierung	durch empirische Studien
10. Simulationen	

Die mathematischen Modelle wurden lange Zeit mit Hilfe verschiedener Computersprachen (C, Fortran, etc.) programmiert. In den letzten Jahren werden zunehmend Sofwarepakete für Mehrkörpermodellierung (z. B. DADS) für diese Aufgabenstellung verwendet.

Einschränkungen

Wurde im vorigen Kapitel ein grober Überblick bzgl. der Methodik der Modellkonstruktion gegeben, soll im folgenden aufgezeigt werden, welche Einschränkungen bei der Konstruktion von Modellen häufig vorgenommen werden und welche Konsequenzen diese auf die mit dem Modell gewonnenen Ergebnisse nach sich ziehen können.

Wie bereits erwähnt, werden bei der Segmentdefinition visko-elastische Eigenschaften des Segments vernachlässigt und dieses als starr angesehen. Dadurch läßt sich jedes Segment durch vier Größen beschreiben:
- Masse
- Länge
- Lage des Segmentschwerpunktes
- Trägheitsmoment

Zur Bestimmung dieser Größen existieren neben der in-vivo Messung zwei Möglichkeiten: Sehr aufwendig ist das Verfahren, das Morlock (1990) zur Datenerhebung angewendet hat. Er führte zahlreiche Kadaverstudien durch und suchte anschließend Probanden, deren Füße große anthropometrische Ähnlichkeiten mit den Kadaverfüßen aufwiesen. Die zweite, wenig aufwendige aber ungenauere Methode besteht darin, sich aus der vorhandenen Literatur die benötigten Daten zu besorgen. Häufig werden dabei die Körpermodelle von Hanavan (1964) und Saziorski (1984) verwendet. Das Modell von Saziorski (1984) benötigt dabei lediglich die Körpergröße und -masse einer Person und berechnet die o. g. vier Größen für 16 verschiedene Segmente des Körpers. Diese Methode der Bestimmung anthropometrischer Daten wurde z. B. von Glitsch (1992), Krabbe (1994) und Natrup (1997) verwendet. Beschränkt sich die Modellkonstruktion auf den Fuß, sind die Auswirkungen von Fehlern bei der Bestimmung der vier genannten anthropometrischen Größen relativ gering. Da der Fuß etwa eine Masse von 1 kg und eine Länge von ca. 30 cm besitzt, liegt der maximale Fehler innerhalb einer Momentenberechnung bei nur 3 Nm.

Einen weiteren Diskussionspunkt bildet die Definition der Gelenke. Bei der Modellierung werden mit Ausnahme des Hüftgelenkes alle Gelenke als Scharniergelenke definiert, die reibungsfrei arbeiten und eine feste Gelenkachse besitzen. So rechtfertigen z. B. Dawson & Wright (1986) die Vernachlässigung von Reibungskräften in den Synovialgelenken durch sehr geringe Reibungskoeffizienten. Voss & Herrlinger (1985) bezeichnen das OSG explizit als „... reines Scharniergelenk." (S. 211). Für geringe Fußbelastungen stellten Philips & Lidke (1991) fest, daß es sich bei dem USG um ein nahezu festes uniaxiales Gelenk handelt. Fraglich bleibt, inwieweit die Aussagen auch für sehr hohe Belastungen, wie sie im Sport auftreten, erhalten bleiben. Am größten dürfte der Fehler bzgl. des Kniegelenkes ausfallen.

Fehler können auch auftreten, wenn auf eine 3-dimensionale Modellierung verzichtet wird. Die Größe des Fehlers hängt dabei entscheidend vom Zweck des Modells ab. So werden Modelle der unteren Extremitäten, die im Bereich des Laufens eingesetzt werden, häufig nur in der Sagittalebene modelliert. Dieser Ansatz geht davon aus, daß Bewegungen in der medio-lateralen Richtung nur in geringem Maße auftreten, also z. B. auch nur kleine Bewegungen im USG. Dem widersprechen Simulationsergebnisse von Peikenkamp et al. (1997), die bei einer Laufgeschwindigkeit von 3,5 m/s auf das Körpergewicht normierte Gelenkmomente von 3 Nm/kg für das USG berechnet haben. Messungen von van Husen et al. (1999) zeigen, daß bei Landungen nach einem Schmetterschlag im Volleyball das Kniegelenk eine Bewegungsspanne von über 10 cm in medio-lateraler Richtung aufweisen kann. Diese beiden Ergebnisse verdeutlichen, daß bei einer 2-dimensionalen Modellierung eine Abschätzung des durch die Vernachlässigung der 3. Dimension hervorgerufenen Fehlers notwendig ist. Ein sehr großes Problem ergibt sich bei der Entscheidung, welche Strukturen des modellierten Körpers außer den Knochen noch berücksichtigt werden sollen. Von besonderem Interesse sind dabei die Muskeln. Werden sie in einem Fußmodell vernachlässigt, liegen die berechneten Kräfte in den Gelenken bis zu 70% unterhalb der Kräfte, die mit integrierten Muskelmodellen berechnet werden bzw. tatsächlich wirken (Peikenkamp, 1996). Hierdurch verbietet sich bzgl. dieser Komponente ein interindividueller Vergleich verschiedener Probanden, es ist lediglich ein intraindividueller Vergleich möglich. Ferner sind natürlich auch die Angaben absoluter Zahlenwerte unbrauchbar. Nicht richtig sind hingegen Aussagen, die ähnlich hohe Fehler für die Momentenberechnung postulieren. Durch ein Muskelmodell werden keine zusätzlichen Momente berechnet – was auch in jedem Fall falsch wäre –, sondern es erfolgt eine Aufteilung der wirkenden Momente auf die einzelnen Muskel(gruppe)n. Somit liegt der Sinn eines integrierten Muskelmodells neben der Kalkulation von Gelenkkräften in der Berechnung einzelner Muskelkräfte. Entscheidet man sich für die Berücksichtigung der Muskeln im Modell, so sieht man sich einigen Schwierigkeiten ausgesetzt. So benötigt man für die Modellierung einige weitere physikalische und physiologische Größen, wie z. B. Ansatz und Ursprung des Muskels, Abstand der Kraftwirkungslinie zur Drehachse, Kraftentwicklung pro cm^2 Querschnittsfläche usw. Diese Daten können sehr ungenau sein und kleine Abweichungen können bereits zu großen Fehlern bei den Modellberechnungen führen. Erhöht man z. B. den Abstand der Wirkungslinie von 0,5 cm auf 0,6 cm, so erhöht sich das von dem entsprechende Muskel erzeugte Moment um 20%, wenn alle übrigen Größen konstant bleiben. Ferner ergibt sich bei der Berücksichtigung der Muskeln ein Eindeutigkeitsproblem, das in den Abb. 1a–c dargestellt ist.

Die beiden Segmente S1 und S2 seien durch ein Scharniergelenk G, dessen Achse senkrecht zur Betrachterebene verläuft, verbunden. Das Problem beste-

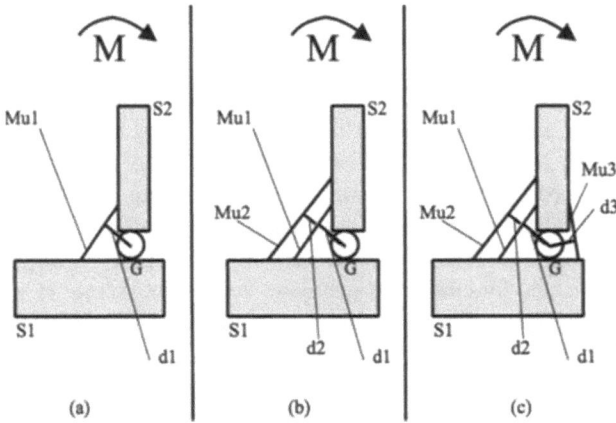

Abb. 1a–c. Eindeutigkeitsproblem bei der Momentenaufteilung.

he in der Aufteilung des Drehmoments M = 100 Nm (im Uhrzeigersinn, also mathematisch negativ, gerichtet). In Abb. 1a beträgt der senkrechte Abstand d_1 des Muskels Mu1 0,02 m. Das vom Muskel Mu1 erzeugte Drehmoment M läßt sich aus der Gleichung

$$M = F_{Mu1} \times d_1$$

errechnen.

Für die Erzeugung des Drehmoments M muß der Muskel Mu also eine Kraft von $F_{Mu1} = 5000$ N aufbringen. In Abb. 1b wirkt neben dem Muskel Mu1 noch ein weiterer Muskel Mu2 mit einem senkrechten Abstand d_2 der Kraftwirkungslinie von der Gelenkachse. Nun lassen sich die von den Muskeln Mu1 und Mu2 für die Erzeugung des Moments M produzierten Kräfte berechnen durch:

$$M = F_{Mu1} \times d_1 + F_{Mu2} \times d_2$$

Es ist sofort ersichtlich, daß diese Gleichung nicht eindeutig lösbar ist, sondern unendlich viele Lösungen besitzt. Man spricht in der Mathematik von einem 2-dimensionalen Lösungsraum.

Noch komplizierter stellt sich der Fall dar, wenn auch die mögliche Aktivität von Antagonisten berücksichtigt wird (Abb. 1c). In dem Beispiel würden sich die Kräfte der Muskeln Mu1, Mu2, Mu3 berechnen lassen durch:

$$M = F_{Mu1} \times d_1 + F_{Mu2} \times d_2 - F_{Mu3} \times d_3$$

Wie schon in Abb. 1b, existieren auch hier unendlich viele Lösungen, der Lösungsraum ist dreidimensional. Um dieses Eindeutigkeitsproblem in den Griff zu bekommen, werden Nebenbedingungen in Form von Optimierungsfunktionen aufgestellt, die das Verhalten des biologischen Systems widerspiegeln (sollen). Die in der Literatur aufzufindenden Optimierungsfunktionen sind unterschiedlich (z.B. Pedotti et al., 1978; Crowningshield & Brand, 1981a,b), dementsprechend auch die mit den Modellen gewonnenen Ergebnisse.

Die hier beschriebenen Probleme sollen verdeutlichen, daß Absolutwerte von Simulationen mit großer Vorsicht zu interpretieren sind. Berücksichtigt man in einem Modell die Beschleunigung und Winkelbeschleunigung der einzelnen Segmente, so handelt es sich um ein dynamisches, ansonsten um ein quasi-statisches Modell. Im ersten Fall wird die Bewegung der definierten Segmente der Versuchspersonen (VP) gefilmt. Die Aufnahmefrequenz sollte dabei abhängig von der untersuchten Bewegung und von dem gewählten Bildausschnitt sein. Die durch die Aufnahmen gewonnen Weg-Zeit- und Winkel-Zeit-Verläufe werden durch 2-maliges Differenzieren in Beschleunigungs-Zeit- bzw. Winkelbeschleunigungs-Zeit-Verläufe umgerechnet. Hierbei muß berücksichtigt werden, daß sich der Meßfehler durch das Differenzieren erheblich vergrößern kann. Das schlägt sich teilweise in den errechneten Beschleunigungs- und Winkelbeschleunigungskurven durch starke Rauscheffekte nieder. Viele Computerprogramme bieten zwar Glättungsverfahren an, doch muß man sich bewußt sein, daß hierdurch nicht nur der Rauscheffekt unterdrückt wird, sondern auch tatsächlich vorhandene ‚Spitzen', die unter Belastungsaspekten von besonderem Interesse sein können. Reduzieren läßt sich der beschriebene Fehler durch eine hinreichend hohe Aufnahmefrequenz der Kameras und durch die Wahl eines möglichst kleinen Bildausschnitts. Bezieht sich das Modell ausschließlich auf den Fuß, so kann sogar bei hochbeschleunigten Bewegungen auf die Beschleunigungswerte verzichtet werden. Morlock & Nigg (1988) schätzen den Fehler dabei auf $<8\%$. Natrup (1997) bestätigt diese Tendenz. Seine Untersuchung zeigt, daß beim Laufen die am OSG wirkenden Kräfte im wesentlichen durch die unter dem Fuß gemessenen Kräfte in vertikaler und longitudinaler Richtung determiniert sind ($r^2 > 0,88$).

Wie in Abschnitt „Methodik der Modellkonstruktion" erwähnt, werden Modelle üblicherweise durch den Vergleich mit empirischen Messungen validiert. Dieses Verfahren ist bzgl. der Modelle, die sich mit der inneren Belastung des menschlichen Körpers beschäftigen, häufig nicht anwendbar (Morlock et al., 1996). Ein wesentlicher Grund liegt in der geringen Anzahl an in-vivo Messungen. Daher bietet sich als weitere Möglichkeit der Vergleich mit Ergebnissen anderer Modelle an, die im gleichen oder ähnlichem Forschungsgebiet eingesetzt wurden. Hierbei ist jedoch zu berücksichtigen, daß die Ergebnisse zwischen verschiedenen Modellen häufig sehr stark variieren. Das kann z.B. an den unterschiedlichen Probanden liegen, die zur Verfügung standen, an den Unterschieden bzgl. der berücksichtigten Strukturen etc.. Auch diese Probleme verdeutlichen, daß mit absoluten Zahlenwerten der vom Modell berechneten Ergebnisse vorsichtig umgegangen werden muß.

Anwendungsbeispiel

Im folgenden wird zunächst unter den in den Abschnitten „Methodik der Modellkonstruktion" und „Einschränkungen" aufgeführten Gesichtspunkten die Konstruktion eines Fußmodells und anschließend der Einsatz des Modells innerhalb einer Laufstudie beschrieben. In diesem Band befindet sich auch ein Artikel über den Einsatz eines Modells der unteren Extremitäten im Bereich des Laufens (Natrup, J., Peikenkamp, K., Nicol, K.: Biomechanische Belastung der unteren Extremität beim Langstreckenlauf).

Modellkonstruktion

Das im folgenden beschriebene Modell wurde mit Hilfe der Computersprache TURBO C 2.0 programmiert. Bei dieser Programmiersprache handelt es sich um eine unter DOS lauffähige Software. Nach Erlernen dieser Sprache (ähnlich einer Fremdsprache) wird hierdurch das Einlesen von Daten, das Programmieren von Formeln, die Ausgabe der mit den Formeln gewonnenen Ergebnisse und die graphische Darstellung dieser Ergebnisse ermöglicht. Diese Aufgaben werden immer häufiger von – teilweise sehr teuren – kommerziellen Softwarepaketen zur Mehrkörpermodellierung übernommen, so daß der Benutzer auf das Lernen einer Programmiersprache verzichten kann. Der Vorteil für den Benutzer ist hier also im Komfort zu finden. Der Nachteil dieser Pakete liegt in den teilweise sehr hohen Rechneranforderungen, während für die „alten" Programmiersprachen lediglich Rechnerkapazitäten verlangt werden, die auch die preiswertesten auf dem Markt erhältlichen Rechner bei weitem überbieten. Auf der anderen Seite besteht bei eigenständiger Programmierung immer die Gefahr von Programmierfehlern, die manchmal nur sehr schwer zu finden sind.

Das Ziel des Fußmodells besteht in der Berechnung von drei inneren Belastungskomponenten für die definierten Gelenke:
1. Nettogelenkkraft
2. Nettogelenkmoment
3. Nettoschermoment

Der Begriff „Netto" wird verwendet, da innerhalb des Fußmodells keine Muskeln berücksichtigt werden. Wie in Abschnitt „Einschränkungen" beschrieben, wirkt sich diese Vernachlässigung stark bzgl. der Gelenkkraft aus, da hinsichtlich dieser Belastungskomponente nur ein fest definierter Anteil berechnet wird. In Abb. 2 sind die berechneten Größen bzgl. zweier durch ein Scharniergelenk G miteinander verbundenen Segmente S_1, S_2 dargestellt.

Unter Nettogelenkkraft versteht man die von einem Segment durch das Gelenkzentrum auf das Nachbarsegment übertragene Kraft F_G. Das Gelenkmoment M_G wird durch den Anteil einer Kraft hervorgerufen, der senkrecht zu der Ebene wirkt, die durch Gelenkachse und Kraftangriffspunkt aufgespannt wird. Schermomente M_S, zu denen in der Literatur keine weiteren

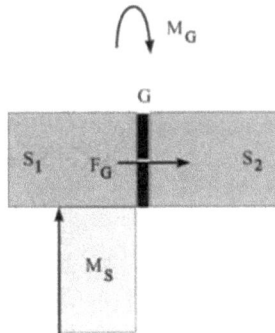

Abb. 2. Berechnete innere Belastungsgrößen.

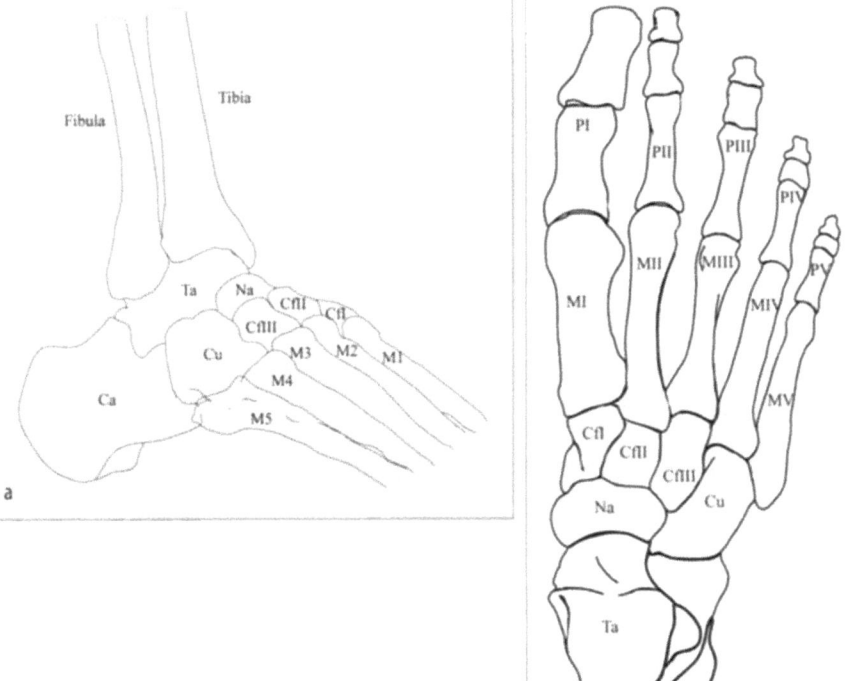

Abb. 3. a Darstellung des Fußskellets in der Sagittalebene.
b Darstellung des Fußskellets in der Transversalebene.

Informationen gefunden werden konnten, werden durch Kräfte erzeugt, die parallel zur Gelenkachse wirken.

Der Fuß (Abb. 3a, b) wird in drei Segmente gegliedert:
- Segment 1: Phalangen PI–PV (nur in Abb. 3b zu erkennen)

- Segment 2: Metatarsalen MI–MV, Cuneiformen CfI–CfIII, Cuboid Cu, Navicular Na, Calcaneus Ca
- Segment 3: Talus

Aus den Segmentdefinitionen ergeben sich unmittelbar die zu definierenden Gelenke:
- (MPG) als Bindeglied der Segmente 1 und 2
- USG als Bindeglied der Segmente 2 und 3
- OSG als Bindeglied zwischen Fuß und Restkörper

Aufgrund der Berücksichtigung von USG und OSG wurde das Modell 3-dimensional konstruiert.

Folgende in den Abschnitten „Methodik der Modellkonstruktion" und „Einschränkungen" diskutierten Vereinfachungen wurden getroffen:
- Keine weiteren Strukturen außer den Knochen wurden berücksichtigt. Somit stellen die definierten Gelenke die einzige Verbindung zwischen den Segmenten dar.
- Alle Segmente werden als starr angesehen.
- Die Gelenke werden als reibungsfreie Scharniergelenke definiert.

Einsatz des Modells innerhalb einer Laufstudie

Zunächst wird das Design der Studie erläutert. Anschließend werden einige mit dem Modell gewonnenen Ergebnisse vorgestellt und diskutiert.

Design der Studie. An der Laufstudie nahmen 20 VP (10 weibliche, 10 männliche) teil. Alle VP trieben regelmäßig Sport. Durchgeführt wurde die Studie auf einer 200-m-Rundbahn in der Leichtathletikhalle der Universität Münster. Die VP mußten mit einer konstanten Geschwindigkeit bis zur subjektiven Erschöpfung laufen. Für die weibl. VP betrug die Laufgeschwindigkeit 2,5 m/s, für die männl. VP 3,5 m/s. An einer Stelle der Rundbahn befand sich eine Meßmatte zur Bestimmung der vertikalen Kraftverteilung (Abb. 4).

Die Matte besteht aus 512 kapazitiven Foliensensoren, die in einer 32 × 16-Matrix angeordnet sind. Jeder Sensor hat eine Größe von 0,8 cm^2. Die Meßfrequenz betrug pro Sensor 50 Hz, so daß der passive Peak beim Aufsatz nicht ermittelt werden konnte. Da die Fläche der Meßmatte lediglich 60 × 50 cm^2 beträgt und die VP sich während des Laufs nicht auf das Treffen der Matte konzentrieren sollten, konnten nicht in jeder gelaufenen Runde Kraftverteilungsdaten erhoben werden. Da dieser Aspekt bereits im Vorfeld abzusehen war, wurde die o.g. relativ geringe Laufgeschwindigkeit gewählt, um so den VP eine längere Laufzeit und damit eine größere Anzahl an Treffern zu ermöglichen. Die Auswertung zeigte, daß die Trefferquote bei ca. 40% lag. In den Abb. 5a–5c ist ein typisches, mit einem im Labor für Angewandte Biomechanik entwickelten Computerprogramm visualisiertes, Druckgebirge aufgeführt, das während der Stützphase bei der Laufstudie gemessen wurde.

Eine Interpretation der Druckgebirge läßt sich nach der Höhe der Gebirge vornehmen. Beim Aufsatz der Ferse (Abb. 5a) ist eine deutliche Krafteinwir-

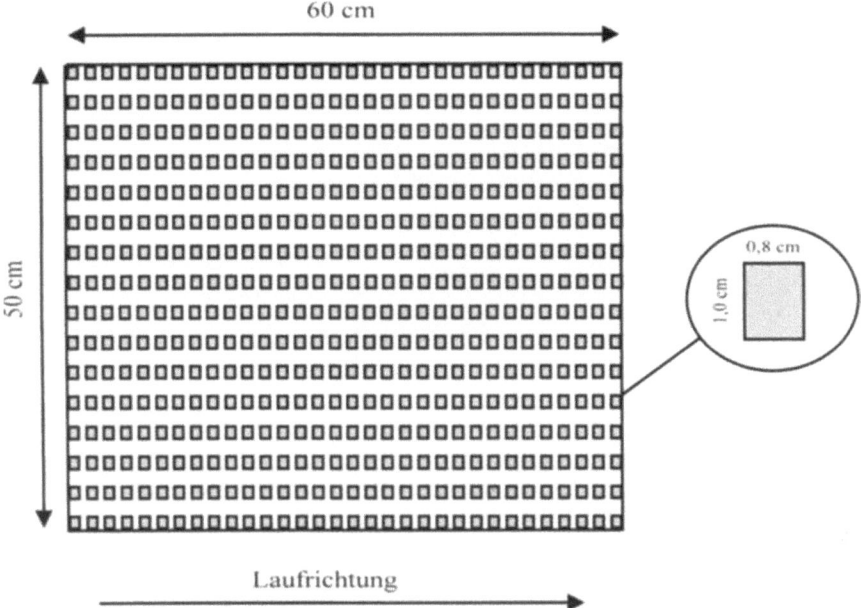

Abb. 4. Aufbau der Kraftverteilungsmeßmatte.

kung im Rückfußbereich zu erkennen. Während des weiteren Abrollvorgangs (Abb. 5b) läßt die Kraft in dieser Region nach, im Mittelfußbereich entwickelt sie sich immer stärker. Das Ende der Stützphase (Abb. 5c) ist anhand des Druckgebirges im Vorfußbereich identifizierbar. Die Ferse hat bereits den Boden verlassen, so daß dort keine Kräfte mehr auftreten. Im Vorfußbereich sind nun die größten Werte während des Abrollvorgangs zu erkennen. Die im Labor für Angewandte Biomechanik entwickelte Software arbeitet folgendermaßen: Durch die Belastung der kapazitiven Sensoren der in der Abb. 4 dargestellten Kraftverteilungsmeßmatte ändern diese ihre Kapazität. Diese Änderung wird für den Sensor der Matte von der Software 50mal pro Sekunde erfaßt, in analoge Spannungsänderungen überführt und in den in Abb. 5 aufgezeichneten Druckgebirgsdiagrammen dargestellt. Die Software ermöglicht aber auch noch weitere Darstellungsformen, wie z. B. farbige Isoflächen.

Auf die Erhebung von kinemetrischen Daten zur Berechnung der Beschleunigung und Winkelbeschleunigung der definierten Segmente wurde aufgrund der in Abschnitt „Einschränkungen" beschriebenen Gründe verzichtet.

Eine Validierung des Modells ist nur ansatzweise möglich. Komi et al. (1992) publizieren gemessene Achillessehnenkräfte von 5 G bis 6 G bei einer Laufgeschwindigkeit von 4 m/s. Das bedeutet, daß durch den m. gastrocnemius und m. soleus auf den Calcaneus – und damit auch auf das USG und das OSG – eine Kraft in dieser Höhe übertragen wird. Vernachlässigt man

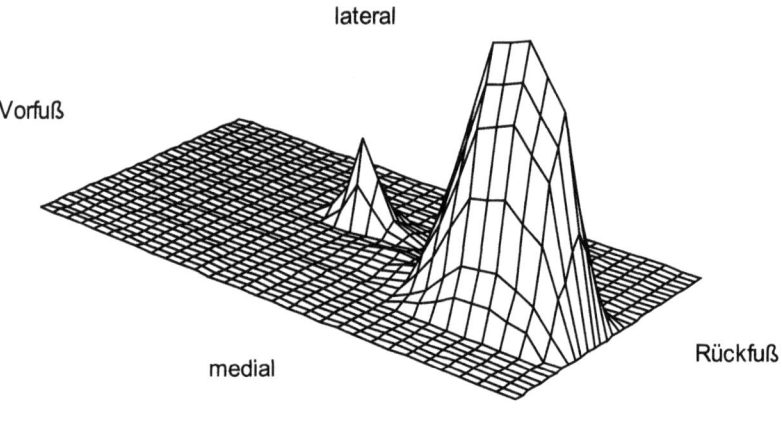

Abb. 5a. Kraftverteilungsbild eines Laufschritts beim Fersenaufsatz (Beginn der Stützphase).

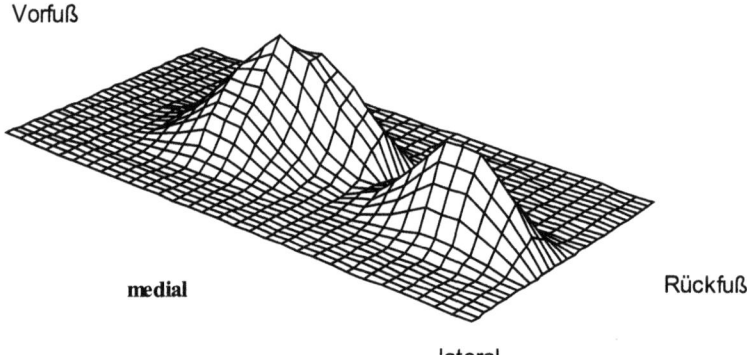

Abb. 5b. Kraftverteilungsbild eines Laufschritts (nahezu vollständiger Kontakt des Fußes mit dem Boden).

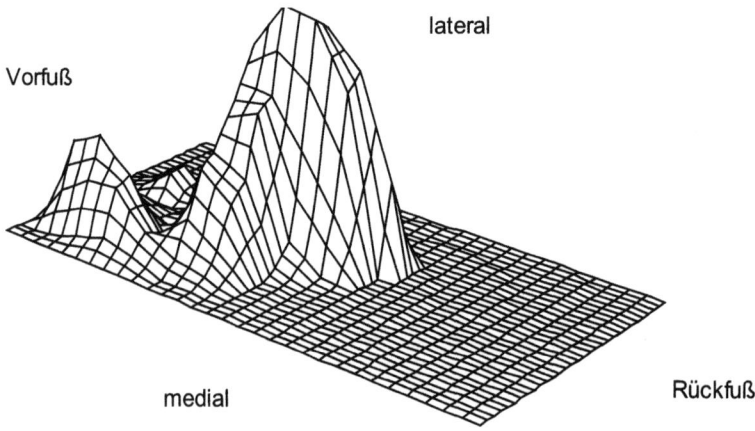

Abb. 5c. Kraftverteilungsbild eines Laufschritts am Ende der Stützphase.

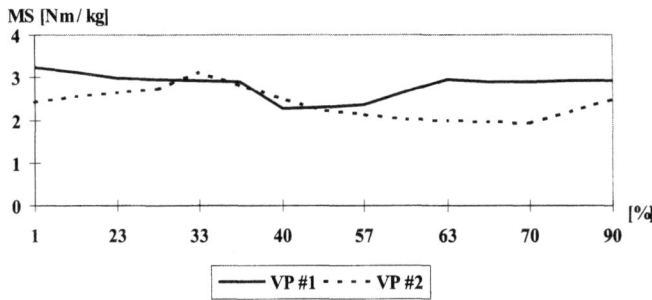

Abb. 6. Entwicklung des normierten USG-Schermoments über die relative Laufstrecke bei zwei VP.

nun die übrigen Fußmuskeln sowie alle Bänder, so setzen sich die am USG und OSG wirkenden Gelenkkräfte aus der oben zitierten Achillessehnenkraft zuzüglich der externen Kräfte, die eine Größe von etwa 3 G aufweisen, zusammen. Die am USG und OSG wirkenden Gelenkkräfte wären demnach in der Größenordnung von 9 G zu erwarten, so daß die vom Modell berechneten ca. 35% der tatsächlich wirkenden Kräfte betragen. Bzgl. des Schermoments ist eine Validierung nicht möglich, da es durch das hier beschrieben Modell erstmals berücksichtigt wurde.

Ergebnisse und Diskussion. Alle nachfolgend aufgeführten Ergebnisse beziehen sich auf das am USG wirkende Nettoschermoment MS. Eine vollständige Ergebnisdarstellung für alle drei definierten Gelenke findet sich bei Peikenkamp (1996).

Die Verläufe für den analysierten Parameter MS sind für die einzelnen VP sehr unterschiedlich. Zwei Beispiele sind in Abb. 6 dargestellt.

Auf der Abszisse ist die relative Laufstrecke in [%], auf der Ordinate das auf das Körpergewicht normierte Nettoschermoment aufgetragen. Bei VP#2 ist ein Aufstieg gegen Ende der Laufstrecke zu beobachten. Diese Entwicklung trifft für VP#1 nicht zu. Es zeigt sich jedoch bei den beiden dargestellten VP, wie auch bei allen anderen, daß MS Werte von über 3 Nm/kg annimmt und somit dieselbe Größenordnung aufweist wie das entsprechende Gelenkmoment. Daher stellt MS eine Belastungsgröße dar, die unter dem Aspekt innere Belastung nicht zu vernachlässigen ist.

Im folgenden soll analysiert werden, ob sich das am USG wirkende Nettoschermoment mit zunehmender Laufstrecke ändert [Der Begriff „Ermüdung" wird an dieser Stelle bewußt vermieden, da es sich um einen sehr facettenreichen Begriff handelt und dieser Aspekt während der Studie auch nicht kontrolliert wurde]. Zu diesem Zweck wird für jede VP die gelaufene Strecke gedrittelt und untersucht, ob sich die maximalen Schermomente am USG zwischen diesen Streckendritteln signifikant unterscheiden. Dabei gilt:

$p \geq 0{,}05$ nicht signifikant, dargestellt durch n.s.
$p < 0{,}05$ signifikant, dargestellt durch *
$p < 0{,}01$ hochsignifikant, dargestellt durch **

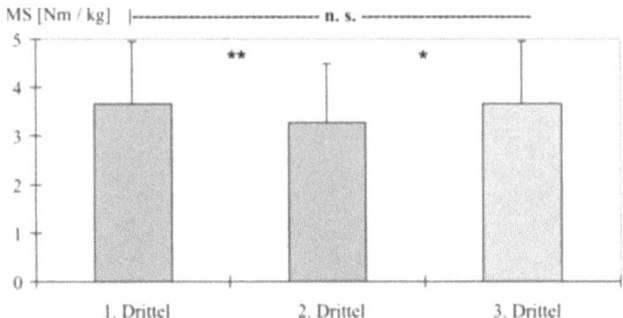

Abb. 7. Vergleich der maximalen USG-Schermomente zwischen den Streckendritteln.

In Abb. 7 ist der Vergleich der Streckendrittel bzgl. MS dargestellt. Man sieht, daß die maximalen Schermomente bzgl. des USG zwischen 3 Nm/kg und 4 Nm/kg liegen, wobei sich die Werte zwischen dem Anfangs- und Schlußdrittel nicht signifikant unterscheiden, während die Schermomente im 2. Laufdrittel signifikant geringer als im Schlußdrittel und sogar hochsignifikant geringer als im ersten Drittel ausfallen. Eine mögliche Interpretation wäre, daß es den VP gelingt, im mittleren Laufdrittel ihren Laufstil hinsichtlich der untersuchten Belastungskomponente zu ökonomisieren. Diese Ökonomie kann dann aber im Schlußdrittel nicht mehr aufrecht erhalten werden. Peikenkamp (1996) zeigt ferner, daß diese Tendenz auch für die Nettogelenkkräfte und -momente nachweisbar ist. Es wäre ein mögliches Aufgabengebiet für eine weitere Studie zu zeigen, inwieweit diese Tendenzen durch kardiovaskuläre und/oder muskelphysiologische Eigenschaften hervorgerufen wird.

Literatur

Burdett, R. G.: Forces predicted at the ankle during running. Medicine and Science in Sports and Exercise 14 (1982), 4, 308–316

Crowninshield, R.D., Brand, R.A.: The Prediction of Forces in Joint Structures: Distribution of Intersegmental Resultants. Exercise and Sport Sciences Reviews 9 (1981a), 159–181

Crowninshield, R.D., Brand, R.A.: A Physiologically Based Criterion of Muscle Force Prediction in Locomotion. Journal of Biomechanics 14 (1981b), 11, 793–801

Dawson, D., Wright, V.: Introduction to the Biomechanics of Joints and Joint Replacements. London: MEP, 1981. In: Harrison, R.N., Lees, A., McCullagh, P.J.J., Rowe, W.B.: A Bioengineering Analysis of Human Muscle and Joint Forces in the Lower Limbs During Running. Journal of Sports Sciences. 4 (1986), 201–218

Fukashiro, S., Komi, P.V., Järvinen, M., Miyashita, M.: Comparison Between the Directly Measured Achilles Tendon Force and the Tendon Force Calculated From the Ankle Joint Moment During Vertical Jumps. Clinical Biomechanics 8 (1993), 25–30

Gerritsen, K.G.M., van den Bogert, A.J.: Direct Dynamics Simulation of the Impact Phase in Heel-Toe Running. Book of Abstracts IVth International Symposium on Computer Simulation in Biomechanics. Paris 1993, BML 1-6 – BML 1-9

Glitsch, U.: Einsatz verschiedener Optimierungsansätze zur komplexen Belastungsanalyse der unteren Extremität. Köln 1992

Hanavan, E. P.: Mathematical model of the human body, Wright-Patterson Air Force Base, AMRL-TR-64-102, Ohio, 1964

Hennig, E.M., Lafortune, M.A.: Relationships Between Ground Reaction Force and Tibial Bone Acceleration Parameters. International Journal of Sport Biomechanics 7 (1991), 3, 303-309

Inman, V.T.: The Joints of the Ankle. Williams & Wilkins, Baltimore 1976

Komi, P.V., Salonen, M., Järvinen M., Kokko, O.: In Vivo Registration of Achilles Tendon Forces in Man. I. Methodological Developement. International Journal of Sports Medicine 8 (1987), 3-9

Komi, P.V., Fukashiro, S., Järvinen M.: In: Biomechanical loading of achilles tendon during normal locomotion. Clinics in Sports Medicine, (1992), 11, 521-531

Krabbe, B.: Zur Belastung des Bewegungsapparates beim Laufen. Köln 1994

Lafortune, M. A.: Three-dimensional acceleration of the tibia during walking and running. Journal of Biomechanics 24 (1991), 877-886

Morlock, M.M., Nigg, B.M.: Dynamic and Quasi Static Models of the Foot. In: Biomechanics XI-A, (1988), 410-416

Morlock, M.M.: A Generalized Three-Dimensional Six-Segment Model of the Ankle and the Foot. Ph. D. Thesis University of Calgary. Calgary 1990

Morlock, M.M., Bonin, V., Schneider, E.: Biomechanische Belastungsanalyse mittels Modellrechnung. In: Gollhofer, A. (Hrsg.): Integrative Forschungsansätze in der Bio & Mechanik, St. Augustin, 1996, 151-171

Natrup, J.: Resultierende Kräfte und Momente an den Gelenken der unteren Extremität während der Stützphase beim Langstreckenlauf. Münster 1997

Nigg, B. M., Herzog, W.: Biomechanics of the musculo-skeletal system. Avon 1994.

Pedotti, A., Krishnan, V.V., Stark, L.: Optimization of Muscle-Force Sequencing in Human Locomotion. Mathematical Biosciences 38 (1978), 57-76

Peikenkamp, K: Ein 3-dimensionales, 3-segmentiges, dynamisches Modell des Fußes zur Berechnung interner Kräfte und Momente. Münster 1996

Peikenkamp, K., Natrup, J., Nicol, K.: Gelenkkräfte und -momente am Sprunggelenk während des Langstreckenlaufs. In: Thorwesten, L., Jerosch, J., Nicol, K. (Hrsg.): Bewegung-Training-Gesundheit: Biokinetische Meßverfahren – Einsatzmöglichkeiten in der Sportmedizin und Sporttraumatologie, Münster 1997, 43-52

Phillips, R.D., Lidtke, R.B.: Clinical Determination of the Subtalar Joint Axis. Book of Abstracts XIIIth International Congress on Biomechanics. Perth 1991, 387-388

Procter, P., Paul, J. P.: Ankle joint biomechanics. Jounal of Biomechanics 15 (1982), 9, 627-634

Saziorski, W. M.: Biomechanik des menschlichen Bewegungsapparates. Berlin 1984

Stauffer, R.N., Chao, E.Y., Brewster, R.C.: Force and Motion Analysis of the Normal, Deseased and Prosthetic Ankle Joint. Clinical Orthopedics 127 (1977), 8, 189-196

Stokes, I. A., Hutton, W. C., Stott, J. R. R.: Forces acting on the metatarsals during normal walking. Journal of Anatomy 129 (1979), 3, 579-590

van Husen, M., Peikenkamp, K., Nicol, K.: Bewegungsanalyse der Landung nach einem Volleyball-Schmetterschlag. In: Wiemeyer, J. (Hrsg.): Forschungsmethodologische Aspekte von Bewegung, Motorik und Training im Sport, Darmstadt 1999, im Druck

Verwaaijen, C., de Lange, A., v.d. Zande, M.: The Effect of the Aponeurosis Plantaris on Midtarsal and Metatarso-Phalangeal Joint Loads During the Stance Phase of Walking: A Model Study. Book of Abstracts 2nd World Congress of Biomechanics II. Amsterdam 1994, 363a

Voss, H., Herrlinger, R.: Taschenbuch der Anatomie. Stuttgart 1985

Probleme bei der Bestimmung der äußeren Belastung auf einem Schwingboden

K. Peikenkamp, M. van Husen, K. Nicol

Einleitung

Das Messen der äußeren und die Berechnung der inneren Belastung der unteren Extremitäten bei Landungen war bereits häufig Gegenstand biomechanischer Untersuchungen. Dieser Untersuchungsgegenstand ist auch bzgl. einiger Hallensportarten wie z.B. Volleyball und Handball von besonderem Interesse. Hierbei ergibt sich das Problem, daß die bei den Landungen auftretenden Belastungen auch von der Beschaffenheit des Hallenbodens abhängen. Wird dieser Aspekt nicht berücksichtigt und werden die Messungen lediglich unter Laborbedingungen vorgenommen, weicht die gemessene äußere Belastung von der unter realen (Hallen)Bedingungen erzeugten Belastung des Athleten ab. Gleiches gilt dann auch für Simulationsergebnisse, wenn die unter Laborbedingungen gewonnenen Meßergebnisse als Eingabeparameter für Modelle der unteren Extremitäten zur Bestimmung innerer Belastungsgrößen verwendet werden – unabhängig von der Qualität des Modells.

Die Ziele dieser Studie sind daher das Messen der Bodenreaktionskräfte bei Landungen nach einem Sprungwurf im Handball auf einem Hallenboden, das Aufzeigen von Problemen, die sich aufgrund der verwendeten Meßapparatur ergeben können und die Darstellung einiger Modelle und Simulationsergebnisse, durch die diese Probleme behoben werden sollen. Den Abschluß bildet eine Diskussion der gewonnenen Ergebnisse sowie ein Ausblick auf folgende geplante Arbeitsschritte. Zunächst sollen jedoch im nächsten Abschnitt einige Begriffsbestimmungen vorgenommen werden, um Mißverständnissen aufgrund unterschiedlicher Interpretationen dieser Begriffe vorzubeugen.

Begriffsbestimmungen

Die meisten Hallenböden verfügen über elastische Eigenschaften. Dabei muß zwischen punktelastischen und flächenelastischen Böden unterschieden werden. Läßt man z.B. eine Kugel K auf einen Boden fallen (Abb. 1), so verhalten sich die beiden Bodentypen unterschiedlich.

Bei einem punktelastischen Boden ist die deformierte Fläche kaum größer als die belastete Fläche (Abb. 1a), während bei einem flächenelastischen Boden die deformierte Fläche erheblich größer ist im Vergleich zur belasteten

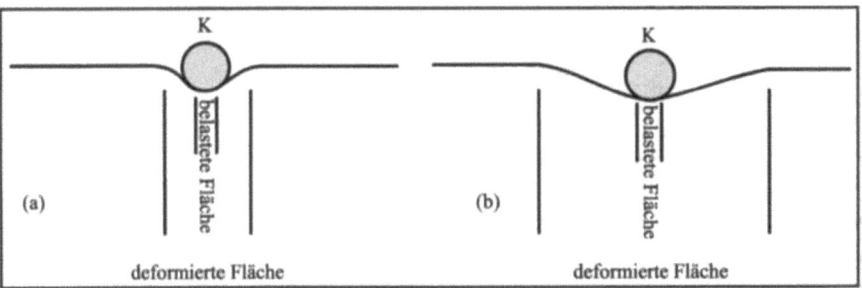

Abb. 1. Belastete vs deformierte Fläche bzgl. eines punktelastischen (a) und eines flächenelastischen Bodens (b).

Fläche (Abb. 1b) (Nigg et al., 1988; DIN 18032, 1991). In den meisten Sporthallen sind flächenelastische Böden vorzufinden, in Österreich sind punktelastische Böden gar nicht zugelassen.

Literaturüberblick

In der Literatur konnten bisher keine Angaben zu gemessenen vertikalen Bodenreaktionskräften (BRK) im Handball gefunden werden. Daher werden im folgenden Ergebnisse aus der Literatur angegeben, die entweder aus Untersuchungen bei Landungen nach Block- und Schmetterschlag im Volleyball oder aus Niedersprüngen gewonnen wurden, da angenommen werden kann, daß die erhobenen Werte zumindest in den Größenordnungen mit denen bei Landungen nach einem Sprungwurf im Handball vergleichbar sind. Stacoff et al. (1987) wiesen nach, daß bei der Landung nach einem Block im Volleyball die Vertikalkräfte unter dem Vorfuß Werte von 1000 N bis 2000 N, die unter der Ferse bis zu 6500 N erreichen. Ferner korrelieren diese Kraftwerte mit dem Kniewinkel bei der Landung (r > 0,65). Nigg (1988) publizierte vertikale passive Kraftmaxima von 4 G (1 G entspricht Körpergewicht) bei einer Landung nach einem Block und 6 G bei der Landung nach einem Schmetterschlag im Volleyball. De Vita & Skelly (1992) führten eine Untersuchungsreihe zu Niedersprüngen durch. Acht Volleyball- und Basketballspielerinnen vollzogen je 10 Niedersprünge mit anschließender Vorfußlandung aus 59 cm Höhe. Sie stellten fest, daß die vertikalen Kraftmaxima im Intervall 15 bis 53 ms auftreten. Eigene Messungen zur vertikalen BRK im Handball kommen zu den gleichen Ergebnissen (Peikenkamp et al., 1998). De Vita & Skelly (1992) berichten ferner, daß sich der Zeitpunkt dieser Maxima bei weichen Landungen nach hinten verschiebt. Die gleiche Tendenz ergab sich bei Untersuchungen von Dufek & Bates (1990). McNitt-Gray (1993) führte eine Untersuchungsreihe zu Niedersprüngen mit sechs Freizeit- und sechs Wettkampfturnern durch. Die Versuchspersonen sprangen aus drei verschiedenen Höhen: 0,32 m, 0,72 m bzw. 1,28 m. Die gemessenen vertikalen BRK betrugen

4 G, 6,4 G bzw. 10 G. Ergebnisse in ähnlicher Größenordnung publizieren Ozguven & Berme (1988) mit Vertikalkräften von 5 G–7 G bei Landungen aus 0,45 m Höhe. Rutkowska-Kucharska (1998) ermittelte die vertikale BRK bei 20 Turnern (8–16 Jahre) während der Landung nach einem Sprung aus 0,25 m Höhe. Die gemessenen vertikalen Kraftwerte liegen bei ca. 4 G.

Die Hauptmotivation für die Sportbiomechanik zur Untersuchung verschiedener Sportböden liegt in der Vermutung, daß die Bodenbeschaffenheit einen wesentlichen Faktor für Verletzungen im Sport darstellt (z.B. Nigg & Yeadon, 1987). Ein Gegenstand derartiger Untersuchungen bezieht sich auf die Reibungseigenschaften von Sportböden (Vailiant et al., 1986; Yeadon & Nigg, 1988; Chesney & Axelson, 1996). Weitere für den Haltungs- und Bewegungsapparat relevante Aspekte, denen sich auch diese Studie widmet, stellen die Deformations- und Dämpfungseigenschaften der Sportböden dar. Es kann angenommen werden, daß diese Eigenschaften die oben aufgeführten Ergebnisse deutlich beeinflussen. Bis vor etwa 10 Jahren wurden hauptsächlich punktelastische Böden untersucht, kaum jedoch flächenelastische Böden in Sporthallen. Nigg et al. (1988) verwendeten Hochgeschwindigkeits-Filmaufnahmen, um die vertikale Deformation von 9 verschiedenen flächenelastischen Böden zu quantifizieren. Die Bodenmuster wiesen eine Fläche von 2×2 m^2 auf. 10 Versuchspersonen (5 Volleyball-Junioren-Nationalspieler und 5 Freizeitsportler) führten auf jedem Boden 5 Versuche durch. Ein Versuch bestand in einem Sprung aus 37 cm Höhe auf den Boden mit direktem Absprung über ein 28 cm hohes Seil. Diese normierte Versuchsbedingung wurde gewählt, da hierdurch nach Meinung der Autoren eine praxisnahe (zum Volleyball) und hinreichend reproduzierbare Situation gegeben war. Die Ergebnisse zeigen, daß die Größe der Deformationen nicht nur von der Art der Landung sondern auch stark vom Boden abhängt. So variierten die Deformationen in der Gruppe der Freizeitsportler von 4,2 mm bis 8,4 mm, in der Gruppe der Nationalspieler von 0,6 mm bis 6,1 mm. Für alle untersuchten Böden gilt, daß die Deformation bei den Freizeitsportlern größer ist. Ähnliche Ergebnisse werden auch von Yeadon & Nigg (1988) berichtet.

Eine unter dem Aspekt von Kopfverletzungen interessante Studie führten Martin et al. (1994) durch. Sie untersuchten empirisch, ob bei einem Stoßprozeß eines Körpers K mit einem elastischen Boden der Körper K tatsächlich eine Beschleunigung erfährt, die invers proportional zu seiner Masse ist. Durchgeführt wurde die Studie mit zwei Körpern von unterschiedlicher Masse und drei Böden. Die Ergebnisse zeigen – wie die Theorie – , daß die kleinere Masse eine größere Beschleunigung erfährt; die Proportionalität konnte hingegen nicht auf allen Böden bestätigt werden. Die Ergebnisse verdeutlichen, daß bei einem Sturz mit dem Kopf auf einem elastischen Boden ein Kind aufgrund der geringeren Kopfmasse einer größeren Gefahr ausgesetzt ist, falls die anderen relevanten Parameter als gleich angesetzt werden können.

Eine große Anzahl von Problemen bei der Untersuchung von Sportböden reflektierte Nigg (1990). So wird u.a. die erheblich größere Fläche diskutiert, die bei einem flächenelastischen im Vergleich zu einem punktelastischen Boden deformiert bzw. beschleunigt wird. Weiterhin stellt sich das Problem, daß eine Probe eines flächenelastischen Bodens unter identischen Belastungsbedingungen sich anders verhält als komplett befestigte Böden gleichen Typs in der Sporthalle. Dieses wird anhand eines Beispiels von Yeadon & Nigg (1988) eindrucksvoll bestätigt. So erlaubte eine Bodenprobe von ca. $2 \times 2{,}5$ m^2 eine Deformation von 3,8 mm, während der identische Boden unter gleichen Bedingungen nur eine Deformation von 1,4 mm zuließ. Daher sind Ergebnisse aus Untersuchungen, bei denen Proben auf eine KMP befestigt werden, mit Vorsicht zu interpretieren, falls praxisrelevante Schlüsse gezogen werden (Müller, 1997). Mißt man auf einem Hallenboden, so könnte als Meßinstrument eine Druckverteilungsmeßmatte verwendet werden. Der Vorteil liegt in der geringen Masse, der Nachteil in der Auflösung (Hennig, 1998). So ist entweder die räumliche Auflösung zu gering, so daß aufgrund der Druckverteilung nicht auf die Summenkraft geschlossen werden kann, oder die Limitierung liegt in der Meßfrequenz, die bei hohen räumlichen Auflösungen häufig lediglich 50 Hz–100 Hz beträgt und somit für die beschriebene Problematik nicht geeignet ist.

Methodik

An der Studie nahmen 8 Handballspieler mit langjähriger Spielerfahrung teil. Untersucht wurden zwei Böden: ein „harter", punktelastischer Boden (Laborbedingung) und ein flächenelastischer Boden in einer Sporthalle. Der Versuchsaufbau wird in Abb. 2 dargestellt.

Auf den Böden wurde jeweils im Abstand von 9 m zum Tor eine 3-dim. Kraftmeßplattform (KMP) befestigt, die eine Fläche von 40×60 cm^2 aufwies. Etwa 8 m vom Tor entfernt befand sich ein Volleyballnetz (N), um den VP eine spielrelevante Sprunghöhe abzuverlangen. Eine um die KMP ausgelegte ca. 10 m^2 große Holzplattform (HP) mit identischer Höhe ermöglichte es den VP die Bewegung in einer Ebene auszuführen. Die Bewegung – ein Sprungwurf – repräsentiert ein typisches technisches Element eines Rückraumspielers im Handball. Die VP wurden angehalten, nach dem Torwurf mit einem Fuß auf, mit dem anderem neben der KMP zu landen. Dieser Vorgang sollte jedoch von den VP nicht visuell kontrolliert werden, da dieses zum einen im Spiel und Training auch nicht der Fall ist und zum anderen die Art der Landung beeinflußt. Nach ein paar Probedurchgängen stellte diese Anforderung

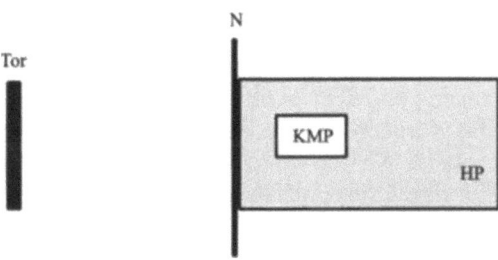

Abb. 2. Versuchsaufbau der Studie.

für die VP jedoch kein Problem dar. Während der Landung nach dem Sprungwurf wurden mit der KMP die 3-dim. Bodenreaktionskraft ermittelt. Ein zusätzlich auf dem Boden direkt neben der KMP befestigter 1-dim. Beschleunigungsaufnehmer lieferte Informationen über den Beschleunigungsverlauf des Bodens. Die Kraftaufnehmer der KMP bestehen aus Piezoquarzen, die bei Belastung der KMP ihre Ladung ändern. Diese Ladungsänderung wird dann in Spannung umgewandelt und verstärkt. Diese Spannungsdaten werden in einen Meßrechner eingespeist und mit den Daten des resistiven Beschleunigungsaufnehmers synchronisiert. Die Meßfrequenz betrug 750 Hz. Die beiden untersuchten Böden wurden folgendermaßen miteinander verglichen. Für jede VP wurden mit Hilfe des 2-seitigen unabhängigen t-Tests vier Parameter der vertikalen BRK auf einen statistischen Unterschied hin untersucht:

- passives Maximum F_z_pas
- aktives Maximum F_z_akt
- durchschnittliche Kraftrate $F_z\_rate\_mit$
- maximale Kraftrate $F_z\_rate\_max$

Auf dem flächenelastischen Boden in der Sporthalle wurden außer der oben beschriebenen Studie noch die folgenden Versuche durchgeführt. Nach Entfernen der KMP sollten mit Hilfe von Beschleunigungsmessungen auf dem Boden Informationen über die mechanische Eigenschaft des Hallenbodens und über den Einfluß der zuvor auf dem Boden befestigten KMP auf die gewonnenen Ergebnisse erzielt werden. Bei den dabei durchgeführten Versuchen handelte es sich um Kugelfallversuche (2 Massen, 2 Höhen) und Absprünge vom Boden. Beide Versuchsformen verfolgten das Ziel, den Hallenboden in Schwingung zu versetzen. Bei diesen Versuchen erhöhte sich die Meßfrequenz auf 1000 Hz.

Ergebnisse

Im ersten Teil dieses Abschnitts werden die Ergebnisse der Kraftmessungen vorgestellt, anschließend erfolgt eine Analyse über den Einfluß der KMP auf die gemessenen Ergebnisse.

Vergleich der vertikalen BRK

In Abb. 3 sind typische Verläufe der vertikalen BRK $F_z(t)$ zu sehen. Die gestrichelte Kurve stellt eine Messung auf dem flächenelastischen, die durchgezogene auf dem punktelastischen Boden dar. Auf der Ordinate sind die auf das Körpergewicht G der VP bezogenen F_z-Werte aufgetragen.

Beide Kurven zeigen ein lokales Maximum nach ca. 10–15 ms, hervorgerufen durch den Aufsatz des Vorfußes und ein weiteres, größeres lokales Maximum nach 35–50 ms, welches durch den Fersenaufsatz erzeugt wird. Es zeigt sich weiterhin, daß diese lokalen Maxima auf dem punktelastischen Labor-

Abb. 3. Repräsentative $F_z(t)$-Verläufe auf dem punktelastischen (durchgezogen) und dem flächenelastischen (gestrichelt) Boden.

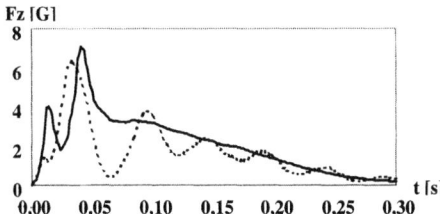

boden größere Werte annehmen. Bei diesen Maxima handelt es sich um passive Kraftspitzen, die sich aus hohen Frequenzen zusammensetzen und kaum durch die muskuläre Spannung beeinflußt werden. Auffallend ist weiterhin das Auftreten mehrerer lokaler Maxima auf dem flächenelastischen Hallenboden. Dieser Aspekt wird noch im weiteren Verlauf diskutiert.

Tabelle 1 zeigt die Spanne der erhobenen Meßwerte bzgl. der vier ausgewerteten Parameter auf den beiden untersuchten Böden. Die aufgeführten Werte sind ebenso auf das Körpergewicht G normiert, wie die Säulendiagramme in Abb. 4 und Abb. 5. In Abb. 4 sind die Mittelwerte über alle Messungen für die gemessenen Kräfte F_z_pas und F_z_akt inklusive der einfachen positiven Standardabweichung aufgetragen. Abb. 5 zeigt in der gleichen Darstellung für die Kraftraten $F_z\_rate\_mit$ und $F_z\_rate\_max$.

Aus Tabelle 1 sowie Abb. 4 und Abb. 5 ist zu erkennen, daß im Vergleich zum punktelastischen Boden der flächenelastische Boden
- niedrigere passive Kraftmaxima
- höhere aktive Kraftmaxima
- niedrigere mittlere und maximale Kraftraten

aufweist.

Diese Tendenzen sind für alle VP gleich. Die statistische Analyse zeigt ferner, daß diese Unterschiede für jeweils 6 VP signifikant sind ($p < 0,05$). Wie bereits oben erwähnt, stellt das Auftreten mehrerer lokaler vertikaler Kraftmaxima nach den ersten 50 ms auf dem flächenelastischen Boden ein auffälliges Ergebnis dar. Berechnet man die Kraftrate zu dem ersten lokalen Maximum nach 50 ms auf diesem Boden, so ergeben sich Werte bis ca. 100 G/s. Dieser Aspekt deutet darauf hin, daß sich das erste lokale Maximum auf dem flächenelastischen Hallenboden aus hohen Frequenzen zusammensetzt und somit eher die Charakteristika eines passiven Maximums aufweist. Tatsächlich sind Kraftraten in der Größenordnung von 100 G/s vergleichbar mit den Kraftraten zum passiven Maximum beim Joggen (z. B. Natrup, 1997). Da bekannt ist, daß der hyaline Knorpel besonders sensitiv auf plötzliche Kraftänderungen reagiert, könnte eine mögliche Interpretation der Ergebnisse folgendermaßen aussehen: Der punktelastische Boden erzeugt eine höhere Belastung z. B. für das Kniegelenk während der ersten 50 ms (aufgrund der größeren passiven Maxima), der flächenelastische Hallenboden eine höhere Belastung nach den ersten 50 ms. Eine derartige Interpretation darf aber noch nicht erfolgen, da die auf den Böden befestigte KMP die gemessenen Ergebnisse beeinflußt und somit nicht die Eigenschaft des Systems Boden widerspiegelt, sondern des Systems

Tabelle 1. Spanne bzgl. der vier untersuchten Parameter auf den beiden untersuchten Böden.

Parameter	punktelastischer Boden	flächenelastischer Boden
F_z_pas [G]	4,6–8,3	3,3–6,8
F_z_akt [G]	1,4–3,0	1,5–3,3
$F_z\_rate\_mit$ [G/s]	100–388	94–251
$F_z\_rate\_max$ [G/s]	542–978	245–860

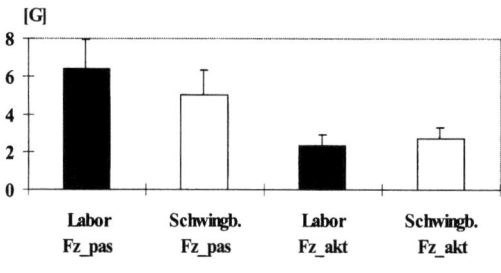

Abb. 4. Vergleich der Kraftmaxima auf den untersuchten Böden.

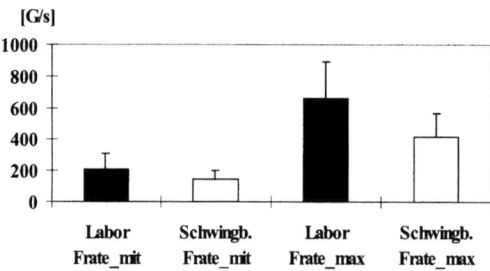

Abb. 5. Vergleich der Kraftraten auf den untersuchten Böden.

Boden plus KMP. Daher wird im folgenden Abschnitt versucht, mit Hilfe von Modellen Informationen über den Einfluß der KMP zu gewinnen.

Einfluß der KMP auf die Meßergebnisse

Im folgenden wird ausschließlich der Einfluß der KMP auf die Meßergebnisse analysiert, die auf dem flächenelastischen Boden erhoben wurden, da dieses unter dem Aspekt „Belastung des Sportlers durch den Hallenboden" den relevanten Untersuchungsgegenstand darstellt.

Es ist offensichtlich, daß die KMP die Meßergebnisse beeinflußt aufgrund
- ihrer Masse (ca. 90 kg)
- ihrer Fläche (ca. 40×60 cm^2).

Im folgenden soll durch Simulationsrechnungen das unterschiedliche Beschleunigungsverhalten des in Schwingung versetzten Hallenbodens mit und

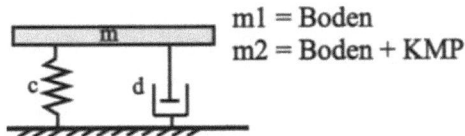

Abb. 6. Einfaches Hallenboden-Modell.

ohne befestigte KMP analysiert werden. Hierzu wird zunächst ein einfaches Modell des flächenelastischen Hallenbodens konstruiert (Abb. 6).

Alle im folgenden aufgeführten Modelle und die damit durchgeführten Simulationen wurden mit dem Softwarepaket DADS 9.0 der Firma CADSI gerechnet. Die Software ist lauffähig sowohl auf Workstations als auch unter WINDOWS NT, wobei sowohl auf hinreichende Größe bzgl. des Arbeitsspeichers (64 MB oder mehr) und der Festplatte (500 MB oder mehr) geachtet werden sollte. Ursprüngliche Zielgruppe dieses Paketes war die Automobilindustrie, um hier Entwicklungsprozesse durch geeignete Simulationen zu unterstützen. In der letzten Zeit wurde das Programm jedoch dahingehend modifiziert, daß es auch auf andere – vorzugsweise mechanische – Forschungsgebiete anwendbar ist. Bei DADS 9.0 handelt es sich um ein Mehrkörpermodellierungs-Programm. Der Benutzer setzt im allgemeinen das zu modellierende System aus mehreren Teilkörpern zusammen, die auch unterschiedliche Geometrien aufweisen können. Die Verbindung zwischen den einzelnen Teilkörpern kann ebenfalls unterschiedlich gestaltet werden. So können als Bindeglieder Gelenke verschiedener Art (z.B. Scharniergelenk, Kugelgelenk) und/oder – wie in dieser Studie – Federn und Dämpfer eingesetzt werden. Das Programmpaket berechnet in Abhängigkeit von den gewählten Eingabeparametern für jeden Teilkörper und jedes Bindeglied kinemetrische und dynamometrische Größen sowohl hinsichtlich Translation als auch ggf. Rotation. Darüber hinaus werden diese Größen als Diagramme dargestellt sowie die Bewegung der einzelnen Teilkörper und des gesamten modellierten Systems visualisiert. Die berechneten Daten stehen auch im ASII-Format zur Verfügung, so daß sie für andere Programme verfügbar sind.

Die Federkonstante k und die Dämpferkonstante d beschreiben die Schwingungseigenschaften des Bodens und können durch die in Abschnitt „Methodik" beschriebenen Beschleunigungsmessungen des Bodens ohne KMP wenn auch nur näherungsweise bestimmt werden. Diese werden bei den Simulationsrechnungen konstant gehalten, die Masse m_i ($i=1,2$) hingegen wird wie folgt variiert:
- m_1 = 10 kg Boden ohne KMP
- m_2 = 100 kg Boden mit KMP

Das in Abb. 6 aufgezeigte Modell läßt sich für den freien Schwingungszustand mathematisch durch die folgende homogene Differentialgleichung 2. Ordnung beschreiben:

$$m_i \ddot{x}(t) + d\dot{x}(t) + kx(t) = 0 \quad i = 1,2 \,.$$

Hierbei beschreiben:
m_1 den Boden ohne KMP
m_2 den Boden mit KMP
$x(t)$ die Auslenkung des Bodens aus der Ruhelage zum Zeitpunkt t
$\dot{x}(t)$ die Geschwindigkeit des Bodens zum Zeitpunkt t
$\ddot{x}(t)$ die Beschleunigung des Bodens zum Zeitpunkt t

Üblicherweise müssen Differentialgleichungen numerisch gelöst werden, für den hier beschriebenen Fall existiert jedoch auch eine analytische Lösung $x(t)$ mit:

$$x(t) = e^{-\omega_0 Dt}\left(x_0 \cos(\omega t) + \frac{\dot{x}_0 + D\omega_0 x_0}{\omega}\sin(\omega t)\right)$$

mit
x_0 \qquad Auslenkung des Bodens aus der Ruhelage zum Zeitpunkt $t = 0$
$\dot{x}_0$ \qquad Geschwindigkeit des Bodens zum Zeitpunkt $t = 0$
$\omega_0 := \sqrt{\frac{k}{m_i}}$ \qquad Eigenfrequenz des ungedämpften Systems; $i = 1, 2$
$\omega := \sqrt{\frac{k}{m_i} - \frac{d^2}{4m_i}}$ \qquad Eigenfrequenz des gedämpften Systems; $i = 1, 2$
$D := \frac{d}{2\sqrt{km_i}}$ \qquad Dimensionsloses Dämpfungsmaß

Versetzt man nun das in Abb. 6 skizzierte Modell für beide Massen m_i (i = 1, 2) mit identischen Anfangsbedingungen x_0 und $\dot{x}_0$ in Schwingung, so ergeben die Simulationsrechnungen die in Abb. 7 dargestellten vertikalen Beschleunigungs-Zeit-Verläufe $a(t)$ (dabei gilt: $a(t) = \ddot{x}$). Dabei stellt die gestrichelte Kurve den Verlauf für $m_1 = 10$ kg, die durchgezogene Kurve für $m_2 = 100$ kg dar.

Der Einfluß der erheblich größeren Masse m_2 wird bzgl. folgender Aspekte besonders deutlich:
- die Beschleunigungsamplituden sind geringer
- die Dämpfungseigenschaft des Bodens wirkt sich im Vergleich zu m_1 nicht so stark aus

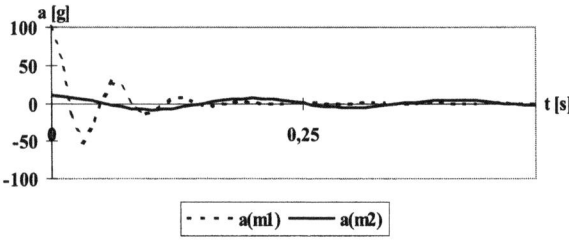

Abb. 7. Simulierte vertikale a(t)-Verläufe.

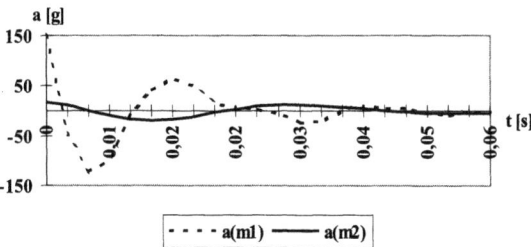

Abb. 8. Gemessene vertikale a(t)-Verläufe.

Der zweite Aspekt wird deutlich, wenn man sich das logarithmische Dämpfungsmaß, also den Quotienten zweier benachbarter, gleichgerichteter Maxima betrachtet. Dieser Quotient beträgt für die beiden Massen:
- $q(m_1) = 3{,}7$
- $q(m_2) = 1{,}5$

Das deutlich geringere Dämpfungsmaß für m_2 indiziert, daß das Auftreten mehrerer lokaler Maxima auf dem flächenelastischen Boden (Abb. 3) nicht eine Eigenschaft des Hallenbodens darstellt, sondern durch die zusätzliche Masse der KMP hervorgerufen wird. In logischer Konsequenz ist dann auch die oben aufgestellte Schlußfolgerung bzgl. des hyalinen Knorpels nicht zulässig.

Die Simulationsergebnisse werden auch durch eigene Messungen bestätigt. In Abb. 8 ist die gemessene vertikale Beschleunigung des Hallenbodens für identische Kugelfallversuche dargestellt.

Wie schon in Abb. 7 stellt die durchgezogene Kurve das Meßergebnis für $m_2 = 100$ kg (Hallenboden plus KMP), die gestrichelte Kurve für $m_1 = 10$ kg (Hallenboden ohne KMP). Die unterschiedlichen Skalierungen der Achsen in den Abb. 7 und Abb. 8 werden im wesentlichen durch die unterschiedlichen Anfangsbedingungen hervorgerufen. Analog zu den Simulationsergebnissen zeigen auch die Messungen, daß durch die erheblich größere Masse m_2
- die Beschleunigungsamplituden geringer sind
- die Dämpfungseigenschaften des Bodens eine geringere Auswirkung zeigen.

Der erhebliche Einfluß der KMP erfordert ein Verfahren, mit dem die gemessenen Werte so korrigiert werden, als ob sich die KMP nicht auf dem Boden befinden würde. Diese Korrekturfunktion muß also so erstellt werden, daß sie den Einfluß der KMP „herausrechnet". Das bedeutet insbesondere, daß bei der Konstruktion dieser Funktion die Masse und Fläche der KMP zu berücksichtigen sind.

Diskussion und Ausblick

Die Ergebnisse zeigen, daß die mit einer auf einem flächenelastischen Hallenboden befestigten KMP gewonnenen Ergebnisse aufgrund der großen Masse der KMP deutlich von den (hypothetischen) Meßergebnissen abweichen, die man mit einer massenlosen KMP erheben würde. Einfache Simulationsrech-

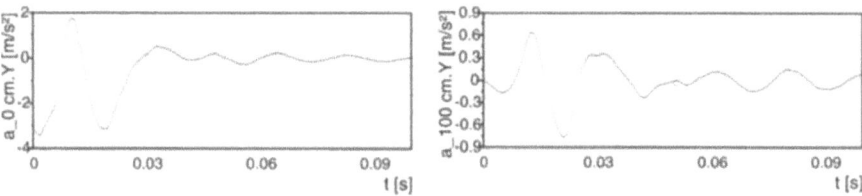

Abb. 9. Beschleunigungsverlauf an zwei unterschiedlichen Punkten des Bodens.

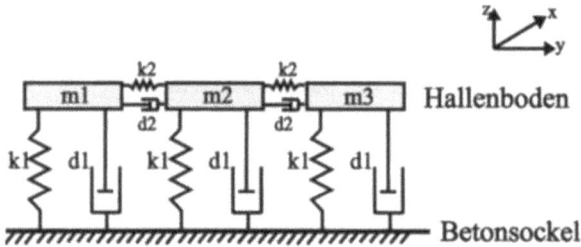

Abb. 10. Mehrgliedriges, 3-dim. gedämpftes Federmodell des Hallenbodens.

nungen verdeutlichen, daß das Auftreten mehrerer lokaler Maxima der vertikalen BRK auf dem Hallenboden (Abb. 3) nicht vorwiegend auf die Bodenbeschaffenheit sondern auf das Gewicht der KMP zurückzuführen ist. Daher ist erhebliche Vorsicht bei Interpretationsversuchen unter belastungsrelevanten Aspekten geboten. Das gilt auch für die ermittelten passiven Kraftmaxima und die Kraftraten, die in nachfolgenden Arbeitsschritten z.B. ebenfalls durch Simulationen auf ihre Gültigkeit hin überprüft werden müßten. In diesem Zusammenhang ist auch zu überprüfen, ob das in Abb. 6 dargestellte einfache gedämpfte Federmodell ausreicht, um das Verhalten eines Hallenbodens hinreichend genau zu beschreiben. Eine elementare Voraussetzung für die Gültigkeit ist nur dann gegeben, wenn die Masse bzgl. ihrer ganzen Fläche den gleichen kinemetrischen Bedingungen unterliegt, so daß z.B. die in Abb. 7 dargestellten Beschleunigungsverläufe für jeden Punkt der Masse zutreffen. Zur Untersuchung dieses Problems wurden wiederum Kugelfallversuche auf dem Hallenboden durchgeführt (Abb. 9) und die Beschleunigung direkt am (0 cm) (a) und 100 cm vom (b) Auftreffpunkt der Kugel gemessen.

Der Zeitpunkt t=0 stellt dabei den Schwingungsbeginn der 100 cm vom Auftreffpunkt der Kugel entfernt gelegenen Bodenmasse dar. Zu diesem Zeitpunkt ist die Masse direkt am Auftreffpunkt bereits in Schwingung versetzt worden, so daß die Beschleunigung ungleich 0 ist. Die Kurven verdeutlichen, daß die Beschleunigungen an den beiden Meßpunkten sowohl hinsichtlich der Verlaufsform als auch der Amplituden deutlich variieren, so daß die oben aufgeführte Voraussetzung nicht erfüllt ist. Daher wird es unerläßlich sein, ein mehrgliedriges, 3-dim. Modell des Bodens zu erstellen, das in Abb. 10 in zwei Dimensionen dargestellt wird.

Die Konstanten k_1 und d_1 geben die translatorischen Feder- und Dämpfungseigenschaften des Bodens wieder (vgl. Abb. 6), während die Konstanten k_2 und d_2 gedämpfte Rotationsfedern darstellen. Parallel zu den beschriebenen Simulationsrechnungen sollen Messungen mit einer im Labor für Angewandte Biomechanik gebauten KMP durchgeführt werden. Diese KMP hat eine Masse von < 2,5 kg und eine sehr geringe Auflagefläche, so daß die hiermit erhobenen Meßergebnisse eher die Realität in der Sporthalle widerspiegeln als dies bei den Meßergebnissen bisher der Fall ist.

Literatur

Chesney, D. A., Axelson, P. W.: Preliminary test method for the determination of surface firmness. IEEE Transactions on Rehabilitation Engineering 4 (1996), 3, 182-187
DIN 18032: Sporthallen: Hallen für Turnen und Spiele. 1991.
De Vita, P., Skelly, W. A.: Effect of loading stiffness on joint kinetics. Medicine and Science in Sports and Exercise 24 (1992), 1, 108-115
Dufek, J. S., Bates, B. T.: The evaluation and prediction of impact forces during landing. Medicine and Science in Sports and Exercise 22 (1990), 2, 370-377
Hennig, E. M.: Measurement and evaluation of loads on the human body during sports activities. Book of Abstracts XVIth International Symposium on Biomechanics in Sports I. Konstanz 1998, 399-402
Martin, R. B., Liptal, L., Yerby, S., Williams, K. R.: The relationship between mass and acceleration for impacts on padded surfaces. Journal of Biomechanics 27 (1994), 3, 361-364
McNitt-Gray, J. L.: Kinetics of the lower extremities during drop landings from three different hights. Journal of Biomechanics 26 (1993), 9, 1017-1046
Müller, R.: Schaut doch mal auf den Boden! Bulletin der ETH Zürich, 1997
Natrup, J.: Resultierende Kräfte und Momente an den Gelenken der unteren Extermität während der Stützphase beim Langstreckenlauf. Münster 1997
Nigg, B. M.: The assessment of loads acting on the locomotor system in running and other sport activities. Seminars in Orthopaedics 3 (1988), 4, 197-206
Nigg, B. M.: The validity and relevance of tests used for the assessment of sports surfaces. Medicine and Science in Sports and Exercise 22 (1990), 1, 131-139
Nigg, B. M., Yeadon, M. R.: Biomechanical aspects of playing surfaces. Journal of Sports Science 5 (1987), 117-145
Nigg, B. M., Yeadon, M. R., Herzog, W.: The influence of construction strategies of sprung surfaces on deformation during vertical jumps. Medicine and Science in Sports and Exercise 20 (1988), 4, 396-402
Ozguven, M., Berme, M: An experimental and analytical study of impact. Journal of Biomechanics 21 (1988), 12, 1061-1066
Peikenkamp, K., van Husen, M., Nicol, K.: Vertical surface reaction forces during landing on hard and elastic gymnasium surfaces. Book of Abstracts XVIth International Symposium on Biomechanics in Sports I. Konstanz 1998, 552-555
Rutkowska-Kucharska, A.: Take-off structure and touch down loads during landing in selected rhythmic sport gymnastic jumps. Book of Abstracts XVIth International Symposium on Biomechanics in Sports II. Konstanz 1998, 238-241
Stacoff, A., Kaelin, X., Stuessi, E.: Belastungen im Volleyball bei der Landung nach einem Block. Deutsche Zeitschrift für Sportmedizin 38 (1987), 11, 458-464
Vailiant, G.A., Cooper, L.B., McGuire, J.: Measurements of the rotational friction of court shoes on an oak hardwood playing surface. Book of Abstracts North American Congress on Biomechanics 295-296, 1986.
Yeadon, M. R., Nigg, B. M.: A method for the assessment of area-elastic surfaces. Medicine and Science in Sports and Exercise 20 (1988), 4, 403-407

Biomechanische Untersuchung der Gelenkbelastung beim Inline-Skating

J. Jerosch, J. Heidjann, L. Thorwesten, K. Nicol

Einleitung

Die Anzahl der Inline-Skater ist in den letzten Jahren rasant gewachsen. Nach Einschätzungen des Weltverbandes der Sportartikelindustrie (WFSGI) ist Inline-Skating bis ins Jahr 2001 die weltweit am schnellsten wachsende Sportart. Weltweit belaufen sich die Schätzungen auf etwa 50 Millionen Inline-Skater (Ladig 1998). Für Deutschland rechnet man mit etwa 10 Millionen. Der Deutsche Inline-Skate-Verband (DIV) geht davon aus, daß zum Jahr 2000 ca. 20 Millionen Inline-Skater in Deutschland unterwegs sein werden (Pfeiffer 1998). Viele Menschen entdecken für sich im Inline-Skating einen neuen Ausdauersport oder sehen hierin eine Ergänzung ihrer bisherigen Konditionssportarten (Hottenrott 1998).

Die verschiedensten marktwirtschaftlichen Entwicklungen und politischen Entscheidungen haben aus dem Trendsport einen Breitensport werden lassen. In privatwirtschaftlichen Veranstaltungen wie dem German Inline-Cup und den Inline-Games-Veranstaltungen sind alle Altersklassen vertreten. Gleichzeitig verzeichnen Inline-Skating Events wie z.B. Inline-Marathonläufe sprunghaft gestiegene Teilnehmerzahlen. So gingen beispielsweise 1997 in Rom 10000 Teilnehmer an den Start. Beim ersten Kölner Inline-Skatemarathon 1997 war das limitierte Teilnehmerfeld von 1000 Skater schon weit im voraus erreicht, so daß 1998 das Feld verdoppelt wurde. Der Bau von etwa 70 Inline-Skatinghallen und die Nutzung von Karthallen ermöglicht das Inline-Skating als Ganzjahressport. Die Entstehung spezieller Inline-Skatingschulen und Schulungen von Seiten der verschiedensten Verbände und Einrichtungen geben Anfängern die Möglichkeit, das Inline-Skaten unter fachmännischer Anleitung zu erlernen.

Erstaunlich schnell wurden auch politische Entwicklungen eingeleitet. So gab der Deutsche Städtetag 1996 die Empfehlung heraus, dem Inline-Skating nicht mit Verboten entgegenzutreten, sondern eher Übungsräumlichkeiten zu schaffen. In Frankfurt dürfen seit 1998 Inline-Skater in einem Modellversuch in Tempo 30-Zonen auf der Straße fahren. Die Main-Metropole will auf diesem Wege klären, unter welchen Bedingungen Inline-Skater künftig auf der Straße fahren dürfen.

Der Bundesverband der Allgemeinen Ortskrankenkassen (AOK) fordert eine verstärkte Aufklärung über präventive Maßnahmen zur Reduzierung von Verletzungen während des Inline-Skatings schon im Kinder- und Jugendbereich durch die Anbindung des lnline-Skatings an den Schulsport. Hierzu erfolgte seit 1997 in Hessen an 150 Schulen in ersten Ansätzen die Einbindung des Inline-Skatings in den Schulunterricht. Erste Analysen zeigten, daß die intensive Schulung von Fahr- und Bremstechniken ohne einen Anstieg der Verletzungszahlen im Sportunterricht möglich ist. Begleitende sportmedizinische Untersuchungen von Bernhart et al. (1998) weisen bei einem Umfang von zwei Schulstunden Inline-Skating pro Woche eine Verbesserung der Kraftausdauer der Rückenstreckmuskulatur und der koordinativen Fähigkeiten nach. Aufgrund des Erfolges des Modellversuchs wird nach dem Beschluß der Kultusministerkonferenz vom Mai 1998 die Aktion auf 1400 Schulen in ganz Deutschland ausgeweitet. Ziel des 18 Millionen DM teuren Projekts ist es, den Schülern eine sichere Fahrweise zu ermöglichen (Schaar 1998).

Inline-Skating gilt allgemein als eine Sportart mit biopositiven Auswirkungen auf das Herz-Kreislaufsystem (Carroll et al. 1993, Fedel et al. 1995, Hoffmann et al. 1992, Martinez et al. 1993). Hinsichtlich der Auswirkungen auf die Haltungs- und Bewegungsorgane finden sich Mitteilungen, die über die Inzidenz von akuten Verletzungen berichten (Adams et al. 1996, Banas et al. 1992, Callé 1994, Cheng et al. 1995, Eingartner et al. 1997, Jerosch et al. 1996, Jerosch et al. 1998, Largiader et al. 1998, Sauter et al. 1997). Konkrete Hinweise zu Überlastungsschäden sowie den zugrundeliegenden Gelenkbelastungen fehlen jedoch weitgehend. Dies erscheint gerade für den Bereich des Freizeit- und Gesundheitssportes relevant, da die biopositiven Auswirkungen auf das Herz-Kreislaufsystem nicht mit negativen Auswirkungen auf die Haltungs- und Bewegungsorgane belastet werden sollten.

Ausrüstung: High Tech dominiert den Inline-Skate-Markt. Nur durch die ständige Weiterentwicklung und die Verwendung von immer besseren Materialien konnten die Inline-Skates sich auf dem Markt durchsetzen. Zu einer kompletten Ausrüstung gehören Skate-Schuhe, Helm, Ellenbogen-, Knie- und Handgelenkprotektoren. Diverse Hersteller konkurrieren heutzutage um das profitable Geschäft mit den Inline-Skates. Marktführer ist die Firma „Rollerblade", doch Hersteller wie „Roces", „K2" oder „Bauer" haben inzwischen ebenfalls große Marktanteile erreicht.

Der klassische Inline-Skate-Schuh besteht aus einer Außenschale mit herausnehmbarem Innenschuh, dem Laufrollengestell oder Rahmen, vier Kunststoffrollen und den dazugehörigen Kugellagern. Die Außenschale ist je nach Qualität aus unterschiedlichen Materialien gefertigt. Zumeist wird der hochwertige Kunststoff Polyurethan (PU) verwendet, bei „Billigmodellen" besteht die Außenschale aus Polyvinylchlorid (PVC). „Duralite" oder „Injection molded PU" Außenschalen sind nur bei den „Spitzenmodellen" vorzufinden. In der Außenschale befindet sich der anatomisch vorgeformte, aus einem Schaumstoff bestehende Innenschuh. Gute Innenschuhe sind atmungsaktiv, passen sich bei Erwärmung dem Fuß an und sind an den stark beanspruchten Stellen gepolstert. Neuerdings sind auch Innenschuhe mit Dämpfungselementen auf dem Markt, die Straßenunebenheiten und Schläge absorbieren. Hockey- und Speedschuhe sind meistens aus Leder. Wichtig ist eine bequeme Paßform der Skates. Neben der klassischen Hartschale (ähnlich wie beim Skistiefel) existiert auch ein Weichschalenschuh aus „ballistischem Nylon".

Bei dem normalen Skate-Schuh laufen vier Rollen in einem unter dem Schuh befestigten Laufrollengestell. Diese sind mit dem Schuh vernietet oder verschraubt und bestehen aus Kunststoff, Carbon, Aluminium, Titan oder Edelstahl. In das Laufrollengestell sind die vier Kunststoffrollen integriert, lediglich im Speed-Bereich befinden sich fünf Rollen in einer Schiene.

An dem hinteren Ende des rechten Laufrollengestells befindet sich das Bremssystem der Inline-Skates.

Der eigentliche Durchbruch der Inline-Skates ist den großen, sehr schmalen Rollen aus Polyurethan zu verdanken. Polyurethan liefert die Basis der Rollen mit einem Anteil von ca. 80%. Der Rest ist Herstellergeheimnis und entscheidet über den „Grip", d. h. die Haftung der Rollen auf dem Asphalt. Es gibt Rollen in unterschiedlichen Größen, Härten und Profilen. Je größer eine Rolle, desto schneller ist die Endgeschwindigkeit, Wendigkeit und Beschleunigung nehmen dann aber gleichzeitig ab. Je weicher die Rolle, desto besser ist deren Haftung und Dämpfung. Weiche Rollen sind besonders Anfängern aufgrund der besseren Bodenhaftung zu empfehlen.

Fünf unterschiedliche Rollenprofile existieren. Dabei wird zwischen 180° Full, Recreation, Speed, Full Flat und Flat Top Radien unterschieden. Jeder Einsatzbereich, Speed, Stunt, Hockey und Fitneßskating hat damit seine Rolle (Abb. 1).

Die Rollen sind über eine Achse mit je zwei Kugellagern mit dem Laufrollengestell verbunden. Damit wird eine geringe Reibung zwischen Achse und Rollenkern sowie eine sehr gute Laufgenauigkeit gewährleistet. Wie bei den Schuhen gibt es auch bei den Kugellagern große Qualitätsunterschiede. Ein Maß für die Fertigungsqualität von Kugellagern wurde durch eine ABEC-Skala (Annular Bearings Engineer's Committee) von 1–9 geschaffen.

Zu einer kompletten Schutzbekleidung gehören Handgelenkprotektoren (Wrist-Guards), Ellenbogenprotektoren (Elbow-Pads), Knieprotektoren (Knee-

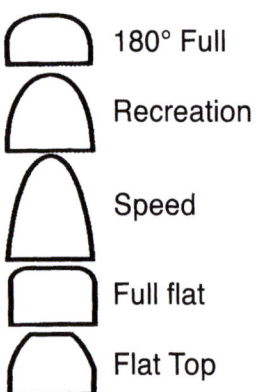

Abb. 1. Die unterschiedlichen Rollenprofile beim Inline-Skating.

Pads) und der Helm. Die Knie- und Ellenbogenprotektoren bestehen zumeist aus extrem leichtem, aber widerstandsfähigem Nylonmaterial. An den beanspruchten Stellen sind sie durch innere Schaumstoffe stark gepolstert, eine äußere robuste Plastikkappe gibt zusätzliche Stabilität. Die sehr wichtigen Handgelenkprotektoren sollten eine stabile Kunstoffschiene haben, die von der Handfläche bis zu dem distalen Metacarpal reichen. Inline-Skate-Helme ähneln Fahrradhelmen und bestehen aus einer gepolsterten Kunststoffschale.

Im allgemeinen existieren vier verschiedene Disziplinen des Inline-Skatings. Die Urdisziplin ist das *Inline-Hockey* und wurde von Eishockeyspielern ins Leben gerufen. Die Eisschnelläufer entdeckten die Inline-Skates als alternatives Trainingsgerät für die Sommermonate, daraus entwickelte sich die Disziplin *Speed*. Der Freizeitbereich macht heute den „Löwenanteil" des Inline-Skate Marktes aus. Hierzu zählen alle Skater, die auf diversen Plätzen und Straßen, in Freizeitanlagen und Fußgängerzonen nur aus Lust und Freude skaten. Diese Disziplin wird treffenderweise als *Recreation* (Erholung) bezeichnet. Die neueste und spektakulärste Disziplin ist das *Aggressive-Skating*. Darunter wird das riskante Fahren auf Treppengeländern, Treppen, Mauern, Rampen und in Halfpipes verstanden.

Ziel der vorliegenden Arbeit war es, im Rahmen einer biomechanischen Untersuchung die Belastungen, die auf den Haltungs- und Bewegungsapparat einwirken zu evaluieren.

Material und Methodik

Probanden

Für die Untersuchungen wurden 8 männliche, sportliche Inline-Skater ausgewählt. Um ein möglichst homogenes Untersuchungskollektiv zu erhalten, wurden Inline-Skate-Erfahrung (Minimum 1 Jahr), Körpergröße und -gewicht sowie die Schuhgröße weitestgehend konstant gehalten (Tabelle 1). Alle Meßfahrten wurden auf trockenem Untergrund durchgeführt, die Außentemperatur betrug 17 °C und die Windgeschwindigkeit weniger als eine Windstärke. Alle Probanden verwendeten dieselben Inline-Skates (Fa. Rollerblade, Modell Macroblade). Die Rollen (Radius 72 mm, Härte 82A) der Schuhe waren neu und hatten bei den kurzen Meßfahrten vernachlässigbar kleine Abnutzungserscheinungen. Es wurden ABEC-1-Kugellager bei allen Modellen benutzt. Alle Teststrecken und -geschwindigkeiten waren fest definiert. Gefahren wurde jeweils auf einer ebenen, normal asphaltierten Straße und einem gut ausgebautem, aus kleinen Pflastersteinen bestehenden Fahrradweg. Die Messungen erfolgten bei den Geschwindigkeiten von 15 km/h, 20 km/h und 25 km/h. Dabei wurde jeweils über einen Zeitraum von 30 Sekunden mit „fliegendem Start" gemessen.

Die Strecken und Geschwindigkeiten wurden so ausgewählt, daß normale Bedingungen und alltägliches Fahrverhalten eines Inline-Skaters vorlagen. Alle Messungen konnten ohne Behinderungen durch andere Verkehrsteilneh-

Tabelle 1. Daten der Probanden.

Parameter	Mittelwert	Standardabweichung	Spannweite
Alter (Jahre)	28,1	1,9	25–32
Größe (cm)	183,3	4,2	178–190
Gewicht (kg)	74,1	6,4	64–82
Erfahrung (Monate)	17,5	7,3	12–36
Schuhgröße 44,6		0,2	44–45

mer durchgeführt werden, die Geschwindigkeit wurde mit einem kalibrierten Tachometer (Sigma Sport, BC 700) kontrolliert. Durch den fliegenden Start hatten die Probanden bereits bei Meßbeginn die vorgegebene Geschwindigkeit erreicht.

Meßtechnik

Zur Ermittlung der Belastung des Halte- und Bewegungsapparates wurden die Vertikalbeschleunigungen an Kopf, Hüfte und Tibia durch Beschleunigungssensoren sowie Extension und Flexion des Kniegelenkes erfaßt.

Die Beschleunigungsaufnehmer sowie das Goniometer waren mit einem Notebook-Rechner verbunden, der in einem Hüftrucksack während der Fahrt mitgeführt wurde. Das Gewicht der kompletten Meßapparatur betrug ca. 2,5 kg. Die Meßfrequenz der Sensoren betrug 2000 Hz. Frequenzen oberhalb von 250 Hz wurden durch ein Bessel-Tiefpaßfilter 4. Ordnung abgeschnitten.

Zur meßtechnischen Erfassung der Erschütterungen wurden drei eindimensionale, piezoresistive Beschleunigungsaufnehmer verwendet. Die Beschleunigungssensoren zeichnen sich durch sehr geringe Masse von 0,3 g, kleine Abmessungen ($7,5 \times 7,5 \times 3,5$ mm^3), gute Dämpfung und ausgewogenem Frequenzgang aus.

Mittels einer Balsa-Holz-Platte ($40 \times 30 \times 10$ mm^3) wurde anteromedial auf der Hälfte der Distanz zwischen Malleolus medialis und medialem Tibiaplateau der tibiale Beschleunigungssensor auf die Haut der Probanden geklebt. Doppelseitiges Klebeband und eine elastische Binde hielten den Sensor, wodurch Verschiebungen auf der Haut minimiert wurden. Durch die relativ große Balsa-Holz-Platte wurde der Anpreßdruck des Sensors gut verteilt, so daß die Probanden schmerzfrei fahren konnten. Am Beckenkamm der Probanden wurde der zweite Beschleunigungsaufnehmer mit doppelseitigem Klebeband befestigt. Die am Kopf auftretenden Erschütterungen wurden durch einen weiteren, im hinteren Drittel des Helmes montierten Sensor gemessen. Da der Helm von allen Probanden sehr stramm getragen wurde, repräsentiert der „Helmsensor" die am Kopf auftretenden Beschleunigungen. Für die Untersuchungen standen zwei unterschiedliche Helmgrößen zur Verfügung.

Mit einem eindimensionalen elektronischem Goniometer (Penny & Gilles) wurden Flexion und Extension des Kniegelenkes beim Inline-Skating gemessen. Das Goniometer wurde mit doppelseitigem Klebeband auf der Haut des Probanden befestigt.

Ein Verrutschen der Anordnung wurde durch Umwickeln mit Kreppband verhindert. Das Goniometer wurde jeweils in 0°-Stellung des Kniewinkels angelegt und bei jedem Probanden neu kalibriert.

Für die Erfassung und Verarbeitung der Meßdaten stand ein Notebook-Rechner mit 80386 Prozessor und MS-DOS Betriebssystem zur Verfügung. Desweiteren wurden Verstärker, Tiefpaßfilter, Multiplexer, A/D-Wandler sowie die unten beschriebene Software für die Durchführung der Untersuchung verwendet.

Die einzelnen Komponenten der Hardware des Meßsystems sind in der Abbildung 2 zusammengefaßt.

Die Signale der Beschleunigungssensoren wurden zuerst durch einen Operationsverstärker um den Faktor 400 verstärkt. Als anti-aliasing-Filter wurde zwischen Sensor-Verstärker und A/D-Wandler ein elektronischer Tiefpaßfilter 4. Ordnung vom Typ Bessel mit einer Grenzfrequenz von 250 Hz geschaltet. Die Aufnahme der Daten erfolgte mit einem PCMCIA-12-bit A/D-Wandler. Die Abtastfrequenz wurde auf 2000 Hz eingestellt, die Daten in Echtzeit auf der Festplatte des Rechners abgelegt.

Durch Drehen der Sensoren konnten folgende statische Beschleunigungswerte im Labor zu Kalibrationszwecken herangezogen werden.
- waagerechte Lage: 1 g
- senkrechte Lage: 0 g
- waagerechte Lage auf dem Kopf: −1 g

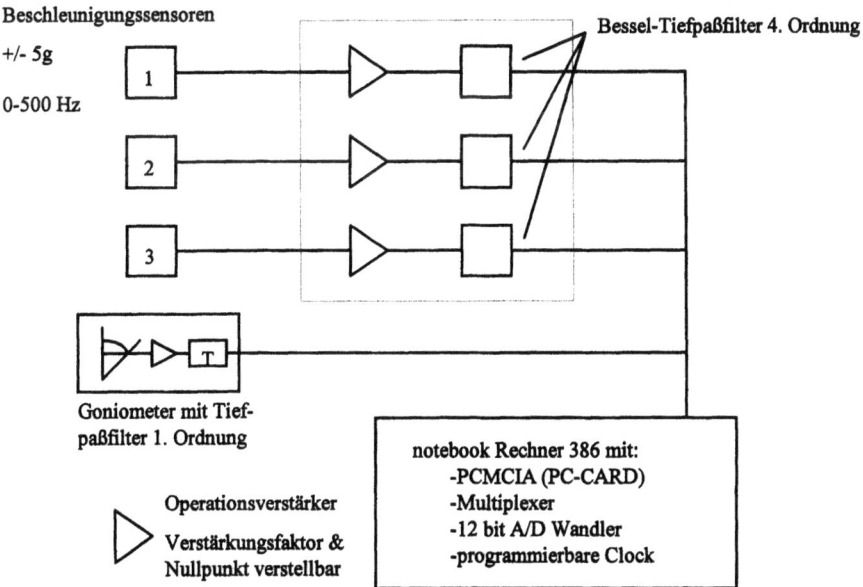

Abb. 2. Blockschaltbild des transportablen Meßsystems.

Nach der Kalibration wurde der Verstärkungsfaktor so eingestellt, daß der Bereich von ±5 g der Vollaussteuerung des 12-bit A/D-Wandlers entsprach.

Software

Zur Datenerfassung, Auswertung und grafischer Darstellung wurden die Softwareprogramme „AUTOMESS", „MESSPLOT", „CONVERT", „HTRANS" und „FASTSPEC" (Bröckmann, GeBioM GmbH), sowie „DASYLab" benutzt. Im Folgenden werden Zweck und Funktion der Programme kurz beschrieben.

AUTOMESS: Ablage der Daten auf der Festplatte in einem einfachen binären Format mit Header. Eingabe von Kanalanzahl, Totzeit, Abtastfrequenz, Skalierungsparameter und Meßzeit ist möglich.

MESSPLOT: Grafische Darstellung der Daten als Kurven
- über die gesamte Meßzeit
- als Ausschnitt der Meßzeit
- mit direkter Umrechnung in g-Werte
- mit Zoomfunktion in x- und y-Richtung
- mit Ausdruck auf Grafikdrucker oder Ablage als Grafikdatei im bitmap-Format.

CONVERT: Programm, welches in diesem Zusammenhang zur Erzeugung von Dateien in einem i32-Format benutzt wurde, um diese in DASYLab weiter zu verarbeiten.

FASTSPEC: Schnelle Berechnung und grafische Darstellung des Signalspektrums durch „Fast-Fourier-Transformation".

HTRANS: Verwendet die von FASTSPEC erzeugte .SPK-Datei um daraus Transferfunktionen zwischen den Kanälen zu generieren und darzustellen.

DASYLab: Grafische Darstellung der Kurven und diverse Möglichkeiten zur Auswertung der Signale.

Parameter

Zielstellung der Auswertung ist letztendlich, aus den Meßwerten „Beschleunigung über der Zeit" die Beanspruchung des Sützt- und Bewegungssystems zu ermitteln. Dieses Ziel ist nicht erreichbar, dies schon deshalb nicht, weil keine Objektivierung der Beanspruchung vorliegt. Was getan werden kann ist
- entweder eine Größe („Merkmal" oder „Parameter") aus den Beschleunigungen zu ermitteln, die eine enge Beziehung aufweist zu einem Modell der Beanspruchung oder zu der Beanspruchung eines Modells des Stütz-

und Bewegungssystems, z. B. in Form eines technischen Fahrwerks (Modellansatz) oder einen Parameter zu ermitteln, der vermutlich eine enge Korrelation zur objektivierten Beanspruchung aufweisen würde, falls man diese objektivieren könnte oder in Zukunft können wird (empirischer Ansatz).

Im folgenden sind Parameter definiert und die Messungen nach diesen ausgewertet, bei denen aufgrund der obigen Überlegungen davon ausgegangen werden kann, daß sie eine enge Korrelation zur Beanspruchung aufweisen, Bezeichnungen wie „Beanspruchungs-Parameter" etc. sind in dieser Weise zu verstehen. Näheres zur Parameter-Problematik ist dem Kapitel „Computereinsatz in den empirischen Wissenschaften, dargestellt am Beispiel Druckverteilung auf Matratzen" zu entnehmen.

Den Ausgangspunkt für die Auswertung der maximalen positiven und negativen Spitzenbeschleunigungen an Kopf, Hüfte und Tibia bilden die Beschleunigungs-Zeit-Signale der drei Sensoren, im folgenden bezeichnet mit:

$a_k(t)$ - Beschleunigung am Kopf
$a_h(t)$ - Beschleunigung an der Hüfte
$a_t(t)$ - Beschleunigung an der Tibia

Im folgenden wird der Index i benutzt, wenn alle Meßstellen gemeint sind. Für die Auswertung wurden jeweils die maximalen positiven und negativen Spitzenbeschleunigungen sowie deren Mittelwerte über die Gesamtmeßzeit von 30 Sekunden herausgefiltert.

Zur Berechnung der amplitudengemittelten Beschleunigungen B_i an Kopf, Hüfte und Tibia wurden die Rohsignale der Beschleunigungsmessungen gleichgerichtet, so daß die gesamte Beschleunigungskurve im positiven Bereich verläuft. Diese gleichgerichtete Funktion wurde integriert und durch die Gesamtmeßzeit von 30 Sekunden dividiert. Der Endwert bei 30 Sekunden ergibt die mittlere Beschleunigung über die Zeit und ist damit ein Maß für die Beanspruchung des Körpers an der jeweiligen Meßstelle:

$$B_i = \frac{1}{T} \int_0^T |a_i(t)| \, dt$$

Durch Absorptionskoeffizienten kann die Dämpfung der Stoßwellen in Segmenten des Körpers bestimmt werden. Der Absorptionskoeffizient K_g ist ein Maß für die Absorption des gesamten Bewegungsapparates.

$$K_g = \frac{Maximalamplitude\ Tibia}{Maximalamplitude\ Kopf}$$

Der Absorptionskoeffizient K_p beschreibt die Absorption zwischen Tibia und Hüfte.

$$K_p = \frac{Maximalamplitude\ Tibia}{Maximalamplitude\ Hüfte}$$

K_w die Dämpfung zwischen Hüfte und Kopf und ist damit ein Maß für die Beanspruchung der Wirbelsäule:

$$K_w = \frac{Maximalamplitude\ Hüfte}{Maximalamplitude\ Kopf}$$

Eine weitere Gruppe von Parametern, bei der man von einer engen Korrelation zur Beanspruchung ausgehen kann, basiert auf der Differenz der Beschleunigungen verschiedener Strukturen, z. B. Tibia und Kopf, gemittelt über die Meßdauer:

$$B_g = \frac{1}{T} \int_0^T |a_t(t) - a_k(t)|\, dt$$

Analog wird die amplitudengemittelte Beschleunigungsdifferenz zwischen Tibia und Hüfte B_p als Maß für die Beanspruchung des Kniegelenks definiert:

$$B_p = \frac{1}{T} \int_0^T |a_t(t) - a_h(t)|\, dt\ ,$$

bzw. die Differenz zwischen Hüfte und Kopf als Beanspruchungsmaß der Wirbelsäule:

$$B_w = \frac{1}{T} \int_0^T |a_h(t) - a_k(t)|\, dt$$

Als weiteres Beanspruchungsmaß werden Transferfunktionen eingesetzt, sie sind ein Maß für die Absorption oder Dämpfung der Beschleunigung zwischen den unterschiedlichen Meßstellen in einem definierten Frequenzbereich. Für die Auswertung der Messungen beim Inline-Skating wurden drei Transferfunktionen im Frequenzbereich von 0–200 Hz benutzt (Heidjann, 1999).

Neben Beschleunigungen wurden Kniewinkelstellungen mit einem elektronischen Goniometer erfaßt, um den Beschleunigungen Bewegungsphasen zuordnen zu können.

Ergebnisse

Für alle im folgenden dargestellten Parameter gilt: Je niedriger die ermittelten Werte, desto geringer ist die Beanspruchung für den Körper. Wenn im folgenden die Maßeinheit „g" auftaucht, so ist damit die Erdbeschleunigung von 9,81 m/s² gemeint. Positive Beschleunigungen werden als „vom Erdzentrum weg", negativ als „zum Erdzentrum hin" definiert.

Rohsignale der Beschleunigungen an Kopf, Hüfte und Tibia

Eine exemplarische Messung ist in Abb. 3 dargestellt. Die Kurven zeigen den Verlauf der momentanen Beschleunigungen an Kopf, Hüfte und Tibia sowie den Kniegelenkwinkel. Die Messung wurde bei 20 km/h auf der Straße durchgeführt.

Es fällt auf, daß die Amplituden der Signale an der Tibia am höchsten sind und zum Kopf hin abnehmen. Während an der Tibia noch Beschleunigungen von mehr als 3 g auftreten, liegen die Maxima an der Hüfte nur gelegentlich oberhalb von 1 g. In der größeren zeitlichen Auflösung (Abb. 4) wird sichtbar, daß an der Tibia schnelle Wechsel von bis zu 4,6 g innerhalb von 35,5 ms auftreten. Dieses Verhalten nimmt zum Kopf hin stark ab, das Signalspektrum wird geglättet und die hohen Frequenzanteile absorbiert. Der am Helm befestigte Beschleunigungsaufnehmer erreicht die Belastung von 1 g nur bei zwei Peaks, der Signalverlauf ist im Vergleich zur Tibia ein gänzlich anderer. Am Verlauf des Kniewinkels kann die Schrittfrequenz und die Belastung in Abhängigkeit von der Kniewinkelstellung dargestellt werden. Der dokumentierte Proband führte in den 30 Sekunden Meßzeit bei 20 km/h genau 21 Skateschritte durch.

Abbildung 4 verdeutlicht die zeitliche Beziehung der Segmentbewegungen. An Kopf, Hüfte und Tibia sind in dem Meßintervall 4 Maxima zu beobachten, während der Kniewinkel nur zweimal sein Maximum erreicht. Die Maxima von Kopf, Hüfte und Tibia ereignen sich immer zu gleichen Zeitpunkten

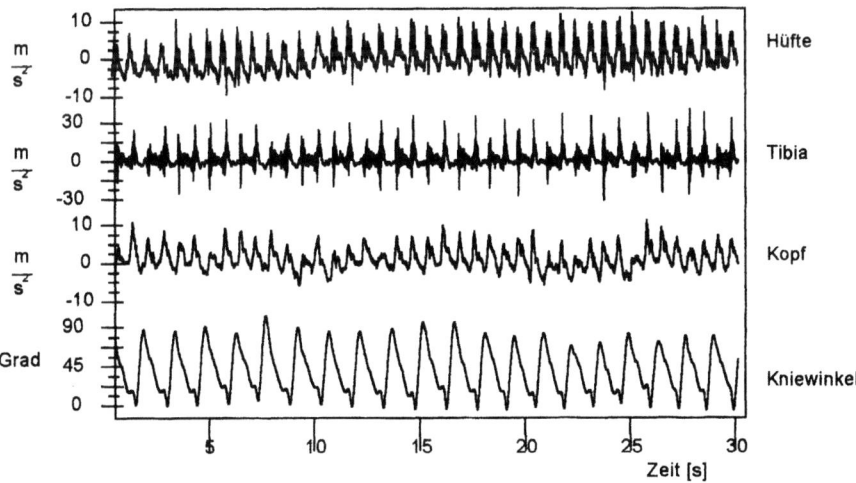

Abb. 3. Rohsignale der Beschleunigungsaufnehmer an Kopf, Hüfte und Tibia sowie Kniewinkel bei 20 km/h auf der Straße.

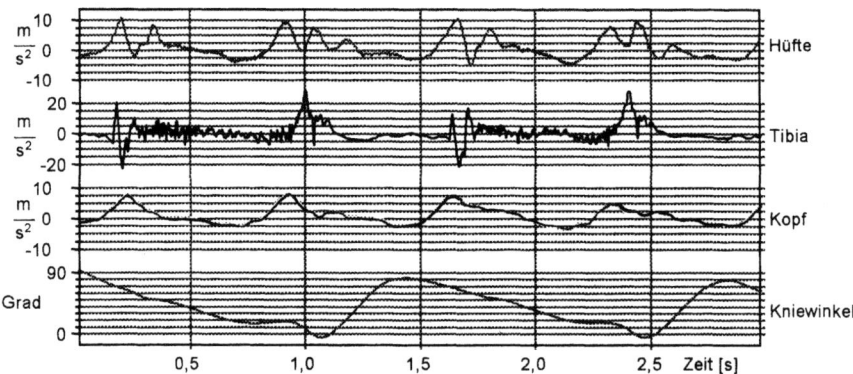

Abb. 4. Typischer Signalverlauf über einen zeitlichen Verlauf von 3 Sekunden der an Kopf, Hüfte und Tibia befestigten Beschleunigungsaufnehmer und des Kniewinkels bei einer Fahrgeschwindigkeit von 20 km/h auf der Straße.

und bei Kniewinkelstellungen von 10° und 70°. Bei 70° Kniestellung trifft der Skater mit dem rechten Fuß (an der Seite befand sich der Beschleunigungsaufnehmer) auf den Untergrund. In diesem Augenblick wird an Kopf, Hüfte und Tibia ein positiver Peak gemessen. Die Amplitude des Peaks wird von Tibia über Hüfte zum Kopf kleiner. 35,5 ms später tritt an der Tibia ein negativer Peak auf, der an der Hüfte zeitversetzt und in kleinerem Ausmaß ebenfalls zu beobachten ist. Am Kopf hingegen ist das negative Maximum nicht mehr zu beobachten. Solange der Inline-Skater jetzt mit dem rechten Schuh Bodenkontakt hat, werden an der Tibia kleine, hochfrequente Erschütterungen gemessen, die in einem erneuten Maximum enden. An diesem Punkt, bei 10° Kniewinkelstellung, verliert der rechte Schuh den Bodenkontakt. An der Tibia werden bis zum nächsten Aufsetzen nur noch Signale um 0 g registriert. Auffällig sind auch hier die Doppelpeaks an der Hüfte.

Maximalwerte der positiven Beschleunigungen

Kopf: Die maximale positive Beschleunigung am Kopf erreicht einen Spitzenwert von 10,75 m/s^2 bei 25 km/h auf dem Radweg. Der kleinste gemessene Wert liegt bei 6,22 m/s^2 und wird bei 15 km/h auf der Straße erreicht. Auf dem Radweg nimmt die Maximalbeschleunigung mit steigender Geschwindigkeit zu, auf der Straße jedoch ist der 25-km/h-Wert kleiner als der 20-km/h Wert (Abb. 5). Statistische signifikant unterschiedliche Werte finden sich nur auf der Straße bei einer Geschwindigkeit von 15 km/h im Vergleich zu 20 km/h.

Hüfte: Auch hier wurde der höchste Meßwert (15,10 m/s^2) bei 25 km/h auf dem Radweg erreicht. Dieser Wert liegt erwartungsgemäß über dem der Spitzenbeschleunigung des Kopfes. Zwischen Hüfte und Kopf gibt es zwischen

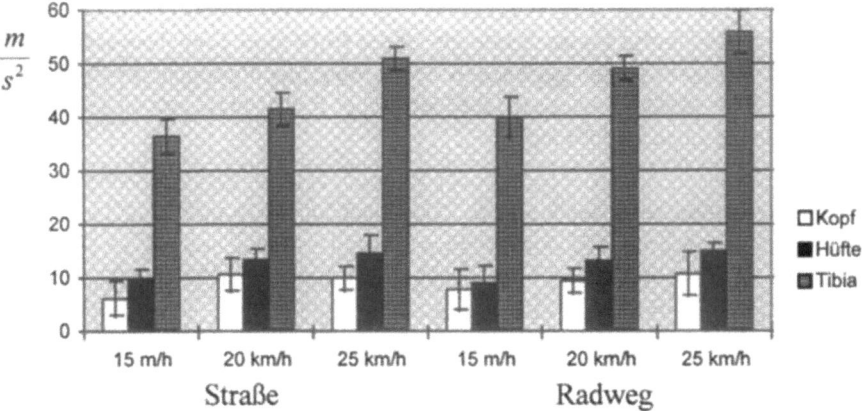

Abb. 5. Maximale Beschleunigungen in Abhängigkeit von Meßort, Geschwindigkeit und Untergrund.

15 km/h und 20 km/h auf der Straße signifikante Unterschiede, ebenso auf dem Radweg zwischen 20 km/h und 25 km/h.

Tibia: Der Maximalwert der gemessenen Tibiabeschleunigung liegt bei 55,8 m/s^2 und wird wiederum auf dem Radweg bei 25 km/h erreicht. Das Minimum von 36,35 m/s^2 wurde bei 15 km/h auf der Straße gemessen. Die Meßwerte bei den jeweiligen Geschwindigkeiten sind auf dem Radweg immer größer als auf der Straße. Die Tibiabeschleunigung wird auf beiden Untergründen mit zunehmender Geschwindigkeit signifikant größer. Im Vergleich zu den Meßwerten an Hüfte und Kopf sind die Tibiawerte bei allen Messungen hochsignifikant größer.

Mittelwerte der maximalen positiven Beschleunigungen

Der Mittelwert der maximalen Beschleunigung wurde aus allen auftretenden Maxima gebildet. Da jeweils über einen Zeitraum von 30s gemessen wurde, traten je nach Proband und Geschwindigkeit ca. 16–22 Maxima auf.

Kopf: Das Maximum des Mittelwertes der maximalen Beschleunigung liegt bei 4,88 m/s^2 und wurde bei 15 km/h auf der Straße gemessen. Der Minimalwert von 3,87 m/s^2 trat bei 25 km/h auf der Straße auf. Die Meßwerte auf dem Radweg nehmen mit steigender Geschwindigkeit zu, auf der Straße jedoch wurde der größte Wert bei 15 km/h gemessen. Durch die Mittelung liegen alle Werte unterhalb der maximalen positiven Spitzenbeschleunigung.

Hüfte: Das Maximum (6,50 m/s^2) der gemittelten Spitzenbeschleunigungen an der Hüfte wurde bei 25 km/h auf der Straße, das Minimum (4,90 m/s^2) bei 15 km/h auf dem Radweg gemessen. Die Meßwerte an der Hüfte steigen mit zunehmender Geschwindigkeit sowohl auf dem Radweg als auch auf der Straße. Es konnten bis auf eine Ausnahme – 15 km/h vs. 20 km/h auf der Straße – keine signifikanten Unterschiede zwischen Hüfte und Kopf festgestellt werden. Die Mittelwerte der maximalen Spitzenbeschleunigungen der Hüfte liegen bei allen Meßbedingungen oberhalb derer des Kopfes, jedoch sind diese Unterschiede nicht signifikant.

Tibia: Der größte Mittelwert an der Tibia liegt bei 23,28 m/s^2 und trat bei 25 km/h auf der Straße auf. Das Minimum von 17,54 m/s^2 wurde bei 15 km/h auf dem Radweg errechnet. Auf Straße und Radweg nehmen die Tibiabeschleunigungen mit steigender Geschwindigkeit zu. Eine signifikante Differenz konnte jedoch nur bei der Zunahme von 15 km/h auf 20 km/h nachgewiesen werden. Zwischen Straße und Radweg ergaben sich bei den mittleren Beschleunigungen an der Tibia keine signifikanten Unterschiede. Alle Meßwerte der Tibia sind hochsignifikant größer als die von Kopf und Hüfte.

Amplitudengemittelte Beschleunigungssignale

Die Werte der amplitudengemittelten Beschleunigung B_i sind ein Maß für die durchschnittliche Beanspruchung des Körpers an der jeweiligen Meßstelle.

Kopf: Der Höchstwert tritt wie bei der Maximalbeschleunigung bei 25 km/h auf dem Radweg auf. Insgesamt liegt die amplitudengemittelte Beanspruchung des Kopfes in dem Intervall zwischen 1,81 m/s^2 und 3,03 m/s^2. Auf dem Radweg steigen die amplitudengemittelten Beschleunigungen mit zunehmender Geschwindigkeit signifikant an.

Hüfte: Das Maximum der amplitudengemittelten Beschleunigungen von 3,34 m/s^2 an der Hüfte wurde ebenfalls bei 25 km/h auf dem Radweg gemessen. Die Werte auf dem Radweg nehmen mit höherer Geschwindigkeit signifikant zu, auf der Straße steigen die Werte ebenfalls. Ein signifikanter Unterschied konnte hier aber nicht nachgewiesen werden. Abb. 6 veranschaulicht, daß 5 von 6 amplitudengemittelten Beschleunigungswerten oberhalb von denen des Kopfes liegen. Diese Unterschiede sind aber nicht signifikant, sie zeigen lediglich eine Tendenz auf.

Tibia: Der Maximalwert von 6,61 m/s^2 wurde wiederum bei 25 km/h auf dem Radweg ermittelt. Die amplitudengemittelten Beschleunigungen an der Tibia liegen in dem Intervall zwischen 4,61 m/s^2 bis 6,61 m/s^2. Sie sind damit hochsignifikant größer als die an Kopf und Hüfte. Damit zeigen auch die amplitudengemittelten Beschleunigungswerte, daß die Belastung des Körpers von Tibia zum Kopf sukzessive abnehmen. Wie auch schon bei maximaler und minimaler Beschleunigung nehmen die Meßwerte mit höheren Geschwindigkeiten zu.

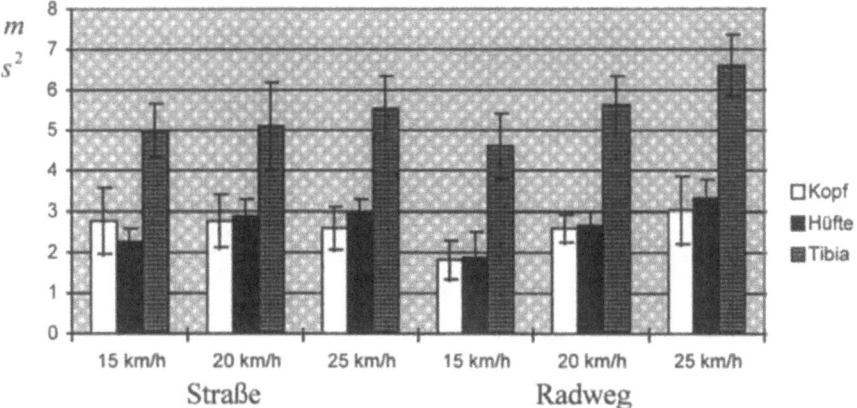

Abb. 6. Amplitudengemittelte Beschleunigung in Abhängigkeit von Meßort, Geschwindigkeit und Untergrund.

Absorptionskoeffizienten

Abbildung 7 zeigt die Absorptionskoeffizienten der maximalen Beschleunigungssignale zwischen Tibia/Kopf (K_g), Tibia/Hüfte (K_p) und Hüfte/Kopf (K_w). Bei allen Geschwindigkeiten und auf beiden Untergründen ist der Absorptionskoeffizient K_g am größten. Der Wert von K_g zeigt an, um welchen Faktor das Signal an der Tibia größer ist als das am Kopf. Der größte Wert für K_g wurde bei 25 km/h auf dem Radweg ermittelt. Dort ist der an der Tibia auftretende Meßwert 5,97 mal so groß wie der des Kopfes, oder: Nur noch 1/6 der an der Tibia wirkenden Beschleunigung kommt am Kopf an, der Rest wird vom körpereigenen Dämpfungssystem absorbiert. Der Absorptionskoeffizient K_g liegt zwischen 4,04 und 5,97, d.h. 17 bis 25% der an der Tibia gemessenen Beschleunigung tritt noch am Kopf auf. Der Absorptionskoeffizient K_p veranschaulicht die Absorption zwischen Tibia und Hüfte. K_p liegt bei unseren Messungen zwischen 3,1 und 4,5 und ist in jedem Fall kleiner als K_g. Das bedeutet, daß zwischen Tibia und Hüfte weniger absorbiert wird als zwischen Tibia und Kopf.

Der Absorptionskoeffizient K_w beschreibt die Dämpfung zwischen Hüfte und Kopf und ist damit ein Maß für die Beanspruchung der Wirbelsäule. K_w liegt zwischen 1,07 und 1,61 und zeigt für alle Messungen die kleinsten Werte. Der Wert 1,07 besagt, daß das Beschleunigungssignal zwischen Hüfte und Kopf um ca. 7% gedämpft wird. Die statistische Prüfung mit dem t-Test ergab hochsignifikante Unterschiede zwischen den Absorptionskoeffizienten K_g, K_p und K_w. Beim Inline-Skating findet also die größte Absorption zwischen Tibia und Hüfte statt. Nach Abb. 7 kann vermutet werden, daß sich die Gesamtabsorption K_g aus den Einzelabsorptionen K_p und K_w zusammensetzt.

In Tabelle 2 sind die gemessenen und die durch K_p+K_w berechneten Werte von K_g dargestellt. Im Rahmen der Meßungenauigkeit stimmen beide Gesamtabsorptions-Koeffizienten überein.

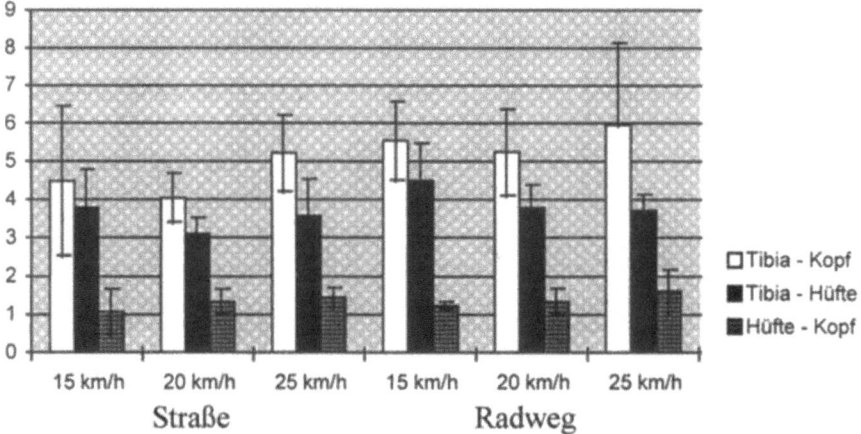

Abb. 7. Absorptionskoeffizienten der maximalen Beschleunigungssignale zwischen Tibia/Kopf (K_g), Tibia/Hüfte (K_p) und Hüfte/Kopf (K_w).

Tabelle 2. Gemessene und berechnete Absorptionskoeffizienten.

Gesamtabsorptions-koeffizient	Straße			Radweg		
	15 km/h	20 km/h	25 km/h	15 km/h	20 km/h	25 km/h
Gemessen	4,49	4,04	5,21	5,55	5,25	5,97
Berechnet	4,85	4,44	5,02	5,74	5,14	5,33

Diskussion

Ausbreitung und Absorption von Stoßwellen im Bewegungsapparat des Menschen wurden bereits durch Beschleunigungsmessungen an unterschiedlichen Körpersegmenten untersucht. Nigg (1977) beispielsweise maß beim alpinen Skilauf die Beschleunigungen an Kopf, Hüfte und Unterschenkel, Tabelle 3 zeigt teilweise sein Ergebnisse. Wosk und Voloshin (1981, 1982) befestigten Beschleunigungsaufnehmer an Tuberositas tibiae, medialer Femurkondyle und an der Stirn, um die Absorption von Stoßwellen bei Gesunden und Kranken zu vergleichen.

Beschleunigungsmessungen sind zweifellos geeignet zur Ermittlung der longitudinalen Wellenausbreitung und Absorption im menschlichen Körper (Kim et al. 1993, Voloshin und Wosk, 1981a, 1981b, 1982, 1983, Voloshin et al.w 1985), die Befestigung von Meßaufnehmern ist hierbei aber immer wieder Gegenstand der Diskussion. Zur Minimierung von Meßfehlern sollten die Aufnehmer möglichst direkt am Knochen befestigt werden. Ziegert und Lewis (1979), Light et al. (1980) sowie Hennig und Lafortune (1988) führten solche Messungen an der Tibia durch. Hierbei wurde ein Steinmann-Pin oder ein Kirschner-Nagel, an dessen Ende ein Beschleunigungsaufnehmer mon-

Tabelle 3. Gemessene Maximalbeschleunigungen bei verschiedenen Sportarten (z. T. nach Nigg, 1977).

Sportart	Bemerkung	Maximalbeschleunigung		
		Kopf [g]	Hüfte [g]	Tibia [g]
Skifahren				
Pulverschnee	10 m/s	1	2	4–6
Abfahrt	10 m/s	2	3	30–60
Abfahrt	15 m/s	–	–	60–120
Abfahrt	25 m/s	–	–	100–200
Gehen		1	1	2–5
Laufen				
Ferse-Ballen	Asphalt	1–3	2–4	5–17
Ferse-Ballen	Rasen	1–3	2–4	5–10
Ballenlauf	Asphalt	1–3	2–4	5–12
Turnen				
Niedersprung aus 1,5 m	auf 7 cm dicke Matte	3–7	8–14	25–35
Niedersprung aus 1,5 m	auf 40 cm dicke Matte	2	5	8
Landung nach Salto	auf 7 cm dicke Matte	3	14	24
Landung nach Straddle	auf 40 cm dicke Matte	3	8	10
Absprung Minitrampolin	–	3	7	9
Inline-Skating				
Straße	15 km/h	0,6	1,0	3,7
	20 km/h	1,1	1,4	4,2
	25 km/h	1,0	1,5	5,2
Radweg	15 km/h	0,8	0,9	4,1
	20 km/h	1,0	1,4	5,0
	25 km/h	1,1	1,5	5,7

tiert war, unter Lokalanästhesie intrakortikal an der Tibia befestigt. Diese Meßmethode ist aufgrund ethischer Bedenken und des hohen Aufwandes durch den operativen Eingriff für die meisten Untersuchungen nicht praktikabel. Alternativ dazu bietet sich die Messung mit direkt auf der Haut befestigten Beschleunigungssensoren an, die allerdings aufgrund von Haut- und Weichgewebseinflüssen mit Fehlern behaftet sind. Simultane Knochen- und Hautmessungen haben gezeigt, daß letztere durch die Relativbewegung der Haut im Vergleich zum Knochen zu erhöhten Meßwerten führen. 50% Überschätzung ermittelten Hennig und Lafortune (1988) bei der Verwendung eines Sensors mit 6 Gramm Masse. Valiant (1990) benutzte in seiner Studie einen Sensor von 4,4 Gramm und ermittelte eine Überschätzung von 20–30%, Gross und Nelson (1988) reduzierten diese auf 8% durch die Verwendung eines Sensors mit 1 Gramm Masse. Die Genauigkeit einer Messung hängt also entscheidend von der Befestigungsart und des Gewichtes des Sensors ab. Insgesamt läßt sich ein gutes Meßergebnis erzielen, wenn die Masse des Sensors gering ist und die Befestigung sehr stramm z. B. mit einem elastischen Wickel erfolgt (Valiant 1990). Aufgrund dessen haben wir uns auch für diese Fixationsmethode entschlossen. Dennoch sind wir uns natürlich über die Problematik bewußt, die Hautbeschleunigung der Knochenbeschleunigung gleich zu setzen.

Die durch die Bodenreaktionskraft erzeugten Stoßwellen scheinen einen wichtigen Faktor für die Entstehung von degenerativen Veränderungen am Gelenkknorpel darzustellen (Voloshin und Wosk 1982, 1983). Radin et al. (1973) wiesen in einem Kaninchen-Tiermodel pathologische Veränderungen des Gewebes unterhalb der Gelenkknorpel nach. Die Tiere wurden dabei 36 Tage eine Stunde täglich mit einer Kraft, die dem Körpergewicht entsprach, stoßweise belastet. In einer weiteren Studie untersuchten Radin et al. (1982) die Auswirkung auf Gelenkknorpel und Knochen bei Schafen, die zweieinhalb Jahre auf Betonboden gehalten wurden. Bei diesen Tieren wurden ebenfalls degenerative Veränderungen des Gelenkknorpels und des darunterliegenden Knochen festgestellt. Die stoßdämpfenden Eigenschaften des Gewebes der Tiere hatte in beiden Experimenten deutlich abgenommen.

Voloshin und Wosk (1982) verglichen die stoßdämpfenden Eigenschaften des menschlichen Halte- und Bewegungsapparates bei gesunden Probanden und bei unter Rückenbeschwerden leidenden Patienten. Ausbreitung und Absorption der Stoßwellen im menschlichen Körper beim Gehen wurden durch Beschleunigungsmessungen an medialer Femurkondyle und Stirn ermittelt. Der Quotient beider Maximalbeschleunigungen wurde als Maß für die Absorptionskapazität des menschlichen Körpers herangezogen. Dabei ergab sich ein signifikanter Unterschied der Absorptionskapazitäten, bei Rückenpatienten war diese 20% geringer als bei gesunden Personen. In einer ähnlichen Meßreihe stellten Voloshin et al. (1985) einen Zusammenhang zwischen einer reduzierten Stoßdämpfungskapazität des Kniegelenkes und Patienten mit Kniebeschwerden fest.

Verschiedene Autoren berichten von Verletzungen als Folge von gleichförmigen zyklischen Belastungsformen mit ständig sich wiederholenden Kraftspitzen (Graff und Krahl 1984, Radin et al. 1973, 1982, Voloshin und Wosk 1982, 1983). Osteoarthritis, Mikrofrakturen, degenerative Gelenk- und Knorpelschäden, Streßfrakturen und die allgemeine Reduktion des Dämpfungsverhaltens des Halte- und Bewegungsapparates sind häufig Konsequenz solcher Belastungsformen. Aus diesem Grund beschäftigen sich verschiedene Gruppen mit der Reduktion von Spitzenbeschleunigungen. Light et al. (1980) erreichten beispielsweise eine Reduktion um 50% beim Gehen durch den Einsatz eines dämpfenden Fersenkeils. Valiant (1990) beschäftigt sich mit den stoßdämpfenden Eigenschaften des menschlichen Fußes und spricht dem Fersenpolster unter dem Calcaneus eine besondere Bedeutung im körpereigenen Dämpfungssystem zu.

Die vorliegenden Beschleunigungsmessungen zeigen, daß die Belastung beim Inline-Skating an der Tibia am größten ist; der Maximalwert betrug 5,69 g und wurde bei 25 km/h auf dem Radweg gemessen. An der Hüfte trat als Maximalwert 1,54 g auf, am Kopf 1,10 g. Durch das körpereigene Dämpfungssystem werden also die Belastungen für den Kopf deutlich reduziert. Dabei tritt die größte Beanspruchung, wie die Absorptionskoeffizienten zeigen, zwischen Tibia und Hüfte auf. Bis zu 78% der Maximalamplitude werden auf dieser Strecke, d.h. vorwiegend über die Knie, absorbiert. Auch die amplitudengemittelten Absorptionskoeffizienten sind beim Inline-Skating zwischen Tibia und Hüfte deutlich größer ist zwischen Hüfte und Kopf.

Weiterhin konnte nachgewiesen werden, daß Belastung und Beanspruchung abhängig von Fahrgeschwindigkeit und Untergrund sind. Die Maximalbeschleunigungen der Tibia auf Straße und Radweg wurden mit steigender Geschwindigkeit signifikant höher. Gleiches gilt zwar auch für die Hüfte, jedoch sind dort die Unterschiede geringer und zwischen 20 km/h und 25 km/h nicht mehr signifikant. Am Kopf dagegen konnte kein Zusammenhang zwischen Belastung und Geschwindigkeit hergestellt werden.

Die Spitzenbeschleunigungen an der Tibia liegen beim Inline-Skating zwischen 3,7 und 5,7 g, während beim Jogging Werte zwischen 5 und 17g auftreten (Tabelle 3). Damit ist die Belastung beim Inline-Skating im Vergleich zum Jogging um den Faktor 1,5–3,0 kleiner. Selbst der Maximalwert von 5,7 g bei 25 km/h auf dem Radweg ist noch kleiner als der Minimalwert beim Jogging. Beim Skifahren treten extrem große Beschleunigungen von teilweise mehr als 200 g an der Tibia auf.

An der Hüfte befinden sich die Spitzenbeschleunigungen beim Inline-Skating im Bereich zwischen 0,9 und 1,5 g. Dieser Wert liegt in der Größenordnung der Meßergebnisse beim Gehen. Beim Jogging dagegen wurden deutlich höhere Spitzenbeschleunigungen ermittelt. Selbst die extrem hohen Tibiabeschleunigungen beim Skifahren bei 10 m/s sind an der Hüfte soweit reduziert, daß sie dort in der Größenordnung derjenigen des Jogging liegen. Die Spitzenbeschleunigungen am Kopf sind ebenfalls beim Skifahren und Inline-Skating geringer als beim Jogging. Ursache hierfür ist ebenfalls die größere Vertikalbewegung des Körperschwerpunktes beim Jogging.

Ein Vergleich der Absorptionskoeffizienten beim Gehen und Inline-Skating zeigt, daß die Absorption zwischen Tibia und Kopf beim Inline-Skating größer ist als die zwischen Fußgelenk und Kopf beim Gehen. Bei Voloshin und Wosk (1981a, 1981b, 1982, 1983) wurde 68% der Maximalbeschleunigung zwischen Tuberositas tibiae und Kopf gedämpft. In unserer Untersuchung wurde die Amplitude der Schockwelle zwischen Tibia und Kopf um 75 bis 84% reduziert.

Der Vergleich mit den in Tabelle 3 angegebenen Sportarten zeigt, daß die Belastung des Halte- und Bewegungsapparates beim Inline-Skating sehr gering ist, sie ist an Kopf, Hüfte und Tibia beim Inline-Skating nur unwesentlich größer als beim Gehen. Unter Berücksichtigung dieser Daten sowie der bekannten positiven Auswirkungen auf das Herz-Kreislaufsystem scheint Inline-Skating als gelenkschonendes Ausdauertraining empfehlenswerter zu sein als Joggen, soweit die technischen Voraussetzungen bestehen und soweit die erforderliche Schutzbekleidung getragen wird.

Literatur

Adams, S.L., C.D. Wyte, M.S. Paradise, J. Delcastillo: A prospective study of in-line skating: Observational series and survey of actice in-line skaters: Injuries, protectice equipment and training. Academic emergency medicine 3 (1996) 304–311

Banas, M P., P. G. Dalldorf, J. D. Marquardt: Skateboard and in-line skate fractures: a report of one summer's experience. J. Orthop. Trauma 63 (1992) 301–305

Bernhardt, M., E. Antonius, L. Vogt, K. Pfeifer, W. Banzer: Auswirkungen von Inline-Skating in der Schule auf Koordination und Kraftausdauer. Inline-Skating als Lifetime-Sport, Frankfurt 1998

Callé, S.C.: In-line skating injuries, 1987 through 1992 (letter). Am. J. Public Health 84 (1994) 675

Carroll, T. R., D. Bacharach, J, Kelly, E., Rudrud, P. Karns: Metabolic cost of ice and in-line skating in Division I collegiate ice hockey players. Can. J. Appl. Physiol. 18 (1993) 255–262

Cheng, S.L., K. Rajaratnam, K.B. Raskin, R.W. Hu, T.S. Axelrod: „Splint-top" fracture of the forearm; a description of an in-line skating injury associated with the use of protective wrist splints. J. Trauma 39 (1995) 1194–1197

Eingartner C., Jockheck M., Krackhardt T., Weise K.: Injuries due to inline skating. Sportverletz Sportschaden 11 (1997) 48–51

Fedel, F.J., S.J. Keteyian, C.A. Brawner, C.R. Marks, M.J. Hakim, T. Kataoka: Cardiorespiratory responses during exercise in competive in-line skaters. Med. Sci. Sports Exerc. 27 (1995) 682–687

Graff, K. H., H. Krahl: Überlastungsschäden im Fußbereich beim Leichtathleten. Leichtathletik 3 (1984) 81–87

Gross, T. S., R. C. Nelson: The shock attenuation role of the ankle during landing from a vertical jump. Medicine and Science in Sports and Exercise 20 (1988) 506–514

Hennig, E.M., M.A. Lafortune: Tibial bone and skin acceleration during running. Proceedings of the Fifth Biennial Conference and Human Locomotion Symposium of the Canadian Society for Biomechanics, Spodym Publishers, London (1988) 74–75

Hoffman, M.D., G.M. Jones, B. Bota, M. Mandli, P.S. Clifford: In-line skating: physiological responses and comparison with roller skiing. Int. J. Sports Med. 13 (1992) 137–144

Hottenrott, K., M. Zülch: Ausdauertraining Inline-Skating. Rowohlt Taschenbuch Verlag, Hamburg, 1998

Jerosch, J., J. Heidjann, S. Linnebecker, L. Thorwesten: Defizite in der Verletzungsprophylaxe beim Inline-Skating. Dtsch. Z. Sportmed. 47 (1996) 570–573

Jerosch, J., J. Heidjann, L. Thorwesten, U. Lepsien: Injury pattern and acceptance of passive and active injury prophylaxis for inline skating. Knee Surg., Sports Traumatol., Arthrosc, 6 (1998) 44–49

Kim, W., A.S. Voloshin, S.H. Johnson, A. Simkin: Measurement of the impulsive bone motion by skin-mounted accelerometers. Journal of Biomechanical Engineering 115 (1993) 47–52

Ladig, G.: Richtig Inline-Skating. BLV Verlagsgesellschaft mbH, München, 1998

Largiader U., Nufer M., Hotz T., Kach K.: Inline skating, an old sport, newly discovered: harmless or a potential danger with socioeconomic effects? Schweiz Rundsch Med Prax 87 (1998) 259–262

Light, L.H., G.E. McLellan, L. Klenermann: Skeletal transients on heel strike in normal walking with different footwear. Journal of Biomechanics 13 (1980) 477–480

Martinez, M.L., J. Ibanez Santos, A. Grijalba, M.D. Santesteban, E.M. Gorostiaga: Physiological comparison of roller skating, treadmill running and ergometer cycling. Int. J. Sports Med. 14 (1993) 72–77

Nigg, G.M.: Biomechanik. Juris Druck und Verlag, Zürich (1977)

Pfeiffer, D.: Abnehmen, mit Tempo. Welt am Sonntag, Hamburg 20.4.1998

Radin, E.L., H.G. Parker, J.W. Pugh, R.S. Steinberg, I.L. Paul, R.M. Rose: Response of joint to impact loading III. Journal of Biomechanics 6 (1973) 51–57

Radin, E. L., R. B. Orr, J. L, Kellmann, I. L. Paul, R. M. Rose: Effect of prolonged walking on concrete on the knees of sheep. Journal of Biomechanics 15 (1982) 487–492

Sauter C: Risks of inline skating: Schweiz Med Wochenschr 127 (1997) 1634

Valiant, G. A.: Transmission and attenuation of heelstrike acceleration. Cavanagh, P. R. (Hrsg.): Biomechanics of distance running. Human Kinetics Publishers, Inc. (1990) 225–247

Voloshin, A. S., J. Wosk: Wave attenuation in skeletons of young healthy persons: Journal of Biomechanics 14 (1981 a) 261–267

Voloshin, A. S., J. Wosk, M. Brull: Force wave transmission through the human locomoter system. Journal of Biomechanical Engineering 103 (1981 b) 48–50

Voloshin, A. S., J. Wosk: An in vivo study of low back pain and shock absorption in the human locomoter system. Journal of Biomechanics 15 (1982) 21–27

Voloshin, A. S., J. Wosk: Shock absorption of meniscectomized and painfull knees: A comparative in vivo study. Journal of Biomechanical Engineering 5 (1983) 157–161

Voloshin, A. S., C. P. Burger, J. Wosk, M. Arcan: An in vivo evaluation of the leg's shock-absorbing capacity. Biomechanics IX-B, Human Kinetics Publishers, Champaign (1985) 112–116

Ziegert, J. C., J. L. Lewis: The effect of soft tissues on measurement of vibrational bone motion by skin-mounted accelerometers. ASME Journal of Biomechanical Engineering 101 (1979) 218–220

Der Einsatz einer flexiblen Druckverteilungseinlegesohle zur Bestimmung der plantaren Druckverteilung unter dem Fuß am Beispiel des Inline-Skatings

E. Eils

Einleitung

Die Druckverteilungsmessung kann wertvolle Informationen über die statische und dynamische Belastung des menschlichen Bewegungsapparates liefern. Sie wird mittlerweile in den verschiedensten medizinischen Fachdisziplinen sowie deren angrenzenden fachübergreifenden Gebieten zur Grundlagenforschung, Diagnostik, Therapie und Verlaufskontrolle eingesetzt. Beispielsweise konnte mit Hilfe der Druckverteilungsmessung gezeigt werden, daß die Dreipunktunterstützung des Fußes, die in vielen aktuellen Lehrbüchern immer noch dargestellt wird, nicht gegeben ist (Cavanagh et al. 1987; Hennig/Milani 1993). Auch ist mit Hilfe der Druckverteilung eine frühzeitige Diagnose von Fehlbelastungen im Vorfußbereich bei Diabetikern schnell und einfach durchzuführen, damit frühzeitig therapeutische Schritte eingeleitet werden können, was zur Prophylaxe von Druckulzera von entscheidender Bedeutung ist (Schaff 1994). Für den Orthopädietechniker bieten Druckverteilungsanalysen wertvolle Hinweise in bezug auf die richtige Gestaltung der Einlage bzw. des Spezialschuhs und in der Sportmedizin können Analysen der Belastungsvorgänge bei sportlichen Bewegungen Informationen liefern, die eine gezielte Verletzungsprophylaxe ermöglichen oder zur Sportschuhoptimierung beitragen.

Prinzipiell können Messungen zur Druckverteilung entweder mit einer flachen, am Boden liegenden Plattform oder durch Meßfolien in Form von Einlegesohlen durchgeführt werden. Die Druckverteilungsplattform erlaubt Aussagen über die Belastung des Fußes beim Barfußgehen; zur Analyse der Belastung im Schuh unter realitätsnahen Bedingungen werden flexible Einlegesohlen eingesetzt.

Im folgenden Beitrag soll der Einsatz einer flexiblen Druckverteilungseinlegesohle und die damit erzielten Ergebnisse am Beispiel des Inline Skatings demonstriert werden. Das Inline Skating erfreut sich wachsender Beliebtheit, und momentan wird die Anzahl aktiver Skater in Deutschland auf etwas 10 Millionen geschätzt. Trotz dieser großen Anzahl von Skatern existiert wenig wissenschaftliche Literatur über das Inline Skating, insbesondere Literatur, die sich mit der Belastung des Bewegungsapparates beim Inline Skating aus biomechanischer Sicht befaßt. Wie wichtig die biomechanische Betrachtung einer Sportart sein kann, hat der Jogging-Boom der 80er Jahre gezeigt. Mit

Zunahme der aktiven Jogger war parallel ein enormer Anstieg lauftypischer Verletzungen zu verzeichnen (vgl. James et al. 1978; Krissoff/Ferris 1979; Clement et al. 1981; McKenzie et al. 1985). Durch die Analyse der beim Jogging auftretenden Kräfte war es möglich immer bessere Laufschuhe zu entwickeln, die einem Ansteigen weiterer Verletzungen entgegenwirken sollten.

Die Verwendung der Druckverteilungseinlegesohle soll zum einen Informationen über die plantare Belastung anatomischer Strukturen beim Inline Skating mit verschiedenen Geschwindigkeiten liefern, zum anderen bietet sich das Meßsystem dazu an, weitere grundlegende Informationen, wie z.B. das Verhältnis von Bodenkontakt- zu Doppelstützphase im Schrittzyklus, zu erfassen.

Die gewonnenen Ergebnisse werden kritisch diskutiert und darüber hinaus in die bestehende Literatur zum Inline Skating eingeordnet.

Methodik

Das verwendete Meßsystem

In dieser Studie wurde das tragbare System „Pedar Mobile" der Firma novel gmbh, München zur Aufzeichnung der Druckverteilungsdaten benutzt. Abb. 1 zeigt die einzelnen Komponenten des Meßsystems. Es besteht aus zwei flexiblen Einlegesohlen (1a, 1b), einem Verbindungskabel zwischen Einlegesohlen und Datalogger (2), dem Datalogger selbst (3), dem Handschalter zum Starten und Stoppen einer Messung (4) sowie dem Ladegerät für das Batteriepaket mit der zugehörigen Stromversorgung (6, 7, 5).

Die maximale Abtastfrequenz beim Gebrauch beider Einlegesohlen und Aktivierung aller Sensoren liegt bei 50 Hz. Die Abtastfrequenz kann bei Benutzung nur einer Sohle auf 99 Hz gesteigert werden. Werden nur einzelne Sensoren benutzt, kann die Meßfrequenz auch höher liegen.

Der Datalogger speichert die gemessenen Daten auf einer „Flash Card", die mit entsprechender Software per PCMCIA-Slot auf den PC übertragen werden können. Bei einer Meßfrequenz von 50 Hz und dem Einsatz beider Sohlen mit voller Sensorenzahl beträgt die maximale Meßzeit mit einer 8 MB Flash Card etwa 6 Minuten.

Basis und Reliabilität des Systems

Die flexiblen Einlegesohlen bestehen aus 99 Sensoren, die matrixförmig in Spalten und Zeilen angeordnet sind (vgl. Abb. 2).

Die Sensoren funktionieren auf kapazitiver Basis. Das zugrundeliegende Meßprinzip dabei ist folgendes: Die Spalten und Zeilen bestehen aus Metallstreifen und decken die gesamte Sohle flächenförmig ab. Getrennt sind sie durch ein kompressibles Dielektrikum. Überkreuzen sich die getrennten flächenförmigen Leiter, so lassen sie sich im Schnittpunkt als Plattenkondensatoren beschreiben (vgl. Abb. 3a). Die Kapazität C des Kondensators ist durch die Überschneidungsfläche A, die Dielektrizitätskonstante γ des zwischen den

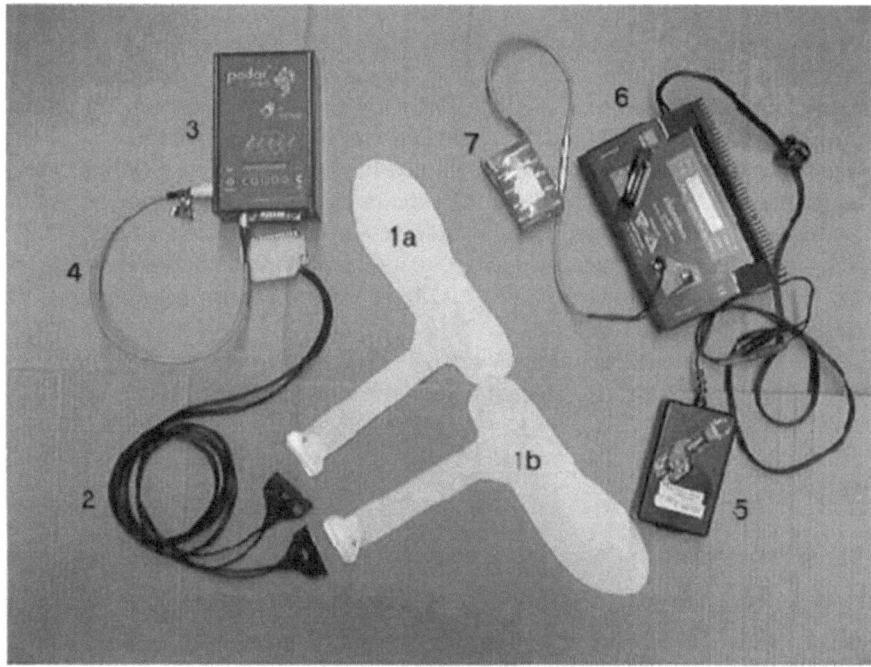

Abb. 1. Das Pedar Mobile System mit folgenden Komponenten: 1a, 1b = rechte und linke Einlegesohle; 2 = Verbindungskabel Einlegesohlen-Datalogger; 3 = Datalogger; 4 = Handschalter; 5, 6, 7 = Stromversorgung für Ladegerät, Ladegerät, Batteriepack.

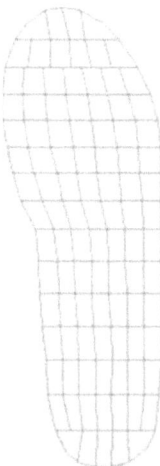

Abb. 2. Schematische Anordnung der Sensoren.

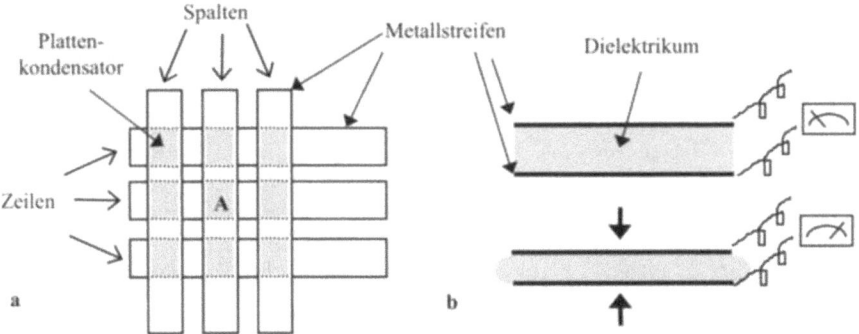

Abb. 3. Zugrunde liegendes Meßprinzip der Einlegesohlen. Abb. **a** zeigt die matrixförmige Anordnung der Sensoren (Aufsicht); Abb. **b** das Prinzip der Kapazitätsänderung durch Verringerung des Abstandes zwischen den Metallstreifen (Seitenansicht) (Mod. nach Alexander et al. 1990).

Leitern befindlichen Materials und den Abstand δ zwischen den Leiterbahnen definiert und errechnet sich nach der Formel $C = \gamma \cdot A/\delta$. Da A und γ Konstanten sind, ergibt sich eine Kapazitätsänderung durch Veränderung des Abstandes δ (vgl. Abb. 3b) zwischen den Leiterbahnen.

Beim Pedar Mobile System wird eine Sinuswelle mit konstanter Amplitude und Frequenz an die Spalten der Matrix angelegt. Das Signal wird durch das Dielektrikum übertragen und auf der anderen Seite empfangen. Die Größe des empfangenen Signals ist eine Funktion des Abstandes zwischen Spalten und Zeilen und somit auch eine Funktion des auftretenden Drucks auf der Sensorenmatrix.

Genauigkeit und Reproduzierbarkeit sind Grundanforderungen, die an jedes Meßsystem gestellt werden müssen. Das System von novel gmbh wurde in dieser Hinsicht vielfach untersucht worden (vgl. u.a. McPoil et al. (1995); Cobb/Claremont (1995); Hughes et al. (1993); Hughes et al. (1991)). Es besticht vor allem durch seine Genauigkeit, geringe Hysterese und einen hohen Grad an Reliabilität.

Kalibrierung. Für die Kalibrierung der Einlegesohlen wurde das von novel gmbh zur Verfügung gestellte System (Druckluftpresse und Software) benutzt. Durch den vorgeschriebenen speziellen Kalibrierungsprozeß wurde eine maximale Auflösung erzielt und für jeden einzelnen Sensor eine Kalibrierungskurve erstellt. Die Einlegesohlen wurden dabei mit Drücken von 4 bis 60 N/cm^2 belastet.

Versuchsbeschreibung

Alle Versuche fanden in einer Indoor-Hockey-Halle statt. An der Untersuchung nahmen 13 sportlich aktive, fortgeschrittene männliche Inline Skater mit Schuhgröße neun teil. Die Auswahl der Stichprobe erfolgte zufällig. Die anthropometrischen Daten der Probanden sind in Tabelle 1 dargestellt.

Tabelle 1. Anthropometrische Daten der Probanden

Probanden	Mittelwert	Standardabw.	Variations-koeffizient	Spannweite
Alter in Jahren	30,2	7,0	23%	20–46
Größe in cm	175,0	5,0	3%	168–183
Gewicht in kg	71,9	4,5	6%	66–79

Das in dieser Studie verwendete Schuhmodell war ein Inline Fitness-Skate der Firma Nike (Modell Air Warp) mit Rollengröße 76 mm und Rollenhärte 78A (vgl. Abb. 4a). Um grundlegende Informationen über die Druckverteilung unter der Fußsohle beim Skaten zu erhalten, wurde die zugehörige anatomisch geformte, dämpfende Einlegesohle durch eine präparierte Einlegesohle ersetzt. Diese Einlegesohle (vgl. Abb. 4b) war exakt auf Schuhgröße neun zugeschnitten, besaß die entsprechende Höhe der Originaleinlegesohle, war aber weder anatomisch geformt noch dämpfend, sondern steif und flach.

Jeder Proband wurde zu Beginn über den Ablauf und die Ziele der Untersuchung aufgeklärt. Beim Anziehen der Skates wurde auf korrekte Paßform der Sohle im Schuh geachtet (kein Knicken oder Drücken am Rand der Sohle). Es erfolgte eine Funktionsüberprüfung des Systems und der Verbindung zwischen Datalogger und Sohlen mit einem Online-Programm von novel gmbh. Nach erfolgreicher Überprüfung wurden die Verbindungskabel und der Datalogger am Probanden befestigt, so daß eine Störung oder Beeinflussung des Bewegungsablaufes ausgeschlossen werden konnte.

Zu Beginn der eigentlichen Versuchsdurchführung stand eine Eingewöhnungsphase, in der die Probanden beliebig Zeit hatten, sich an die Inline Skates, das Meßsystem und die Umgebung zu gewöhnen. Nach dieser Phase fand eine detaillierte Erklärung des Ablaufes statt. Aufgabe der Probanden war es, die geforderte Laufgeschwindigkeit (18 oder 24 km/h) zu erreichen und die Messung zu einem bestimmten Zeitpunkt zu starten und zu stoppen. Die Datensammlung erfolgte auf den Geraden, die geforderte Geschwindigkeit wurde mit Lichtschranken kontrolliert und alle Versuche, die mehr als 5% von der exakten Zeit abwichen, wurden von der Auswertung ausgeschlossen.

Um Effekte der Druckveränderung im Schuh über die Zeit oder durch das Nachjustieren der Verschlüsse am Schuh zu eliminieren, wurden zu Beginn jeder einzelnen Messung die Sensoren in den Einlegesohlen im unbelasteten Zustand auf Null gesetzt. Beim Wechsel einer Bedingung zur Nächsten hatten die Probanden nochmals Zeit, sich an die neue Geschwindigkeit zu gewöhnen.

Pro Bedingung (18 und 24 km/h) wurden von jeder Versuchsperson neun Schritte aufgezeichnet.

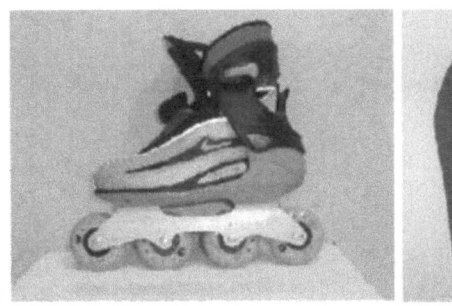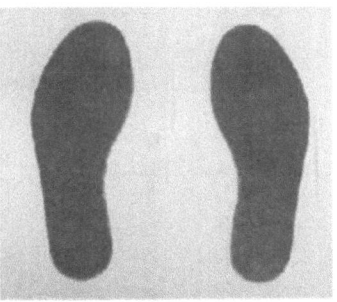

Abb. 4. Verwendeter Fitneß-Skate (**a**) und präparierte Einlegesohlen (**b**).

Aufbereitung der Daten

Prinzipiell werden von novel gmbh verschiedene Softwarepakete für die Auswertung der Daten zur Verfügung gestellt (Pedar Mobile oder Pedar Standard, Novel Orthopaedics, Novel Win). Als Hardware-Voraussetzungen an den Computer werden vom Hersteller mindestens ein 80386 Prozessor, eine MS-DOS-Version 5.0, 640 kB RAM mit 2 MB Extended Memory Hauptspeicher und 10 MB an Festplattenspeicher vorgegeben.

Die ersten beiden genannten Softwarepakete sind auf den Gebrauch der flexiblen Einlegesohlen zugeschnitten. Hiermit kann über die Software die Kalibrierung der Sohlen durchgeführt und die Verbindung zwischen Datalogger und Sohlen überprüft werden. Ebenso ist es möglich, die gemessenen Daten zu filtern, zu bearbeiten und Parameter wie die Bodenkontakt- bzw. Doppelstützphasen zu extrahieren. Mit Hilfe eines weiteren Programms wird das Datenformat der Einlegesohlen in das Datenformat der Druckverteilungsplattformen umgewandelt, auf das die Pakete Novel Orthopaedics und Novel Win zugeschnitten sind. Mit diesen Paketen ist die weitere, vielseitige Bearbeitung der Daten möglich. Einige dieser Möglichkeiten sind im Ergebnisteil dargestellt, an dieser Stelle soll nur ein kurzer Überblick gegeben werden. Die Programme erlauben Berechnungen der Fußgeometrie (u. a. Vorfuß- und Fersenbreite, Halluxwinkel, Verlauf des Druckzentrums, medialer bzw. lateraler Flächenanteil beim Abrollvorgang) bzw. von Parametern, wie Spitzendruck, maximale Kontaktfläche, Kraftmaximum, Impuls u. v. a. Mit der Möglichkeit „Masken" zu definieren, die den gesamten Fußabdruck in einzelne Regionen aufteilen, sind diese Informationen auch für vorher festgelegte Regionen erhältlich. Zur graphischen Veranschaulichung der Daten sind die Abrollvorgänge entweder zwei- oder dreidimensional nachvollziehbar; zur statistischen Auswertung lassen sich die Daten in Tabellen übertragen, die dann mit anderen Programmen (z. B. Microsoft Excel, SPSS) bearbeitet werden können.

In dieser Untersuchung wurden mit dem „Pedar Mobile" Softwarepaket die Rohdaten gefiltert und die Kontaktzeiten für die Einzel- und Doppelstützphasen extrahiert. Zur Bestimmung und Zuordnung druckrelevanter Parameter zu anatomischen Strukturen des Fußes wurde die Druckverteilungseinle-

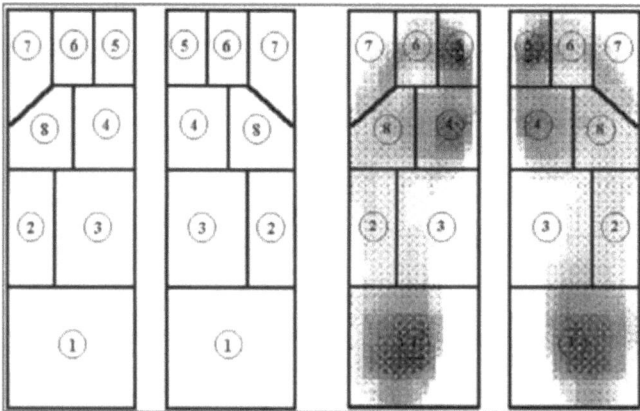

Abb. 5. Druckverteilungsmasken. Die ersten beiden Masken auf der *linken Seite* stellen die Rohmasken für den linken und den rechten Fuß dar. Bei den *rechten beiden Abbildungen* wurden die Rohmasken auf die durchschnittliche Druckverteilung aller Versuchspersonen einer Bedingung (24 km/h, Gerade) angewendet. Regionen: 1 = Ferse; 2, 3 = lateraler und medialer Mittelfußbereich; 4, 8 = erster und zweiter Metatarsalbereich sowie lateraler Metatarsalbereich; 5 = Hallux; 6 = zweiter und dritter Zehenbereich; 7 = lateraler Zehenbereich.

gesohle mit Hilfe der Novel Win Software in verschiedene Regionen eingeteilt. In der Literatur existieren unterschiedliche spezifische Einteilungen, die prinzipiell von der zu untersuchenden Bewegung und dem Untersuchungsziel des Autors abhängen. Für Ganguntersuchungen sind z. B. die Einteilungen des Fußes in 10 Regionen (Cavanagh et al. 1987) geläufig.

Hier wurde der Fuß in acht verschiedene Regionen eingeteilt. Das Vorgehen dabei war folgendes: Zuerst wurde ein „allgemeiner" Fußabdruck aus den Schritten aller Versuchspersonen unter einer Bedingung erstellt. Dieser Fußabdruck diente als Vorlage für die in Abb. 5 dargestellten Druckverteilungsmasken.

Die beiden linken Abbildungen zeigen die „Rohmasken" (linker und rechter Fuß), die in den beiden rechten Abbildungen mit einem „durchschnittlichen" Fußabdruck aller Versuchspersonen einer Bedingung überlagert wurden. Prinzipiell wurde der Fuß in die Regionen Ferse (Nr. 1 - 30% der Fußlänge), Mittelfuß (30%) und Vorfuß (40%) eingeteilt. Der Mittelfußbereich wurde weiter in medial (Nr. 3 - Breite 63%) und lateral (Nr. 2 - Breite 37%), der Vorfußbereich in mediale (Nr. 4 - Länge 20%, Breite 50%), laterale Metatarsalregion (Nr. 8 - Breite 50%), Hallux (Nr. 5 - Länge 20%, Breite 30%), zweiter und dritter Zehenbereich (Nr. 6 - Länge 20%, Breite 30%) und lateraler Zehenbereich (Nr. 7 - Breite 40%) unterteilt. Die so erstellte Maske wurde nun auf „Paßform" für jeden einzelnen Schritt aller Versuchspersonen überprüft. Das Ergebnis war zufriedenstellend und die Maske wurde zur weiteren statistischen Auswertung verwendet.

Mit Hilfe der unterschiedlichen Softwareprogramme zum System war es möglich, jeweils unterschiedliche Schwerpunkte der Druckverteilung zu beleuchten. Hier interessierten die Bodenkontaktzeiten, der Spitzendruck, die Kontaktfläche, der relative Impuls sowie der Kraft/Zeit-Verlauf, der durch Aufsummieren der Drücke aller Sensoren berechnet werden kann (Normalenkraft). Zur statistischen Analyse der Daten wurde der Wilcoxon-Test für Paardifferenzen verwendet.

Ergebnisse

Einzel- und Doppelstützphasen

Der Schrittzyklus beim Inline Skating ist identisch mit dem Schrittzyklus beim Gehen. Ein voller Zyklus beginnt (nach Konvention) mit dem Fersenkontakt eines Fußes und dauert bis zum nächsten Fersenkontakt desselben. Jedes Bein durchläuft dabei eine Bodenkontakt- und eine Schwunghase. Die Bodenkontaktphase gliedert sich beim Inline Skating in die Phasen der „Gewichtsaufnahme", die „Gleitphase" und die „Abstoßphase". Wie beim Gehen gibt es eine Phase, in der beide Füße gleichzeitig (Doppelstützphase) bzw. nur ein Bein (Einzelstützphase) Bodenkontakt hat. Die Doppelstützphase findet jeweils zu Anfang und am Ende der Bodenkontaktphase statt. Ein voller Zyklus beinhaltet zwei Einzel- und zwei Doppelstützphasen. Abb. 6 zeigt schematisch den Schrittzyklus beim Inline Skating auf.

Tabelle 2 zeigt die durchschnittlichen Zeiten für die gesamte Bodenkontakt- und die Doppelstützphasen. Beim Wechsel der Geschwindigkeit von 18 km/h auf 24 km/h reduzieren sich die Zeiten signifikant (p<0,01). Das Verhältnis von Bodenkontaktphase zu Doppelstützphase beträgt bei beiden Geschwindigkeiten 21 bzw. 22%.

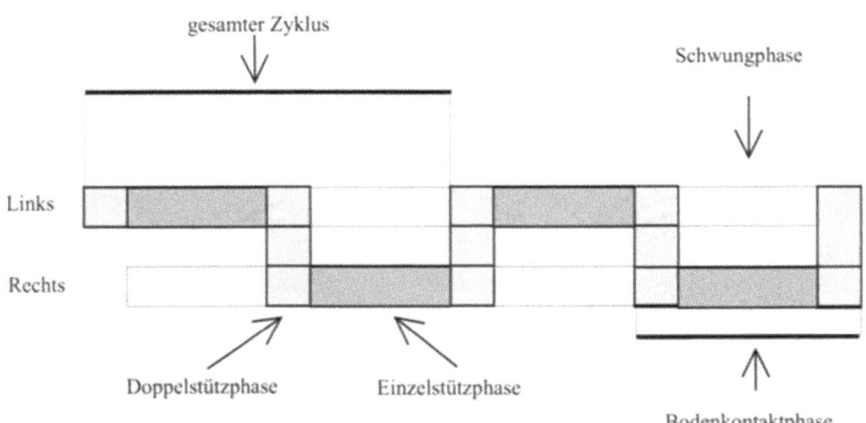

Abb. 6. Schematische Abb. des Schrittzyklus beim Inline Skating.

Tabelle 2. Durchschnittliche Zeiten der Bodenkontakt- und Doppelstützphase beim Inline Skating mit 18 km/h und 24 km/h (** = p < 0,01)

	Bodenkontaktphase (ms)	Doppelstützphase (ms)	Verhältnis
18 km/h	990±105	203±34	21%
24 km/h	784±98**	174±41**	22%

Kraft-Zeit-Kurven

Abb. 7 zeigt die gemittelten Kraft-Zeit-Kurven aller Versuchspersonen bei 18 km/h und 24 km/h. Die Mittelung der Kurven war ohne Normalisierung auf Körpergewicht nur aufgrund der Tatsache möglich, daß der Variationskoeffizient beim Körpergewicht nur 6% beträgt. Die dicke Linie stellt den Mittelwert dar, die beiden dünnen Linien geben die Standardabweichung an. Beide Kurven weisen einen doppelten Gipfel auf. Das erste Maximum befindet sich im Durchschnitt bei 19±2% der Bodenkontaktphase, das zweite Maximum bei 76±3%. Zwischen den beiden Maxima befindet sich bei etwa 50±6% ein Minimum.

Der statistische Vergleich der Extremwerte zwischen den Geschwindigkeiten zeigt keine signifikanten Unterschiede der ersten Maxima und der Minima aber eine signifikante Erhöhung des zweiten Maximums beim Anstieg der Geschwindigkeit (p<0,05). Auf den Bewegungsablauf beim Inline Skating bezogen stellt das erste Maximum die Phase der Gewichtsaufnahme dar (vgl. de-Koning et al. 1987). Das relative Minimum ergibt sich durch die Gewichtsverlagerung vom gleitenden Bein auf das aufsetzende Bein. Das zweite Maximum ergibt sich aus dem Abstoß.

Druckverteilungsgebirge

Abb. 8 zeigt anhand eines Beispiels mit Hilfe sogenannter Druckgebirge den zeitlichen Verlauf einer Bodenkontaktphase (linker Fuß) beim Inline Skating

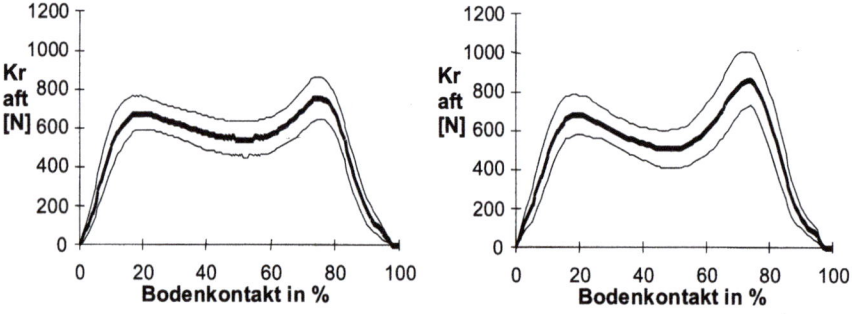

Abb. 7. Gemittelte Kraft-Zeit-Kurven aller Versuchspersonen bei der Geschwindigkeit von 18 km/h (*links*) bzw. 24 km/h (*rechts*).

Der Einsatz einer flexiblen Druckverteilungseinlegesohle 271

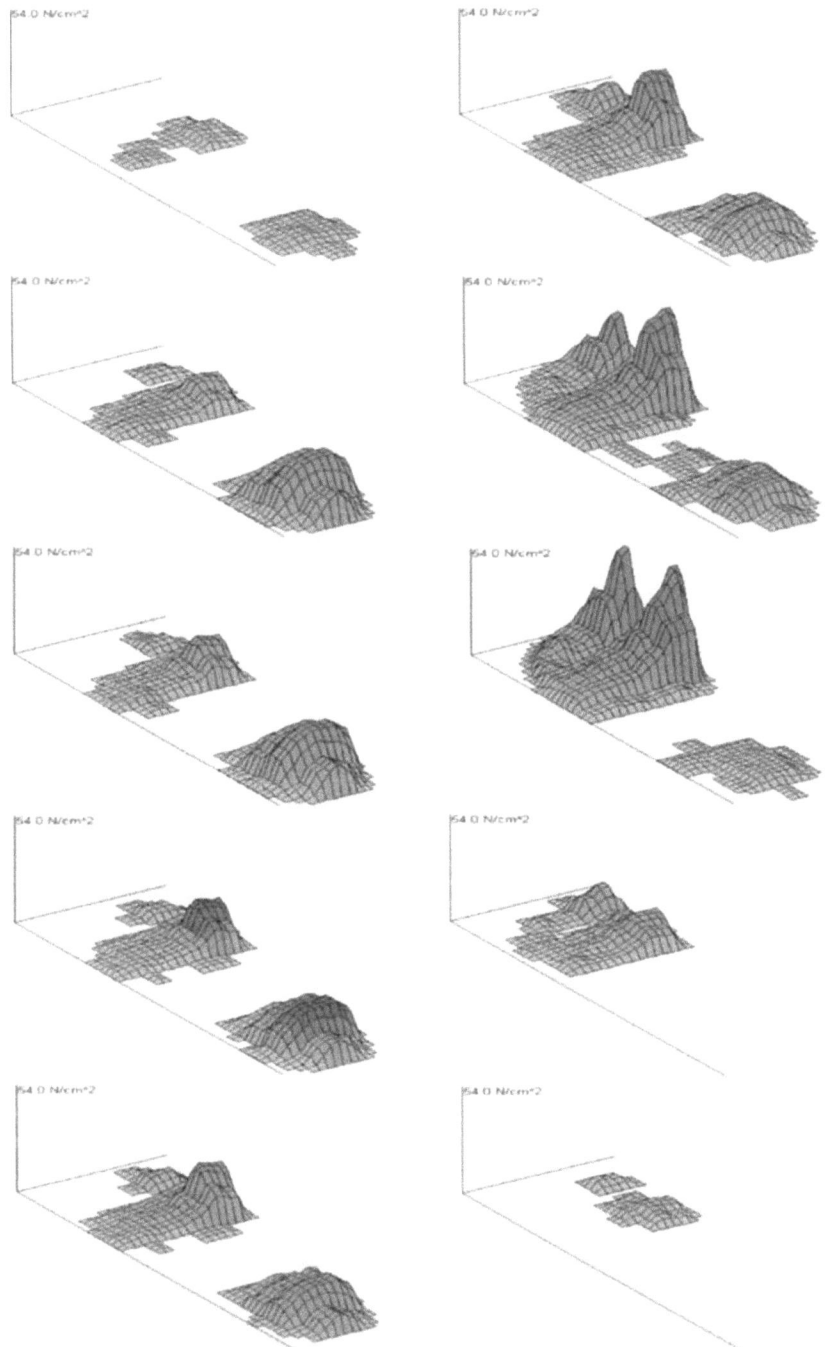

Abb. 8. Zeitlicher Ablauf der Druckverteilung in der Bodenkontaktphase beim Inline Skating (24 km/h; linker Fuß), dargestellt anhand eines Beispiels. Die Abbildungen sind von links oben spaltenweise zu lesen.

mit der Geschwindigkeit von 24 km/h. Nach 20 ms haben sowohl die Ferse als auch der Vorfuß Bodenkontakt. Im weiteren Verlauf (120 ms und 220 ms) steigen die Drücke an (unter der Ferse etwas stärker). Nach 320 ms verlagert sich der Druck von der Ferse langsam zum Vorfuß (hauptsächlich Kopf des ersten Metatarsus). Ab 520 ms wird auch der Hallux verstärkt belastet. Um 720 ms werden sowohl unter dem Hallux als auch unter dem ersten Metatarsalkopf die höchsten Drücke registriert (Push-off). Der Druck ist dabei unter dem Hallux etwas höher. Danach verliert die Ferse den Bodenkontakt und die Drücke unter dem Vorfuß fallen relativ schnell wieder ab, bis auch der Vorfuß den Bodenkontakt verliert (Anfang Schwungphase).

Aus diesen Abbildungen ist zu erkennen, daß hauptsächlich drei anatomische Strukturen verstärkten Drücken ausgesetzt sind: Ferse, Metatarsalkopf I und Hallux. Auch läßt sich hier ebenfalls der Bewegungsablauf relativ gut nachvollziehen: Nach dem Fußaufsatz findet die statische Gleitphase statt, in der gegen Ende das Gewicht von der Ferse auf den Vorfuß verlagert wird. Der Skate wird nun langsam nach außen geführt, die Drücke unter dem ersten Metatarsalkopf und Hallux steigen an, und schließlich findet der Push-off statt. Danach fallen die Drücke ab und die Schwungphase wird eingeleitet.

Spitzendrücke

Abb. 9 und Tabelle 3 zeigen die auftretenden Spitzendrücke in den acht definierten Regionen.

Bei beiden Geschwindigkeiten sind die Drücke unter der Ferse, dem ersten Metatarsalkopf und dem Hallux am höchsten. In den Regionen unter den Zehen 2 bis 5 und dem lateralen Metatarsalbereich herrschen vergleichbare Drücke. Im Mittelfußbereich sind die Drücke medial höher als lateral. Beim Wechsel der Geschwindigkeit von 18 km/h auf 24 km/h erhöhen sich die Drücke in allen Regionen signifikant, mit Ausnahme der Ferse, dem Metatarsus I und dem Hallux.

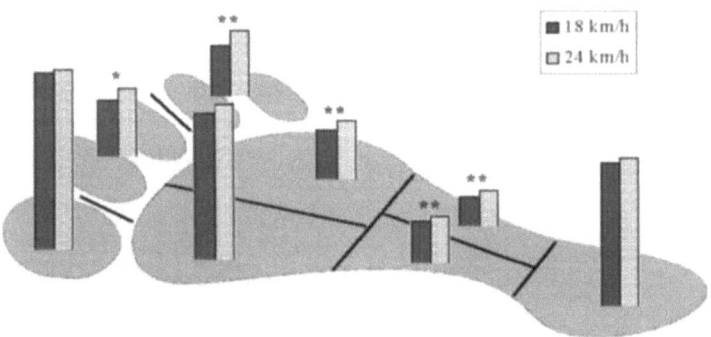

Abb. 9. Spitzendrücke und deren Veränderung bei zunhemender Geschwindigkeit (*= p < 0,05; **= p < 0,01).

Tabelle 3. Spitzendrücke der einzelnen Regionen während eines Schrittes und deren Veränderung bei zunehmender Geschwindigkeit (*=p < 0,05; **=p < 0,01)

N/cm²	Ferse	lateraler Mittelfuß	medialer Mittelfuß	Metatarsalkopf 1 und 2	Hallux	Zehe 2 und 3	Zehe 4 und 5	Metatarsalköpfe 3, 4 und 5
18 km/h	25,8 (7,1)	5,6 (1,4)	7,7 (2,2)	26,5 (7,7)	31,9 (7,9)	10,5 (3,6)	9,2 (3,7)	8,9 (2,9)
24 km/h	26,5 (8,4)	6,5** (1,4)	8,6** (2,3)	28,1 (10,2)	32,4 (8,6)	12,5* (3,9)	12** (5,1)	10,7** (3,7)

Tabelle 4. Kontaktflächen der einzelnen Regionen beim Inline Skating (*=p < 0,05; **=p < 0,01)

cm²	Ferse	lateraler Mittelfuß	medialer Mittelfuß	Metatarsalkopf 1 und 2	Hallux	Zehe 2 und 3	Zehe 4 und 5	Metatarsalköpfe 3, 4 und 5
18 km/h	45,5 (1,6)	18,2 (6,8)	17,9 (7,2)	20,9 (1,2)	10,8 (1,2)	7,2 (1,6)	7,3 (1,8)	16,2 (4,3)
24 km/h	45,6 (1,6)	20,6** (5,8)	19,7* (6,4)	20,9 (1,3)	10,8 (1,3)	7,5* (1,6)	7,6 (1,7)	17,1* (3,4)

Kontaktfläche

Tabelle 4 zeigt die durchschnittliche plantare Kontaktfläche. In den Regionen Mittelfuß, Zehen 2 und 3 sowie den lateralen Metatarsal köpfen nimmt die Kontaktfläche mit Erhöhung der Geschwindigkeit, signifikant zu. Die maximale Zunahme ist in der Regione „lateraler Mittelfuß" zu finden und beträgt 2,4 cm². Am wenigsten verändert sich die Fläche in den Regionen mit den höchsten Spitzendrücken (Ferse, Metatarsalkopf 1 und 2, Hallux).

Relativer Impuls

Um herauszufinden, ob sich zwischen den Geschwindigkeiten die Belastungsverhältnisse in der Bodenkontaktphase verändern, wurde der relative Impuls (%) gebildet. Abb. 10 zeigt die prozentualen Veränderungen des relativen Impulses beim Erhöhen der Geschwindigkeit von 18 km/h auf 24 km/h in den verschiedenen Regionen.

Es zeigen sich zwar geringe Unterschiede, die zum Teil auch signifikant sind, die aber wegen ihrer geringen Größe von max. 1,5% sicher keine Relevanz haben.

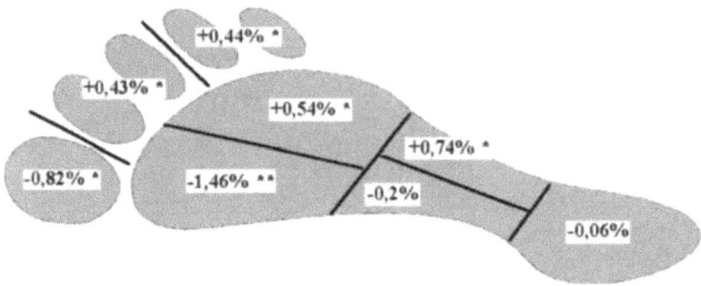

Abb. 10. Prozentuale Veränderungen des relativen Impulses beim Wechsel der Geschwindigkeit von 18 auf 24 km/h (* = p < 0,05; ** = p < 0,01).

Diskussion

Die Betrachtung der Kontaktzeiten zeigt, daß mit steigender Geschwindigkeit sowohl die Bodenkontaktzeiten als auch die Zeiten für die Doppelstützphasen signifikant abnehmen. Das Verhältnis von Doppelstützphase zu Bodenkontaktphase bleibt dabei relativ gleich. Die Kraft-Zeit-Kurven zeigen ähnliche Charakteristika bei beiden Geschwindigkeiten. Die geringen prozentualen Veränderungen des relativen Impuls deuten an, daß die Belastung unter dem Fuß in den unterschiedlichen Regionen bei beiden Geschwindigkeiten relativ dieselbe ist.

Diese Ergebnisse führen zu dem Schluß, daß (bzgl. dieser Parameter bis auf wenige Ausnahmen) ein Schritt beim Inline Skating mit der Geschwindigkeit von 24 km/h sich von einem Schritt mit 18 km/h nicht unterscheidet. Die einzigen Unterschiede sind die erhöhte Schrittfrequenz und der erhöhte Push-off. Diese beiden Faktoren scheinen hauptsächlich für die Geschwindigkeitsregulation verantwortlich zu sein (vgl. Eils/Kuppelwieser 1998). De-Koning et al. 1987 und de-Boer/Nilsen 1989 berichten, daß im Eisschnellauf die erhöhte Schrittfrequenz den dominierenden Faktor bei der Geschwindigkeitsregulation darstellt und sich die Eisschnelläufer nicht verstärkt abdrücken. Die unterschiedlichen Ergebnisse lassen sich folgendermaßen interpretieren: de-Boer/Nilsen und de-Koning et al. untersuchten Eisschnelläufer auf höchstem Niveau im Vergleich zu fortgeschrittenen Anfängern. Es ist vorstellbar, daß die Geschwindigkeitsregulation stark von der individuellen Technik abhängig ist und im Spitzenbereich hauptsächlich mit einer erhöhten Schrittfrequenz gearbeitet wird. Ebenfalls kann die Geschwindigkeit selbst der Grund für die Unterschiede sein. Für Freizeitskater liegen die Geschwindigkeiten von 18 km/h und 24 km/h im mittleren bis oberen Bereich, beim Eisschnellauf herrschen viel höhere Geschwindigkeiten, die nicht mehr durch einen verstärkten Abstoß erreicht werden können, sondern nur durch eine erhöhte Schrittfrequenz. Ein weiterer Erklärungspunkt wäre, daß sich der Eisschnellauf und das Inline Skating trotz offensichtlicher Ähnlichkeiten aufgrund des veränderten Reibungskoeffizienten der Oberfläche grundlegend unterscheiden. Klärung können in den genannten Fällen nur weitere Studien mit z. B. Inline Speed Skatern auf höchstem Niveau bringen.

Beim Inline Skating werden unter dem Fuß in allen Regionen hauptsächlich drei anatomische Strukturen erhöhten Drücken ausgesetzt. Das sind die Ferse, der Kopf des Metatarsus I (MI) und der Hallux. Im Mittelfußbereich treten ebenfalls auf der medialen Seite höhere Drücke als auf der lateralen Seite auf, so daß von einer hauptsächlichen Belastung medialer Strukturen des Fußes beim Inline Skating gesprochen werden kann.

Bei der Geschwindigkeitserhöhung von 18 km/h auf 24 km/h steigen die Spitzendrücke in allen Regionen an. Bis auf die Regionen mit den höchsten Spitzendrücken sind diese Unterschiede signifikant. Die Kontaktfläche nimmt ebenfalls in allen Regionen zu, d.h. der Fuß breitet sich aus bzw. flacht ab. In dem untersuchten Geschwindigkeitsrahmen wird die Gesamtbelastung hauptsächlich von den medialen knöchernen Strukturen aufgefangen, die bei der Geschwindigkeitserhöhung von 18 auf 24 km/h kaum zusätzlich belastet werden. Eine verstärkte Belastung der anderen Regionen resultiert aus der Abflachung des Fußes.

Die gemessenen durchschnittlichen Spitzendrücke beim Inline Skating sind mit denen beim Gehen vergleichbar (vgl. Schaff/ Cavanagh 1990; Hennig/Rosenbaum 1991; Rosenbaum et al. 1994) und liegen weit unter den Drücken, die beim Laufen erzeugt werden (vgl. Hennig 1993; Hennig/Milani 1994; Hennig/Milani 1995; Hennig et al. 1996). Die Belastung anatomischer Strukturen des Fußes und damit auch des gesamten Bewegungsapparates ist somit beim Inline Skating geringer als beim Laufen.

Um dieses Ergebnis in einem größeren Zusammenhang einzuordnen, müssen Ergebnisse weiterer Studien zum Inline Skating herangezogen werden:

Mit dem „impact" beim Inline Skating befaßten sich Heidjann 1997 und Mahar et al. 1997. Beide Studien konnten zeigen, daß der beim Inline Skating erzeugte Stoß geringer ist als beim Laufen und dadurch die Belastung des aktiven und passiven Bewegungssystems vermindert ist.

Die **physiologischen Anpassungserscheinungen** durch Inline Skating und der Vergleich mit anderen Sportarten wurden in der Literatur ebenfalls beschrieben (vgl. de-Boer et al 1987; Hoffman et al. 1992; Snyder et al. 1993; Melanson et al. 1996; Fedel et al. 1995; Wallick et al. 1995; Rundell 1996). Einheitliche Aussage aller Studien ist die Eignung des Inline Skatings zum Trainieren der aeroben Ausdauer bei Personen mit mittelmäßigen Trainingszustand. Es wird diskutiert, ob sehr gut ausdauertrainierte Personen einen entsprechenden Trainingsreiz durch das Inline Skating erhalten können. Studien, die zu dem Schluß kommen, daß nur durch ein Bergaufskaten oder schnelles Skating entsprechende Anpassungserscheinungen erreicht werden können, weisen in der Methodik bzgl. des benutzten Untergrundes beim Skating methodische Mängel auf (Hoffman et al 1992; Snyder et al. 1993). Es wurde ein Untergrund benutzt, der einen höheren Reibungskoeffizienten als normaler Asphalt besitzt. Es stellt sich die Frage, ob dadurch nicht der Bewegungsrhythmus der Skater gravierend verändert wurde, was andere physiologische Antworten zur Folge hatte. Studien, die auf normalem Asphalt oder vergleichbarem Bodenbelag durchgeführt wurden (vgl. de-Boer et al. 1987; Fedel et al. 1995; Wallick et al. 1995; Melanson et al. 1996) kommen zu dem

Schluß, daß sich das Inline Skating als adäquate Alternative zum Trainieren der aeroben Ausdauer auch bei gut trainierten Personen eignet.

Welche Muskeln beim Inline Skating aktiviert werden, untersuchte Stallkamp 1998. Mittels Elektromyographie untersuchte er die **Muskelaktivitäten** an den unteren Extremitäten. Es zeigte sich, daß hauptsächlich Gluteus maximus, Rectus femoris, Vastus medialis und Vastus lateralis an der Bewegung beteiligt sind.

Die Betrachtung von Studien, die sich mit **Verletzungen beim Inline Skating** befassen (vgl. Callé/Eaton 1993; Schieber et al. 1994; Weinberger/Selesnik 1994; Schieber/Branche-Dorsey 1995; Malanga/ Stuart 1995; Ellis et al. 1995; Cheng et al. 1995; Malanga/Smith 1996; Orenstein 1996; Mitts/Hennrikus 1996; Adams et al. 1996; Eingartner et al. 1997; Jerosch et al. 1997; Jaffe et al. 1997; Jerosch et al. 1998) führt zu dem Schluß, daß bei entsprechenden Vorsichtsmaßnahmen (das Tragen von Schutzausrüstung wie Handgelenks-, Ellenbogen- und Knieschoner und Helm; bei Anfängern Einführungskurse oder Bremsübungen) das Inline Skating keine erhöhte Verletzungsrate aufweist. Daß Inline Skating in den Medien häufig als gefährlicher Sport dargestellt wird, liegt u. a. an der Tatsache, daß sich die meisten Studien über Verletzungen beim Inline Skating auf Daten beziehen, die aus Notfallaufnahmen von Krankenhäusern stammen. Hier gehen vor allem Verletzungen schwerer Art in die Statistik ein. Als häufigste Verletzung wird die distale Radiusfraktur angegeben. Feldstudien hingegen berichten hauptsächlich von Weichteilverletzungen, wobei Frakturen nur eine untergeordnete Rolle spielen.

Zusammenfassend läßt sich sagen, daß beim Tragen entsprechender Schutzausrüstung das Inline Skating keine erhöhte Verletzungsrate aufweist. Die physiologischen Anpassungserscheinungen sind ähnlich wie beim Laufen und die von außen auf den Organismus wirkenden Kräfte (Druck, „impact") geringer, wodurch das Potential für Überbelastungsschäden herabgesetzt wird. Vor diesem Hintergrund stellt sich das Inline Skating aus jetziger Sicht als eine echte Alternative zum Jogging dar.

In diesem Beitrag wurde versucht, den Gebrauch einer flexiblen Druckverteilungseinlegesohle anhand des Beispiels Inline Skating zu demonstrieren. Wie bei kaum einem anderen Meßsystem sind verschiedenste, breit gefächerte Ergebnisse zu erhalten. Unter anderen können z.B. Aussagen über Bodenkontaktzeiten, Spitzendrücke und Impulse unter bestimmten Fußregionen und die Gesamtkraft in Normalenrichtung gemacht werden. Besonders bei einer neuen, wenig untersuchten Sportart, können so wertvolle Hinweise für die Belastung des Organismus sowie für das Verständnis der Bewegung erhalten werden. Auch sind durch die Ergebnisse neue Fragen aufgetaucht, die nur in weiteren Untersuchungen beantwortet werden können. Z.B. stellt sich das Inline Skating im Vergleich zum Jogging aus jetziger Sicht als belastungsreduzierende Alternative dar. Allerdings gibt es Aspekte, wie z.B. die in den Körper eingeleitete Vibration, deren Auswirkung auf das Bewegungssystem noch nicht untersucht wurden. Ebenso ist unbekannt, wie sich die in den Fuß eingeleitete Kraft und die erzeugten Momente durch die skatingspezifische Bewegung auf Knie und Hüfte auswirken.

Abschließend ist zu sagen, daß weiterhin akuter Forschungsbedarf in der Sportart Inline Skating besteht, und die Ergebnisse der Druckverteilungsanalyse wertvolle Informationen für ein umfassenderes Verständnis dieser Sportart geliefert haben.

Firmenadressen

- novel$_{gmbh.}$ Medizintechnik und elektronische Spezialgeräte. Ismaninger Straße 51, D-81675 München.
- Nike, Inc. One Bowerman Drive, Beaverton, OR, 97005, U.S.A.

Literatur

Adams, S.L. / Wyte, C.D. / Paradise, M.S. / DelCastillo, J. (1996). A prospective study of in line skating: observational series and survey of active in line skaters: injuries, protective equipment, and training. Academic Emergency Medicine, 3 (4), 304-311.

Alexander, I.J. / Chao, E.Y. / Johnson, K.A. (1990). The assessment of dynamic foot-to-ground contact forces and plantar pressure distribution: a review of the evolution of current techniques and clinical applications. Foot-Ankle, 11 (3), 152-167.

Callé, S.C. (1994). In-line skating injuries, 1987 through 1992. Am. J. Public. Health, 84 (4), 675.

Callé, S.C. / Eaton, R.G. (1993). Wheels-in-line roller skating injuries. J. Trauma, 35 (6), 946-951.

Cavanagh, P.R. / Rodgers, M.M. / Iiboshi, A. (1987). Pressure distribution under symptom-free feet during barefoot standing. Foot-Ankle, 7 (5), 262-276.

Cheng, S.L. / Rajaratnam, K. / Raskin, K.B. / Hu, R.W. / Axelrod, T.S. (1995). "Splint-top" fracture of the forearm: a description of an in-line skating injury associated with the use of protective wrist splints.. J. Trauma, 39 (6), 1194-1197.

Clement, D.B. / Taunton, J.E. / Smart, G.W. / McNicol, K.L. (1981). A survey of overuse running injuries. The Physician and Sportsmedicine, 9 (5), 47-58.

Cobb, J. / Claremont, D.J. (1995). Transducers for foot pressure measurement: survey of recent developments. Medical & Biological Engineering & Computing, 33, 525-532.

de-Boer, R.W. / Vos, E. / Hutter, W. / de-Groot, G. / van-Ingen-Schenau, G.J. (1987). Physiological and biomechanical comparison of roller skating and speed skating on ice. Eur. J. Appl. Physiol., 56 (5), 562-569.

de-Boer, R.W. / Nilsen, K.L. (1989). Work per stroke and stroke frequency regulation in Olympic speed skating. International Journal of Sport Biomechanics, 5 (2), 135-150.

de-Koning, J.J. / de-Boer, R.W. / de-Groot, G. / van-Ingen-Schenau, G.J. (1987). Push-off force in speed skating. International Journal of Sport Biomechanics, 3 (2), 103-109.

Eils, E. / Kupelwieser, C. (1998). Pressure distribution in inline skating straights with different speeds. In: Riehle, H.J.; Vieten, M.M. (Ed): Proceedings II of the XVI International Symposium on Biomechanics in Sports, 157-160, Universitätsverlag: Konstanz.

Eingartner, C. / Jockheck, M. / Krackhardt, T. / Weise, K. (1997). Verletzungen beim Inline-Skating. Sportverletzung Sportschaden, 11, 48-51.

Ellis, J.A. / Kierulf, J.C. / Klassen, T.P. (1995). Injuries associated with in-line skating from the Canadian hospitals injury reporting and prevention program database. Can. J. Public. Health, 86 (2), 133-136.

Fedel, F.J. / Keteyian, S.J. / Brawner, C.A. / Marks, C.R. / Hakim, M.J. / Kataoka, T. (1995). Cardiorespiratory responses during exercise in competitive in-line skaters. Medicine and Science in Sports and Exercise, 27 (5), 682-687.

Heidjann, J. (1997). Verletzungsinzidenz, Prophylaxe und Belastung beim Inline-Skating. Sportmedizinische und biomechanische Analyse. Westfälischen Wilhelms-Universität Münster, Dissertation.

Hennig, E. (1993). Biomechanische Testkriterien für Sportschuhe. Sportverletzung, Sportschaden, 7, 191-195.

Hennig, E. M. / Milani, T. L. (1993). The tripod support of the foot. An analysis of pressure distribution under static and dynamic loading. Z-Orthop-Ihre-Grenzgeb, 131 (3), 279-284.

Hennig, E. M. / Rosenbaum, D. (1991). Pressure distribution patterns under the feet of children in comparison with adults. Foot-Ankle, 11 (5), 306-311.

Hennig, E. M. / Milani, T. (1994). Pressure distribution analyses in sport shoes. Med. Orth. Tech., 114, 22-25.

Hennig, E. M. / Milani, T. (1995). In-Shoe pressure distribution for running in various types of footwear. Journal of Applied Biomechanics, 11, 299-310.

Hennig, E. M. / Valiant, G. A. / Liu, Q. (1996). Biomechanical variables and the perception of cushioning for running in various types of footwear. Journal of Applied Biomechanics, 12, 143-150.

Hoffman, M. D. / Jones, G. M. / Bota, B. / Mandli, M. / Clifford, P S. (1992). In-line skating: physiological responses and comparison with roller skiing. International Journal of Sports Medicine, 13 (2), 137-144.

Hughes, J. / Clark, P. / Linge, K. / Klenerman, L. (1993). A comparison of two studies of the pressure distribution under the feet of normal subjects using different equipment. Foot-Ankle, 14 (9), 514-519.

Hughes, J. / Pratt, L. / Linge, K. / Clark, P. / Klenerman, L. (1991). Reliability of pressure measurements: The EMED F System. Clin. Biomech., 6, 14-18.

Jaffe, M. S. / Dijkers, M. P. / Zametis, M. (1997). A population-based survey of in-line skaters' injuries and skating practices. Archives of Physical Medicine and Rehabilitation, 78 (12), 1352-1357.

James, S. L. / Bates, B. T. / Osternig, L. R. (1978). Injuries to runners. The American Journal of Sports Medicine, 6 (2), 40-50.

Jerosch, J. / Heidjann, J. / Thorwesten, L. / Linnenbecker, S. (1997). Inline-Skating – typische Verletzungen und Prophylaxe. Sportverletzung Sportschaden, 11, 43-47.

Jerosch, J. / Heidjann, J. / Thorwesten, L. / Lepsien, U. (1998). Injury pattern and acceptance of passive and active injury prohylaxis for inline skating. Knee Surg, Sports Traumatol, Arthrosc, 6, 44-49.

Krissoff, W. B. / Ferris, W. D. (1979). Runners injuries. The Physician and Sportsmedicine, 7 (12), 55-64.

Mahar, A. T. / Derrick, T. R. / Hamill, J. / Caldwell, G. E. (1997). Impact shock and attenuation during in-line skating. Medicine and Science in Sports and Exercise, 29 (8), 1069-1075.

Malanga, G. A. / Stuart, M. J. (1995). In-line skating injuries. Mayo. Clin. Proc, 70 (8), 752-754.

Malanga, G. A. / Smith, J. M. (1996). Lower extremity injuries in in line skaters: a report of two cases. Journal of Sports Medicine and Physical Fitness, 36 (2), 139-142.

McKenzie, D. C. / Clement, D. B. / Taunton, J. E. (1985). Running shoes, ortotics, and injuries. Sports Medicine, 2, 334-347.

McPoil, T. G. / Cornwall, M. W. / Yamada, W. (1995). A comparison of two in-shoe plantar pressure measurement systems. The Lower Extremity, 2 (2), 95-103.

Melanson, E. L. / Freedson, P. S. / Webb, R. / Jungbluth, S. / Kozlowski, N. (1996). Exercise responses to running and in line skating at self selected paces. Medicine and Science in Sports and Exercise, 28 (2), 247-250.

Mitts, K. G. / Hennrikus, W. L. (1996). In line skating fractures in children. Journal of Pediatric Orthopaedics, 16 (5), 640-643.

Orenstein, J. B. (1996). Injuries and small-wheel skates. Ann. Emerg. Med, 27 (2), 204-209.

Rosenbaum, D. / Hautmann, S. / Gold, M. / Claes, L. (1994). Effects of walking speed on plantar pressure patterns and hintfoot angular motion. Gait & Posture, 2 (3), 191-197.

Rundell, K. W. (1996). Compromised oxygen uptake in speed skaters during treadmill in line skating. Medicine and Science in Sports and Exercise, 28 (1), 120-127.

Schaff, P. (1994). Average ground reaction pressures in various areas of the foot of diabetic patients. Med. Orth. Tech., 114, 30–37.

Schaff, P S. / Cavanagh, P. R. (1990). Shoes for the insensitive foot: the effect of a „rocker bottom" shoe modification on plantar pressure distribution. Foot-Ankle, 11 (3), 129–140.

Schieber, R. A. / Branche-Dorsey, C. M. (1995). In-line skating injuries. Epidemiology and recommendations for prevention. Sports Medicine, 19 (6), 427–432.

Schieber, R. A. / Branche-Dorsey, C. M. / Ryan, G. W. (1994). Comparison of in-line skating injuries with rollerskating and skateboarding injuries. JAMA, 271 (23), 1856–1858.

Snyder, A. C. / O'Hagan, K. P. / Clifford, P. S. / Hoffman, M. D. / Foster, C. (1993). Exercise responses to in-line skating: comparisons to running and cycling. International Journal of Sports Medicine, 14 (1), 38–42.

Stallkamp, F. (1998). Dreidimensionale Bewegungsanalyse und elektromyographische Untersuchung beim Inline-Skating unter Berücksichtigung eines Weichschalen- und eines Hartschalenschuhs. Westfälischen Wilhelms-Universität Münster, Dissertation.

Wallick, M. E. / Porcari, J. P. / Wallick, S. B. / Berg, K. M. / Brice, G. A. / Arimond, G. R. (1995). Physiological responses to in-line skating compared to treadmill running. Medicine and Science in Sports and Exercise, 27 (2), 242–248.

Weinberger, D. G. / Selesnick, S. H. (1994). Roller blade falls – a new cause of temporal bone fractures: case reports. J. Trauma, 37 (3), 500–503.

Einsatz der EMG-Telemetrie am Beispiel einer Inline-Skate-Untersuchung – Ein Vergleich zwischen Weichschalen- und Hartschalenschuh

F. Stallkamp

Einleitung

Ziel der Untersuchung war es, der extrem schnell wachsenden Trendsportart Inline-Skating aus sportmedizinischer Sicht näher zu kommen. Die Analyse der veröffentlichten Literatur verdeutlicht, daß sich die sportartspezifische Erforschung des Inline-Skatings in bezug auf den Bewegungsablauf und das Sportgerät, den Inline-Skateschuh, erst am Anfang befindet. Die Erforschung steht in einem deutlichen Mißverhältnis zur wachsenden Verbreitung und der Bedeutung des Inline-Skatings für das Freizeitverhalten der Kinder, Jugendlichen und Erwachsenen.

Für den Inline-Skater bietet sich bei der Wahl seines Sportgeräts, dem Inline-Skateschuh, eine schier unübersehbare Anzahl an Modellen an. Eine Vielzahl von Herstellern aus der Schlittschuh-, der Ski- oder der Sportschuhbranche konkurrieren mit immer neuen Modellen aller Preisklassen um das profitable Geschäft mit den Inline-Skateschuhen. Der potentielle Käufer hat es schwer den für ihn optimalen Schuh aus dem Angebot herauszufinden. Der Vergleich mit dem Joggen zeigt aber, daß es mit der richtigen Größe alleine nicht getan ist. Zu unterschiedlich sind die individuellen Laufstile und eventuelle Fehlstellungen der unteren Extremitäten.

Sportwissenschaftliche Hilfestellungen für die Konstruktion von Inline-Skateschuhen und Hilfen für die spätere Auswahl des individuell richtigen Inline-Skateschuhs gibt es momentan nur wenige. Doch nur die genaue Kenntnis des Bewegungsablaufs und das geeignete Sportgerät hilft, die Überbeanspruchung des Bewegungsapparates infolge falscher Belastung zu vermeiden.

Die hier dargestellten Ergebnisse sind Teil einer umfassenden kinematischen und elektromyographischen Untersuchung des Skateschritts während des Inline-Skatings. Die Zielstellung der Untersuchung war es, einen möglichen Einfluß eines Weichschalen- und eines Hartschalenschuhs sowie einer Geschwindigkeitserhöhung auf den Bewegungsablauf und die Muskelaktivität während des Inline-Skatings im Freizeit- und Fitneßbereich nachzuweisen (Stallkamp, 1998).

Die raumgreifende Bewegung des Inline-Skatings bedingt zur Registrierung der Muskelaktivität den Einsatz einer EMG-Telemetrie Anlage. Hierdurch wird ein ungestörter Bewegungsablauf während des Inline-Skatings ermöglicht. Die konventionelle Datenübertragung mit Hilfe eines Verbindungskabels zwischen dem Probanden und den Geräten zur Speicherung der registrierten Daten würde zu einer räumlichen Einschränkung der Skatebewegung führen. Gleichzeitig kann es durch das Hinterherziehen des Kabels zu einer Beeinflussung des Bewegungsablaufs der einzelnen Probanden kommen.

Methoden und Material

Untersuchungsdesign

Die Untersuchung fand im Februar und März 1997 am Fachbereich 20, Sportwissenschaft der Westfälischen Wilhelms-Universität Münster, statt. Die Messungen wurden in einem Hörsaal (17 × 7m) des Fachbereichs durchgeführt. Damit konnten die äußeren Bedingungen für den gesamten Verlauf der Untersuchung als konstant angenommen werden.

Als Untersuchungskriterien wurden vier Parameter festgelegt: zwei Geschwindigkeiten aus dem Freizeit- und Fitneßbereich (v = 2,5 m/s; v = 4,0 m/s) und zwei unterschiedliche Inline-Skateschuhtypen, einen Weichschalen- und einen Hartschalenschuh. Daraus ergaben sich vier Versuchsbedingungen. Registriert wurden für jede Versuchsbedingung fünf Skateschritte beim Geradeausfahren.

Probanden

Elf gesunde, männliche Inline-Skater im Alter von 23 bis 31 Jahren wurden aus einer Gruppe von Probanden ausgewählt. Keiner der Probanden hatte in einem Zeitraum von einem halben Jahr vor der Untersuchung eine Verletzung an den unteren Extremitäten. Die anthropometrischen Daten der Probanden sind in der Tabelle 1 zusammengefaßt.

Untersuchte Muskeln

Die Auswahl der einzelnen Muskelgruppen erfolgte unter zwei Gesichtspunkten. Auf der einen Seite kamen nur oberflächlich ableitbare Muskeln in Frage und auf der anderen Seite mußten die Muskeln ein möglichst umfassendes Bild der Muskelaktivitäten des Beins während des Skateschritts liefern. Aus den anatomischen und funktionellen Aspekten erfolgte die Auswahl folgender neun Muskeln:
- musculus glutaeus maximus (GLM)
- musculus rectus femoris (RF)
- musculus biceps femoris (BF)
- musculus semitendinosus (SE)
- musculus vastus medialis (VM)
- musculus gastrocnemius lateralis (GL)
- musculus gastrocnemius medialis (GM)
- musculus tibialis anterior (TA)
- musculus soleus (SO)

Tabelle 1. Daten der Probanden

Probanden Nr.	Alter (Jahren)	Größe (cm)	Gewicht (kg)
1	31	192	85
2	29	181	81
3	29	182	78
3	29	191	92
4	28	180	75
5	27	193	88
6	23	194	88
7	25	195	92
8	28	191	85
9	28	187	81
10	28	181	87
11	27	191	82
Spannweite	23–31	180–195	75–92
Mittelwert +/− Stabw.	27,6+/−1,9	188,3+/−5,5	84,5+/−5,1

Untersuchter Weichschalen- und Hartschalenschuh

Auch wenn die Vielzahl von Herstellern und Ersatzteilausrüstern die Modellpalette und die Variationsmöglichkeiten an Inline-Skates schier unübersichtlich werden läßt, zeichnet sich in jüngster Zeit im Fitneß- und Freizeitbereich eine klare Unterteilung der Modellpalette ab. Diese Unterteilung läßt sich am Oberbau bzw. an der Außenschale des Inline-Skateschuhs festmachen. Bis vor einiger Zeit bestand die Außenschale, ähnlich wie bei Skischuhen, fast durchgängig aus festen PU (Polyurethan) oder höherwertigen Materialien wie „Duralite" oder „Injection molded PU" (Hottenrot, 1998; Ladig, 1998). Diesen Hartschalenschuhen gegenüber steht die Entwicklung sogenannter Weichschalenschuhe oder auch „Soft-Skates". Bei diesem Schuhtyp besteht die Außenschale meistens aus ballistischem Nylongewebe und/oder Leder, wobei das weiche Oberbaumaterial an den stark beanspruchten Bereichen des Schafts und des Fersenbereichs durch eine Außenmanschette aus Kunststoff verstärkt ist. Diese Stützmanschetten sind entweder von außen angebracht oder, wie in der neuesten Generation von Weichschalenschuhen, von außen unsichtbar in den weichen Schaft integriert (K2, 1998; Ladig, 1998). Durch die Tatsache, daß sich der flexible Aufbau des Schuhs, ähnlich eines Basketballschuhs, an die anatomischen Formen des Fußes anpassen kann, wird bei den Weichschalenschuhen auf den Innenschuh verzichtet.

In der vorliegenden Untersuchung wurden aus der Vielzahl der Angebote zwei Modelle, ein Weichschalen- und ein Hartschalenschuh, ausgewählt, die in Deutschland große Verbreitung finden. Bei dem verwendeten Weichschalenschuh handelt es sich um ein Modell, welches mit einem Schnellschnürsystem, einer Schnalle am Schaft und einer Top-Schnalle ausgestattet ist. Die Top-Schnalle dient zur Fixierung des oberen Teils des Schuhschafts. Die hauptsächlich verarbeiteten Materialien dieses Schuhs sind Nylon, Fiberglas und Carbon. Bei dem Hartschalenschuh bestehen der Oberbau und die Zunge aus Polyurethan (PU). In dieser Außenschale steckt ein herausnehmbarer, flexibler Innenschuh. Das Schaftoberteil ist nach vorne beweglich gelagert. Die Schnürung besteht bei diesem Schuh aus einem Schnallenverschluß mit drei Schnallen (ähnlich einem Skischuh). Beide Schuhe der Größe 45 waren neu und kamen aus dem mittleren Preissegment (Preis: ca. 400 DM). Der Unterbau der Schuhe (Rahmen, Rollen, Kugellager) war in bezug auf die Laufeigenschaften als gleichwertig anzusehen. Während der gesamten Untersuchung traten vernachlässigbare Verschleißerscheinungen an den Rollen auf.

EMG-Meßapparatur und Telemetrieanlage

Die Aktivitäten der neun Beinmuskeln wurde mit Hilfe einer 16-Kanal PDM-Telemetrieanlage (Biomes 80) der Firma Glonner unter Verwendung von Oberflächenelektroden vom Typ Blue Sensor E-35-N der Firma Medicotest registriert. Die Registrierung der EMG-Signale erfolgte mit einer Meßfrequenz von 523 Hz.

Die verwendeten Oberflächenelektroden wurden nach der Präparierung der Haut in einem Abstand von 3 cm in Muskellängsrichtung auf den Muskelbauch geklebt. Zur Reduktion des elektrischen Widerstands zwischen der Haut und den Elektroden wurden zunächst die entsprechenden Hautstellen rasiert, mit Sandpaste abgerieben und mit Alkohol gereinigt, bevor die Elektroden aufgeklebt wurden (Basmajian, 1979; Herzog et al., 1994; Zipp, 1988). Indem die Haut in dieser Weise präpariert wurde, wurden abgestorbene Zellen und Fett von der Haut entfernt. Als Leitmedium zwischen Haut und Elektroden wurde eine auf Na-Cl-Basis aufbauende Leitpaste verwendet. Die Verwendung der Leitpaste diente zur Verringerung des Kontaktwiderstands zwischen der Haut und den Elektroden und zur Vermeidung eines direkten Kontakts der Elektroden mit der Haut. Hierdurch wurden Störungen durch geringe Verschiebungen der Elektroden weitgehend ausgeschaltet (Laurig, 1977). Die Kabel, die von den Elektroden zu den Vorverstärkern und von dort zum Sendegerät führten, waren zur Minimierung von Artefakten unter einer der Beinform angepaßten, eng anliegenden „Leggings" am Probanden fixiert. Die Muskelidentifizierung und die Plazierung der Elektroden an allen Probanden wurde von derselben Person, dem Versuchsleiter, durchgeführt.

Die Telemetrieanlage bestand aus drei einzelnen Vorverstärkern, einem Sendegerät, einer Empfangsstation inklusive Folgeverstärker und einer Filterbank. Die vier Vorverstärker waren direkt am rechten Unter- und Oberschenkel sowie an der Hüfte der Probanden befestigt. Die Sendeanlage inklusive der Sendeantenne befand sich in einem speziellen Trageschirr auf dem Rücken der Probanden. Durch diese Position der Sendeanlage konnte eine Einschränkung der Bewegungsfreiheit der Probanden ausgeschlossen werden.

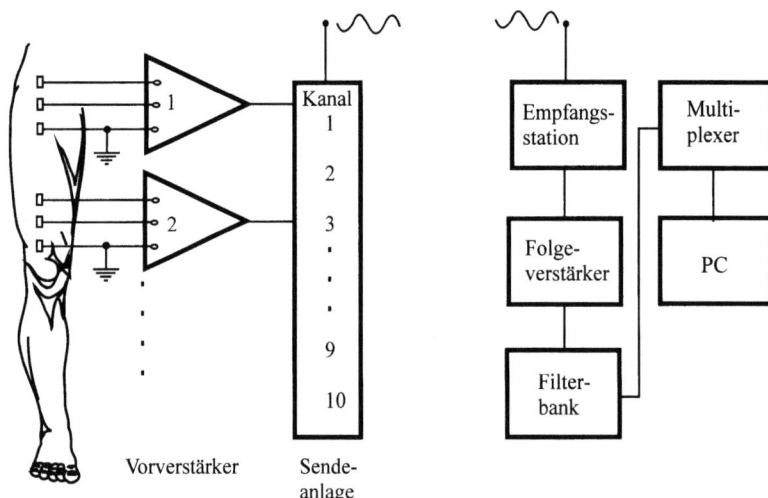

Abb. 1. Blockschaltbild zum Aufbau der EMG-Meßapparatur inklusive der Telemetrieanlage und den Speichereinheiten.

Die Filterung der EMG-Signale zur Reduzierung von Artefakten durch mögliche Kabelbewegungen, Störungen in der telemetrischen Übertragung oder 220 V-Netzstörungen erfolgte in der Filterbank mit einem Hochpaß von 52 Hz (Equi-Ripple-Charakteristik) und einem Tiefpaß von 250 Hz (Bessel-Charakteristik). Die sich hieraus ergebende Frequenzbandbreite von 52 bis 250 Hz deckte den Bereich des Frequenzspektrums ab, in dem die Skelettmuskulatur ihre maximale Leistungsdichte besitzt (Hof, 1984; Zipp, 1988).

Auswertung der EMG-Signale

Die Auswertung der EMG-Signale für einen quantitativen Vergleich der Muskelaktivität unter den vier verschiedenen Versuchsbedingungen erfolgte über einen 300 ms langen Zeitabschnitt. Analysiert wurden 300 ms vor dem Ende der Abdruckphase, welches sich aus der kinematischen Bewegungsanalyse für jede einzelne Messung eindeutig bestimmen ließ. Grundlage für diese Auswertung waren die gleichgerichteten und über 25 ms gemittelten EMG-Signale (de Koning et al., 1988; Hof, 1984)

Zwei Parameter dienten zur Quantifizierung der Muskelaktivität während dieser 300 ms (siehe Abb. 2):
1. das Maximum des Signals und
2. das Integral unter der EMG-Kurve (IEMG).

Solange das Maximum und das IEMG nicht als an der Sehne wirkende Kraft interpretiert werden, sondern als Aktivierungszustand der kontraktilen Elemente des Muskels, handelt sich um ein gängiges Mittel zur Beurteilung der Muskelaktivität. Da die Ableitbedingungen unter den verschiedenen Versuchsbedingungen nicht verändert wurden, handelt es sich bei den beiden

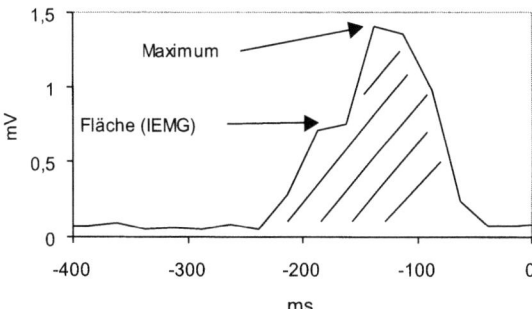

Abb. 2. Auswertungskriterien der EMG-Signale.

Parameter um eindeutige und innerhalb des Versuchszeitraums reproduzierbare Maßzahlen für die Muskelaktivität (Winter, 1990; Senner et al., 1995).

Die Maxima und das IEMG wurden aus jeder einzelnen EMG-Messung extrahiert und anschließend für jede Versuchsbedingung intra- und interindividuell gemittelt. Hieraus errechnete sich für jeden Muskel unter der jeweiligen Versuchsbedingung ein Mittelwert für das Maximum und das IEMG aus 55 Messungen (11 Probanden × 5 Wiederholungsmessungen).

Die Analyse der Daten in bezug auf statistisch signifikante Unterschiede wurde mit dem zweiseitigen Student-t-Test für verbundene Stichproben durchgeführt. Die notwendige Überprüfung der Normalverteilung, in diesem Fall der Differenzen der verbundenen Stichprobenpaare, geschah mit dem Ein-Stichproben-Kolmogorow-Smirnow-Test.

Ergebnisse

Vergleich der Muskelaktivität bei der Erhöhung der Geschwindigkeiten

Um die Steigerung der Muskelaktivität bei der Erhöhung der Geschwindigkeit von 2,5 m/s auf 4,0 m/s zu zeigen, wurde die prozentuale Darstellung gewählt. Diese relative Darstellung, welche aus den absoluten Differenzen der Parameter der Muskelaktivität zwischen den beiden Geschwindigkeiten berechnet wird, ergibt die Möglichkeit des direkten Vergleichs der Muskelaktivität der einzelnen Muskeln untereinander. Aufgrund der verschiedenen Einflußfaktoren wie z. B. dem elektrischen Widerstand an der Oberfläche am Ort der Elektrodenklebung auf die Größe der absoluten Spannungswerte ist ein direkter Vergleich der Spannungswerte zweier Muskeln nicht aussagekräftig.

Die relative Steigerung der Maxima und der IEMG im Weichschalenschuh bei der Erhöhung der Geschwindigkeit von 2,5 m/s auf 4,0 m/s ist in Abb. 3 dargestellt. Die Zunahme der Maxima und IEMG der Muskeln im Weichschalenschuh umfaßt eine große Bandbreite. Sie liegt zwischen 39% für das IEMG des m. gastrocnemius medialis und 273% für das Maximum des m. rectus femoris. Der m. glutaeus maximus, der m. rectus femoris und der m. vastus medialis zeigen für beide Auswertungskriterien eine Steigerung von weit

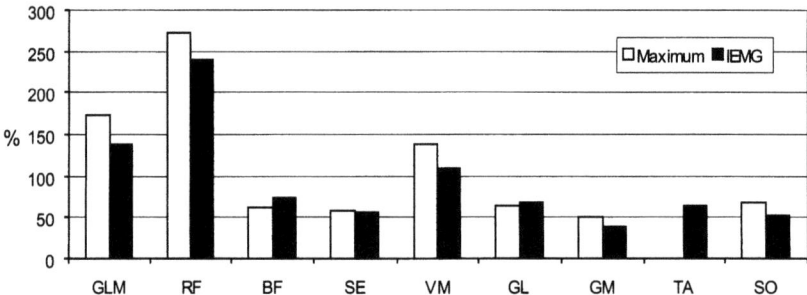

Abb. 3. Relative Steigerung der Maxima und der IEMG im Weichschalenschuh bei Erhöhung der Geschwindigkeit von 2,5 m/s auf 4,0 m/s. Die Muskelbezeichnungen wurden gem. Abschnitt „Untersuchte Muskeln" gekennzeichnet. Der m. tibialis anterior fällt aus der Betrachtung der Maxima heraus, da dieser Muskel in der Abdruckphase kein Maximum aufweist.

über 100%. So liegt die Steigerung des m. glutaeus maximus bei ca. 150%, des m. rectus femoris bei ca. 250% und des m. vastus medialis um ca. 130%. Im Gegensatz hierzu liegt die Zunahme der Muskelaktivität für die Anteile der ischiokruralen Muskulatur, die beiden Wadenmuskeln, den m. soleus und der m. tibialis anterior im Durchschnitt bei 50%.

Abb. 4 stellt die prozentuale Steigerung der Maxima und IEMG im Hartschalenschuh dar. Die Erhöhung der Geschwindigkeit führt bei diesem Inline-Skateschuhtyp zu einer Steigerung der Werte zwischen 25% für das IEMG des m. gastrocnemius medialis und 247% für das Maximum des m. rectus femoris. Entsprechend den Ergebnissen im Weichschalenschuh liegen die Werte des m. glutaeus maximus mit ca. 120%, des m. rectus femoris mit ca. 210% und des m. vastus medialis mit ca. 100% deutlich über den Werten der anderen sechs Muskeln. Die prozentuale Steigerung der Werte für die Anteile der ischiokruralen Muskulatur, den beiden Wadenmuskeln, dem m. soleus und dem m. tibialis anterior liegt identisch zu den Werten im Weichschalenschuh im Durchschnitt um 50%.

Die insgesamt etwas höheren Prozentwerte für den Weichschalenschuh gegenüber dem Hartschalenschuh haben ihre Ursache in den unterschiedlichen Absolutwerten der beiden Inline-Skateschuhtypen. Die Absolutwerte für die Maxima und die IEMG liegen im Weichschalenschuh größtenteils unter den Absolutwerten im Hartschalenschuh.

Vergleich der Muskelaktivität im Weichschalen- und Hartschalenschuh

Für die Auswertung der Maxima ergeben sich 16 Unterscheidungsmöglichkeiten. Diese errechnen sich aus den acht Muskeln multipliziert mit den zwei Geschwindigkeiten. Der m. tibialis anterior fällt aus der Betrachtung der Maxima heraus, da dieser Muskel in der Abdruckphase kein Maximum aufweist. Von den 16 Unterscheidungsmöglichkeiten zeigen die acht Muskeln im Hartschalenschuh in 14 Fällen (87%) ein höheres Maximum als im Weichschalenschuh (siehe Abb. 5). Für den m. glutaeus maximus und den m. vastus medi-

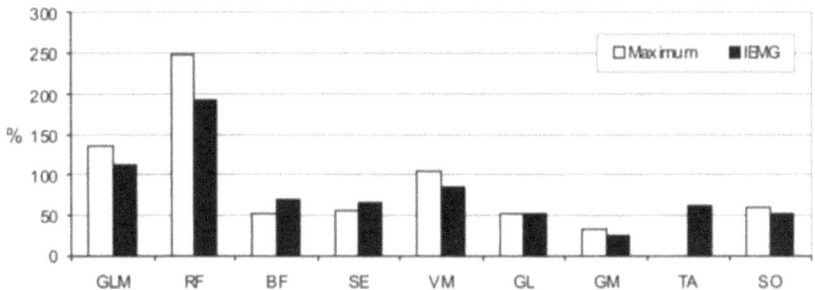

Abb. 4. Relative Steigerung der Maxima und der IEMG im Hartschalenschuh bei Erhöhung der Geschwindigkeit von 2,5 ms auf 4,0 m/s. Die Muskelbezeichnungen wurden gem. Abschnitt „Untersuchte Muskeln" gekennzeichnet. Der m. tibialis anterior fällt aus der Betrachtung der Maxima heraus, da dieser Muskel in der Abdruckphase kein Maximum aufweist.

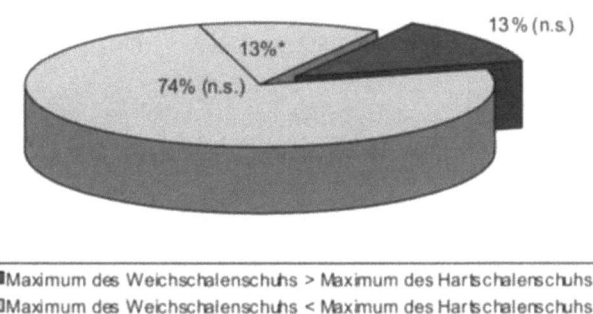

Abb. 5. Vergleich der Unterscheidungsmöglichkeiten der Maxima zwischen dem Weichschalen- und dem Hartschalenschuh.

alis lassen sich diese Unterschiede bei der Geschwindigkeit von 2,5 m/s signifikant absichern (13%). In zwei Fällen (13%) erreichen die Muskeln im Weichschalenschuh höhere Maxima als im Hartschalenschuh. Es handelt sich hierbei um den m. biceps femoris und m. gastrocnemius medialis, bei der Geschwindigkeit von 4,0 m/s.

Bezüglich des IEMG ergeben sich 18 Unterscheidungsmöglichkeiten. Bei 17 (94%) liegt das IEMG für die Muskeln im Weichschalenschuh unter dem IEMG der Muskeln im Hartschalenschuh (siehe Abb. 6). In fünf Fällen (28%) läßt sich dieser Unterschied signifikant nachweisen. Von diesen fünf Fällen zeigt der m. glutaeus maximus für das IEMG bei 2,5 m/s hoch und bei 4,0 m/s höchst signifikant geringere Werte im Weichschalenschuh als im Hartschalenschuh. Desweiteren sind im Weichschalenschuh das IEMG des m. rectus femoris, des m. vastus medialis und des m. gastrocnemius medialis bei 2,5 m/s signifikant unter dem IEMG im Hartschalenschuh (16%). In einem Fall (6%) ergibt das IEMG im Weichschalenschuh einen Wert über dem IEMG im Hartschalenschuh. Es handelt sich hierbei um den m. gastrocnemius medialis bei der Geschwindigkeit von 4,0 m/s.

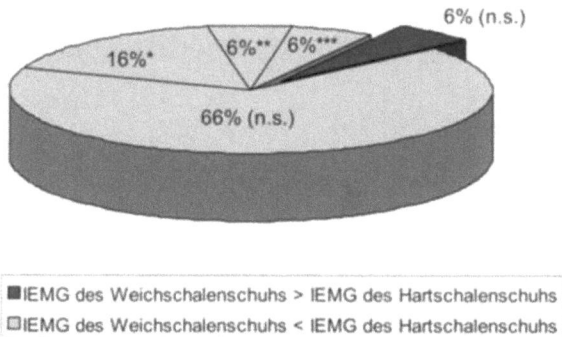

Abb. 6. Vergleich der Unterscheidungsmöglichkeiten der IEMG zwischen dem Weichschalen- und dem Hartschalenschuh.

Diskussion

Vergleich der Muskelaktivität bei der Erhöhung der Geschwindigkeiten

Eine Geschwindigkeitserhöhung von 2,5 m/s auf 4,0 m/s läßt die Steigerung der Muskelaktivität der neun untersuchten Beinmuskeln inhomogen ausfallen. Dieser Effekt spiegelt sich sowohl in dem Maxima als auch im IEMG wider. Die Ergebnisse zeigen, daß die Steigerungen der Muskelaktivität des m. glutaeus maximus, des m. rectus femoris und des m. vastus medialis mit Werten zwischen 95% und 275% deutlich über dem Anstieg der Aktivität der restlichen sechs Muskeln liegen. Besonders hervorzuheben ist die Steigerung der Muskelaktivität für den zweigelenkigen m. rectus femoris. Der zeitliche Verlauf der Aktivität läßt bei der Geschwindigkeit von 2,5 m/s für diesen Muskel keinen Unterschied zwischen der Gleit- und der Abdruckphase erkennen. Der Muskel hat eine konstante Aktivität ohne besondere Ausprägungen. Bei der hohen Geschwindigkeit kommt es jedoch bei dem m. rectus femoris zu einem Maximum der Muskelaktivität in der Abdruckphase und in der Rückholphase. Hieraus resultiert die überdurchschnittliche Steigerung zwischen 200% und 275% für die Muskelaktivität des m. rectus femoris. Für die verbleibenden sechs Muskeln, die beiden Vertreter der ischokruralen Muskulatur, den m. triceps surae und den m. tibialis anterior liegen die Steigerungen der Muskelaktivität im Mittel bei ca. 50%.

Der außerordentliche Anstieg der Muskelaktivität für die Hüft- und für die Knieextensoren deckt sich mit den Erkenntnissen von de Boer et al. (1987) und de Koning et al. (1991) im Bereich des Eisschnellaufens. So sehen de Boer et al. in den eingelenkigen Hüft- und in den Knieextensoren, m. glutaeus maximus und m. vastus medialis die Hauptkrafterzeuger im Hüft- und im Kniegelenk während der Abdruckphase und machen diese Muskeln verantwortlich für den Vortrieb. de Koning et al. kommen zum gleichen Ergebnis, weisen in ihrer Untersuchung aber auf die besondere Stellung des m. rectus femoris. Basierend auf den Erkenntnissen von Gregoire et al. (1984) und

Van Ingen Schenau (1989) sehen die Autoren durch den m. rectus femoris während der Knieextension eine Art Energietransport vom Hüftgelenk bis hin zum Kniegelenk. Ermöglicht wird dies durch eine geeignete Muskelkoordination zwischen den eingelenkigen Hüft- und den Knieextensoren und dem zweigelenkigen m. rectus femoris. Die Tatsache, daß der m. rectus femoris nicht nur mitverantwortlich ist für die Knieextension, sondern gleichzeitig in die Kraftübertragung vom Hüft- auf das Kniegelenk involviert wird, ist eine mögliche Erklärung für die überdurchschnittliche Steigerung der Muskelaktivität dieses Muskels während der Geschwindigkeitserhöhung.

Der Vergleich der Steigerung der Muskelaktivität der Hüft- und der Kniextensoren und des für die Plantarflexion verantwortlichen m. triceps surae ermöglicht eine Einschätzung der Beteiligung der Plantarflexion an der Geschwindigkeitserhöhung. Die relative Steigerung der Maxima und der IEMG liegt für den m. triceps surae bei ca. 50% und ist damit halb so groß wie die Steigerung des m. glutaeus maximus und m. vastus medialis. Dies läßt die Vermutung zu, daß bei einer Geschwindigkeitserhöhung von 2,5 m/s auf 4,0 m/s beim Inline-Skating der Plantarflexion eine untergeordnete, aber nachweisbare Rolle zukommt.

Vergleich der Muskelaktivität im Weichschalen- und Hartschalenschuh

Die Gegenüberstellung der Maxima und der IEMG läßt den direkten Vergleich der Muskelaktivität zwischen dem Weichschalen- und dem Hartschalenschuh zu. Hiermit soll überprüft werden, ob sich der unterschiedliche Oberbau der Inline-Skateschuhe auf die Aktivität der Muskeln der unteren Extremitäten beim Inline-Skateschritt im Freizeit- und Fitneßbereich auswirkt.

Durch die Gegenüberstellung der oben genannten Parameter ergeben sich 34 Unterscheidungsmöglichkeiten, 16 für die Maxima und 18 für die IEMG. Die Auswertung der Maxima zeigt, daß in 87% aller Unterscheidungsmöglichkeiten die Maxima im Weichschalenschuh unter denen im Hartschalenschuh liegen. Bei den IEMG-Werten liegt dieser Prozentsatz noch höher. Hier sind in 94% aller Fälle die Werte der Muskelaktivität im Weichschalenschuh unter denen im Hartschalenschuh.

Wird dieses Ergebnis nach der Geschwindigkeit differenziert, so zeigt sich, daß für die kleinere Geschwindigkeit in 100% aller Unterscheidungsmöglichkeiten die Muskelaktivität im Weichschalenschuh unter der Aktivität im Hartschalenschuh liegt (siehe Tabelle 2). D.h. bei der Geschwindigkeit von 2,5 m/s ist die Aktivität der neun untersuchten Beinmuskeln im Weichschalenschuh immer unter der Aktivität im Hartschalenschuh. Bei der höheren Geschwindigkeit liegen die Maxima in 75% und die IEMG in 88% aller Fälle im Weichschalenschuh unter den Werten im Hartschalenschuh.

Die genaueren Betrachtungen der Unterschiede in der Muskelaktivität zwischen dem Weichschalen- und dem Hartschalenschuh zeigen für den m. glutaeus maximus, die Anteile des m. quadriceps femoris und die Anteile des m. triceps surae die größten Differenzen in der Aktivität. Im Gegensatz hierzu

Tabelle 2. Vergleich der Parameter im Weichschalen- und Hartschalenschuh

Parameter Geschwindigkeit	Maximum		IEMG	
	2,5 m/s	4,0 m/s	2,5 m/s	4,0 m/s
Weichschalenschuh < Hartschalenschuh	100%	75%	100%	88%
Weichschalenschuh > Hartschalenschuh	0%	25%	0%	22%

differieren die beiden Vertretern der ischokruralen Muskulatur am geringsten auseinander.

Die Ursache für die ungleiche Muskelaktivität in den beiden Inline-Skateschuhtypen wird in den unterschiedlichen Materialien des Oberbaus und in der verschiedenartigen Schnürung der beiden Inline-Skateschuhtypen gesehen.

Im Weichschalenschuh kommt es zu einer besseren Anpassung des Inline-Skateschuhs an den individuell geformten Fuß. Die flexiblen Materialien des Weichschalenschuhs umschließen den Fuß des Inline-Skater, ähnlich einem Turnschuh, vollständig. Gleichzeitig ermöglicht die Schnürung mit dem Schnürsenkel einen gleichmäßigen Anpressdruck des Schuhs über den gesamten Fuß. Es kommt somit im gesamten Bereich des Fußes zu einem direkten Kontakt der Haut mit dem Inline-Skateschuh, womit die Kontaktfläche zwischen Fuß und Inline-Skateschuh im Weichschalenschuh größer ist als im Hartschalenschuh. Unterstützt wird die bessere Anpassung des Weichschalenschuhs an die unteren Extremitäten durch die kompaktere Einbettung des Unterschenkels durch die Top-Schnalle. Diese, am oberen Ende des Schuhschafts angebrachte Schnalle erlaubt eine ca. 3–4 cm höher gelegene Einbettung des Unterschenkels im Weichschalenschuh gegenüber dem Hartschalenschuh. Zusammen mit der unter der Top-Schnalle gelegenen zweiten Schnalle am Schuhschaft erfährt der Unterschenkel im Weichschalenschuh eine großflächige, eng am Unterschenkel anliegende Einbettung.

Im Hartschalenschuh steckt der Fuß zwar in dem flexiblen Innenschuh, jedoch existiert nicht im gesamten Schuh ein Kontakt des Innenschuhs zur harten Außenschale. Der Innenschuh steckt somit in einer Art relativ steifen Hülle und erfährt durch die drei Schnallen eine eher punktuelle Fixierung. Durch die unzureichende Anpassung der Außenschale an den Innenschuh und die daraus folgende verringerte Kontaktfläche zwischen Fuß und Schuh kann es im Hartschalenschuh dazu kommen, daß feinkoordinative Bewegungen des Fußes zur Erhaltung der Stabilität oder zum Steuern des Inline-Skateschuhs nicht den gewünschten Effekt haben und quasi ohne unterstützende Wirkung verloren gehen. Über die kinästhetische Rückkoppelung wird dieses Stabilitäts- und Kontrolldefizit registriert. Zur Kompensation erfolgt über das Zentralnervensystem eine Erhöhung der Aktivität der Beinmuskulatur. Um auf Instabilitäten schneller reagieren zu können, wird die muskuläre Vorspannung des Beins erhöht. Wie im Einbeinstand wird das Gleichgewicht und die Stabilität im Hartschalenschuh durch eine erhöhte Muskelaktivität der gesamten Beinsäule bis hin zum m. glutaeus maximus ausgeglichen und aufrechterhalten.

Als Fazit läßt sich festhalten: Die Aktivität der Beinmuskeln ist im Weichschalenschuh in der Regel geringer als im Hartschalenschuh. Eine Ursache hierfür ist die geringere Anpassung der harten Außenschale an den Fuß. Die kompaktere Fixierung des Fußes im Weichschalenschuh durch die flexiblen Materialien und die höher gelegene Einbettung des Unterschenkels durch die Top-Schnalle vermittelt dem Skater in diesem Schuh ein stabileres Gefühl als im Hartschalenschuh.

Literatur

Basmajian, J.V. (1979). Muscles Alive. Baltimore: Williams and Wilkins Company.
de Boer, R.W., J. Cabri, W. Vaes, J.P. Clarijs, A.P. Hollander (1987). Moments of Force, Power and Muscle Coordination in Speed Skating. International Journal of Sports Medicine, 8:371-378.
de Koning, J.J., de Groot, G., van Ingen Schenau, G.J. (1988). Muscle Coordination in Elite and Trained Speed Skaters. International Society of Electrophysiological Kinesiology, 485-488.
de Koning, J.J. (1991). Biomechanical Aspects of Speed Skating. Krips Repro Meppel, Ter Aar.
Gregoire, L., H.E. Veeger, P.A. Huijing, G.J. van Ingen Schenau (1984). Role of Mono- and Biarticular Muscles in Explosive Movements. International Journal of Sports and Medicine, 5:301-305.
Hertzog, W., A.C. Guimaraes, Y.T. Zhang (1994). EMG. In: Biomechanics of the Musculo-Skeletal System: 308-335, New York: John Wiley and Sons.
Hof, A.L. (1984). EMG and Muscle Force: An Introduction. Human Movement Science, 3:119-153.
Hottenrott, K., Zülch, M. (1998). Ausdauertrainer Inline-Skating. Hamburg: Rowohlt Taschenbuch Verlag.
K2-Produktinformation (1998): http://www.k2-inline.de/dealers_collection/frame set. html.
Ladig, G. (1998). Richtig Inline-Skating. München: BLV Verlagsgesellschaft mbH.
Laurig, W. (1977). Elektromyographie. In: Forschungsmethoden in der Sportwissenschaft „Grundkurs Datenerhebung 1":67-94, Limpert Verlag.
Senner, V., Schaff, P., Bubb, H., Ehrlenspiel, K. (1995). Der Rückwärtsfall im alpinen Skilauf. Sportverletzung Sportschaden, 9:109-117.
Stallkamp, F. (1998). Dreidimensionale Bewegungsanalyse und elektromyographische Untersuchung beim Inline-Skating unter Berücksichtigung eines Weichschalen- und eines Hartschalenschuhs. Münster: Dissertation.
Van Ingen Schenau, G.J. (1989). From Rotation to Translation: Constraints on Multi-joint Movements and the Unique Action of Biarticular Muscles. Human Movement Science, 8:301-337.
Winter, D.A. (1990). Biomechanics and Motor Control of Human Movement. New York: John Wiley and Sons.
Zipp, P. (1988). Optimierung der Oberflächenableitung bioelektrischer Signale. VDI-Reihe 17, Nr. 45. Düsseldorf: VDI-Verlag.

Belastung des Körpers beim Fahren in PKWs mit verschiedenen Fahrwerken

K. Peikenkamp, J. Natrup, F. Michael, W. Domenghino, K. Nicol

Gegenstand der Untersuchung

Das subjektive Komfortempfinden ist als Beurteilungskriterium hinsichtlich der medizinischen Aspekte des Fahrkomforts unzureichend. In diesem Zusammenhang ist bekannt, daß insbesondere die lumbalen Bandscheiben durch Ganzkörperschwingungen im Sitzen hohen Belastungen ausgesetzt werden und hierdurch die Stoffwechselprozesse erheblich beeinträchtigt werden. So zeigt sich bei Berufsgruppen, die jahrelang Ganzkörperschwingungen im Sitzen ausgesetzt sind, eine signifikant größere Anzahl an Bandscheibenerkrankungen. Ziel dieser Untersuchung ist daher die vergleichende Beurteilung der Beanspruchung des Körpers, insbesondere des Kopfes und der Wirbelsäule durch Erschütterung beim Fahren in verschiedenen PKW-Typen. Mit elektronischer, computergestützter Meßtechnik soll die Art und das Ausmaß der den Komfort beeinflussenden Erschütterungen direkt am Fahrer ermittelt werden.

Literaturüberblick

Schon seit vielen Jahren werden Untersuchungen durchgeführt, um den Einfluß von Ganzkörpervibrationen im Sitzen insbesondere bei den Berufsgruppen zu bestimmen, die diesen Vibrationen regelmäßig über mehrere Stunden am Tag ausgesetzt sind. So vermuten Schultz & Polster (1979) einen Zusammenhang zwischen Wirbelsäulenschäden und dem Gebrauch von Traktoren. Diese Vermutung wurde bereits durch frühere Messungen bekräftigt. Christ & Dupuis (1966) stellten bei über 60% der Fahrer, die über 700 Stunden im Jahr Traktor fahren, degenerative Änderungen an der Wirbelsäule fest. Ähnlich auffällige Erscheinungen werden von Hilfert et al. (1981) über Erdbaumaschinen und Futatsuka et al. (1998) über landwirtschaftliche Nutzfahrzeuge berichtet. Backmann (1983) merkt an, daß bei 40% der Busfahrer Rückenbeschwerden vorliegen, wobei diese Tendenz mit zunehmendem Alter der Busfahrer steigt. Über die gleiche Tendenz stellten auch Bovenzi & Zadini (1992), die bei Busfahrten auf dem Fahrersitz Beschleunigungen von 0,4 m/s^2 gemessen haben. Einige der untersuchten Busfahrer klagten über Rückenbeschwerden, obwohl die Vibrationen Werte erreichten, die unterhalb der in der ISO-Norm 2631 (1978) angegebenen kritischen Grenzen liegen. Dupuis &

Zerlett (1986) berichten über durchschnittliche Beschleunigungen von 0,6 m/s^2 beim Busfahren und 0,47 m/s^2 beim Autofahren. Die hier aufgeführten Untersuchungen verdeutlichen, daß die Höhe der Beschleunigungen nicht den einzigen Faktor für die festgestellten Beschwerden darstellt sondern die regelmäßige, lang andauernde Einwirkung.

Design der Studie

Die Untersuchung wurde als Feldversuch unter praxisgerechten Bedingungen im Straßenverkehr durchgeführt, wobei die Testbedingungen dem Nutzungsgrad der getesteten PKW weitgehend entsprachen. Als Vergleichsfahrzeuge dienten drei PKWs (A1, A2, A3) der Oberklasse (o) und drei PKWs derselben Marke in der Mittelklasse (m). Diese werden im weiteren Verlauf wie folgt bezeichnet:

Oberklasse	Mittelklasse
A1o	A1m
A2o	A2m
A3o	A3m

Alle Fahrzeuge befanden sich in neuwertigem, sehr gutem Zustand und waren eingefahren. Die Fahrwerke waren Serienfahrwerke. Die PKWs A1o und A1m verfügten über ein hydropneumatisches, die übrigen Wagen über ein Stahlfeder-Fahrwerk.

Zur Realisierung vergleichbarer Meßbedingungen für alle Fahrzeuge wurden alle Vergleichsfahrten von dem selben Fahrer durchgeführt. Dieser verfügte über eine langjährige Fahrpraxis auf verschiedenen Fahrzeugtypen. Aus Gründen der Vergleichbarkeit hatte der Fahrer alle Teststrecken so gleichmäßig wie möglich zu durchfahren. Um verkehrsbedingte Temposchwankungen möglichst auszuschließen, wurden die Meßfahrten zu verkehrsarmen Zeiten durchgeführt, wenn möglich des Nachts.

Die Prämisse, den Test unter praxisnahen und anwenderbezogenen Bedingungen durchzuführen, legte die folgende Streckenauswahl und Geschwindigkeitsbereiche nahe (in Klammern die im weiteren Verlauf verwendeten Abkürzungen):
- Autobahnfahrt mit 100 km/h (BAB 100)
- Autobahnfahrt mit 130 km/h (BAB 130)
- Autobahnfahrt mit 160 km/h (BAB 160)
- Landstraße in gutem Zustand mit 80 km/h (Land gut)
- Landstraße im schlechten Zustand mit 80 km/h (Land schlecht)
- Kopfsteinpflaster mit 40 km/h (Kopfstein)

Auf jedem der o.g. Streckenabschnitte wurde eine 10-minütige Fahrt durchgeführt.

Zur meßtechnischen Erfassung der Erschütterung wurden an Karosserie und Fahrer drei 1-Komponenten-Beschleunigungssensoren an den folgenden Lokationen befestigt.
- Sensor 1 auf dem linken Türholm in Höhe des Fahrersitzes (aufgeklebt)
- Sensor 2 auf dem Sitz, genau unter dem Sitzbein des Fahrers (aufgeklebt)
- Sensor 3 auf dem Scheitelpunkt des Fahrerkopfes (durch strammen Gummizug fixiert)

Diese Anordnung erlaubt direkte Schlüsse auf die auf den Fahrer einwirkenden Schwingungen und Erschütterungen. Die Anbringung am Holm diente als Referenzmessung. Der Sensor 2 direkt unter dem Sitzbein gibt den direkten Beschleunigungsfluß in der z-Richtung wieder. Die z-Richtung entspricht gemäß der ISO-Norm 2631 (1978) und der VDI-Richtlinie 2057 (1987) der Körperlängsachse. Durch den strammen Gummizug konnte auch ein Oszillieren des Sensors 3 auf der Haut weitgehend unterbunden werden. Die analogen Meßsignale der Beschleunigungsaufnehmer wurden mit der Software easylab der Stemmer Software GmbH verstärkt, digitalisiert und auf einem mitgeführten PC aufgezeichnet. Das Programm easylab läuft unter DOS und benötigt Rechnerkapazitäten, die auch die preiswertesten zur Zeit auf dem Markt erhältlichen Rechner deutlich überbieten. Mit Hilfe von easylab ist es auch möglich, sich direkt die Beschleunigungsmessungen anzusehen, um so nahezu online Rückmeldung darüber zu erhalten, ob die Messung ohne Fehler durchgeführt wurde.

Die Auswertung der Daten erfolgte mit der Software turbolab von Stemmer. Dieses Programm ermöglicht eine Fast-Fourier-Transformation (FFT) der Daten, um auch das Frequenzverhalten der Beschleunigungssignale zu berücksichtigen. Nähere Informationen hierzu finden sich in dem Abschnitt „Auswertungskriterien".

Für die dieser Studie zugrunde liegende Auswertung der Meßsignale wurden nicht die ganzen Streckenlängen gewählt, sondern – in Anlehnung an die ISO-Norm 2631 (1978) und die VDI-Richtlinie 2057 (1987) – ein eng begrenzter Zeitraum ausgewertet. Der Grund hierfür lag in dem Problem, daß insbesondere bei den Autobahnabschnitten Tempo 160 eine konstante Geschwindigkeit nicht immer möglich war. Im Regelfall wurden jeweils die ersten 40 Sekunden der Teststrecken zur Auswertung herangezogen. Schwankte hier jedoch die Geschwindigkeit, wurden andere Abschnitte zur Auswertung herangezogen. Dabei wurde durch entsprechende Tempo/Zeit/Strecken-Berechnungen anhand der Protokolle auf gleiche Bedingungen für alle Fahrzeuge geachtet. Voraussetzung hierfür ist, daß die Abschnitte vergleichbar sind, was durch eine Vorauswertung sichergestellt werden konnte.

Auswertungskriterien

Den Ausgangspunkt der Auswertung bilden die Beschleunigungs-Zeit-Signale der drei Sensoren, sie werden im folgenden bezeichnet mit:

- $a_k(t)$ – Beschleunigung am Kopf
- $a_s(t)$ – Beschleunigung am Sitz
- $a_f(t)$ – Beschleunigung am Fahrgestell

Dabei besitzt das Signal $a_f(t)$ keine unmittelbare Bedeutung für die Belastung des Fahrers, da bis zum Ort der Beschleunigungseinleitung – dem Gesäß des Fahrers – der Sitz als gedämpftes Federelement zwischengeschaltet ist. $a_f(t)$ wurde lediglich registriert, um zu testen, ob durch verschiedene Sitzkonstruktionen Unterschiede hinsichtlich der erhobenen Parameter auftreten. Da sich dies nicht andeutete, kann davon ausgegangen werden, daß Unterschiede zwischen den Fahrzeugen auf die Fahrwerkseigenschaften und nicht auf die unterschiedlichen Fahrersitze zurückzuführen sind. Ansonsten wird $a_f(t)$ für die weitere Auswertung keine Bedeutung beigemessen.

Üblicherweise beschränkt sich die Auswertung bei derartigen Belastungsuntersuchungen lediglich auf die auf den Körper wirkende Beschleunigung. So behandeln sowohl die VDI-Richtlinie 2057/1-4 (1987) als auch die ISO-Norm 2631 (1978) lediglich die Schwingungseinleitung über das Gesäß im Sitzen. Um genauere Aussagen über die Beanspruchung des Kopfes und der Wirbelsäule treffen zu können, wurde hier zusätzlich die Beschleunigung am Kopf erfaßt. Bei der Auswertung des Frequenzverhaltens orientiert sich diese Studie an der Vorgehensweise der VDI-Richtlinie 2057/1-4 (1987) und der ISO-Norm 2631 (1978). Im folgenden sollen die Auswertung der Rohdaten und die Definition von beanspruchungsrelevanten Kriterien dargestellt werden.

(a) Amplitudengemittelte Beanspruchung des Kopfes Bk

Das Rohsignal $a_k(t)$ (Abb. 1) wird zunächst gleichgerichtet ($a_k(t) \to |a_k(t)|$), so daß die gesamte Beschleunigungskurve im positiven Bereich verläuft.

Die Fläche unter dieser Kurve – oder mathematisch ausgedrückt das Integral dieser Funktion – im Zeitintervall [0; T] = [0 s; 40 s] dividiert durch

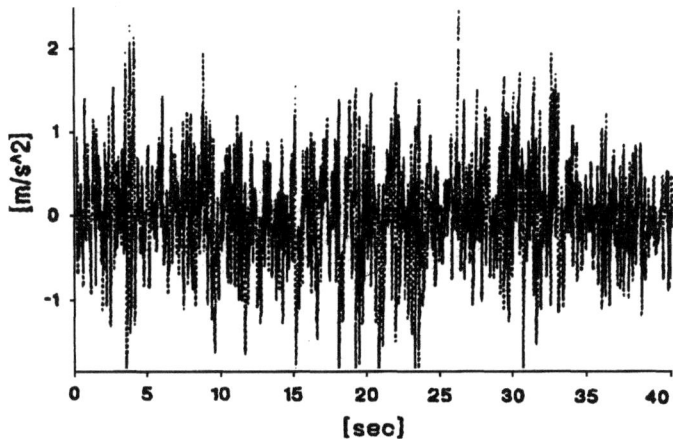

Abb. 1. Rohsignal $a_k(t)$ des Beschleunigungssignals am Kopf.

Endwert T = 40 s ergibt die mittlere Beschleunigung des Kopfes über die Zeit. Sie ist somit ein Maß für die Beanspruchung des Kopfes und wird als erstes Beanspruchungs-Kriterium Bk definiert:

$$Bk = T^{-1} \int |a_k(t)|\, dt$$

(b) Amplitudengemittelte Beanspruchung der Wirbelsäule Bw

Die Definition des Beanspruchungs-Kriteriums Bw für die Wirbelsäule erfolgt analog zu (a), wobei vor der Gleichrichtung die Differenz zwischen $a_k(t)$ und $a_s(t)$ gebildet wird. Diese Differenz gibt an, in welchem Maße die Wirbelsäule die am Gesäß eingeleitete Beschleunigung abdämpft. Die dann wie unter (a) berechnete mittlere Beschleunigung ist ein Maß für die Druck- und Zugbeanspruchung der Wirbelsäule:

$$Bk = T^{-1} \int |a_k(t) - a_s(t)|\, dt$$

Dieses Verfahren zur Bestimmung der äußeren Belastung führten z.B. schon Nigg & Denoth (1980) an der Peripherie verschiedener Körperpartien durch. Die Beschleunigungsdifferenz zwischen den beiden ausgewählten Lokationen wird dabei als Dämpfungsverhalten des menschlichen Körpers interpretiert und stellt somit ebenfalls einen Indikator für die Beanspruchung dar.

(c) Frequenzgewichtete Beanspruchung des Kopfes Bkf

Das Rohsignal $a_k(t)$ wird durch eine Fast Fourier Transformation (FFT) in den Frequenzbereich überführt, und man erhält eine Beschleunigungs-Frequenz-Funktion $a_k(f)$. Das so erhaltene Leistungsdichtespektrum, das die Höhe der Schwingungsamplitude im jeweiligen Frequenzbereich angibt, ist in Abb. 2 abgebildet.

Aus empirischen Untersuchungen ist bekannt, daß verschiedene Frequenzabschnitte eine unterschiedliche biologische Beanspruchung aufweisen. Dabei liegt beispielsweise die höchste Sensitivität zwischen 4 Hz und 8 Hz. Dieser Wichtung wird Rechnung getragen durch die Multiplikation der Leistungs-

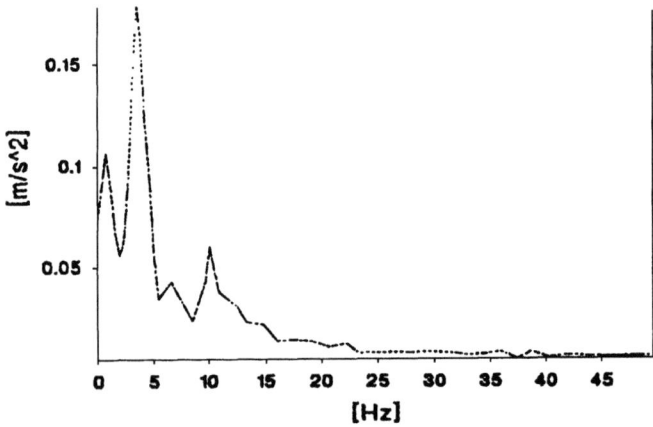

Abb. 2. Leistungsspektrum der Kopfbeschleunigung $a_k(t)$.

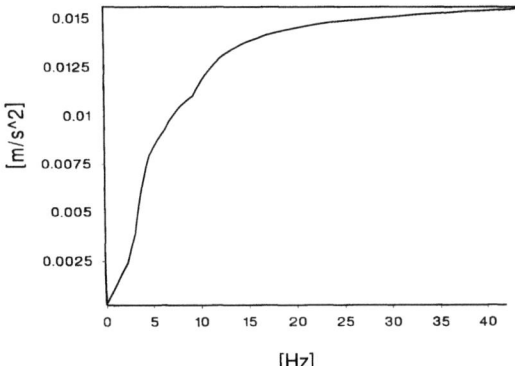

Abb. 3. Integral über das gewichtete Leistungsdichtespektrum.

dichte mit dem Wichtungsfaktor a_{zw}, der aus der ISO-Norm 2631 (1978) entnommen ist. Es sei angemerkt, daß der Wichtungsfaktor a_{zw} der Bewerteten Schwingstärke Kz aus der VDI-Richtlinie 2057/2 (1987) mit der Umrechnung $Kz = 20\ a_{zw}\ s^2/m$ entspricht. Schließlich wird die Fläche bzw. das Integral unter dem gewichteten Leistungsdichtespektrum zwischen 1 Hz und dem Endwert F = 50 Hz (Abb. 3) als beanspruchungsrelevantes Merkmal Bkf definiert:

$$Bkf = F^{-1} \int a_{zw} |a_k(f)|\ df$$

Ferner wäre denkbar, die Vibrationsbeanspruchung der Wirbelsäule als viertes Kriterium aufzunehmen. Die Vorgehensweise wäre identisch mit der unter (c), wobei wieder die Differenz $a_k(t) - a_s(t)$ betrachtet wird. Da aber die Ergebnisse der Kriterien (a) und (c), wie unten gezeigt wird, die gleiche Tendenz aufweisen, sind für dieses vierte Kriterium ähnliche Ergebnisse wie unter Kriterium (b) zu erwarten. Daher wurde dieser Arbeitsschritt ausgespart.

Ergebnisse

Die Ergebnisse werden zunächst für die drei PKWs der Oberklasse und anschließend für die der Mittelklasse dargestellt. Für jeden der drei ausgewerteten Beanspruchungsparameter erfolgt zunächst ein deskriptiver Vergleich der drei PKWs einer Klasse auf den sechs verschiedenen Teilstrecken, anschließend wird mit Hilfe des abhängigen, 2-seitigen t-Tests der PKW mit dem hydropneumatischen Fahrwerk (PKW A1o bzw. A1m) mit den anderen beiden seiner Klasse verglichen. Dabei bilden jeweils die für die sechs Teilabschnitte erhobenen Werte die sechs Elemente der zu vergleichenden Stichproben. Eine Stichprobe stell somit eine mögliche Autofahrt dar, bestehend aus unterschiedlichen Abschnitten (Autobahn und Straßen verschiedener Qualitäten), die mit unterschiedlichen Geschwindigkeiten befahren werden. Ein signifikanter Unterschied bedeutet demzufolge, daß sich diese - als repräsentativ angenommene - Autofahrt bzgl. des erhobenen Parameters hinsichtlich der Belastung

signifikant unterscheiden. Dabei werden zwei Grade der Signifikanz je nach Irrtumswahrscheinlichkeit p im folgenden unterschieden:
- p<0,05 bedeutet signifikant, in den Säulendiagrammen dargestellt durch *
- p<0,01 bedeutet hochsignifikant, in den Säulendiagrammen dargestellt durch **
- falls p≥0,05, so ist der ermittelte Unterschied statistisch nicht absicherbar, in den Säulendiagrammen dargestellt durch n.s.

Ergebnisse für die Oberklasse

Amplitudengemittelte Beanspruchung des Kopfes Bk. Der PKW A1o mit dem hydropneumatischem Fahrwerk erreicht auf nahezu allen Prüfstrecken im unbelasteten Zustand mit teilweise großem Abstand die geringsten Werte (Abb. 4).

Dies gilt insbesondere für die Bedingung BAB 100 und die Abschnitte Land schlecht und Kopfstein. Auf den beiden schnellen Autobahn- und dem guten Landstraßenabschnitt (BAB 130, BAB 160 und Land gut) werden die Unterschiede geringer, wobei die Werte des PKWs A1o bei 70–80% der Vergleichsfahrzeuge liegen. Die Ausnahme bildet der PKW A2o bei Tempo 160 auf der Autobahn. Dort erreicht er die niedrigsten Werte.

Die statistische Analyse in Abb. 5 zeigt, daß der PKW A1o mit dem hydropneumatischen Fahrwerk signifikant (im Vergleich zu PKW A2o) bzw. hochsignifikant (im Vergleich zu PKW A3o) geringere Werte bzgl. der amplitu-

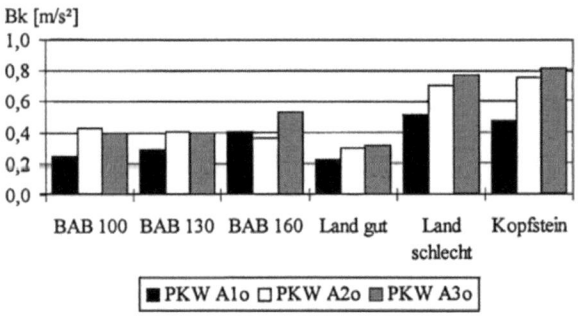

Abb. 4. Amplitudengemittelte Beanspruchung des Kopfes Bk in den drei PKWs der Oberklasse.

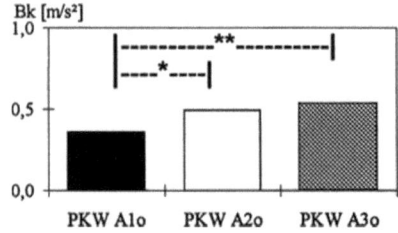

Abb. 5. Statistischer Vergleich der drei PKWs in der Oberklasse bzgl. der amplitudengemittelten Beanspruchung des Kopfes Bw.

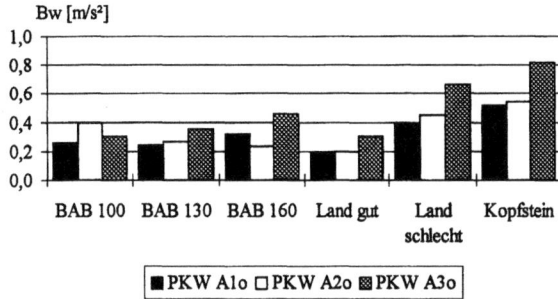

Abb. 6. Amplitudengemittelte Beanspruchung der Wirbelsäule Bw in den drei PKWs der Oberklasse.

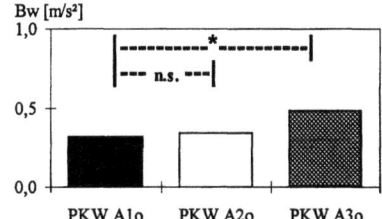

Abb. 7. Statistischer Vergleich der drei PKWs der Oberklasse bzgl. der amplitudengemittelten Beanspruchung der Wirbelsäule Bw.

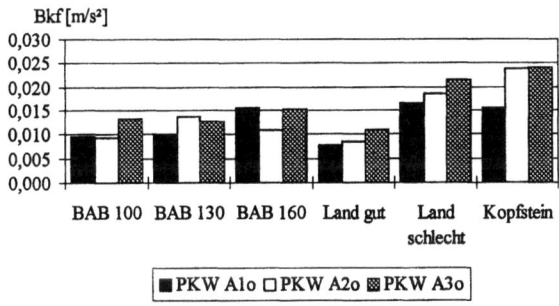

Abb. 8. Frequenzgewichtete Beanspruchung des Kopfes Bkf in den drei PKWs der Oberklasse.

dengemittelte Beanspruchung aufweist im Vergleich zu den beiden PKWs mit einem Stahlfeder-Fahrwerk.

Amplitudengemittelte Beanspruchung der Wirbelsäule Bw. Der PKW A1o und der A2o liegen in etwa auf gleichem Niveau, wohingegen die Werte für den PKW A3o in den meisten Fällen höher ausfallen (Abb. 6). Dies fällt insbesondere bei BAB 160, Land schlecht und Kopfstein auf. Die einzige Ausnahme bildet der Abschnitt BAB 100.

Die statistische Analyse in Abb. 7 zeigt keinen signifikanten Unterschied zwischen den PKWs A1o und A2o, wohl aber signifikant geringere Werte für A1o im Vergleich zu A3o.

Frequenzgewichtete Beanspruchung des Kopfes Bkf. Dieses Auswerteverfahren bedingt absolut gesehen deutlich kleinere Zahlenwerte (Abb. 8) als die amplitudengewichtete Auswertung. Trotzdem ist es statthaft, ggf. von größeren oder kleineren Unterschieden zu sprechen, da die prozentualen Unterschiede bestehen bleiben.

Dieses Auswertekriterium ergibt ein etwas unregelmäßiges Bild auf der Autobahn. Die Werte des PKWs A1o liegen in den beiden Abschnitten BAB 100 und BAB 130 nahezu gleich oder niedriger als die Vergleichsfahrzeuge. Bei BAB 160 sind sie größer als beim PKW A2o und A3o.

Die Auswertungen der Landstraßen und schlechten Wegstrecken zeigen die gleichen Tendenzen wie bei den anderen Kriterien. Die Werte für den PKW A1o liegen stets unterhalb von denen der Vergleichsfahrzeugen, wobei der Abstand auf der Kopfsteinpflasterstrecke am größten ist. Dort zeigen die PKWs A2o und A3o gleich hohe Werte.

Wie schon bei der amplitudengemittelten Beanspruchung des Kopfes Bw zeigt auch die frequenzgewichtete Beanspruchung Bkf des Kopfes signifikant geringere Werte für den PKW A1o im Vergleich zum PKW A3o, der Unterschied zum PKW A2o hingegen fällt nicht signifikant aus (Abb. 9).

Ergebnisse für die Mittelklasse

Während der PKW A1o in Ausnahmefällen keine geringeren Werte erzielt als die Vergleichsfahrzeuge, zeigen die Ergebnisse in der Mittelklasse in allen bis

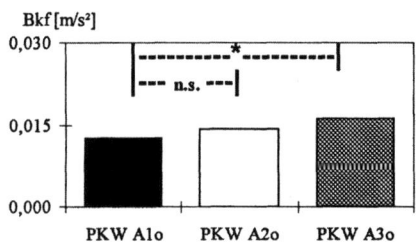

Abb. 9. Statistischer Vergleich der drei PKWs der Oberklasse bzgl. der frequenzgewichteten Beanspruchung des Kopfes Bkf.

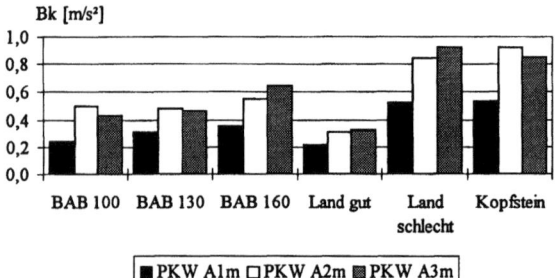

Abb. 10. Amplitudengemittelte Beanspruchung des Kopfes Bk in den drei PKWs der Mittelklasse.

auf einem Kriterium den PKW A1m – zum Teil mit Unterschieden von 100% – mit den niedrigsten Werten.

Amplitudengemittelte Beanspruchung des Kopfes Bk. Der PKW A1m erzielt auf der Autobahn in allen drei Geschwindigkeitsbereichen die absolut niedrigsten Werte (Abb. 10).

Auch auf den Landstraßenabschnitten sind die Ergebnisse ähnlich. Wieder zeigt der PKW A1m die geringsten Kopfbeschleunigungswerte.

Der statistische Vergleich zeigt hochsignifikant geringere Werte für den PKW A1m mit dem hydropneumatischen Fahrwerk im Vergleich zu den beiden Vergleichsfahrzeugen mit den Stahlfeder-Fahrwerken (Abb. 11).

Amplitudengemittelte Beanspruchung der Wirbelsäule Bw. Die Variationen in den Autobahnabschnitten 100 km/h und 130 km/h sind nur gering, wobei A1m tendenziell die besseren Werte aufweist (Abb. 12)

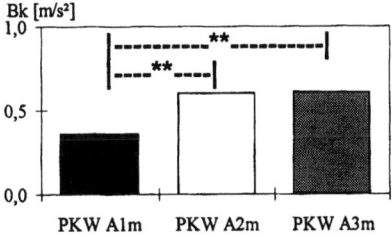

Abb. 11. Statistischer Vergleich der drei PKWs der Mittelklasse bzgl. der amplitudengemittelten Beanspruchung des Kopfes Bk.

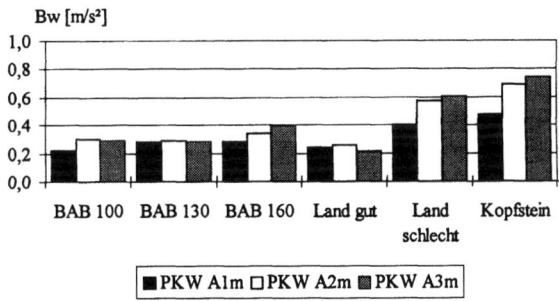

Abb. 12. Amplitudengemittelte Beanspruchung der Wirbelsäule Bw in den drei PKWs der Mittelklasse.

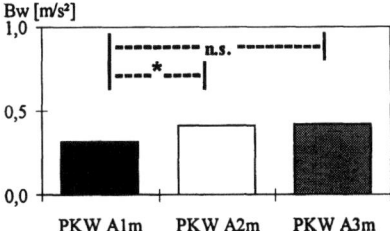

Abb. 13. Statistischer Vergleich der drei PKWs der Mittelklasse bzgl. der amplitudengemittelten Beanspruchung der Wirbelsäule Bw.

Auf der schlechten Landstraße und dem Kopfsteinpflaster werden die Unterschiede zwischen den Fahrzeugen größer. Der A1m erreicht auch hier die niedrigsten Werte.

Hinsichtlich dieses Parameters zeigt der statistische Vergleich keinen signifikanten Unterschied zwischen den PKWs A1m und A3m, es zeigen sich hingegen signifikant geringere Werte für den PKW A1m im Vergleich zu A2m (Abb. 13).

Frequenzgewichtete Beanspruchung des Kopfes Bkf. Bezüglich der Vibrationsbeanspruchung des Kopfes schneidet der A1m auf allen Autobahnabschnitten besser ab als die Vergleichsfahrzeuge (Abb. 14).

Für die Landstraßenabschnitte wie für die Kopfsteinpflasterstrecke gilt das gleiche wie bei den vorherigen Beanspruchungskriterien. Der Vorsprung des A1m wird mit zunehmender Verschlechterung der Wegstrecke größer.

Die statistische Auswertung dieses Parameters liefert das gleiche Ergebnis wie die amplitudengemittelte Beanspruchung des Kopfes: Der PKW A1m mit dem hydropneumatischen Fahrwerk zeigt signifikant belastungsreduzierende Werte im Vergleich zu den beiden Vergleichsfahrzeugen mit den Stahlfeder-Fahrwerken (Abb. 15).

Zusammenfassung und Diskussion der Ergebnisse

Zunächst muß festgestellt werden, daß niedrigere Werte bzgl. der erhobenen Parameter gleichbedeutend mit geringerer Beanspruchung sind. Unter diesem

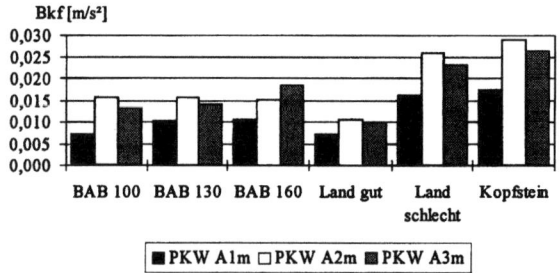

Abb. 14. Frequenzgewichtete Beanspruchung des Kopfes Bkf in den drei PKWs der Mittelklasse.

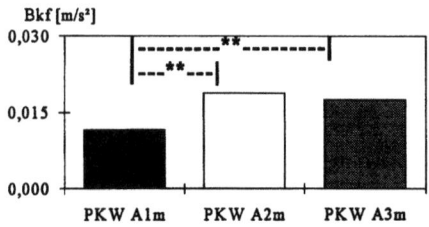

Abb. 15. Statistischer Vergleich der drei PKWs der Mittelklasse bzgl. der frequenzgewichteten Beanspruchung des Kopfes Bkf.

Hintergrund ist die nachfolgende Diskussion hinsichtlich des beanspruchungsrelevanten Unterschieds zwischen den verschiedenen Fahrwerken zu verstehen.

Ordnet man die Meßergebnisse dieser Studie in die Literatur ein, so zeigen sich auf der Autobahn und der guten Landstraße Werte, die noch unterhalb der vertikalen Beschleunigungen im Zug liegen (Dupuis & Zerlett, 1986). Auf dem schlechten Abschnitt der Landstraße und dem Kopfsteinpflaster werden hingegen Beschleunigungen erreicht, die auf Mähdreschern und Planierraupen gemessen wurden (Dupuis & Zerlett, 1986). Hieraus darf allerdings nicht die Schlußfolgerung gezogen werden, daß der Fahrer in diesen PKWs eventuell den gleichen Gefahren für Rückenbeschwerden ausgesetzt ist, wie die Fahrer von Mähdreschern oder Planierraupen. Denn üblicherweise sind die Zeiträume, in denen die schlechten Streckenabschnitte gefahren werden, relativ gering.

In der Oberklasse erreichte der PKW A1o die besten Ergebnisse vor dem PKW A2o und dem PKW A3o.

Die Abstände untereinander variieren leicht in Abhängigkeit von der Straßenbeschaffenheit und der Geschwindigkeit. Auf der relativ ebenen und erschütterungsarmen Autobahn sind die Unterschiede naturgemäß nicht so groß wie auf den schlechten und langsamen Landstraßenabschnitten, auf denen sie sehr deutlich ausfallen. Der PKW A1o erreicht sowohl in fast allen Einzelparametern als auch in den Mittelwerten die besten Ergebnisse, was sich meist auch statistisch absichern läßt. Lediglich bei hohem Tempo (BAB 160) schneidet der PKW A2o besser ab, wobei dies für alle drei Beanspruchungs-Kriterien gilt.

In der Mittelklasse ergibt sich die gleiche Reihenfolge der Marken: Die Beanspruchung im PKW A1m ist deutlich geringer als die im PKW A2m und im PKW A3m. Dies trifft für fast jeden Einzelparameter sowie sehr deutlich zu und ist durchweg statistisch abgesichert (Ausnahme: Vergleich der amplitudengemittelten Beschleunigung der Wirbelsäule Bw mit dem PKW A3m). Die Abstände zu den Vergleichsfahrzeugen sind teilweise sehr groß. Im Gegensatz zur Oberklasse sind bei den Mittelklasse-Fahrzeugen dieses Vergleichs schon auf der Autobahn deutliche Unterschiede zugunsten des A1m zu sehen. Diese werden bei Verschlechterung der Wegstrecke noch größer.

Beim Vergleich der Klassen fällt auf, daß die Beanspruchung im A1m noch unterhalb derjenigen aller Oberklassen-Fahrzeuge liegt. Auch in der statistischen Untersuchung ist der A1m signifikant oder gar hoch signifikant besser als die Vergleichsfahrzeuge der Oberklasse (Natrup et al., 1995).

Zusammenfassend bleibt festzuhalten, daß die Fahrzeuge mit einem hydropneumatischen Fahrwerk unter den meisten untersuchten Bedingungen geringere Werte als die Vergleichsfahrzeuge lieferten und somit eine geringere Beanspruchung verursachen. Unter den in der Literatur diskutierten Aspekten kann die Wahl des Fahrwerkes einen Beitrag zur Reduzierung von Rückenbeschwerden darstellen, insbesondere dann, wenn der PKW häufig und über längere Zeiträume gefahren wird.

Literatur

Backmann, A. L.: Healthy survey of professional drivers. In: Scandinavian Journal of Work, Environment and Health 9 (1983), 36-41

Bovenzi, M., Zadini, A.: Self-reported low back symptoms in urban bus drivers exposed to whole-body vibration. Spine 17 (1992), 9, 1048-1059

Christ, W., Dupuis, H.: Über die Beanspruchung der Wirbelsäule unter dem Einfluß sinusförmiger und stochastischer Schwingungen. Arbeitsphysiologie 22 (1966), 258-278

Dupuis, H., Zerlett, G.: The effects of whole-body vibration. Springer Verlag, Berlin 1986

Futatsuka, M., Maeda, S., Inaoka, T., Nagano, M., Shono, M., Miyakita, T.: Whole body vibration and health effects in agricultural machinery drivers. Industrial Health 36 (1998), 2, 127-132

Hilfert, R., Köhne, G., Toussaint, R. Zerlett, G.: Probleme der Ganzkörperschwingungsbelastung von Erdbaumaschinenführern (I). Zentralblatt für Arbeitsmedizin und Arbeitsschutz 31 (1981), 4-5, 152-155

Hilfert, R., Köhne, G., Toussaint, R. Zerlett, G.: Probleme der Ganzkörperschwingungsbelastung von Erdbaumaschinenführern (II). Zentralblatt für Arbeitsmedizin und Arbeitsschutz 31 (1981), 4-5, 199-206

ISO-Norm 2631: Guide for the evaluation of human exposure to whole body vibration. 1978

Natrup, J., Domenghino, W., Michael, K., Peikenkamp, K., Nicol, K.: Body vibration during car driving under different conditions. Book of Abstracts XV International Congress on Biomechanics. Jyväskylä 1995, 664-665

Nigg, B. M., Denoth, J.: Sportplatzbeläge. Zürich 1980

Schultz, K. J., Polster, J.: Berufsbedingte Wirbelsäulenschäden bei Traktoristen und Landwirten. Beiträge zur Orthopädie und Traumatologie 26 (1979), 356-362

VDI-Richtlinie 2057: Einwirkung mechanischer Schwingungen auf den Menschen. Blatt 1-4, 1987

Lehre

Web-basiertes Lehren und Lernen mit authentischen Fällen in der Medizin

T. Baehring, A. Becker

Lernprogramme in der Medizin

Zielsetzung

Die Diskussion um die medizinische Lehre ist in den letzten Jahren überwiegend durch die Klage über hohe Studentenzahlen und die damit verbundene Verschlechterung der praktischen Ausbildung bestimmt worden. Verbunden damit bleibt die Forderung, die Studierenden möglichst frühzeitig mit realen klinischen Fragestellungen vertraut zu machen und so verstärkt interdisziplinäres, problem- und entscheidungsorientiertes Denken und Handeln in der Ausbildung zu vermitteln und zu trainieren [1, 2].

Mangelnde Ressourcen geben jedoch immer wieder Grund zu kontroversen Diskussionen: Für die Ausbildung in kleinen Gruppen fehlt es häufig an qualifizierten Tutoren, Räumen und vor allem an Patienten mit charakteristischen Krankheitsbildern. Der Trend zu kurzen Liegezeiten im Krankenhaus, Patienten mit (für Ausbildungszwecke ungünstigen) komplizierten Mehrfachleiden sowie die vermehrte ambulante Diagnostik und Therapie verschärfen diese Problematik. Betroffen sind davon allein in Deutschland 60 000 Studierende im klinischen Abschnitt der Ausbildung.

Neue Technologien im Lehr- und Lernbereich und neue didaktische Konzepte sind daher notwendig, um auch unter diesen neuen Bedingungen die Qualität der medizinischen Ausbildung zu sichern und zu verbessern [3]. Dabei gilt es, das Lernen in den traditionellen Unterrichtsformen wie Vorlesung, Seminar und Praktikum zu unterstützen als auch neue Formen des Selbststudiums und der Kleingruppenarbeit zu generieren und zu gestalten.

Aus dieser Situation heraus ergibt sich die Zielsetzung, mit Hilfe von Computerlernprogrammen neue didaktische Formen des Lehrens und Lernens zu gestalten, die von den Studierenden akzeptiert werden. Dafür müssen diese didaktisch über die Vermittlung von Informationen in Form digitaler Lehrbücher oder Datenbanken hinausgehen. Das Problem besteht darin, daß Lernende häufig Faktenwissen erwerben, das sie nicht auf die Lösung von Problemen im klinischen Alltag anwenden können. Damit Wissen und Problemlösefertigkeiten auf reale und neue Situationen angewendet werden können, müssen sie anhand authentischer Probleme, also gemeinsam mit den Anwendungsbedingungen erworben werden. Computerlernprogramme sollten sich daher an realen klinischen Fragestellungen und Lernumgebungen orientieren und unter anderem authentisch gestaltete Lernfälle zur Verfügung stellen, die, analog zum Lernen am Bett des Patienten, durch die Studierenden aktiv bearbeitet und gelöst werden können [4, 5].

Neue Dimensionen

Wenn Computerlernprogramme in der Medizin mit guten Lehrbüchern verglichen werden sollen, ist es notwendig, die Strukturierung der Informationen in Lehrbüchern zu verdeutlichen: Der linear fortlaufende und gegliederte Text wird durch Abbildungen (Fotos, Röntgen, CT, Ultraschall), Fallbeispiele und Tabellen ergänzt; abschließende Literaturangaben dienen der weiteren Vertiefung. Ein Computerlernprogramm, das dies in vergleichbarer didaktischer Form bietet, wird wenig Akzeptanz finden: ein längerer Text kann am Bildschirm schlechter gelesen und gehandhabt werden als auf Papier. Ziel beim Einsatz der computergestützten Wissensvermittlung muß es deshalb sein, Methoden und Darstellungen einzusetzen, die sich von der im Lehrbuch verwendeten Struktur und Präsentation deutlich unterscheiden [5, 6]. Dies soll im folgenden an Beispielen erläutert werden:

Die Sonographie ist ein Standardverfahren der bildgebenden Funktionsdiagnostik. Einzelne Standbilder, zu Dokumentationszwecken angefertigt, sind zu diagnostischen und didaktischen Zwecken wenig geeignet. In computergestützten Lernprogrammen können hingegen kurze Videosequenzen oder bewegte Animationen für die struktur- und farbvarianten Darstellungen in der Echokardiographie oder bei dopplerunterstützten Untersuchungen integriert werden. Hier ist außerdem eine zusätzliche akustische Befunddarstellung notwendig.

Röntgen- oder CT-Bilder stellen besondere Anforderungen hinsichtlich Bildformat, Pixel- und Grauwertauflösung. Für diagnostische Fragestellungen ist die Erkennbarkeit beginnender Herdprozesse (mit geringen Abmessungen und Grauwertkontrasten) entscheidend. Hier unterstützt der Einsatz einer Bildbearbeitungssoftware den diagnostizierenden Arzt, um wichtige Befunde sicher und schnell zu erfassen. Es ist notwendig, mehrere Schichten einer CT-Untersuchung oder die unterschiedlichen Darstellungen (koronare, sagitale und transversale Schichten mit unterschiedlichen Gewichtungen) einer MRT-Untersuchung in verschiedenen Sichten sowie Grauwert- und Farbzuordnungen darzustellen. Die Kenntnis dieser Funktionen und Befunde sind natürlich auch für Auszubildende notwendig. Und durch optional einblendbare Bilddetailbeschriftungen kann die Bildinterpretation schneller erlernt werden.

In den operativen Fächern können anhand dreidimensionaler, beweglicher Modelle, die durch den Lernenden selber gesteuert werden, Operationszugänge und deren Alternativen besser veranschaulicht und trainiert werden.

Computerlernprogramme bieten also zahlreiche Vorteile, so daß es erstaunt, daß sie bisher nicht in stärkerem Umfang in der Lehre genutzt werden [7]. Hier spielen einerseits technische Voraussetzungen eine Rolle (graphische Benutzeroberflächen sind erst seit den letzten Jahren vorhanden), aber ebenso die Hardware, die eine zufriedenstellende Bearbeitung und Darstellung großer Bild-, Video- und Tondatenmengen ermöglicht. Dabei behält das klassische Lehrbuch seine spezifischen Vorteile: Es läßt sich ohne technischen Aufwand in der Vorlesung und im Seminar einsetzen, als auch auf Station und mit an das Krankenbett nehmen (z. B. die praktischen „Kitteltaschenbücher"). Das Buch kann vom Leser ergänzt und bearbeitet werden: Es ist damit eindimensional interaktiv.

Web-basierte Applikationen

Eine neue Akzeptanz der Lernprogramme ist von Web-basierten Applikationen zu erwarten: Web steht für den World-Wide-Web-Dienst des Internet, auch WWW genannt. Web-Applikationen sind von der Unterstützung durch spezifische Betriebssysteme (Microsoft Windows, Apple-Macintosh OS, Unix-Systeme) weitgehend unabhängig, da die Web-Software auf den unterschiedlichen Plattformen verfügbar ist und eine einheitliche Nutzungsschnittstelle bietet. Die Verbreitung und Nutzung von Lernprogrammen ist somit auf der Anwenderseite nicht auf eine spezifische Hard- oder Software-Ausstattung beschränkt [8].

Viele Computernutzer sind mit der spezifischen Darstellung im Web vertraut, was eine Einarbeitung in diese Lernprogramme sehr vereinfacht. Web-Applikationen gestatten zudem, Zusatzinformationen über Internet-Links einfach zu verknüpfen (z. B. für Literaturangaben und Lexika-Einträge) oder innerhalb des eigenen Lehrmaterials Verknüpfungen zu anderen Kapiteln herzustellen – eine schnelle Form des Querverweises.

Im Gegensatz zum gedruckten Lehrbuch sind Web-basierte Lernsysteme einfach aktualisierbar: Fälle, die überholte diagnostische und therapeutische Strategien enthalten, können ausgetauscht oder bis zur Überarbeitung durch den Autor vorübergehend „stillgelegt" werden. Literaturverzeichnisse können ebenfalls im Rahmen der Systempflege fortgeschrieben werden.

Darüber hinaus bietet der Einsatz der Internet-Technologie neuartige didaktische Möglichkeiten: Am Computerarbeitsplatz mit Internetzugang können netzgestützt kooperative und kommunikative Lerntechniken und Anwendungsszenarien bereitgestellt werden, die das fächerübergreifende Denken und Handeln, die Ausbildung sozialer Kompetenzen sowie das Arbeiten im Team fördern.

Fallorientiertes Lehren und Lernen

Didaktische Konzeption

Wie ist der gegenwärtige Prozeß des Lernens in der Klinischen Medizin? In den einzelnen Fachvorlesungen und Seminaren (Innere Medizin, Chirurgie, Augenheilkunde, Pathologie, Kinderheilkunde, Dermatologie etc.) werden in ein oder zwei Studiensemestern die Krankheitsbilder mit dem jeweiligen Schwerpunkt vorgestellt. Es läßt sich dabei nicht vermeiden, daß bestimmte Erkrankungen mehrmals behandelt werden, z.B. die Syphilis im 5. Semester in der Histopathologie, im 6. in der Mikrobiologie, im 7. und 8. in der Inneren Medizin, im 9. in der Dermatologie und im 10. in der Neurologie. Zum umfassenden, ganzheitlichen Verständnis einer Erkrankung trägt dies jedoch wenig bei. Die intellektuelle Verknüpfung von einzelnen Befunden wird während des Studiums nicht trainiert und spätestens im Praktischen Jahr ist zu beobachten, daß den Studierenden die Fähigkeit fehlt, klinische Befunde zu einer Krankheitshypothese zu verknüpfen. Dabei sind die theoretischen Kenntnisse der Studierenden, fragt man nach einem konkreten Krankheitsbild, oft erstaunlich gut.

In der gegenwärtigen Ausbildung wird diese Problematik dadurch gelöst, daß der angehende Arzt in eine enge Hierarchie eingebunden wird, um Fehlentscheidungen zu vermeiden. Während dieser Zeit erfolgt dann ein „learning by doing" in dem Sinne, daß die täglich zu versorgenden Patientenfälle diagnostisch entschlüsselt werden müssen. Mit zunehmender Erfahrung erwirbt der Arzt dann die Fähigkeit, Muster von Befunden in den einzelnen Patienten wiederzuerkennen, daraufhin seine Verdachtsdiagnosen zu stellen und diese abzuklären.

Die moderne Ausbildung muß daher versuchen, diese zweite Phase der ärztlichen Ausbildung bereits in das Studium hineinzuverlagern, und mit ersten Patientenerfahrungen im vorklinischen Abschnitt zu beginnen [1]. Dazu ist eine engere Verknüpfung der medizinischen Subdisziplinen erforderlich, am besten problemorientiert am realen Krankheitsfall. Dieser stärkeren Einbindung der Patienten in den Lernprozeß stehen jedoch im klinischen Alltag zahlreiche Hindernisse im Weg: Die kürzere Patientenverweildauer in den Lehrkrankenhäusern erschwert bei hohen Studierendenzahlen die traditionelle Form des Unterrichts am Krankenbett. Zahlreiche Befunde, wie das klassische Lungenödem bei Herzinsuffizienz oder der akute Myokardinfarkt können nicht für diese Form der Lehre genutzt werden, denn die Patienten bedürfen einer raschen Therapie und können nicht für den Studentenkurs „konserviert" werden. Didaktisch „wertvolle" Patienten, die während der Semesterferien behandelt werden, gehen für die Lehre verloren. Lösungsansätze sind hier der Einsatz von Schauspielern oder von authentischen Krankheitsfällen mittels multimedial aufbereiteter, computergestützter Lernprogramme.

Welche didaktischen Anforderungen ergeben sich an die Gestaltung von fallorientierten Lernprogrammen? Sie sollen das reale klinische Vorgehen möglichst authentisch abbilden, um eine konkrete Motivation und die Übertragbarkeit des erworbenen Wissens in die Praxis sicherzustellen (Tabelle 1) [5, 6].

Das Lehrmaterial muß zielgruppengerecht aufbereitet sein, d.h. es müssen Krankheitsbilder für „Anfänger" (wenige und typische Befunde, geringe Anzahl an Differentialdiagnosen) als auch für „Fortgeschrittene" (komplexe Krankheitsgeschichte, zahlreiche pathologische Nebenbefunde, seltene Differentialdiagnosen) abzurufen. Das Material sollte für den Einsatz im Selbststu-

Tabelle 1. Gestaltungsmerkmale problemorientierter Lernprogramme

1. Authentizität von Problemen und Situationen
2. Interesse und Motivation
   → „Lösen – Wollen (Müssen) des Problems"
3. Multiple Perspektiven und Kontexte
   → Übertragbarkeit und flexible Anwendung
4. Artikulation und Reflexion im Problemlöseprozeß
5. Lernen im Austausch
   → sozial, kooperativ, regional übergreifend

dium oder für Seminare und Vorlesungen gestaltet sein. Es wird eine weitgehend einheitliche Benutzeroberfläche benötigt, um die Navigation durch den Lernfall zu vereinfachen und die Konzentration auf das aktive Bearbeiten und Lösen des Falls zu ermöglichen. Und schließlich sollte es einfach verfügbar, plattformunabhängig nutzbar sowie intuitiv bedienbar sein.

Technische Realisierung

Das ProMediWeb-System wurde unter Berücksichtigung oben genannter didaktischen Gestaltungsmerkmalen entwickelt (Tabelle 1). Hauptfunktionalität ist der Web-basierte Zugriff auf die Falldatenbank CASUS, welche didaktisch aufbereitete Lernfälle aus unterschiedlichen medizinischen Fachgebieten für unterschiedliche Nutzergruppen enthält. Bei der Entwicklung von ProMediWeb wurde besonderer Wert auf die Bereitstellung einfach bedienbarer Interaktionsmöglichkeiten zwischen den Studierenden und dem Lernfall gelegt, um einen aktiven, entscheidungsorientierten Lernprozeß zu stimulieren [9].

Das mit ProMediWeb realisierbare Anwendungsszenario stellt eine Form des netzgestützen Lehrens und Lernens dar, bei dem einerseits Lehrmaterial (wie z. B. Lernfälle) von einem Server abgerufen und aktiv bearbeitet werden, und diese anderseits mit asynchronen und synchronen Kommunikations- und Kooperationstechniken (zwischen den Lernenden untereinander bzw. mit dem Lernprogramm) verknüpft werden können. Um eine hohe Authentizität zu erreichen werden diese Lernfälle mit umfangreichen multimedialen Daten inhaltlich aufbereitet: Unterschiedliche Befunde wie Daten aus der Patientenanamnese, Fotos der klinischen Untersuchung, Laborbefunde, Röntgenaufnahmen und Ultraschallvideoszenen. Der Bildschirm für die Fallbearbeitung durch die Lernenden besteht aus Informations-, Frage- und Antwortrahmen (es stehen neben „Multiple Choice" fünf weitere Antworttypen zur Verfügung), einem Rahmen für die Anzeige multimedialer Daten sowie einem Navigationsfenster (Abb. 1). Am Ende jeder didaktischen Einheit ermöglicht ein Netzwerk-Tool dem Lernenden, sein diagnostisches Vorgehen sowie die Bildung eigener diagnostischer Hypothesen graphisch darzustellen. Dieses Netzwerk kann er dann mit dem des Experten vergleichen.

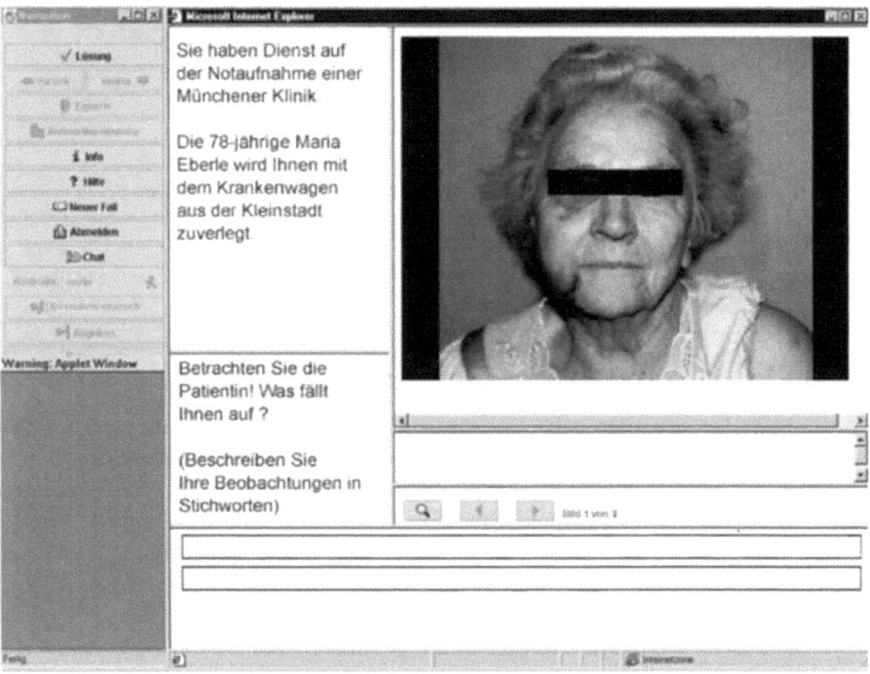

Abb. 1. Beispielbildschrim des ProMediWeb-Lernsystems mit Rahmen für Befundinformationen, Fragen, Antworten, Multimedia-Daten und die Navigation.

Für die technische Realisierung von ProMediWeb wurde die Programmiersprache Java gewählt, um eine plattformunabhängige Anwendung zu generieren, die netzwerkbasiert genutzt werden kann. Auf diese Weise ist die Verwendung des ProMediWeb-Lernprogrammes mit Fallabspiel- und Bearbeitungsmodul via Standard-WWW-Browser möglich, ohne Installationen und Aktualisierungen auf dem Benutzer-Rechner vornehmen zu müssen [10]. Die Realisierung des ProMediWeb-Lernsystems erfolgte in einer Client-Server-Architektur (Abb. 2).

Auf der Client-Seite ermöglichen mehrere Java-Applets die erforderlichen Interaktionsmöglichkeiten und die Navigation innerhalb des Lernfalls. Der ebenfalls in Java geschriebene ProMediWeb-Server vereint HTTP-Server, Steuerlogik, Benutzerverwaltung, Datenbank- und Appletkommunikation in sich. Der ProMediWeb-Server übernimmt auch die Extraktion der Daten aus der Oracle-Datenbank, die dann vom Client-Applet im WWW-Browser des Benutzers dargestellt werden. Um die Fallbearbeitung unterbrechen zu können und für Prüfungssituationen wurde die Identifikation für jeden einzelnen Benutzer über einen Login-Vorgang und ein Session-Management-Applet realisiert.

Durch das Deutsche Wissenschaftsnetz der Universitäten haben die medizinischen Fakultäten in Deutschland heute die notwendigen Bandbreiten zur

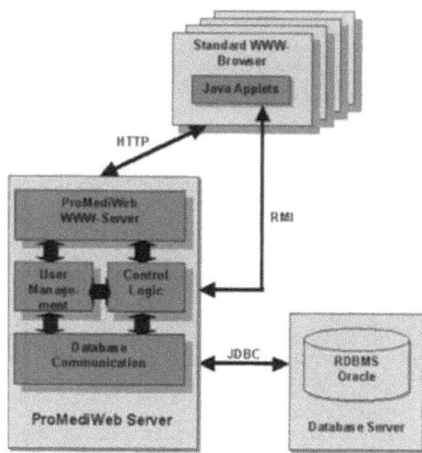

Abb. 2. Client-Server-Struktur des ProMediWeb-Lernsystems.

Verfügung, um in ihren Computerlernräumen diese Fälle via WWW-Browser in der notwendigen Qualität den Studierenden anbieten zu können. Als zusätzliche Funktionen der Fallbearbeitung können netzgestützte Kommunikationstools (IRC-Chat, aber auch Mailing-Listen, Newsgroups) sowie Möglichkeiten zum kooperativen Bearbeiten von Lernfällen genutzt werden, die universitätsübergreifende Anwendungsszenarien gestatten.

Unterstützung des Autorenprozesses

Beim Prozeß der Fallerstellung ist die Sicherstellung einer inhaltlich und didaktisch hohen Qualität die entscheidende Voraussetzung, um eine hohe Akzeptanz bei den Studierenden und langfristig eine umfassende curriculare Integration zu erreichen. Hier sind inhaltliche, didaktische und medientechnische Kompetenzen und Motivation auf Seiten des Autors der Lernfälle notwendig, jedoch, ebenso wie die für die Erstellung notwendige Zeit, oft nicht gleichzeitig vorhanden.

Nach traditioneller Vorstellung ist die Kompetenz für die medizinische Lehre mit der Habilitation des Hochschullehrers verknüpft. In der ärztlichen Ausbildung erfolgt jedoch der Unterricht am Krankenbett häufig durch Ausbildungsassistenten. Von einer gesicherten fachlichen und pädagogischen Kompetenz kann hier nicht ausgegangen werden. Im Unterschied dazu können computergestützte Lernprogramme vor der Verwendung im Unterricht jederzeit vom lehrbeauftragten Hochschullehrer sachlich und didaktisch überprüft, verbessert und bei Bedarf durch eigene Lernfälle ergänzt werden.

Dafür bedarf es eines computergestützten Autorensystems, welches den Autor von Lernfällen technisch und didaktisch unterstützt. Damit kann er seine fachliche Kompetenz nutzen und sich auf die Formulierung von Lernzielen, die Strukturierung des Falles sowie die Aufarbeitung des Materials konzentrieren. Klassische Autorensysteme zur Erstellung von Multimediapräsentationen können diese Unterstützung nicht leisten.

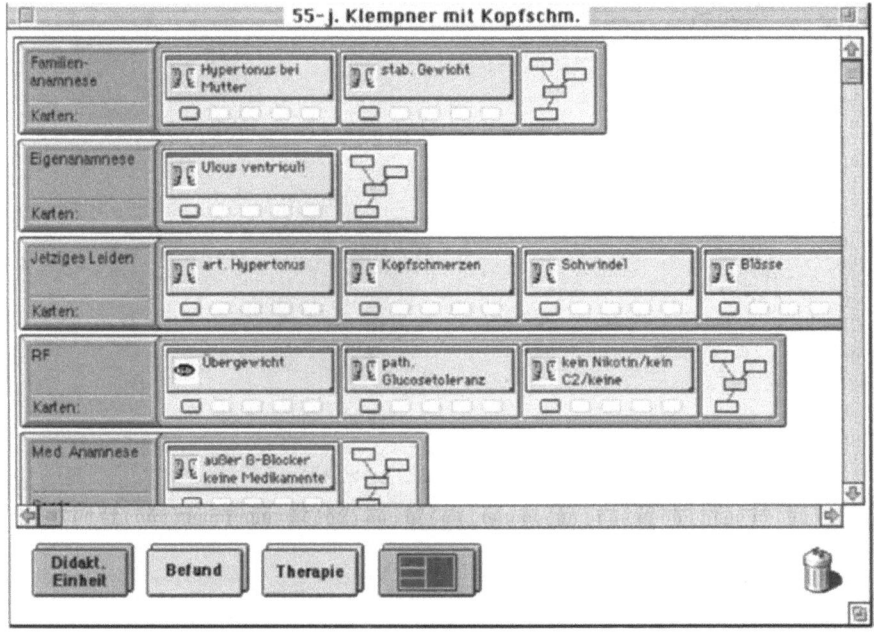

Abb. 3. Befundeingabematrix des CASUS-Autorensystems.

Die ProMediWeb-Lernfälle werden deshalb mit dem fallorientierten medizinischen Autorensystem CASUS entwickelt (Abb. 3) [11]. Es ist einfach bedienbar und bietet dem Fallautor die notwendige technische und didaktische Unterstützung und Entlastung. Damit ist der Aufwand zur Erstellung qualitativ hochwertiger Lernfälle, nach einer Einarbeitungsphase, wesentlich niedriger als bei klassischen Autorensystemen.

Die Vorbereitung und Erstellung der digitalen Daten und Befunde kann durch Hilfskräfte erledigt werden. Der Autor benötigt somit keine Fachkenntnisse in Bild- oder Videobearbeitung, sondern muß sich lediglich mit der Auswahl geeigneten Materials und der inhaltlichen Strukturierung und Aufbereitung des Lernfalls beschäftigen (Abb. 4).

Anwendungsszenarien, Erfahrungen und Ergebnisse

Möglichkeiten der curricularen Integration

Computergestützte, fallorientierte Lernprogramme sind in allen Abschnitten der medizinischen Ausbildung einsetzbar. Entscheidend ist die lernziel- und zielgruppengerechte Aufbereitung des Lehrmaterials durch die Autoren. Beginnend bei Krankheitsfällen, die um die Erhebung und Interpretation eines technischen Untersuchungsbefundes aufgebaut sind (z.B. Röntgenaufnahmen, virtueller Sonographiekurse, pathologische Demonstration), über allgemeine

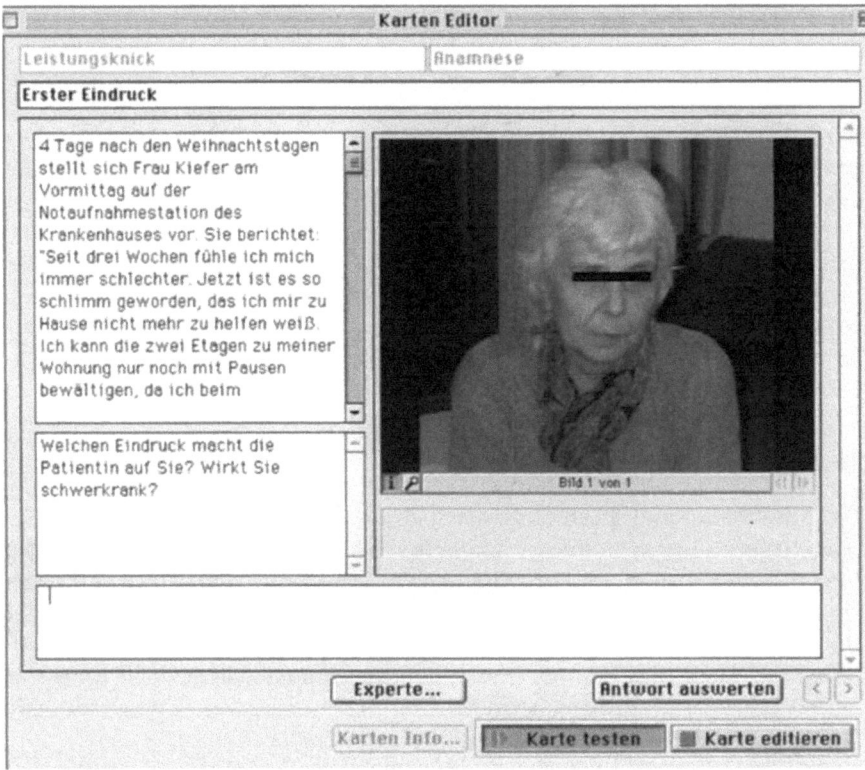

Abb. 4. Aufbereitung einer Bildschirmseite mit dem CASUS-Autorensystem.

klinische Basisfälle (Erlernen einer rationellen Differentialdiagnostik, Handeln in medizinischen Notfallsituationen, etc.) bis hin zu komplexen oder seltenen Krankheitsfällen für die Ausbildung im praktischen Jahr oder in der ärztlichen Weiterbildung sind zahlreiche Varianten möglich und notwendig. Beispielhaft wurden bereits folgende Anwendungsszenarien realisiert und evaluiert.

Vorlesung

Grundsätzlich sind computergestützte Lernprogramme vorzugsweise für das Selbststudium oder die Arbeit in kleineren Gruppen konzipiert. Jedoch ist auch der Einsatz im Vorlesungsbetrieb erfolgversprechend. Dafür bieten sich zwei Szenarien an: Erstens für fallorientiert gestaltete Veranstaltungen zu ausgewählten komplexen Differentialdiagnosen sowie die Unterstützung von Vorlesungen, für die ein realer Patient für die Demonstration der klinischen Symptomatik nicht zur Verfügung steht.

Computerlernfälle, die vorlesungsunterstützend eingesetzt werden, müssen dafür spezifisch aufbereitet sein: Hier können anspruchsvolle Krankheitsbilder ausgewählt und der Anteil offener Fragen erhöht werden. Diese Fragen können dann zwischen Auditorium und Dozent basierend auf der Fallpräsentation, frei besprochen werden, so daß eine aufwendige Antwortkodierung in den Hintergrund tritt. Systematische Zusammenfassungen können verbal durch den Dozenten erfolgen. Expertenkommentare und Antwortkommentare sollten vorab mit dem Vortragenden abgestimmt oder gleich durch den Dozenten erarbeitet und in den Lernfall integriert werden.

Im Rahmen der Vorlesungsreihe „Differentialdiagnose in der Inneren Medizin" an der Heinrich-Heine-Universität Düsseldorf konnte z.B. eine Patientin mit Morbus Cushing so authentisch computergestützt präsentiert werden, daß das studentische Auditorium trotz des schwierigen Krankheitsbildes die richtige Diagnose interaktiv erarbeiten konnte. Die Reaktionen der Studierenden auf den Computerlernfall waren entsprechend positiv.

Seminar

Die Anwendung und Evaluierung des fallbasierten Lernsystem CASUS im Seminargruppenunterricht wurde zum ersten Mal in Kooperation zwischen der Inneren Medizin und der Medizinischen Informatik an der Universität Leipzig durchgeführt [12]. Im 8. Semester werden hier zwei obligatorische Übungen angeboten, die sich mit Auskunftsystemen in der Medizin beschäftigen und Möglichkeiten und Anwendungen computergestützten Lernens in der Medizin praktisch demonstrieren. Auf diese Weise war sichergestellt, alle Studierenden des vierten Studienjahres zu erreichen.

Die Übung bestand aus einer Einführung in das Konzept des computergestützten problemorientierten Lernens, einigen programmtechnischen Hinweisen und dann der Möglichkeit, allein oder in kleinen Gruppen einen Fall (hier jedoch ohne Web-Unterstützung) zu bearbeiten und zu lösen. Das zu bearbeitende Krankheitsbild war den Studierenden bereits durch die Hauptvorlesung Innere Medizin bekannt. Diese Vorgehensweise hat sich bewährt.

Ziel der durchgeführten Evaluation innerhalb der Übung war, die inhaltliche und technische Akzeptanz des Lernprogramms und des Nutzungsszenarios bei den Studierenden im Rahmen dieses Modellversuches zu erfassen. Dazu wurden die Studierenden gebeten, nach dem Praktikum anonym einen Fragebogen auszufüllen.

287 Studierende des 8. Semesters nahmen an dem Praktikum teil. Der Rücklauf betrug 224 (78%) Fragebögen. Durch den Pflichtcharakter der Veranstaltung konnte eine sich bei freiwilliger Teilnahme ergebende Verzerrung vermieden werden. 94% der Studierenden hatten bereits außerhalb der obligatorischen Lehrveranstaltungen mit einem Computer gearbeitet. 62% dieser Studierenden hatten auch Lernprogramme benutzt. Grundlegende Computerkenntnisse (Bedienung der Windows-Oberfläche mit der Maus) lagen bei allen Studierenden ohne Ausnahme vor.

Zwischen männlichen und weiblichen Studierenden ergaben sich in der Selbsteinschätzung deutliche Unterschiede hinsichtlich der Häufigkeit der Arbeit mit Computern außerhalb obligatorischer Lehrveranstaltungen (53%/

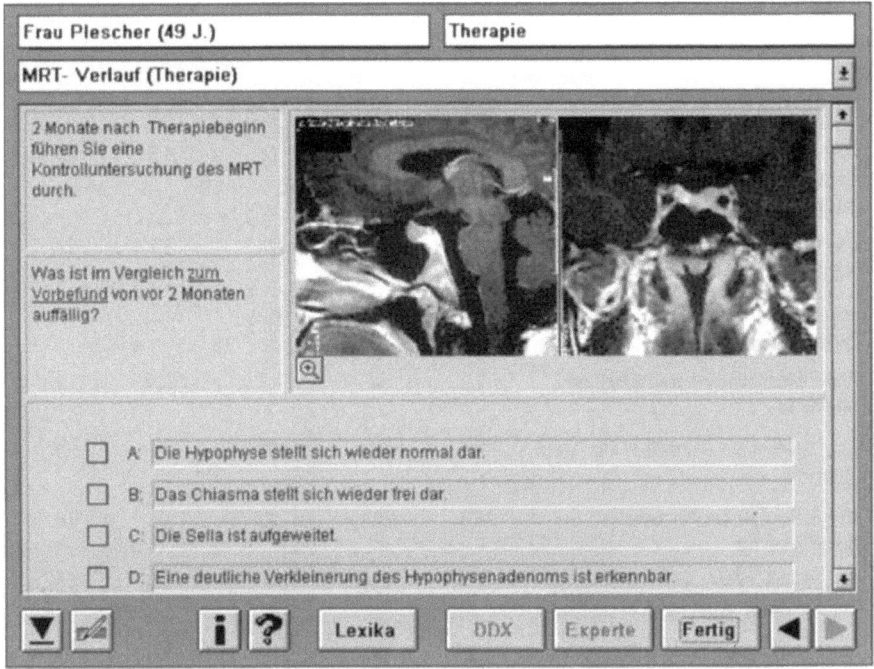

Abb. 5. Beispielbildschirm aus dem im Seminar eingesetzten CASUS-Lernfall.

25%). Weitere Aussagen, die die technische und inhaltliche Qualität und allgemein die Akzeptanz des Lernsystems bewerten, zeigt Tabelle 2.

Insgesamt wurde das Lernprogramm als leicht erlernbar bezeichnet und es zeigte sich eine positive Akzeptanz: 82% der Studierenden „würden das Lernprogramm gern auch für die Bearbeitung weiterer Fälle nutzen". Im Dialog von Lehrenden und Lernenden entwickelte sich zudem eine Lehr-Lern-Spirale, die in der Folge zu inhaltlichen und didaktischen Verbesserungen bei der Weiterentwicklung des CASUS-Lernsystems führte.

Selbststudium

Die umfassende Nutzung von computerbasierten Lernfällen ist besonders für das individuelle Selbststudium zweckmäßig. Eine Einführung in das Programm im Rahmen einer klinischen Pflichtveranstaltung für alle Studierenden ist dafür sinnvoll und motivationsfördernd, denn die curriculare Integration wird so durch die Autorität des Hochschullehrers unterstrichen. Die Programmeinführung kann im Rahmen des Seminarunterrichts oder einer Vorlesung vorgenommen werden. Erste Erfahrungen an der Heinrich-Heine-Universität in Düsseldorf haben gezeigt, daß die unmittelbare Rückkopplung von Studierenden und Fallautoren in einer Einführungsveranstaltung sowohl die studentische Motivation verbessert als auch die Autoren mit konstrukti-

Tabelle 2. Ergebnisse der Evaluation des fallorientierten CASUS- Lernprogrammes beim Einsatz im Seminar an der Universität Leipzig

Aussage/Bewertung (n=224; Angaben in %)	Trifft genau zu	Trifft fast zu	Trifft kaum zu	Trifft nicht zu	Keine Angabe
Der Lernfall ergänzt sinnvoll andere Lehrangebote (Vorlesungen, Übungen etc.)	52,2	38,4	8,0	1,3	0,0
Der Lernfall wird mir bei der Behandlung von Patienten nützlich sein	23,2	43,8	29,5	3,1	0,4
Der Lernfall ist für mich inhaltlich zu schwierig	4,5	17,9	**46,4**	31,3	0,0
Viele Informationen zum Lernfall sind überflüssig	2,7	6,3	37,1	**50,9**	3,1
Das Arbeiten am Lernfall hat mir Spaß gemacht	**58,9**	26,8	9,4	4,0	0,9
Die Bedienung des Programmes ist leicht erlernbar	**76,3**	20,1	2,2	1,3	0,0
Man hat im Lernprogramm genügend Möglichkeiten, selbst aktiv zu werden	24,6	**43,3**	27,2	4,9	0,0
Die Bildschirmaufteilung in Rahmen empfinde ich als sehr übersichtlich	40,6	**46,9**	10,3	1,8	0,4
Ich würde das CASUS-Programm gern auch für weitere Lernfälle nutzen	**58,0**	24,4	9,4	7,1	0,0

ver Kritik der avisierten Zielgruppe konfrontiert werden. Nach dieser Einführung besteht dann die Möglichkeit, die Lernfälle autodidaktisch und selbstgesteuert im Selbststudium zu erarbeiten.

Hier kommt der wesentliche Vorteil der computergestützten Fallbearbeitung zum Tragen: Die Asynchronität. Während klassische Lehr- und Lernformen ein synchrones räumliches und zeitliches Aufeinandertreffen von Studierenden, Lehrenden und Patienten erfordern, ermöglicht die datenbankorientierte Fallpräsentation, daß der Hochschullehrer geeignete Patienten auswählt, deren Daten und Befunde zielgruppenorientiert und didaktisch aufarbeitet sowie mit seinem Expertenwissen kommentiert, um sie dann den Studierenden zeitversetzt zur Bearbeitung zur Verfügung zu stellen.

Die Nutzbarkeit der Lernfälle erstreckt sich damit vom Einsatz in Mediotheken bis zum Selbstunterricht, von der problemorientierten Gestaltung von Kursen und Seminaren bis hin zu computergestützten Fall-Demonstrationen in Vorlesungen. Die von uns durchgeführten Evaluierungen zeigte in allen Anwendungsszenarien eine positive Akzeptanz seitens der Studierenden. Die Motivation zum problem- und entscheidungsorientierten Denken und Handeln in einem computergestützten Setting ist hoch.

Problemorientiertes Lernen ist auch als kooperatives Lernen in der Kleingruppe sinnvoll und motivationsfördernd. Bei Bedarf sind hier Diskussion und Wissenstransfer der Studierenden untereinander möglich. Kognitives Handeln wird trainiert und Frustrationserlebnisse des allein Lernenden können vermieden werden. Computer- und netzgestützte Technologien ermöglicht es heute, bezogen auf den zu lösenden Lernfall eine Kooperation, Kommunikation und Diskussion über Universitätsgrenzen hinweg aufzubauen und zu pflegen. Durch die ProMediWeb-Software können Lernfälle, die mit dem Autorensystem CASUS erstellt wurden, von einem WWW-Server über das Internet abgerufen und bearbeitet werden. Auf diese Weise können, bei Nutzung der vertrauten Standard-WWW-Browser-Oberfläche, die Studierenden bei der Fallbearbeitung kooperieren und miteinander fallbezogen diskutieren.

Lerndidaktisch wertvoll ist auch die direkte Rückkopplung zwischen den Studierenden untereinander und dem Lehrenden bzw. Fallautor, wodurch eine individuelle Unterstützung der Lernenden, aber auch eine Bewertung und Optimierung der Lerninhalte möglich wird.

Diskussion

Fallorientiertes Lernen

Die Vermittlung von Wissen im Prozeß des Lehrens und Lernens kann systematisch oder fallorientiert erfolgen. Beide didaktischen Ansätze stehen dabei nicht gegeneinander, sondern ergänzen sich. In der Praxis der Aus- und Weiterbildung sind sie deshalb oft eng miteinander verbunden. Ein Beispiel: Eine effektive Anamnese wird nur der Arzt durchführen können, der viele Krankheitsbilder kennt und daraufhin Fragen mit hoher Trennschärfe stellt. Dafür ist die Kenntnis und Anwendbarkeit der physiologischen und pathophysiologischen Grundlagen Voraussetzung. Andererseits können klinische Erfahrungen mit Krankheitsbildern nur erworben werden, falls der Lernende viele Patienten selber diagnostiziert und behandelt hat. Diesen Prozeß können fallorientierte Lernsysteme additiv unterstützen.

Grenzen erreichen Computerlernprogramme durch die begrenzten multimedialen und interaktiven Möglichkeiten. Auch psychologische und soziale Faktoren lassen sich häufig nicht befriedigend integrieren: Wie taste ich eine vergrößerte Milz? Wann ist es besser, den Patienten sprechen zu lassen und wann dem Redefluß Einhalt zu gebieten? Wie integriere ich die Angehörigen in den therapeutischen Prozeß? In den Falldatenbanken mit virtuellen Patienten sind bereits „Befunde" gespeichert; die ärztliche Assoziation bei der Befunderhebung muß weiter in der Praxis geübt werden.

Unberührt bleiben auch traditionelle Methoden in der Aus- und Weiterbildung in der Medizin: Ein didaktisch wertvoller Fall kommt auf Station und der Auszubildende wird vom Ausbildenden aufgefordert, diesen nachzuschlagen und zur Visite vorzustellen: Hier kommt die Motivation zur Beschäftigung mit einem Krankheitsbild von außen, wobei diese dann systematisch oder problemorientiert erfolgen kann. Damit werden neue Befundmuster bei der Diagnosefindung trainiert, die der Lernende beim nächsten Patienten, der sich mit einer eigenen Symptomatik präsentiert, in die Differentialdiagnostik einbezieht – auch wenn die klinischen Leitsymptome nicht vorhanden waren.

Computerlernprogramme erlauben, inhaltlich und medial sehr unterschiedliche Vorgehensweisen zu präsentieren. Damit bieten sie didaktische Vorteile: Klassische Lehrbücher gehen von klinischen Leitsymptomen aus (wie Dyspnoe, Fieber, Übelkeit, Kopfschmerzen etc) und entwickeln von hier ausgehend die Hypothesen für einzelne Krankheitsbilder. Dabei verhindern sie jedoch einen wichtigen Schritt im Erkenntnisprozeß des Lernenden: Welches Symptom oder welcher Befund könnte das Leitsymptom darstellen? Authentische Darstellungen des Falles mit Hilfe von computergestützten Lernprogrammen erlauben hingegen, ein reales Problem zu lösen und zwingen dadurch den Lernenden, seine Befunde selbst zu gewichten und zu strukturieren, bevor Arbeitshypothesen entwickelt werden können.

Einen neuen, zukunftsweisenden Ansatz bieten Computerlernprogramme für die Leistungsüberprüfung von Lernenden. Bislang existieren in der medizinischen Außbildung zwei Methoden: Multiple-Choice-Fragensysteme (Prüfung breiter Wissensbereiche, objektiv, evaluierbar, aber keine praktische Verknüpfung von Wissen in Anwendungssituationen) sowie mündliche Prüfungen (nur begrenzter Prüfungsumfang, subjektive Einschätzung, nicht evaluierbar, Möglichkeit der Verküpfung von verschiedenen Wissensgebieten). Fallbasierte Lernprogramme bieten daher nützliche Ergänzungen zu Multiple-Choice-Prüfungen an: An einem realen Patientenfall kann die Fähigkeit des zu Prüfenden erfaßt werden, sein Wissen auf einen konkreten Fall anzuwenden. Da alle Kandidaten gleiche Prüfungsfälle erhalten, ist ein objektiver Vergleich gewährleistet. Da virtuelle Patienten prinzipiell unbegrenzt in Form von Fallbibliotheken zur Verfügung gestellt werden können, ist im Gegensatz zur konventionellen mündlichen Prüfung auch ein breiter Prüfungsansatz, mit hoher Authentizität zur ärztlichen Praxis (z.B. nicht nur ein Patient im Examen, sondern mehrere aus unterschiedlichen Prüfungsschwerpunkten) möglich. Auch eine Übertragung dieser didaktischen Möglichkeiten in die ärztliche Fort- und Weiterbildung ist möglich und realisierbar.

Mit fallbasierten Computerlernprogrammen wird es damit möglich, den Erwerb praktischer klinischer Erfahrungen, also das patienten- und entscheidungsorientierte Analysieren und Handeln, welches bisher erst nach der Approbation beim Patienten erworben werden kann, bereits in die klinische und sogar vorklinische Ausbildung zu integrieren. So können die Studierenden frühzeitig lernen, anhand von authentischen Krankheitsbildern ihr bisher erworbenes Wissen auf die Praxis zu übertragen. Außerdem können Krankheitsbilder wie „die Hyperthyreose" oder „die koronare Herzkrankheit", die in Vorlesung oder Seminar gegebenfalls anhand eines Patienten beschreibend vorgestellt werden, mit fallbasierten Lernprogrammen anhand mehrerer Patienten eines Krankheitsbildes dargestellt werden, so daß die Lernenden Unterschiede und Gemeinsamkeiten erkennen. Das Wiedererkennen von unterschiedlichen Befundmustern, das für die klinische Diagnostik so wichtig ist, wird hierdurch wesentlich gefördert.

Das fallorientierte, computergestützte Lehren und Lernen stellt damit eine notwendige und wertvolle Ergänzung zu bislang eingesetzten patientenorientierten Lernmethoden dar. Dadurch soll die klinische Ausbildung und Befunderhebung am Patienten selber nicht ersetzt, jedoch vorbereitet und ergänzt werden. Die Notwendigkeit, medizinisches Grundlagenwissen auch systematisch zu vermitteln und zu erwerben, wird dadurch ebenfalls nicht eingeschränkt, sondern im Gegenteil problemorientiert motiviert.

Die durch den Einsatz fallbasierter Lernprogramme gewonnen Erfahrungen haben gezeigt, daß die Studierenden diese Möglichkeiten des Erwerbs von Wissen und Fähigkeiten motiviert und mit Erfolg nutzen. Computerlernprogramme sind der Evaluation zugänglich und können zu einer standardisierten Überprüfung des Lernerfolges genutzt werden. Folgende Szenarien sind hierbei denkbar: Studenten bearbeiten, unabhängig voneinander, den gleichen Fall und müssen abschließend Fragen beantworten. Oder: Der gleiche Patient bzw. Krankheitsfall wird von verschiedenen Autoren aufgearbeitet und den Studierenden zur Bearbeitung vorgelegt: Welcher der Fallautoren bietet hinsichtlich Lernerfolg der Studierenden das erfolgreichere didaktische Konzept? Oder: Ein Autor erstellt mehrere Fälle verschiedener Patienten zu einem Krankheitsbild und legt sie den Studierenden vor: Welche Krankheitsgeschichte und welche didaktische Struktur vermittelt die Lernziele am besten? Die im Zuge der vieldiskutierten Reform der ärztlichen Ausbildung in den Blickpunkt gerückte Frage der didaktischen Kompetenz von Hochschullehrern wird mit solchen Systemen einer objektiven Beurteilung zugänglich.

Computer- und Web-gestützte Applikationen

Auf technischer und didaktischer Seite kommt dem Einsatz Web-gestützter Applikationen eine besondere Bedeutung zu. Während bei lokalen Computerlernprogrammen oft deren Abhängigkeit von einer speziellen technischen Konfiguration oder einem Betriebssystem die Akzeptanz und Einsatzmöglichkeiten beschränken, ist heute durch das WWW weitgehende Plattformunabhängigkeit und einfache Verfügbarkeit gegeben. Die Nutzung ist den Studierenden vertraut und damit leicht erlernbar.

Ein Merkmal netzgestützter Lernapplikationen via Internet ist das mögliche Feedback zwischen Lehrenden und Lernenden [13]. So ist eine Rückfrage an den Fallautor unkompliziert und informell über eMail möglich. Auch Anregungen und Kritiken können persönlich an den Autor erfolgen, die oft schwierige Synchronisation der Terminkalender kann entfallen. Auch die Rolle des Tutors einer Lerngruppe kann computer- und netzgestützt wesentlich effizienter und umfassender wahrgenommen werden: Diese beraten die Studierenden in ihrem Vorgehen und bei der Fallbearbeitung können sich die Tutoren, wenn notwendig, auch mit dem Fallautor kritisch auseinandersetzen. Die bisherigen Evaluationsergebnisse haben gezeigt, daß das fallorientierte Lernen die Studierenden zu einer aktiven und kritischen Teilnahme anregt und damit zu einer Steigerung der Qualität der Ausbildung beiträgt.

Herausforderungen neuer Art ergeben sich aus den komplexen didaktischen Möglichkeiten, die netzgestützte Lernapplikationen ermöglichen. Die Synergie aus asynchronen und synchronen Kommunikations- und Kooperationstechniken erlaubt neue Lehr-/Lernszenarien, die die Studierenden häufig erst erlernen müssen. Auch Fragen der (netzgestützten) Organisation von Lehrveranstaltungen sowie der „über-universitären" Anerkennung von Studienleistungen und Prüfungen sind oft noch nicht geklärt.

Im Gegensatz zum Lernen mit Lehrbüchern sind für den Einsatz von Web-gestützten Computerlernprogrammen einige technische Voraussetzungen notwendig: Computer-Pools und Lernräume in den Kliniken, verbessern die Nutzungsmöglichkeiten für Lernprogramme. Eine zunehmende Dezentralisierung des Lernens wird auch durch die Vernetzung der Studentenwohnheime erreicht, wodurch sich Akzeptanz und Einsatzmöglichkeiten verbessern.

Ein neues Problemfeld stellt bei Web-gestützten Applikationen der Schutz des geistigen Eigentums dar, da eine unlizensierte Benutzung von Lernfällen durch Dritte nicht ausgeschlossen werden kann. Im Gegensatz zu konventionellen Druckerzeugnissen ist hier das eingesetzte Bildmaterial einfach zu nutzen sowie elektronisch leicht und hochwertig zu kopieren. Hier bietet sich eine Begrenzung der Nutzungsberechtigung auf Intranets von Ausbildungseinrichtungen als Lösung an. Außerdem sollten dann auch Tutoren (netzgestützt oder real) an den Universitäten zur Verfügung stehen, um technisch und didaktisch bei der Nutzung der Lernprogramme zu beraten und inhaltlich zu moderieren.

Ausblick

Die gegenwärtigen Probleme in der medizinischen Ausbildung motivieren neue Ideen und darauf aufbauende technische und didaktische Lösungen, die die Qualität der Ausbildung sichern und verbessern werden. Mit dem hier vorgestellten Web-basierten Lehren und Lernen anhand authentischer Fälle in der Medizin werden beispielhaft neuen Techniken und Einsatzszenarien aufgezeigt. Die Einheit von Lehrenden und Lernenden im Humboldtschen Sinne kann somit, wenn auch nicht im Hörsaal, so doch im virtuellen Raum wieder herbeigeführt werden, da eine rasche, informelle und unkomplizierte Rückkopplung bei Problemen über das Internet möglich und auch praktikabel ist.

Propädeutische Grundkurse, Einführungen in die Röntgendiagnostik, pathologisch-anatomische Konferenzen, Demonstrationen chirurgischer Eingriffe, differentialdiagnostische Fallbesprechungen – sämtliche Bereiche der medizinischen Ausbildung, die sich auf einen konkreten Patientenfall zurückführen lassen, können grundsätzlich durch fallbasierte, computergestützte Lernsysteme abgebildet und unterstützt werden. Durch die Verwendung des World Wide Web als Distributions- und Nutzungsplattform ist ein einfacher und kostengünstiger Zugang für Autoren und Lernende, wie auch die Realisierung neuer Anwendungsszenarien in den unterschiedlichen Bereichen der medizinischen Aus- und Weiterbildung gewährleistet. Diese Entwicklung hat eingesetzt und wird sich, trotz noch vorhandener technischer und didaktischer Schwierigkeiten, fort- und durchsetzen.

Abschließend soll noch einmal ausdrücklich betont werden, daß Web-basierte, fallorientierte Lehr- und Lernsysteme den unmittelbaren Umgang mit dem Patienten nie ersetzen können und dürfen! Sie werden jedoch in wachsendem Maße die medizinische Ausbildung ergänzen und helfen, eine hohe Qualität zu sichern.

Literatur

1. Das Arztbild der Zukunft: Analysen künftiger Anforderungen an den Arzt - Konsequenzen für die Ausbildung und Wege zu ihrer Reform. Gerlingen: Blecher 1993.
2. Empfehlungen der MFT-Präsidialkommission zur Neufassung der Approbationsordnung für Ärzte. 1997. (1. Fassung September 1996; Ergänzung Januar 1997).
3. Klein-Lange, M. Computergestütztes Lernen in der Medizin - Stand und Perspektiven. Z Ärztl Fortbild 1995; 89:185-186.
4. Gräsel C, Mandl H. Förderung des Erwerbs diagnostischer Strategien in fallbasierten Lernumgebungen.. Unterrichtswissenschaft 1993; 21:355-370.
5. Mandl H, Gruber H, Renkl A. Situiertes Lernen in multimedialen Lernumgebungen. In: Issing LJ, Klimsa P, Hrsg. Information und Lernen mit Multimedia. Weinheim: Psychologie Verlags Union, 1995:167-178.
6. Issing, LJ. Instruktionsdesign für Multimedia. In: Issing LJ, Klimsa P, (Hrsg) Information und Lernen mit Multimedia. Weinheim: Psychologie-Verlags-Union, 1995: 195-219.
7. Friedl R, Wieshammer S, Kehrer J, Hubner D, Lehmann J, Heimpel H. Ein fallbasiertes interaktives und multimediales Computerlernprogramm zum Thema Herzinfarkt. Medizinische Klinik 1996; 91:564-569.
8. Baehring TU, Fischer MR. Problemorientiertes Lehren und Lernen in der Medizin: Neue technische und didaktische Möglichkeiten durch das WWW. Biomedical Journal 1998; 52:(8)8-12.
9. Baehring TU, Weichelt U, Schmidt H., Adler M, Fischer MR. Fallorientierte medizinische Aus- und Weiterbildung im WWW: Komplexe Interaktionsmöglichkeiten durch eine Java-basierte Client-Server-Lösung. In: Greiser, E., Wischnewsky, M. (Hrsg) Methoden der Medizinischen Informatik, Biometrie und Epidemiologie in der modernen Informationsgesellschaft. Bremen: MMV Medien & Medizin, 1998:287-290.
10. ProMediWeb: Problemorientiertes Lehren und Lernen in der Medizin unter Nutzung des World Wide Web (WWW). 1997-1999: http://www.uni-duesseldorf.de/promediweb/
11. Fischer MR, Gräsel G, Baehring TU et al. Modellversuch CASUS - Ein computergestütztes Autorensystem für die problemorientierte Lehre in der Medizin. Z Ärztl Fortbild 1996; 90:385-389.
12. Gerike TG, Baehring TU, Hentschel B, Fischer A, Scherbaum WA. Modellversuch - Einsatz und Evaluierung eines problemorientierten Lernprogrammes in der Inneren Medizin. Medizinische Klinik 1999 (im Druck).
13. Baehring TU, Schulze H, Bornstein SR, Scherbaum WA. Using the World Wide Web - A new approach to risk identification of diabetes mellitus. Internat J Med Inform 1997; 46:31-39.

Computerunterstützter Unterricht (CUU) in der Orthopädie

J. Jerosch, A. Voiculescu, K. Stewing

Einleitung

Die Qualität und Komplexität der medizinischen Ausbildung erfordert eine ständige Überprüfung und Verbesserung des Curriculums sowie der innerhalb der universitären Ausbildung praktizierten Lehr- und Lernmethoden. Durch ständige Verbesserung der elektronischen Datenverarbeitung, insbesondere im Bereich der Mikrocomputer hat diese Technologie auf allen Ebenen der Ausbildung methodische Relevanz erhalten. Rechnergestützte Methoden stellen demzufolge eine sinnvolle Erweiterung der medizinischen Ausbildung dar. Die Lehrenden in der Medizin erhalten durch den Computer als Lehrmedium ein neues Werkzeug, welches das Repertoire der bisherigen Lehrmethoden ergänzt.

Über Jahrhunderte wurde das Wissen in der Medizin mittels Papier und Bleistift, Tafel und Kreide weitergegeben. In den letzten Jahrzehnten hatten Vorlesungen und medizinische Literatur den Hauptanteil an der Ausbildung. Die traditionellen Formen der Informationsübermittlung sind überwiegend eingleisig und auf die passive Aufnahme des dargebotenen Wissens ausgerichtet (Goldberg et al. 1990, Henry 1990, Kramer & Polan 1988, Lassan 1989, Levy 1989, Michael & Rovick 1986, Wu et al. 1990). Vorlesungen geben zwar Einblick in ein Thema, vermitteln aber nicht problemorientiertes Verhalten (Brown & Carlson 1990). Sie eignen sich am besten zur Mitteilung von Fakten und Konzepten (Barrows & Tamblyn 1980, McGuire 1989, Michael & Rovick 1986, Nelson et al. 1990). Morrison (Morrison 1934) postulierte im Gegensatz hierzu in seiner Theorie über das „erklärende Lernen", daß Prinzipien und nicht isolierte Fakten vermittelt werden sollen. Vorlesungen sind weiterhin von den sprachlichen und didaktischen Fähigkeiten des Lehrenden abhängig (Cordell & Barbara 1988, Prentice & Kenny 1986). Der frontale Unterricht wurde durch die Einführung von Dia- und Overhead-Projektoren sowie von Videogeräten aufgelockert. Diese Medien können durch ihren visuellen Charakter den Informationsgewinn der Vorlesungen erhöhen, aber auch hier gibt es für den Lernenden nicht die Möglichkeit, seine subjektiv erfahrenen Lerninhalte zu überprüfen. Im Laufe der Zeit bereicherten praxisorientierte Kurse in Form von „bed-side-teaching groups" das Ausbildungsangebot. Der Unterricht in kleinen Gruppen, wie auch der Unterricht am Krankenbett, fördern sicherlich den interaktiven Prozess des Lernens, jedoch ist das Studenten/Lehrer-Verhältnis meist nicht optimal (Boyle 1991, Hampele &

Hines 1990, Michael & Rovick 1986, Prentice & Kenny 1986, Wu et al. 1990). Weitere Schwierigkeiten der „bed-side-teaching-groups" bestehen in nicht oder nur unzureichend zum Unterricht geeigneten Patienten und einem Mißverhältnis zwischen Zahl der Auszubildenden und der zur Verfügung stehenden Patienten. Neue pädagogische Konzepte, wie z.B. problemorientierte Lehrverfahren und der computerunterstützter Unterricht (CUU) sind zwar vorhanden, werden aber in der Praxis kaum umgesetzt. Eine Umfrage bezüglich der zur Zeit angewandten Lehrmethoden zeigte, daß die Vorlesungen den Hauptanteil ausmachen, gefolgt von audiovisuellen Methoden mittels Dias und Videodemonstrationen und daß nur 16% der Lehrenden auch computer-aided-instruction (CAI) einsetzen (Gallagher et al. 1992, Hampele & Hines 1990). Die Innovation der medizinischen Ausbildung könnte somit in einer Verminderung von Vorlesungen als basaler Lehmethode bestehen, einhergehend mit der Einführung solcher Kurse, die den Studenten die Möglichkeit zum unabhängigen und problemorientierten Lernen bieten (Haux et al. 1992, Tenhaken et al. 1989, Kallinowski et al. 1997).

Zielsetzung der vorliegenden Untersuchung war es, einen möglichen Einsatz für CUU im Rahmen der orthopädischen Ausbildung aufzuzeigen sowie den Lernerfolg dieses Konzeptes zu evaluieren.

Material und Methoden

Als Hardwarevoraussetzung wurde ein kostengünstiges bildorientiertes Computersystem ausgewählt. Eine Videokamera, die mit einem Video-Digitizer mit dem Rechner verbunden war und ein Sound-Digitizer wurden als weitere Hilfsmittel eingesetzt. Die Software für die Erstellung des Lernprogrammes bestand aus DIRECTOR (skriptorientierte Programmiersprache mit Compiler), PROJEKTOR (integrierte Fremdkomponente), DIGIVIEW GOLD (Softwareschnittstelle zur Videokamera), DPAINT II (Grafikprogramm zur Nachbearbeitung der digitalisierten Bilder) und AUDIOMASTER II (Nachbearbeitung der digitalisierten Sprache). Zur Erstellung der medizinischen Inhalte des Programmes wurde Standardfachliteratur zur Diagnostik und Therapie von Knochentumoren und knochentumorähnlichen Läsionen herangezogen (Bassett et al. 1989, Burgener & Kormano 1988, Domiok & Knoch 1982, Endler et al. 1984, Freyschmidt & Ostertag 1988, Hellner & Poppe 1956, Heuck & Keck 1988, Rieden 1988, Sanerkin & Jeffree 1980, Schajowicz 1981, The Netherlands Committee on Bone Tumors: Radiological Atlas of Bone Tumors 1966, Wolter 1982, Xakellis & Gjerde 1990). Als Bildmaterial dienten Röntgen-, CT-, MRT-, Angiographie- und Szintigraphiebilder aus den Archiven einer Tumorspezialsprechstunde.

Zielgruppe für die Entwicklung des Lernprogrammes waren Studenten im 2. klinischen Abschnitt des Medizinstudiums und Assistenzärzte in der Ausbildung für Orthopädie, Chirurgie, Pädiatrie, Innere Medizin und Allgemeinmedizin. Zur Bedienung des Computers und des Lernprogrammes sollten keinerlei besondere Computerkenntnisse notwendig sein.

Nach Fertigstellung des Lernprogrammes sollte die Anwendbarkeit sowie der Lernerfolg evaluiert werden. Hierzu erfolgte ein Test mit 40 Medizinstudenten aus dem 2. klinischen Abschnitt. Sie wurden in zwei Gruppen (A und B) randomisiert. Die Studenten der Gruppe A nutzten das Knochentumorlernprogramm. An die Studenten der Gruppe B wurde ein Manuskript mit den Texten des Lernprogrammes und dem entsprechenden Bildmaterial verteilt. Die Teilnehmer der Gruppe A hatten 3 Stunden Zeit das Lernprogramm durchzuarbeiten. Das Manuskript lag den Teilnehmern der Gruppe B für eine Woche vor. Die von den Studenten angegebene benötigte Zeit zur Durcharbeitung des Materials betrug ca. 7 Stunden. Zwei Wochen nach Benutzung des Lernprogrammes oder nach Abgabe des Manuskriptes wurden die Studenten im Rahmen einer Klausur getestet. Die Erfolgskontrolle der Lerninhalte wurde bei beiden Studentengruppen zum einen durch einen MC-Fragebogen durchgeführt, zum anderen durch die schriftliche Darstellung von Fallbeispielen. Für die richtige Beantwortung einer „multiple-choice" Frage wurde ein Punkt vergeben. Im Rahmen des zweiten Testteiles (Fallbeispiele) waren keine Antwortmöglichkeiten vorgegeben, erwartet wurde die Angabe der richtigen Diagnose bzw. der möglichen Differentialdiagnosen. Dementsprechend waren eine bis mehrere Antworten möglich. Im zweiten Abschnitt der Prüfung konnten sowohl 1 Punkt als auch ein 1/2 Punkt erlangt werden. Halbe Punkte wurden vergeben, wenn die Diagnose falsch war, jedoch die differentialdiagnostischen Überlegungen richtig waren. Maximal waren 14 Punkte zu erreichen. Der Gruppe A wurde noch ein dritter Fragebogen ausgehändigt mit Fragen zur Beurteilung des Aufbaues, der Bedienung und der Effektivität des Lernprogrammes. Weiterhin wurden die Studenten gefragt, wie sie die bisherigen Unterrichtsformen beurteilen und wie sie CUU einordnen.

Im Rahmen der deskriptiven Statistik wurde das arithmetische Mittel errechnet. Zum Vergleich der Testergebnisse wurde als nicht parametrischer Test für unverbundene Stichproben der U-Test nach Mann-Whitney eingesetzt.

Ergebnisse

Darstellung des Lernprogrammes: Das entwickelte Lernprogramm war dem klinischen Alltag nachempfunden, d.h. es wurden realistische Fälle vorgestellt, die nach Anamnese, Klinik, Labordiagnostik und bildgebende Verfahren (Röntgen-, CT-, MRT- Angiographie- und Szintigraphiebilder) strukturiert waren. Nach Durcharbeitung und Abrufung der jeweiligen Befunde hat der Student die Möglichkeit, anhand eines Multiple-Choice-Verfahrens eine Diagnose zu stellen. Daraufhin erscheint die richtige Antwort. Zur Überprüfung der gestellten Diagnose kann vom Lernenden eine nachgeschaltete zusammenfassende Darstellung des Krankeitsbildes abgerufen werden. Es befanden sich 38 simulierte Fallbeispiele in dem Programm. Diese können in fester Reihenfolge oder nach Zufall vorgestellt werden. Unterstützend zum graphischen Aufbau wurden akustische Signale in das Programm eingebaut.

Auf Tastatureingaben wurde vollkommen verzichtet, um die Bedienbarkeit so einfach wie möglich zu halten. Einzig die linke Maustaste dient dem Benutzer als Eingabemedium. Der Entwicklungsaufwand waren relativ gering. Es bedurfte ca. einer Woche für die Programmierung und ca. 3 Monate zur Sammlung und zum Einbau der medizinischen Inhalte. Eine Übertragung des entwickelten Programmes auf andere Betriebssysteme (z.B. DOS oder Mac) ist realisierbar.

Ergebnisse der Erfolgskontrolle. Die Einzelergebnisse der Gruppen sind in den Tabellen 1-3 abgebildet. Die Unterschiede der Mittelwerte von Gruppe A (x=8,575) und Gruppe B (x=7,2) sind statistisch signifikant (p<0,05), d.h. die Probanden mit EDV als unterstützender Lernmethode zeigten signifikant

Tabelle 1. Testscore der beiden Gruppen und Mittelwert.

(n)	Gruppe A	Gruppe B
1	10,5	5,5
2	9	6
3	8	6
4	8,5	6
5	8,5	10,5
6	9,5	7,5
7	12,5	7,5
8	5	8
9	10	7,5
10	8	7
11	10	9
12	5	7,5
13	7	7,5
14	5	7
15	8,5	6,5
16	9	7
17	9,5	5
18	10	8,5
19	9,5	8
20	8,5	6,5
x	8,575	7,2

Tabelle 2. Testscores der Gruppe A aufgeteilt nach Teil I (MC-Fragen) und Teil II (freie Fallbeispiele) des Fragebogens.

Gruppe A	Teil I	Teil II	Gesamt
1	7	3,5	10,5
2	6	3	9
3	7	1	8
4	5	3,5	8,5
5	6	2,5	8,5
6	7	2,5	9,5
7	7	5,5	12,5
8	2	3	5
9	6	4	10
10	6	2	8
11	7	3	10
12	3	2	5
13	5	2	7
14	4	1	5
15	5	3,5	8,5
16	5	4	9
17	6	3,5	9,5
18	6	4	10
19	6	3,5	9,5
20	5	3,5	8,5
x	5,55	3,025	8,575

bessere Leistungen in dem für die Leistungskontrolle entwickelten Test. Es erfolgte ebenfalls eine getrennte Auswertung der beiden Testteile (MC-Fragen und freie Fallvorstellung). Im Multiple-Choice-Score erreichte Gruppe A einen Wert von 5,5, während Gruppe B einen Wert von 5,2 erzielte. Es zeigt sich also ein tendentiell besseres Ergebnis der Gruppe von Studenten, die mittels Computerprogramm unterrichtet wurden. Allerdings ist der Unterschied im Gruppenvergleich statistisch nicht signifikant. Im zweiten Testabschnitt (freie Fallvorstellung) erreichte Gruppe A einen Score von 3,0, während Gruppe B einen Wert von 2,0 erzielte. Dieser Unterschied ist statistisch signifikant ($p < 0,05$).

Tabelle 3. Testscores der Gruppe B aufgeteilt nach Teil I und Teil II des Fragebogens.

Gruppe B	Teil I	Teil II	Gesamt
1	4	1,5	5,5
2	5	1	6
3	5	1	6
4	3	3	6
5	7	3,5	10,5
6	5	2,5	7,5
7	5	2,5	7,5
8	6	2	8
9	6	1,5	7,5
10	5	2	7
11	6	3	9
12	6	1,5	7,5
13	5	2,5	7,5
14	5	2	7
15	5	1,5	6,5
16	5	2	7
17	4	1	5
18	6	2,5	8,5
19	5	3	8
20	6	0,5	6,5
x	5,2	2	7,2

Ergebnisse der subjektiven Befragung. Bezüglich der Bedienbarkeit bewerteten 38 von 40 Studenten das Programm als ausgesprochen anwenderfreundlich, auch für diejenigen, die im Umgang mit Computern noch nicht versiert waren. Der Aufbau des Programmes wurde von den Teilnehmern als gut strukturiert und systematisch beschrieben. Kritik wurde an der Tatsache ausgeübt, daß man nach Stellung einer Diagnose keine Möglichkeit zur erneuten Betrachtung des Bildmaterials hatte. Ein Teilnehmer beurteilte das Programm für einen Orthopädiekundigen als zu einfach. Bei der Frage, ob das Programm zu einem besseren Verständnis von Röntgenbildern und anderen bildgebenden Verfahren in der Knochentumordiagnostik geführt hat, waren die Meinungen eher divergent. Positiv hervorgehoben wurde der leichte Zugriff auf die Bilder, die aufmerksamkeitsfördernde Darstellungsform, die sofortige Erklärung, die angeboten wird und der Vergleich der einzelnen bildgebenden

Verfahren untereinander. Kritisiert wurde, daß die Erklärung der Aufnahmen nicht direkt am Bild vorgenommen wurden. Ein Teilnehmer war der Meinung, daß trotz guter Qualität der Bilder, die Aufnahmen doch nicht so detailliert seien wie Originale. Die Frage, ob CUU eine Bereicherung für die medizinische Ausbildung wäre, wurde von allen bejaht. Hierfür wurde eine Vielzahl von Gründen angegeben (Tabelle 4). Aber auch konkrete Verbesserungsvorschläge für das Programm wurden gemacht (Tabelle 5). Bei der Frage der Beurteilung bisheriger Unterrichtsformen wurden die bisherigen Lehrmethoden deutlich kritisiert. Die einzelnen Kritikpunkte sind in Tabelle 6 aufgelistet. Der Unterricht am Patienten wurde am höchsten eingestuft.

Diskussion

Die Probleme traditioneller Lehrmethoden und die Entwicklung von CUU unter Berücksichtigung lerntheoretischer Ansätze haben gezeigt, daß ein Bedarf für CUU als additive Lehrmethode vorhanden ist. Die Überlegungen bezüglich einer Integration der EDV in ein fortschrittliches methodisches Konzept der universitären Ausbildung haben bis zum jetzigen Zeitpunkt zur Ent-

Tabelle 4. Gründe, die von den getesteten Studenten für die Benutzung von CUU angegeben wurden.

- konzentrationsfördernd
- permanente Selbstüberprüfung möglich
- schnellere und kompaktere Verfügbarkeit des Lernmaterials
- Förderung des aktiven Beherrschens des Lernstoffes
- interessanter als Bücher lesen, da wie ein echter Fall
- zeitsparend
- individuelles Lernen möglich
- flexible Gestaltung des Lernvorgehens möglich
- besonders geeignet für seltene Erkrankungen
- günstig, da Bildmaterial schnell verfügbar
- private Nutzung
- spielerisches Lernen
- intensiverer Unterricht
- zeitgemäßer Unterricht
- interessant als alternative Methode, jedoch kein „Muß"

Tabelle 5. Von den Teilnehmern angegebenen Verbesserungsvorschläge für das entwickelte Programms

- differentialdiagnostische Hinweise im Text stärker hervorheben
- Auflösung und Qualität der Bilder nicht ganz wie in der Realität
- Einbau von Übersichtstabellen
- Vor- und Rückwärtsbewegungen im Programm sollten zu jedem Zeitpunkt möglich sein
- Erklärung direkt am Röntgenbild, e.g. Beschriftung der Bilder
- die wichtigsten Diagnosekriterien zusammenfassen
- Bildmaterial gleichzeitig darstellbar machen zum direkten Vergleich

Tabelle 6. Kritikpunkte an der bisherigen Unterrichtsform im Medizinstudium.

- zu wenig praxisorientiert
- teilweise zu spezifisch
- nicht problemorientiert
- langweilig auf die Dauer
- zu statisch
- Vorlesungen seien zu rigide und standardisiert
- die Dozenten seien häufig überfordert
- ohne Dialogmöglichkeiten
- Eigeninitiative des Lernenden kann nicht eingebracht werden
- seltener Unterricht am Patienten in zu großen Gruppen
- häufig nicht in systematischem Zusammenhang
- es fehlt die direkte Lernkontrolle
- passive Teilnahme
- sehr stark von der eigenen Motivation abhängig

wicklung von Software geführt, die in verschiedenen Bereichen auf die Bedürfnisse der fachspezifischen Ausbildung ausgerichtet ist.

Tutorielle Computerlernprogramme. Stein et al. (Stein et al. 1991) stellten 1991 ein Programm vor, welches der Archivierung von Röntgenbildern dient und im Rahmen des Studentenunterrichtes als Lehrprogramm angewendet wird. Die Hardwarekosten (Apple McIntosh) betrugen seinerzeit ca. 6000 US$. MIRTLE wurde entwickelt zur Beurteilung von Röntgenbildern. Das System wird über eine einfach zu bedienende Benutzeroberfläche („windows") gesteuert und hochaufgelöste Digitalbilder mittels einer Bildarchivierungsplatte auf Video-Laser-Disk gespeichert. Zusätzlich wird ein externes Videogerät angeschlossen (Apicella et al. 1991). Bei MITS (Goldberg et al. 1990) handelt es sich um ein Programm zum Erlernen von Kontrastmittel-Darstellungen des Magen-Darm-Traktes. Die Kosten für das Erstellen des Programmes betrugen ca. 7500 US$. Narayan et al. (Narayan et al. 1993) stellten das Lernprogramm HEAD vor, welches digitalisierte 3D Modelle des menschlichen Kopfes integriert. Das Programm wird an der University of California in Los Angeles (UCLA) im Rahmen des Neuroscience-Unterrichtes angewandt und läuft auf einer UNIX Workstation. An der Universität Heidelberg wurde das vorlesungsbegleitende Lehrmodul DISTALE RADIUSFRAKTUR entwickelt (Kallinowski et al. 1997).

Simulationsprogramme. VENTROL ist ein Programm zur Erlernung der kontrollierten Beatmung und besteht aus drei Abschnitten (Tutorial, Simulation und Testung). Im Tutorial werden Funktionsweise und beeinflussende Faktoren der Beatmung erklärt. Im Simulationsteil hat man die Möglichkeit, über verschiedene einstellbare Variablen Veränderungen in der kontrollierten Beatmung zu simulieren. Der letzte Teil erlaubt die Überprüfung der gelernten Inhalte (Boyle 1991). MALIGNANT HYPERTHERMIA ist eine Lernsimulation über die maligne Hyperthermie. Die Simulation zeigt physiologische und pathophysiologische Hintergründe sowie die Reaktion des Patienten auf Veränderungen im Falle einer malignen Hyperthermie (Schwid & O'Donnell 1992). KB-SIMULATION ist ein tutorielles System in Verbindung mit einer Wissensbank (Knowledge-Base = KB). Das Programm präsentiert aus dem Wissen der Knowledge-Base eine Fallsimulation und adaptiert sich an den Stand des Lernenden. Diese Form der computer-aided-instruction (CAI) zählt schon zur Kategorie der „intelligenten" Programme (I-CAI) (Chin & Cooper 1989).

Expertensysteme. Das erste Experten-System (ES) MYCIN, welches an der Stanford Universität in Kalifornien entwickelt wurde, war vorgesehen als Hilfsmittel beim Erlernen der Diagnostik und Therapie der Meningitis und der Sepsis. Das Programm war allerdings schnell überholt, da es langsam arbeitete, ein limitiertes Wissen aufwies und seine Bedienung schwierig war (Ledochowski et al. 1990). 1982 wurde die erste Version von INTERNIST von Miller herausgegeben, welche differentialdiagnostische Überlegungen anhand von Symptomen erarbeitet. Eine Knowledge-Base mit über 600 Erkrankungen aus dem Bereich der gesamten Inneren Medizin stellt die Basis des Programmes dar. Dieses Experten-System erfüllt mehrere Funktionen, da es einmal als Entscheidungshilfe für die medizinischen Diagnostik, zweitens als Lernprogramm und drittens als schneller Zugang zu Informationen in Form von Meta-Wissen (Zusammenfassung wichtigster Artikel) dient. Das Programm wurde an der University of Pittsburg entwickelt und wird u.a. als Clinical Patient Case Simulator benutzt. Zur Erstellung der Knowledge-Base wurden ca. 250 Entwickler-Jahre benötigt (Miller et al. 1982, Parker & Miller 1989).

Die meisten Programme weisen entscheidende Nachteile in Form eines hohen Programmieraufwandes und hohen Anschaffungskosten auf; zusätzlich waren manche auch unkomfortabel in der Benutzerführung.

Der Bereich der Knochentumore bot aufgrund der klaren und eng umschriebenen Abgrenzbarkeit eine geeignete Thematik für die Entwicklung eines Programmes ohne die o.g. Nachteile. Die als Ziel gesetzte Aufgabe, die Akzeptanz von CAI bei Lehrenden und Lernenden zu erhöhen sowie die Kosten so niedrig wie möglich zu halten, konnte durch die ausgewählte Hardware und die selbstentwickelte Software verwirklicht werden. In der konsequenten Fortführung dieser Ansätze erscheint es plausibel, in vergleichbaren Bereichen ähnliche Programme zu entwickeln.

Effektivität. Die in der Literatur beschriebenen Vorteile des CUU in der medizinischen Ausbildung liegen im interaktiven und problemorientierten Lernmodus (Boh et al. 1987, Chao 1992, Chin & Cooper 1989, Culbert et al. 1987, Goldberg et al. 1990, Gonce-Winder et al. 1993, Harasym & McCreary 1990, Harkin et al. 1986, Harless et al. 1990, Levy 1989, Mitchell et al. 1992, Nixon et al. 1991, Olbing 1990, Prentice & Kenny 1986, Schwid & O'Donnell 1992, Tanner & Gitlow 1991), in der individuellen Beeinflußbarkeit des Lernprozesses (Chao 1992, Chin & Cooper 1989, Constantin et al. 1989, Gonce-Winder et al. 1993, Hampele & Hines 1990, Lassan 1989, Mankovich et al. 1991, Parker & Miller 1989, Stephens & Doherty 1992, Tan et al. 1989, Vickers 1990,

Xakellis & Gjerde 1990), in der direkten Leistungsübersicht (Boh et al. 1987, Hampele & Hines 1990, Harkin et al. 1986, Lassan 1989) und in der beliebigen Wiederholbarkeit (Baker et al. 1986, Chin & Cooper 1989, Cordell & Barbara 1988, Hampele & Hines 1990, Klar & Bayer 1990, Kramer & Polan 1988, Lassan 1989, Parker & Miller 1989, Prentice & Kenny 1986). Einen evidenten Vorteil bietet die Simulation echter Fälle (Baker et al. 1986, Chin & Cooper 1989, Hartmannsgruber et al. 1993, Jacobson 1992, Klar & Bayer 1990, Lassan 1989, Levy 1989, Michael & Rovick 1986, Schwid & O'Donnell 1992), da sie die Möglichkeit bietet, Erfahrung zu sammeln ohne Konsequenzen für den Patienten (Boh et al. 1987, Cohen & Golokovsky 1990, Harless et al. 1990, Hartmannsgruber et al. 1993, Klar & Bayer 1990, Lassan 1989, Levy 1989, Lonwe & Heijl 1993, Tanner & Gitlow 1991, Wu et al. 1990). Computer ermöglichen weiterhin die Anwendung von Graphiken und Bildverarbeitung, wodurch das visuelle Gedächtnis und das räumliche Vorstellungsvermögen trainiert werden (Jelovsek et al. 1989, Klar & Bayer 1990, Levy 1989, Lloyd 1989, Lonwe & Heijl 1993, Nixon et al. 1992, Rajendran 1990, Tan et al. 1989, Tenhaken et al. 1989, Teyler & Voneida 1992, Volp et al. 1992). Die Berichte in der Literatur bezüglich der Effektivität von CAI im direkten Vergleich zu traditionellen Lehrmethoden sind unterschiedlich. Meistens sind die Leistungen der Studenten bei der Überprüfung der am Computer erlernten Inhalte gleich gut bis besser.

Brown et al. (Brown et al. 1990) beschreiben ein Lernprogramm zur Diagnose des Genußmittelabusus. Die Studenten wurden in 5 Gruppen unterteilt (Gruppe 1: CAI, 2 h Diskussion, klinischer Unterricht; Gruppe 2: 1 Woche Famulatur, Zugang zu Videos und Film; Gruppe 3: Vorlesung, halbtags Ambulanzpraktikum; Gruppe 4: Diskussionsrunde von einem Psychiater geführt; Gruppe 5: kein „formales teaching"). Die Erfolgskontrolle zeigte, daß CAI plus 2 h Diskussion die größte Effizienz in Motivation und Lernen erreichte im Vergleich mit Gruppen 3–5. Gruppe 1 war zumindest gleichwertig mit Gruppe 2, der Zeitaufwand in der Gruppe mit CAI war jedoch deutlich geringer als bei der Famulatur.

Eine Untersuchung von Desch et al. (Desch et al. 1991) überprüfte den Einsatz von CAI im Rahmen eines Kursus der Neonatologie. In dieser Studie wurden die Studenten in drei Gruppen unterteilt (Gruppe A: 3-wöchiges klinisches Praktikum; Gruppe B: Idem plus Literaturdurchsicht; Gruppe C: Idem plus Computerlernprogramm). Ein anschließender Test zeigte, daß Gruppe B und C signifikant besser waren als Gruppe A. Desweiteren war zwischen B und C im Testscore kein Unterschied zu verzeichnen, allerdings war der Zeitaufwand von C wesentlich geringer als von B.

Mitchells et al. (Mitchells et al. 1992) zeigten bezüglich eines Computerlernprogrammes aus dem Fachgebiet der Rheumatologie, daß das Lernprogramm genauso effektiv wie traditionelle Methoden war. In der subjektiven Beurteilung wurde das Programm als die einzige effektive Methode beurteilt, sogar effektiver als Patientenuntersuchung.

Keine Gruppenunterschiede zeigte eine Studie an der Xavier-Universität in Cincinnati, wobei eine Gruppe nach traditionellen Methoden unterrichtet wurde, die andere mit CAI (Schmidt et al. 1991).

Wu (Wu et al. 1990) berichtet über ein Pathologie-Lernprogramm mit Falldarstellungen und fand keine Verbesserung des Lernverhaltens. Bei der subjektiven Befragung bevorzugten jedoch 86% das CAI.

Harasyn (Harasym & McCreary 1990) berichtet über das Programm MAPS von der University of Calgary, welches Fallsimulationen darbietet. Seine Untersuchung zeigte, daß das Lernprogramm Büchern überlegen war und die Studenten die häufigere Anwendung von Computerlernprogrammen im Rahmen der medizinischen Ausbildung forderten.

Eine Untersuchung von Kallinowski et al. (1997), an der 150 Studenten der Universität Heidelberg teilnahmen, zeigt eine Effizienzsteigerung von CUU gegenüber Vorlesungen von 15–20%.

Die Erprobung von MACHEART (Lernprogramm zum Studium der Herzanatomie) mit Studenten zeigte, daß diejenigen, die lediglich eine Textunterweisung im Rahmen des Programmes erfuhren, das Interesse am Lernprogramm schnell verloren. Die Integration von Graphiken und digitalisierten Bildern erhöhte deutlich die Leistungsbereitschaft und verbesserte die Testergebnisse (Spencer 1990).

Lonwe und Heije (Lonwe & Heijl 1993) berichtete über ein Computerlernprogramm zum Erlernen von ophthalmologischen Notfällen in Schweden. Graphiken dienten zur Illustration. In einem anschließenden Test schnitt die Computergruppe deutlich besser ab.

Auch das hier vorgestellte Programm zeigte eine signifikante Verbesserung des Lernerfolges. Analysiert man getrennt die beiden unterschiedlichen Testteile (Teil I = MC-Fragen, Teil II = freie Fallvorstellung) so ist der Leistungsunterschied insbesondere bei den Ergebnissen in Teil II evident. Dieser Unterschied ist methodisch darauf zurückzuführen, daß im Rahmen des Computerlernprogrammes ein strukturiertes Lernen möglich war. Das in das Lernprogramm implementierte strukturelle Vorgehen über Vorstellung der Anamnese, der klinischen Untersuchung, der Laborchemie und der bildgebenden Verfahren mit anschließender Abfrage der differntialdiagnostischen Möglichkeiten und nachfolgender Verfestigung des Lerninhaltes mit Darstellung des gesamten Krankheitsbildes ermöglicht ein komprimiertes und diszipliniertes Lernen. Durch die implementierten interaktiven Möglichkeiten des Computerlernprogrammes kann zudem zu jedem Zeitpunkt ein Einzelaspekt des Krankheitsbildes, wie klinischer Untersuchungsbefund oder Röntgenbild, leicht abgerufen werden, so daß über die straff strukturierte Darstellungsform hinaus ein „spielerisches" Lernen ermöglicht wird, welches aus lerntheoretischen Überlegungen die Verfestigung des dargebotenen Lernstoffes stärker ermöglicht als rein schriftliches Unterrichtsmaterial (Montessori-Schule). Dies scheint sich besonders in der Erfolgskontrolle bei freien Fallvorstellungen niederzuschlagen, insbesondere da in diesen Fällen keine Möglichkeit besteht, per Zufallsentscheidung, wie bei MC-Fragen, die richtige Antwort zu erzielen.

Akzeptanz. Computer sind seit 1961 in der medizinischen Ausbildung in Gebrauch. Mehr als dreißig Jahre später ist ein Durchbruch dieses neuen Lehrmediums noch immer nicht zu verzeichnen. Anfangs lagen die Probleme im Bereich der Technik, insbesondere der Hardware. Erst nach Einführung der Mikrocomputer 1981 konnte eine weitere Verbreitung stattfinden. Die geringe Akzeptanz des Computers als Lehrmedium ist einerseits historisch begründet (Computer waren bisher kein Teil der „medizinischen" Kultur) (Gonsalkorale 1992) und lassen sich andererseits psychologisch erklären. Die Maschine wird als Bedrohung der klinischen Kunst betrachtet, u. a. begründet auf Vorstellungen wie den Ersatz des Menschen durch den Computer, die Angst vor Erneuerung und der Zwang zur Umstellung. Übereinstimmend wird jedoch in der neueren Literatur auf die mittlerweile zunehmende Akzeptanz durch Studenten hingewiesen (Constantin et al. 1989, Goldberg et al. 1990, Harasym & McCreary 1990, Kallinowski et al. 1997, Mitchell et al. 1992, Wu et al. 1990). Bei der subjektiven Befragung der Studenten, die mit dem hier vorgestellten Programm gelernt haben, wurde ebenfalls festgestellt, daß die Akzeptanz des neuen Lehrmediums hoch war. Eine weitere Förderung der Akzeptanz ist durch die Einführung von CAI mit übersichtlicher und leicht bedienbarer Software als fester Bestandteil der medizinischen Ausbildung zu erreichen. Die Erstellung der Software durch die einzelnen Institute unter Berücksichtigung der speziellen jeweiligen Bedürfnisse und unter Beachtung der didaktischen Erfordernisse bei der Entwicklung der Programme kann sowohl die Effektivität des Lernprozesses als auch die Akzeptanz des Lehrmediums Computer verbessern.

Literatur

Apicella, P.L., Blaine, G.J., Jost, R.G.: A prototype of a high-resolution computerized radiology teaching file. J. Digit Imaging 4 (1991) 43–50
Baker, J.E., Clarke, J.A., Coroneo, K.: Simulating Laboratory Procedures. Medical Teacher 8 (1986) 35–40
Barrows, H.S., Tamblyn, R.M.: Problem-Based-Learning: An Approach to Medical Education. Springer Verlag, New York (1980)
Bassett, L.W., Gold, R.H., Seeger, L.L.: MRI-Atlas of the musculoskeletal system. Deutscher Ärzte-Verlag Köln (1989)
Boh, L.E., Pitterle, M.E., Wiederholt, J.B.: Development and application of a computer simulation program to enhance the clinical problem-solving skills of students. Am. J. of Pharmaceutical Education 51 (1987) 253–261
Boyle, J.: Ventilatory control (Ventrol) simulation for education. Am. J. Physiol. 261 (1991) 25–29
Brown, R.L., Carlson, B.L.: Early diagnosis of substance abuse: evaluation of a course of computer-assisted instruction. Med. Educ. 24 (1990) 438–446
Burgener, F.A., Kormano, M.: Röntgenologische Differentialdiagnostik. Georg Thieme Verlag (1988)
Chao, J.: Continuing medical education software: a comparative review. J. Fam. Pract. 34 (1992) 598–604
Chin, H.L., Cooper, G.F.: Case-based tutoring from a medical knowledge base. Comput. Methods and Programs in Biomedicine 30 (1989) 185–198

Cohen, B.J., Golokovsky, M.: Applications of Computers in Surgery. Current Surgery March-April (1990) 104–109

Constantin, B., Vanneuville, G., Vasquez, R., Riesco, S., Juanes-Mendes, J.: Infographisme et enseignement. Enseignement assisté par ordinateur. Application à l'enseignement de l'os sphénoide en anatomie. Bulletin de l'association de Anatomistes 73 (1989) 15–17

Cordell, R.N., Barbara, J.: Computer-assisted instructions: Is it right for you? J. of Continuing Education in the Health Professions 8 (1988) 97–105

Culbert, A.J. jr., Cantelmo, N.L., Stafford, M.E., Allan, D.M.: Interactive videodisc as an instructional tool in medical education. Methods Inf. Med. 28 (1989) 357–359

Desch, L.W., Esquivel, M.T., Anderson, S.K.: Comparison of a computer tutorial with other methods for teaching well-newborn care. Am. J. Dis. Child. 145 (1991) 1255–1258

Domiok, G.W., Knoch, H.G.: Knochengeschwülste und geschwulstähnliche Knochenerkrankungen. Gustav Fischer Verlag, Stuttgart (1982)

Endler, F., Fochem, K., Weil, U.H.: Orthopädische Röntgendiagnostik. Georg Thieme Verlag, Stuttgart, New York (1984)

Freyschmidt, J., Ostertag, H.: Knochentumoren. Springer Verlag, Berlin-Heidelberg (1988)

Gallagher, R.E., Bakemeier, R.F., Chamberlain, R.M., Kupchella, C.E., O'Donnell, J.F., Parker, J.A., Hill, G.J., Brooks, C.M.: Instructional methods and the use of teaching resources in cancer education curricula. Cancer Education Survey II: cancer education in United States medical schools. J. Cancer Educ. 7 (1992) 95–104

Goldberg, H.I., Fell, S., Myers, H.J., Taylor, R.C.: A computer-assisted, interactive radiology learning program. Invest. Radiol. 25 (1990) 947–951

Gonce-Winder, C., Kidd, R.O., Lenz, E.R.: Optimizing computer-based system use in health professions education programs. Comput. Nurs. 11 (1993) 197–202

Gonsalkorale, M.: Expert Systems in Medicine. Hospimedica 3 (1992) 22–26

Hampele, C., Hines, E.: A low-cost computer-assisted teaching package for kidney dialysis: a preliminary report. J. Med. Eng. Technol. 14 (1990) 158–161

Harasym, P.H., McCreary, A.: MAPS: a microcomputer-aided patient simulation. Med. Teacher 9 (1990) 43–51

Harkin, P.J.R., Dixon, M.F., Reid, W.A., Bird, C.C.: Computer assisted learning systems in pathology teaching. Medical Teacher 8 (1986) 27–32

Harless, W.G., Duncan, R.C., Zier, M.A., Ayers, W., Berman, J., Pohl, H.: A field test of the TIME patient simulation model. Acad. Med. 65 (1990) 327–333

Hartmannsgruber, M., Good, M., Carovano, R., Lampotang, S., Gravenstein, S.: Anesthesia simulators and training devices. Anaesthesist. 42 (1993) 462–469

Haux, R., Dudeck, J., Gaus, W., Leven, F.J., Kunath, H., Michaelis, J., Pretschner, D.P., Sonntag, H.G., Thurmayr, R., Wolters, E.: Recommendations of the German Association for Medical Informatics, Biometry and Epidemiology for education and training in medical informatics. Methods. Inf. Med. 31 (1992) 60–70

Hellner, H., Poppe, H.: Röntgenologische Differentialdiagnose der Knochenerkrankungen. Georg Thieme Verlag, Stuttgart (1956)

Henry, J.B.: Computers in medical education: information and knowledge management, understanding and learning. Hum. Pathol. 21 (1990) 998–1002

Heuck, F.H.W., Keck, E.: Fortschritte der Osteologie in Diagnostik und Therapie. Springer Verlag, Berlin-Heidelberg (1988)

Jacobson, J.W.: Review of Psychology on a Disk from CMS academic software: interactive activities for psychology. Res. Dev. Disabil. 13 (1992) 87–93

Jelovsek, F.R., Catanzarite, V.A., Price, R.D., Stull, R.E.: Application of teaching and learning principles to computer-aided instruction. MD.-Comput. 6 (1989) 267–273

35. Klar, R., Bayer, U.: Computer-assisted teaching and learning in medicine. Int. J. Biomed. Comput. 26 (1990) 7–27

Kallinowski, F., Mehrabi, A., Glückstein, Ch., Benner, A., Lindinger, M., Hashemi, B., Leven, F.J., Herfarth, Ch.: Computer-basiertes Training – Ein neuer Weg der chirurgischen Aus- und Weiterbildung. Der Chirurg (1997) 68:433–438

Kramer, T.A.M., Polan, H.J.: Uses and Advantages of Interactive Video in Medical Training. J. of Medical Education 63 (1988) 643–644

Lassan, R.: Use of Computer-assisted instruction in the health sciences. Nursing Forum 24 (1989) 13-17
Ledochowski, M., Leidlmaier, K., Schönegger, J., Kaser, P.: Expertensysteme und andere Modelle der künstlichen Intelligenz in der Medizin. Software Kurier 3 (1990) 70-73
Levy, A.H.: Factors affecting computer-mediated instruction in medical education. Methods. Inf. Med. 28 (1989) 215-222
Lloyd, D.: Computers in the classroom: Western is programming for the future. Can. Med. Assoc. J. 140 (1989) 63-64
Lonwe, B., Heijl, A.: Computer-assisted instruction in emergency ophthalmological care. Acta. Ophthalmol. Copenh. 71 (1993) 289-295
Mankovich, N.J., Verma, R.C., Yue, A., Veyne, D., Ratib, O., Bennett, L.R.: NMINT: introductory courseware for nuclear medicine: database design. Proc. Ann. Symp. Comput. Appl. Med. Care (1991) 757-761
McGuire, C.: The curriculum for the year 2000. Med. Educ. 23 (1989) 221-227
Michael, J.A., Rovick, A.A.: Problem-solving in the pre-clinical curriculum: the use of computer-simulations. Medical Teacher 8 (1986) 19-25
Miller, R.A., Pople, H.E., Myers, J.D.: Internist I and experimental computer-based diagnostic consultant for general internal medicine. N.E.J.M. 307 (1982) 468-476
Mitchell, J.A., Bridges, A.J., Reid, J.C., Cutts, J., Hazelwood, S., Sharp, G.: Preliminary evaluation of learning via the AI/LEARN/RHEUMATHOLOGY interactive videodisc system. Proc. Annu. Symp. Comput. App. Med. Care (1992) 169-173
Morrison, H.C.: Basic principles in education. Boston, Houghton Mifflin (1934)
Narayan, S., Sensharma, D., Santori, E.M., Lee, A., Sabherwal, A., Toga, A.: Animated visualization of a high resolution color three dimensional digital computer model of the whole human head. Int. J. Biomed. Comput. 32 (1993) 7-17
Nelson, M.S., Clayton, B.L., Moreno, R.: How medical school faculty regard educational research and make pedagogical decisions. Acad. Med., February (1990) 122-126
Nixon, M.S., Fishman, E.K., Magid, D., Hennessey, J.G., Ney, N.R.: The use of graphic design in an interactive computer teaching program. J. Med. Syst. 15 (1992) 155-170
Olbing, H.: Computerausbildung in der Pädiatrie. In: Baur, M.P., Michaelis, J. (Hrsg) Computer in der Ärzteausbildung. Oldenbourg Verlag, München (1990)
Parker, R.C., Miller, R.A.: Creation of realistic appearing simulated patient cases using the INTERNIST-1/QMR knowledge base and interrelationship properties of manifestations. Methods Inf. Med. 28 (1989) 346-351
Prentice, J.W., Kenny, N.C.: Microcomputers in Medical Education. Med. Teacher 8 (1986) 9-17
Rajendran, K., Tan, C.K., Voon, F.C.: Computer graphics in the teaching and learning of anatomy. J. Audiov. Media. Med. 13 (1990) 49-52
Rieden, K.: Knochenmetastasen. Radiologische Diagnostik, Therapie und Nachsorge. Springer Verlag, Berlin-Heidelberg (1988)
Sanerkin, N.G., Jeffree, G.M.: Cytology of bone Tumors. John Wright & Sons Ltd, Bristol (1980)
Schajowicz, F.: Tumors and tumorlike lesions of bones and joints. Springer Verlag, New York-Heidelberg-Berlin (1981)
Schmidt, S.M., Arndt, M.J., Gaston, S., Miller, B.J.: The effectiveness of computer-managed instruction versus traditional classroom lecture on achievement outcomes. Comput. Nurs. 9 (1991) 159-163
Schwid, H.A., O'Donnell, D.: Educational computer simulation of malignant hyperthermia. J. Clin. Monit. 8 (1992) 201-208
Spencer, K.A.: Hypercard: teaching technology for successful learning. J. Audiov. Media Med. 13 (1990) 25-30
Stein, L.D., Snydr, M.J., Greenes, R.A.: Realistic viewing and manipulation of radiographic images on a personal computer - a user interface for educational applications. J. Digit Imaging 4 (1991) 169-176
Tan, C.K., Voon, F.C.T., Rajendran, K.: Computer-enhanced learning in neuroanatomy. Med. Educ. 23 (1989) 371-375

Tanner, T.B., Gitlow, S.: A computer simulation of cardiac emergencies. Proc. Annu. Symp. Comput. Appl. Med. Care (1991) 894–896

Tenhaken, J.D., Love, S.J., Calhoun, J.G., Barclay, M.L.: The integration of computer conferencing into the medical school curriculum. Med. Teacher 11 (1989) 213–219

Teyler, T.J., Voneida, T.J.: Use of computer-assisted courseware in teaching neuroscience: the Graphic brain. Am. J. Physiol. 263 (1992) 37–44

The Netherlands Committee on Bone Tumors: Radiological Atlas of Bone Tumors. Band 1 und 2. Mouton & Co, The Hague, Paris (1966)

Vickers, J.D.: Catching information technology by the tail for problem-based learning. J. Dent. Educ. 54 (1990) 557–559

Volp, C.R., Wynn, J.H., Milward, J.P.: Computer-aided technical instruction (C.A.T.I.). Dent. Tech. 45 (1992) 12–13

Wolter, D.: Osteolysen – Pathologische Frakturen. Georg Thieme Verlag, Stuttgart-New York (1982)

Wu, A.H.B., Larocco, M., Fath, S.J., Simon, F.A.: Evaluation of computer case simulations for teaching clinical pathology to second-year medical students. Ann. of Clin. and Lab. Science 20 (1990) 154–160

Xakellis, G.C., Gjerde, C.: Evaluation by second-year medical students of their computer-aided instruction. Academic Medicine 1 (1990) 23–26

Telematik: Kooperatives Lehren und Lernen in Computernetzen

D. Straub, T. Baehring

Einleitung

Telematik – was ist das?

Das Wort **Telematik** ist heute in aller Munde. Es ist aus der Synthese der Worte **Telekommunikation** und **Informatik** entstanden. Es steht für eine Entwicklung, die auf der zunehmenden Vernetzung einzelner Computerarbeitsplätze und Softwareapplikationen beruht und damit eine hausinterne oder externe und weltweite Kommunikation (Intranet bzw. Internet) und den entsprechenden Datenaustausch ermöglicht.

Intranet und **Internet** basieren auf technologischen Funktionsprinzipien, die Ende der 60er Jahren im Auftrag des Amerikanischen Verteidigungsministeriums entwickelt wurden. Das Netz wurde zuerst von Technikern, später zunehmend im Hochschulbereich von Wissenschaftlern und Studierenden genutzt. Heute steht es an der Schwelle zur Nutzung durch breite Schichten der Bevölkerung sowie im gewerblichen Bereich weltweit. Seit der Entstehung des Internets und Intranets haben sich die Zahl der Nutzer und Anwendungsbereiche exponentiell vergrößert, ein Ende ist derzeit nicht absehbar. Das Netz bietet die Möglichkeit, schnell, preiswert und mit geringem Aufwand weltweit zu kommunizieren und Informationen bereitzustellen: Das **World Wide Web** erlaubt den Austausch von hypertextbasierten, multimedialen Informationen und Dokumenten. **Elektronische Post** (eMail) und **Mailing Listen** dienen der Kommunikation und dem Datenaustausch. Der Informationsaustausch innerhalb Interessengruppen wird durch **Diskussionsforen** (Newsgroups und Inter-Relay-Chats) ermöglicht. Das FTP (File Transfer Protokoll) ermöglicht durch die Übertragung von Dateien und Dokumenten zwischen verschiedenen Rechnern einen schnellen **Datenaustausch**. Abb. 1 zeigt eine Übersicht über die verschiedenen Dienste des Internets.

Ein Internet-Nutzer, der an dezidierten Informationen interessiert ist, kann diese im Netz finden, indem er relevante WWW-Seiten aufruft, interessante Daten speichert oder an einer öffentlichen internet-gestützten Diskussion zum Thema teilnimmt (Hesse & Schwan, in press). Dadurch kann er sich autodidaktisch Wissen aneignen.

Eine weitere Form der netzgestützten Wissensvermittlung, welche unterstützend in der Lehre eingesetzt werden kann, besteht im Angebot telema-

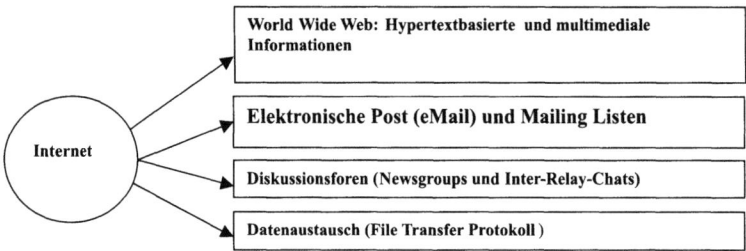

Abb. 1. Dienste des Internets.

tisch-aufbereiter Lehrveranstaltungen. Als **telematische Lehrangebote** zeichnen sich fachliche Inhalte aus, die in Verfolgung eines definierten Lernzielsnach einem pädagogisch-didaktischen Konzept miteinander verknüpft sind, und unter Nutzung von Computern und Datennetzen, wie dem Intranet oder Internet durchgeführt werden. Solche computergestützten Kurse müssen von Experten mit technisch-pädagogischen Kenntnissen aufbereitet werden. Sie bieten tutorielle Begleitung und orientieren sich an dem Lehrplan des Fachgebietes. In der Regel haben telematische Lehrangebote eine begrenzte Teilnehmerzahl, Zugangsvoraussetzungen und sind dadurch öffentlich nicht oder nur teilweise zugänglich (Wells, 1992).

Diese Form der Unterstützung der Aus- und Weiterbildung hat im Vergleich zur traditionellen Vermittlung von Lehrinhalten **Vorteile:**

Sie bietet dem Lernenden die Möglichkeit, sein Studium flexibel und unabhängig von zeitlichen oder auch örtlichen Beschränkungen zu organisieren. Durch das Internet kann er trotzdem Kontakt zu den Lehrenden und anderen Lernenden aufnehmen. Dies ist vor allem dann günstig, wenn es zu einem bestimmten Bereich nur wenige Experten bzw. über große Strecken voneinander entfernt Lernende gibt (Hesse & Schwan, in press). Da zeitraubende Terminabsprachen entfallen, sind die formalen und informellen Kontakte zwischen den Lernenden und Lehrenden erleichtert. Sie können über das Jahr hinweg aufrecht erhalten werden (Montgomerie, 1987); Rückmeldungen über die Leistungen und den Studienverlauf können unmittelbar geschehen (Wells, 1992).

Ein weiterer Gewinn ist, daß die zeitliche Begrenzung und die eingeschränkten Ressourcen der Universitäten durch telematischen Lehrangebote erweitert werden können: Praxisbezogene Veranstaltungen sind häufig mit Wartezeiten für die Studenten verbunden und im Zuge der zunehmenden Spezialisierung der Fachbereiche ist es den Universitäten auch nicht mehr möglich, alle Spezialgebiete im gleichen Umfang abzudecken. Telematisch angebotene, problemorientierte Lernfalldarstellungen können Praxisveranstaltungen ergänzen; bei speziellen Problemen können Experten verschiedener Fachgebiete, Universitäten und Länder via Internet zu Rate gezogen werden Telematische Lehrangebote und Kommunikationsmöglichkeiten helfen dadurch die Qualität der Lehre zu sichern und zu verbessern.

Telematisch werden Ressourcen zum individuellen und selbständigen Wissenserwerb angeboten, welche durch das World Wide Web für den Lernenden leicht verfügbar sind. Ein telematisches Lehrangebot bietet auch die Möglichkeit zur Kommunikation und Kooperation mit anderen Studierenden, Lehrenden und Experten. Der Lernende kann so in einem telematischen Lehrangebot zwischen **individuell-selbständigen** und **kooperativen Lernaktivitäten** wechseln (Watabe et al., 1995).

Komponenten und Funktionen telematischer Lehrangebote

Die individuellen und kooperativen Lehrangebote haben verschiedene **Funktionen** im Lernprozeß: Die lehrenden Tutoren steuern und gestalten die Ausbildung. Sie instruieren und motivieren den Lernenden. Zudem haben sie die Funktion eines Moderators: Sie beeinflussen den Lernenden in seinem Lernprozeß, dokumentieren den Verlauf und bewerten den Erfolg. Mit Mitstudenten, die sich auf einer ähnlichen Stufe der Ausbildung wie der Lernende selbst befinden, kann der Lernende über den Lernstoff diskutieren, dabei Wissen austauschen oder in kooperativer Arbeit Aufgaben erledigen oder Projekte durchführen. Das Lehrmaterial, welches der Lernende sich merken, wiedergeben und anwenden soll, eignet sich der Lernende hierbei weitgehend selbständig und selbstgesteuert an.

Weitere Informationsquellen, außerhalb des aufbereiteten telematischen Lehrangebotes, bieten zusätzliche Möglichkeiten zu Wissenserwerb: Informationsressourcen des Netzes, Enzyklopädien, Wörterbücher. Die sozio-kulturelle Umwelt des Lernenden bildet den Rahmen, in dem sich die Lernaktivitäten abspielen. Auch diese sollten durch die telematische Applikation berücksichtigt und mit abgebildet werden. Die Eigenarten dieser sozio-kulturellen Umwelt beeinflussen den Lernprozeß, den Umgang mit dem Lernstoff, die Lernmotivation, die Interaktionen, die Übertragbarkeit des Wissens in die praktische Anwendung und vieles mehr (Barnard & Sandberg, 1995). In Abb. 2 sind die Lernaktivitäten und die einzelnen Komponenten telematischer Lehrangebote dargestellt.

Charakteristik und Funktionen telematischer Lernumgebungen

Mediale Charakteristiken

Telematische Lernumgebungen ermöglichen dem Lernenden einen selbständigen und selbstgesteuerten Wissenserwerb. Abb. 3 enthält die wichtigsten Formen von Lernumgebungen, deren didaktische Funktion und die Art der damit realisierbaren Lernaktivität. Diese netzgestützten CBT-Programme (Computer Based Training) erlauben, verschiedene Daten, Medien und Formen der Darstellung zu integrieren. Sie sind **multimedial** aufgebaut. Schriftliches Material wird bevorzugt in Form von vernetzten und hierarchisch aufgebauten Strukturen, sogenannten **Hypertexten** dargestellt. In einem Hypertext werden die rele-

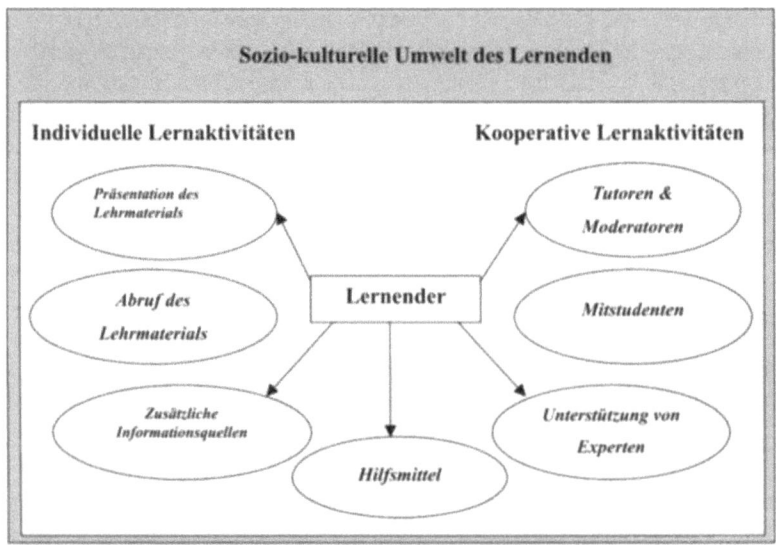

Abb. 2. Lernaktivitäten und Komponenten telematischer Lehrangeboten (nach Barnard und Sandberg, 1995).

vanten Zusammenhänge zwischen verschiedenen Informationen so miteinander verbunden, daß der Leser eines Hypertextes den Text nicht der Reihenfolge nach abarbeiten muß (Niegemann, 1995). Er kann zwischen inhaltlichen Abschnitten flexibel wechseln oder bestimmte Inhalte über Suchfunktionen auffinden. Allerdings ist die effiziente Nutzung eines Hypertextes nicht unproblematisch und muß zunächst erlernt werden. Es besteht die Gefahr, daß der Lernende die Orientierung im System verliert, oder so intensiv mit der Navigation beschäftigt ist, daß er nur noch wenig Aufmerksamkeit auf das Lernen der Inhalte verwenden kann (Hesse, Schwan, in press).

Zur Illustration des Lehrmaterials werden bei telematischen Lehrangeboten multimediale Elemente, wie Bilder, Ton oder Videoclips genutzt. **Hypermedia** bezeichnet die Verbindung von Hypertexten und multimedialen Elementen. Hypermedia ermöglicht es, die zu vermittelnden Informationen authentisch und realistisch darzustellen und erleichtert dadurch den Erwerb von anwendungsbezogenem Wissen (Gräsel et al., 1997). Die verschiedenen Formen der Darstellung konfrontieren den Lernenden mit unterschiedlichen Perspektiven und Kontexten eines Sachverhaltes. Dies hilft dem Lernenden, Konzepte über Zusammenhänge und Anwendungsperspektiven zu entwickeln. Dies führt zu besserem Verstehen und Behalten (Weidenmann, 1995). Der Lernende kann erkundend und verknüpfend bei der Erschließung neuer Information vorgehen. Dies fördert die Eigenaktivität des Lernenden (Strzebkowsky, 1995) und die eigene, aktive Konstruktion von Wissen. Hypermediale Lernsysteme zeichnen sich deshalb dadurch aus, daß sie sowohl zur Vermittlung als auch zur Anwendung von Wissen eingesetzt werden können (Niegemann, 1995).

Funktionen telematischer Lernumgebungen

Durch die Gestaltung der Inhalte und der Didaktik telematischer Lernumgebungen sollen drei **Ziele** des Lehrens und Lernens gefördert werden: Der Erwerb von neuem Wissen, die Vertiefung von vorhandenem Wissen und die Übertragbarkeit des Wissens in die praktische Anwendung. Dafür werden unterschiedliche Funktionen realisiert: Interaktiv gestaltete **Informationssysteme** bearbeiten die individuellen Eingaben und Anfragen und stellen die gewünschten Informationen individualisiert bereit (Niegemann, 1995). **Intelligente tutorielle Lernsysteme** sind Lernprogramme, die sich automatisch dem Niveau des Lernenden anpassen. Die Lerngeschwindigkeit ist dabei vom individuellen Lernfortschritt abhängig. Diese Lernsituation ist analog der eines einzigen Schülers mit seinem Lehrer bzw. Tutor. Andere Lernsysteme wie **Drill and practice-Programme** sind durch eine Sequenz von Übungsaufgaben, mit Eingabe einer Antwortkombination durch den Lernenden und Rückmeldung durch das Programm gekennzeichnet. Ein bekanntes Beispiel hierfür sind die Multiple-Choice-Trainings-Aufgaben für die medizinische Staatsprüfung. Komplexe Zusammenhänge zu einem Problem können durch **Simulationsprogramme** oder **Lernspiele** dargestellt werden. **Virtuelle Laboratorien** dienen der Anwendung von Wissen und der Übung von Fertigkeiten. Sie werden vor allem dann eingesetzt, wenn die reale Durchführung entweder nicht möglich oder zu aufwendig wäre. In Simulationen, Lernspielen und virtuellen Laboratorien können Handlungen direkt erprobt werden. Dies ermöglicht dem Lernenden entscheidungsorientiertes Handeln zu trainieren: Wissen wird nicht nur aufgenommen, sondern auch angewendet (Mandl et al., 1993).

Eine verbreitete Anwendung individuelle nutzbarer Lernumgebungen ist die **interaktive Aufgabenbearbeitung**. Hierbei eignet sich der Studierende mit Hilfe des Lernprogrammes Wissen an. Im Anschluß werden ihm dazu Fragen gestellt. Deren Bewertung erfolgt aufgrund des sehr hohen Betreuungsaufwandes nicht mehr durch die Tutoren, sondern zunehmend durch computergestützte Auswerteverfahren (Kennedy & Fritze, 1998). So erhält der Lernende ein unmittelbares Feedback über seinen Wissensstand.

Formen computergestützter Kommunikation

Die computer- und netzgestützte Interaktion und Kooperation mehrerer Personen wird durch unterschiedliche **Softwaresysteme** ermöglicht. Kooperatives Lernen und Arbeiten geht über die Kommunikation der Lernenden untereinander hinaus. Es bezeichnet eine Form der Interaktion, bei der die Mitglieder einer Gruppe gemeinsam und im wechselseitigen Austausch Kenntnisse und Fertigkeiten erwerben, Aufgaben bearbeiten und Projekte durchführen. Dabei sind alle Gruppenmitglieder gleichberechtigt am Geschehen beteiligt und tragen gemeinsam die Verantwortung (Hesse et al., 1995). Die Softwaresysteme, die eine computergestützte Interaktion und Kooperation ermöglichen, lassen sich anhand verschiedener Merkmalen klassifizieren. Die

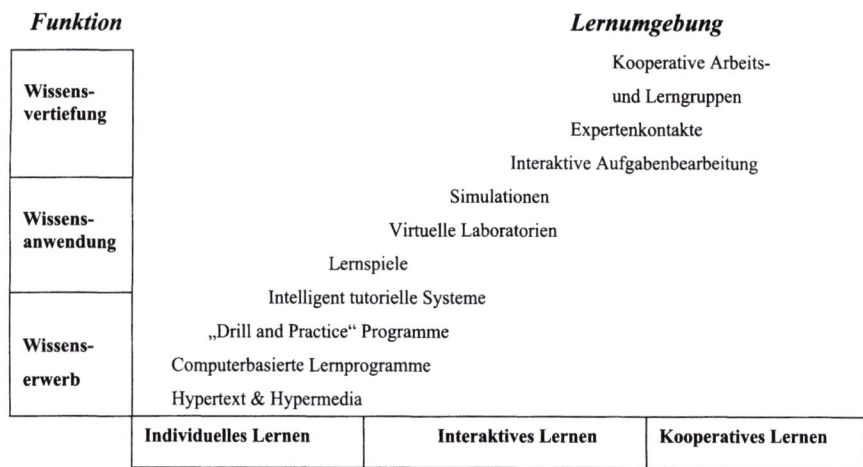

Abb. 3. Charakteristik von Lernumgebungen hinsichtlich didaktischer Form und Lernaktivität.

Basis-Klassifikation erfolgt anhand des zeitlichen Aspekts in jene Systeme, die eine **synchrone**, zeitgleiche Kommunikation und Kooperation ermöglichen, wie der Interrelaychat in Internet und in solche Systeme bei der die Kommunikation **asynchron**, d. h. zeitlich verzögert erfolgt. Ein weiterer Ansatz zur Einteilung ist die **Anzahl der möglichen Teilnehmer.** In eMail oder „voice-mail" Systemen können nur zwei Personen miteinander kommunizieren, bei „bulletin-board" Systemen, eine Art computergestützter schwarzer Bretter, kann eine Person vielen Personen eine Mitteilung zukommen lassen. Eine begrenzte Anzahl von Personen kann in Computerkonferenzen interagieren. In „mailing-lists" oder „newsgroups", welche eine Mitteilung an viele Personen gleichzeitig senden, wird einer beinahe unbegrenzten Anzahl von Personen der Austausch von Informationen ermöglicht. Computerkonferenzen eigenen sich ebenfalls für die Kommunikation mehrerer Personen. Sie werden im Unterschied zu Audio- und Videokonferenzen in der Regel asynchron durchgeführt.

Ein weiteres Klassifikationsmerkmal ist das verwendete **Medium.** Die meisten Systeme unterstützten den Austausch von schriftlichen Mitteilungen. Multimedial gestaltete Systeme wie virtuelle Laboratorien und Simulationen beinhalten Bilder-, Audio- oder Videosequenzen. Das **Ausmaß an geteilter Umgebung** zwischen den Personen ist für die kooperative Zusammenarbeit ein relevantes Kriterium. Es gibt an, wieviel Nutzungsraum die Personen gemeinsam haben, und wie intensiv sie ihn teilen. Das Ausmaß an geteilter Umgebung ist beispielsweise an einer virtuellen Universität oder bei „groupware" Systemen, die gemeinsame Bearbeitung eines Dokumentes ermöglichen, sehr hoch, bei eMail oder „bulletin-board" Systemen hingegen niedrig (Ellis et al., 1991). Tabelle 1 gibt einen Überblick über die Klassifikation der gebräuchlichsten Softwaresysteme, die kooperative Arbeit unterstützten.

Tabelle 1. Klassifikation der Softwaresysteme, die kooperative Arbeit unterstützten

	Anzahl der Teilnehmer					
	Viele			Wenige		
	Ausmaß an geteilter Umgebung			Ausmaß an geteilter Umgebung		
	Hoch		Niedrig	Hoch		Niedrig
Synchrone Kommunikation & Kooperation	Virtuelle Laboratorien Simulationen		Diskussionsrunden im Internet (Interrelaychat)	Geteilter Arbeitsraum groupware		Interrelaychat
Asynchrone Kommunikation & Kooperation	Video- und Audiokonferenzen Virtuelle Universität Computer-Konferenzen		Video- und Audiokonferenzen „bulletin-board" Systeme mailing-lists newsgroups	Geteilter Arbeitsraum groupware		eMail voice-mail

Interaktion und Kooperation in Computernetzen

Die Merkmale der einzelnen Softwaresysteme bestimmen deren Einsatz bei der telematischen Lehre. Synchrone Konferenzsysteme ermöglichen einen zeitgleichen Austausch der beteiligten Studierenden. Deshalb können sie zur Bearbeitung einer Problemstellung, bei Projekten oder Übungen eingesetzt werden. An einer synchronen Kooperation kann jedoch nur eine kleine Anzahl von Personen teilnehmen. In einer größeren Gruppe ist es schwer, den Wechsel der Sprecher zu koordinieren und die Beiträge inhaltlich in Beziehung zueinander zu bringen. Auch in Videosystemen ist die Koordination vom Wechsel und der ins Bildsetzung der jeweiligen Sprecher, technisch problematisch (Watts & Monk, 1996). Asynchrone Systeme erlauben ebenfalls kooperatives Bearbeiten, wobei aufgrund der zeitlichen Verzögerungen ein niedriger Kooperationsgrad erreicht wird.

Asynchrone Kommunikation. Asynchrone Kommunikation ist zeitlich unabhängig und basiert in der Regel auf dem Austausch von schriftlichen Mitteilungen. Dadurch gestaltet sich die **Interaktion** zwischen den Teilnehmer anders als in einer verbalen und synchronen Kommunikationssituation. Die Antworten auf Mitteilungen erfolgen nicht sofort, sondern zeitlich verzögert. So können zwischen zwei Mitteilungen, die sich inhaltlich aufeinander beziehen, bereits andere Mitteilungen plaziert sein. Dadurch ist der Verlauf der Argumentation nicht sequentiell und Zusammenhänge werden gegebenenfalls auseinandergerissen (Wilkins, 1991).

Im Unterschied zur verbalen Kommunikation können in einer Mitteilung auch mehrere verschiedene Themen auf einmal angesprochen werden. In einer computergestützten Diskussion werden so oft mehrere Diskussionsthemen gleichzeitig nebeneinander abgehandelt (Black et al., 1983). Es gibt keine vordefinierte Regelung des Sprecherwechsels (Wikins, 1991) und mehrere Teilnehmer können gleichzeitig eine Aussage machen. Durch diese Ei-

Tabelle 2. Unterschiede bei Erfassen von Mitteilungen zwischen einer synchronen, verbalen Kommunikation und einer asynchronen, schriftlichen Kommunikation

Synchrone verbale Kommunikation	Asynchrone schriftliche Kommunikation
Hören und Sehen	Öffnen und Lesen
Aussagen sind vorübergehend	Mitteilung ist dauerhaft
Ein Sprecher	Mehrere Sprecher gleichzeitig
Diskussionsthemen folgen aufeinander	Mehrere Diskussionsthemen parallel
Sequentieller Verlauf der Argumentation	Unterbrochener Verlauf der Argumentation

Tabelle 3. Unterschiede beim Verfassen von Mitteilungen zwischen einer synchronen, verbalen Kommunikation und einer asynchronen, schriftlichen Kommunikation

Synchrone & verbale Kommunikation	Asynchrone & schriftliche Kommunikation
Sprechen und Gestikulieren	Schreiben
Geringer Aufwand	Hoher Aufwand
Klassischer Sprecherwechsel	Keine Regelung des Sprecherwechsels
Soziale Steuerung der Kommunikation	Verstärkte Eigeninitiative der Sprecher
Kürzere Aussagen	Längere Aussagen
Ein Thema in einer Mitteilung	Mehrere Themen in einer Mitteilung

genschaften textgestützter Kommunikation entstehen mitunter komplizierte **Kommunikationsstrukturen.** Körpersprache ist nicht möglich. Dies kann die Eindeutigkeit von Aussagen reduzieren und Mißverständnisse fördern (Howell-Richardson, 1993, Straus & McGrath, 1994). Da emotionale Zustände und Hinweise auf den sozialen Status überwiegend nicht sprachlich übermittelt werden, fehlen diese Informationen (Sproull & Kiesler, 1988). Die Folge davon ist ein eher anonymes Klima. Einerseits kann sich dies günstig auswirken: Unterschiede zwischen den Lernenden werden verringert (Dubrowsy et al., 1991) und auch schwächere Lernende können sich mehr beteiligen. Andererseits reduziert es den sozialen Druck, sich aktiv in die Diskussion einzubringen. Vom Lernenden wird eine stärkere Eigeninitiative gefordert (Howell & Richardson, 1993).

Der Aufwand, in einer computergestützten Diskussion **eine Mitteilung zu verfassen,** ist relativ hoch. Das Schreiben einer Mitteilung dauert wesentlich länger als eine mündliche Aussage zu machen (Ellis et al., 1991). Eine schriftliche Mitteilung ist hingegen immer verfügbar. Die computergestützte Diskussion wird zum sozialen Gedächtnis dafür, wer wann welche Mitteilungen machte. Die Mitteilungen sind jederzeit zugänglich. Sie können aufbewahrt, zusammengefaßt oder weiter bearbeitet werden (Wells, 1992). Tabelle 2 gibt einen Überblick über die Unterschiede zwischen einer synchronen und verbalen Kommunikationsform beim Erfassen von Mitteilungen. In Tabelle 3 sind die Unterschiede beim Verfassen von Mitteilungen dargestellt.

Tabelle 4. Verschiedene Softwareapplikationen und deren didaktische Eignung für kooperative Lernumgebungen in Anlehnung an Collis (1993 a)

	Informations-Vermittlung	Kommunikation und Diskussion	Kooperatives Lernen	Erkundendes Lernen
Zwei Personen	Email voice-mail	chat eMail voice-mail	Email Geteilter Arbeitsraum groupware	Simulationen Virtuelle Laboratorien Spiele
Kleine Gruppe	Computer Konferenz Unidirektionale Video Übertragungen Online Vorlesungen	eMail Audio- & Video-Konferenz Computer Konferenz	eMail Geteilter Arbeitsraum groupware Video und bidirektionale Übertragungen mit Rückkanal	Simulationen Virtuelle Laboratorien Spiele
Große Gruppe	Online Vorlesungen „bulletin-board" Systeme Mailing-lists	Computer Konferenz Virtuelle Seminare & Klassenzimmer		

Synchrone Kommunikation. Koordination und Belastung der Teilnehmer in einer synchronen Kommunikationssituation sollen hier exemplarisch beim Einsatz eines **Videokonferenzsystems** gezeigt werden. Videosysteme übermitteln visuelle und sprachliche Anteile der Kommunikation: Aufgrund technischer Beschränkungen beim bidirektionalen Betrieb (jeder Teilnehmer kann von seiner Seite aus aktiv werden) kann jedoch oft nur ein begrenzter Ausschnitt vom Bild des Sprechers mit begrenzter zeitlicher Auflösung übertragen werden. Beim zu übertragenden Ton sind Einschränkungen in der Frequenzauflösung nur beschränkt, in der zeitlichen Auflösung dagegen überhaupt nicht möglich. Die sich daraus ergebenden Auflösungsunterschiede von Bild und Ton verzerren die Kommunikation (Watts & Monk, 1996).

Beim **unidirektionellen Betrieb** kann zum Beispiel die Ausführung einer Tätigkeit übertragen und von einem großen Personenkreis, der nicht unmittelbar präsent ist, beobachtet werden. Durch einen Rückkanal ist durch den Lernenden eine Steuerung möglich, z. B. bei telematisch durchgeführten Operationen. Die Hardware, die die Übertragung von Video-, Audio- und Steuerungsinformationen unterstützt, ist bislang noch technisch aufwendig. Die auf dem Austausch von schriftlichen Mitteilungen basierenden, synchronen und asynchronen Kommunikationssysteme sind demgegenüber technisch und organisatorisch sehr praktikabel und haben deshalb gegenwärtig die weiteste Verbreitung im Bereich Lehren und Lernen. **E-Mail-Systeme** unterstützen die Kommunikation und die Zusammenarbeit zwischen zwei Studierenden und den Kontakt zu ihren Lehrenden oder zu Experten. Systeme, die speziell für kooperative Arbeit oder für eine gemeinsame Bearbeitung von Dokumenten konzipiert wurden, dienen der Zusammenarbeit und der geteilten Nutzung von Ressourcen. **Konferenzsysteme** hingegen ermöglichen es, einer größeren

Gruppe mit- und untereinander zu kommunizieren und zusammenzuarbeiten (Collis, 1993a). Einen Überblick über den didaktische Einsatz verschiedener Softwaresysteme für Kommunikation bietet Tabelle 4.

In der Praxis werden häufig synchrone und asynchrone Kommunikationstechniken parallel eingesetzt. Der Schnittpunkt dafür ist der Bildschirm des Lernenden, das sogenannte Front-end. Dieser fügt die Informationen und Interaktionen technisch, räumlich und zeitlich zusammen. Aus diesem Grund ist es wichtig, dessen Design möglichst benutzerfreundlich zu gestalten.

Rahmenbedingungen für kooperatives Lehren und Lernen in Computernetzen

Entwicklung und Integration telematischer Lehrangebote

Telematische Lehrangebote eignen sich für alle **Stufen der Ausbildung:** Für Schüler, nicht graduierte Studierende, für Graduierte sowie für die berufsbegleitende Aus- und Weiterbildung (Wells, 1992). Große Vorzüge bietet sie für das berufsbegleitende Fernstudium, da die Lehre hier unabhängig von Zeitpunkt und Ort erfolgen kann und trotzdem eine unproblematische Kommunikation zwischen den Lernenden und Tutoren möglich ist. Telematische Lehrangebote können als alleinige Unterrichtsmedium oder in Verbindung mit anderen Lehrmaterialien, wie Handouts oder Studienbriefe eingesetzt werden. Telematische Lehrformen werden zunehmend auch in **Direktstudiengängen von Universitäten** angeboten, meistens als Ergänzung, seltener als primäres Lehrmaterial oder als Ersatz von Vorlesungen, Seminaren und Übungen. Die Verbindlichkeit der Teilnahme für die Studierenden reicht dabei von freiwillig bis obligatorisch (Wells, 1992).

Bei der Entwicklung einer telematischen Lernumgebung müssen mehrere **Aspekte** berücksichtigt werden: Die Art, wie der Inhalt präsentiert werden soll, die verwendeten Medien, die Instruktionsmethoden und der zu lehrende Inhalt. Es muß entschieden werden, welche Funktionen die telematischen Lernumgebung haben soll. Sie kann der Kommunikation, der Information, der Zusammenarbeit, der Verteilung von Informationen und Publikationen, der Präsentation oder allem gleichzeitig dienen. Dies zeigt auch, wie vielseitig und flexibel telematische Lernumgebungen sind (Collis & Winnips, 1998).

Aufgaben und Instruktion beim computergestützten kooperativen Lernen

Ziele kooperativer Lernformen. Der zunehmende Einsatz kooperativer Lehr- und Lernformen beruht auf der Tatsache, daß ein großer Teil des Wissens in und für die Anwendung in sozialen Situationen erworben wird (Brown et al., 1989). Mit kooperativen und kommunikativen Lernformen werden generell zwei **Ziele** verfolgt: Zum einen sollen die Lernleistungen in einem bestimmten Wissensbereich verbessert werden. Zum anderen ist das übergreifende

Lehrziel, Fähigkeiten zur Kommunikation und Kooperation und damit einen stärkeren Anwendungsbezug zu fördern bzw. zu vermitteln (Niegemann, 1995). Der kooperative Wissenserwerb in einer Gruppe von Studierenden hat gegenüber einem ausschließlich individuellen Lernen viele **Vorzüge** und in weiten Bereichen ist das kooperative Lernen dem individuellen überlegen (Slavin, 1987).

Die Lernenden profitieren in der Gruppe von den verschiedenen Perspektiven, die andere Lernende auf das Lernmaterial haben (Collis, 1993 b). Unterschiedliche Perspektiven und Meinungen können beim Lernenden Widersprüche erzeugen, die zu einer vertiefenden Diskussion und Ausarbeitung des Themas führen. Auch die Darbietung des Wissens Einzelner in Gruppen erfordert eine vertiefende Auseinandersetzung mit dem Thema. Der Lernende muß sein Wissen dafür aufbereiten. Dies erfordert die Organisation und Strukturierung des Sachverhaltes.

Wissen und Erfahrung der Mitglieder einer Gruppe ist immer größer als die eines einzelnen Lernenden. Dies ermöglicht dem Lernenden vom Wissen der Anderen zu profitieren. Er kann in der Gruppe auch Aufgaben angehen, zu deren Lösung er alleine nicht in der Lage wäre (Watabe et al., 1995). Die Lerngruppe zeigt dem Lernenden, auf welchem Wissensniveau er und andere sich befinden und erleichtert dem Einzelnen, Wissensdefizite und Fehler zu diagnostizieren.

Formen kooperativen Lernens und kooperative Lernaufgaben. In Systemen, die eine gemeinsame Aufgabenbearbeitung schriftlich oder per Video unterstützen, können kooperative Tätigkeiten, Projekte und Übungen durchgeführt sowie Texte oder Grafiken erstellt werden. Andere Aufgaben computergestützter Arbeitsgruppen können darin bestehen, gemeinsam in Simulationen, Laboratorien oder in einem Lernspiel zu interagieren. Die **Methoden kooperativen Wissenserwerbs** stammen aus dem Bereich der traditionellen Kleingruppenarbeit und können jetzt auf den Bereich computergestützter Gruppen ausgeweitet und dort erprobt werden. Eine kooperative Lernaufgabe zeichnet sich dadurch aus, daß die Zusammenarbeit der Mitglieder einer Gruppe über den Austausch von Information hinausgeht. Die Interaktion besteht darin, daß die Teilnehmer abwechselnd sprechen, handeln, beobachten und reagieren (Eijklenburg et al., 1992). Dies wird vor allem bei den Methoden, die als „scripted cooperation" bezeichnet werden, deutlich (Dansereau, 1988; Cohen, 1994). Bei diesen wird die Interaktion der Gruppenmitglieder durch vorgegebene Verhaltensregeln strukturiert. In einer dyadischen Lernsituation können sich beispielsweise zwei Lernende in ihren Rollen abwechseln: Beide lesen einen Abschnitt des Lernmaterials. Ein Studierender formuliert danach aus dem Gedächtnis heraus eine Zusammenfassung des Gelesenen. Der andere Studierende gibt ihm Rückmeldung über die Güte der Zusammenfassung und korrigiert ihn. Es konnte gezeigt werden, daß der Gebrauch einer solchen Kommunikationsstrategie das Verstehen von Texten und das Behalten verbessert (Palinscar & Brown, 1984; Dansereau, 1988).

Strategien der Kooperation können durch ein Softwaresystem etabliert werden. Die Interaktion sollte dabei durch eine **Strukturierung der Kommunikation** geregelt werden. Dies reduziert den Aufwand, den die Lernenden für die Koordination ihrer Handlungen haben und fördert dadurch kooperatives Lernen (Hron et al., 1997). Für die Wissensvermittlung bei mehreren und größeren Gruppen eignet sich besonders die Methode des Gruppenpuzzles (Aronson et al., 1978). Der Inhalt eines Wissensgebietes wird dazu in verschiedene Bereiche untergliedert; das Wissen wird verteilt. Jeder Studierende einer Gruppe hat die Aufgabe, sich Wissen über einen Teilbereich anzueignen. Er wird so zum Experten. Die jeweiligen Experten der Gruppen bilden Expertengruppen. Sie bearbeiten gemeinsam den Teilbereich. In Anschluß daran kommen die ursprünglichen Gruppen wieder zusammen. Jeder Experte stellt in der Gruppe seinen Teilbereich vor. Durch den Austausch in der Gruppe wird auf die Experten verteilte Information später von allen Teilnehmern geteilt. Eine Übersicht über weitere Diskussionsformate computergestützter Kommunikation findet sich bei Paulsen (1995) und bei Bonk & Reynolds (1997).

Merkmale einer Gruppenaufgabe. Unabhängig davon, welche Aufgabe einer kooperativen Gruppe gestellt wird, muß diese so beschaffen sein, daß sie nur von allen Teilnehmern der **Gruppe gemeinsam bewältigt** werden kann. Jedes Gruppenmitglied sollte für einen Teilbereich verantwortlich sein. Die Abhängigkeit und Kommunikation der Gruppenmitglieder untereinander steigert die Motivation zum Wissenserwerb und führt zu engagierterem Lernen. Die **Bewertung** der Leistung sollte sowohl für die Gruppe als Ganzes als auch für jeden einzelnen Teilnehmer erfolgen. Die Bewertung der ganzen Gruppe fördert die Kooperation und die Motivation der Teilnehmer. Die individuelle Bewertung verhindert, daß ein wenig motiviertes Gruppenmitglied auf Kosten der Anderen einen Leistungsnachweis erhält und ermöglicht dem einzelnen Lernenden seinen Wissenszuwachs und Wissensstand einschätzen zu können.

Organisation und Durchführung computergestützter kooperativer Lehrangebote

Teilnehmerzahlen und Gruppengrößen. Individuelle Lehrangebote können von einer unbeschränkten Anzahl von Lernenden genutzt werden. Sollen jedoch auch computergestützte kooperative Gruppen als Lehrform etabliert werden, so ist die Größe der jeweiligen Gruppen eine wichtige Entscheidung. Eine **dyadische Arbeitsgruppe**, d. h. zwei Lernende, ist die kleinste denkbare Einheit für eine Kooperation. Eine dyadische Zusammenarbeit kann synchron oder asynchron durchgeführt werden. Sie eignet sich für eine gemeinsame Aufgabenlösung oder Hausarbeit aber auch für das Durchführen von Experimenten oder kleineren Projekten.

Synchrone Kooperation sollte nur in **kleinen Gruppen** durchgeführt werden. Diskussionen zu einem Thema sind hingegen nur in einer **größeren, asynchron arbeitenden Gruppe** sinnvoll. Die Wahl der Größe der Gruppe ist kritisch: Ist die Gruppe zu klein, so besteht die Gefahr, daß sich keine Interaktion entwickelt und die Diskussion nicht in Gang kommt. Große Gruppen sind interaktiver als kleine (Friedrich, Heins, Mayer, 1998), es können aber auch unter Umständen zu viele Mitteilungen eintreffen. Die Handhabung der Informationen wird dann problematisch. Viele Teilnehmer fühlen sich mit dem Angebot an Informationen überlastet. Bei kooperativ arbeitenden Gruppen ist daher eine Zahl von minimal 6 bis maximal 12 Teilnehmern anzustreben. Bei vielen Teilnehmern kann die große Gruppe in mehrere kleine **Untergruppen** aufgeteilt werden. Ein Plenum kann allen Teilnehmern als gemeinsamer Diskussionsraum dienen. Den einzelnen Teilnehmern können in der Gruppe verschiedene Rollen zugewiesen werden: z. B. Lernende, Tutoren, Experten, verantwortliche Personen und Gäste. Und es kann ihnen ein bestimmter Status gegeben werden: z. B. als Ganz- oder Teilzeitteilnehmer, aktives oder inaktives Mitglied, permanenter oder befristeter Teilnehmer, bekannte oder anonyme Beteiligung (Kerr, 1986).

Instruktion. Unter einer Instruktion versteht man die Bereitstellung von Möglichkeiten des Wissenserwerbs zum Erreichen bestimmter Ziele. Die Instruktion beruht auf einer **Instruktionstheorie**. Diese Theorie wird durch eine bestimmte **Methode** und mit Hilfe einer bestimmten **Technologie** umgesetzt (Scott, Kemter, Seidl, 1995). In einer telematischen Lernumgebung wird die Aufgabe der Instruktion zu einem großen Teil von der Funktionalität der Software übernommen. Dem Design der Lernumgebung und der Entwicklung der qualitativ hochwertigen Lernaufgaben kommt deshalb eine besondere Bedeutung zu. Die Lernumgebung muß so gestaltet werden, daß diese weitgehend selbsterklärend ist. Der Lernende sollte die Aufgaben selbständig bearbeiten können. Die Methoden der Instruktion und das Lehrmaterial müssen auf die Besonderheiten des jeweiligen Mediums abgestimmt und speziell dafür aufbereitet werden. Es genügt nicht, klassische Lehrmethoden und Materialien auf das Netz zu übertragen.

Betreuung und Moderation. An die Tutoren und Moderatoren computergestützter Lerngruppen werden besondere Anforderungen gestellt. Neben dem fachlichen Wissen sollten sie die Methoden der Instruktion kennen. Viele Instruktoren kommen aus der traditionellen Lehre. Ihnen müssen Kurse angeboten werden, in denen sie sich neue, **medienspezifische Formen der Instruktion** aneignen können (Wells, 1992). Die wichtigste Aufgabe eines Moderators besteht darin, die Struktur in computergestützten Arbeitsgruppen zu entwickeln. Dazu gehört die Koordination der Gruppen in den Diskussionsräumen, der Teilnehmer und Mitteilungen. Er klärt Verantwortlichkeiten und kann Diskussionsräume und Personen hinzufügen und entfernen. Er etabliert zudem die Gruppennormen und Regeln und stellt den Zeitplan für die Aufgabenbearbeitung auf. Die Rate von eingehenden Mitteilungen kann er durch eine verlangte Mindestzahl an Beiträgen sichern. Er verwaltet und strukturiert die eingehenden Mitteilungen, speichert oder löscht Mitteilungen und hilft dadurch beim Aufbau der Wissensbasis. Er kann Modellantworten oder Kommentare geben, Zusammenfassungen oder zusätzliches Material liefern. Der Tutor bewertet die Qualität und die Quantität der studentischen Beiträge und setzt Standards. Er spiegelt den Lernenden ihren Lernprozeß und Zuwachs an Wissen wieder (Feenberg, 1989, Kerr, 1986).

Probleme. Die Aktivität und der Erfolg computergestützter Gruppen hängt zu einem großen Teil von der **Güte der Moderation** ab (Kerr, 1986). Der Zeitaufwand für eine zufriedenstellende Interaktion und Kommunikation mit den Gruppenteilnehmern ist jedoch sehr hoch (Harasim, 1991). Ein Moderator sollte neben seinen verwaltenden und strukturierenden Tätigkeiten auch inhaltlich mitwirken können, damit die Aktivität und Produktivität der Gruppe erhalten bleibt (Kerr, 1986).

Die Instruktion durch einen Tutor kann in einer telematischen Lernumgebung nach dem **Prinzip des „scaffolding"** erfolgen (Collis, 1998). Scaffolding meint, daß die Hilfestellungen, die der Tutor dem Lernenden gibt, mit zunehmenden Wissen und Fertigkeiten der Studierenden abnehmen. Dies bedeutet, daß zu Beginn der Ausbildung der Einfluß der Instruktoren auf das Lernen sehr hoch ist und dann langsam ausgeblendet wird (Collis, 1998). In einer kooperativen Arbeitsgruppe sollten die strukturierenden Maßnahmen des Moderators im Laufe der Zeit von der Arbeitsgruppe selbst übernommen werden.

Anwendungsbeispiel. Die Möglichkeiten der telematischen Kooperation und Kommunikation können beispielhaft an der Bearbeitung von **computergestützten medizinischen Lernfällen** gezeigt werden (Fischer et al., 1996). Jeder Lernfall stellt eine authentisch (also multimedial) gestaltete Abbildung einer realen Situation (mit Patient) dar, und zwar so, wie sie der praktizierende Arzt in der Ambulanz oder Klinik vorfindet und lösen muß (Arztbild, 1993). Die Lernfälle sind deshalb interaktiv aufgebaut, d.h. der bzw. die Lernende(n) werden aufgefordert, ihr diagnostisches und therapeutisches Vorgehen einzugeben und mit dem (im System gespeicherten) Vorgehen des Experten zu vergleichen.

Das **kooperative Bearbeiten** solcher Lernfälle ist besonders gut geeignet, um das gemeinsame Vorgehen einer Gruppe von Lernenden am Krankenbett abzubilden. So wechselt die Aktivität der Fallbearbeitung zwischen den Studierenden (und zwischen den beteiligten Computer-Clients). Interdisziplinäres und sozial eingebundenes Vorgehen wird durch diese Form eines synchronen Lehr- und Lernbetriebs trainiert. Ergänzt werden kann dies durch entsprechende synchrone Kommunikation, wie IRC-Chat. Asynchrone Kommunikationstechniken, wie Newsgroups und eMails erlauben den Lernenden, sich auch mit dem Experten und Fallautor zum Vorgehen und Beurteilen des Lernfalls zu verständigen. Als ProMediWeb-Lernsystem wurde dieses problemorientierte Lernen mittels des WWW bereits realisiert (Abb. 4, 5; Baehring et al., 1998 sowie Beitrag in diesem Buch). Eine umfassende Untersuchung der Verhaltensmuster, kognitiver Konflikte und Motivationspotentiale wird einen Schwerpunkt der Forschungsarbeiten im Bereich Telematik der nächsten Jahre bilden (Stark et al., 1998).

Abb. 4. Systemstruktur des ProMediWeb-Autoren- und Lernsystems.

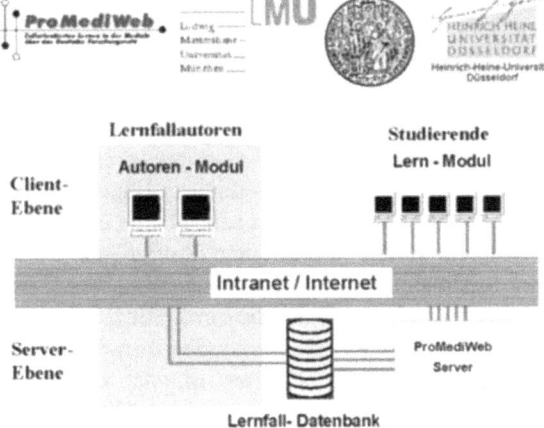

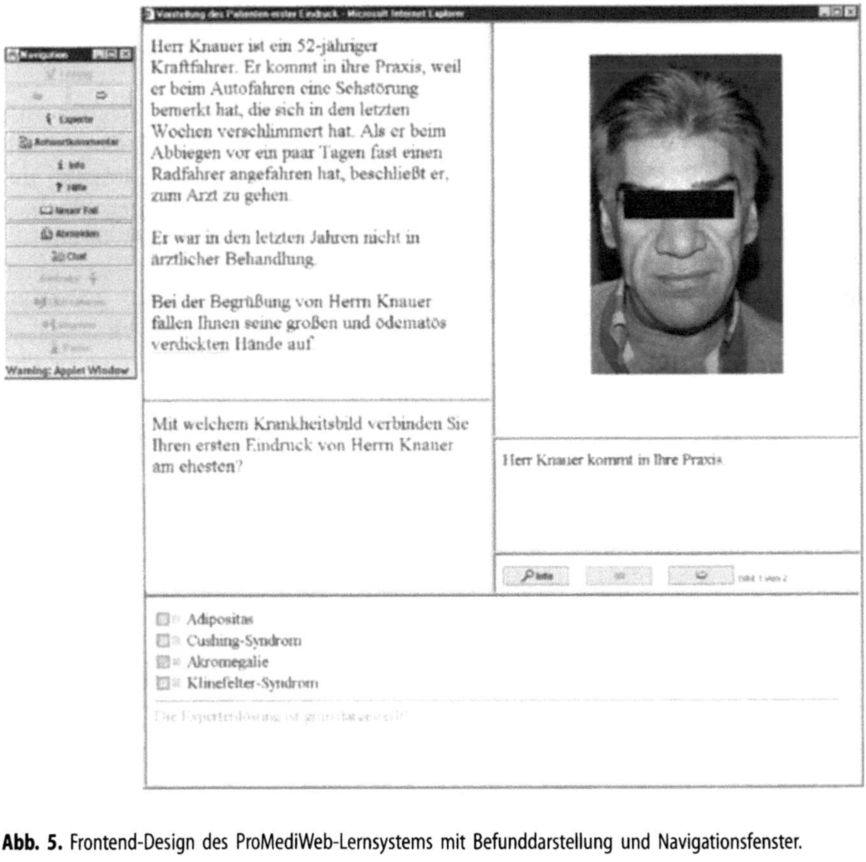

Abb. 5. Frontend-Design des ProMediWeb-Lernsystems mit Befunddarstellung und Navigationsfenster.

Derzeitige Forschungsschwerpunkte

Partizipation und Interaktion der Teilnehmer. Ein großes Problem der computergestützten Gruppenarbeit ist, daß die **aktive Teilnahme** der Studierenden insgesamt sehr gering ist, mit einer vergleichsweise hohen Unterbrechungsquote. Die Ergebnisse von Fallstudien zeigen, daß individuelle, wie auch kooperative Lernumgebungen möglichst obligatorisch in das Studium integriert sein sollten, damit ein hoher Prozentsatz der Lernenden diese aktiv nutzen und partizipieren. Einen wesentlichen Einfluß auf die Teilnahme der Lernenden hat aber auch die Gestaltung der telematischen Lernumgebung und die Moderation der Arbeitsgruppe (Harasim, Hiltz, Teles, Turoff, 1995). Ein anderer Faktor ist der Zugang der Lernenden zum Netz. Sie bevorzugen im allgemeinen von zu Hause aus zu arbeiten, um sich die Zeit und den Aufwand für die Anfahrt an ein Lerncenter zu ersparen (Wells, 1992). Die Kosten, die den Studierenden für den Zugang zum Netz entstehen, sollten deshalb so gering wie möglich bleiben (Wells, 1992, Grabowski, Suciati, Pusch, 1990). Viele Studierende vergleichen den materiellen Wert, den sie für die Anschaffung des Systems ausgegeben haben, mit ihrem Lernerfolg. Ein solcher Vergleich führt oft zu einer Unzufriedenheit der Studierenden mit der telematischen Lehre (Mercer, 1993). Eine Abhilfe besteht darin, den Studierenden für die Zeit des Kurses die notwendige Hard- und Software zur Verfügung zustellen, gegebenenfalls in Computerlernräumen.

Das Erlernen der effizienten Nutzung des Systems ist zu Beginn eine zusätzliche Belastung für die Studierenden. Es sollte ihnen die Möglichkeit gegeben werden, sich vorab die notwendigen **Fähigkeiten zur Nutzung** des Systems anzueignen. Während des Kurses ist es für die Lernenden nützlich, wenn sie Zugang zu technischer Hilfe haben. Dadurch bleiben die Schwierigkeiten, die sich mit der Nutzung des Systems ergeben so gering wie möglich. Die computergestützte Kommunikation erfordert neue Strategien der Interaktion. Die Studierenden haben häufig Schwierigkeiten, in eine Kamera zu sprechen oder einen schriftlichen Beitrag in einem Konferenzsystem zu plazieren (Harasim, Hiltz, Teles, Turoff, 1995).

Die **Aufgabe** der derzeitige Forschungsarbeit ist, Möglichkeiten zur Motivation und Partizipation der Teilnehmer, sowie neue Formen der Interaktion bei der Nutzung netzwerkgestützter telematischer Lehrangebote zu entwickeln und zu evaluieren. Dabei ist insbesondere zu beachten, daß die Teilnehmer telematischer Lehrangebote in der Regel nicht mündlich angeleitet werden können. Außerdem muß ein organisatorischer Rahmen entwickelt werden, wie sich interessierte Lernende zusammenfinden, um Lehrmaterial synchron zu vermitteln bzw. zu bearbeiten. Erste Erfahrungen haben gezeigt, daß diese organisatorischen Probleme oft unterschätzt werden. Dies führt zu einer Minderung der Motivation und Akzeptanz der telematisch unterstützten Lehre.

Überangebot an Informationen. Ein viel diskutiertes Problem bei kooperativer Lernumgebung ist die **Überlastung der Teilnehmer durch zuviel Informationen**. Diese resultiert oft aus den Eigenschaften telematischer Lernumgebungen (Hiltz, Turoff, 1985, Hiltz, 1992, Hiltz, Turoff, 1993). Den Teilnehmern stehen aus verschiedenen Quellen eine Vielzahl nutzbarer Informationen zur Verfügung. Meist gibt es mehrere Diskussionsräume und die Anzahl der Mitteilungen aus computergestützter Gruppenarbeit steigen an. Den Gruppenmitgliedern steht offen, wie viele Mitteilungen und von welcher Länge sie verfassen wollen (Hesse, Schwan, Garsoffky, 1995). Der Einfluß einer Gruppe auf die Art der Beiträge ist in einer computergestützten Diskussion gering (Hiltz, Turoff, 1985), weshalb oft auch unwichtige Beiträge plaziert werden. Diese vergrößern das Überangebot an Informationen zusätzlich. Der Teilnehmer muß seine Aufmerksamkeit auch darauf verwenden, die wichtigen Mitteilungen von den unwichtigen zu trennen. Ein Überangebot an Informationen birgt die Gefahr, daß die Verarbeitungskapazität der Teilnehmer überlastet und dadurch die Gruppenarbeit beeinträchtigt wird.

Die **Handhabung des Angebotes an Informationen** kann durch die Gestaltung und Strukturierung der Lernumgebung erleichtert werden: Der Lernende sollte mühelos den Überblick über das gesamte System, die verschiedenen Konferenzen, die Teilnehmer und die Beiträge behalten können (Alexander, 1992). Öffentliche und private Mitteilungen sollten voneinander getrennt werden (Kaye, 1992). Neben den formalen Diskussionsräumen kann ein informaler Austausch zwischen den Lernenden in „Caféterien" stattfinden. Hilfsmittel der Software unterstützen die Selektion und Präsentation der Informationen: Ein Filtersystem dient zur Auswahl der Information vorab. Indexverfahren und Hilfsmittel zur Archivierung abgelegter Post erleichtern die Verwaltung der Informationen (Hiltz, Turoff, 1985). Auch die Verwaltung der Informationen durch den Moderator hilft, das Angebot übersichtlich zu halten (Kerr, 1986). Die Teilnehmer können zudem durch eigene Strategien mit dem Informationsangebot besser zurechtkommen. Teilnehmer, die sich regelmäßig im System anmelden, ihre Mitteilungen lesen, sortieren und unwichtige Mitteilungen sofort löschen, haben weniger Probleme mit einer Überlastung (Makkay, 1988).

Wie oben gezeigt, müssen **neue Formen** der Strukturierung und Präsentation der Lehrinhalte innerhalb einer authentisch gestalteten Lehrumgebung geschaffen werden. Ebenso ist die Rolle des Tutors bzw. Moderators in der telematischen Lehrumgebung neu zu definieren und praxisorientiert zu gestalten. Diese Untersuchungen sind Gegenstand gegenwärtiger Entwicklungen und Evaluierungen.

Evaluation telematischer Lernumgebungen. Telematische Lernumgebungen sind komplex gestaltet und deshalb nur beschränkt vergleichbar. Qualität und Effizienz telematischer Lernangebote sollten deshalb im Anschluß an die Durchführung oder währenddessen erhoben werden. Für die Bewertung computergestützter Arbeitsgruppen kommen verschiedene Strategien in Betracht. **Fragebögen** können bei einer großen Anzahl von Teilnehmern verschiedener Lernumgebungen angewendet werden. Sie sollten direkt am Arbeitsplatz oder online gestellt werden. Vorfragebögen dienen der Erhebung studentischer Merkmale, Nachfragebögen der Einschätzung des Lehrangebotes und des

Wissenszuwachses. Durch Fragebögen werden jedoch nur subjektive Einschätzungen und Bewertungen ermittelt. Die gewonnenen Informationen sind begrenzt auf das Spektrum des Fragebogens. **Interviews** liefern dagegen sehr reichhaltige Informationen. Sie können jedoch wegen des hohen Aufwandes bei der Durchführung und Auswertung nur an einer kleinen Anzahl von Personen durchgeführt werden. Dies schränkt die Verallgemeinerung der Aussagen ein.

Wichtige Daten über die quantitative Nutzung der Systeme und das Nutzungsverhalten können mit Hilfe vom Computer generierter, statistischer Erhebungen z.B. **Logfile Protokolle**, gewonnen werden. Diese Daten können nicht verfälscht werden. Allerdings ist der Zugang zu diesen Daten, z.B. bei privater PC Nutzung, nicht immer möglich, und die Anzahl der Variablen, die erhoben werden können, begrenzt. **Interaktions- und Inhaltsanalysen** von Mitteilungen ergeben Aussagen über die Qualität der Inhalte und Interaktionen der Teilnehmer. Sie sind jedoch in ihrer Auswertung sehr aufwendig. Indikatoren zur Bewertung von Fähigkeiten und des Wissenszuwachses können anhand der **Bewertung von Gruppenarbeiten** und **Wissenstests** gewonnen werden. Sollen nur wenige Einflußfaktoren überprüft werden, so können diese in **Feld- oder Laborexperimenten** gezielt variiert und in ihrer Wirkung analysiert werden (Mason, 1992).

Aufgabe ist es deshalb, nicht nur neue, den telematischen Lehrinhalten angepaßten Evaluationsstrategien zu entwickeln, sondern auch diese hinsichtlich ihrer Aussagekraft und Relevanz zu untersuchen („Evaluation der Evaluation"). Insbesondere müssen die bei der Evaluation anfallenden sehr umfangreichen und komplexen Datenmengen strukturiert und darauf aufbauend neue, vergleichbare Evaluationsstrategien entwickelt werden. Dafür sind aussagekräftige Fragestellungen zur Akzeptanz, Motivation und Ergebnisqualität der telematischen Lehrangebote zu erarbeiten und entsprechende Evaluierungsdaten strukturiert zu erheben.

Ausblick

Die Verbindung von Computer- und Netzwerktechnologie durch die Telematik, die Aufbereitung und Präsentation telematischer Lehrangebote sowie die Erarbeitung neuer Nutzungs- und Evaluierungsstrategien für das Lernen in Computernetzen stellen neuartige, potente und richtungsweisende Ansätze zur Schaffung authentischer, sozial geprägter Lernumgebungen dar. In der vorliegenden Arbeit wurde gezeigt, daß es verschiedene Ansätze zur Strukturierung der komplexen Möglichkeiten telematischer Lernumgebungen gibt.

Die zunehmende räumliche und zeitliche Abkoppelung des Autorenprozesses vom Lernprozeß stellt eine neue Herausforderung an die **Erarbeitung und Präsentation des Lehrmaterials** dar. Auf der einen Seite ist der Autor gefordert, seine fachlichen Inhalte in einer adäquaten, didaktischen und technischen Form, angepaßt an das Medium der Computernetze aufzubereiten und zu präsentieren. Der Lernende auf der anderen Seite muß lernen, diese Medien effizient zu nutzen und ihren **Stellenwert im Prozeß des Lernens** und des Selbststudiums richtig einzuordnen. Alle bisherigen Erfahrungen haben gezeigt, daß auch telematische Lehrangebote eine starke personale und soziale Komponente und Motivation enthalten müssen. Dies sollte zum Beispiel durch die Person und die Autorität des Hochschullehrers geschehen, der die Lernenden zur Nutzung der telematischen Lehrangebote stimuliert.

Telematische Lehrangebote sind nur begrenzt in der Lage, den sozialen Erkenntnis- und Diskussionsprozeß vollständig zu ersetzen, bleiben doch die Interaktions- und Partizipationsmöglichkeiten auf wenige technische Zugangsmöglichkeiten beschränkt. Andererseits bietet die Nutzung telematischer Lehrangebote **neue Möglichkeiten der Interaktion und Partizipation**. Insbesondere wird die Integration unterschiedlicher Fachgebiete, unterschiedlicher Studieneinrichtungen und unterschiedlicher regionaler Kompetenzen durch das netzgestützte Arbeiten erleichtert.

Es ist daher nicht sinnvoll, Defizite telematischer Lehrangebote zu beklagen, sondern diese als ergänzende Lehrangebote mit neuen Potentialen und Möglichkeiten im Hinblick auf die Steigerung der Prozeß- und Ergebnisqualität zu begreifen. Dabei bleibt es die Aufgabe der gegenwärtigen und weiteren Entwicklungen, neuartige kooperative Lehr- und Lernumgebungen auf der Grundlage von Computernetzen zu entwickeln und zu evaluieren, um asynchrone und synchrone telematische Lehrangebote in einer motivierenden, spielerischen und möglichst authentischen sozialen Lernsituation zu präsentieren. In diesem Kontext wird die enge interdisziplinäre Zusammenarbeit zwischen Fachautoren, Didaktikern, Pädagogen und Informatikern der Schlüssel sein, um dem Medium angepaßte, hochqualitative telematische Lehrangebote bereitzustellen, die die Lernenden selbstmotiviert und mit persönlichen Erfolg nutzen.

Literatur

Das Arztbild der Zukunft (1998). Analysen künftiger Anforderungen an den Arzt – Konsequenzen für die Ausbildung und Wege zu ihrer Reform. [Analysis of future standards for physicians. Consequences for the reform of medical education]. Gerlingen: Blecher.

Alexander, G. (1992). Designing human interfaces for collaborative learning. In: A.R. Kaye (Ed.), Collaborative learning through computer conferencing, The Najaden Papers, 201–21o. Berlin: Springer-Verlag.

Aronson, E., Stephan, C., Silkes, J., Blaney, N., Snapp, M. (1978). The jigsaw classroom. Sage Publications, Beverley Hills, CA.

Baehring, T. U., Fischer, M. R. (1998). Problemorientiertes Lehren und Lernen in der Medizin: Neue technische und didaktische Möglichkeiten durch das WWW, Biomedical Journal 52 August, 8–12.

Baehring, T. U., Weichelt, U., Schmidt, H., Adler, M., Fischer, M. R. (1998). Fallorientierte medizinische Aus- und Weiterbildung im WWW: Komplexe Interaktionsmöglichkeiten durch eine Java-basierte Client-Server-Lösung. In: E. Greiser, M. Wischnewsky (Hrsg.) Methoden der Medizinischen Informatik, Biometrie und Epidemiologie in der modernen Informationsgesellschaft, 287–290. MMV Medien & Medizin Verlag, Bremen.

Bannan, B., Milheim, W.D. (1997). Existing web-based instruction courses and their design. In: B.H. Khan (Ed.) Wed-based Instruction, 381–387. Englewood Cliffs: Edu Techn. Publishers.

Barnard, Y., Sandberg, J. (1995). The learner's perspective on open learning environments. In: P. Held, W.F. Kugemann (Eds.), Telematics for education and training, 336-342, Amsterdam: IOS Press
Black, S. D., Levin, J. A., Mehan, H., Quinn, C. N. (1983). Real and non-real time interaction: Unraveling multiple threads of discourse. Discourse Processes, 6, 59-75.
Bonk, C. J., Reynolds, T. H. (1997). Learner centered web instruction for higher-order thinking, teamwork, and apprenticeship. In: B.H. Khan (Ed.) Wed-based Instruction, 167-178. Englewood Cliffs: Edu Techn. Publishers
Brown, A. L., Palincsar, A. S. (1987). Reciprocal teaching of comprehension strategies: A natural history of one programm for enhancing learning. In: J. D. Day, J. Borkowsky (Eds.), Intelligence and exceptionality: New directions for theory, assessment and intructional practice, 81-132. Norwood, NJ: Ablex.
Brown, J. S., Collins, A., Duigid, P. (1989). Situated cognition and the culture of learning. Educational Researcher, 18, 32-42.
Burge, E. J., Roberts, J. M. (1993). Classrooms with a difference: A practical guide to the use of conferencing technologies. Distance learning, Office, Field Services and Research. The Ontario Institute for Studies in education.
Cohen, E. G. (1994). Restructuring the classroom: Conditions for productive small groups. Review of Educational Research., 64, 1-35.
Collis, B. (1993a). Telecommunications applications in education: A research taxonomy. Australia educational computing, 1-11. July, 1993.
Collis, B. (1993b). An analysis of conferencing as technology for distributet training: Perspektives on functionality, instrumentation, organisational integration, and cost effectives. Paper prepared for the NATO Advanced Workshop: „Distance distributet Learning".
Collis, B., Winnips, K. (1998). Design Guidelines for teaching about guidelines for Educational WWW Sites. In: T. Ottmann, I. Tomek (Eds.), Proceedings of Ed.Media /Ed- Telecom, Freiburg /Germany, June, 20-25. Http//www.to.utwente.nl/ism/ism1-97/EDMEDIA/guide.htm
Dansereau, D. (1988). Cooperative learning strategies. In: C. E. Weinstein, E. T. Goetz, P. A. Alexander (Eds.), Learning and study strategies: Issues in Assessment, Instruction, and Evaluation, 103-120. Academic Press, San Diego.
Dubrowsky, V. J. Kiesler, S. Sethna, B. N. (1991). The equalization phenomen: Status efffects in computer mediated and face to face decision making groups. Human computer interaction, 6, 119-146.
Eijklenburg, K. van, Heeren, E., Vermeulen, L. (1992). Ecole as a computer supported cooperative learning service: Technological possibilities for telecommunications-mediated interactive learning. Report ITB-IN-1543. Groningen. Netherlands: Ptt Institute for applied social sience research.
Ellis, C. A., Gibbs, S. J. & Rein, G. L. (1991). Groupware: Some issues and experiences. Communications of the ACM, 34, 38-58.
Feenberg, A. (1989). The written world. In: R. Mason, A. Kaye (Eds.), Mindweave. Communication, computers and distance education, 22-41, Oxford: Pergamon Press.
Fischer, M. R. G., Schauer, S., Gräsel, C., Baehring, T., Mandl, H., Gärtner, R., Scherbaum, W. & Scriba, P. C. (1996). Modellversuch CASUS – ein computergestütztes Autorensystem für die problemorientierte Lehre in der Medizin. [CASUS – a computer-based authoring system for problem-based learning in Medicine]. Zeitschrift für ärztliche Fortbildung, 90, 385-389.
Friedrich, H. F., Heins, J. Mayer, E. (1998). Gruppengröße, Nachrichtenmenge, Kohärenzprobleme und Informationsorganisation beim Lernen in Netzen. In: S. Pribbenow, H.-P. Ohly, H. Czap (Hrsg.). Herausforderungen an die Wissensorganisation: Visualisierung, multimediale Dokumente, Internetstrukturen, 107-117. Würzburg: ERGOON-Verlag.
Gräsel, C., Bruhn, J., Mandl, H., Fischer, F. (1997). Lernen mit Computernetzen aus konstruktivistischer Perspektive, Unterrichtswissenschaft 25, 1, 4-18.
Harasim, L. (1991) Teaching by computer conferencing. In A.J. Miller (ed.) Applications of Computer Conferencing to Teach Education and Human Resource Development, 25-33.

Columbus Ohio: Proceedings from an International Symposium on computer conferncing at the Ohio State University.

Harasim, L., Hiltz, S.R., Teles, L., Turoff, M. (1995). Learning networks. A field guide to teaching and learning online. Cambridge 1995.

Hesse, F. W., Garsoffky, B., Hron, A. (1995). Interface-Design für computerunterstütztes kooperatives Lernen. In: L. J. Issing, P. Klimsa (Hrsg.). Information und Lernen mit Multimedia, 253-267. Weinheim.

Hesse, F. W., Schwan, S. (in press). Internet-based teleteaching. In: W. Krank, H.W. Ludwig, E. Straßner (Eds.) Media: Technology, History, Communication, Aesthetics. An International Handbook of International Research. Handbook of linguistics and Communication science. Berlin: de Gruyter

Hiltz, S. R. (1992). The virtual classroom: software for collaborative learning. Sociomedia: multimedia hypermedia, and the social construction of knowledge, 347-368, Cambridge, Mass.: MIT Press

Hiltz, S. R., Turoff, M. (1985). Structuring computer-mediated communication systems to avoid information overload, Communications of the ACM 28, 680-689.

Hiltz, S. R., Turoff, M. (1993). The network nation: Human communication via computer. Cambridge. Mass.: MIT Press

Hron, A., Hesse, F. W., Reinhard, P. Piccard, E. (1997). Strukturierte Kooperation beim computerunterstützten kollaborativen Lernen. Unterrichtswissenschaft, 25, 1, 56-69.

Kaye, A. (1992). Learning together apart. A.R. Kaye (Ed.), Collaborative learning through computer conferencing. The Najaden Papers, 1-24, Berlin: Springer-Verlag

Kennedy, D. M., Fritze, P. (1998). An open-ended, short answer, text question tool: Improving interactivity on the web. In: T. Ottmann, I. Tomek (Eds.), Proceedings of Ed.Media/Ed- Telecom, Freiburg/Germany, June, 20-25.

Kerr, E. B. (1986) Electronic Leadership: A guide to moderating online conferences. IEE Transactions on professional communication, 29, (1) 12-18.

Mackay, W. E. (1988). Diversity in the use of electronic mail: A preliminary inquiry. ACM Transactions on Office Information Systems, 6, 380-397.

Mandl, H. Gruber, H., Renkl, A. (1993). Das träge Wissen. Psychologie heute. September 1993.

Mason, R. (1992). Evaluation methodologies for computer conferencing applications. Berlin: Springer.

Mercer, D. S. (1993). Large scale conferencing for inexpert users. G. Davies, B. Samways (Eds.), Teleteaching, 601-609, North-Holland: Elsevier

Montgomerie, T. C. (1987). Facilitating extended campus graduate education through electronic communication. Canadian Journal of Educational Communication 16 (3), 239-256.

Niegemann, H. M. (1995). Computergestützte Instruktion in Schule, Aus- und Weiterbildung: Theoretische Grundlagen, empirische Befunde und Probleme der Entwicklung von Lernprogrammen. Peter Lang: Europäischer Verlag der Wissenschaften. Frankfurt/Main.

Palinscar, A. S., Brown, A. L. (1984). Reciprocal teaching of comprehension-forstering an monitoring activities. Cognition and Instruction, 1, 117-175.

Paulsen, M. F. (1995). Moderating educational computer conferences. Z.L. Berge & M.P. Collins (Eds.), Computer mediated communication and the online classroom. Volume III: Distance learning, 81-89, Cresskill, N.J.: Hampton Press.

Scott, F., Kemter, S., Seidl, P. (1995). Instruktionstheoretische Aspekte zur Gestaltung von multimedialen Lernumgebungen. In: L. J. Issing, P. Klimsa (Hrsg.). Information und Lernen mit Multimedia 179-192. Weinheim.

Slavin, R. E. (1987). Cooperative learning and student achievment. Report No. OERI-G-86-006. Washington, DC: Office on educational research.

Sproull, L., Kiesler, S. (1988). Reducing social context cues: Electronic mail in organizational communication. In: I. Greif (Ed.), Computer supported cooperative work: A book of readings, 683-712. San Mateo, Cal.: Morgan Kaufmann Publishers.

Stark, R., Gruber, H., Renkl, A. & Mandl, H. (1998). Instructional effects in complex learning: Do objective and subjective learning outcomes converge? Learning and Instruction, 8, 117–129.

Straus, S. G., McGrath, J. E. (1994). Does the medium matter? The interaction of task type and technology on group performance and member reactions. Journal of Applied Psychology, 79 (1), 87–97.

Strzebkowsky, R. (1995). Realisierung von Interaktivität und multimedialen Präsentationstechniken. In: L. J. Issing, P. Klimsa (Hrsg.), Information und Lernen mit Multimedia 269–303. Weinheim.

Watabe, K., Hamalainen, M. Whinston, A. B. (1995). An internet based collaborative distance learning system: codiless. Computers in Education 24, (3), 141–155.

Watts, L. Monk, A. (1996). Inter-Personal awareness and synchronisation: assessing the value of communication technologies. Human-Computer Studies, 44, 849–873.

Weidenmann, B. (1995). Multicodierung und Multimodalität im Lernprozeß. In: L. J. Issing, P. Klimsa (Hrsg), Information und Lernen mit Multimedia, 65–84. Weinheim.

Wells, R. (1992). Computer-Mediated Communication for Distance Education: An International Review of Design, Teaching and Institutional Isssues. American Center for the Study of Distance Education, College of Education. The Pennsylvania State University Research Monographs,6, 64–33.

Wilkins, H. (1991). Computer talk. Long distance conversations by computer. Written Communication, 8 (1), 56–78.

Mit CT-NMR korreliertes, beschriftetes Bildmaterial aus dem Visible Human Projekt für die interdisziplinäre Nutzung im Internet

H. Jastrow

Zusammenfassung

Unter *http://www.uni-mainz.de/FB/Medizin/Anatomie/workshop/vishuman/Fertig.html* stehen 273 ausgewählte Schnittbilder aus dem Visible Human Male Datensatz zu Verfügung. Die Originalabbildungen haben alle dieselbe hohe Auflösung und Orientierung (transversal). Sie sind neben den am selben Material gewonnen CT und NMR Aufnahmen dargestellt, sofern diese verfügbar waren, wodurch eine rasche Zuordnung radiologischer und morphologischer Strukturen erfolgen kann. Durch Mausklick kann man den Originalschnitt mit Beschriftung nach den lateinischen Nomina Anatomica sehen (noch nicht für alle Schnitte verfügbar). Als Hilfe steht ferner ein Vokabular für makroskopische Anatomie zur Verfügung, aus dem die deutschen Bezeichnungen ersehen werden können. Die Auswahl der Schnitte erfolgte so, daß in klinisch wichtigen Regionen ein engerer Abstand gewählt wurde. Die Beschriftung der Schnitte erfolgte durch Studenten unter Anleitung und Kontrolle im Workshop Anatomie fürs Internet. Es ist vorgesehen, alle Schnitte zu beschriften und weitere in die Sammlung aufzunehmen.

Einleitung

Für die Ausbildung von Medizinstudenten und Ärzten ist es unerläßlich, anatomische Strukturen mit den Befunden bildgebender Verfahren zu korrelieren. Die Möglichkeit dazu ist dank des Visible Human Projekts nun gegeben. Da es bisher im Internet nur wenige Bilder aus dem dort zur Verfügung gestellten Datensatz gibt, auf die man direkt zugreifen kann, und da für Studenten ein intensives Studium der Schnittanatomie im Zuge der Ausbildung von großem Vorteil ist, wurde an unserer Universität ein Workshop (Anatomie fürs Internet) ins Leben gerufen. Hier wird Studenten nach Unterweisung im Umgang mit geeigneten Bildbearbeitungsprogrammen und Einführung in das Internet digitales Bildmaterial zur Beschriftung übergeben. Hierdurch können Studierende gleich in doppelter Weise profitieren: einerseits das Erlernen des Umgangs mit PCs, dem Internet und Praxis in der Bildbearbeitung, andererseits das eingehende Studium anatomischer Strukturen, das eine wichtige Grundlage für eine spätere ärztliche Tätigkeit ist.

Da die Bearbeitung der Schnitte bei detaillierter Beschriftung sehr arbeits- und zeitaufwendig ist, stehen momentan noch nicht alle Schnitte in bezeichneter Form im Internet zur Verfügung. Es ist aber vorgesehen, sämtliche Schnitte zu beschriften, von denen sich auch zur Zeit einige in Bearbeitung befinden. Eine Erweiterung der Schnittbildauswahl ist ebenfalls in Planung. Anhand der momentan im Internet schon zur Verfügung stehenden Originalschnitte ist jedoch schon eine virtuelle Reise durch den Körper von Kopf bis Fuß möglich, bei der alle wesentlichen Strukturen erkennbar sind.

Material und Methode

Der freundlicherweise von der National Library of Medicine (NLM) zur Verfügung gestellte Datensatz beinhaltet 1878 männliche und 5189 weibliche digitalisierte transversal orientierte Originalschnitte. Der Abstand dieser Schnitte beträgt beim Mann 0,1, bei der Frau 0,33 mm Durch eine jpg-Kompression in hoher Qualität stehen die gezeigten Abbildungen in der Pixelauflösung der Originale mit kaum merklich reduziertem Farbkontrast im Internet als weltweite Referenz kostenfrei zur Verfügung. Neben den digitalen Originalabbildungen stellte die NLM am identischen Material gewonnene Computertomographie-(CT) und Kernspinresonanztomographie-(NMR) Aufnahmen bereit, letztere jedoch nur für jeden fünften Schnitt der Kopfregion. Die digitalisierten Bilder wurden geladen und alle irrelevanten Informationen entfernt, so daß die eigentlichen Schnitte bzw. CT-NMR-Abbildungen des Körpers platzsparend zugeschnitten auf schwarzem Hintergrund erscheinen. Das Zusammenstellen der den Schnittbildern entsprechenden CT-NMR-Aufnahmen erfolgte wie auch die Erstellung der Internet-Seiten selbst mit dem Netscape Composer 4. Zur Erstellung der beschrifteten Seiten konnten sich die Studierenden die zugeschnittenen Bilder direkt aus dem Internet laden. Zur Beschriftung wurde der schwarze Rahmen um die Schnitte erweitert. Anhand geeigneter Atlanten (v. Hagens et al. 1991; Sobotta 1993; Benninghoff 1994; Haines 1995; Spitzer and Whitlock 1997) wurden die Strukturen von den Studierenden identifiziert und gemäß den Nomina Anatomica lateinisch benannt. Die so erzeugten .jpg Grafikdateien wurden anschließend durch den Kursleiter kontrolliert, ggf. korrigiert und knapp zurechtgeschnitten. Da die beschrifteten Grafiken besonders im Bereich des Abdomens sehr groß waren, wurden für sie gesonderte Seiten erstellt, die durch ein Link von den Seiten mit den Originalabbildungen erreichbar sind.

Beschreibung der im Workshop zur Verfügung gestellten Internetseiten

Ein Index, der unter der oben angegebenen Internetadresse aufrufbar ist, nennt alle ausgewählten Schnittnummmern aus dem Visible Human Male Datensatz sowie wesentliche (lateinisch bezeichnete) Strukturen, die auf den einzelnen Schnitten erkennbar sind (s. u.). Ferner ist es über dort ange-

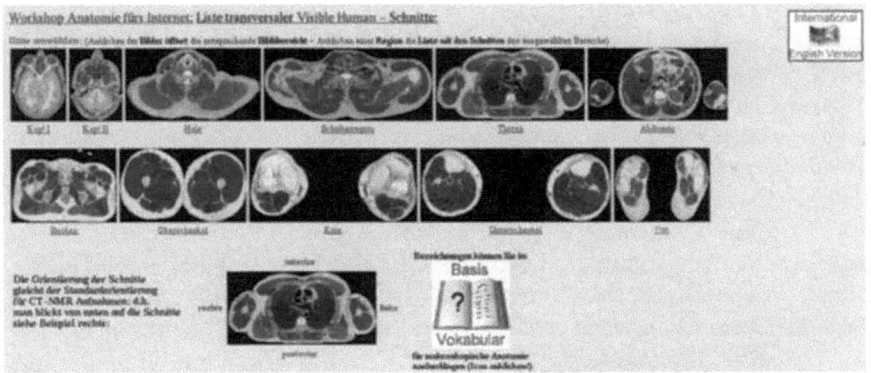

Abb. 1. Oberer Teil der Internetseite mit der Liste der ausgewählten transversalen Schnitte (*http://www.uni-mainz.de/FB/Medizin/Anatomie/workshop/vishuman/Fertig.html*). Erläuterungen siehe Text.

brachte Icons möglich, für jede der angegebenen Körperregionen eine Übersicht mit miniaturisierten Bildern zu erreichen. Zum Verständnis der lateinischen Bezeichnungen nach den Nomina Anatomica steht ein Vokabular mit über 600 Begriffen zur Verfügung, welches ebenfalls über ein Icon aufgerufen werden kann. Abb. 1 zeigt den oberen Abschnitt der Liste der ausgewählten transversalen Schnitte des Visible Human Male. Hier kann der Nutzer durch Anklicken der Icons zu weiteren Internetseiten gelangen, die die Bilder einer gewählten Region in einer Miniaturübersicht sowie eine Auflistung wesentlicher Strukturen der Schnitte zeigen. Rechts oben ist noch ein Link auf die internationale Version der entsprechenden Seite in Englisch vorhanden, die durch Anklicken des zugehörigen Icons aufgerufen werden kann. Neben einer kleinen Abbildung ist die Orientierung der Schnitte erklärt, sie entspricht dem in CT-NMR Abbildungen üblichen Standard, d.h. man blickt von unten auf die Abbildungen. Ferner kann durch Mausklick das oben erwähnte Vokabular aufgerufen werden. Darunter folgt die Liste der transversalen Schnitte, die in die Sammlung aufgenommen wurden:

Nummer – erkennbare Strukturen

1. **Kopf I** (bis Pars petrosa ossis temporalis)
1020 – Os frontale, Ossa parietalia, Suturae cranii *Original – Bearbeitet*
1024 – Ossa cranii, Sinus sagittalis superior *Original – Bearbeitet*
1030 – Gyri et sulci des Apex cerebri *Original – Bearbeitet*
1040 – Fissura longitudinalis cerebri, Substantia alba *Original – Bearbeitet*
1050 – Sulcus centralis, Sinus frontalis *Original – Bearbeitet*
1060 – Gyri prae- et postcentrales *Original – Bearbeitet*
1065 – knapp über dem Corpus callosum *Original – Bearbeitet*
1067 – Substantia alba et grisea, Corpus corporis callosi *Original – Bearbeitet*
1069 – Corpus nuclei caudati, Gyrus cinguli *Original – Bearbeitet*
1071 – Corpus callosum, Ventrikeldach *Original – Bearbeitet*

1073 – knapp über dem Septum pellucidum *Original – Bearbeitet*
1075 – Corpus callosum, Seitenventrikel *Original – Bearbeitet*
1077 – Nucleus caudatus, Putamen *Original – Bearbeitet*
1079 – Capsula interna, Thalamus, Corpus fornicis *Original – Bearbeitet*
1081 – Corpus striatum, Sinus frontalis, Capsula interna *Original – Bearbeitet*
1083 – Gyrus insularis, Nucleus caudatus, Putamen *Original – Bearbeitet*
1085 – Fissura lateralis cerebri, Columna fornicis, Caput nuclei caudati *Original – Bearbeitet*
1087 – Putamen, Pallidum, Thalamus, Crura fornicis *Original – Bearbeitet*
1089 – Claustrum, Capsula externa, M. temporalis *Original – Bearbeitet*
1091 – Thalamus, Corpus striatum, Plexus choroideus, Tectum orbitae *Original – Bearbeitet*
1093 – Capsula extrema, Columna fornicis, M. levator palpebrae *Original – Bearbeitet*
1095 – Hippocampus, Commissura anterior, Tarsus *Original*
1097 – Lobus temporalis, Ventriculus III, Columna fornicis *Original – Bearbeitet*
1099 – M. obliquus superior oculi (Trochlea), Bulbus oculi *Original – Bearbeitet*
1101 – Bulbus olfactorius, Cellulae ethmoidales, Splenium corporis callosi *Original – Bearbeitet*
1103 – Corpus pineale, Hippocampus, Orbita, N. opticus *Original*
1105 – Hypothalamus, Vermis cerebelli, Formatio reticularis, Apex auriculae *Original – Bearbeitet*
1106 – Papilla nervi optici, Chiasma opticum, Tractus opticus *Original – Bearbeitet*
1107 – Chiasma opticum, Pedunculus cerebri, Fimbria hippocampi, Os lacrimale *Original – Bearbeitet*
1108 – Cellulae ethmoidales, Septum nasi, Os nasale, M. temporalis *Original*
1109 – Gyrus dentatus, Substantia nigra, Gyrus parahippocampalis, Lens oculi *Original*
1110 – Colliculi superiores, Bulbus oculi, Mm. recti lat. et med. *Original Bearbeitet*
1111 – Infundibulum, Sinus cavernosus, A. carotis interna, Sinus sphenoidalis *Original*
1112 – Tegmentum mesencephali, Nucleus ruber, Corpora mamillaria, Hypophysis *Original – Bearbeitet*
1113 – Colliculus inferior, Substantia nigra, Formatio reticularis, M. rectus inferior oculi *Original – Bearbeitet*
1114 – Tectum mesencephali, Aquaeductus cerebri, Sinus sphenoidalis, Cellulae ethmoidales *Original*
1115 – Corpora mamillaria, Tentorium cerebelli, Sinus cavernosus, Hypophysis *Original*
1116 – Pedunculus cerebri, Nucleus ruber, Substantia nigra, Adenohypophysis *Original – Bearbeitet*

1117 – Lobi temporales et occipitales, M. rectus inferior oculi, Auricula *Original*

2. Kopf II (ab Pars petrosa ossis temporalis)
1118 – Pons, Pars petrosa ossis temporalis, Sinus sphenoidalis *Original*
1119 – Lobi temporales, Sinus rectus, Cellulae mastoideae *Original – Bearbeitet*
1120 – Concha nasalis superior, Ganglion trigeminale (Gasseri), M. rectus inferior oculi *Original*
1121 – Substantia nigra, Sinus maxillaris, Protuberantia occipitalis interna *Original*
1122 – Ductus semicircularis anterior, Nucleus tractus mesencephalicus n. trigemini *Original – Bearbeitet*
1123 – Pons, Clivus, M. obliquus inferior oculi, Ductus nasolacrimalis *Original*
1124 – N. trigeminus, A. carotis interna, Sinus transversus, Cellulae mastoideae *Original*
1125 – Cerebellum, Cavum tympani, Caput mallei, Antrum mastoideum *Original*
1126 – Nn. facialis (VII) et vestibulocochlearis (VIII), Cochlea, Porus acusticus internus *Original*
1128 – Nuclei pontis, Nn. VII et VIII, Sinus maxillaris et sphenoidalis *Original*
1129 – Cortex cerebelli, Tentorium cerebelli, Sinus transversus, Concha nasalis media *Original*
1130 – Tegmentum mesencephali, Utriculus, Canalis caroticus, Sinus sphenoidalis *Original – Bearbeitet*
1131 – Cortex cerebelli, Pons, Cochlea, Membrana tympani, M. temporalis *Original*
1132 – Pedunculi cerebelli, Articulatio temporomandibularis, Auricula *Original*
1133 – Meatus acusticus externus, M. tensor tympani, Cellulae mastoideae *Original*
1134 – Locus ceruleus, Lemniscus spinalis, Nuclei raphe pontis, Nucleus globosus cerebelli *Original*
1135 – Nuclei pontis, Fasciculus longitudinalis medialis, Cavum tympani, Sinus maxillaris *Original*
1136 – Porus acusticus externus, Cartilago tubae auditivae et septi nasi *Original*
1138 – Ventriculus IV, Tractus corticospinalis, Rhombencephalon, M. pterygoideus lateralis *Original*
1140 – Nucleus dentatus cerebelli, Discus articulationis temporomandibularis *Original – Bearbeitet*
1142 – Choanae, Epipharynx, Processus condylaris mandibulae *Original – Bearbeitet*
1144 – Sinus sigmoideus, Meatus acusticus externus, Apertura lateralis ventriculi IV (Luschkae) *Original – Bearbeitet*

1146 – Fasciculus longitudinalis medialis, Tonsilla pharyngea, M. levator veli palatini *Original*
1148 – Processus coronoideus mandibulae, Bulbus venae jugularis, M. rectus capitis anterior *Original*
1150 – Nuclei raphe medii, olivarius inferior et spinalis nervi trigemini, Concha nasalis inferior *Original - Bearbeitet*
1153 – Ramus mandibulae, Vomer, Sinus maxillaris, Mm. pterygoidei, Tuba auditiva *Original*
1156 – Palatum durum, Mm. masseter, trapezius, semispinalis capitis et splenius capitis *Original*
1159 – Medulla oblongata, Palatum durum et molle, Apex dentis axis, Foramen magnum *Original*
1162 – Höhe cranialer Atlas (C1), Radices dentorum, Mm. buccinator et rectus capitis posterior minor *Original*
1165 – Höhe Atlas (C1), Lig. transversum atlantis, Pars basalis sinus maxillaris, Uvula *Original*

3. Hals
1168 – Höhe Atlas (C1), Arcus arteriae vertebralis, Lingua, Radices dentorum, Palatum molle *Original*
1171 – Höhe caudaler Axis (C1), Dentes et Gingiva, Processus alveolaris maxillae *Original*
1174 – Höhe Articulatio atlantoaxialis (C1–C2), Ramus mandibulae, Tonsillae palatinae *Original*
1177 – Höhe cranialer Axis (C2), Corpus adiposum buccae (Bichat), Cisterna magna, M. obliquus capitis inferior *Original*
1180 – Höhe Axis (C2), Raphe linguae, Mm. linguae proprii, Papillae vallatae, Glandula parotis *Original*
1183 – Höhe Axis (C2), Dentes, M. buccinator, M. sternocleidomastoideus, V. retromandibularis *Original*
1186 – Höhe Axis (C2), Medulla spinalis, M. obliquus capitis inferior, Mm. masseter et pterygoideus medialis *Original*
1189 – Höhe caudaler Corpus et Arcus axis (C2), Processus alveolaris mandibulae, Dentes, Uvula *Original*
1192 – Höhe cranialer Discus* C2–C3, Glandula parotidea, V. retromandibularis, M. mylohyoideus *Original*, * Discus = Discus intervertebralis
1195 – Höhe Discus C2–C3, V. cervicalis profunda, Tonsilla palatina, M. orbicularis oris et depressor anguli oris *Original*
1198 – Höhe caudaler Discus C2–C3, Mm. stylohyoideus, hyoglossus, longus capitis et longus cervicis *Original - Bearbeitet*
1201 – Höhe cranialer C3*, Mm. mylohyoideus et genioglossus, Canalis mandibulae *Original - Bearbeitet*, * hier und im Folgenden sind die Wirbel gemeint
1204 – Höhe C3, Glandula submandibularis, Tonsilla lingualis, Linea terminalis, M. genioglossus *Original - Bearbeitet*

1207 - Höhe C3, Glandulae sublingualis et parotidea, Platysma, Mm. mylohyoideus et hyoglossus *Original*
1210 - Höhe caudaler C3, Tonsilla lingualis, Mm. semispinalis capitis et cervicis, Aa. carotis externa et interna *Original*
1213 - Höhe Discus C3-C4, V. facialis, Glandula sublingualis, Nodi lymphatici cervicales profundi et parotidei *Original*
1216 - Höhe caudaler Discus C3-C4, Mm. mentalis, depressor anguli oris, genioglossus et sternocleidomastoideus *Original*
1219 - Höhe cranialer C4, Platysma, M. geniohyoideus, Ductus submandibularis, A. vertebralis, Epiglottis *Original - Bearbeitet*
1222 - Höhe C4, Mm. constrictor pharyngis, hyoglossus, multifidus, levator scapulae et splenius capitis, V. facialis *Original*
1225 - Höhe C4, Apex epiglottidis, Vagina carotica, Glandula submandibularis, Lig. nuchae, M. trapezius *Original*
1228 - Höhe caudaler C4, Tonsilla lingualis, Os hyoideum, Mm. geniohyoideus et hyoglossus, Aditus laryngis *Original*
1231 - Höhe Discus C4-C5, Os hyoideum, Glandula submandibularis, Platysma, Venter anterior m. digastrici *Original*
1234 - Höhe caudaler Discus C4-C5, M. thyrohyoideus et omohyoideus, Apex mandibulae, V. submentalis *Original*
1237 - Höhe cranialer C5, Hypopharynx, Recessus piriformis, Bifurcatio A. carotis → A. carotis interna et externa *Original*
1240 - Höhe C5, A. et V. submentalis, Venter anterior m. digastrici, Mm. sternohyoidei, levator scapulae et trapezius *Original*
1243 - Höhe C5, Cartilagines cuneiformes, A. carotis communis, Vv. jugularis interna et submentalis, Recessus piriformis *Original*
1246 - Höhe caudaler C5, Cartilago thyroidea, Aditus laryngis, Epiglottis, Plica aryepiglottica, Mm. trapezius et multifidus *Original - Bearbeitet*
1249 - Höhe Discus C5-C6, Petiolus epiglotticus, Cartilagines arytaenoideae, Mentum, Platysma, M. sternocleidomastoideus *Original*
1252 - Höhe caudaler Discus C5-C6, Plicae vestibulares, Vv. jugulares internae et externae, Mm. sternohyoidei *Original - Bearbeitet*
1255 - Höhe cranialer C6, Basis recessus piriformis, Mm. arytaenoidei, omohyoideus, levator scapulae et splenius capitis *Original - Bearbeitet*

4. Schulterregion

1258 - Höhe C6, Processus muscularis cartilaginis arytaenoidea, Mm. arytaenoidei, Confluens vv. jugulorum *Original - Bearbeitet*
1261 - Höhe caudaler C6, Plica vocalis, Rima glottidis, M. vocalis, Cartilago cricoidea, Clavicula, M. trapezius *Original - Bearbeitet*
1264 - Höhe cranialer Discus C6-C7, Glandula thyroidea, Mm. vocalis, cricoarytaenoideus lateralis et levator scapulae *Original - Bearbeitet*
1267 - Höhe Discus C6-C7, Cartilago cricoidea, M. cricoarytaenoideus posterior, Articulatio akromioclavicularis *Original - Bearbeitet*
1270 - Höhe caudaler Discus C6-C7, Mm. supraspinatus, levator scapulae, rhomboideus major et sternocleidomastoideus *Original - Bearbeitet*

1273 – Höhe cranialer C7, Ligamentum cricothyroideum, Glandula thyroidea, Mm. scalenus anterior, medius et posterior *Original – Bearbeitet*
1276 – Höhe C7, Akromion, Clavicula, Mm. deltoideus, semispinalis capitis et cervicis, Platysma, Lig. nuchae *Original – Bearbeitet*
1279 – Höhe caudaler C7, Glandula thyroidea, Angustia cricoidea oesophagis, Spina et Margo medialis scapulae *Original – Bearbeitet*
1282 – Höhe cranialer Discus C7–Th1, M. longus cervicis, Cartilago cricoidea, Caput humeri, A. et V. vertebralis, M. deltoideus *Original – Bearbeitet*
1285 – Höhe Discus C7–Th1, Trachea, Lig. anulare tracheae, Glandula parathyroidea, Venter inferior m. omohyoidei *Original – Bearbeitet*
1288 – Höhe caudaler Discus C7–Th1, V. suprascapularis, Mm. rhomboidei major et minor, supraspinatus et serratus anterior *Original – Bearbeitet*
1291 – Höhe cranialer Th1, Oesophagus, Trachea, Articulatio humeroscapularis, Lig. glenohumerale, M. pectoralis major *Original – Bearbeitet*
1294 – Höhe Th1, Isthmus glandulae thyroideae, Processus coracoideus, N. phrenicus, M. longissimus thoracis *Original – Bearbeitet*
1297 – Höhe caudaler Th1, Plexus brachialis, V. cephalica, M. infraspinatus, deltoideus, trapezius et sternothyroideus *Original – Bearbeitet*
1300 – Höhe cranialer Discus Th1–Th2, Costa 1, Apex pulmonis, M. pectoralis major, sternocleidomastoideus et serratus anterior *Original*
1303 – Höhe Discus Th1–Th2, Lobus superior pulmonis, A. suprascapularis, Mm. subscapularis, supra- et infraspinatus *Original*
1306 – Höhe caudaler Discus Th1–Th2, A. subclavia, V. thyroidea inferior, Lig. glenohumerale, Lig. longitudinale posterius *Original*
1309 – Höhe cranialer Th2, Pars caudalis glandulae thyroideae, Plexus brachialis, Spina scapulae, Clavicula, Costa 1 et 2 *Original*
1312 – Höhe Th2, Angulus venosus (Confluens V. jugularis interna et V. subclavia), Oesophagus, Trachea, Caput humeri *Original*
1315 – Höhe Th2, Truncus brachiocephalicus → A. subclavia et A. carotis communis, Mm. pectoralis major et minor *Original*
1318 – Höhe caudaler Th2, V. subclavia, Sulcus intertubercularis, Tendo m. bicipitis brachii, Lobus superior pulmonis, M. subscapularis *Original*
1321 – Höhe cranialer Discus Th2–Th3, Collum humeri, A. et V. subclavia, Plexus brachialis, Mm. deltoideus et teres minor *Original*

5. Brustbereich
1325 – Höhe Discus Th2–Th3, Costae 1–3, V. subclavia, Lobi superiores pulmonis, M. sternothyroideus et sternohyoideus *Original*
1335 – Höhe Th3, Costae 1–4, Articulatio sternoclavicularis, Mm. pectoralis major et minor, Ductus thoracicus *Original*
1345 – Höhe Discus Th3–Th4, Costae 1–5, Manubrium sterni, A. et V. brachiocephalica, Caput longum m. tricipitis brachii *Original*
1355 – Höhe Th 4, Arcus aortae, V. thoracica interna → V. brachiocephalica, Mm. coracobrachialis et biceps brachii *Original*

1365 – Höhe Discus Th4-Th5, Costae 2-5, Arcus aortae, V. cava superior, Thymus, M. teres major et triceps brachii *Original*
1375 – Höhe Th5, Costae 2-6, Carina – Bifurcatio tracheae, Aorta ascendens, Lobus superior et inferior pulmonis *Original – Bearbeitet*
1378 – Höhe Th5, A. pulmonalis sinistra, Lig. Botalli, Nodi lymphatici hili pulmonis, Bronchi principales, V. azygos *Original*
1382 – Höhe Th5, Costae 2-6, Bronchus principalis et segmentalis dexter, A. lobi superioris pulmonis sinistrae *Original*
1385 – Höhe caudaler Th5, Mediastinum, Hilum pulmonis, Truncus pulmonalis, Tuberositas deltoidea humeri *Original*
1388 – Höhe cranialer Discus Th5-Th6, Bifurcatio trunci pulmonalis, Nodi lymphatici interbronchiales *Original – Bearbeitet*
1390 – Höhe Discus Th5-Th6, Costae 2-6, V. cava superior, Nodi lymphatici hili pulmonis, Mm. subscapularis et teres major *Original*
1392 – Höhe Discus Th5-Th6, V. azygos, Oesophagus, Thymus, Mm. multifidi, longissimus thoracis et trapezius *Original*
1394 – Höhe caudaler Discus Th5-Th6, Venae pulmonales, Aorta ascendens et thoracica, Aa. segmentales sinistrae *Original – Bearbeitet*
1396 – Höhe cranialer Th6, Costae 3-6, Hilum pulmonis, Vena pulmonalis sinistra → Atrium sinistrum, Mm. pectorales *Original*
1405 – Höhe Th6, Atrium dextrum, Aorta ascendens →A. coronaria sinistra, Bronchi principalis et segmentales sinistrae *Original*
1415 – Höhe Discus Th6-Th7, Costae 3-7, Ventriculus dexter, Vv. pulmonales, Atrium sinistrum, Vena cordis magna *Original – Bearbeitet*
1425 – Höhe Th7, Ventriculus dexter et sinister, Valvula aortae, Lobus superior, medius et inferior pulmonis, Sternum *Original – Bearbeitet*
1435 – Höhe Th7, Septum interventriculare, Valvula bicuspidalis (mitralis), M. latissimus dorsi, A. et V. barchialis, N. medianus *Original – Bearbeitet*
1445 – Höhe cranialer Th8, Costae 4-8, Valvulae bi- et tricuspidalis, Ventriculi cordis, Mm. brachialis, biceps et triceps brachii *Original*
1455 – Höhe Th8, Sinus coronarius → Atrium dextrum, Valvula tricuspidalis, Mm. serratus anterior et latissimus dorsi *Original*
1465 – Höhe Discus Th8-Th9, Costae 5-9, Diaphragma, Hepar, Ventriculi cordis, M. papillaris septalis, V. cordis media *Original*
1475 – Höhe Discus Th9, V. cava inferior cum Valvula, Atrium dextrum, Ventriculi cordis, A. et V. thoracica interna *Original*
1485 – Höhe caudaler Th9, Costae 5-9, Gaster, Lobus dexter et sinister hepatis, V. hepatica, Nn. radialis et medianus *Original – Bearbeitet*
1495 – Höhe Discus Th9-Th10, Hiatus oesophageus diaphragmatis, Hepar, Apex cordis, Apex lienalis, V. basilica *Original*

6. Bauchbereich
1510 – Höhe Th10, Hepar, Gaster: Cardia et Corpus, Lien, Mm. trapezius, longissimus thoracis et rectus abdominis *Original*
1520 – Höhe Discus Th10-Th11, Costae 6-11, Hepar, V. cava inf., Corpus gastrici, Recessus costodiaphragmaticus *Original*

1530 – Höhe Th11, Flexura coli sinistra, Lien, Colon transversum, Crura diaphragmatis, M. iliocostalis lumborum *Original – Bearbeitet*
1541 – Höhe Discus Th 11–Th12, Costae 7–11, V. portae, V. hepatica et gastrica sinistra, Colon transversum et descendens *Original*
1552 – Höhe cranialer Th12, Vesica fellea, Flexura coli dextra, Lobus caudatus hepatis, Pancreas, Jejunum, V. lienalis *Original – Bearbeitet*
1562 – Höhe Th12, M. sphincter pylori, A. et V. lienalis, Mm. brachialis, brachioradialis et extensor carpi radialis longus *Original*
1570 – Höhe caudaler Th12, Costae 8–12, Duodenum, Ren, Glandula suprarenalis, Epicondyli medialis et lateralis humeri *Original*
1581 – Höhe Discus Th12–L1, V. mesenterica sup., Pelvis renalis, Olecranon, Mm. rectus et transversus abdominis *Original – Bearbeitet*
1595 – Höhe L1, Ductus choledochus, V. colica media, Caput pancreatis, Pelvis renis, V. colica media, Articulatio cubiti *Original*
1602 – Höhe L1, Costae 9–12, A. mesenterica superior, Hilum renis, Caput radii, Olecranon, M. supinator, Linea alba *Original*
1615 – Höhe Discus L1–L2, Aa. et Vv. renales, Duodenum, Mm. pronator teres, flexor carpi ulnaris et brachioradialis *Original*
1626 – Höhe L2, Colon transversum, Vv. jejunales, Pelvis renis → Ureter, Mm. psoas major, latissimus dorsi et quadratus lumborum *Original*
1640 – Höhe caudaler L2, Flexura duodenojejunalis, Articulatio radioulnaris proximalis, V. renalis → V. cava inferior *Original*
1657 – Höhe Discus L2–L3, Duodenum, Jejunum, Colon, V. jejunalis, Mm. psoas major, quadratus- et iliocostalis lumborum *Original*
1675 – Höhe L3, Ren dexter polus inferior, Mm. rectus, obliquus internus et -externus abdominis, Membrana interossea antebrachii *Original*
1690 – Höhe Discus L3–L4, Jejunum, Ileum, Colon ascendens et descendens, Cauda equina, Nodus lymphaticus mesocoli *Original*
1702 – Höhe L4, Mm. psoas, quadratus lumborum, rectus abdominis, flexor digitorum profundus et -superficialis, M. flexor pollicis longus *Original*
1720 – Höhe caudaler L4, Mm. multifidi, longissimus et iliocostalis lumborum, Ileum, Colon, Fascia lumbodorsalis, Linea alba *Original*
1740 – Höhe cranialer L5, Valvula iliocaecalis, Aa. et Vv. iliacae communes, Os ilii, Mm. flexores et extensores antebrachii *Original*
1750 – Höhe L5, Umbilicus, Mm. iliacus et glutaeus medius, Ileum, Caecum, Colon descendens, M. extensor pollicis brevis *Original – Bearbeitet*
1770 – Höhe Discus L5–S1, Ileum, Caecum, Ossa carpi, Mm. glutaeus maximus et medius, M. pronator quadratus *Original – Bearbeitet*
1778 – Höhe S1, Articulatio iliosacralis, Ossa trapezium, trapezoideum, scaphoideum, lunatum, hamatum et triquetrum *Original – Bearbeitet*
1790 – Höhe Discus S1–S2, Canalis sacralis, Ossa metacarpalia I–III, Mm. adductor- et flexor pollicis brevis, M. glutaeus minimus *Original*
1803 – Höhe S2, Foramen ossis sacri II, Mm. interossei palmares et dorsales, Aa. et Vv. iliacae internae et externae, Colon descendens *Original*

7a. Männliches Becken
1830 – Höhe S4, Foramen ischiadicum majus (pars suprapiriformis), Mm. piriformis, opponens-, abductor- et flexor digiti minimi *Original – Bearbeitet*
1850 – Höhe S5, Corpus ossis ilii, M. obturatorius internus, Funiculus spermaticus, Colon sigmoideum, Rectum, M. sartorius *Original*
1861 – Höhe S5–Co1, Fossa rectovesicalis, Articulatio coxae, Acetabulum, Mesocolon sigmoideum, Phalanges proximales manus *Original*
1874 – Höhe Co1–2, Anulus inguinalis profundus, Phalanges manus, Vesica urinaria, Lig. capitis femoris, Glandula seminalis *Original*
1885 – Höhe Co2, Mm. obturatorius internus, levator ani et rectus femoris, Foramen ischiadicum minus, Ampulla ductus deferentis *Original – Bearbeitet*
1897 – Höhe Co3, M. levator ani, Rectum, Vesica urinaria, Glandula prostatica, Ductus ejaculatorius, Symphysis pubica *Original – Bearbeitet*
1907 – Höhe Os ischii, Colliculus seminalis, Lig. suspensorium penis, Mm. pectineus, tensor fasciae latae et quadratus femoris *Original*
1923 – Höhe Os pubis, Collum femoris, A., V. et N. femoralis, M. levator ani, Membrana obturatoria, M. obturatorius externus *Original*
1938 – Höhe Bulbus penis, Corpora cavernosa, Mm. ischiocavernosus, sphincter ani externus et adductores, Fossa ischiorectalis *Original*
1950 – Höhe Basis ossis ischii, Corpus spongiosum penis, Funiculus spermaticus, Anus, Mm. quadriceps femoris et adductores *Original*

7b: Weibliches Becken
Aktualisierung: 63 weitere Schnitte

8. Oberschenkel
1957 – Mm. bulbospongiosus, sphincter ani externus et internus, Fossa ischiorectalis, Tractus iliotibialis, V. saphena magna *Original*
1963 – Funiculus spermaticus, Scrotum, Fascia perinei superficialis, Insertio m. iliopsoas, N. ischiadicus, M. gracilis, Rima ani *Original – Bearbeitet*
1968 – Mm. quadriceps femoris, glutaeus maximus, semitendinosus, adductor brevis et magnus, Nodus lymphaticus inguinalis *Original*
1973 – Testis et Epididymis, N. ischiadicus, Mm. vastus medialis, intermedius et lateralis rectus femoris et sartorius *Original*
1978 – M. sphincter ani externus, Anus, V. femoralis profunda → V. femoralis, Caput longum m. bicipitis femoris *Original*
1983 – Urethra, Testis, Epididymis, Corpus adiposum subcutaneum, M. gracilis, Septum intermusculare laterale, Femur *Original*
1988 – Apex penis, Corpora spongiosa et cavernosa, Scrotum, Ductus deferens, N. ischiadicus, A. et V. femoralis *Original*
1993 – Rima ani, Insertio m. pectinei, Fascia lata, Mm. vasti, adductor brevis, -longus et -magnus, gracilis et sartorius *Original*

1998 – Tractus iliotibialis, A. profunda femoris, V. saphena magna, M. glutaeus maximus, Septum intermusculare laterale *Original*
2003 – Mm. semitendinosus, vasti et adductores, Tendo m. semimembranosi, Praeputium penis, Linea aspera femoris *Original – Bearbeitet*
2008 – Corpora cavernosa penis (Apex), Scrotum, Insertio m. glutaei maximus, Caput longum m. bicipitis femoris *Original*
2013 – Pars caudalis scroti et M. glutaei maximi, Septum intermusculare laterale, Mm. rectus femoris, gracilis et sartorius *Original*
2033 – V. saphena magna, Mm. adductores magnus, longus et brevis, Mm. vasti medialis, lateralis et intermedius *Original*
2063 – Septum intermusculare mediale et laterale femoris, Mm. semimembranosus et semitendinosus, Tractus iliotibialis *Original*
2093 – Mm. adductores magnus et longus, Caput breve m. bicipitis femoris, N. ischiadicus, V. profunda femoris *Original*
2123 – A. et V. femoralis, Canalis adductorius, N. ischiadicus, Mm. gracilis, Linea aspera femoris, Fascia lata *Original*
2153 – Mm. semitendinosus et semimembranosus, Mm. vasti medialis, intermedius, lateralis et M. rectus femoris *Original*
2183 – M. rectus femoris → Aponeurosis suprapatellaris, V. saphena accessoria, Caput longum et breve m. bicipitis femoris *Original – Bearbeitet*
2213 – N. ischiadicus → Nn. tibialis et peronaeus (fibularis) communis, A. et V. femoralis → A. et V. poplitea *Original*
2243 – Apertura distalis canalis adductorii, Fascia lata, Mm. articularis genus, semitendinosus et semimembranosus *Original*

9. Knie
2253 – M. semitendinosus Venter → Tendo, Bursa suprapatellaris, Mm. vasti lateralis, intermedius et medialis *Original*
2263 – A. et V. poplitea, V. saphena magna, Caput breve m. bicipitis femoris, Tractus iliotibialis, Fascia lata *Original*
2273 – Apex patellae, Retinaculum patellae laterale, N. tibialis et peronaeus communis, Tendo m. adductoris magni *Original*
2283 – Corpus adiposum retropatellaris, Tractus iliotibialis, Origo m. plantaris, Lig. collaterale fibulare *Original*
2288 – Epicondyli med. et lat. femoris, Cavitas articulationis genus, Origo capitis lateralis m. gastrocnemii *Original*
2293 – Retinaculum patellae mediale, Fossa intercondylaris, Caput mediale et laterale m. gastrocnemii *Original*
2303 – Basis patellae, M. plantaris, Capsula articularis genus, Facies articularis patellae, M. semimembranosus *Original*
2308 – Ligg. Patellae, cruciatum anterius et collaterale fibulare, Vv. saphena magna et accessoria *Original*
2313 – Corpus adiposum infrapatellare, V. saphena parva, Nn. tibialis et peronaeus communis, Tendo m. gracilis *Original*
2318 – Origo lig. cruciati posterii, Lig. cruciatum anterius et collaterale tibiale, M. gastrocnemius *Original*

2323 – Facies articulares epicondyli medialis et lateralis femoris, Caput breve m. bicipitis femoris, M. sartorius *Original*
2328 – Meniscus lateralis, Ligamenta collateralia fibulare et tibiale, A. et V. poplitea, M. plantaris, Lig. patellae *Original*
2329 – Tendines insertiones mm. semimembranosi et semitendinosi, Retinaculum patellae mediale *Original – Bearbeitet*
2330 – Basis epicondyli femoris, Ligamenta cruciata anterius et posterius, V. genicularis anterior *Original – Bearbeitet*
2331 – Facies articularis lateralis genus, Meniscus lateralis in toto, Corpus adiposum infrapatellare *Original – Bearbeitet*
2332 – Cartilago articularis tibiae, Insertio capitis brevis m. bicipitis femoris, Tendo m. semimembranosi *Original*
2333 – Eminentia intercondylaris anterior et posterior, Insertio Lig. cruciati ant., N. tibialis, A. et V. poplitea *Original*
2334 – Caput mediale et laterale m. gastrocnemii, Pars superficialis n. peronaei (fibularis) communis *Original*
2335 – Tendines insertiones mm. gracili, semimembranosi et semitendinosi, Vv. saphenae magna, parva et accessoria *Original*
2336 – Facies articularis epicondyli medialis, Tendines m. semimembranosi, semitendinosi et gracilis *Original*
2337 – Corpus adiposum infrapatellare, Ligg. patellae et collaterale tibiale, Capsula articularis genus, Epiphysis tibiae *Original*
2338 – V. saphena parva, A. et V. poplitea, Mm. gastrocnemius, plantaris et sartorius, Retinaculum patellae lat. *Original*
2339 – Pars cranialis menisci medialis, Ligamentum cruciatum posterius, Lig. transversum genus, Tibia *Original*
2340 – Tractus iliotibialis, Tendo insertionis m. bicipitis femoris, Corpus adiposum infrapatellare *Original*
2341 – Meniscus medialis in toto, Pars medialis articulationis genus, Pars distalis epicondyli medialis *Original*
2344 – Trabeculae tibiae, pars distalis faciei articularis genus medialis, Ligg. collaterale tibiale et cruciatum posterius *Original*
2348 – Pars distalis articulationis genus, Pars superior capitis fibulae, Mm. sartorius, gastrocnemius et plantaris *Original*

10. Unterschenkel

2353 – Caput fibulae et tibiae, Articulatio tibiofibularis superior, A. et V. poplitea, N. tibialis, M. popliteus *Original*
2358 – N. peronaeus (fibularis communis), Pars distalis m. sartorii, Pars cranialis m. extensoris digitorum longi *Original*
2363 – Fascia cruris, Mm. gastrocnemius, tibialis anterior, peronaeus longus, soleus et popliteus, V. saphena parva *Original*
2368 – Tendines pedis anserini (= Tendines mm. gracilis, sartorii et semitendinosi), Retinaculum patellae mediale *Original*
2378 – Membrana interossea cruris, Tuberositas tibiae, Insertio lig. patellae, Origo m. tibialis posterioris *Original*

2393 – M. triceps surae (=Mm. soleus et gastrocnemius caput med. et lat.), A. et V. tibialis anterior et posterior *Original – Bearbeitet*
2418 – Mm. peronaeus longus et brevis, N. tibialis, Vv. saphena magna, parva et accessoria, Fascia cruris *Original*
2448 – Mm. tibialis anterior et posterior, soleus, popliteus et extensor digitorum longus, Tendo m. plantaris *Original*
2478 – M. gastrocnemius, Pars proximalis originis m. extensoris hallucis longi et m. flexoris digitorum longi *Original – Bearbeitet*
2508 – Tibia et Fibula, Pars proximalis originis m. flexoris hallucis longi, N. tibialis, Membrana interossea cruris *Original*
2538 – A. et V. tibialis anterior, N. peronaeus (fibularis) profundus, Mm. soleus, gastrocnemius, peronaeus longus et brevis *Original*
2568 – Mm. tibialis anterior et posterior, Mm. extensores digitorum et hallucis longus, Margo anterior et medialis tibiae *Original*
2598 – Pars proximalis tendinis calcaneae (Achilli), M. peronaeus longus et brevis, Vv. saphena magna, parva et accessoria *Original*
2628 – A. et V. tibialis anterior, N. peronaeus profundus, Mm. tibialis anterior et posterior, Tendo calcanea *Original – Bearbeitet*
2658 – Mm. extensores digitorum et hallucis longus, Tendines mm. peronaei longi et flexoris digitorum longi *Original*
2688 – Tendo calcanea, Tendines mm. tibialis anterioris et posterioris, Tendines mm. flexoris et extensoris hallucis longi *Original*
2698 – Mm. peronaeus brevis, flexor hallucis longus et extensor digitorum longus, Syndesmosis tibiofibularis *Original*
2713 – Articulatio tibiofibularis distalis, A. tibialis posterior, N. tibialis, Spatium subtendineum tendinis calcanei *Original*
2723 – Tendines mm. peronaei longi, flexoris/extensoris digitorum- et hallucis longi, tibialis anterioris et posterioris *Original*

11. Fuß

2728 – Articulatio talocruralis, Malleolus medialis et lateralis, Trochlea tali, Lig. tibiofibulare posterius *Original*
2733 – Talus, Tendo calcanea, A. et V. tibialis posterior, N. tibialis, Vv. saphena magna et parva, Fascia cruris *Original*
2738 – Ligamentum mediale deltoideum, Pars distalis malleoli medialis, Corpus tali, Spatium subtendineum tendinis calcanei *Original*
2743 – Ligg. talocalcaneare- et talofibulare posterius, Pars distalis malleoli lateralis, Articulatio talofibularis, Tendo calcanea *Original – Bearbeitet*
2748 – Articulatio talocalcanea, A. et V. tibialis posterior, Retinaculum peronaeorum, Tendines mm. peronaei longi et brevis *Original*
2753 – Corpus calcanei, Tendines mm. tibialis anterioris et posterioris, flexoris et extensoris hallucis longi, V. saphena magna *Original*
2758 – Articulationes subtalaris et talocalcaneonavicularis, Sustentaculum tali, Insertio tendinis calcaneae, Os naviculare *Original*
2763 – M. extensor digitorum brevis, M. quadratus plantae, A. et V. tibialis posterior, Pars distalis tendinis calcaneae *Original*

2768 – Articulatio talonavicularis, M. abductor hallucis, A., V. et N. plantaris medialis, Tendo m. tibialis anterioris et posterioris *Original*
2773 – Vasa ossis calcanei, Tendines mm. peronaeorum longi et brevis, flexorum hallucis et digitorum longi, Os naviculare *Original*
2778 – Ossa naviculare, cuboideum, cuneiforme mediale et intermedium, Mm. flexor et extensor digitorum brevis *Original – Bearbeitet*
2783 – Mm. abductor hallucis et quadratus plantae, Os cuneiforme laterale, Tendines mm. peronaeorum longi et brevis *Original*
2788 – Articulationes calcaneocuboidea, cuneocuboidea et intercuneiformes, Basis calcanei, A. et V. dorsalis pedis *Original*
2793 – Aponeurosis plantaris, Lig. plantare longum, M. abductor digiti minimi, V. saphena magna *Original*
2798 – M. abductor et flexor hallucis et digiti minimi, M. interosseus dorsalis I, Tendo m. flexoris hallucis longi *Original – Bearbeitet*
2803 – Articulationes tarsometatarsaliae, Tendo m. peronaei longi et extensoris hallucis longi, M. extensor hallucis brevis *Original*
2808 – Ligamentum plantare longum, M. adductor hallucis caput transversum et obliquum, M. quadratus plantae *Original*
2813 – Mm. flexor hallucis-, digitorum- et digiti minimi brevis, M. abductor hallucis et digiti minimi, Mm. interossei dorsales *Original*
2818 – Ossa metatarsalia I–V, M. interosseus plantaris I, Aponeurosis plantaris, Tendo m. flexoris hallucis longi *Original*
2823 – Mm. interossei plantares et dorsales, M. flexor hallucis brevis, Mm. lumbricales III–V, Phalanx proximalis I *Original – Bearbeitet*
2828 – M. abductor hallucis, Articulatio metacarpophalangealis I, M. adductor et flexor hallucis, M. quadratus plantae *Original*
2833 – Mm. abductor digiti minimi et flexor digiti minimi brevis, Mm. lumbricales, interossei plantares et dorsales *Original*
2838 – Articulatio metacarpophalangealis I et II, Tendo m. abductoris hallucis, Phalanx distalis I, Aponeurosis plantaris *Original*
2843 – Phalanx media II, -proximalis III, M. adductor hallucis caput obliquum, Tendines mm. lumbricalorum, Planta pedis *Original*
2848 – Articulationes metacarpophalangeales II, IV, V, M. abductor digiti minimi et flexor digiti minimi brevis *Original*
2853 – Articulationes interphalangeales proximales III, IV, V, M. interosseus plantaris III, Mm. lumbricales *Original*
2858 – Tendines mm. flexorum digitorum longi et brevis, Ossa metatarsalia, Phalanges *Original*
2863 – Phalanges mediae III, IV, V et distales IV, Tendines mm. extensorum et flexorum digitorum *Original*
2868 – Apices phalangeales I, II, IV, V, Tendines Mm. flexorum digitorum longus et brevis *Original*

Unter der Schnittliste findet sich noch ein Link auf eine Anleitung, wie man unter UNIX alle Schnitte des Visible Human Male Datensatzes betrachten kann. Diese Möglichkeit läßt sich jedoch nur mit einem Unix Account der

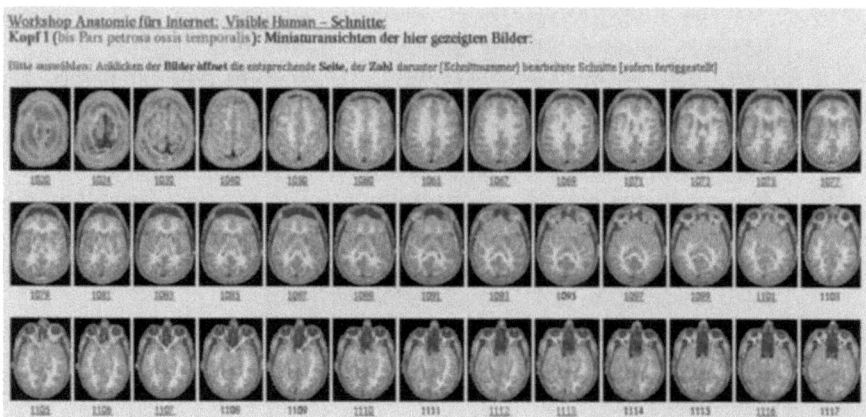

Abb. 2. Oberer Teil der Internetseite mit der Liste der ausgewählten transversalen Schnitte aus dem Bereich des Kopfes Teil 1 bis Pars pertrosa ossis temporalis (*http://www.uni-mainz.de/FB/Medizin/Anatomie/workshop/vishuman/BildKopf.html*). Die Schnitte mit den unterstrichenen Nummern sind schon bearbeitet aufrufbar.

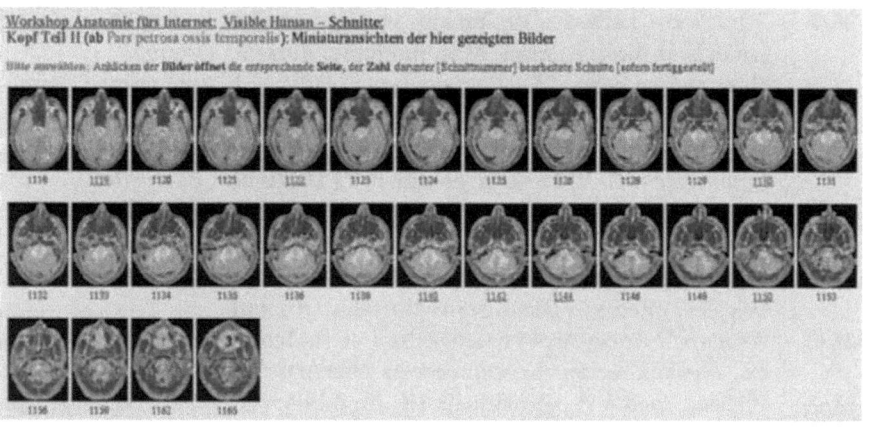

Abb. 3. Oberer Teil der Internetseite mit der Liste der ausgewählten transversalen Schnitte aus dem Bereich des Kopfes Teil 2 (*http://www.uni-mainz.de/FB/Medizin/Anatomie/workshop/vishuman/BildKopf2.html*). Die Schnitte mit den unterstrichenen Nummern sind schon bearbeitet und aufrufbar.

Universität Mainz nutzen. Ferner sind noch ein Link auf das Vokabular und die Homepage des Workshops angebracht. In einem weiteren kleinen Abschnitt folgt die Bitte, gefundene Fehler über Email mitzuteilen, dann die Nennung der Quelle unserer Bilddaten.

Abb. 2, 3 zeigen Beispiele für miniaturisierte Bilder der Schnitte einzelner Regionen, die unter der oben genannten Auswahl aufgerufen werden können. Wenn man hier eine Abbildung anklickt, wird die Internetseite mit der Originalabbildung und den zugehörigen CT- bzw. NMR-Aufnahmen aufgerufen. Die Internetseiten mit bereits bearbeiteten, d.h. beschrifteten Schnitten lassen sich direkt durch Anklicken der Schnittnummer aufrufen.

Workshop Anatomie fürs Internet: Visible Human - Schnitt Nr. 1107

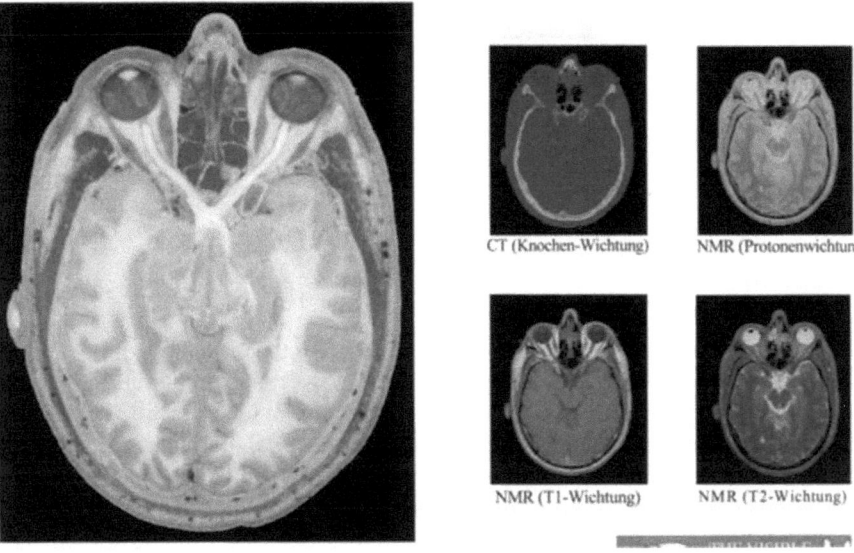

Abb. 4. Ansicht eines Originalschnittes mit zugehörigen CT und NMR Aufnahmen. Die unterstrichenen Begriffe sind Links zu den entsprechenden Seiten (Layout weicht aus technischen Gründen vom Internet ab).

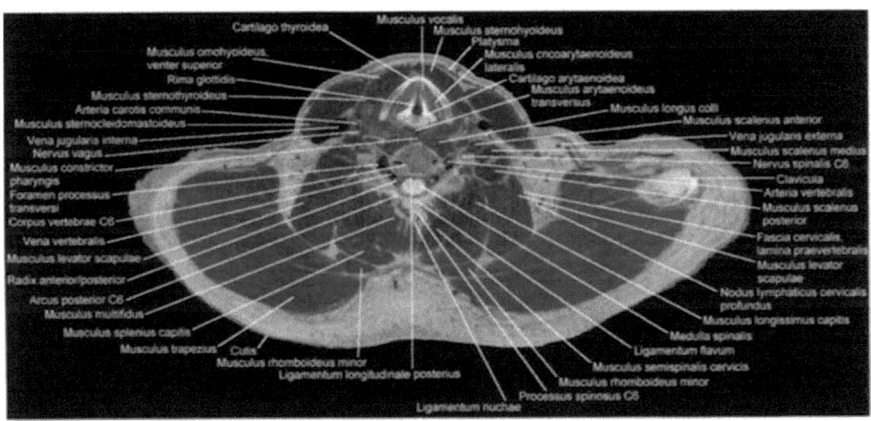

Abb. 5. Beispiel für einen beschrifteten Schnitt (*http://www.uni-mainz.de/FB/Medizin/Anatomie/workshop/vishuman/H1261ok.html*).

In einer Internetseite mit Originalabbildung/CT/NMR (letztere leider nur im Kopfbereich vorhanden; Beispiel: Abb. 4) besteht die Möglichkeit, den beschrifteten (sofern fertiggestellt), vorangehenden und nachfolgenden ausgewählten Schnitt sowie die Bildübersicht und die Homepage des Workshops aufzurufen. Bei den extrem großen Schnitten im Bereich von Brust, Bauch und Beckens wird der Originalschnitt in halber Größe angezeigt, damit die zugehörigen CT Aufnahmen auch noch erkennbar sind. Über ein Link läßt sich jedoch bequem der Schnitt in voller Auflösung und Größe betrachten.

Die Internetseiten mit beschrifteten Bildern (Beispiel: Abb. 5) sind aufgrund der oft enormen Größe der Abbildung ansonsten knapp gehalten, beinhalten ein Link zurück zu den Internetseiten mit dem Originalschnitt, der Übersicht der Schnitte und zur Homepage des Workshops, ferner wird der Name des Studierenden genannt, der den Schnitt bearbeitet hatte und die Quelle der Bilddaten.

Diskussion

Bei der großen Anzahl der durch die National Library of Medicine zur Verfügung gestellten transversalen Originalschnitte war es notwendig, eine Auswahl zu treffen. Hierbei wurde der Abstand der aufgenommenen Schnitte in den Bereichen, die besondere klinische Relevanz und viele relativ kleine Details aufweisen wesentlich enger gewählt als dort, wo sich in den benachbarten Schnitten keine wesentlichen Änderungen fanden. So ist z.B. in der Kopfregion mit Basalganglien und Strukturen des Hirnstammes oder im Bereich des Kniegelenks oft jeder Schnitt ausgewählt worden, während z.B. im Bereich des Ober- und Unterschenkels die Abstände bis zu 20 Schnitten (2 cm) groß sind. In dieser Hinsicht ist das hier ausgewählte Bildangebot kein einheitlicher, sondern ein gewichteter Querschnitt durch den zur Verfügung stehenden Datensatz. Es ist jedoch geplant, weitere Schnitte in die Auswahl aufzunehmen, besonders in den Bereichen, in denen momentan noch ein größerer Abstand herrscht. Ferner ist vorgesehen, auch Bilder aus dem ebenfalls von der NLM zur Verfügung gestellten Datensatz der Visible Human Female im Bereich des Beckens aufzunehmen, um auch die Verhältnisse im weiblichen Becken zu zeigen.

Trotz der zeitaufwendigen Kontrolle, der Nachbearbeitung und Ergänzung der Legenden in den von den Studenten bearbeiteten Schnitten durch den Kursleiter vor Publikation im Internet trägt jeder beschriftete Schnitt noch die „persönliche Note" dessen, der ihn bearbeitet hat. So sind bei manchen Schnitten die Bezeichnungen sehr eng am Schnitt, bei anderen in größerer Entfernung; gelegentlich ist auch eine geringfügig größere als die normalerweise verwendete Schrift zu finden, oder es sind beidseitig vorhandene Strukturen nur auf einer Seite bezeichnet. Eine vollständige Angleichung dieser Unterschiede wäre bei weitem zu zeitaufwendig gewesen und würde auch nicht mehr als eben die Vereinheitlichung erreichen. Es wurde stets versucht auf allen Schnitten so viele Strukturen wie möglich und sinnvoll zu bezeichnen, wobei gelegentlich einige nicht benannt wurden. Bei letzteren handelte es sich dann jedoch um Gebilde, die entweder sehr klein und daher schlecht erkennbar waren oder um Strukturen, die auf Nachbarschnitten bezeichnet wurden und jetzt aus Platzmangel nicht benannt wurden. Wir haben uns die größte Mühe gegeben, alle Strukturen korrekt zu bezeichnen, können jedoch Fehler nicht mit letzter Sicherheit ausschließen. Da es unser Ziel ist, alles richtig zu bezeichnen und im Internet im Gegensatz zu einem Buch die Möglichkeit besteht eventuelle Fehler zu korrigieren, wären wir (und sicher auch alle Nutzer des Lehrangebotes) sehr dankbar für entsprechende Hinweise.

Wir denken, daß wir mit unserem Lehrangebot einen wichtigen Beitrag nicht nur für die Ausbildung der Medizinstudenten, die direkt am Projekt beteiligt sind, sondern auch für alle anatomisch Interessierten leisten. Die kostenfrei verfügbaren Abbildungen und Filme können in der Aus- und Weiterbildung von Ärzten, Medizinstudenten, medizinischem Personal aber auch im Schulunterricht ein realistisches Bild vom menschlichen Körper vermitteln. Sie sind eine hilfreiche Referenz auch für die Interpretation von CT- und NMR-Aufnahmen. Die englische Version unserer Internetseiten ermöglicht eine internationale Nutzung. Da die Datenübertragung momentan bei ungünstigem Internetanschluß noch sehr lange dauern kann, ist es geplant, die CD mit allen Bildern und Filmen herauszugeben, sobald die Beschriftung sämtlicher mementan ausgewählter Schnitte erfolgt ist.

Im Vergleich zu anderen Anbietern von Schnitten des Visible Human im Internet z.B. im Center for Human Simulation (University of Colorado): http://www.uchsc.edu/sm/chs oder J. McNulty's VH-Schnitten (Loyola University, Chicago): http://www.meddean.luc.edu/lumen/MedEd/GrossAnatomy/vhp/Visible.htm folgt die Beschriftung bei unseren Schnitten der internationalen lateinischen Nomenklatur und ist wesentlich ausführlicher. Außerdem haben die in dem hier vorgestellten Atlas gezeigten Bilder eine deutlich höhere Auflösung als die der meisten anderen Anbieter von VH-Schnitten im Internet, die sich auf der VH-Projektseite der NLM finden lassen: http:/www.nlm.nih.gov/research/visible/. Bisher stehen vergleichbar ausführlich beschriftete Schnitte nur kommerziell zur Verfügung.

Danksagung. Herzlichen Dank der National Library of Medicine für die Erlaubnis, die zur Verfügung gestellten Daten im Internet publizieren zu dürfen, allen Studenten, die durch ihre fleißige Mitarbeit die Realisierung dieses Projektes ermöglicht haben, insbesondere Herrn R. Böhmer für die Mitarbeit bei der Erstellung des Vokabulars, und Herrn Prof. Dr. K. Merle sowie seinen Mitarbeitern im Zentrum für Datenverarbeitung der Universität Mainz für die Unterstützung des Projekts und den im Internet zur Verfügung gestellten Speicherplatz.

Literatur

Haines, D.E.: Neuroanatomy. An Atlas of Structures, Sections, and Systems, 4th ed. Williams & Wilkins Verlag Baltimore Philadelphia Hong Kong London München Sydney Tokio (1995).

Benninghoff, A.: Anatomie, 15. Aufl., Drenckhahn, D.; W.Zenker (Hrg.), Urban und Schwarzenberg München Wien Baltimore (1994).

Sobotta, J.: Atlas der Anatomie des Menschen, 20. Aufl., Putz, R.; R. Pabst (Hrg.), Urban und Schwarzenberg München Wien Baltimore (1993).

Spitzer, V.M.; D.G.Whitlock: Atlas of the Visible Human Male. Reverse Engineering of the Human Body. Jones and Bartlett Verlag, Sudbury Boston London Singapore (1997).

VonHagens, G.; L.J.Romrell, M.H.Ross; K.Tiedemann: Farbatlas der Schnittanatomie. Plastinierte Scheiben des menschlichen Körpers. Schwer Verlag Stuttgart (1991).

Aus dem Internet

- Center for Human Simulation: http://www.uchsc.edu/sm/chs/
- Fact Sheet Visible Human Project *http://www.nlm.nih.gov/pubs/factsheets/visible_human.html*
- National Library of Medicine: http://www.nlm.nih.gov/
- Visible Human Projekt: *http://www.nlm.nih.gov/research/visible/*
- Visible Human Male Homepage: *http://www.uchsc.edu/sm/chs/vhm.html*
- Visible Human Female Homepage: *http://www.uchsc.edu/sm/chs/vhf.html*
- Visible Human cross sections (J. McNulty): *http://www.meddean.luc.edu/lumen/MedEd/GrossAnatomy/cross-section/index.html*

HyperLearn: Ein fallbasiertes Lern- und Nachschlagedokument im Internet

R. Kreutz, B. Euler, K. Spitzer

Inhalt

In diesem Text wird ein System vorgestellt, mit dem medizinische Fälle aus allen Diziplinen der Medizin für das Internet erschlossen werden können. Gegenüber herkömmlichen WBT (Web-Based Training) Systemen ist hier der Erstellungsaufwand deutlich geringer, die Navigation für den Leser gestaltet sich einfach und intuitiv, und es ist sowohl für Novizen wie Experten gleichermaßen interessant. Neben dem zugrundeliegenden Konzept wird auch das System selbst anhand einer Beispielsitzung vorgestellt. Der vorliegende Text basiert auf zwei früher veröffentlichten Beiträgen (Krautz et al., 1997a) und (Krautz et al., 1997b).

Motivation

Seit einiger Zeit werden computergestützte Lehr- und Lernsysteme erstellt und wissenschaftlich diskutiert (Marz & Botz, 1996; Baumgartner & Payr, 1992; Baumgartner & Payr, 1994). Mit dem Wachstum des Internet und der zunehmenden Verbreitung netzwerktauglicher Computer im wissenschaftlichen, wirtschaftlichen und privaten Bereich wächst auch das Interesse an Internet-basierten Lehr- und Lernsystemen. Da das problemorientierte Lernen[1] innerhalb der medizinischen Aus- und Weiterbildung in letzter Zeit mehr und mehr an Bedeutung gewinnt, besteht insbesondere hier ein enorm hoher Bedarf. Von technischer Sicht betrachtet steht dem Einsatz von Internettechnologien in der Aus- und Weiterbildung nichts im Wege, da das Internet einen mächtigen Standard zur Formulierung multimedialer Hypertexte hervorgebracht hat: Das Hypertext Transport Protokoll (HTTP) mit HTML (Hypertext Markup Language) als Sprache, mit der sich Hypertexte im Internet beschreiben und zu jedem beliebigen Computer der Welt transportieren lassen.

---

[1] Beim problemorientierten Lernen (kurz: „POL") wird davon ausgegangen, daß der Lernende in einem gewissen Maß selbst bestimmt, was er lernt. Hierzu wird zunächst ein Thema in klassischer Weise besprochen und anschließend in kleinen Gruppen nachbereitet. Zur Abrundung des präsentierten Wissens recherchieren die Lernenden selbständig Teilaspekte und Spezialfälle. Die Resultate und evtl. aufgetretenen Probleme und neue Fragen werden zu einem späteren Termin in der Gruppe gegenseitig präsentiert und diskutiert.

Einige wenige Pioniere haben bereits angefangen, medizinische Inhalte im Internet zur Verfügung zu stellen. Die meisten Mediziner scheuen sich jedoch noch, den Schritt ins Internet zu wagen. Ein Grund hierfür ist sicherlich der nicht zu unterschätzende Zeitaufwand, der notwendig ist, medizinische Inhalte aufzubereiten und in die technisch passende Form zu bringen. Der Aufwand für die Erstellung eines Lerndokuments wird jedoch meist vom Wartungsaufwand (Korrekturen, Ergänzungen) noch um ein Vielfaches übertroffen. Die Unterstützung des Autors in diesen beiden Bereichen ist daher besonders wichtig.

Hat sich ein Autor dennoch für die Erstellung eines Lerndokuments im Internet entschieden und ist die Entwicklung schließlich abgeschlossen, so ergeben sich auf der Leserseite häufig zwei Probleme. Zum einen ist es möglich, daß sich der Leser im Gewirr der miteinander verketteten Informationen verirrt. Dies liegt in der Nichtlinearität von Hypertexten begründet, die dem Leser, mangels geeigneter Navigationswerkzeuge in den gängigen Web-Browsern, sehr schnell die Orientierung raubt („Lost in Hyperspace"; Conklin, 1987). Orientierungslos geworden verliert der Leser meist rasch das Interesse an dem Dokument. Zum anderen richten sich viele Dokumente an eine Gruppe von Lesern mit einem bestimmten Wissensstand. Nach dem Erlernen der Lektionen ist das Dokument im allgemeinen für diese Leser nicht mehr interessant, da sie nun über einen höheren Wissensstand verfügen.

In dem hier vorgestellten System sollten die drei angesprochenen Probleme (Erstellungs-/Wartungsaufwand, einfache Navigation und Akzeptanz von Lesern unterschiedlichen Vorwissens) gezielt angegangen und das System bewußt so ausgelegt werden, daß diese Probleme behoben werden. Insbesondere wurde ein Schwerpunkt auf die leichte Erstellung und Wartbarkeit gelegt. Entstanden ist das System in Anlehnung an das OrthoDocs-Projekt (Conrachi et al., 1996).

Anforderungen an das System

Das entwickelte System unterscheidet, gemäß deren verschiedenen Wissensständen, zwischen mehreren Lesergruppen (etwa Novize, Fortgeschrittener, Experte), sowie zwischen zwei Hauptintentionen dieser Gruppen; dem Lernen und dem Abprüfen des Lernstoffs. Um die jeweiligen Bedürfnisse der Gruppen zu befriedigen, werden folgende Anforderungen aufgestellt.

- Eine Einarbeitungszeit in die Handhabung des Dokuments soll nach Möglichkeit ganz entfallen.
- Jede Lerneinheit soll durch (mindestens) einen Test abprüfbar sein.
- Die Dokumentstruktur soll die Orientierung des Lesers zu jedem Zeitpunkt gewährleisten.
- Die Navigation im Dokument soll einfach und intuitiv sein.
- Die durch Querverweise referenzierten Zielseiten sollen den Leser nicht überfordern, indem zu große Anforderungen an dessen Wissen gestellt werden, vielmehr sollen die Verweise auf dem bisher Gelesenen aufbauen.

- Das Dokument soll für Leser unterschiedlichsten Wissensstandes interessant sein.
- Eine plattformunabhängige Einsicht in das Dokument soll gewährleistet werden.

Folgende Anforderungen dienen der Unterstützung des Autors.
- Das Dokument soll leicht zu erstellen sein.
- Das Dokument soll leicht zu warten sein. Dabei soll die Konsistenz des Gesamtdokuments gewährleistet werden.
- Das routinemäßige Erstellen des Seitenlayouts, als immer wiederkehrender Arbeitsschritt soll automatisiert werden.

Das zugrundeliegende Modell

Struktur

Um von allen Lesergruppen gleichermaßen nutzbar zu sein, muß das Dokument den Lesergruppen entsprechend mehrschichtig aufgebaut sein. Der Leser ist so in der Lage, sich nach seinen persönlichen Lernpräferenzen im Dokument zu bewegen, ohne zwischen verschiedenen Dokumenten wechseln zu müssen. Es ist ihm dabei freigestellt, sich zunächst das gesamte Grundlagenwissen anzueignen, bevor er eine Schwierigkeitsstufe aufsteigt, oder sich in ein bestimmtes Teilgebiet zu vertiefen, bevor er zum nächsten Teilgebiet übergeht. Aus diesem Grunde wurde eine vektorielle Anordnung der einzelnen Themengebiete vorgenommen. Jedes Thema unterteilt sich dabei in n Ebenen, wobei die erste Ebene, Seiten mit Informationen bereitstellt, die speziell für Novizen aufbereitet sind, und die n-te solche für Experten. Die vektorielle Anordnung hat zugleich den Vorteil, daß die Lerneinheiten in sich gekapselt vorliegen und somit austauschbar sind, ohne daß es dadurch zu inhaltlichen Inkonsistenzen kommt.

Werden mehrere Teilgebiete von dem Dokument abgedeckt, so ergibt sich nach Nebeneinanderstellen der Vektoren eine tabellarische Anordnung des Dokuments. Bei einem Dokument mit m Teilgebieten also eine $m \times n$-Matrix. Der Einfachheit halber sei angenommen, daß jede Lerneinheit aus genau einer Seite besteht. Das Dokument D läßt sich also als Menge von Seiten S beschreiben. Die tabellarische Struktur erleichtert die Orientierung zwischen verschiedenen Seiten, da sie leicht zu erfassen und jedem geläufig ist. Die einheitliche Anordnung der Themen in horizontaler (Diversifikation) und vertikaler (Spezialisierung) Richtung ist leicht verständlich und reflektiert den allgemeinen Sprachumgang (z.B.: *Breites* Spektrum, *Tiefes* Wissen). Auf eine aufwendigere Navigationsunterstützung, wie sie für komplexere Hypertexte notwendig ist (Conklin, 1987; Marz & Botz, 1996; Kreutz et al., 1998), kann folglich verzichtet werden.

Um zu gewährleisten, daß Querverweise nicht auf Seiten zeigen, die den Leser überfordern, sollen diese möglichst nur innerhalb einer Ebene

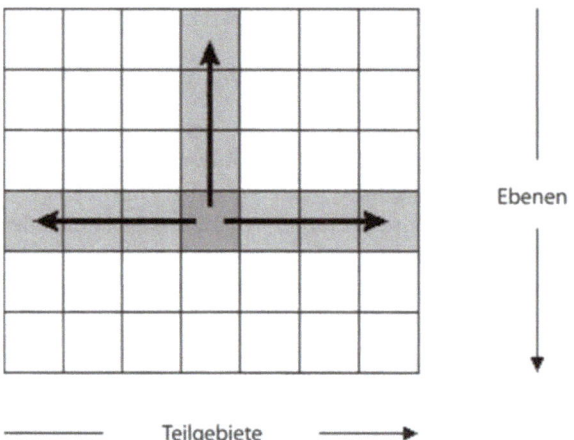

Abb. 1. Die Navigation ist auf benachbarte Teilgebiete und Grundlageninformation beschränkt.

oder auf höhergelegenen Ebenen, jedoch innerhalb des aktuellen Teilgebiets zeigen.

Zu jeder Lehr-Seite $S_{i,j}$ ist eine Seite $S_{i,j}'$ vorgesehen, auf der die Lehrinhalte in einem Test abgeprüft werden. Hierdurch wird garantiert, daß zu jeder Informationseinheit ein Test existiert.

Layout

Ein einheitliches Layout der Seiten und die Entlastung des Autors beim Erstellen des Dokuments kann durch Einsatz von Templates[2] erreicht werden. Je mehr Layouttätigkeiten dem Autor durch Automatisierung abgenommen werden können, desto mehr kann dieser sich auf den Inhalt des Dokuments konzentrieren, und desto mehr reduziert sich der Wartungsaufwand. Um die Templates flexibler zu gestalten, wird ein geschachtelter Template-Mechanismus vorgeschlagen, in dem jedes Template Platz für weitere Templates bzw. Endinformationen bereithält.

Mit Hilfe dieses Mechanismus' kann der Autor das Layout eines Dokuments bequem an einer zentralen Stelle verändern. Diese Änderung publiziert sich sofort durch das gesamte Dokument, wodurch die Layoutkonsistenz des Dokuments gewährleistet wird. Die Mehrstufigkeit des Mechanismus' gestattet die separate Layoutvariation bzgl. verschiedener Gesichtspunkte wie Informationsanordnung, Navigationsunterstützung, etc. Die Schablonen müssen nur ein einziges Mal definert werden und können dann immer wieder verwendet werden. Der Autor wählt nach deren Definition nur noch aus dem Pool der vorhandenen Schablonen eine passende aus.

---

[2] Template = Schablone/Vorlage

Navigation

Durch den tabellarischen Ansatz ergeben sich für den Leser verschiedene Nutzungsmöglichkeiten. Er kann vertikal einen Fall komplett betrachten oder horizontal von Fall zu Fall wandern. Dabei bewegt er sich ständig in der für seinen Wissensstand angepaßten Ebene. Ebenfalls kann auf bestimmte bzw. alle Lern- bzw. Testeinheiten verzichtet werden. Somit ist ein gezieltes Lernen oder eine spezialisierte Prüfungsvorbereitung möglich. Zu Beginn einer jeden Sitzung werden dem Leser diese Einschränkungsmöglichkeiten angeboten und während der Sitzung berücksichtigt.

Testbausteine

Neben zahlreichen Templates stehen dem Autor eines Falls auch verschiedene Bausteine zur Testerzeugung zur Verfügung. Es handelt sich hierbei um am Institut für Medizinische Informatik entwickelte CGI-Skripts und Java-Applets, die in den Tests Verwendung finden können. Exemplarisch seien Multiple-Choice-Tests (Abb. 9) oder interaktive Übungen (Abb. 11) erwähnt. Bei den Tests wurde darauf geachtet, daß der Autor zu den jeweils gegebenen Antworten weitere Erklärungen geben kann. So können bei falschen Antworten gezielt Hinweise zu Mißverständlichkeiten oder Empfehlungen zur vertiefenden Lektüre erteilt werden (Abb. 10).

Die Fallsammlung HyperLearn

Inhaltliche Gliederung

Im konkreten System HyperLearn wurden drei Ebenen für Novizen, Fortgeschrittene und Experten mit je einer Testebene implementiert. In einer ersten Phase wurden einige Fälle aus der Orthopädie eingegeben. Die Dokumentstruktur sieht also wie folgt aus:

	Schulter			Knie			Bereiche
	1	2	3	1	2	3	Fälle
1							Novize Lernen
2							Novize Test
3							Fortgeschritten Lernen
4							Fortgeschritten Test
5							Experte Lernen
6							Experte Test

Abb. 2. Die Dokumentstruktur besteht aus 3 Doppelebenen.

In der ersten Ebene werden dem Leser ausschließlich schematische Darstellungen und Beschreibungen von Normalbefunden präsentiert, so daß dem Novizen zunächst das notwendige Grundwissen vermittelt wird. Auf der zweiten Ebene werden dem Leser Röntgenbilder und andere Darstellungen bildgebender Verfahren in der Medizin gezeigt. Mit deren Hilfe kann auf Unterschiede zur schematischen Darstellung und Eigenheiten, die mit dem jeweiligen bildgebenden Verfahren einhergehen, hingewiesen werden. In der dritten Ebene schließlich, werden die eigentlichen pathologischen Fälle dargestellt. Diese können mit den Normalbefunden aus Ebene zwei verglichen werden. Erläuternde Texte geben Aufschluß darüber, wie man die Pathologien erkennt, von anderen möglichen Diagnosen unterscheidet und ihnen therapeutisch begegnen kann. Wie bereits oben erwähnt, ist jeder dieser drei Ebenen eine Testebene zugeordnet, so daß insgesamt sechs Ebenen implementiert sind.

Die eigentlichen Fälle treten erst in der Experten-Ebene auf, so daß die oberen beiden Lern-Ebenen häufig für viele Fälle identisch sind, da die Idealbefunde für alle pathologischen Fälle wahrscheinlich wiederverwendet werden. Diesem Umstand ist in HyperLearn Rechnung getragen worden. Der Autor braucht hier nicht immer wieder dieselben Informationen anzugeben, sondern kann bequem mittels einer Verknüpfung in der zugrundeliegenden Datenbank einen Verweis auf eine bereits erstellte Seite herstellen. Dies erfolgt durch einfaches Anklicken einer entsprechenden Option im Autorenmodus.

Autorenmodus

In HyperLearn wurde ein zweifach geschachteltes Layout gewählt. Das erste Template übernimmt die generelle Navigation und birgt neben z.B. einem Institutslogo das zweite Template, in dem der Autor die eigentlichen Inhalte plaziert.

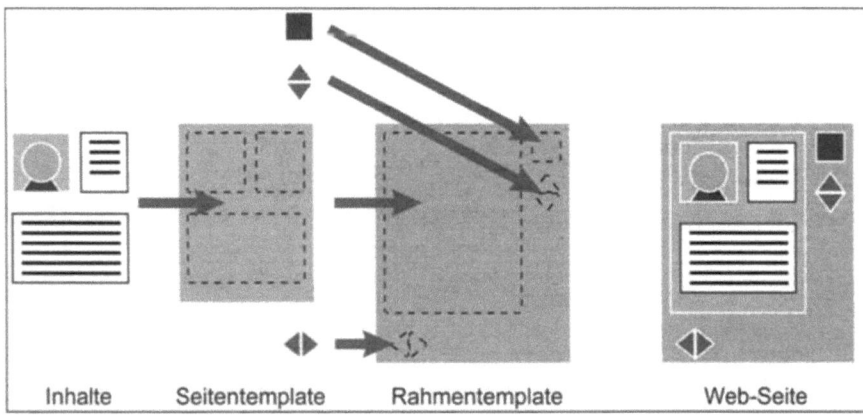

Abb. 3. Das zweitfach geschachtelte Template-Layout, in das zunächst die Navigationskomponenten und dann der eigentliche Inhalt eingebettet wird.

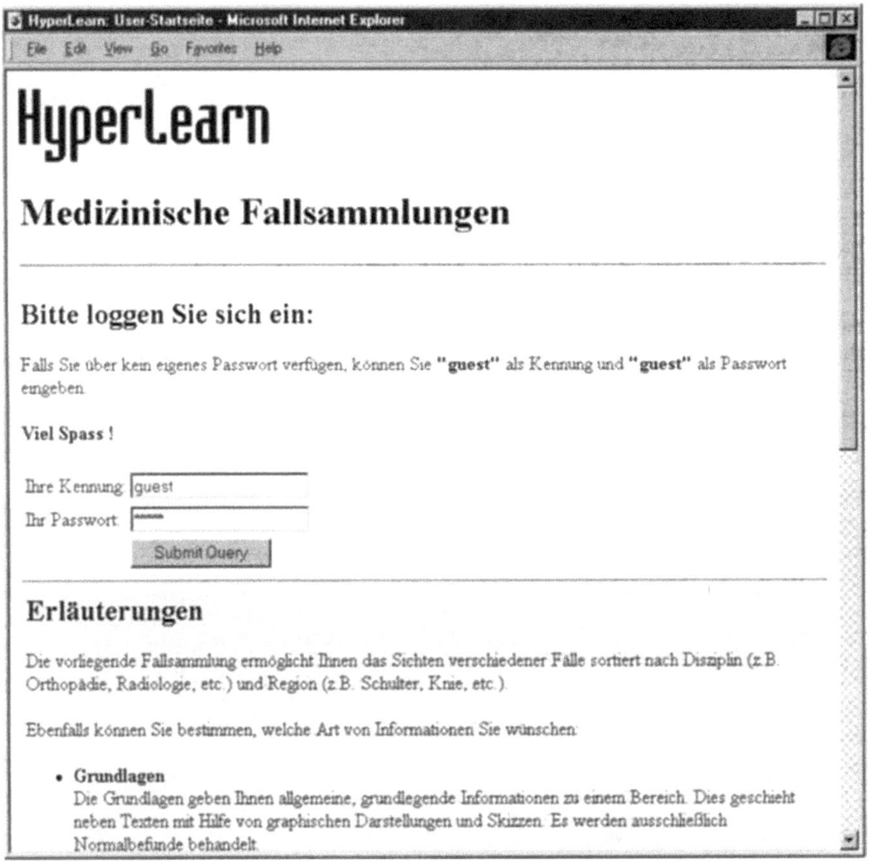

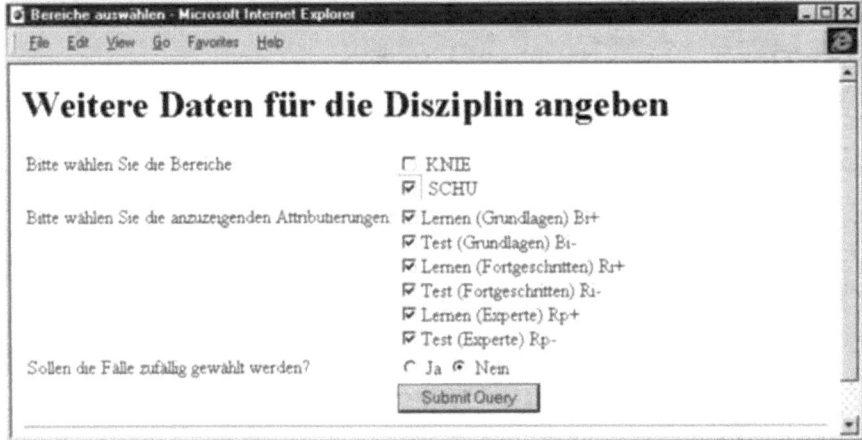

Abb. 4. Der Leser loggt sich vor Beginn einer Sitzung ins System ein.

Abb. 5. Nach der Disziplinwahl wählt der Leser zusätzlich die für ihn interessanten Bereiche aus.

Der Autorenmodus des HyperLearn-Systems führt den Autor eines Falles mittels eines Dialogs durch die einzelnen Erstellungsschritte. Dieser wählt einfach eine passende Schablone aus und füllt die leerstehenden Informationsfelder mit Inhalten aus. Durch einfaches Klicken eines Knopfes werden die Eintragungen an das System verschickt und in einer Datenbank verankert. Soll ein Fall später geändert werden, so erfolgen die Änderungen ebenfalls wieder durch einen Dialog mit dem System.

Eine Beispielsitzung

In diesem Abschnitt wird das beschriebene System kurz anhand von einigen Bildern sowohl aus Leser- als auch aus Autorensicht demonstriert.

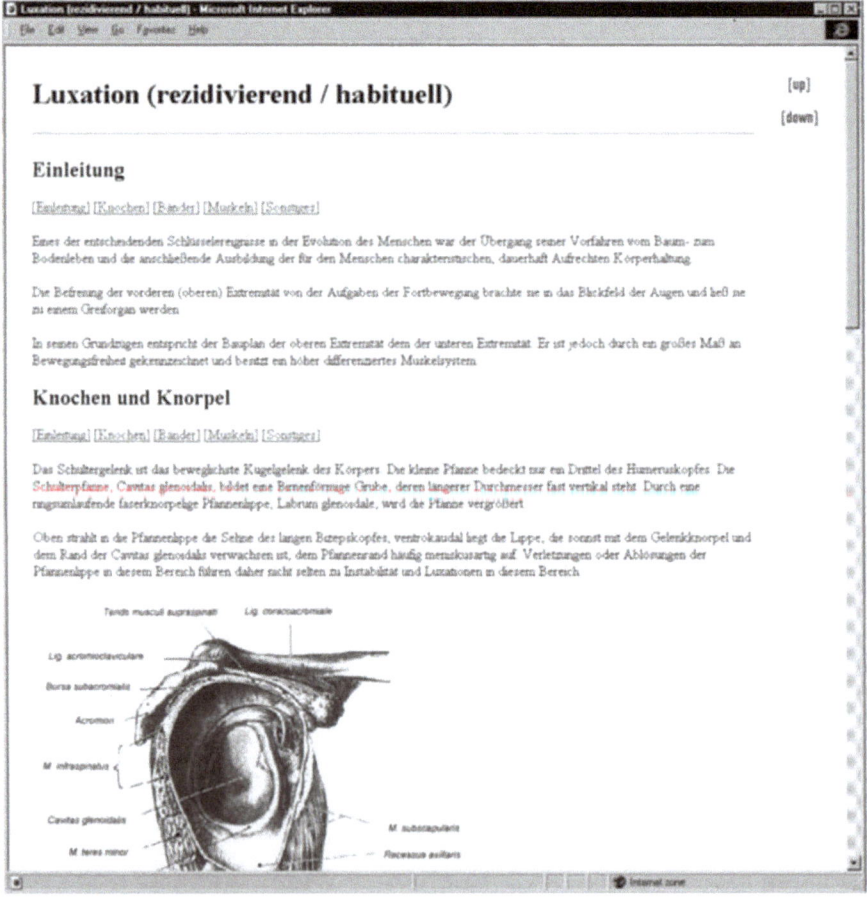

Abb. 6. Die Anfänger-Ebene zur habituellen Schulterluxation.

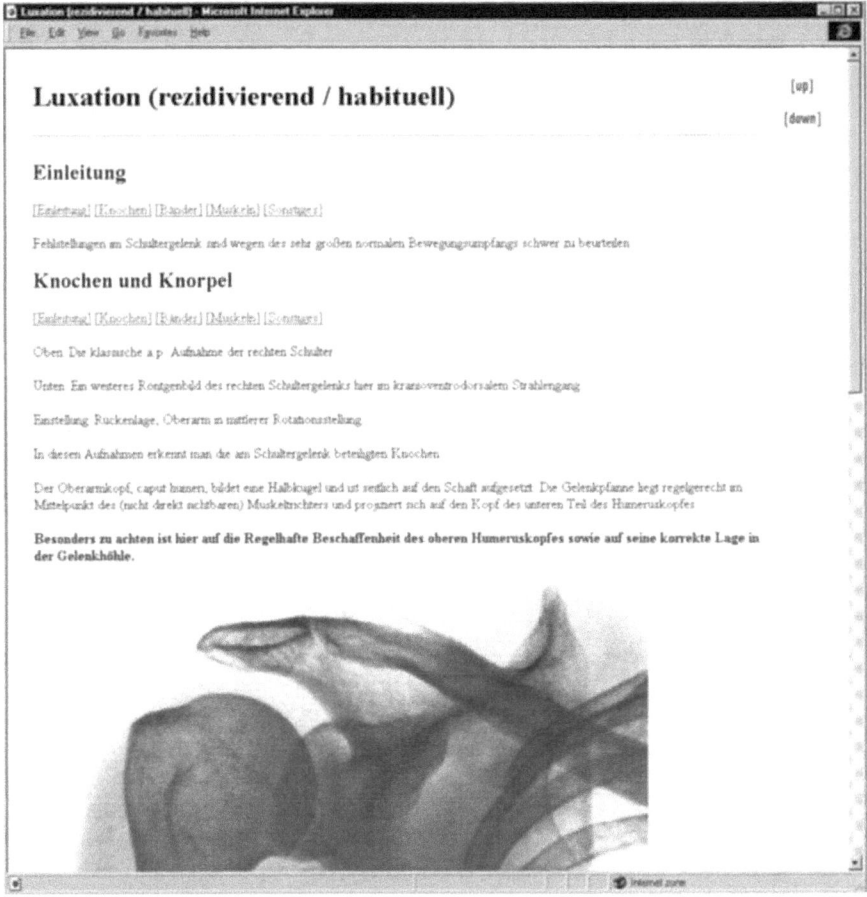

Abb. 7. Die Fortgeschrittenen-Ebene zur habituellen Schulterluxation.

Lesersicht

Ein Leser meldet sich beim System an (Abb. 4). Das Passwort dient lediglich dazu, eine früher begonnene Sitzung fortzusetzen. Personenbezogene Daten müssen sonst nicht erhoben werden.

Im nächsten Schritt wird die Disziplin (z. B. Orthopädie) und der zu betrachtende Bereich (Abb. 5) (z. B. Schulter) ausgewählt. Zusätzlich kann ausgewählt werden, ob die Seiten in zufälliger Reihenfolge oder nicht erscheinen sollen. Dies ist besonders zum Selbsttest geeignet, bei dem die Lernsequenzen ebenfalls abgeschaltet werden können.

Daraufhin werden die entsprechenden Seiten präsentiert. Die Abb. 6 bis 8 zeigen die Anfängerebene, die Fortgeschrittenenebene sowie die Expertenebene.

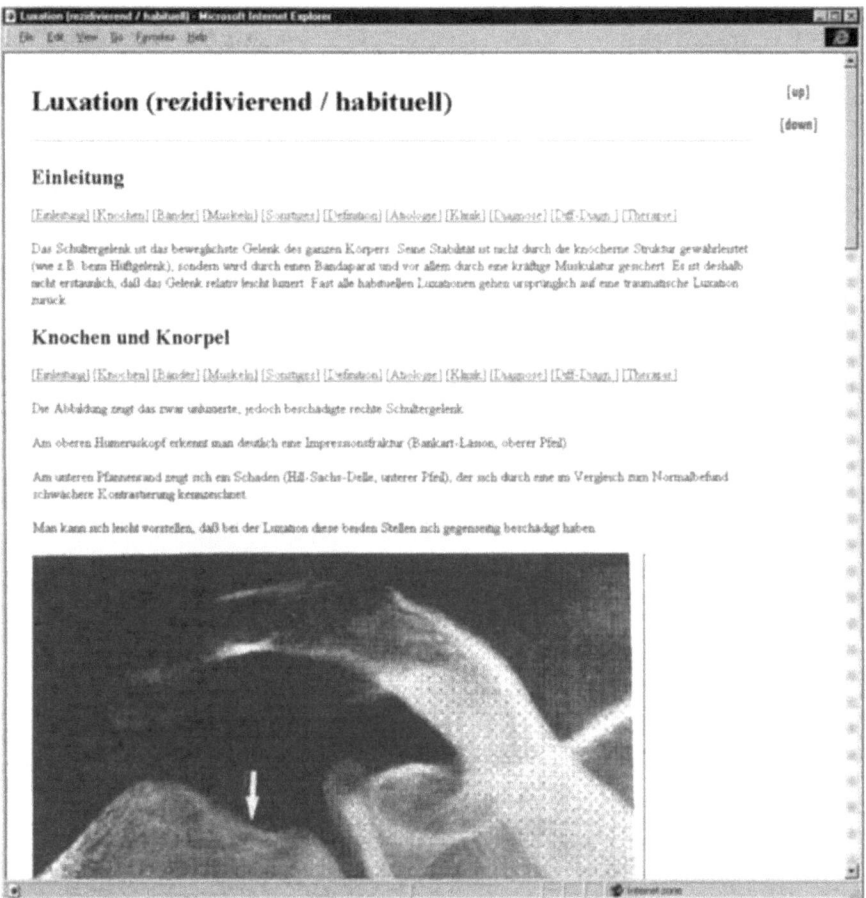

Abb. 8. Die Experten-Ebene zur habituellen Schulterluxation.

Die Anfängerebene führt mittels Schemazeichnungen und erklärenden Texten in die Grundthematik ein. Im vorliegenden Beispiel wird für die habituelle Schulterluxation erklärt, wie ein gesundes Schultergelenk aussieht und funktioniert.

Beachten Sie, daß der Autor außer dem Text und der Skizze nichts zur Gestaltung beigetragen hat. Rechts oben befinden sich zwei Navigationsfelder des Rahmentemplates, das das Seitentemplate umschließt. Das Seitentemplate bietet – zusätzlich zur globalen Navigation – eine Möglichkeit, lokal (innerhalb der Seite) zu navigieren.

Abb. 7 zeigt die Fortgeschrittenen-Ebene zur habituellen Schulterluxation. Deutlich zu sehen ist hier, daß nun der Normalbefund einer Schulter durch ein gängiges Bild aus der medizinischen Praxis (hier eine Röntgenaufnahme) veranschaulicht wird. Knochen und Bänder, die in der ersten Ebene erklärt wurden, werden hier noch einmal dargestellt, wobei auf ihre mehr oder weni-

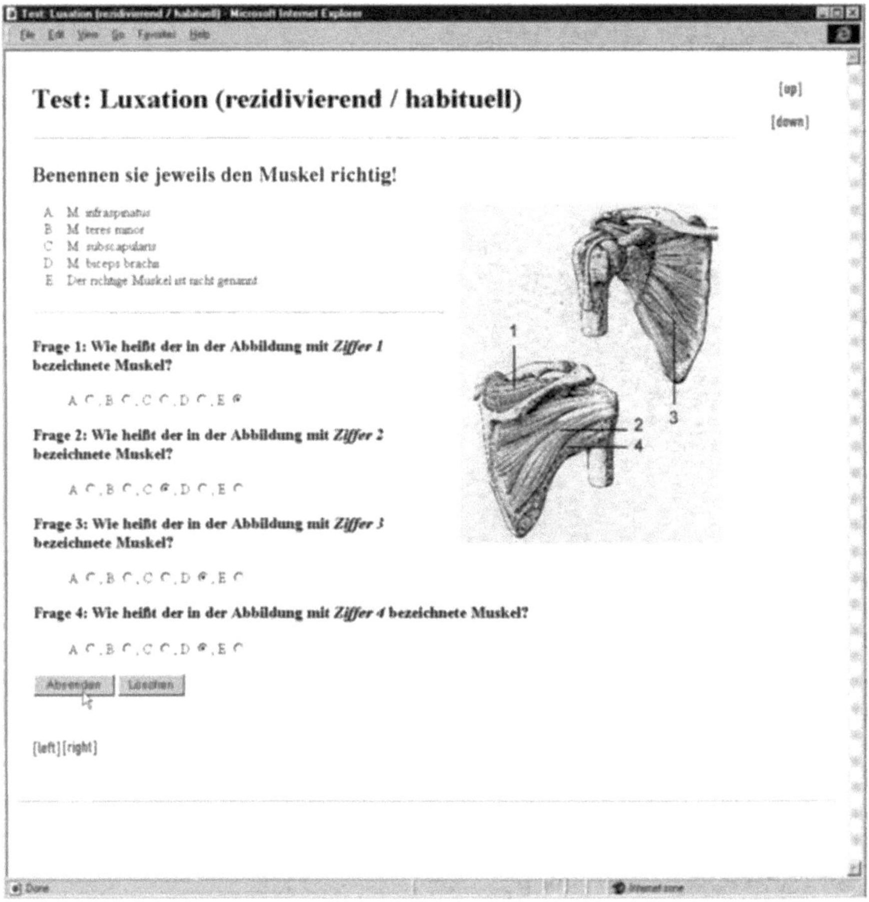

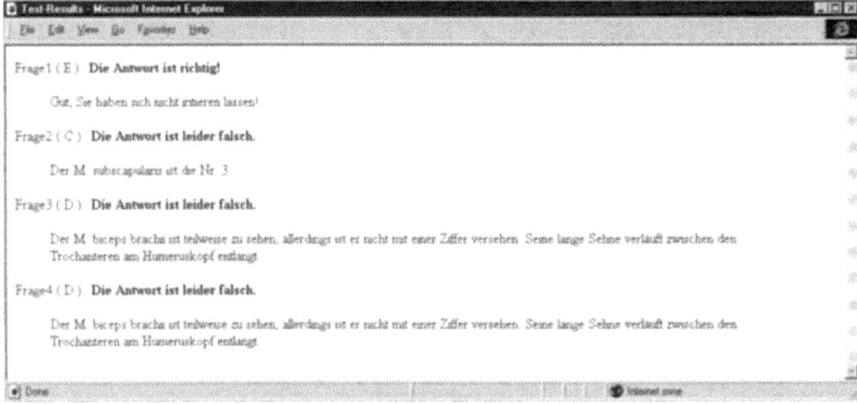

Abb. 9. Multiple-Choice Fragebogen.

Abb. 10. Der Autor kann die Antworten weiter kommentieren.

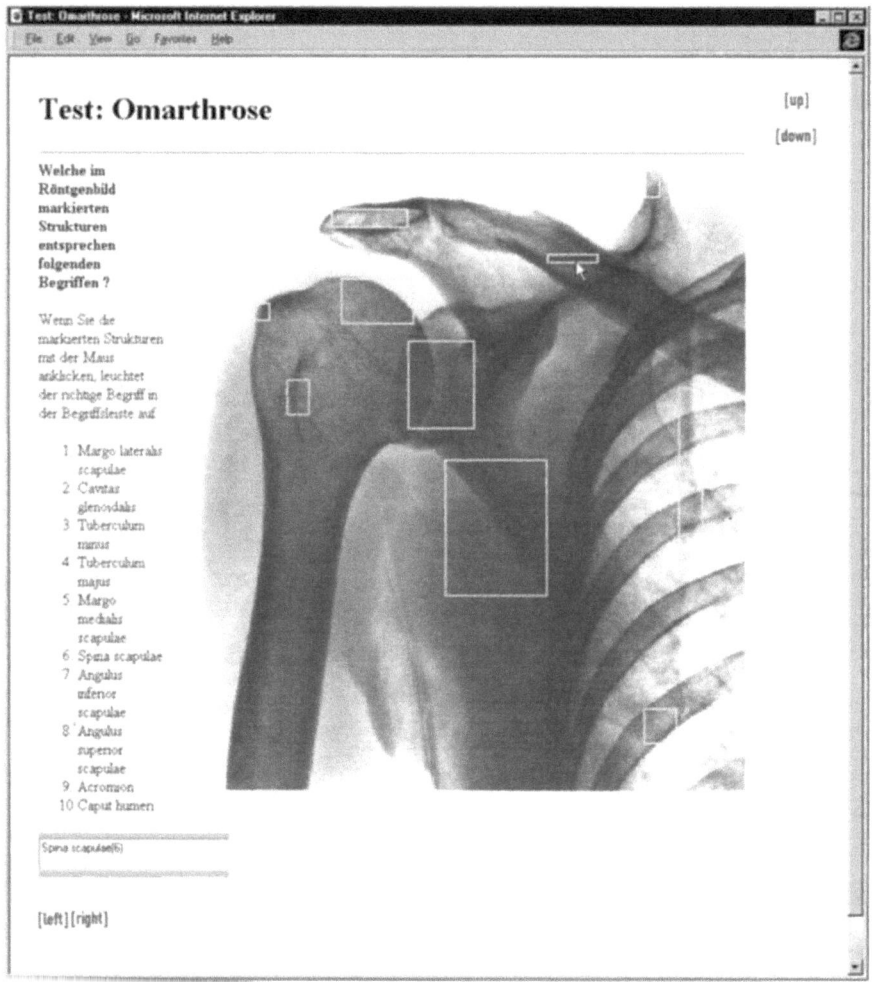

Abb. 11. Einzelne Bereiche im Röntgenbild können vom Leser selbständig identifiziert werden.

ger gute Sichtbarkeit bei den jeweiligen bildgebenden Verfahren eingegangen werden kann.

Erst in Ebene drei – der Experten-Ebene – wird auf die eigentliche Pathologie eingegangen. Hier wird erklärt, was genau die habituelle Luxation ausmacht, wie sie zustandekommt, wie man sie als solche erkennt, von anderen Luxationen unterscheidet und schließlich wie man sie therapiert

Die Testebenen

Die beiden hier aufgeführten Testbeispiele (Abb. 9) demonstrieren wie Tests durchgeführt werden können. Zur Zeit stehen Multiple-Choice Fragen zur

Verfügung sowie eine Möglichkeit, die Bestimmung von Bereichen selbständig vorzunehmen (Abb. 11).

Abb. 10 verdeutlicht, wie der Autor auf die vom Leser gegebenen Antworten reagieren kann. Neben der Bestätigung einer korrekten Antwort oder dem Hinweis auf Fehler kann der Autor die Antworten weiter kommentieren. Unter anderem kann er so den Leser auf spezielle Lerndefizite aufmerksam machen und gezielt Hinweise zu weiterführender Literatur geben.

Neben der Multiple-Choice Technik sind andere Testformen denkbar. In HyperLearn wurde eine Möglichkeit implementiert, die es dem Leser ermöglicht, sein Wissen selbständig zu überprüfen. Hierbei wird er beispielsweise aufgefordert, die einzelnen Knochen, Bänder etc. eines Schultergelenks zu benennen. Hierzu klickt er auf eine markierte Region im Röntgenbild, woraufhin er die korrekte Antwort angezeigt bekommt (Abb. 11).

Autorensicht

Auch der Autor operiert ausschließlich über einen Internet WWW-Browser (Abb. 12). Ihm stehen dabei zwei Datenbanken zu Verfügung. Die Benutzerdatenbank beinhaltet die verschiedenen Benutzerkennungen und die zugehörigen Passwörter. Diese Datenbank ist, wie oben bereits erwähnt, nur deshalb notwendig, um einzelnen Lesern die Möglichkeit zu geben, ihre Sitzung zu einem späteren Zeitpunkt fortsetzen zu können. Für diejenigen, die auf diese Möglichkeit verzichten und lieber anonym browsen wollen, existiert ein De-

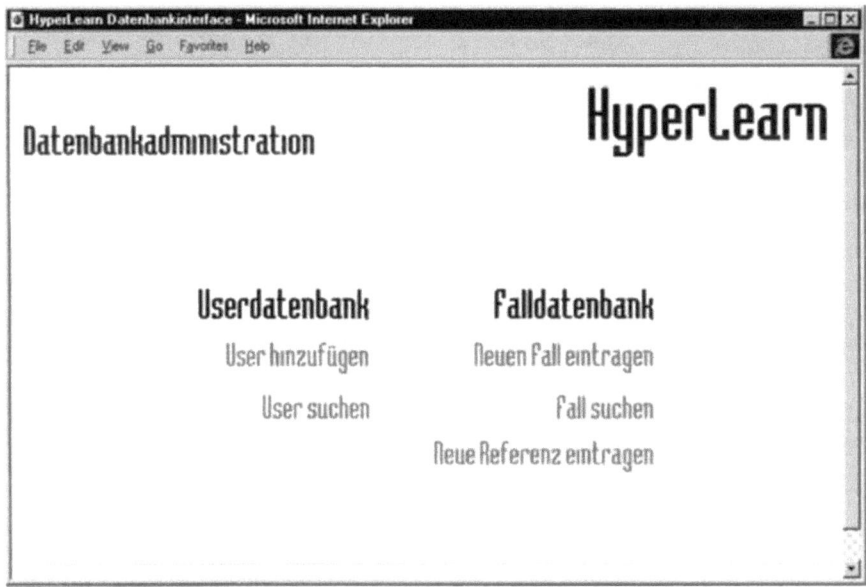

Abb. 12. Das Autorenmenü.

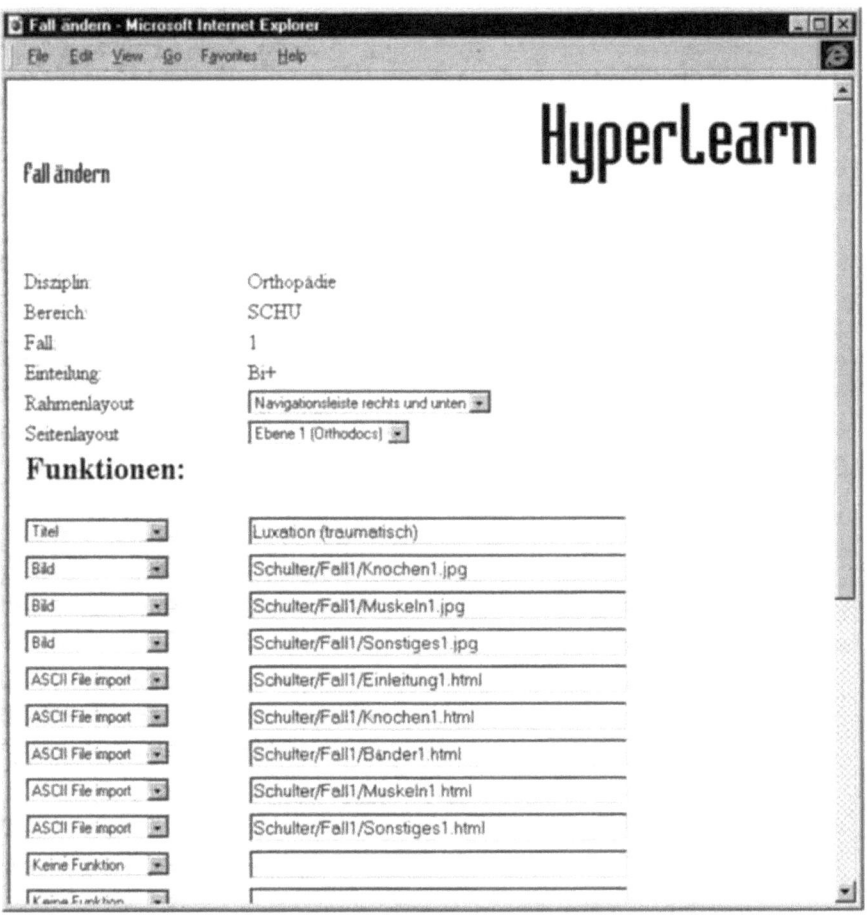

Abb. 13. Das Erstellen eines neuen Falls erfolgt per Mausklick.

fault-User-Eintrag in der User-Datenbank. Die wichtigere Falldatenbank enthält die Informationen zu den einzelnen Fällen, sowie die gewählten Templates. Der Autor erzeugt hierin einen neuen Fall, indem er entweder bereits bestehende Fälle referenziert oder neue Informationen in eine Maske einfügt (Abb. 13). Ersteres macht, wie oben bereits erwähnt, in den oberen beiden Lernebenen Sinn. Per Knopfdruck wird die Datenbank aktualisiert, woraufhin der neue Fall zur Verfügung steht.

Zugang

Das System ist öffentlich und kostenfrei zugänglich. Die System-URL lautet:
http://www.klinikum.rwth-aachen.de/cbt/hyperlearn/index.html

Um eigene Fälle ablegen zu dürfen, bedarf es einer eigenen Zulassung, die jedoch gerne auf Anfrage erteilt wird. Hierzu wenden Sie sich bitte an den Autor unter E-mail: kreutz@imib.rwth-aachen.de.

Literatur

Baumgartner, P., Payr, S.: Computer in der Lehre. Z. Hochschuldidaktik 16 (1992) 3-4
Baumgartner, P., Payr, S.: Lernen mit Software. Österreichischer StudienVerlag, Innsbruck, 1994
Conklin, J.: Hypertext: An Introduction and Survay. IEEE Computers Vol. 20,9 (1987) 17-41
Conradi, H., Wirtz, D., Spreckelsen, C., Scholl, I., Kreutz, R., Forst, R., Spitzer, K.: Ortho-Docs - Ein Werkzeug zur Erstellung orthopädischer Lerndokumente. In: M.P. Baur, R. Fimmers, M. Bleitner (Hrsg.) Medizinische Informatik, Biometrie und Epidemiologie GMDS '96. MMV Medizin Verlag München (1996) 169-173
Kreutz, R., Conradi, H., Spitzer, K.: Improved Visual Navigation in Web-Documents. In: Proceedings of the ED-MEDIA/ED-TELECOM 98. World Conference on Educational Multimedia and Hypermedia AACE (1998) 755-760
Kreutz, R., Conradi, H., Spitzer, K.: Ein offenes System zur Präsentation von medizinischen fallbasierten Lerninhalten. Biomedical Journal, Vol. 50 (1997a) 10-13
Kreutz, R., Scholz, C., Conradi, H., Scholl, I., Spitzer, K.: Ein Modell zum Aufbau multimedialer medizinischer Lern- und Nachschlagewerke. In: R. Muche, G. Büchele, D. Harder, W. Gaus (Hrsg.) Medizinische Informatik, Biometrie und Epidemiologie GMDS '97. MMV Medizin Verlag München (1997b) 121-125
Marz, R., Botz, A.: Sind Computerprogramme bessere Lernmedien als Bücher? Biomedical Journal, Vol. 45 (1996) 8-11

Patientenversorgung

Intraoperative Navigationssysteme

F. Langlotz, L.-P. Nolte

Einleitung

Die moderne orthopädische Chirurgie bedient sich heutzutage standardmäßig aus einer ganzen Palette von bildgebenden Verfahren für die Diagnose und die Planung von operativen Eingriffen. Dabei haben die technischen Errungenschaften der vergangenen Jahre es nicht nur ermöglicht, praktisch jede Art von Struktur abzubilden, auch die Genauigkeit und die Informationsdichte der bildgebenden Verfahren konnten immer weiter gesteigert werden. Auf dem Gebiet dreidimensionaler Methoden seien hier nur CT oder MRI genannt. Dieser großen Informationsflut zur präoperativen Diagnose und Planung stehen im allgemeinen eher bescheidene intraoperative Informationsquellen gegenüber. Zudem erscheint es für einige Eingriffe wünschenswert, ihre Sicherheit und Genauigkeit zu verbessern. Bisher stellt in vielen Fällen einzig und allein das Fluoroskop ein etabliertes Medium dar, um visuelle Zusatzinformationen aus den nicht direkt einsehbaren Teilen des Operationsfeldes zu bekommen. Bestrebungen, tomografische Verfahren wie CT und MRI intraoperativ zugänglich zu machen, zeigten bisher nur mäßigen Erfolg. Neben den damit verbundenen hohen Investitionen liegt ein großer Nachteil der Geräte im stark eingeengten Operationsbereich, sowie – beim intraoperativen MRI – in der Notwendigkeit, spezielle magnetfeldkompatible Instrumente einsetzen zu müssen.

Eine Alternative bieten die computergestützte Kontrolle der chirurgischen Aktion und die interaktive Darstellung medizinischer Bilder in der Form intraoperativer Navigationssysteme. Die vorliegende Arbeit versucht, eine Einführung in diese Technik zu geben und mögliche Anwendungsgebiete in Form eines Überblicks über bestehende Produkte und Laborstudien zu geben.

Konzept

Das Ziel eines intraoperativen Navigationssystems ist es, die chirurgische Aktion in einem Bilddatensatz darzustellen und somit dem Arzt eine zusätzliche Informationsquelle zu bieten. Um die Funktionsweise eines solchen Systems besser verstehen zu können und die verschiedenen Ansätze zu ihrer Realisierung zu klassifizieren, ist es notwendig, zunächst einmal den grundsätzlichen Aufbau zu verstehen.

Jedem bildbasierten intraoperativen Navigationssystem sind drei Elemente gemeinsam [5]:

1. Das *Therapeutische Objekt* bezeichnet den Ort der Behandlung. Dabei bezieht sich „Behandlung" nicht nur auf die anatomischen Strukturen, die von den verschiedenen Disziplinen der Chirurgie behandelt werden, sondern auch auf das Ziel einer Bestrahlung, wenn man den Anwendungsbereich intraoperativer Navigationssysteme auf die Radiotherapie ausdehnt.
2. Das *Virtuelle Objekt* ist ein Abbild des therapeutischen Objekts. Im Grunde genommen ist dabei jede Art von Abbild denkbar. Im Rahmen der Betrachtungen bildbasierter intraoperativer Navigationssysteme wollen wir uns jedoch auf zwei- und dreidimensionale radiologische Bilder beschränken.
3. Der *Navigator* stellt ein Gerät dar, das ein Koordinatensystem definiert und es dem Anwender somit erlaubt, die räumliche Lage von virtuellem und therapeutischem Objekt sowie die Position von chirurgischen Instrumenten zu bestimmen und in Übereinstimmung zu bringen.

Um diese etwas theoretische Beschreibung zu veranschaulichen, sei das erste Navigationssystem erwähnt, auf das sich diese Einteilung anwenden läßt: Es handelt sich dabei um den „Stereotactic Apparatus", den Clarke und Horsley [9] Anfang dieses Jahrhunderts beschreiben. Als therapeutisches Objekt läßt sich dabei der Tumor im Schädel identifizieren, der bei einer Biopsie getroffen werden soll. Als virtuelles Objekt diente in jenen Tagen ein anatomischer Atlas und der Navigator bestand aus einem stereotaktischen Rahmen, der ein raumfestes Koordinatensystem am Schädel des Patienten etabliert.

Zwei Voraussetzungen mußten erfüllt werden, damit moderne Navigationssysteme entwickelt werden konnten: Die Bereitstellung digitaler bildgebender Verfahren – insbesondere der dreidimensionalen tomografischen Verfahren – erlaubte es, patientenspezifische virtuelle Objekte zu erzeugen, die sich aufgrund ihres impliziten Koordinatensystems leicht in ein Navigationssystem integrieren ließen. Daneben führte die Entwicklung auf Seiten der Hardware dazu, daß immer leistungsfähigere Computer und immer genauerer Meßtechnik die Geschwindigkeit und die Präzision ermöglichten, die für eine routinemäßige Anwendung im OP erforderlich sind.

Aufbau

Um durch das Zusammenwirken der drei genannten Elemente ein chirurgisches Navigationssystem zu erhalten, sind eine Reihe von Prozeduren notwendig, die jedem dieser Systeme gemeinsam sind. Es sind dies das *Kalibrie-*

ren der verwendeten Instrumente, die *Registrierung*, auch Matching genannt, des Bilddatensatzes und die *Referenzierung*.

Ein Kalibrieren der Instrumente ist notwendig, um ihre Geometrie im Koordinatensystem des Navigators zu beschreiben. Dies geschieht normalerweise, indem bestimmte Punkte auf einem Instrument, z. B. die Spitze eines Bohrers, als Referenzmarken definiert werden.

Ziel der Registrierung ist es, das therapeutische Objekt und das virtuelle Objekt in Übereinstimmung zu bringen, so daß es möglich ist, die Lage eines Instrumentes, das mit Hilfe des Navigators relativ zum therapeutischen Objekt bestimmt wurde, im virtuellen Objekt darzustellen. Diese Aufgabe bildet eine der kritischsten Stellen in jedem Navigationssystem, da die Registrierung, im Gegensatz z. B. zur Instrumentenkalibrierung, für jeden Eingriff erneut durchgeführt werden muß und sich nicht automatisieren läßt. Bei einer Registrierung wird zu ermitteln versucht, welcher Punkt im therapeutischen Objekt welchem Punkt im virtuellen Objekt entspricht. Da eine solche Zuordnung natürlich nicht für jeden einzelnen Punkt explizit angegeben werden kann, gibt man nur eine begrenzte Menge von Beziehung vor und nimmt an, daß die Relation zwischen beiden Objekten in den übrigen Punkten die gleiche ist. Abb. 1 zeigt als Beispiel die Registrierung eines Wirbelkörpers mit Hilfe dreier Punkte, der lateralen Enden der Querfortsätze und dem dorsalen Ende des Dornfortsatzes. Man sieht, daß die Übereinstimmung für diese drei Punkte gut ist, für den Rest des Wirbelkörpers jedoch nicht vollständig gilt. Aus diesem Grund ist es bei der Anwendung eines intraoperativen Navigationssystems immer notwendig, die Gültigkeit der Registrierung für verschiedene Stellen im Situs zu überprüfen [23].

Es sind ein ganze Reihe von Verfahren entwickelt worden, die es ermöglichen, außer anatomischen Punkten weitere Strukturen für die Registrierung zu verwenden. Wenn es in der anatomischen Region, die operiert werden soll, nicht möglich ist, genügend anatomische Punkte mit ausreichender Genauigkeit im virtuellen Objekt und auf dem Patienten zu identifizieren, kön-

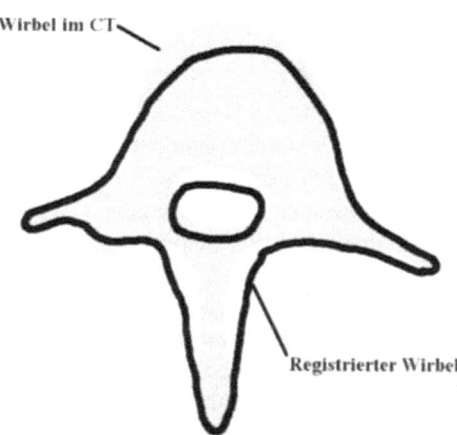

Abb. 1. Registrierung eines Wirbels mit guter Übereinstimmung in den Querfortsätzen sowie im Dornfortsatz.

nen künstliche Landmarken mit hinzugezogen werden, die in Form von Schrauben, Stiften oder Kugeln implantiert werden, ehe das CT bzw. MRI angefertigt wird. Weitere Methoden benutzen zur Registrierung nicht einzeln Punkte, sondern komplexe Kurven oder Teile der knöchernen Oberfläche, beschrieben durch Punktwolken. Eine sehr gute Übersicht über die verschiedenen Algorithmen und ihre Vor- und Nachteile ist in [23] zu finden.

Zum Aufnehmen der für die Registrierung notwendigen Punkte, Linien oder Flächen am Patienten werden meist Digitalisierpointer verwendet. Daneben gibt es jedoch eine Reihe von Bestrebungen, im Operationssaal bereits vorhanden Geräte wie Ultraschall oder Fluoroskop einzusetzen, die es ermöglichen würden, die notwendigen Strukturen aufzunehmen, ohne direkten Kontakt zu ihnen zu haben und somit eine Grundvoraussetzung dafür sind, minimalinvasive Operationstechniken mit Hilfe von intraoperativen Navigationssystemen einzuführen.

Nach einer erfolgreichen Registrierung muß dafür gesorgt werden, daß sich die ermittelte Beziehung zwischen dem therapeutischen und dem virtuellen Objekt nicht mehr ändert bzw. daß solche Änderungen erkannt und kompensiert werden können. Zu Änderungen kann es kommen, wenn eine Relativbewegung zwischen dem Patienten und dem Navigator stattfindet. Man kann eine solche Relativbewegung ausschließen, indem man eine feste Verbindung zwischen Navigator und Patienten herstellt, also z.B. den Navigator über einen Klemmechanismus am zu operierenden Knochen befestigt. Eine solche statische Referenzierung wird beispielsweise bei stereotaktischen Eingriffen am Kopf verwendet, bei denen der als Navigator dienende stereotaktische Rahmen auf den Schädel aufgeschraubt wird. Bei einer großen Anzahl von Eingriffen ist ein solches Vorgehen jedoch nicht praktikabel, weswegen in diesen Fällen die sogenannte dynamische Referenzierung zum Einsatz kommt. Voraussetzung dafür ist die Verwendung eines Navigators, der auf einem berührungslosen Meßsystem beruht. Verschiedene Beispiele solcher Referenzierungssystem werden bei der Beschreibung der entsprechenden Navigatoren im folgenden Abschnitt gegeben.

Klassifizierung

Grundsätzlich ließe sich eine Klassifizierung moderner Navigationssysteme anhand jedes der genannten drei Elemente vornehmen. Eine Einteilung nach therapeutischen oder virtuellen Objekten erscheint jedoch nicht sinnvoll, wenn man diese System von einem technischen Standpunkt aus betrachtet. Aus diesem Grund soll dieser Überblick nach der Art des verwendeten Navigators gegliedert werden.

Die Klasse der Navigatoren läßt sich zunächst einmal danach einteilen, inwieweit der Navigator in den Operationsablauf eingreift. Man unterscheidet:
1. Passive Navigatoren, die dem Arzt ein feed-back seines Handelns geben und ihm somit eine Art Anzeigeinstrument sind,

2. Aktive Navigatoren (Roboter), die verschiedene Aktionen autonom ausführen und
3. Semiaktive Navigatoren, bei denen die Handlungen zwar vom Arzt ausgeführt werden, der Bewegungsraum dieser Handlungen aber durch den Navigator beschränkt wird.

Passive Navigatoren

Ein passiver Navigator erlaubt es dem Arzt, sein Instrument in jeder erdenklichen Art zu führen. Die aktuelle Lage und Orientierung des Instrumentes im Raum wird relativ zum Patienten bestimmt und kann im Navigationssystem angezeigt werden. Aus meßtechnischer Sicht gibt es eine ganze Reihe konzeptioneller Möglichkeiten, mit deren Hilfe dieses Problem gelöst werden kann, so daß sich die Gruppe der passiven Navigatoren noch weiter unterteilen läßt:

Vielgelenkarme verfolgen die Lage von Instrumenten durch einen direkten mechanischen Kontakt zu denselben. Die Lageermittlung erfolgt durch eine Reihe von Winkelenkodern, die die Verdrehung zweier benachbarter Arme zueinander bestimmen. Als Referenzierung kommt nur die statische in Frage, indem der Navigator über einen zweiten Vielgelenkarm mit dem Patienten verbunden ist (siehe Abb. 2). Wie man sich leicht denken kann, ist die Handhabung der chirurgischen Instrumente durch einen Vielgelenkarm stark eingeschränkt, so daß diesen Navigatoren keinerlei praktische Bedeutung für intraoperativen Navigationssysteme zukommt.

Unter den berührungslos arbeitenden Navigatoren gibt es solche, die die Instrumentenlage akustisch, elektromagnetisch oder optisch messen. Akustische Navigatoren arbeiten im Ultraschallbereich und basieren auf der Laufzeitmessung von Schallwellen. Eine Reihe von Lautsprechern, die im Operationssaal angeordnet sind, senden Schallwellen unterschiedlicher Frequenz aus, auf den Instrumenten sind Mikrofone montiert, die diese Wellen aufnehmen. Durch die Laufzeitunterschiede der von den verschiedenen Lautsprechern ausgesandten Signale läßt sich die genaue Position des Mikrofons bestimmen. Um daraus die Orientierung eines Instrumentes ableiten zu können, ist

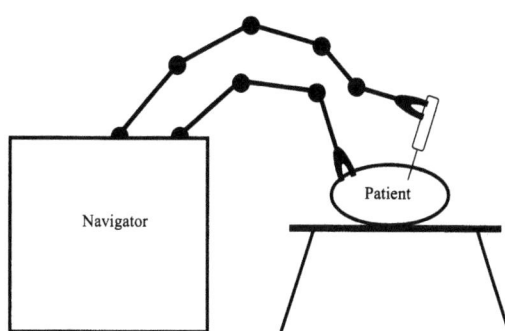

Abb. 2. Statische Referenzierung mit Hilfe eines Vielgelenkarms.

ein Satz von drei Mikrofonen pro Instrument erforderlich. Obwohl dieses Verfahren im Labor eine ganze Reihe von Vorteilen aufweist (Genauigkeit, Schnelligkeit), ist die praktische Anwendbarkeit jedoch beschränkt. Schallwellen lassen sich sehr leicht ablenken und reflektieren, und Mikrofone sind normalerweise sehr eingeschränkt, was ihre Verwendbarkeit im Situs anbelangt.

Magnetische Systeme bestehen aus einem Generator, der ein homogenes Magentfeld aufbaut und einem Sensor, der seine Lage in diesem Feld bestimmt. Abbildung 3 zeigt ein Beispiel eines solchen Gerätes.

Größte Vorteile dieser Methode sind, daß die benötigte Hardware vergleichsweise preisgünstig ist und daß kein direkter Blickkontakt zwischen Generator und Sensor vorhanden sein muß, wie dies beispielsweise bei akustischen oder den im folgenden beschriebenen optischen passiven Navigatoren der Fall ist. Demgegenüber steht jedoch, daß sich die Homogenität des erzeugten Magnetfeldes durch metallische Gegenstände relativ einfach beeinflussen läßt, wodurch sich die an sich hohe Meßgenauigkeit eines magnetischen Navigators reduziert. Zur Zeit gibt es im Bereich der Wirbelsäulenchirurgie ein Navigationssystem, das auf einem elektromagnetischen Navigator basiert [2].

Die heute am meisten in Navigationssystemen verwendeten passiven Navigatoren sind die optischen. Auf optischem Wege läßt sich die Lage und Orientierung eines Instrumentes mit Hilfe von passiven oder aktiven Markern bestimmen. Als passive Marker sollen dabei Bauteile bezeichnet werden, die Licht von einer Lichtquelle reflektieren, aktive Marker dagegen senden selbst Licht aus, wobei alle Marker reihum einen kurzen Lichtimpuls abgeben. In beiden Fällen wird mit OP-kompatiblem Infrarotlicht gearbeitet, und die von den Markern kommenden Lichtwellen werden von einem Kamerasy-

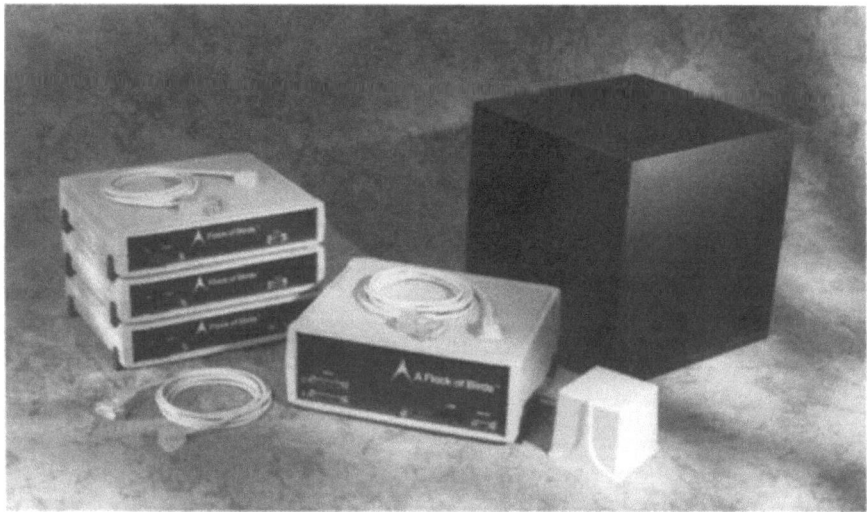

Abb. 3. Das magnetische Navigationssystem *Flock of Birds* der Firma Ascension.

stem registriert. Wie bei den akustischen Systemen sind drei Punkte auf einem Instrument erforderlich, um nicht nur die Position eines Instrumentes im Raum ermitteln zu können, sondern auch seine Ausrichtung. Die Verwendung von passiven Markern erlaubt es, Instrumente ohne Kabel zu gestalten, wodurch das Handling vereinfacht wird. Es wird für das Navigationssystem allerdings schwieriger, Marker, die außer Sicht geraten und wieder auftauchen, eindeutig einem Instrument zuzuordnen, als dies bei aktiven Markern der Fall ist, bei denen jeweils bekannt ist, welcher Marker gerade Licht aussendet. Die Genauigkeit von optischen Systemen und ihre Meßgeschwindigkeit werden heute von keinem anderen berührungslosen Meßsystem überboten. Diese guten Eigenschaften müssen allerdings mit relativ hohen Anschaffungskosten erkauft werden. Trotzdem basieren zur Zeit die meisten intraoperativen Navigationssystem für freihandgeführte Instrumente auf passiven optischen Navigatoren.

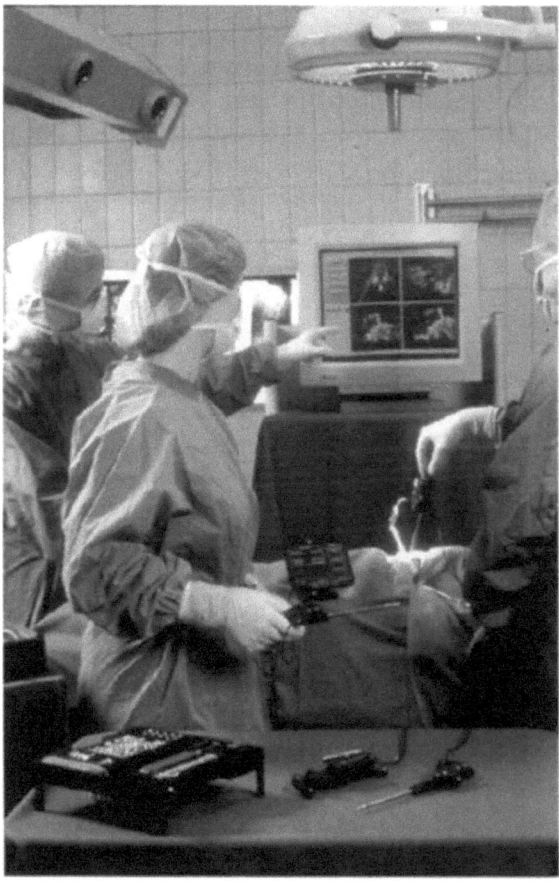

Abb. 4. Intraoperative Navigation zur Pedikelschraubeninsertion mit dem *SurgiGATE*-System der Firma Medivision.

Eine große Anzahl von Systemen hat den Sprung vom Labor in den Operationssaal geschafft und befindet sich entweder gerade in der klinischen Erprobung oder wird bereits kommerziell vertrieben. Die größte Verbreitung findet sich auf dem Markt der Neurochirurgie, wo erste Navigationssysteme bereits Anfang der neunziger Jahre eingesetzt wurden [6, 29, 33, 34], sowie in HNO-Applikationen [8].

Auf dem Gebiet der orthopädischen Chirurgie haben sich die Entwickler zunächst mit der Insertion von Pedikelschrauben in der unteren thorakalen und lumbosakralen Wirbelsäule beschäftigt (siehe Abb. 4). Diese Systeme [20, 26, 30, 31] verwenden eine dynamische Referenzierung und vertrauen mit einer Ausnahme, die auf einem magnetischen Navigator basiert [2], auf optoelektronische Navigation.

Weitere Anwendungsgebiete passiver Navigatoren liegen in der Hüftendoprothetik, wo die Ausrichtung des Pfanneneinschlägers mit dem HipNav-System (Abb. 5), kontrolliert werden kann [12]. Ein anderes System, das sich die planungsgenaue Implantation der Hüftpfanne zum Ziel gesetzt hat, wurde vor kurzem vorgestellt [22], wobei bei dem dort beschriebenen Ansatz außer dem Einschlagen der Pfanne auch das Fräsen der Pfannenhöhlung unter Navigationshilfe vonstatten geht. Ebenfalls im anatomischen Gebiet des Hüftgelenks angesiedelt ist ein Navigationssystem für die Beckenosteotomie, bei der dysplatische Hüftgelenke korrigiert werden, indem das Azetabulum freigemeisselt und in günstigerer Position wieder fixiert wird [21]. Bei letzterer

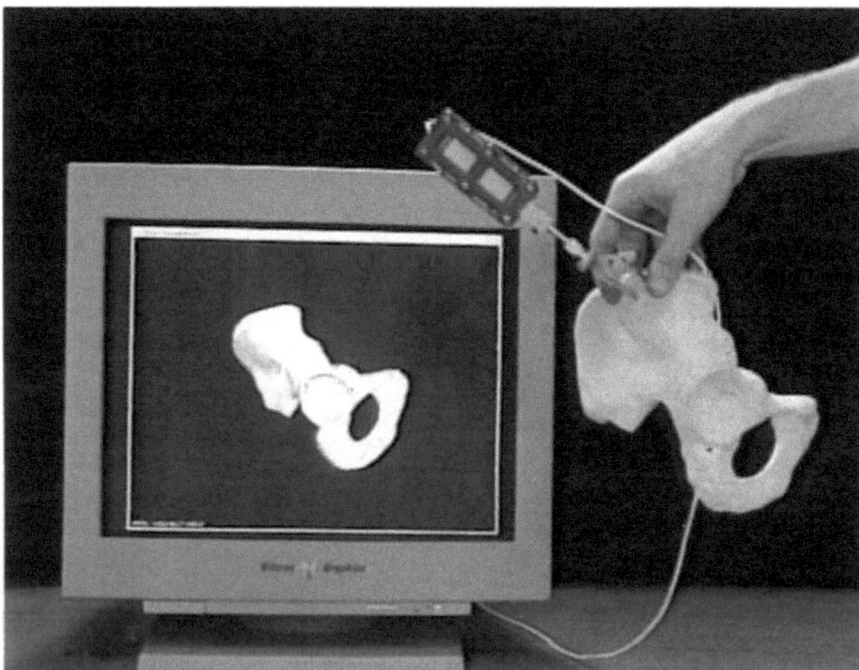

Abb. 5. Referenzierung der Beckenschaufel beim *HipNav*-System.

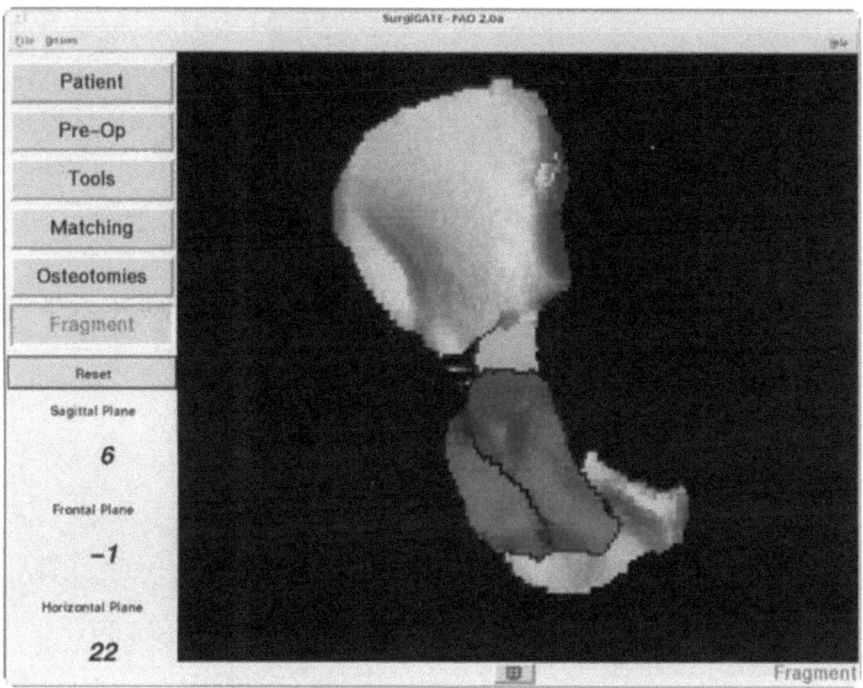

Abb. 6. Rotation des azetabulären Fragmentes bei der Beckenosteotomie.

Applikation werden dabei sowohl die Instrumentenbewegung verschiedener Osteotomien als auch die Rotation des azetabulären Fragments am Monitor dargestellt (siehe Abb. 6).

Einen etwas anderen Weg, was das virtuelle Objekt angeht, gehen Sati et al. [28] im Bereich des Kniebandersatzes. Bei diesen Eingriffen läßt sich normalerweise nicht auf präoperative CT-Daten oder sonstige dreidimensionale Bildinformationen zurückgreifen. Aus diesem Grund wird die für den Eingriff relevante Anatomie interaktiv während der Operation digitalisiert. Am Monitor entsteht dabei ein Oberflächenmodell von Femur und Tibia, in dem Ansatzpunkte für die künstlichen Ligamente simuliert werden können (siehe Abb. 7).

Eine letzte Gruppe von Systemen, die sich im Moment gerade in der Entwicklung befinden, versucht, das Fluoroskop als Bilddatenquelle einzubeziehen. Insbesondere für die Frakturbehandlung eröffnen sich damit völlig neue Anwendungsgebiete von intraoperativer Navigation. Ziel dieser Bestrebungen ist es, eine kalibrierte Momentaufnahme, die mit einem C-Arm gemacht wurde, als virtuelles Objekt eines Navigationssystems zu verwenden. Die Echtzeitdarstellung der Instrumentenposition am Computermonitor kommt dann der Anwendung des C-Arms im Dauermodus gleich, wobei die gleichzeitige Verwendung mehrerer kalibrierter Momentaufnahmen dem gleichzeitigen Gebrauch mehrerer C-Arme im Dauermodus entspräche. Erste Arbeiten zu die-

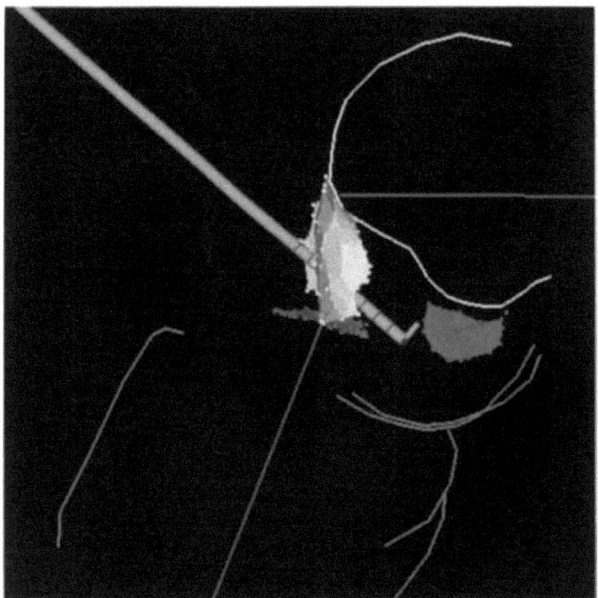

Abb. 7. Digitalisieren von Oberflächenpunkten am Knie mit Hilfe eines Hakens zur Generierung des virtuellen Objekts.

sem Thema wurden von Hofstetter et al. [17] und Joskowicz et al. [18] veröffentlicht.

Aktive Navigatoren

Aktive Navigatoren werden auch als Operationsroboter bezeichnet. Sie zeichnen sich dadurch aus, daß sie nicht nur die Bewegungen eines chirurgischen Instrumentes verfolgen und damit dessen Visualisierung ermöglichen, sondern die chirurgische Aktion selbständig durchführen. Der bekannteste Vertreter dieser Klasse ist sicherlich Robodoc (Abb. 8) zum Ausfräsen von Femurschäften in der Hüftendoprothetik [4]. Das Gerät erlaubt es, die Femurschafthöhlung gemäß einer präoperativen Planung mit sehr hoher Genauigkeit auszufräsen und somit eine höhere Primärstabilität bei unzementierten Schäften zu erreichen. Die Registrierung erfolgte zunächst mit Hilfe zweier präoperativ implantierter Metallstifte. In der neuesten Version verwendet das Gerät eine *pinless* Registrierung, bei der Oberflächenpunkte auf dem proximalen und – perkutan – auf dem distalen Femur aufgenommen und in einem Surface-Matching-Algorithmus verwendet werden. Die Referenzierung findet statisch statt, indem ein Greifer des Roboters den Femurschaft während des Fräsvorgangs umfaßt. Obwohl Robodoc von einem Industrieroboter abgeleitet ist, stellt seine Entwicklungsgeschichte ein sehr gutes Beispiel dafür dar, welche zusätzlichen Sicherheitsvorkehrungen getroffen werden müs-

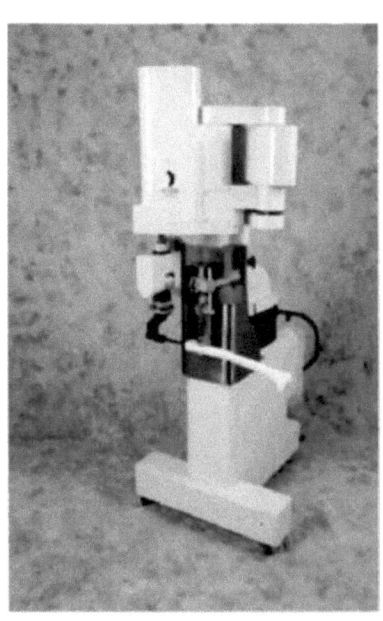

Abb. 8. *Robodoc* der Firma Integrated Surgical Systems.

sen, damit ein Industrieroboter ohne Gefahr für den Patienten im Operationssaal eingesetzt werden kann [7].

Ein ähnliches Produkt ist zur Zeit in der klinischen Erprobung. Es handelt sich um den Operationsroboter Caspar, der ebenfalls für das Fräsen von Femurkavernen bei der Totalhüftendoprothetik entwickelt wurde [1, 32].

Neben den Genannten hat es bisher kein orthopädischer Operationsroboter geschafft, über den Laborstatus hinauszukommen, obwohl eine Reihe sehr vielversprechender Studien veröffentlicht wurden. Ein Fräsroboter ähnlich zu Robodoc und Caspar wurde bereits in einer in vitro Studie getestet [24], wobei ebenfalls auf eine stiftbasierte Registrierung zurückgegriffen wurde. Die Verwendung von aktiven Navigatoren beschränkt sich jedoch nicht nur auf Anwendungen in der orthopädischen Chirurgie. Forschungen auf weiteren Gebieten der Chirurgie laufen bereits. Eine ganze Reihe von Arbeiten [3, 13, 27] befassen sich damit, einen Roboter mit der automatisierten Führung eines Laparoskops zu betreuen. Ein wie Robodoc und Caspar völlig autonom arbeitender Roboter für neurochirurgische Eingriffe (siehe Abb. 9) am Schädel wurde an der Universität von Lausanne entwickelt [14]. Ein Robotersystem zur Durchführung einer Prostatektomie ist von Davies et al. vorgestellt worden [10]. Im Rahmen einer Übersichtsarbeit über Robotersysteme in der Medizin diskutieren Haßfeld et al. die Möglichkeiten, die sich für den Robotereinsatz in der Mund-, Kiefer- und Gesichtschirurgie ergeben [16].

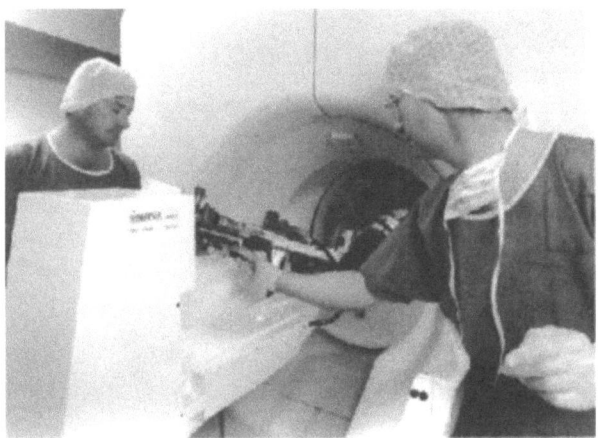

Abb. 9. Neurochirurgischer Roboter *Minerva* der Universität Lausanne.

Semiaktive Navigatoren

Diese letzte Gruppe von chirurgischen Navigatoren stellt eine Kombination der beiden zuvor genannten Klassen dar. Zum einen wird die eigentliche chirurgische Aktion vom Arzt ausgeführt, zum anderen wird ihm jedoch der mögliche Bewegungsraum zum Freihandführen der Instrumente durch den Navigator eingeschränkt. Zu den einfachsten Formen der Bewegungseinschränkung ließen sich natürlich Bohr- und Sägelehren zählen, diese Geräte sollen hier jedoch nicht mit erfaßt werden, da sie nicht dem anfangs beschriebenen Konzept der drei Elemente gehorchen. Als einfachster mechanischer semiaktiver Navigator kann ein stereotaktischer Rahmen angesehen werden, wie er konzeptionell erstmals von Clarke und Horsley [9] beschrieben wurde. Ein solcher Rahmen erlaubt es, eine präoperativ in einem virtuellen Objekt geplante Trajektorie intraoperativ am Patienten zu fixieren, so daß es z.B. möglich wird, eine Biopsienadel kontrolliert einzuführen. Neben dieser Art mechanischer Führung sind eine Reihe von Robotern entwickelt worden, die eine Lehre aktiv positionieren und es dem Chirurgen dadurch erlauben, eine Bohrung oder einen Sägeschnitt exakt einer präoperativen Planung entsprechend durchzuführen. Die meisten Geräte dieser Art wurden für die Anwendung in der Knieendoprothetik konzipiert. Kienzle et al. stellten ein solches System vor, das präoperativ plazierte Metallstifte für die Registrierung verwendet [19], während Gossé et al. alternative Methoden der Registrierung untersuchten [15]. Ein modifizierter Ansatz wurde von Davies et al. vorgestellt [11]: ein Roboterarm hält dabei das Instrument und läßt sich von der Hand des Chirurgen führen. Der Bewegungsraum des Arms wird jedoch durch die präoperative Planung beschränkt, indem sich der Roboter nur durch den sicheren Bereich führen läßt und zu dessen Grenzen hin die Beweglichkeit immer stärker blockiert. Ein weiteres semiaktives Navigationssystem, das neben Säge- auch Bohrlehren plaziert, wurde von Matsen et al. [25] vorgestellt.

Schlußfolgerungen

Intraoperative Navigationssysteme erhalten im Moment, Einzug in die Operationssäle der verschiedensten Disziplinen zu halten. Die größte Verbreitung haben zur Zeit Freihandsysteme mit passiven Navigatoren, wobei optoelektronische Systeme auf Grund ihrer hohen Genauigkeit von den meisten Herstellern favorisiert werden. Aktive und semiaktive Navigationssysteme stellen um so größere Anforderung an die Betriebssicherheit des Roboters je mehr Autonomie ihm gewährt wird. Unter den aktiven Systemen haben es daher bisher nur zwei Roboter geschafft, den kommerziellen Status zu erreichen, eine ganze Reihe vielversprechender Systeme wurden bisher jedoch in der Literatur beschrieben worden. Das Anwendungsgebiet semiaktiver Navigationssysteme beschränkt sich bis jetzt auf ein eng umgrenztes Feld der orthopädischen Chirurgie.

Zukünftige Entwicklungen werden weitere Anwendungsgebiete intraoperativer Navigationssysteme eröffnen und dabei insbesondere alternative Techniken mit einbeziehen. Erste Ansätze dazu finden sich in der Verwendung des Fluoroskops als Bilddatenquelle und den Bestrebungen, weniger invasive Operationstechniken aus den Möglichkeiten computerassistierter Chirurgie abzuleiten.

Literatur

1. Computer Integrated Surgery by MAQUET Orthopädiesystem. Online im Internet: URL: http://www.maquet.de/dseiten/d8.htm [Stand 25.11.98].
2. Amiot L. P.; H. Labelle; J. A. DeGuise; M. Sati; P. Brodeur; C. H. Rivard: Computer-assisted pedicle screw fixation. A feasibility study. Spine 20 (1995) 1208–1212.
3. Baca I.: Roboterarm in der laparoskopischen Chirurgie. Chirurg 68 (1997) 837–839.
4. Börner M.; A. Bauer; A. Lahmer: Computerunterstützer Robotereinsatz in der Hüftendoprothetik. Unfallchirurg 100 (1997) 640–645.
5. Bowersox J. C.; R. D. Bucholz; S. L. Delp; D. Grönemeyer; F. A. Jolesz; L.-P. Nolte; D. Stulberg; R. Taylor: Excerpts from the final report for the Second International Workshop on Robotics and Computer Assisted Medical Interventions, June 23–26, 1996, Bristol, England. Comput. Aided Surg. 2 (1997) 69–101.
6. Burkey B. B.; M. T. Speyer; R. J. Maciunas; J. M. Fitzpatrick; R. L. Galloway; G. S. Allen: Sublabial, transseptal, transspenoidal approach to the pituitary region guided by the ACUSTAR I system. Otolaryngol. Head Neck Surg. 118 (1998) 191–194.
7. Cain P.; P. Kazanzides; J. Zuhars; B. Mittelstadt; H. Paul: Safety considerations in a surgical robot. Biomed. Sci. Instrum. 29 (1993) 291–294.
8. Caversaccio M.; K. Lädrach; R. Häusler; M. Stucki; R. Bächler; G. Schroth; L.-P. Nolte: Konzept eines rahmenlosen bildinteraktiven Navigationssystems für die Schädelbasis-, Nasen- und Nasennebenhöhlenchirurgie. Otorhinolaringol. Nova 7 (1997) 121–126.
9. Clarke R. H.; V. Horsley: On a method of investigating the deep ganglia and tracts of the central nervous system (cerebellum). Br. Med. J. 2 (1906) 1799–1800.
10. Davies B. L.; R. D. Hibberd; M. J. Coptcoat, E. A. Wickham: A surgeon robot prostatectomy – A laboratory evaluation. J. Med. Eng. Technol. 13 (1989) 273–277.
11. Davies B. L.; S. J. Harris; W. J. Lin; R. D. Hibberd; R. Middleton; J. C. Cobb: Active compliance in robotic surgery – The use of force control as a dynamic constraint. Proc. Inst. Mech. Eng. 211 (1997) 285–292.

12. DiGioia A.T.: NipNav: Intraoperative navigational guidance for acetabular implant placement in total replacement surgery. Proceedings 2nd Annual North American Symposium on Computer Assisted Orthopaedic Surgery (CAOS/USA), 157–162, 1998.
13. Finlay P.A.; M.H. Ornstein: Controlling the movement of a surgical laparoscope. IEEE Eng. Med. Biol. 14 (1995) 289–291.
14. Glauser D.; H. Fankhauser; M. Epitaux; J.L. Hefti; A. Jaccottet: Neurosurgical robot Minerva: First results and current developments. J. Image Guid. Surg. 1 (1995) 266–272.
15. Gossé F.; C. Brack; H. Götte; M. Roth; O. Rühmann; A. Schweikard; M. Vahldiek: Roboterunterstützung in der Knieendoprothetik. Orthopäde 26 (1997) 258–266.
16. Haßfeld S.; J. Raczkowsky; P. Bohner; C. Hofele; C. Holler; J. Mühling; U. Rembold: Robotik in der Mund-, Kiefer- und Gesichtschirurgie. Möglichkeiten – Chancen – Risiken. Mund Kiefer Gesichtschir. 1 (1997) 316–323.
17. Hofstetter R.; M. Slomczykowski; Y. Bourquin; L.-P. Nolte: Fluoroscopy based surgical navigation – Concept and clinical applications. In Lemke HU (Hrsg.). Computer Assisted Radiology. Berlin, Springer, 956–960, 1997.
18. Joskowicz L.; T. Tokus; Z. Yaniv; A. Simkin; C. Milgrom: Computer-aided image-guided bone fracture surgery: Concept and implementation. Proceedings 2nd Annual North American Symposium on Computer Assisted Orthopaedic Surgery (CAOS/USA), 187–193, 1998.
19. Kienzle T.C. III; S.D. Stuhlberg; M. Peshkin, A. Quaid; J. Lea; A. Goswami; C. Wu: Total Knee Replacement. IEEE Eng. Med. Biol. 14 (1995) 301–306.
20. Laine T.; D. Schlenzka; K. Mäkitalo; K. Tallroth; L.-P. Nolte; H. Visarius: Improved accuracy of pedicle screw insertion with computer assisted surgery – A prospective clinical trial in 30 patients. Spine 22 (1997) 1254–1258.
21. Langlotz F.; R. Bächler; U. Berlemann, L.-P. Nolte; R. Ganz: Computer assistance for pelvic osteotomies. Clin. Orthop. (im Druck).
22. Langlotz U.; J. Lawrence; Q. Hu; L.-P. Nolte: A novel approach to computer assisted THR. Tagungsband. 11th Annual Symposium of the International Society for Technology in Arthroplasty. Marseille, Frankreich, 1.–3. Oktober 1998, S. 186.
23. Lavallée S.: Registration for computer-integrated surgery: Methodology, state of the art. In Taylor RH, Lavallée S, Burdea GC und Mösges R (Hrsg.). Computer-Integrated Surgery. Cambridge, London, The MIT Press 77–97, 1996.
24. Maracacci M.; P. Dario; M. Fadda; M. Giampiero; M. Martelli: Computer-assisted knee arthropasty. In Taylor RH, Lavallée S, Burdea GC und Mösges R (Hrsg.). Computer-Integrated Surgery. Cambridge, London, The MIT Press 417–423, 1996.
25. Matsen F.A. III; J.L. Garbini; J.A. Sidles; B. Pratt; D. Baumgarten; R. Kaiura: Robotic assistance in orthopaedic surgery. A proof of principle using distal femoral arthroplasty. Clin. Orthop. 296 (1993) 178–186.
26. Merloz P.; J. Tonetti; A. Eid; C. Faure; S. Lavallée; J. Troccaz; P. Sautot; A. Hammadeh; P. Cinquin: Computer assisted spine surgery. Clin. Orthop. 337 (1997) 86–96.
27. Partin A.W.; J.B. Adams; R.G. Moore; L.R. Kavoussi: Complete robot-assisted laparoscopic urologic surgery: A preliminary report. J. Am. Coll. Surg. 181 (1995) 552–557.
28. Sati M.; H.-U. Stäubli; Y. Bourquin; L.-P. Nolte: Realtime computerized in situ planning and guidance of ACL graft placement: Application to a variety of surgical techniques. In Vorbereitung.
29. Schaller C.; B. Meyer; D. van Roost; J. Schramm: Image guided microsurgery with a semifreehand neuronavigational device. Comput. Aided Surg. 2 (1997) 162–171.
30. Schwarzenbach O.; U. Berlemann; B. Jost; H. Visarius; E. Arm; F. Langlotz; L.-P. Nolte; C. Ozdoba: Accuracy of computer assisted pedicle screw placement – An in vivo computed tomography analysis. Spine 22:452–458, 1997.
31. Smith K.R.; R.D. Bucholz; K.T. Foley: Freehand stereotactic computer-assisted surgery. In Lemke HU (Hrsg.). Computer Assisted Radiology. Berlin, Springer Verlag, 859–863, 1995.
32. Wilhelm K.: Caspar führt das Messer. RWE Agenda Medizintechnik 1 (1998) 32–35.

33. Wirtz C.R.; M. Knauth; S. Haßfeld; V.M. Tronnier; F.K. Albert; M.M. Bonsanto; S. Kunze: Neuronavigation – First experiences with three different commercially available systems. Zentralbl. Neurochir. 59 (1998) 14–22.
34. Zamorano L.J.; L.-P. Nolte; A.M. Kadi; Z. Jiang: Interactive intraoperative localization using an infrared- based system. Neurol. Res. 15 (1993) 290–298.

Computer Assisted Surgical Planning and Robotics mit dem CASPAR-System

P. Heeckt, M. Rühl, G. Buchhorn, H. G. Willert, C. O. R. Grüneis,
F. F. Hennig, J. Petermann, P. Heinze, L. Gotzen, R. Kober,
H. Gerhardt, M. Romanowski, J. Repicci, U. Mall, P. Habermeyer

Einleitung

Die Entwicklung computergestützter Operationshilfen hat sich zwangsläufig aus den heutigen Möglichkeiten dreidimensionaler Schnittbildverfahren, rapider Datenverarbeitung und Datenübertragung sowie digitaler Bildverarbeitung ergeben. Die konventionelle Chirurgie kann mit handgeführten Instrumenten naturgemäß nicht die hohe geometrische Genauigkeit diagnostischer Bildinformationen und der daraus resultierenden präoperativen Planung umsetzen. Diese große Diskrepanz, auch zwischen Operateuren mit unterschiedlicher Erfahrung, läßt sich nur durch den Einsatz programmierbarer aktiver Werkzeuge zum Wohle des Patienten vermindern. Wie schon lange aus der industriellen Fertigung bekannt, können mit Hilfe des Roboters präoperativ gewonnene individuelle digitale Planungsergebnisse in beliebig reproduzierbarer Form exakt umgesetzt werden. Voraussetzung für dieses Verfahren ist in der Regel die rigide Fixierung des zu bearbeitenden Materials und eine hochpräzise Registrierung. Das von orto MAQUET entwickelte universelle Operationssystem CASPAR erfüllt diese Kriterien in idealer Weise für die Knochen- und Gelenkchirurgie. Das CASPAR-System wird klinisch in Europa seit 1997 erfolgreich zur Planung und Ausführung der Hüftschaftimplantation eingesetzt. Der klinische Einsatz beim Kreuzbandersatz ist seit April 1999 möglich. Weitere Einsatzmöglichkeiten bestehen z. B. im unikondylären und kompletten Gelenkflächenersatz des Knies, der Schulterprothetik und bei komplexen dreidimensionalen Osteotomien. Die erwarteten Vorteile in der Endoprothetik sind eine voraussichtlich höhere Standzeit der Implantate durch besseren Knochenkontakt von >90% gegenüber 30–40% bei der herkömmlichen Methode, sowie Vermeidung von Achsabweichungen und Torsionsfehlern. Zusätzlich lassen sich intraoperative Schaftfissuren und Schaftsprengungen umgehen. In der Regel können die Patienten die Extremität nach zementfreier Implantation direkt postoperativ voll belasten und somit die Rehabilitationsphase verkürzen. An Nachteilen für den Anwender ist neben der finanziellen Seite der erhöhte Zeitaufwand für Schulung, Planung und Operation zu nennen.

Nachfolgend werden die derzeitigen und künftigen Möglichkeiten der Technik und die bisher mit dem CASPAR-System erreichten klinischen Ergebnisse dargestellt.

Allgemeiner Planungs- und Operationsablauf

Um eine möglichst genaue Registrierung zu erreichen, müssen die zu operierenden Knochenanteile oder Gelenke zur späteren intraoperativen Lageerkennung durch den Roboter mit Schrauben (Referenz-Pins) markiert werden. Für die Hüft-TEP bedeutet dies z.B. die Einbringung je einer speziellen Spongiosaschraube im Bereich des Trochanter majors und der Femurkondyle. Nach Setzen der Pins erfolgt die Durchführung eines Spiral-CTs mit anschließender dreidimensionaler Rekonstruktion zur Planung der roboterassistierten Operation (s.u.). Die Anlage der Pins kann entweder zweizeitig einige Tage präoperativ oder einzeitig erfolgen. Bei letzterem Vorgehen wird das Planungs-CT in Vollnarkose intraoperativ durchgeführt. Noch stellt die Referenzierung via Pin den Goldstandard für den operativen Einsatz des Roboters dar. Andere Formen der Registrierung wie z.B. die intraoperative Oberflächenregistrierung erreichen derzeit noch nicht die mit Pins erzielbare Präzision.

Bei endoprothetischen Eingriffen wird bei der Operationsplanung am PC über das menügeführte System PROTON das Implantat aus einer Datenbank verfügbarer Modelle ausgewählt und in das dreidimensionale CT-Bild virtuell implantiert. Der korrekte Sitz des Implantates wird optisch überprüft. Sämtliche Längen- und Winkelbestimmungen können am Computer vorgenommen werden. Die korrekte Einstellung z.B. der Antetorsion oder der Beinlänge kann so mühelos erfolgen. Die Systementwicklung sieht zusätzlich noch die

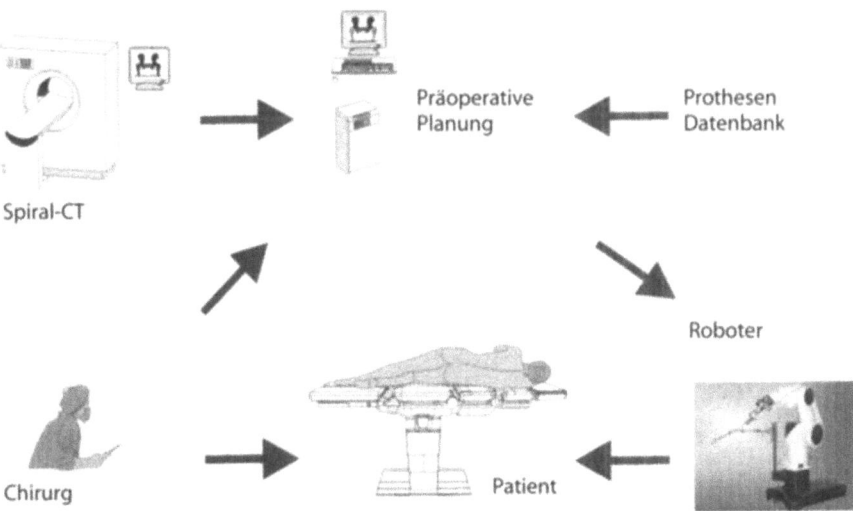

Abb. 1. Schematischer Ablauf der präoperativen Planung und Operation eines endoprothetischen Hüftgelenkersatzes mit dem CASPAR-System.

Integration einer Analyse des Verbundes von Prothese und Knochen nach der Methode der finiten Elemente vor, die im Anschluß durchgeführt werden kann (s. u.). Damit wird es möglich, das zu erwartende langfristige Operationsergebnis vorab zu bewerten. Nach abschließender Beurteilung durch den Chirurgen ist die Planungsphase abgeschlossen. Aus den gewonnenen Daten wird dann durch den Computer die individuelle Fräsbahn, Sägerichtung oder Bohrlochplazierung berechnet.

Nach konventionellem Beginn der Operation über die klassischen Zugangswege werden die Referenzpins zur Lageerkennung des Knochens lokalisiert. Dies geschieht durch Führen der Meßspitze des Roboters an eine kleine Vertiefung an der Oberfläche des Pins. Die erfolgreiche Lageerkennung verlangt aus Sicherheitsgründen eine zweimalige Vermessung durch den Roboter. Erst wenn die so ermittelten Werte genau mit den CT-Daten übereinstimmen wird der weitere Operationsvorgang freigegeben. Die Meßspitze am Roboterarm wird z. B. zur Präparation des Hüftschaftes gegen eine preßluftgetriebene Fräse ausgetauscht, die dann die berechnete Fräsbahn mit einer Genauigkeit im Submillimeterbereich ausführt. Je nach Knochenstärke und Prothesenplanung nimmt dieser Vorgang 10-20 Minuten in Anspruch. Die Operation kann dann wie gewohnt weitergeführt werden.

Höhere Paßgenauigkeit des Prothesenschafts
M. Rühl, G. Buchhorn, H.G. Willert

Konventionelle Techniken bei der Zubereitung des femoralen Implantatlagers beruhen auf dem Einsatz von Meißel und Hammer und /oder scharfem Löffel bei der Eröffnung des Markraumes sowie hammergetriebener Raspeln bei der Erweiterung der Diaphyse. Nur in Ausnahmefällen kommen Markraumbohrer, angetrieben durch konventionelle Bohrmaschinen, zum Einsatz. Bei dieser Vorgehensweise muß der Operateur die achsengerechte Orientierung und das Erreichen der geplanten Tiefe des Implantatlagers durch Augenschein kontrollieren, Fehlpositionierungen hinsichtlich Inklination und Antetorsion sind sehr wahrscheinlich. Korrekturen der Position führen zu Absetzungsrändern mit unzureichendem Knochen/Prothesen-Kontakt. Je nach Operationstechnik kann eine Kompaktierung des Abraummaterials (Spongiosa) in die Spongiosazwischenräume erfolgen.

Hingegen erfolgt das Fräsen mit CASPAR, wie zuvor beschrieben, gemäß der Operationsplanung mit einer Genauigkeit seitlicher Abweichung im Submillimeterbereich und einem programmgesteuerten spiralförmigen kontinuierlichen Vorschub. Die Achsenlage wird während des gesamten Fräsvorgangs nicht verändert. Knochenstrukturen werden mit einer hochtourigen Fräse bearbeitet. So kann auch eburnisierter Knochen in Folge vorhergehender Knochenumbauprozesse (Infekt, Fraktur, Osteosynthese) ohne wesentlichen Druck oder Schlageinwirkung paßgenau bearbeitet werden. Dieser Umstand wird sich in Zukunft bei Revisionen als besonders hilfreich erweisen. Erschütterungen durch Gleithämmer und Torsionsmomente durch sich verkantende Bohrer entfallen. Da keine Knochenstrukturen unnötig entfernt werden und zudem keine Achsenabweichungen auftreten, ist eine deutlich verbesserte Paßgenauigkeit mit kontrolliertem press-fit zu erzielen.

Während der Implantation sind keine Fehlpositionierungen und auch kein Abrutschen von Haken und Hebeln zu erwarten. Durch die roboterassistierte Durchführung der Operation kommt es zu einer besseren Übereinstimmung zwischen OP-Planung am Computer und der endgültig erreichten Prothesenposition. Beckengradstand, optimales off-set, Halslänge und bestmögliche Muskelspannung werden rechnergestützt in die OP-Planung einbezogen. Durch das hochtourige Fräsen des Prothesenbettes kommt es im Vergleich zur konventionellen Methode (mittels Hammerschlägen, Meißeln und handgeführten Fräsen) zu einer wesentlich geringeren Traumatisierung des Weichteilgewebes und der Knochenstruktur (Fissuren, Frakturen). Der exakte und sofort feste Sitz der Prothese führt zu einer rascheren Mobilisierung des Patienten, ähnlich wie bei der zementierten Hüfte. Es kommt zu einer schnelleren Integration des Implantates in der sogenannten Reparationsphase durch direkten Anschluß der Prothesenoberfäche an den Knochen (Biomechanik – Spaltheilung – Osteosynthese). Auch wenn die Operationszeit im allgemeinen länger dauert (Anbringen des Roboters, kontinuierlicher Fräsvorgang, Abbauen des Roboters) ist mit einem Zeitgewinn bei allen abweichenden anatomisch irregulären Knochenstrukturen zu rechnen, da diese bei der konventionellen Methode in der Bearbeitung zeitaufwendiger sind.

Für den Patienten kommte es außer bei der Pinbelegung im Femurkondylus zu einer geringeren Schmerzbelastung. Die detailliert aufgezeichneten Datensammlungen der computergestützten OP-Planungen und von CASPAR durchgeführten Fräsvorgänge können für wissenschaftliche Auswertungen, Schulungen und Lehre, Modifikationen der Behandlungsmethode und forensische Datenspeicherung genutzt werden.

Im Vergleich beider Verfahren in Tabelle 1 wird der Vorteil der computergesteuerten Zubereitung der Implantatlagers offensichtlich.

Erstmalig ist ein exaktes Fräsen des Implantatlagers möglich. Damit kann die theoretisch angestrebte Verankerung der verschiedenen Prothesenmodelle genau getroffen werden, und es wird ein exakter Vergleich der verschiedenen Verankerungsphilosophien möglich.

Für die breitere Anwendung ist es unerläßlich, Ausbildungskriterien zu erarbeiten und diese in Ausbildungszentren bereits in der konventionellen Technik geübten Operateuren beizubringen. Es müssen die präoperative computergestützte Planung, der intraoperative Einsatz des Roboters und die Kontrolle der Roboterfunktion in verschiedenen Situationen sowie Sicherheitsaspekte erlernt werden.

Die heutige Diskussion konzentriert sich oft vordergründig auf den Roboter, die damit verbundenen neuartigen Vorgehensweisen und den notwendigen Lernprozess. Wenn in absehbarer Zukunft das Operieren mit dem Roboter optimiert sein wird, kann dieses Verfahren einen Qualitätsvergleich mit den herkömmlichen Methoden ermöglichen und damit zur Qualitätssicherung der Endoprothetik beitragen.

Tabelle 1. Vergleich der konventionellen Technik zur Aufbereitung des femoralen Transplantatlagers mit dem CASPAR-System

	Konventionelle Technik	CASPAR-System
OP-Planung:	2D – Röntgenbild	2D – Röntgenbild 3D – CT-Scan
Winkelberechnung:	CCD – Winkel	CCD – Winkel Antetorsion
Beinlängenausgleich:	während der OP	am Computer und während der OP
Zubereitung des Implantatbettes:	grob mechanisch mit Raspel, Meißel und Hammer	sehr präzise mit Turbine und Fräse
OP-Komplikationen (Fissuren, Frakturen, Embolien):	möglich	unwahrscheinlich
OP-Komplikationen: (Infektionen, Paresen, etc.):	gering	gering
OP-Zeit (reguläres Implantatlager):	kürzer	länger
OP-Zeit (irreguläres Implantatlager):	länger	kürzer
Schmerzen postoperativ:	Hüfte	Hüfte und Knie (Pin in Femurkondyle)
Schmerzen nach Einheilung:	Oberschenkelschmerz	geringerer Oberschenkelschmerz
Einwachsen des Schaftes:	längere Reparationsphase durch breite Spalten	schnelle Integration durch optimalen Knochenkontakt
Belastbarkeit:	Ent-Teilbelastung mehrere Wochen	Vollbelastung eher möglich
Personal:	kein Unterschied	kein Unterschied
Zusatzkosten:	keine	Anschaffungspreis, Instandhaltungskosten
Dokumentation:	Röntgenbild, OP-Bericht	Röntgenbild, CT-Scan, Computer-Planung, CASPAR-Protokoll, OP-Bericht

Zur endgültigen Bewertung der Technik bedarf es noch kontrollierter, prospektiv randomisierter Langzeitstudien.

FEM-Analyse im CASPAR-System
H. Gerhardt

Um noch vor der realen Implantation der Prothese Aufschluß über die zu erwartenden Umbauprozesse und Mikrobewegungen zwischen Knochen und Prothese zu erhalten, wird das CASPAR-System in der Lage sein, eine biomechanische Analyse des Gesamtsystems Knochen/Prothese durchzuführen. Der Belastungszustand und die Mikrobewegung bestimmen maßgeblich den langfristigen Erfolg einer Protheseninplantation. Mit Hilfe der Methode der finiten Elemente (FEM) ist dieser veränderte Spannungs- und Verformungszustand berechenbar. Größe, Art und Lokalisation der Prothese müssen so gewählt werden, daß der natürliche Spannungszustand im Knochen so wenig wie möglich verändert wird.

Die Methode der finiten Elemente ist ein numerisches Simulationsverfahren, bei dem der zu berechnende Körper (z.B. Knochen, Prothese) in eine endliche Anzahl von Elementen, z.B. kleinen Würfeln, den „finiten Elementen", aufgeteilt wird [6]. Dieser Vorgang wird Diskretisierung genannt. Die einzelnen Elemente sind über Knotenpunkte an den Grenzen benachbarter Elemente miteinander verbunden. Große Spannungsgradienten erfordern eine feine Netzeinteilung. Anschließend wird durch die Ermittlung der geometrischen und elastischen Elementeigenschaften die Einzelsteifigkeitsmatrix aufgestellt. Durch Superposition der Einzelsteifigkeitsmatrices erhält man die Gesamtsteifigkeitsmatrix der Struktur, die die Berechnung der Knotenverschiebung nach dem Prinzip der virtuellen Verschiebung ermöglicht. Aus der Knotenverschiebung werden die Spannungen berechnet. Für eine FEM-Simulation müssen Geometriedaten, Materialkennwerte und Randbedingungen eingegeben werden.

Vorgehensweise für die FEM-Simulation bei der Hüft-TEP

Nachdem die Planung mit CASPAR durchgeführt wurde, werden die Planungsdaten mit den geometrischen Daten der
- äußeren Knochengeometrie
- inneren Knochengeometrie (nach Fräsvorgang)
- Prothesenaußengeometrie

an das FEM-Programm übergeben. Die FE-Vernetzung erfolgt durch eine transfinite Abbildung eines im Parameterraum definierten Netzes. Für die Berechnung des zu erwartenden Belastungszustands und der Mikrobewegung wird für die Prothese ein isotropes Werkstoffgesetz mit vorgegebenem Elastizitätsmodul und Querkontraktionszahl zugrundegelegt, für den Knochen ein von der Hounsfieldzahl abhängiges Materialgesetz. Über eine empirisch gefundene Beziehung zwischen Dichte (Hounsfieldzahl) und Elastizitätsmodul wird der Materialkennwert bestimmt [26]. In der Berechnung werden außerdem folgende Muskelkräfte berücksichtigt:
- Abduktor
- Iliopsoas
- Traktus iliotibialis

Aus der Berechnung ergeben sich Aussagen über:
- Kontaktdruckverteilung
- relative Verschiebungen Knochen/Prothese
- Belastungsspitzen
- „Stress shielding"

Das Wissen über diese Parameter ermöglicht eine Vorabbewertung des langfristigen Operationsergebnisses und im Anschluß eine optimale Prothesenplazierung.

Klinische Erfahrungen mit dem CASPAR-System bei der Hüft-TEP
C. O. R. Grüneis, F. F. Hennig

Seit Dezember 1997 wird das PROTON-Planungssystem sowie das CASPAR-Robotersystem in der Abteilung für Unfallchirurgie der Chirurgischen Universitätsklinik Erlangen-Nürnberg mit großem Erfolg eingesetzt. Die klinische Erfahrung bei jetzt über 90 Patienten hat nicht nur den zu erwartenden Präzisionszuwachs ergeben, sondern auch Möglichkeiten im Routine-OP-Betrieb unter Beweis gestellt. Der primär erforderliche Pinmarkierungseingriff zum Erhalt der Planungsgeometrie für das PROTON-Planungssystem sowie für die Auffindung des Femurs intraoperativ ist in insgesamt 20 Minuten zu bewerkstelligen. Desweiteren kann je nach Wunsch des Operationsteams sowie des Patienten noch am gleichen Tag nach erfolgter CT-Datenaquisition und virtueller Prothesenplanung die eigentliche Operation erfolgen.

Im Durchschnitt benötigen wir zur Planung des endoprothetischen Hüftgelenkersatzes mittels des PROTON-Systems 15–20 Minuten, wobei die Möglichkeit der Ausgabe eines gedruckten Röntgenbildäquivalentes mit der in exakter Position liegenden virtuellen Prothese im Femur bisher nicht vorhandene Möglichkeiten der Planungskorrektur zuläßt.

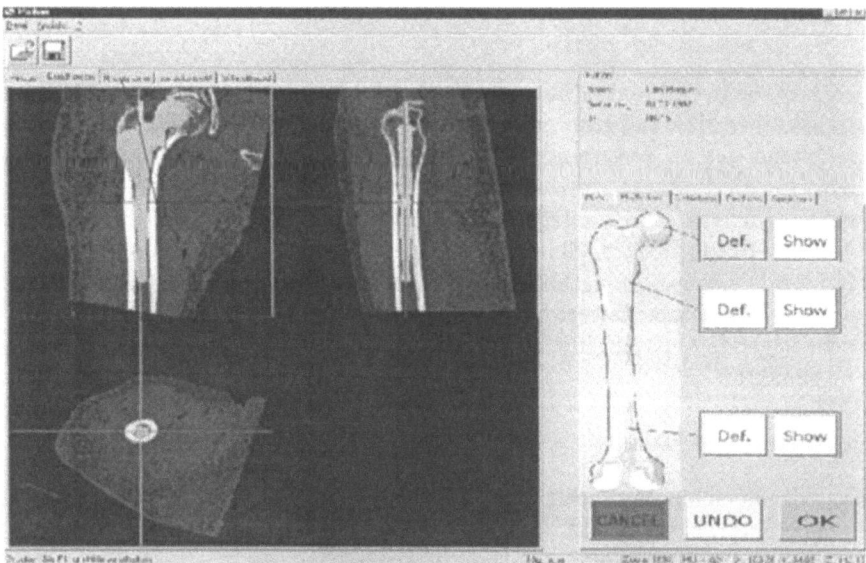

Abb. 2. Darstellung der graphischen Benutzeroberfläche der PROTON-Planungsstation für die präoperative Planung der Hüft-TEP mit dem CASPAR-System.

Nach Anschluß der Planungsarbeiten wird ein handelsüblicher Datenträger mit den Fräsbahngeometriedaten aus der Planungsstation exportiert und in den Steuerungscomputer des CASPAR-Robotersystems eingegeben. Nach Überprüfung der Grunddaten, die Patientenidentifikation sowie Prothesenart und -größe beinhalten, beginnt im Operationssaal der zunächst konventionelle OP-Ablauf. Ein ca. 10–15% längerer Hautschnitt im Bereich des von uns favorisierten dorso-lateralen Zugangs ist auch bei übergewichtigen Patienten hinreichend.

Nach konventioneller Pfannenoperation folgt der Roboter-OP-Algorithmus. Zuvor wurde durch geschultes medizinisches Assistenzpersonal der Roboter steril überzogen und die vor jeder Operation notwendige Kalibrierungsprozedur eingeleitet sowie überwacht. Nach Abschluß der Kalibrierung, also der Präzisions- sowie Funktionskontrolle, erfolgt das Andocken des Roboters an den Patienten. Dies wird über eine Knochenzwinge, die unmittelbar unter dem Trochanter minor am Femur angebracht wird, vorgenommen. Die Lagekontrolle des Femur, bzw. die Lagebeziehungskontrolle zwischen Femur und Roboter, erfolgt über einen sogenannten bone-motion-Fühler. Nach abgeschlossener Fixierung des „Werkstückes Knochen" wird vom Operateur die Registrierung des Femur vorgenommen. Das bedeutet, daß mit dem Registrierungstool, das primär am Werkzeugkopf des Roboters befestigt ist, beide Registrierungspins angefahren werden, um die Lage des Knochens einzumessen.

Nach Beendigung der Datenerhebung erfolgt ein selbständiges Anfahren der Pinmarkierungen durch den Roboter, um 1. eine Kontrolle der Lagedaten zu erhalten und 2. die vektoriellen Schwankungen, die beim manuellen Führen des Registrierungstools auftreten, zu eliminieren. Nach Abschluß der Lagedatenerhebung erfolgt die Berechnung der Fräsbahngeometrie durch die Computer Processing Unit des Roboters. Hier erfolgt gleichzeitig eine sog. Plausibilitätskontrolle, d.h. ein Matching zwischen erhaltenen Lagedaten der Registrierungspins und der von der Planungsstation eingegebenen Fräsbahn. Sollte es hier zu einer Abweichung im Submillimeterbereich kommen, läßt der Hauptrechner des Roboters den Arbeitsprozeß nicht zu. Ansonsten gibt der Rechner des Roboters die weitere Prozedur frei, und es kann mit einem Wechsel des Registrierungswerkzeuges auf das Fräswerkzeug begonnen werden.

Danach erfolgt das Anfahren der Startposition und nach Freigabe durch den Operateur der Beginn des Durchlaufens der Fräsbahn. Durch konzentrische Kreise wird nun die vorgegebene Prothesenform aus dem Knochen herausgearbeitet. Dies geschieht unter ständiger optischer Kontrolle durch den Operateur, der gleichzeitig einen sog. „Totmannknopf" drückt und hält. Sobald Probleme auftreten, kann der Operateur durch Loslassen des „Totmannknopfes" die sofortige Unterbrechung der Operation herbeiführen. Ein erneutes Anfahren der Operation ist bei Drücken des Knopfes problemlos möglich.

Die Lagekontrolle des „Werkstückes" erfolgt noch während der Operation durch den bone-motion-Fühler. Ein Kraftmomentensensor, der als Träger-

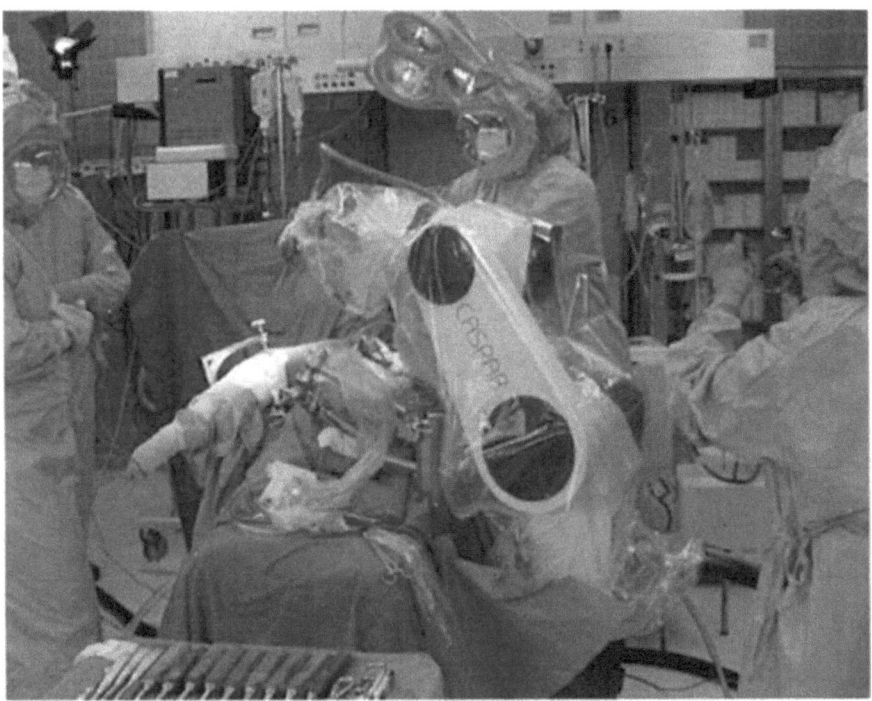

Abb. 3. Klinischer Einsatz des Operationsroboters CASPAR in der Unfallchirurgischen Universitätsklinik Erlangen.

plattform für das Arbeitstool Fräsmotor fungiert, überwacht sämtliche während der Operation auftretende Kräfte an der Frässpitze. Somit werden erhöhte Drücke am „Werkstück" Knochen registriert, die dann automatisch zu einer Reduzierung der Fräsgeschwindigkeit führen. Dadurch vermeidet man das Durchbiegen des Fräswerkzeugs sowie Auftreten von Temperaturen über 40 Grad, die zu einer Knochenzellnekrose führen könnten.

Je nach Prothesenform, besonders bei den derzeit üblichen Geradschaftprothesen, ist durch die Fräsarbeiten des Roboters von einer vermehrten Substanzminderung des Trochanter major auszugehen. Eine entsprechende Prothese zur Vermeidung des Knochenverlustes ist bereits entwickelt, die Implementierung jedoch noch nicht abgeschlossen.

Nach Abschluß der Fräsarbeiten durch den Roboter kann das Abdocken des Roboters erfolgen. Nach unseren Erfahrungen ist je nach Prothesengröße eine Fräszeit von 11–14 Minuten zu erwarten.

Die Prothese kann nun in den Femur eingebracht werden. Nach Aufsetzen des Kopfes erfolgt die Reartikulation des Gelenkes sowie der Wundverschluß in typischer Weise. Zuletzt waren lediglich OP-Zeitverlängerungen von 10 Minuten zu registrieren.

Der postoperative Verlauf der Patienten war hinsichtlich Mobilisation und Schmerzsymptomatik in allen Fällen problemlos. Die Komplikationsrate hinsichtlich Infektion oder Thrombose ist dem der konventionellen Operationen gleichwertig. Die Beschwerdesituation des Patienten postoperativ ist deutlich vermindert. Die Patienten dürfen bereits am ersten postoperativen Tag mit Teilbelastung mobilisiert werden. Eine konsequente Übungsbehandlung und rehabilitative Therapie für 6 Wochen nach dem stationären Aufenthalt in unserer Klinik, haben bisher beste Ergebnisse hervorgebracht. Nach 8 Wochen postoperativ sind 80% der Patienten ohne Gehhilfen mobilisiert gewesen. Übungsverlängernde Schmerzzustände traten in keinem Fall auf.

Einsatzmöglichkeiten des CASPAR-Systems bei der vorderen Kreuzbandplastik
J. Petermann, R. Kober, P. Heinze, L. Gotzen

Aktuelle OP-Technik

Beim operativen Ersatz des vorderen Kreuzbandes werden heute eine Vielzahl unterschiedlicher Techniken eingesetzt. Allen Methoden ist gemeinsam, daß mindestens ein Verankerungskanal jeweils auf der tibialen und femoralen Seite gebohrt, ein Bandersatz verwendet und der Bandersatz in den Bohrkanälen fixiert wird. Eine Nahtfixation des gerissenen vorderen Kreuzbandes bleibt wenigen ausgewählten Fällen vorbehalten.

Wichtige variable Faktoren bei der Operation des vorderen Kreuzbandes sind das Patientenklientel, der Zeitpunkt des Eingriffs, die Zugangsmethode, das Bandmaterial, die Insertionspunkte des Bandersatzes, die Fixierungstechnik, die Rotation des Bandersatzes und die Durchführung einer Notchplastik. Während einige dieser Parameter, wie z.B. der Bandersatz [1, 4, 29] oder die Fixierungstechnik [17, 19], kontrovers diskutiert werden, herrscht bezüglich des Fixierungsortes [3, 18, 28] im wesentlichen allgemeine Übereinstimmung. Ziele der Positionierung sind das Vermeiden eines „Notch-" bzw. „Wall-Impingements" und eine an die jeweilige Gelenkanatomie angepaßte Positionierung des Bandersatzes (arthrometrische Positionierung). Praktisch resultiert daraus eine funktionell-isometrische Positionierung, bei der die Längenänderung nicht mehr als 2–3 mm beträgt.

Trotz dieser theoretischen Übereinstimmung der korrekten Insertionspunkte, ist die nicht korrekte Plazierung der Bohrkanäle Hauptursache von Revisionen [1, 10, 23]. Revisionen treten bei der Kreuzband-OP relativ häufig auf und werden von Brown auf 10 bis 25% geschätzt [10]. Genauere Aussagen sind bisher nicht möglich, da nur wenige große prospektive Studien zur klinischen Evaluierung der Kreuzband-OP mit einem follow-up von mindestens 4 Jahren durchgeführt wurden [13].

Die Diskrepanz zwischen theoretischem Konsens über die korrekten Insertionspunkte und der hohen Zahl der Revisionen aufgrund einer Fehlplazierung der Bohrkanäle belegt, daß das Auffinden der Insertionsstellen ein gravierendes praktisches Problem darstellt [14, 15]. Kohn und Mitarbeiter dokumentierten, daß innerhalb eines Arthroskopie-Kurses für Fortgeschrittene (mindestens 500 Arthroskopien) nach Anleitung und Video zur Positionierung des Kreuzbandersatzes nur 4 gute Plazierungsergebnisse bei insgesamt 24 Rekonstruktionen erzielt wurden [21]. Eine Ursache liegt möglicherweise darin, daß die Insertionsstellen des defekten Kreuzbandes als Referenz verwendet werden, obwohl diese wenig geeignet sind, die Insertionspunkte für den Kreuzbandersatz zu planen [3, 16]. Als Referenz für die Planung sollten die Knochenstrukturen eingesetzt werden.

OP-Technik mit dem CASPAR-System

Da die dreidimensionalen, knöchernen Strukturen die Basis für die Planung der Insertionspunkte des Kreuzbandersatzes darstellen, bildet das Computertomogramm den Ausgangspunkt der Planung mit dem CASPAR-System. Nachdem der CT-Datensatz in die Planungsstation eingelesen wurde, können die Bohrkanäle entweder durch freie Navigation im dreidimensionalen Datensatz oder mit Hilfe von an den Knochen anzupassenden Schablonen bestimmt werden. Während des eigentlichen chirurgischen Eingriffs bohrt der Roboter die Kanäle in den immobilisierten Knochen.

Die Übertragung der Planung auf den chirurgischen Eingriff erfolgt mit Hilfe von Schrauben oder Pins, welche als Referenzsystem dienen und vor der CT-Aufnahme in den Knochen eingesetzt werden. Da diese Pins sowohl im CT wie auch vom Roboter vermessen werden können und da die Lage der Bohrkanäle relativ zu den Pins aus der Planung bekannt ist, kann der Roboter die in der Planung festgelegte Position der Bohrkanäle hochpräzise umsetzen.

Planung

Zwei Aspekte stehen bei der Planungsstrategie des CASPAR-Systems im Vordergrund. Der Chirurg soll bei der Bestimmung der Bohrkanäle vom System nicht eingeschränkt werden und durch freie Navigation im dreidimensionalen CT-Datensatz die Insertionspunkte festlegen können. Alternativ sollen objektive Methoden bereitgestellt werden, mit deren Hilfe eindeutig reproduzierbare Planungen durchgeführt werden können. Solche objektiven Methoden beruhen z.B. auf Schablonen, die in ihrer Geometrie auch den Insertionspunkt beinhalten. Durch Anlegen der Schablone an den Knochen bzw. Anpassung der Schablonengröße an den Knochen wird der Insertionspunkt festgelegt. Werden derartige objektive Methoden allgemein anerkannt, haben diese das Potential, den zukünftigen „Gold Standard" darzustellen, da hier Fehlplazierungen der Bohrkanäle theoretisch auszuschließen sind.

Prinzip der Planung des tibialen Bohrkanals (Abb. 4)

Die Lage des tibialen Bohrkanals hängt von der Blumensaatlinie des Femurs und somit von der relativen Lage der Tibia zum Femur ab. Um ein Notch Impingement des Bandersatzes zu vermeiden, sollte als Referenzlage zwi-

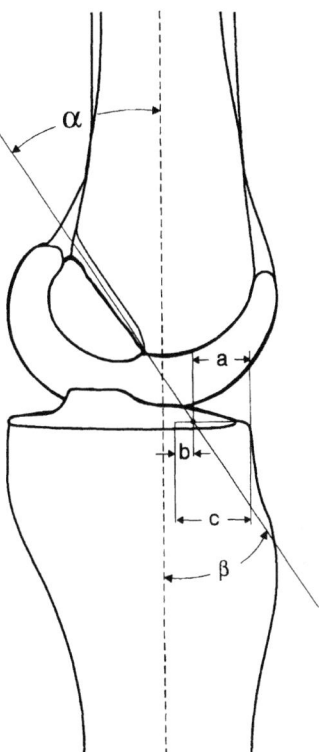

Abb. 4. Planungsparameter für die korrekte Lage des tibialen Bohrkanals bei voll gestrecktem Kniegelenk: α = Sulcuswinkel, gebildet aus der Tangente an die dem Sulcusdach entsprechende Blumensaatlinie und der Femurlängsachse; β = Winkel zwischen Tangente an die Blumensaatlinie und Tibialängsachse, der den sagittalen Neigungswinkel des tibialen Tunnels definiert; a = Distanz zwischen anteriorem Tibiakopfrand und Schnittpunkt der Tangente an die Blumensaatlinie mit der Area intercondylaris anterior; b = halber Tunneldurchmesser; c = a + b. (Nach [16])

schen Femur und Tibia die physiologische Hyperextension des Knies dienen, wie sich diese **vor** Riß des Kreuzbandes darstellte [25]. Da nach Defekt des vorderen Kreuzbandes eine erhöhte Hyperextension typisch ist, ist die Hyperextensionsstellung des kranken Beines nicht geeignet, als Vorlage für die gewünschte Referenzlage zwischen Femur und Tibia zu dienen. Die beste Vorlage für eine physiologische Hyperextensionsstellung auf der kranken Seite liefert die gesunde Seite, ein stabiles Knie auf der gesunden Seite vorausgesetzt [16]. Symmetrieuntersuchungen zur Notch unterstützen diese These [30].

Entsprechend dieser Problematik erlaubt das CASPAR-System die Einbeziehung der gesunden Seite bei der Planung des tibialen Bohrkanals. Bei Vorliegen einer Instabilität des „gesunden Knies" kann die Planung aber auch ausschließlich auf der kranken Seite erfolgen. Wird die gesunde Seite für die Planung herangezogen, wird der Insertionspunkt in AP-Richtung durch den Schnittpunkt der Blumensaatlinie mit dem Tibiaplateau bestimmt, wobei die zugrundeliegende relative Lage zwischen Femur und Tibia diejenige des gesunden Beines ist. Die Lage des Insertionspunktes in medial/lateraler Richtung wird relativ zur Eminentia intercondylaris festgelegt.

Prinzip der Planung des femoralen Bohrkanals

Für die Plazierung des femoralen Bohrkanal wird die Methode von Bernard und Hertel modifiziert [8]. Zunächst wird ein Rechteck in Sagittalsicht an die Kondylen angepaßt, wobei eine der Rechteckseiten die durch die Kondylenränder begrenzte Blumensaatlinie ist. Eine zweite Linie parallel zu dieser Rechteckseite und tangential zu den Kondylen spannt das Rechteck auf. Der (zweidimensionale) Insertionspunkt hat nun eine feste, aber dem Benutzerwunsch anpaßbare Lage in diesem Rechteck. Die dritte Dimension des Insertionspunktes wird in der Transversalebene, die durch den in Sagittalsicht festgelegten Punkt geht, vom Benutzer interaktiv bestimmt.

Planungsablauf

Nach der Vermessung der Pins im CT, wird das CT in Normlage gebracht, so daß die Kondylen in Sagittalsicht aufeinander liegen. Anschließend wird interaktiv ein Matching durchgeführt, bei dem die Lagedifferenz zwischen den Tibiae auf der gesunden und der kranken Seite relativ zum normierten Femur bestimmt wird. Die daraus resultierende Transformation wird eingesetzt, um die Blumensaatlinie der kranken Seite so zu modifizieren, daß sie die Verhältnisse der gesunden Seite widerspiegelt. Nun werden die Insertionspunkte wie oben beschrieben festgelegt und die Richtung der Bohrkanäle interaktiv bestimmt. Bohrkanäle mit 9, 10 und 11 mm Durchmesser können gewählt werden. Mögliche Kollisionen der vom Roboter abzufahrenden Trajektorien mit den Kondylen oder den Pins werden angezeigt. Nach Abschluß der Planung werden die Planungsdaten auf PC-Card gespeichert, mit deren Hilfe die Daten auf den Roboter übertragen werden.

Operation

Die Operation des vorderen Kreuzbandes mit dem CASPAR-System gliedert sich in die Vorbereitung, die Durchführung und die Nachbereitung des Eingriffs. Zur Vorbereitung gehört die Lagerung des Patienten mit Hilfe einer Arthroskopiemanschette und einer Fußhalterung, die sterile Abdeckung des Roboters, die Werkzeug-Kalibrierung und das Lesen und Überprüfen der Planungsdaten.

Die Durchführung der Operation beinhaltet die Implantatentnahme, die rigide Verbindung von Femur und Tibia mit dem Roboter, das Anbringen des Bewegungssensors am Knochen, die Registrierung der Tibia, das Bohren des tibialen Tunnels, die Registrierung des Femurs, das Bohren des femoralen Tunnels, das Lösen der Immobilisierung von Femur und Tibia und das Einbringen und die Fixierung des Bandersatzes. Die Implantatentnahme erfolgt entsprechend der vom Operateur gewählten Technik. Zur Immobilisierung von Femur und Tibia wird der Fixateur externe nach Gotzen [16] eingesetzt, welcher über einen Gelenkarm mit dem Roboter verbunden wird. Der mit seiner Spitze in den Knochen eingeschlagene Bewegungssensor registriert Be-

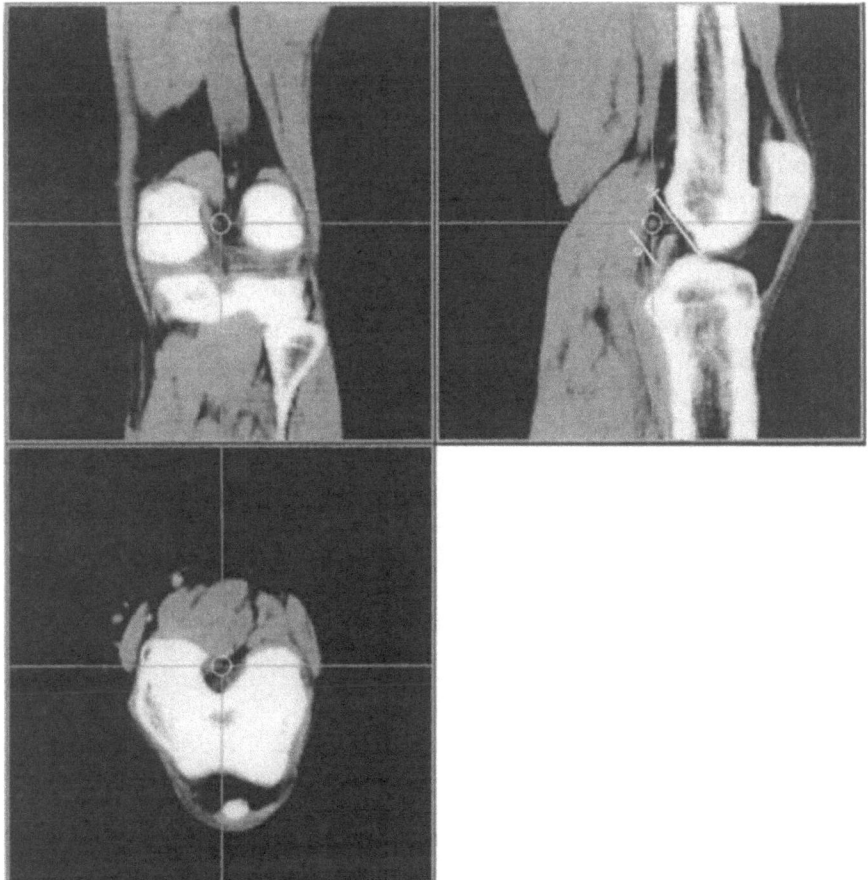

Abb. 5. Planung des femoralen Insertionspunktes. Das Knie-CT wird in drei orthogonalen Schnittebenen dargestellt. Nach einer Lagenormierung mit in Sagittalsicht übereinanderliegenden Kondylen, erfolgt die Bestimmung des femoralen Insertionspunktes mit Hilfe einer Schablone (im Bild rechts oben). Die Schablone wird an die Kondylengröße angepaßt, wobei der Chirurg in Sagittalebenen durch das CT navigiert und den Schnitt mit maximaler Kondylengröße aufsucht. Die angepaßte Schablone legt den Insertionspunkt (im Bild rechts oben) in zwei Ebenen fest. Die dritte Dimension wird interaktiv im Transversalschnittbild festgelegt (die Linie entspricht der Lage des Insertionspunktes in Sagittalsicht).

wegungen des Knochens und sorgt dafür, daß der Roboter bei zu großen Bewegungen in seine Sicherheitsposition fährt. Die Registrierung der Tibia wird ebenso wie die spätere Registrierung des Femur auf der Basis von zwei in den Knochen eingebrachten Pins durchgeführt. Nach erfolgter Registrierung können der tibiale und femorale Bohrkanal automatisch vom Roboter gebohrt werden. Alternativ zum Bohren soll auch eine Hohlfräse/Hohlsäge verwendet werden können, mit deren Hilfe Knochenblöcke gewonnen werden. Nach Lösen der Immobilisierung der Knochen wird der Bandersatz eingebracht und in der vom Operateur gewählten Methode fixiert.

Zur Nachbereitung der Operation gehören das Erstellen des Protokolls der Operation und die Archivierung aller Daten auf Datenträger.

Einsatzmöglichkeiten des CASPAR-Systems bei der unikondylären Kniearthroplastik
M. Romanowski, J. Repicci

Die unikompartimentale oder unikondyläre Kniearthroplastik (UKA) ist schon seit längerer Zeit eine anerkannte Therapieoption für bestimmte Patienten mit belastungsabhängigen Kniegelenksbeschwerden. Neue minimal invasive Techniken der UKA haben die perioperative Komplikationsrate offener Gelenksoperationen drastisch reduziert. Bei der Repicci II-Technik kann der kortikale Anteil des Kniegelenks weitgehend erhalten bleiben. Hierzu bietet sich eine robotergeführte Fräsung mit exakter präoperativer Planung an, um die zum Teil sehr dünne Kortikalis zu schonen.

Nach Literaturschätzungen sind schwere arthrotische Veränderungen bei 40% der Patienten auf das mediale Kompartment beschränkt [2, 7]. An chirurgischen Therapieoptionen stehen das arthroskopische Debridement, die Umstellungsosteotomie, der totale Oberflächenersatz oder der unikondyläre Oberflächenersatz zur Verfügung [11]. Das unikondyläre Vorgehen bietet bei dieser Patientengruppe viele Vorteile. UKA kann vielfach ambulant unter weitgehendem Verzicht auf herkömmliche krankengymnastische Nachbehandlung durchgeführt werden [27]. Die perioperative Komplikationsrate ist geringer als bei der Umstellungsosteotomie oder dem totalen Gelenkflächenersatz. Zudem konnte gezeigt werden, daß die UKA kostengünstiger ist und die Ergebnisse nach 5 Jahren besser ausfallen als beim totalen Gelenkflächenersatz [22].

Die UKA, durchgeführt mit Repicci II-Komponenten, über einen minimal invasiven Zugang verringert die perioperative Morbidität und erhält die Knochensubstanz des Kniegelenks für eventuelle zukünftige Eingriffe. Die Operation beginnt mit einer diagnostischen Arthroskopie um sicherzustellen, daß das laterale Kompartment einschließlich des Meniskus und Gelenkknorpels intakt ist. Wenn das betreffende Gelenk für eine UKA geeignet ist, wird der mediale Arthroskopiezugang auf eine Länge von 7–10 cm erweitert. Die Exposition der Femurkondyle kann durch eine limitierte Patellaplastik verbessert werden. Um den Meniskus und den hinteren Anteil der Kondyle resezieren zu können, wird ein Gelenkspreizer eingesetzt. Die Präparation des tibialen und femoralen Gelenkanteils erfolgt mit Hochgeschwindigkeitsfräsern. Die Prothesenkomponenten werden mit Polymethylacrylat einzementiert. Die Patienten stehen im Schnitt 4 Stunden postoperativ das erste Mal auf und werden in der Regel noch am selben Tag nach Hause entlassen.

Extreme Vorsicht wird darauf verwendet möglichst große Teile der Kortikalisschicht zu erhalten, in die der tibiale Prothesenanteil eingebettet wird. Gerade dieser Operationsschritt könnte von der Anwendung des CASPAR-Systems erheblich profitieren, da der resezierte Knochenanteil genau auf die

Menge beschränkt werden muß, die notwendig ist, um die Prothese einzusetzen. Die femoralen und tibialen Komponenten haben zusammen eine Stärke von ca. 10 mm. Es ist bekannt, daß interindividuell größere Schwankungen in der Dicke der Kortikalis bestehen. So haben in der Regel größere Patienten (>180 cm Körpergröße) einen kräftigeren Kortikalissaum als 150 cm große Patienten. Die Schwierigkeit für den Chirurgen besteht darin, mit dem manuell geführten Fräser möglichst wenig harte Knochensubstanz zu entfernen und gleichzeitig ein ausreichend tiefes Prothesenlager zu präparieren. Durch eine genaue präoperative Planung und anschließende robotergeführte Fräsung kann die Präzision der Gelenkflächenbearbeitung bei höchstmöglichem Erhalt der Kortikalis maximiert werden. Derzeit besteht der häufigste Grund für ein Versagen der UKA in der aseptischen Lockerung der tibialen Komponente [20]. Die Standzeit der Prothese könnte somit durch eine kontrollierte Präparation insbesondere des tibialen Prothesenlagers verlängert werden. Ein weiterer Grund für eine vorzeitige Lockerung liegt in einem unregelmäßigen Zementmantel. Auch hier würde die präzise Ausfräsung des Prothesenlagers zu einem gleichmäßigen Zementsaum und konsekutiv längerer Standzeit führen. Komplikationen können auch durch Verwendung von zuviel oder zuwenig Knochenzement entstehen. Bei Einsatz eines Operationsroboters könnte die Zementmenge genau festgelegt werden, da die resezierte Knochenmenge berechnet werden kann. Zudem könnte eine gleichmäßigere Präparation des Prothesenlagers die Entwicklung und den Einsatz neuartiger Verfahren zur Fixation des tibialen Prothesenanteils ermöglichen. Bei Hydroxyapatit-beschichteten Komponenten könnte z. B. auf eine Zementierung des tibialen Anteils verzichtet und dadurch noch mehr gesunder Knochen geschont werden. Die „learning curve" der UKA nach Repicci könnte signifikant verringert werden, da bei dieser Technik die gleichmäßige Präparation des tibialen Prothesenlagers die höchsten Anforderungen an den Operateur stellt.

Zusammenfassend wird der Einsatz des CASPAR-Systems voraussichtlich zu einer erheblichen Qualitätsverbesserung dieser chirurgischen Technik führen.

Einsatzmöglichkeiten des CASPAR-Systems in der Schulterendoprothetik
U. Mall, P. Habermeyer

Die Funktionsfähigkeit und Überlebensdauer von Schulterendoprothesen beruht maßgeblich auf der Wiederherstellung anatomischer Verhältnisse der glenohumeralen Artikulationsflächen. Schon bei einer Abweichung von 20% vom Zentrum der Kurvatur der humeralen Gelenkfläche findet sich eine Änderung der Hebelverhältnisse an der Rotatorenmanschette von 20% [12]. Neben diesen negativen Einflüssen auf die dynamischen Kräfte eines endoprothetisch versorgten Gelenkes kommt es bei Nichtbeachten der anatomischen Vorgaben zu exzentrischer Belastung der glenoidalen Gelenkkomponente mit dem Risiko einer Lockerung des gesamten Glenoidersatzes beziehungsweise einem erhöhten Polyethylenabrieb am Glenoid.

Die wesentlichen zu berücksichtigenden knöchern anatomischen Parameter bei der Implantation der humeralen Komponente einer Schulterendoprothese sind [5, 24]:

für den Prothesenschaft
- Schaftlänge
- Schaftdurchmesser

für den Kalottenträger
in der koronaren Ebene:
- medialer Offset
- Inklinationswinkel
in der axialen Ebene:
- posteriorer Offset
- Retroversion

Bei Berücksichtigung dieser Parameter [9] ist bei suffizientem umgebenden Weichteilgewebe und bei anatomisch korrekter Implantation von zu erwartendem guten klinischem Ergebnis auszugehen.

Diese geforderten Anpassungsmöglichkeiten an anatomische Verhältnisse werden nur von Schulterendoprothesen der jüngsten Generation gewährleistet. Zum gegenwärtigen Zeitpunkt befinden sich lediglich zwei Prothesenmodelle hiervon auf dem Markt (UNIVERS™; ANATOMICA™). Zwar ist es möglich, die Exzentrizität und die Inklination sowie die verschiedenen Kalottengrössen modular einzustellen (AEQUALIS™), es ist jedoch bei den meisten auf dem Markt befindlichen Modellen nicht möglich, unabhängig von der Schaftachse die Retroversion der Kalotte einzustellen.

Neben der Optimierung der „Hardware" bleibt das Hauptproblem die korrekte Implantation der Endoprothese. Mit der Wahl der Resektionsebene werden für den Operationsverlauf und den Operationserfolg unumkehrbare Bedingungen geschaffen. So kann bei einer Abweichung in der axialen Ebene bei der Humeruskopfresektion eine auch durch ideale Hardware nicht mehr zu korrigierende Ante-/Retroversionfehlstellung auftreten, die das gesamte Operationsergebnis kompromitiert.

In diesem Bereich ist die Unterstützung des Operateurs durch einen Roboter, der die Resektion in der präoperativ festgelegten Ebene durchführt, möglich. Anhand der Einplanung der Prothese in einer 3D-Rekonstruktion des betreffenden Humerus im Computer und der präoperativen Festlegung der idealen Resektionsebenen und Eindringpunkte für die Schafteröffnung ist eine genauere Schnittebene als intraoperativ durch den Chirurgen realisierbar.

Als besonders hilfreich ist die Möglichkeit der präoperativen Planung im posttraumatischen Bereich anzusehen, wo aufgrund der zerstörten originären Anatomie häufig eine Orientierung an klassischen Implantationslandmarken nicht möglich ist. Hierbei besteht vor allem die Gefahr einer Implantation mit zu großer Retroversion, falscher Inklination und inkorrekter Implantationshöhe.

In diesen Fällen ist mit dem CASPAR-System eine Rekonstruktion mit präoperativer Festlegung der Parameter Resektionsebene, Implantationstiefe, Länge des Schaftes, Inklination und Retroversion anhand der anatomischen Gegebenheiten der kontralateralen Seite am Computer durchführbar.

Bei der Implantation der Schultergelenkspfanne besteht durch das CASPAR-System der Vorteil, daß die Ausrichtung des Implantates sich an der Stellung des Glenoides in den drei Ebenen des Raumes orientieren kann und nicht, wie zum gegenwärtigen Zeitpunkt vom Operateur anhand der einsehbaren Lage der Gelenkfläche bei Beginn der Glenoidimplantation abgeschätzt werden muß. Ein weiterer Vorteil wäre die genaue Bearbeitung des Pfannenlagers, da damit eine kongruente Auflagefläche geschaffen wird. Die heute noch erschreckend hohe Lockerungsrate von Pfannenimplantaten erklärt sich u.a. aus einer manuell nicht kongruent bearbeiteten Pfannenauflagefläche. Dies gilt ebenso für die Bearbeitung des Verankerungsschlitzes bei Verwendung von Kielpfannen.

Insgesamt ist durch den Einsatz des CASPAR-Systems bei Operationsplanung und Implantation eine Verbesserung der Möglichkeit der Rekonstruktion der knöchern-anatomischen Verhältnisse zu erwarten. Diese Verbesserung wird sich vor allem bei präoperativ veränderter Anatomie auswirken.

Auf die bei der Implantation von Schulterprothesen extrem wichtige korrekte Rekonstruktion der Weichteile, vor allem im Bereich der Rotatorenmanschette, wird durch die Computerunterstützung in absehbarer Zeit kein nennenswerter Einfluß zu erwarten sein. Diese Wiederherstellung eines optimalen Joint-Play bleibt eine Domäne der Erfahrung des jeweiligen Operateurs.

Zusammenfassung

Das erste aktive europäische Chirurgieroboter-System CASPAR stellt heute eine zuverlässige Hilfe für die dreidimensionale präoperative Planung und die exakte intraoperative Umsetzung in der Hüftendoprothetik dar. Die Universalität des Systems eröffnet ein weites Indikationsspektrum in der Orthopädie und Unfallchirurgie. Die Anwendung des Roboters zur präzisen Planung und Ausführung der Bohrlochplazierung bei der vorderen Kreuzbandplastik ist seit April 1999 möglich. Weitere in Planung befindliche Indikationen konnten im Rahmen dieses Beitrags kurz skizziert werden. Zukünftige Langzeitstudien werden zeigen, ob sich die Roboterchirurgie auf dem richtigen Weg befindet und die erhöhte Genauigkeit von Planung und operativer Umsetzung den erwarteten Vorteil für den Patienten bedeuten.

Literatur

1. Aglietti P, Buzzi R, Zaccherotti G, DeBiase P (1994) Patellar tendon versus doubled semitendinosus and gracilis tendons for anterior cruciate ligament reconstruction. Am J Sports Med 22:211–218
2. Ahlback S (1968) Osteoarthrosis of the knee. A radiographic investigation. Acta Radiol [Diagn] (Stockh), 277:7–72
3. Amis A, Jakob RP (1998) Anterior cruciate ligament graft positioning, tensioning and twisting. Knee Surg Sports Traumatol Arthrosc 6 [Suppl 1]:2–12
4. Bach BR, Jones GT, Sweet FA, Hager CA (1994) Arthroscopy assisted anterior cruciate ligament reconstruction using patellar tendon substitution: Two-to four-year follow-up results. Am J Sports Med: 22:758–765
5. Ballmer FT, Sidles JA, Lippitt SB, Matsen FA, III (1993) Humeral head prosthetic arthroplasty: surgically relevant geometric considerations. J Shoulder Elbow Surg 2:296–304
6. Bathe KJ (1986) Finite-Elemente-Methoden. Springer Verlag, Heidelberg, Berlin
7. Bauer G (1987) Knee surgery for arthrosis. (Vortrag) AAOS-Meeting, San Francisco, USA
8. Bernard M, Hertel P, Hornung H, Cierpinski T (1997) Femoral insertion of the ACL: Radiographic quadrant method. Am J Knee Surg Vol. 10 (1):14–22
9. Boileau P, Walch G (1997) The three dimensional geometry of the proximal humerus Implications for surgical technique and prosthetic design. J Bone Joint Surg (Br) 79:857–865
10. Brown, C (1998) Planning and strategies of ACL-revision surgery. (Vortrag) Current Concepts and New Perspectives in cruciate ligament surgery, Berlin
11. Dearborn JT, Eakin CL, Skinner HB (1996) Medial compartment arthrosis of the knee. Am J Orthop 25:18–26
12. Fischer LP, Carret JP, Gonon GP, Dimnet J (1977) Étudue cinématique des mouvements de lárticulation scapulo-humerale (Articulation Humeri). Rev Chir Orthop 63 (Suppl II):108–112
13. Fithian DC, Leutzow WF (1997) Outcomes following ACL surgery. Sports Med Arthrosc Rev 5:68–76
14. Gillquist J (1996) Drill-hole reproducibility in ACL reconstruction. Sports Med Arthrosc Rev 4:342–49
15. Good L, Odensten M, Gillquist J (1994) Sagittal knee stability after anterior cruciate ligament reconstruction with a patellar tendon strip. A two year follow-up study. Am J Sports Med 22:518–523
16. Gotzen L, Petermann J (1994) Die Ruptur des vorderen Kreuzbandes beim Sportler. Chirurg 65:910–919
17. Hertel P (1990) A new technique for ACL replacement. (Vortrag) Fourth Congress of the European Society for Knee Surgery and Arthroscopy, Stockholm
18. Howell SM (1998) Principles for placing the tibial tunnel and avoiding roof impingement during reconstruction of a torn anterior cruciate ligament. Knee Surg Sports Traumatol Arthrosc 6 [Suppl 1]:49–55
19. Ishibashi Y, Rudy TW, Kim HS, Fu FH, Woo SL (1995) The effect of ACL graft fixation level on knee stability. Arthroscopy 11:373
20. Knutson K, Lewold S, Robertsson O, Lidgren L (1994) The Swedish knee arthroplasty register. A nation wide study of 30 003 knees 1976–1992. Acta Orthop Scand 65:375–386
21. Kohn D, Busche T, Carls J (1998) Drill hole position in endoscopic anterior cruciate ligament reconstruction. Results of an advanced arthroscopy course. Knee Surg Sports Traumatol Arthrosc 6 [Suppl 1]:13–15
22. Newman JH, Ackroyd CE, Shah NA (1998) Unicompartmental or total knee replacement? Five year results of a prospective, randomised trial of 102 osteoarthritic knees with unicompartmental arthritis. J Bone Joint Surg (Br) 80:862–865

23. Pässler HH (1997) Revisionseingriffe nach vorderer Kreuzbandoperation und neuerlicher Instabilität: Ursachenanalyse und taktisches Vorgehen. (Vortrag) DGU-Tagung, Berlin
24. Pearl ML, Volk AG (1996) Coronal plane geometry of the proximal humerus relevant to prosthetic arthroplasty. J Shoulder Elbow Surg 5:320–326
25. Petermann J, Schleip T, Trus P, Gotzen L (1998) Experimentelle Untersuchungen zum Notchimpingment bei vorderer Kreuzbandplastik. In: Rahmanzadeh R, Voigt C, Trabhardt S (Hrsg) Unfall-Chirurgie – Wandel in der Osteosynthesetechnik. Einhorn-Presse Verlag, Reinbek
26. Rho JY, Hobatho MC, Ashman RB (1995) Relations of mechanical properties to density and CT numbers in human bones. Med Eng Phys 17:347–355
27. Romanowski M, Repicci J (1999) Outpatient management of unicompartmental knee arthroplasty. (Vortrag) SICOT-Meeting, Sidney, Australien
28. Scuderi GR (1993) The femoral intercondylar roof angle. Am J Knee Surg 6:10
29. Stapleton TR (1997) Complications in anterior cruciate ligament reconstructions with patellar tendon grafts, Sports Med Arthrosc Rev 5:156–162
30. Teitz CC, Lind BK, Sacks BM (1997) Symmetry of the femoral notch width index. Am J Sports Med 25:687–690

Grundlagen zu Operationsrobotern in der Hüftendoprothetik und mögliche Ansätze zur Qualitätsverbesserung von Operationsplanung und -umsetzung

J. Jerosch, T. J. Filler, E. T. Peuker, M. Rahgozar,
Ch. v. Hasselbach, A. Lahmer, U. Witzel

Einleitung

Zur Qualitätssteigerung und Erhöhung der Präzision werden in verschiedenen operativen Disziplinen zunehmend rechnergestützte Verfahren entwickelt und eingesetzt. Gemeinsame Grundlage dieser für den Operationsbereich meist neuen Techniken ist die bildgesteuerte Operation. Hierbei wird anhand präoperativ gewonnener Bilddaten zunächst eine für den Patienten individuelle Operationsplanung durchgeführt. Der operative Eingriff oder Teilschritte davon können anschließend an einem virtuellen Modell simuliert werden. Bei manchen Systemen wird sogar der Operateur intraoperativ angeleitet. Hierzu ist es jedoch notwendig, das Planungskoordinatensystem exakt auf das Patientenkoordinatensystem am OP-Tisch umzusetzen. Die intraoperative Steuerung erfolgt dann entweder passiv durch Anleitung des Operateurs anhand der präoperativen Planung oder sogar aktiv, indem ein halbautomatisches Gerät unter Aufsicht des Chirurgen einzelne OP-Schritte übernimmt.

Ein besonderer Entwicklungszweig sind hier computergesteuerte Operationsroboter, welche im Bereich der Neurochirurgie bereits eine gewisse Akzeptanz erfahren haben. Hier ist die Entwicklung bereits soweit fortgeschritten, daß kommerzielle Robotersysteme täglich erfolgreich in vielen Operationssälen eingesetzt werden. Weltweit werden intensive Bemühungen unternommen, um Robotersysteme für weitere praktische Einsätze in der Medizin zu entwickeln. Dabei stehen keinesfalls vollautomatisierte Behandlungssysteme im Mittelpunkt des Interesses. Vielmehr werden assistierende Systeme favorisiert, die den Operateur bei der Ausführung sehr präziser Eingriffe unterstützen. Eine Vielzahl unterschiedlicher Konzepte für den Einsatz von Robotern in der Chirurgie sind in der Vergangenheit vorgeschlagen worden. Einige erfolgreiche kommerzielle Robotersysteme basieren auf herkömmlichen Industrierobotern (Bauer et al. 1996, Maquet 1998), während in zahlreichen Forschungsprojekten neue, aufgabenoptimierte Robotersysteme entwickelt wurden (Finlay 1995, Glauser et al. 1995, Taylor et al. 1995, Charles et al. 1997, Harris et al. 1997, Voges et al. 1997, Mitsuishi et al. 1997, Zeiss 1998).

Eine Analyse der unterschiedlichen Ansätze zeigt u.a., daß besonders mit Parallelkinematiken, wie z. B. beim OrthoSista System (Finlay 1995), die geforderten Genauigkeiten erzielt werden können. Auf der Suche nach geeigneten Lösungsansätzen für ein möglichst universell einsetzbares System wurde am

Fraunhofer IPA besonders der Hexapod-Roboter untersucht. Dieser wurde bereits für zwei Anwendungen in der Chirurgie vorgeschlagen (Grace et al. 1993, Brandt 1997). Neben der hohen Genauigkeit und Steifigkeit besitzt der Hexapod-Roboter einen sehr kleinen abzusichernden Bewegungsraum der Kinematik. Dadurch ist das sichere Zusammenspiel zwischen Patient, Chirurg und Roboter wesentlich einfacher zu gewährleisten. Ein weiterer Vorteil ist, daß Hexapod-Roboter infolge verbesserter Steuerungstechnik kommerziell verfügbar sind. Diese Systeme erlauben eine Bewegung in allen sechs Freiheitsgraden innerhalb eines Arbeitsraumes von ungefähr $100 \times 100 \times 25$ mm^3 und $15°$ Rotation. Die Wiederholgenauigkeit ist kleiner als 2 µm für die Translation und 2 Bogensekunden für die Rotation. Die absolute Genauigkeit ist kleiner als 20 µm. Dabei können Lasten bis 50 kg bewegt werden. Damit übertreffen diese Systeme deutlich die Genauigkeit bestehender Robotersysteme. Der Nachteil vom Hexapod-Roboter ist der relativ kleine Arbeitsraum. Dadurch ergibt sich ein Widerspruch zu der Forderung nach einem universellen System bei dem eventuell auch unterschiedliche Zugänge realisiert werden müssen. Um den kleinen Arbeitsraum des Hexapod-Roboter zu kompensieren, ist daher eine zusätzliche „Grobkinematik" notwendig. Vorgeschlagene Lösungsansätze sehen die Befestigung des Hexapod-Roboter an einem C-Bogen vor. Der C-Bogen ist dabei so ausgelegt, daß durch eine kleine Höhenveränderung des Operationstisches der Hexapod-Roboter für den geplanten Eingriff in die richtige Lage relativ zum Patienten gebracht werden kann. Während der Operation bewegt sich dann nur noch der Hexapod-Roboter. Die Roboterplattform mit dem C-Bogen und der Operationstisch bleiben während des chirurgischen Eingriffs fixiert.

Die Entwicklung industrieroboter-basierter Systeme in der Gelenkchirurgie begann 1986 durch die Zusammenarbeit des Thomas J. Watson-Untersuchungszentrums der Firma IBM (IBM Scientific Center) und der „California at Davis" Universität. Zur Optimierung der Implantation von Hüftalloarthroplastiken wurde von der Firma ISS (Integrated Surgical Systems, Sacramento, USA) ein neuartiges Planungs- und Operationssystem entwickelt (Börner et al. 1997, Kazanzides et al. 1992, 1995, Spencer 1996). Die beiden geistigen Väter des Systems sind Dr. William Bargar, ein Orthopäde aus Sacramento, und Hap Paul, ein Veterinärmediziner der University of California in Davis. Letzterer setzte bereits ein Vorläufermodell des heutigen Systems bei Hunden mit Hüftgelenkserkrankungen ein.

Primäres Ziel war hierbei die Erzielung eines größtmöglichen Knochen-Prothesen-Kontaktes. Der Langzeiterfolg eines alloplastischen Hüftgelenkersatzes hängt neben dem Knochen-Prothesen-Kontakt und weiteren Faktoren unter anderem jedoch auch von der exakten physiologischen Ausrichtung der Prothese im Knochen, bezogen auf Anteversionswinkel und CCD-Winkel (Varus- oder Valgusfehlstellungen) ab.

Die Entwicklung von ROBODOC® läßt sich in vier Phasen unterteilen:
- Phase I – 1986–87: Studie über die Durchführbarkeit: Während dieser Phase wurden Industrieroboter mit einer Fräsvorrichtung ausgestattet und so programmiert, daß sie simplifizierte geometrische Formen in einen synthetischen Knochen bohren konnten.

Nach erfolgreichem Abschluß der Vorarbeit, nutzte man die neu gewonnenen Erkenntnisse für die
- Phase II – 1987–89: In-vitro-Entwicklung. Zu der automatischen Fräsmaschine wurde ein Computerarbeitsplatz hinzugefügt, der es dem Chirurgen mit Hilfe speziell entwickelter Software ermöglichte, die Art und die Position der Hüftendoprothese auf einem eingescannten Röntgenbild des Patienten präoperativ festzulegen. Das so kombinierte System wurde an isolierten Oberschenkelknochen auf seine Arbeitsweise und Genauigkeit getestet.
- Phase III – 1989–91: In-vivo-Entwicklung. Nachdem man in der zweiten Phase zu vielversprechenden Laborergebnissen gekommen war, wurden an dem System noch einige Spezifikationen vorgenommen, um es in unter Praxisbedingungen in einem Operationssaal einsetzen zu können. Dazu zählte unter anderem die Sterilisierbarkeit des gesamten Systems. Es wurde eine Studie an 26 Hunden durchgeführt. Das Ergebnis dieser Studie war vielversprechend. Das System arbeitete präzise nach den einprogrammierten Daten und es traten keine anderen Komplikationen auf, weder im System, noch bei den Hunden.
- Phase IV – 1991-heute: klinische Erprobung. Aufgrund der guten Ergebnisse im Tierversuch, wurde eine Testreihe mit 10 Patienten in Sacramento, USA durchgeführt. Alle durchgeführten Operationen waren erfolgreich, es traten keine Komplikationen auf.

Ziel der vorliegenden Studie ist es, die Möglichkeiten der rechnergestützten präoperativen Planung sowie die intraoperative Umsetzung dieser Planungsvorgaben durch einen Operationsroboter in einem experimentellen Versuchsaufbau zu überprüfen.

Material und Methodik

Von 14 humanen unfixierten Femura mit leichten bis mittelgradigen degenerativen Veränderungen wurden CT-Datensätze angefertigt. Diese CT-Daten wurden digitalisiert und mit Hilfe eines speziellen OP-Planungssystems (ORTHODOC®, ISS, Sacramento) dreidimensional rekonstruiert.

Für die präoperative Planung im ORTHODOC®-System wurden initial in jedem Präparat zwei Orientierungspins jeweils am Kondylus medialis sowie anterior des Trochanter major eingebracht. Diese Markierungs-Pins ermöglichen eine exakte Vermessung des Femurs. Die anschließenden CT-Untersuchungen der so präparierten Femura begannen mit CT-Schnitten an der Oberseite des Femurkopfes mit einem geringen Tischvorschub von 3 mm bis hin zum Trochanter minor, um eine genaue Darstellung der knöchernen sowie kortikospongiösen Strukturen zu erreichen. Eine noch höhere Auflösung wurde im Bereich des proximalen Orientierungspins verwendet (2 mm Tischvorschub). Unterhalb des Trochanter minor wurde ein größerer Tischvorschub (6 mm) gewählt. Im Kondylusbereich wurden nochmals Schnitte mit

2 mm Tischvorschub gefahren, um den distalen Markierungs-Pin exakt zu vermessen.

Die so ermittelten CT-Daten wurden über einen Datenträger auf das ORTHODOC®-System übertragen. Aus diesen 2D-CT-Daten wurde eine 3D-Bildmatrix berechnet, welche auf einem hochauflösenden Grafikmonitor in 4 Fenstern dargestellt werden kann.

Von jedem Femur wurden mittels digitaler Analyse CCD-Winkel, Antetorsionswinkel, Kopfdurchmesser, Rotationszentrum, Halslänge und Schaftdurchmesser bestimmt. Hierbei wurde für jeden Femur jeder Wert dreimal gemessen und anschließend der Mittelwert gebildet.

Mit Hilfe eines speziellen Operationsplanungsprogrammes wurde für jeden Femur eine virtuelle OP-Planung für die Implantation einer zementfreien Hüftendoprothese (Precision Osteolock®; Howmedica) durchgeführt. Hierbei kann nach Auswahl des Prothesentyps und der Prothesengröße das ausgewählte Implantat virtuell dreidimensional bewegt und optimal plaziert werden. Dieser Schritt der OP-Planung nimmt zwischen 20 und 30 Minuten in Anspruch. Die CCD-Winkel beim Osteoloc®-Hüftsystem beträgt 135° bei den Standardschäften und 132° bei den Schäften der X-Größen (Tabelle 1).

Anschließend wurden die Präparate randomisiert in zwei Gruppen aufgeteilt. In einer Gruppe wurden die anhand der OP-Planung ermittelten Femura manuell eingebracht (Gruppe manuell). In der zweiten Gruppen erfolgte die Implantation mit Hilfe eines Operationroboters (Gruppe ROBODOC (Abb. 1)).

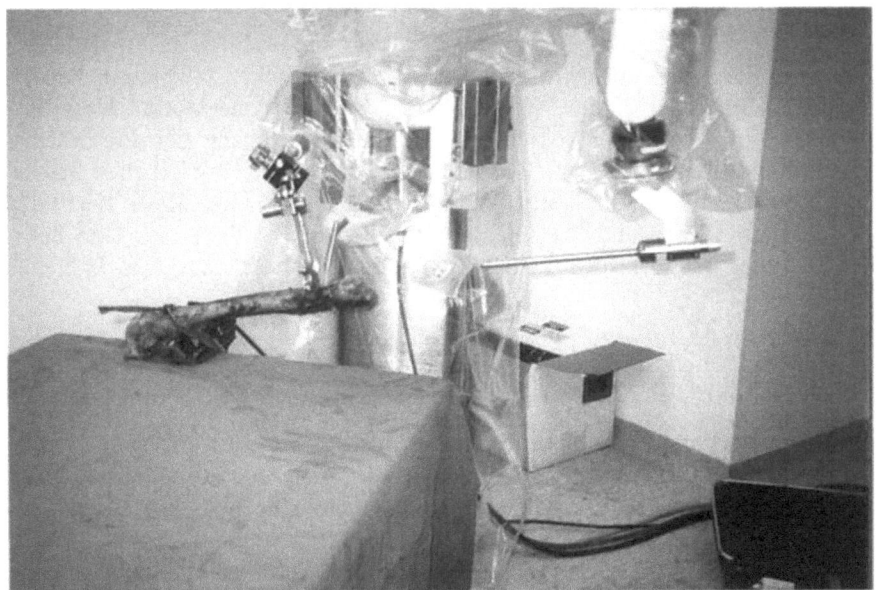

Abb. 1. Fräsvorgang am Präparat mit dem ROBODOC®.

Tabelle 1. Prothesentyp, Prothesengrößen und Prothesen CCD-Winkel für die einzelnen Präparate

Femur-#	Seite	Technik	Endoprothese	CCD-Winkel
F1	L	manuell	5/16	135°
F2	R	manuell	4X/17	132°
F3	L	rob.	5/17	135°
F4	L	rob.	4/15	135°
F5	R	rob.	4X/14	132°
F6	R	rob.	4/13	135°
F7	R	rob.	2X/10	132°
F8	R	rob.	4/13	135°
F9	L	rob.	3X/13	132°
F10	L	manuell	2X/13	132°
F11	R	manuell	4X/14	132°
F12	L	manuell	3X/13	132°
F13	L	manuell	3X/13	132°
F14	R	manuell	3X/13	132°

Die CT-Daten und die Prothesenfräsdaten für die ROBODOC-Gruppe wurde auf ein Datenband übertragen, welches zur Operation in den Rechner des OP-Roboters geladen wurde und damit den Fräsvorgang steuerte.

Alle Knochen wurden zunächst in gleicher Weise standardisiert proximal osteotomiert. Die Aufbereitung der Knochenhöhle und Implantation der Prothesen erfolgte unter Aufsicht von Produktspezialisten der Firmen Howmedica und ISS. Die manuell durchgeführten Operationen wurden durch erfahrene Chirurgen nach den Implantationsrichtlinien der Firma Howmedica vollzogen.

Nach Einbringen des Datenbandes in den OP-Rechner des ROBODOC-Systems sowie den übrigen notwendigen Vorbereitungen (Selbsttest, Befestigung des Proximal Clamp Fixator, Anbringung der Bone Motion Monitor – Einrichtung) wurde der roboter-kontrollierte Fräsvorgang des Prothesenlagers durchgeführt (Abb. 1, 2). Anschließend wurden die vorgegebenen Prothesen eingebracht. Der Operationsroboter ist mehr als zwei Meter hoch, 125 Kilogramm schwer und hat einen Ausleger an dessen Ende sich eine Bohrvorrichtung befindet. Das ROBODOC-System setzt sich aus drei Einheiten zusammen :

- einem SCARA-Roboter mit einer Bewegungsmöglichkeit in fünf Achsen,
- einem Operationsraummonitor (OR Display),
- einer Kontrolleinheit, in der sich der Rechner befindet (Control Cabinet).

Bei dem Rechner handelt es sich um einen IBM RS/600 mit einem Arbeitsspeicher von 64 MB und zwei Festplatten mit jeweils 200 MB Speicherkapazität. Das System verfügt über mehrere voneinander unabhängige Sicherheitssysteme.

Es kann automatisch und manuell kontrolliert werden und erlaubt eine Bedienung mit begrenzten technischen Kenntnissen im Gegensatz zu den Robotern der ersten Generation, die von Ingenieuren bedient werden mußten.

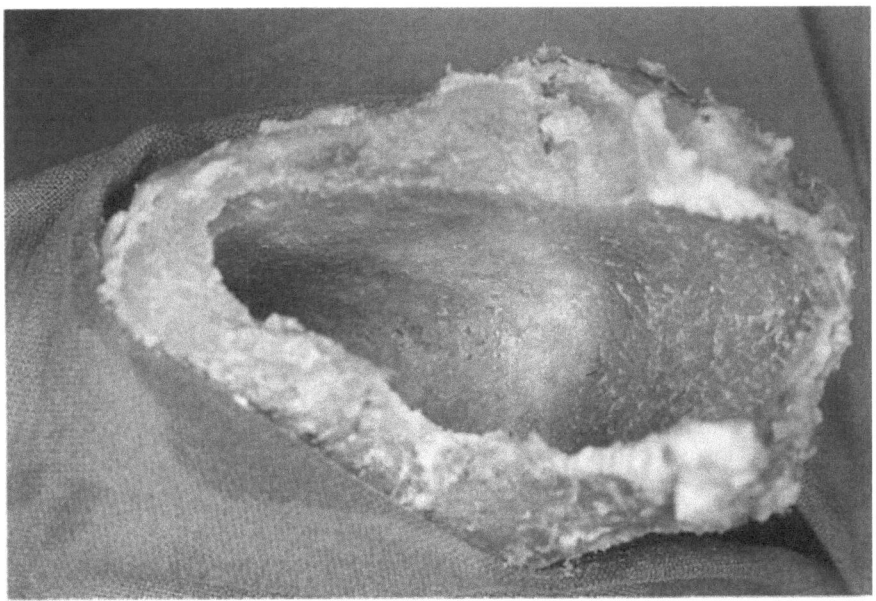

Abb. 2. Makroskopische Situation des gefräßten Prothesenlagers

Nach Beendigung der präoperativen Planungsphase werden die Daten auf eventuelle Fehler hin überprüft und erst dann an den Roboter übermittelt.

Bevor der ROBODOC seine Arbeit beginnt wird zur Kontrolle ein Selbsttest durchgeführt. Da der Roboter mit einer Sicherheitsvorrichtung ausgestattet ist, welche die Fräsarbeit sofort einstellt, wenn sich das Bein des Patienten um einen Millimeter verschiebt, wird das Bein des Patienten an einem speziellen Gestell befestigt. Der Roboter besitzt eine Tastspitze, mit der er die „realen" Distanzen und Winkel der Titanpins ermittelt. Die Werte werden mit den CT-Werten verglichen. Sofern eine Übereinstimmung besteht, kann eine Fräse in entsprechender Größe montiert werden und der Fräsvorgang wird durch den Operateur in Gang gesetzt.

Während des Fräsvorganges erhält der Rechner ein ständiges Feedback der Ist-Daten, die er mit den Sollwerten vergleicht. Bei einer zu großen Differenz zwischen Soll- und Istwert stehen dem Rechner zwei Wege zur Verfügung, den Fräsvorgang zu unterbrechen. Bei einem geringgradigen Abweichen tritt das „PAUSE-System" in Kraft. Der Fräsmotor hält sofort an, und es erscheint ein Menü auf dem Kontrollbildschirm. Der Operator kann nun verschiedene Möglichkeiten wählen den Fräsvorgang fortzusetzen. Er kann beispielsweise einen Weichgewebsretraktor einsetzen oder eine Fräse von anderer Größe einspannen.

Bei einer stärkeren Abweichung der intraoperativ ermittelten Werte von den präoperativ festgelegten schaltet das „STOP-System" innerhalb weniger Millisekunden das komplette System ab. Auf dem Kontrollmonitor erscheint eine Fehlermeldung. Der Fräsvorgang kann nicht fortgesetzt werden, sondern muß nach Fehlerkorrektur neu gestartet werden. Beide Systeme lassen sich auch per Hand auslösen.

Eine direkt an das proximale Femurende angebrachte Sonde registriert jede Bewegung des fixierten Knochens im dreidimensionalen Raum. Dieses System wird als „Bone Motion Monitor" bezeichnet und führt bei einer Bewegung des Knochens zu einer Unterbrechung des Fräsvorganges. Dieser kann dann erst nach neuer Fixierung und Justierung des Roboters wieder fortgesetzt werden. Zunächst wird mit einer groben Fräse die Struktur der Kavität gefräst. Die Feinarbeit wird von einer feineren Fräse durchgeführt. Der gesamte Fräsvorgang wird auf den Kontrollmonitor übertragen. Die Dauer des Fräsvorgangs beträgt etwa 20 Minuten.

Nach der Prothesenimplantation wurden alle Präparate wiederum computertomographisch erfaßt und unter Verwendung eines artefaktunterdrückenden Algorithmus dreidimensional rekonstruiert. Der Tischvorschub entlang der Prothese wurde hierbei jedoch feiner (1 mm) gewählt, um das Prothesenlager exakt beurteilen zu können. Die Daten wurden auf dem ORTHODOC®-System geladen, und es erfolgte erneut die Berechnung der präoperativ bereits dokumentierten Parameter. Hierbei wurde besonderer Wert auf den CCD- und den Antetorsionswinkel (Abb. 3) sowie die Halslänge gelegt. Auch hierbei wurde wie bereits präoperativ für jede Prothese jeder Wert dreimal gemessen und anschließend der Mittelwert gebildet.

Zusätzlich wurde die primäre Paßgenauigkeit der Endoprothese in den unterschiedlichen Gruen-Zonen (Abb. 4) dokumentiert. Hierzu wurde auf trans-

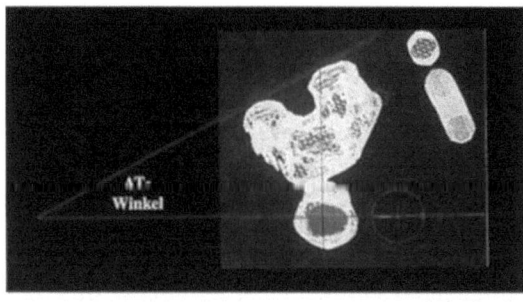

Abb. 3. Messung des AT-Winkels

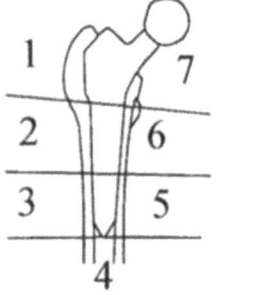
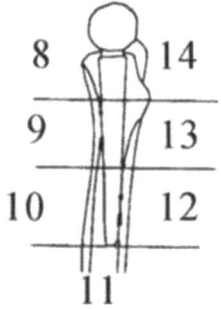

Abb. 4. Darstellung der Gruen-Zonen

versalen Rekonstruktionen die Distanz zwischen Endoprothese und Knochenlager digital gemessen. Diese Messungen wurden beginnend an der Spitze des Trochanter major in 1cm-Abständen bis zur Prothesenspitze durchgeführt. Auf jedem Schnitt konnte so in 4 Quadranten (ventral, dorsal, medial, lateral) die Distanz im Knochen-Prothesen-Interface dokumentiert werden. Die so erhaltenen Meßwerte wurden für jede Gruen-Zone addiert (Gruen et al. 1978).

Zur Überprüfung der anhand des artefaktunterdrückten CT dokumentierten Interface-Zonen wurden die Femura anschließend mazeriert, in Epoxyharz gegossen und mit einer speziellen Säge bei einliegendem Implantat transversal in Dünnschichttechnik durchtrennt. Die Schnittflächen wurden geschliffen und waren dann einer qualitativen und quantitativen Analyse zugänglich.

Die statistische Auswertung erfolgte mit SPSS 7.5. Signifikanzen wurden mit dem Wilcoxon-Test geprüft.

Ergebnisse

Die Ergebnisse der prä- und postoperativen Winkel- und Distanzmessungen sind in den Tabellen 2 und 3 dargestellt.

Der Mittelwert der CCD-Winkel betrug präoperativ in der manuellen Gruppe 126,7° (s=4,0°) und in der Roboter-Gruppe 127,8° (s=4,3°). Postoperativ änderte er sich in der ersten Gruppe im Mittel auf 131,9° (S=0,8) und in der zweiten Gruppe auf 133,2° (S=1,9). Bei einem vorgegebenen CCD-Winkel der zementfreien Prothese wurde der postoperative Winkel naturge-

Tabelle 2. Präoperative Werte für CCD-, AT-Winkel und Halslänge

Gruppe		CCD-Winkel (°)				AT-Winkel (°)				Kopf-Hals-Länge (mm)			
		1. m.	2. m.	3. m.	**MW**	1. m.	2. m.	3. m.	**MW**	1. m.	2. m.	3. m.	**MW**
F1	man.	121.6	122.4	122.0	**122.0**	34.1	34.0	34.1	**34.1**	50.1	52.5	52.3	**51.6**
F2	man.	127.3	123.7	124.6	**125.2**	39.5	40.4	40.5	**40.1**	58.0	56.5	57.0	**57.2**
F3	rob.	123.9	128.6	126.9	**126.5**	37.2	37.5	37.3	**37.3**	62.3	62.2	62.3	**62.3**
F4	rob.	124.8	123.0	121.8	**123.2**	18.0	17.1	17.8	**17.6**	61.0	59.5	60.0	**60.2**
F5	rob.	129.6	126.8	128.5	**128.3**	27.8	28.1	27.7	**27.9**	60.5	59.2	60.0	**59.9**
F6	rob.	121.9	125.5	124.6	**124.0**	38.1	38.8	39.0	**38.6**	53.3	56.4	56.0	**55.2**
F7	rob.	132.4	132.5	132.8	**132.6**	24.0	23.4	23.8	**23.7**	62.5	64.3	63.4	**63.4**
F8	rob.	135.7	134.1	133.3	**134.4**	32.8	37.6	37.5	**36.0**	56.4	57.0	58.2	**57.2**
F9	rob.	125.8	125.6	125.3	**125.6**	33.1	36.8	36.6	**35.5**	52.7	51.5	51.8	**52.0**
F10	man.	123.6	122.1	122.2	**122.6**	27.6	28.9	29.1	**28.5**	66.2	66.8	66.6	**66.5**
F11	man.	125.4	124.5	125.6	**125.2**	27.1	26.9	27.0	**27.0**	65.7	65.8	65.6	**65.7**
F12	man.	129.4	127.8	130.8	**129.3**	20.8	22.1	22.6	**21.8**	59.2	59.7	59.5	**59.5**
F13	man.	137.2	130.1	129.8	**132.3**	44.0	45.7	46.0	**45.2**	50.6	48.2	48.4	**49.1**
F14	man.	131.5	130.0	130.3	**130.6**	20.3	23.2	23.9	**22.5**	55.1	53.8	54.4	**54.4**

Tabelle 3. Postoperative Werte für CCD-, AT-Winkel und Halslänge

		CCD-Winkel				AT-Winkel				Collumlänge			
		1. M.	2. M.	3. M.	MW	1. M.	2. M.	3. M.	MW	1. M.	2. M.	3. M.	MW
F1	man.	131,3	134,6	133,8	**133,2**	22,1	23,9	23,0	**23,0**	62,3	70,9	66,4	**66,5**
F2	man.	133,0	131,9	132,0	**132,3**	21,9	21,9	22,3	**22,0**	64,0	65,4	64,8	**64,7**
F3	rob.	134,6	133,8	133,7	**134,0**	36,1	36,3	36,4	**36,3**	67,8	66,9	67,0	**67,2**
F4	rob.	134,0	134,2	134,4	**134,2**	16,0	16,8	15,9	**16,2**	60,0	62,0	61,9	**61,3**
F5	rob.	131,4	129,6	129,7	**130,2**	24,3	26,3	25,5	**25,4**	66,0	63,9	65,2	**65,0**
F6	rob.	135,0	136,3	135,6	**135,6**	37,8	38,2	38,7	**38,2**	63,0	64,0	63,8	**63,6**
F7	rob.	131,1	133,3	133,0	**132,5**	26,4	26,7	26,1	**26,4**	61,3	61,4	60,1	**60,9**
F8	rob.	134,8	133,2	135,6	**134,5**	38,5	38,1	38,2	**38,3**	62,0	61,1	61,3	**61,5**
F9	rob.	131,6	132,3	131,3	**131,7**	37,9	38,5	38,6	**38,3**	63,0	63,8	63,2	**63,3**
F10	man.	131,5	131,5	129,9	**131,0**	9,4	9,5	9,6	**9,5**	60,0	60,0	59,8	**59,9**
F11	man	132,7	131,8	132,1	**132,2**	25,7	28,0	27,0	**26,9**	65,0	63,8	64,0	**64,3**
F12	man.	131,9	131,3	131,4	**131,5**	11,7	11,3	11,6	**11,5**	62,1	62,4	62,3	**62,3**
F13	man.	132,8	131,6	132,2	**132,2**	36,6	36,1	36,7	**36,5**	63,0	61,2	62,4	**62,2**
F14	man.	130,7	131,1	131,4	**131,1**	14,0	14,5	14,0	**14,2**	64,3	62,6	62,9	**63,2**

mäß von dem Prothesendesign vorgegeben. Kleine Abweichungen im Varus- oder Valgussinne führten nicht zu einer signifikanten Differenz.

Vollkommen unterschiedlich stellte sich jedoch die Situation beim AT-Winkel dar. Hier ergaben sich signifikante Unterschiede. Dieser betrug in der manuellen Gruppe präoperativ 31,3° (s=8,8°) und lag postoperativ lediglich noch bei 20,5° (s=9,5°). Es war somit eine deutliche Tendenz zur Reduktion dieses Winkels zu erkennen. Die Spannweite der postoperativen AT-Winkel reichte von 9,5° bis 36,5°.

In der Roboter-Gruppe lag dieser Winkel vor der Implantation mit 30,9° (s=8,0°) in einem vergleichbaren Bereich wie bei der manuellen Gruppe. Nach der Implantation wurde der mittlere AT-Winkel mit 31,3° (s=8,7°) dokumentiert.

Die Betragsdifferenzen zwischen prä und postoperativem Antetorsionswinkel betrug in der manuellen Gruppe 10,8° (s=6,4°), in der Roboter-Gruppe hingegen nur 0,4° (s=0,9°). Dieser Unterschied ist signifikant auf einem Niveau von p<0,01.

Die Halslänge betrug vor der Implantation der manuell eingebrachten Gruppe 57,7 mm und in der ROBODOC-Gruppe 58,6 mm. Postoperativ änderte sich die Halslänge in der ersten Gruppe auf 63,3 mm und in der zweiten Gruppe auf 63,3 mm. In beiden Gruppen änderte sich die Halslänge signifikant (p<0,05). Die Abweichung lag in der manuellen Gruppe zwischen prä- und postoperativ bei 7,9 mm und bei der ROBODOC-Gruppe bei 5,4 mm. Dieser Unterschied erreichte jedoch kein signifikantes Niveau.

Deutliche Unterschiede ergaben sich jedoch wieder bei der Analyse der Distanz im Knochen-Prothesen-Interface zwischen beiden Gruppen (Abb. 5). Dieser Effekt trat zugunsten der ROBODOC-Gruppe besonders in den Gruen-Zonen 6 und 7 hervor (Abb. 6).

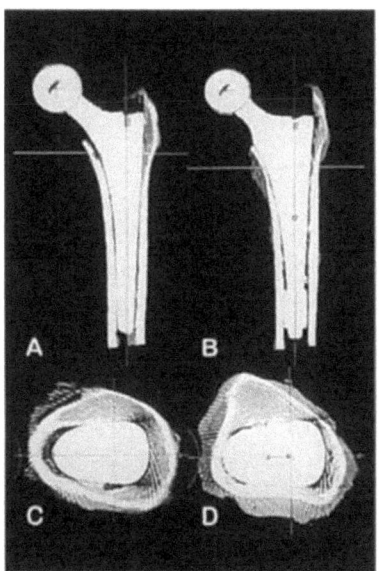

Abb. 5. Postoperatives CT nach manueller (**A** + **C**) sowie roboterunterstützter (**B** + **D**) Implantation der Schaftprothese

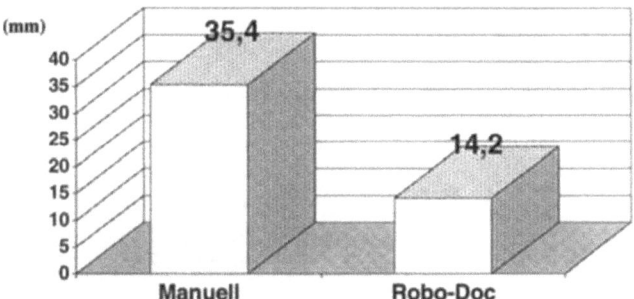

Abb. 6. Summe der Distanzmessungen zwischen Implantat und Knochen in Gruen Zone 7 von 14 Femura in jeweils 5 transversalen Schichten

Die Untersuchungen an den geschnittenen Präparaten unterstützten die computertomographischen Befunde. Neben der besseren Paßform zeigte sich an diesen Präparaten jedoch auch eine deutlich besser erhaltene Spongiosastruktur. Während die Spongiosa bei der manuellen Gruppe im Interface-Bereich deutliche Zerstörungen aufwies, zeigte sich die Spongiosa bei der ROBODOC-Gruppe bis direkt an die Prothese heran völlig intakt (Abb. 7). Bei einer manuell implantierten Prothese kam es sogar zu einer ossären Fissur (Abb. 8).

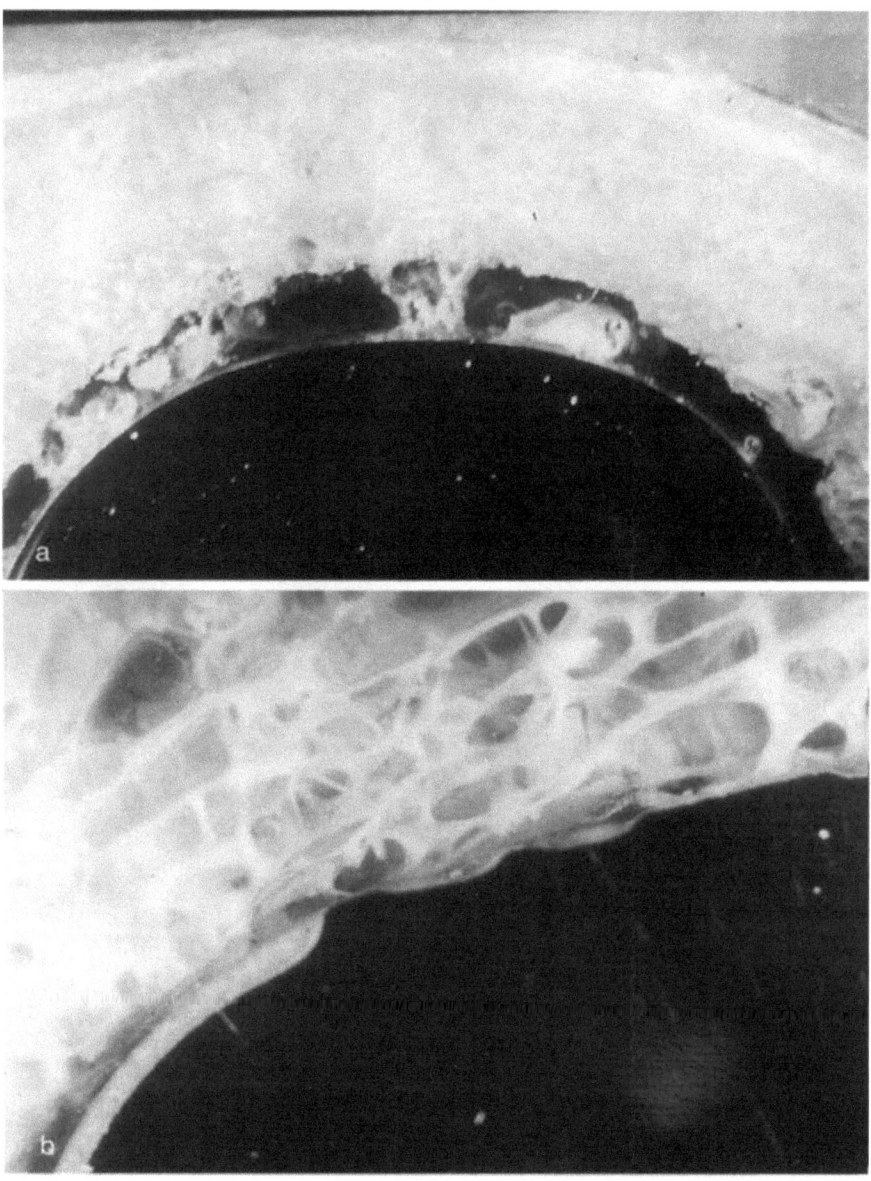

Abb. 7. Implantat-Knochen-Interface nach manueller (**a**) und roboterunterstützter (**b**) Implantation.

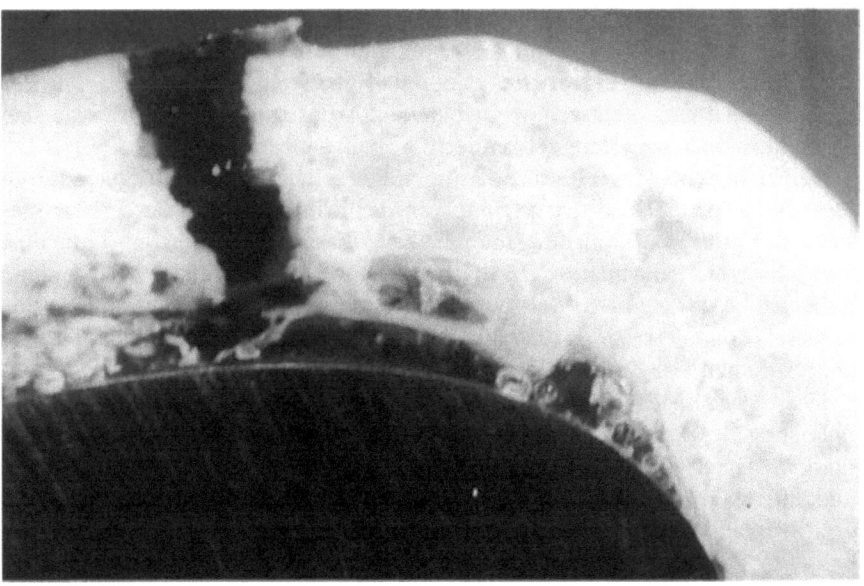

Abb. 8. Knochenfissur nach manueller Implantation einer Schaftprothese

Diskussion

Die Ergebnisqualität nach alloplastischem Hüftgelenkersatz hängt von unterschiedlichen Faktoren ab. Neben Patientenalter zum Zeitpunkt der Implantation, Patientenaktivität mit dem endoprothetischen Gelenkersatz (Malchau et al. 1993) sowie tribologischer Qualität der Gleitpaarung (Jerosch et al. 1998) hat die Implantationsgeometrie einen wichtigen Einfluß auf die Standzeit des Implantates.

Eine von der Norm abweichende Positionierung des Prothesenschafts wird für einen verzögerten knöchernen Einbau mit nachfolgender Gefahr einer aseptischen Lockerung verantwortlich gemacht. Verschiedene Autoren berichten bei der postoperativen Röntgenkontrolle in bis zu 20% der Fälle über Varusfehlstellungen des Prothesenschafts; eine Valgusfehlstellung wird zwischen 1–2% beschrieben (Stewen u. Schlegel 1987, Wixson et al. 1991).

Während über Varus- und Valgusfehlstellungen verschiedentlich berichtet wurde, wird bislang jedoch nur wenig auf postoperative Auffälligkeiten der Prothesenantetorsion eingegangen. Eine Aussage hierzu findet sich allenfalls bei instabilen Endoprothesen mit anteriorer Luxationstendenz (Delay/Morrey 1992). Aber auch bei fehlender Luxationstendenz wird eine postoperative Änderung der Antetorsion einen Einfluß auf die Gelenkbiomechanik haben. Dieses ist besonders bedingt durch die kleinen Hüftrotatoren sowie die mehr horizontal verlaufenden Anteile der Glutäalmuskulatur, die bei kurzer Muskelgesamtlänge bereits durch kleine Änderungen der Position des Trochanter major im Raum eine erhebliche prozentuale Längenänderung der kontraktilen Elemente erfahren. Dieses wird zwangsläufig zu einer muskulären Fehlbelastung führen (Jerosch et al. 1997). Wie unsere Untersuchungen belegen, kann auch diesem Faktor mit Computer Assisted Orthopaedic Surgery (CAOS) Rechnung getragen werden. Die Rekonstruktion des individuellen AT-Winkels kann mit dem verwendeten System sehr exakt erfolgen.

Der Erfolg einer Operation im Rahmen der zementfreien Hüfttotalendoprothese hängt daneben jedoch auch ab von der Primärstabilität des Implantates sowie der primären Einheilungsmöglichkeit. Diese wird begünstigt durch eine möglichst gute Paßgenauigkeit zwischen Knochen und Prothese. Hierbei sind die Bereiche des medialen Kalkars von besonderer klinischer Relevanz. Gerade in diesen Zonen erreichten die in CAOS-Technik eingebrachten Implantate eine hohe Paßform, was in einer guten Primärstabilität resultiert.

Die amerikanische Food and Drug Administration (FDA) machte vor einer Zulassung des Systems an anderen Kliniken zur Bedingung, daß es in einer randomisierten Studie, an der 300 Patienten teilnahmen, auf seine Sicherheit und Effizienz hin untersucht werden solle. Diese Untersuchungen fanden an drei Krankenhäusern in den USA statt (Boston, Pittsburgh und Sacramento). Bei allen Versuchsteilnehmern lag die Indikation zu einer zementlosen Hüftendoprothesenimplantation vor. Um ein vergleichbares Patientengut zu erhalten, wurden folgende Kriterien festgelegt, die eine Versuchsperson erfüllen muß, um in der Studie berücksichtigt zu werden:

- Die Patienten mußten zwischen 21 und 80 Jahren alt sein.
- Ihre Hüftgelenkserkrankung mußten durch degenerative Veränderungen des Knochens durch primäre oder sekundäre Osteoporose, durch rheumatische oder posttraumatische Arthritis, durch avaskuläre Nekrose des Caput femoris oder durch eine akute Fraktur des Collum femoris hervorgerufen worden sein.
- Die Patienten mußten sich mit den Anforderungen, welche die Studie an sie stellt, einverstanden erklären und bereit sein, sich in regelmäßigen Abständen untersuchen zu lassen.
- Bei den Patienten durften keine Infektionserkrankungen vorliegen, weder systemisch, noch lokalisiert im Bereich des Hüftgelenkes und des Femurs.
- Es handelte sich bei der Implantation der Hüftendoprothese um eine Erstimplantation und nicht um eine Revisionsoperation.
- Der Patient hat keine implantierten Metallteile im Operationsfeld, die bei der präoperativen Röntgendiagnostik, bei der präoperativen Planung oder bei der Operation selbst stören könnten.
- Der Patient hat keine generalisierten Knochenerkrankungen, wie zum Beispiel Ostitis deformans (Morbus Paget) oder Osteodystrophia fibrosa generalisata.
- Der Patient hat keine systemische Erkrankung, welche die Rehabilitation verzögert.
- Die Versuchsperson zeigt eine negative Alkohol- und Drogenanamnese.
- Der Patient ist nicht fettleibig (per definitionem Metropolitan Life Standards 1983).

Die 300 Patienten, welche die oben aufgeführten Kriterien erfüllten, wurden zufällig der „ROBODOC-Gruppe" (Kollektiv 1) oder der Kontrollgruppe (Kollektiv 2), welche ohne Roboterunterstützung konventionell operiert wurde, zugeordnet. Beide Gruppen bestehen aus jeweils 150 Versuchspersonen. An den drei ausgewählten Kliniken nehmen pro Klinik jeweils 2–4 Chirurgen an der Studie teil. Die Nachuntersuchungen fanden frühestens drei Monate nach der Implantation statt und wurden von unabhängigen Orthopäden durchgeführt.

Die Auswertung der ersten Zwischenergebnisse von 94 Patienten zeigte folgende Resultate: Mit dem ROBODOC-System wurden 51 Patienten operiert, 43 Patienten wurde die Hüftendoprothese auf konventionelle Weise implantiert. Es wurden zwei unterschiedliche Implanttypen verwendet, AML (Depuy) und Osteolock (Howmedica). Das Durchschnittsalter des Kollektiv 1 betrug 52 Jahre, das der Kontrollgruppe 55 Jahre. Unter den Teilnehmern der „ROBODOC-Gruppe" befanden sich 40 Männer und 11 Frauen, in der Kontrollgruppe waren 33 Männer und 10 Frauen. In beiden Gruppen war die Osteoarthritis mit 54%, beziehungsweise 58% im Kollektiv 2, die häufigste Indikation für die Hüftgelenksoperation. Eine avaskuläre Nekrose des Femurkopfes war die zweithäufigste Indikation. Die Prozentzahlen liegen im Kollektiv 1 bei 21% und in der Kontrollgruppe bei 15%.

Die Untersuchungsergebnisse wurden nach folgenden Indizes ausgewertet.
- Modified Harris Hip Scale
- Hip Society Rating System
- SF – 36 Health Survey

Folgende Kriterien wurden zusätzlich zu den oben genannten bei den Untersuchungen berücksichtigt:
- Operationszeit
- Blutverlust
- Länge des postoperativen Krankenhausaufenthaltes.

Die postoperativen Röntgenaufnahmen wurden von den unabhängigen Orthopäden nach folgenden, genau definierten Gesichtspunkten evaluiert:
- Korrektheit der Implantatgröße
- Korrektheit der Implantatposition
- Vorhandensein von Fräsartefakten.

Die „ROBODOC-Gruppe" erreichte bei der Beurteilung nach dem „Modified Harris Hip Scale" einen Wert von 72,0. Der Wert der Kontrollgruppe lag bei 68,0. Die durchschnittliche Operationsdauer des Kollektiv 1 betrug 266 Minuten. Die konventionell durchgeführten Operationen dauerten im Schnitt 125 Minuten. Die roboterunterstützten Operationen benötigten damit im Schnitt 47% länger als die der Kontrollgruppe. Bei der Krankenhausaufenthaltsdauer ist die Differenz zwischen beiden Gruppen nicht so erheblich. Die Patienten der „ROBODOC-Gruppe" befanden sich 7,0 Tage postoperativ in stationärer Behandlung, die Patienten der Kontrollgruppe konnten die Klinik im Durchschnitt nach 7,16 Tagen wieder verlassen.

Betrachtet man das Kontingent der Versuchspersonen hinsichtlich der intra-, peri- und postoperativen Komplikationen, so erhält man folgende Resultate: Bei dem Kollektiv 1 kam es in keinem der Fälle zu einer intraoperativen Fraktur des Oberschenkelknochens. Bei der Kontrollgruppe waren 2 Frakturen des Femur zu verzeichnen. Zu einer postoperativen Dislokation kam es in 2 Fällen im Kollektiv 1. Im Kollektiv 2 lag die Anzahl der Patienten mit einer Dislokation bei 3. In beiden Gruppen kam es jeweils in einem Fall zu einer tiefen Venenthrombose. In der „ROBODOC-Gruppe" gab es keinen Fall von Lungenembolie, in der Kontrollgruppe kam es bei einem Patienten zu einer Lungenembolie. Im Kollektiv 1 kam es bei einem Patienten zu einer partiellen Läsion des N. ischiadicus, die Kontrollgruppe verzeichnete zwei Fälle.

Eine vergleichende Betrachtung der oben angeführten Ergebnisse zeigt, daß mit Ausnahme der Operationsdauer, keine großen Unterschiede zwischen beiden Versuchsgruppen bestehen.

Im folgenden Abschnitt werden die Ergebnisse der postoperativen radiologischen Untersuchung dargestellt, die drei Monate nach der Implantation durchgeführt wurden. Von denen mit dem ROBODOC-System implantierten Hüftendoprothesen waren 97% exakt an der vorausberechneten Stelle eingebracht worden. Die konventionelle Operationsmethode plazierte die Implantate in 61% der Fälle an der vorher festgelegten Position. Alle Implantate des Kollektiv 1 hatten die korrekte Größe. Im Kollektiv 2 hatten 78% die korrekte Größe. Bei der „ROBODOC-Gruppe" kam es in 3% der Fälle zu Fräsdefekten, während in der Kontrollgruppe 14% zu verzeichnen waren.

Im Gegensatz zu den vorher bewerteten Kriterien weisen die letztgenannten Kriterien der postoperativen radiologischen Untersuchung eine starke Signifikanz auf. Die Patienten, die nach dem ROBODOC-System operiert wurden zeigten bei allen drei Bewertungskriterien deutlich bessere Ergebnisse. Betrachtet man die Ergebnisse nicht nur relativ zu denen der konventionell operierten Gruppe, sondern auch absolut, so ist eine 100% Erfolgsrate bei der Implantatgröße ein Wert, der für die rechnergestützten Operationsverfahren spricht. Unterstrichen wird dieser Erfolg dadurch, daß 97% aller Endoprothesen exakt in der präoperativ bestimmten Idealposition implantiert wurden und daß eine geringe Anzahl von Fräsdefekten, drei Prozent, zu verzeichnen ist.

Eine ähnliche Studie wurde an der Berufsgenossenschaftlichen Unfallklinik Frankfurt am Main durchgeführt. Die Hauptschwierigkeit des Transfers des ROBODOC-Systems aus den Vereinigten Staaten nach Deutschland bestand in den unterschiedlichen Operationszugängen bei der Hüftendoprothesenoperation. Während amerikanische Chirurgen einen Zugang von posterior bevorzugen, bei dem der Patient seitlich gelagert wird, favorisieren deutsche Operateure einen anterior-lateralen Zugang, bei dem der Patient in Rückenlage positioniert wird. Durch Änderungen in der Hard- und Software ist eine Anpassung an die veränderte Patientenpositionierung gelungen.

Der technische Überwachungsverein (TÜV) machte ebenso wie das FDA in den USA vor der Zulassung eine Überprüfung der Sicherheit des kompletten ROBODOC-Systems zur Bedingung. Im Juni 1994 wurde die Genehmigung zum klinischen Einsatz erteilt.

Die ersten beiden Operationen mußten wegen Datenübertragungsfehlern abgebrochen werden. Der Abbruch wurde in beiden Fällen vom Rechner selbständig durchgeführt und als Beweis für die korrekte Arbeitsweise des Systems gewertet. Die erste erfolgreich durchgeführte Hüftendoprothesenimplantation wurde im August 1994 durchgeführt. Für die ersten 15 Operationen benötigte das ROBODOC-System im Durchschnitt 180 Minuten. Bei den nachfolgenden 105 Eingriffe konnte die Operationsdauer auf durchschnittlich 120 Minuten gesenkt werden. Die schnellste Operationszeit betrug 99 Minuten. Die evaluierten Werte für die Dauer einer Operation mit dem ROBODOC-System differieren doch erheblich. Wie bereits erwähnt, ermittelten die Studien in den USA eine durchschnittliche Operationsdauer von 266 min. Die in der Unfallklinik Frankfurt ermittelten Werte liegen mit 120 min deutlich darunter. Die Werte der Frankfurter Studie sind ähnlich denen, die in den USA für eine konventionelle Hüftendoprothesenoperation ermittelt wurden. Wie läßt sich dieser große Unterschied zwischen den Operationszeiten erklären? Ein Grund dafür ist sicherlich, daß die erste Operation mit Hilfe des ROBODOC-Systems in Deutschland 1994 durchgeführt wurde, während in den USA die ersten klinischen Studien schon drei Jahre durchgeführt wurden. Die deutschen Operateure konnten somit auf die Erkenntnisse der amerikanischen Kollegen zurückgreifen und so Anfangsfehler vermeiden. Ein weiterer Grund könnten die unterschiedlichen Operationszugänge sein. Bei den Operationen mit dem ROBODOC-System traten in 11,6% der Fälle Komplikationen auf. Die tiefe Venenthrombose trat in 3,3% aller Fälle als Komplikation auf, die gleichen Anzahl an Patienten erlitt eine Lungenembolie. Die restlichen 5% der Fälle, bei denen sich Komplikationen einstellten, entfallen jeweils zu gleichen Teilen auf die partielle Läsion des N. ischiadicus und auf postoperative Dislokationen.

Seit dem Herbst 1998 steht auch eine sogenannte „Pinless-Version" zur Verfügung. Hierbei wird die Femurgeometrie nicht mehr anhand präoperativ eingebrachter Titan-Pins, sondern aufgrund einer Oberflächenabtastung des proximalen Femur vom Rechner erkannt. Dieses erspart den zweizeitigen Eingriff.

Die vorliegende experimentelle Untersuchung zeigt unseres Erachtens unter dem Blickwinkel der Qualitätssicherung somit mehrere bemerkenswerte Ergebnisse. Unter dem Gesichtspunkt der Prozeßqualität ist die Möglichkeit einer exakten dreidimensionalen präoperativen Planung ein besonders erwähnenswerter Faktor. Bisherige OP-Planungen am zweidimensionalen Röntgenbild mit Schablone oder Zeichnung können weder die Präzision der rechnergestützten Planung noch die dreidimensionale Erfassung des Problems gewährleisten. Unter Berücksichtigung der Ergebnisse der Untersuchung von Effenberger et al. (1998), in welcher festgestellt wurde, daß nur in 47% der Fälle in Deutschland eine OP-Planung mit Zeichnung und in 53% eine Planung mit Schablone erfolgt, ist das hier geschilderte Vorgehen im Sinne der Prozeßqualität sicherlich ebenso von Vorteil, da ohne Planung die Operation gar nicht vorgenommen werden kann. Zum anderen läßt sich postoperativ stets ein optimaler Vergleich und damit eine Qualitätskontrolle vornehmen.

Die Sensibilisierung für das dreidimensionale Problem des Antetorsionswinkels scheint uns ebenso besonders erwähnenswert, da auf diesen Parameter bislang weder in der Literatur noch in der alltäglichen Praxis großen Wert gelegt wurde. Auch hier ist die computer-assistierte Chirurgie eine Möglichkeit, unsere Ergebnisqualität zukünftig zu steigern. Die exaktere primäre Paßform der Endoprothese läßt eine bessere Primärstabilität sowie sichere Osteointegration erwarten.

Fazit. Mit der verwendeten Technologie der dreidimensionalen Rekonstruktion ist eine weitaus exaktere Berechnung möglich als mit den bisherigen allein auf Röntgenbildern basierenden Operationsplanungen. Eine virtuelle präoperative Operationsplanung läßt sich mit Hilfe von Roboter-Systemen während des operativen Eingriffs mit hoher Präzision umsetzen. Dieses zeigt sich in der vorliegenden Untersuchung ganz besonders für die Wiederherstellung des Antetorsionswinkels. Ein weiterer Vorteil liegt in der Verbesserung des Knochen-Implantat-Kontaktes in den primär besonders belasteten Gruen-Zonen. Die verwendete Technik scheint in der Lage zu sein, eine Verbesserung in der Prozeß- und Ergebnisqualität mit sich zu bringen.

Danksagung. Wir danken Herrn Hoffmann (Firma ISS) und Herrn Fischer (Firma Howmedica) für die freundliche Unterstützung in der Vorbereitung und Durchführung der Studie. Gleichzeitig möchten wir uns bei den Firmen ISS und Howmedica für die großzügige Zurverfügungstellung der Implantate sowie Implantationsinstrumenten bedanken.

Literatur

Bauer A, Lahmer A, Börner M (1996) Robot-assisted Surgery in Total Hip Replacement – Concept and Clinical Experience. Computer Aided Surgery 3:1

Brandt G, Radermacher K, La-vallüe S, Staudte HW, Rau G (1997) A Compact Robot for Image Guided Or-thopedic Surgery, Proc. of Computer Vision, Virtual Reality and Robotics in Medicine and Medical Robotics and Computer Assisted Surgery, Grenoble, March 1997, S. 767–776

Börner M, Bauer A, Lahmer A (1997) Rechnerunterstützter Robotereinsatz in der Hüftendoprothetik. Orthopäde 26:251–257

Charles S, Das H, Ohm T, Bos-well C, Rodriguez G, Steele R, Istrate D (1997) Dexterity-enhanced Telerobotic Microsurgery, Proc. 8th Int. Cont. On Adv. Robotics (ICAR '97), Monterey, Juli 1997

Daly PJ, Morrey BF (1992) Operative correction of an unstable total hip arthroplasty. J Bone Joint Surg 74-A:1334–43

Effenberger H, Mechtler R, Munzinger U, Winter Th, Jerosch J (1998) Dokumentation und Qualitätssicherung in der Hüftendoprothetik. Z Orthop 97–109

Finlay PA, ORTHOSISTA(tm) (1995) An active Surgical Localiser for Assisting Orthopaedic Fracture Fixation, Proceedings 2nd Int. Symposium on Medical Robotics and Computer Assisted Surgery (MRCAS), in Image Guided Surgery (MRCAS), Pittsburgh, November 1995

Glauser D, Fankhauser H, Epi-taux M, Hefti JL, Jaccottet A (1995) Neuro-surgical Robot Minerva First Results and Current Developments. Journal of Image Guided Surgery 1:266–272

Grace KW, Colgate JE, Glucksberg R IVI, Chun JH (1993) A Six Degree of Freedom Micromanipulator for Ophthalmic Surgery, IEEE Int. Conf. On Robotics and Automation, Vol. 1, S. 630–635

Harris SJ, Lin WJ, Fan KL, Hibberd RD, Cobb J, Middleton R, Davies BL (1997) Experiences with Robotic Systems for Knee Surgery, Proc. of Computer Vision, Virtual Reality and Robotics in Medicine and Medical Robotics and Computer Assisted Surgery, Grenoble, March 1997, S. 757–766

Jerosch J, Steinbeck J, Stechmann J, Güth V (1997) Influence of a high hip center on abductor muscle function. Arch Orthop Trauma Surg 116:385–389

Jerosch J, Fuchs S, Reichelt R, Haftka S (1997) Probleme des Implantatwerkstoffes ultrahochmolekulares Polyethylen (UHMWPE) In: Puhl W (Hrsg) Performance of the wear couple Biolox forte in hip alloarthroplasty. Enke, Stuttgart, 1997, pp. 11–22

Kazanzides P, Zuhars J, Mittelstadt B, Taylor RH (1992) Force Sensing and Controll for a surgical ROBOT. Proceedings of the 1992 IEEE International Conference on Robotics and Automation. Nice France

Kazanzides P, Mittelstadt B, Musits B et al. (1995) An integrated system for cementless hip replacement robotics and medical imaging technology enhace precision surgery. IEEE Engineer Med Biol 14

Malchau H, Herberts P, Ahnfelt L (1993) Prognosis of total hip replacement in Sweden. Follow-up of 92,675 operations performed 1978–1990. Acta Orthop Scand 64:497–506

Mitsuishi M, Watanabe H, Naka-nishi H, Kubota H, Iizuka Y (1997) Dexterity Enhancement for a Tele-micro-sur-gery System with Multiple Macromicro Co-located Operation Point Manipulators and Understanding of the Operators's Intention Proc. of Computer Vision, Virtual Reality and Robotics in Medicine and Medical Robotics and Computer Assisted Surgery, Grenoble, März 1997, S. 821–830

Spencer EH (1996) The ROBODOC clinical trail: A robotic assistant for total hip arthroplasty. Orthop Nurs 15

Stewen F, Schlegel KF (1987) Erfahrungen mit Lord-Totalendoprothesen. In: Refior HJ (Hrsg) Zementfreie Implantation von Hüftgelenksendoprothesen Standortbestimmung und Tendenzen. Thieme, Stuttgart New York

Taylor RH, Funda J, Eldridge B, Gornory S, Gruben K et al. (1995) A telerobotic assistant for laparoscopic surgery. In IEEE Engineering in Medicine and Biology, 14 (3):279–288

Voges U, Holier E, Neisius B, Schurr M, Vollmer T (1997) Evaluation of ARTEMIS, the Advanced Robotics and Telemanipulator System for Minimal-ly Invasive Surgery, Proceedings IARP 2nd Workshop on Medical Robotics, November 1997, S. 137–148

Wixson R, Stulberg LSD, Mehlhoff M (1991) Total hip replacement with cemented, uncemented and hybrid prostheses. J Bone Joint Surg 73-A:257–270

Zeiss C (1998) Inc. SPD Stereotactic MKM Systems, http://www.zeiss.com/spd/stereo/mkm.shtml, Juli 1998.

Radiological Navigation in Orthopaedic Surgery

C. Brack, R. Burgkart, A. Czopf, H. Götte, M. Roth, B. Radig, A. Schweikard

We describe a system and a method for X-ray-based navigation in orthopaedic. Our method combines a X-ray camera with an infrared tracking system. The main benefits of this approach are the following: (1) High accuracy due to exact X-ray calibration with a cubic camera model. (2) Simplicity of use in clinical settings and moderate requirements in terms of workspace utilization and hardware. (3) Minimal modification requirements for clinical protocols. (4) Enhanced intra-operative image quality and reliability, achieved by avoiding the use of calibration bodies mounted to the X-ray source during treatment. (5) Substantial reduction of intra-operative computing time.

Introduction

Despite the fact that small bony lesions can be localized reliably in CT and MRI images, the orthopaedic surgeon is often faced with the problem of finding these lesions intra-operatively. A computer-assisted navigation system which allows retrieving such lesions based on detailed pre-operative 3D imaging data is of major clinical relevance. We consider the following indications: (1) the removal of small osteonecrotic lesions in anatomically critical or joint-adjacent regions (such as osteochondritis dissecans of the distal femur) by drilling and subsequent autogenous bone grafting, (2) minimally invasive tumor biopsies in surgically demanding regions, such as the pelvis, (3) drilling of bone canals for optimized and highly precise graft positioning (i.e., in anterior cruciate ligament replacement), (4) accurate osteotomies for tumor resection and subsequent placement of biomechanically optimized protheses.

Our method allows for *navigating* a surgical instrument (pointer, drill or saw) in space. I.e., points and directions (specified in a pre-operative planning phase) can be accurately retrieved during the operation. To address the practical requirements of these indications, we combine a standard C-arm X-ray system with infrared localization. The C-arm is used as a camera, i.e. it is linked to a control interface computer. An accurate method for X-ray camera calibration provides the basis for our approach. By combining the training of distortion parameters with infrared tracking, we can thus achieve an accurate *intra-operative* navigation method, which does not require any calibration bodies be visible on the X-ray images. In clinical settings the workspace available for X-ray imaging is limited. Specifically, it is often difficult to acquire images with large angular distance. The attainable accuracy of our calibration procedure is measured in its dependence on the angular distance between images. Our experiment show that an angular distance of 45 degrees is sufficient for achieving submillimetric intra-operative accuracy.

In an extensive evaluation of accuracy, the described techniques have been combined with semi-automatic matching techniques for X-ray images of bones and corresponding CT images.

In relation to earlier methods, such as stereotaxic fixation [6], or viewing-wand techniques [3, 5], we can reduce the invasiveness of the overall procedure and reduce the total time necessary for registering the bone placement. Specifically, for some anatomic areas such as the pelvis or the spine, stereotaxic fixation is difficult. The accuracy of viewing-wand techniques depends on the area of bone surface visible during the operation as well as on the available intra-operative time for registration. For some target structures, such as the femur, only a small proportion of the total bone surface can be opened during surgery. This makes it difficult to determine the exact placement of certain anatomic features such as the femur axis. When compared to previous X-ray based navigation methods [1], the described technique enhances intra-operative image quality and reliability of feature detection. This is accomplished by avoiding the use of calibration bodies mounted to the X-ray source during treatment. In addition, we can substantially reduce intra-operative computing time and hardware requirements.

System Overview

Our system consists of the following components (Fig. 1): A movable X-ray camera (Siemens Siremobil 2 C-arm) is used for image acquisition during the operation. This camera is connected to the control computer (Silicon Graphics Indy workstation) via the video interface of the X-ray camera.

A real-time infrared tracking system (Pixsys 3000 Flashpoint Localizer) equally linked to the control computer is used to determine the placement of an instrument during the operation. The infrared tracking system is rigidly attached to the wall of the operating room. Two calibration objects designed for this application are used for computing camera parameters of the X-ray camera.

The system is applied as follows. Prior to the operation, we compute a 3D reconstruction of the anatomical target structure, based on tomographic (CT) images. During the operation pairs of X-ray images are used to determine the spatial placement of a surgical instrument, an implant, or a screw. The exact position of the instruments is then displayed on the control computer screen.

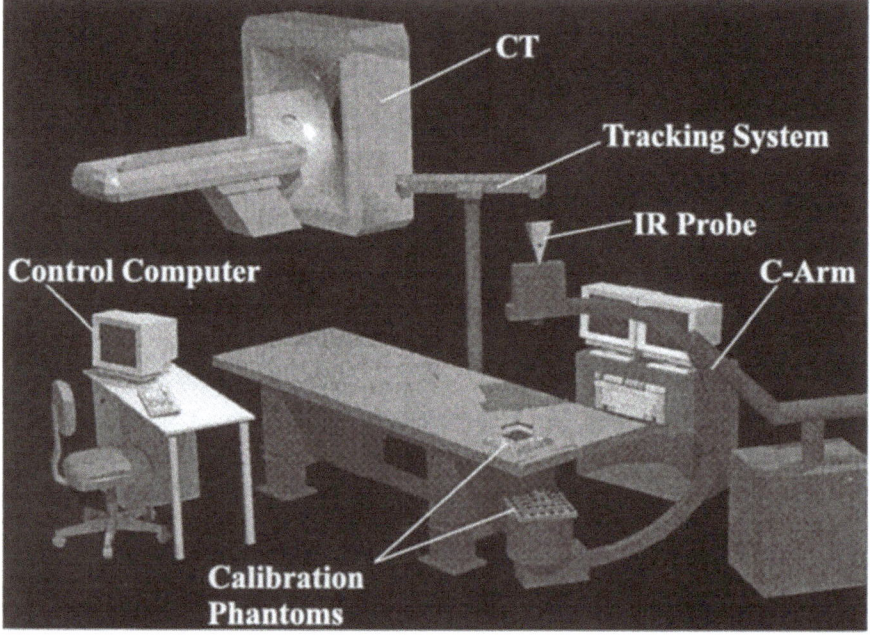

Fig. 1. System Components: CT-scanner, C-arm X-ray image intensifier, infrared tracking system, calibration phantoms and a control computer.

X-Ray Camera Calibration

For X-ray cameras, the earth's magnetic field causes a distortion of the image. This distortion causes a straight line in physical space to appear as a curve in the image.

The distortion properties are *position-dependent*. I.e. they vary with the placement of the camera with respect to the earth's magnetic field. The coupling with a variety of other influence factors makes it difficult to compute this dependency with physical methods. For our application, mobility of the camera in space is essential: we must collect images from different viewing angles, and an adequate placement of the camera may depend on the anatomical target area.

Calibration Mode A (Coupled Calibration)

The first step of our method calibrates the X-ray camera. A fixed 3D world-coordinate-system is represented by a static (weakly three-dimensional) calibration object (of size 10 cm by 10 cm by 2 cm). A second calibration object is used to determine the distortion properties of the X-ray camera. This second calibration object is a carbon-fiber disk of 4 mm thickness and 35 cm diameter, which is rigidly attached to the surface of X-ray detector (Fig. 3).

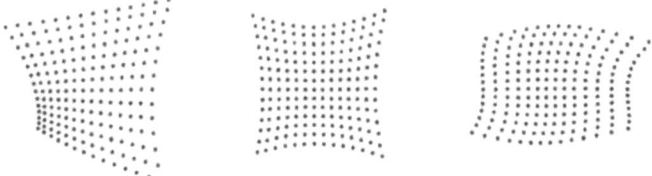

Fig. 2. Examples of distortions which can be represented with a cubic camera model.

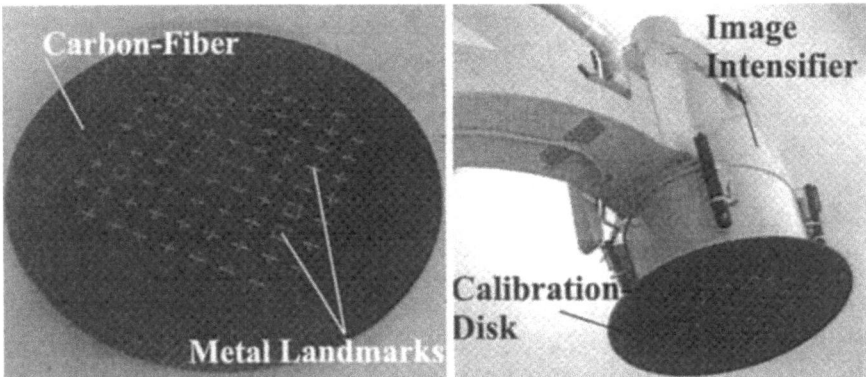

Fig. 3. The carbon-fiber calibration disk is rigidly attached to the surface of the X-ray detector.

Both calibration objects contain steel markers. The markers are visible in the images and their position on the calibration objects is measured with a coordinate measuring machine.

To distinguish the two calibration objects, different shapes of markers are used. The static object contains a 5 by 5 grid of spherical steel landmarks with 2 mm diameter, and an L-shaped array of 11 spheres mounted 1.8 cm above the 5 by 5 grid. Metal crosses with 4 mm diameter are used as markers for the second calibration object. Four of the crosses have been replaced by rectangles to distinguish orientations.

By smoothing the images and applying dynamic thresholding operators we obtain a set of connected regions in the image. A technique to be described below decouples the calibration process form the registration process. Thus we can avoid the interference between marker detection and the segmentation of anatomic structures.

For distortion correction, we perform an error minimization between the anticipated and the actual projections of the calibration markers. Values $a_0, \ldots, a_9$ and $b_0, \ldots, b_9$ represent cubic distortions. In this model, the displacement along the x- and y-axis is represented by cubic polynomials (in x and y). Specifically, the correction polynomial $a_0 + a_1 x + a_2 y + a_3 xy + a_4 x^2 + a_5 y^2 + a_6 yx^2 + a_7 xy^2 + a_8 x^3 + a_9 y^3$ is used for representing displacements of the point (x, y) in x-direction. The polynomial $b_0 + b_1 x + b_2 y + b_3 xy + b_4 x^2 + b_5 y^2 + b_6 yx^2 + b_7 xy^2 + b_8 x^3 + b_9 y^3$ represents displacement in y-direction. The reason for using a cubic distortion model is the following: observations show that the distortion effects can bend a straight line into an S-curve in a X-ray image. A quadratic model is not sufficient for representing this type of distortion. Higher-order correction polynomials, i.e. polynomials of degree four would cause a substantial increase in the number of parameters, since all monomials (in two variables x and y) of degree four would have to be considered. Examples of distortion effects which can be represented by cubic deformation are shown in Fig. 2.

We measure the distance between the (distorted) actual image point (given by (x_d, y_d)) and the projected point (x_p, y_p) under the cubic displacement given by the matrix

$$\begin{pmatrix} a_0 & a_1 & \cdots & a_9 \\ b_0 & b_1 & \cdots & b_9 \end{pmatrix} \left(1\ x_p\ y_p\ x_p y_p\ x_p^2\ y_p^2\ x_p^2 y_p\ x_p y_p^2\ x_p^3\ y_p^3 \right)^T \tag{1}$$

To initialize, we choose $(a_0, \ldots, a_9) = (0, 1, 0, \ldots, 0)$ and $(b_0, \ldots, b_9) = (0, 0, 1, 0, \ldots, 0)$ since this choice represents the absence of all distortion effects, i.e. $(x_p, y_p) = (x_d, y_d)$.

Three position parameters and three orientation parameters describe the camera placement. To initialize the position and orientation parameters of the camera, we compute an estimate of the camera placement form the appearance of the static calibration object in the image. Here, standard methods a applied [2].

The geometric camera model for a X-ray camera is different from that of a standard CCD-camera. X-ray camera does not have a focal length. Instead, we use an additional parameter z denoting the distance between the center point of the detector surface and the X-ray source. This distance is not provided by the manufacturer's specification. We thus compute the parameter z together with the six camera placement parameters for each image. An initialization of the parameter z length is based on a measurement of the camera (75 cm for typical C-arms).

Each detected cross in the image gives rise to one pair (x_p, y_p), (x_d, y_d) of points. We thus obtain n pairs of points $(x_p^{(1)}, y_p^{(1)}), (x_d^{(1)}, y_d^{(1)}), \ldots, (x_p^{(n)}, y_p^{(n)}), (x_d^{(n)}, y_d^{(n)})$, where n is the number of detected crosses. Considering the distances between these points n constant values $d_1, \ldots, d_n$ are obtained.

The summed squares of the distances $d_1, \ldots, d_n$ yield a real-valued function f. The parameters of this function are the variables $a_0, \ldots, a_9, b_0, \ldots, b_9$, the source-detector-distance z and the six camera placement parameters. A first approach to compute the undistorted image and the camera placement is to minimize the value of this function with numeric minimization, such as the Levenberg-Marquardt scheme. However, such an approach entirely relying on numeric optimization is problematic in the light of safety requirements. The following more detailed analysis will address these requirements in our application.

Calibration Mode B (Decoupled Parameters)

The simple scheme in the previous section determines the internal and external camera parameters simultaneously by high-dimensional non-linear minimization. By numeric minimization it is generally difficult to guarantee convergence in advance. Further disadvantages are divergence, local minima and the dependency of the results on initialization. Can we decouple the computation of the camera parameters? Despite the fact that the distortion parameters are position-dependent, we can obtain a precise distortion correction for each *fixed* camera placement. Furthermore, we will show that these parameters can be computed by a *globally* convergent method. We place the image plane in the surface of the carbon-fiber calibration disk. For each fixed placement, the distortion parameters $a_0, ..., a_9, b_0, ..., b_9$ do not depend on the source-detector-distance z (Fig. 2). The above correction polynomials are cubic only in the values x_p and y_p. Their dependency on the distortion parameters a_i, b_i is linear. The values x_p and y_p as well as x_d and y_d are *constant*. Therefore, the squared distances between (x_p, y_p) and (x_d, y_d) are *quadratic* functions of $a_0, ..., a_9, b_0, ..., b_9$. The sum of these functions is equally quadratic and can compute the *global* minimum of the distortion function analytically.

An infrared tracking system will be used in subsequent steps to determine the placement of a surgical instrument. As noted above the infrared system is static, i.e. fixed to the wall of the operating room. An alternative way to decouple the computation of the camera placement is to attach an infrared probe to the X-ray camera. For a series of images, we can obtain the relative placements of the images from the tracking system.

It remains to compute the transformation between the infrared-probe attached to the detector and the image coordinate as well as the value z. We use the calibration set-up with the static calibration object for this purpose. This transformation is only computed once, i.e. it is not necessary to compute this transformation intra-operatively. Thus, the correctness of this computation can be verified off-line. Notice that the described alternatives for decoupling the computation of external and internal camera parameters are independent of each other, so they can be applied redundantly for validation.

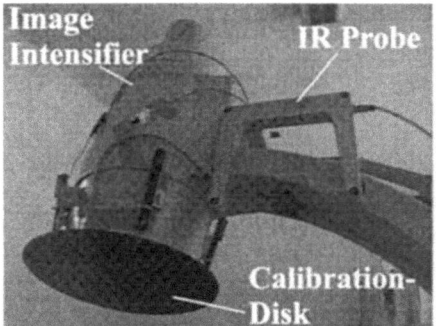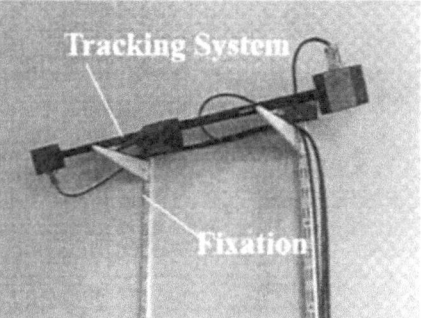

Fig. 4. The camera placements are recorded with an infrared tracking system.

Currently, we also compute the value z only once for each C-arm. Thus, the mechanical flex of the C-arm is ignored.

Calibration mode C (learning mode)

A remaining disadvantage of the method in the previous section is the intra-operative computational load caused by the image processing. The following two-step procedure obviates the need for *intra-operative* calibration and marker detection.

In a first phase, we acquire a series of images from a range of angles close to desirable intra-operative placements of the X-ray camera. For each image, the calibration set-up as in section A is used. The distortion parameters for each image in this training set are computed. The corresponding camera placements are recorded with the infrared tracking system (Fig. 4) and we store the calibration parameters with the placement. During the operation we can obtain the actual camera placement from the tracking system, and corresponding distortion parameters $a_0, ..., a_9$ and $b_0, ..., b_9$ are computed by spline interpolation. The set of usable intra-operative viewing angles is typically limited. We only allow for image acquisition in close vicinity to one of the pre-operative viewing angles. I.e. a warning is given if this angular deviation is too large or if the angular distance between the images in an intra-operative image-pair is too small.

A first application of this technique is the localization of a pointer during the operation. The pointer has markers which can be tracked by the infrared system. The position of the pointer tip with respect to the markers is known from measurements. Prior to the operation a 3D reconstruction of the target structure has been computed. This 3D reconstruction is displayed on the control computer screen.

During the operation a pair of images of the target structure is taken with the X-ray camera. In both images we determine the contour of the bone. Notice that this step is carried out *under used-interaction*, i.e. the user must guide the contour-detection with the screen pointer. Fully automatic methods for contour detection do not seem adequate for our application, due to safety requirements.

We then match the two contours to the 3D reconstruction with the method from [4]. This allows the spatial computing of the relative placement of the bone, i.e. the placement with respect to the static base coordinate system. Notice that we do not require the static calibration object be visible on the

Table 1. Maximum relative deviations between measured and computed marker placements depending on the angular distance of images (in mm)

30°	1.833	3.247	0.724
45°	0.234	0.134	0.114
60°	0.211	0.124	0.197

images. The relative placement of the pointer tip is also known, and we can display the pointer in its current placement on the pre-operative tomographic images.

Results

For a first series of experiments we consider the accuracy of the calibration procedure separately, i.e. without the step of computing the position of the bone. In the experiments, the following set-up was used. Tomographic images (CT) were reconstructed on the control interface workstation (Silicon Graphics Indy, IRIX 6.2, 64 MB main storage). Small spherical steel landmarks were rigidly attached to the static calibration object at different heights. The exact spatial position of these landmarks with respect to the calibration object was measured with a coordinate measuring machine (OMC 850). Two images from different viewing angles were then processed as without using infrared tracking. The reliability of the calibration procedure was tested for five conventional X-ray C-arms: Ziehm Exoscop CB 7-D (23 cm detector diameter), Philips BV 212 (29 cm detector diameter), Philips Integris 3000 (32 cm detector diameter), Philips BV 25 (17 cm detector diameter) and Siemens Siremobil 2 (17 cm detector diameter). The experiments show that the main influence on accuracy stems from the choice of viewing angles. Specifically, the angular distance between images has stronger influence than the absolute camera placement. Therefore, our system reports whether the chosen viewing angles are appropriate. The computed positions of the additional landmarks are then compared to the actual positions measured by the coordinate measuring machine. Table 1 lists results for different angular distances between images.

In a second series of experiments, we include the step of segmenting the bone in the images. Markers are attached to a femur bone (sawbone 1103 and a cadaver femur) and a CT-reconstruction is computed, with the markers visible in the CT-data. The overall accuracy is then determined with mode C. In the experiment, the training set for computing the calibration parameters again consisted of 30 images. Notice that the accuracy of the tracking system (Pixsys 3000 Flashpoint Localizer) is lower and less stable over the work space than that of newer systems. It is likely that higher overall accuracy can be obtained with such systems. Mode C gives rise to a total intra-operative computing time (CPU-time) of 130 seconds on the Silicon Graphics Indy workstation in the above configuration. A maximum deviation of 1.5 mm between measured and computed marker positions was observed in this experiment.

To further assess the practicality of the described methods, a cadaver test was performed. Small holes of radius 1.7 mm and length 3 mm were drilled into the femur head prior to tomographic imaging. The tomographic data set consisted of 100 slices with a distance of 2 mm. The holes thus appear in the tomography and it is possible to retrieve these holes during the operation with a pointer or a drill. In this case a Philips BV 25 C-arm was used. To maximize the visible area of the bone, three X-ray images were taken, where one of the images showed the middle segment of the bone, while the other two showed the knee joint (with patella and upper end of the tibia visible). The retrieval of the drillings was performed in such a way that the computed placement of the pointer tip was displayed on the control interface screen, i.e. visible in the tomographic images.

Conclusion

For orthopedic surgery, a navigation method combining an X-ray camera with an infrared tracking system seems particularly useful, since typical hardware available for orthopaedic operations includes a C-arm and conventional procedures rely on X-ray imaging. The experiments suggest that pre-computation and subsequent interpolation of distortion parameters provides a simple and accurate method for X-ray based navigation. The described variants of our method reflect trade-offs between accuracy requirements and hardware availability.

The main benefits of this approach are the following: (1) Simplicity of use in clinical settings, and moderate requirements in terms of workspace utilization and hardware. (2) Minimal modification requirements for clinical protocols. (3) Accurate navigation due to exact X-ray calibration with a cubic camera model and a two-phase procedure. (4) Enhanced intra-operative image quality and reliability of feature detection, achieved by avoiding the use of calibration bodies mounted to the X-ray source during treatment. (5) Substantial reduction of intra-operative computing time.

References

1. C. Brack, M. Roth, A. Czopf, J.L. Moctezuma, H. Goette, A. Schweikard, Towards accurate X-ray camera calibration in computer assisted robotic surgery. Computer-Aided Radiology, (CAR), 721–728, 1996.
2. D.F. DeMenthon, L.S. Davis, Model-Based Object Pose in 25 Lines of Code, G. Jandini (ed.) Lecture Notes in Computer Science 588, 335–343, 1992.
3. N. Glossop, R. Hu, Effect of Registration Method on Clinical Accuracy of Image-Guided Pedicle Screw Surgery. Computer-Assisted Radiology and Surgery (CAR), Lemke, H.U., Vannier, M., Inamura, K., (ed.), Elsevier Science, 884–888, 1997.
4. S. Lavallée et al., Recovering the position and orientation of free-form objects from image contours using 3D distance maps. IEEE Transactions on Pattern Analysis and Machine Intelligence, 17 (4), 378–390, 1995.
5. P. Merloz, J. Tonetti et al., Computer-Assisted Versus Manual Spine Surgery: Clinical Report. Joint Conference on Computer Vision, Virtual Reality and Robotics in Medicine, Lecture Notes in Computer Science 1205, J. Troccaz, E. Grimson, R. Mösges, (eds.), 541–544, 1997.
6. L. Joskowicz, R.H. Taylor, B. Williamson, R. Kane, et. al., Computer-Integrated Revision Total Hip Replacement Surgery: Preliminary Results. Medical Robotics and Computer Assisted Surgery, 193–202, 1995.

Computer Assisted Total Knee Arthroplasty

F. Picard, F. Leitner, O. Raoult, D. Saragaglia

Introduction

Several prosthetic designs have been introduced since 1970, and those of a semi-constrained type are the most widely used in the world.

Whatever the prosthetic design, it is necessary to achieve clean cuts of the distal end of the femur and of the proximal part of the tibia for cemented or uncemented prostheses. The difficulty is to achieve cuts perfectly perpendicular to the mechanical axes of the femur and the tibia. Indeed, these mechanical axes should be aligned according to an angle of 180°, or as close as possible to 180°.

"Most failures can be attributed to incorrect ligament balance or incorrect aligment. Ideally, the limb should be aligned so that the two compartments of the arthroplasty are equally loaded, a goal that is probably unobtainable" wrote Insall in 1984. Moreover, studies by Insall [10, 11, 12], Goodfellow [7, 8], Ranawat [18], Feng [3], Stulberg [3], show that most total knee arthroplasty loosening comes from bad positioning. Ecker [1] wrote: "There was a highly significant correlation between the Roentgen score and the post-operative score, indicating that the more accurately inserted prosthesis have a better chance of obtaining a superior clinical result." Laskin [16], Ritter [19], show a less favorable longevity for malaligned TKA as compared to well aligned prostheses. Jeffery [14] notes at failure rate of 24% for malaligned TKA against 3% for TKA in neutral positioning. Thus TKA longevity is largely related to its per-operative positioning.

The aim of the project was to propose an efficient and original positioning method derived from the utilization of computer assisted orthopedic surgery (CAOS).

Surgical and methodological restrictions were first defined. The system was to be simple, to follow usual sterile requirements, to be shorter or equal to the length or regular surgery, and to offer the patient and surgeon optimal safety. It was also to be ergonomic, accurate, reliable, and cheap. A minimum of pre-operative imagery was to be used, and access to a classical ancillary was to be available in case of system failure.

Initially, the method was validated on an anatomical basis (Leitner, Picard [17]) and allowed to position the tibial and femoro-tibial according to a 180°

axis (90° for the femur and 90° for the tibia). We will describe the preliminary results and the advantages and drawbacks of this new concept.

Anatomical, Biomechanical, Mathematical Concepts

Material

The computer assisted platform used:
- a 3D Polaris Localiser using 2 cameras for localization of infrared light emitting diodes within the surgical field.
- A PC (Windows NT) performing the operative protocol by using a graphical interface and a double foot pedal.

All components were mounted on a trolley to provide flexibility for the intra-operative set-up. Rigid bodies (RB) made up of at least six infrared light emitting diodes were secured to the ancillary instruments for localization purposes. They were mounted on a frame and provided spatial reference coordinated. Rigid bodies can be fastened on any object for which measurement of movement, position, or orientation is desired.

The probe was made up of a riged body fixed to a stem. After lower limb calibration procedure, coordinates of the probe tip were acquired. This acquisition allows to measure the spatial position with high accuracy and precision.

Special bicortical screws were used to attach RB to a bone. These bicortical screws allowed for a secure anchoring of the RB. A subset of the Aesculap ancillary for total gliding knee prosthesis was used. It was specifically re-designed in order to provide fastening interfaces for RB.

Method

Leg Calibration
- The mechanical axis of the leg is defined by three points. The center of the femur head (F), the center of the knee (K), and the center of the ankle (A). In the femoral frame of reference, this axis is defined by (FK) line. (KA) line definies it in the tibial frame of reference. Calibrating the patient's leg consists in finding these three points. A particularly of these points is that they are kinematical points. They are found by appropriately moving the patient's leg.
- The center of the femur head: The hip joint can be correctly modelled by a ball- and socket joint and the method to find its center of rotation as follows. Movement of the femur has one fixed point which is the center of the femur head. Let P be a point on the femur. Recorded positions of P during femur movement will generate a set of points belonging to the same spherical surface. A least squares algorithm calculates its center F.

Practically, the surgeon fixes on RB in the pelvis by a small incision of 1 cm and another above the condyles. Then, he makes wide circles with the femur. It is assumed that the hip joint is almost intact, but it should be remembered that, in general, it is preferable that knee replacement follow hip replacement.
- The center of the ankle: The ankle joint is more complex than hip joint because is has apparently one degree of rotation only. This permits to find only a rotation axis. Evenso when the foot in extension, a small lateral rotation exists and it is possible to obtain a real center of rotation. If P belongs to talus, it will be able to generate two circular arcs. The same fixed point algorithm as the one used for the center of the femur head determination can be used. This is due to the low amplitude of the lateral rotation.
Acquisition requires placing one rigid body below the tibial plateau, and another in the talus or calcaneus or on a metallique plate around the midtarsial.
- The center of the knee: The knee joint is a complex joint because it combines rotation with gliding. The center of rotation belongs to a curve, and a real center of rotation does not exist. However one point must be determined in order to define a mechanical axis: One possibility consists in palpating on anatomical point on each side of the joint because the knee is open. Another possibility is to use a same movement as for the ankle. A large rotation is the sagittal plane gives the first rotation axis. A slight rotation along the tibial axis when the leg is bent (90°) gives another axis. A point P of the tibia will generate two circular arcs, and a fixed point algorithm is used to obtain K.
Two RB are fixed in the femur and in the tibia. In fact the surgeon has already fixed them for the determination of K and A. Then he bends the leg widely in a flexion-extension movement, and rotates the tibia along its own axis; If he chooses to directly digitize anatomical points, he will use his probe to record them and does not need to move the leg. At this point A, K and F points have been found, and their coordinates are known, the frames of reference of both femoral and tibial rigid bodies. Moreover, while the leg is bent, points A, K, and F define a sagittal plane. This gives a 3D frame of reference for the femur and for the tibia.

Procedure and Tool Calibration. Once the mechanical axis of the leg and the cutting guides are calibrated, the system can compute the angles between a cutting plane and the mechanical axis of the leg. Such angles are defined within frontal and sagittal reference frames. All cutting guides are pre calibrated so as to determine the cutting plane equation in the RB reference frame. Both angles can then be displayed in real time, thanks to a graphical interface. First the adequate position of the tibial cutting guide is determined. Then the cutting guide is fixed and the proximal part of the tibia is cut. The femoral cutting guide is then positioned, secured, and the distal end of the femur is cut. A classical procedure follows. The gliding knee prosthesis is inserted. The surgeon may control the alignment of the leg in real time.

Results

Anatomical Results. Validating determination of kinematical centers was the first goal. A trial bench was designed in order to compare different methods. It represents a leg and is made of pieces of a plastic skeleton. For each joint several measurement [20] were done using three different methods:
- kinematical method as presented above,
- direct digitizing or anatomical points corresponding to an mechanical center,
- digitizing of anatomical points using a brillancy amplificator (radiography).

The following tables show a comparison between methods in degrees for each point. Error corresponds to standard deviation measurement. Rotation corresponds to kinematical method, digitize to direct digitizing, and radio to radiographical technique.

Center of the hip

Angle	Rotation	Digitize	Radio	Error
Rotation		0.72	0.53	0.03
Digitize	0.72		1.06	0.28
Radio	0.53	1.06		0.43

The rotating method is particularly reliable and there is roughly 1/2 degree of difference between such a method and the others.

Center of the ankle

Angle	Rotation	Digitize	Radio	Error
Rotation		0.61	1.53	0.48
Digitize	0.61		0.94	0.29
Radio	1.53	0.94		0.46

For the ankle center, the digitizing method is the most reliable because the surgeon identifies it with precision. However such a determination cannot be done on a patient. So the rotating method (which only differs by roughly 1/2 degree) can be successfully used.

Center of the knee (femoral side)

Angle	Rotation	Digitize	Radio	Error
Rotation		2.43	2.77	0.20
Digitize	2.43		0.46	0.01
Radio	2.77	0.46		1.37

Center of the knee (tibial side)

Angle	Rotation	Digitize	Radio	Error
Rotation		3.09	3.97	0.18
Digitize	3.09		1.23	0.23
Radio	3.97	1.23		0.41

Cadavers Experiment. Between July and December 1996, seven prosthesis were implanted on cadavers. Operating time on cadavers averaged less than one hour. Software control could be made by the surgeon with a foot pedal. No additional technical assistance was required.

To compare the results with those of a classical procedure, post-operative x-rays were made (Ramadier procedure).

The x-rays coronal view results are listed in the following table.

This frontal view permitted to measure the tibia and femur mechanical angles.

Two procedures did not achieve the required results. In both cases deviation had been obvious intraoperatively at the final check. The reasons for misalignment were the following:
- on the second cadaver the test prosthesis was inadequately inserted,
- the sixth cadaver had a damaged hip prosthesis and it was not possible to determine a correct hip rotation center.

After cadaver experimentation, a clinical validation was carried out. From January 21, 1997 to May 6, 1997, 5 patients were to be operated with this computer assisted procedure: 1 man and 4 women. No statistical study was made, because this series was too small. However, the main results were:
- no complication, especially on the iliac crest (screw for the RB)
- the tourniquet time was inferior to the length of classical surgery,
- post-operative bleeding was weaker than for classical surgery,
- x-ray showed encouraging results.

Clinical Evaluation

Patients

Number of Necessary Subjects. The main assessment criterion is the measurement of the femur AP tibia angle after six weeks. The present techniques shows an average of the angle of 181.37° with a standard deviation of 3.3° Fornasieri [4], Saragaglia [4], Ishii [13], Kristensen [15], Stern [21], Gill [6], Ewald [2], Freeman [5], Hookim [9], Ranawat [18], Scott [20], Ecker [1].

Considering the hypothesis of the observation of 1.88° of diminishing of the femur AP tibia angle with an alpha risk of 0.05 and a strength of 95%, 100 subjects by group are needed.

The total population necessary for the study is 200 subjects.

So as to keep homogeneity in the population, each centre is responsible for including a minimum of 50 patients.

Type of Trial. Is is a multicentre randomised prospective trial.

The experiment project is in parallel.

Only one prosthesis per patient. So, for patients having two knees operated, in a same operation the side chosen will be drawn and indicated in the envelope of randomisation of the treatment.

Assessment Criteria

Main assessing criteria. Post operative X-ray results after six weeks to assess the positioning of the prosthesis: assessing the Femur-Frontal Tibia angle.

Secondary Assessing Criteria. X-ray criteria at each follow up visit
- Positioning angles with regards to the femur mechanical axis (coronal and sagittal views)
- Positioning angles with regards the tibia mechanical axis (coronal and sagittal views)

Criteria regarding the surgical operation and hospitalisation:
- Duration of the operation
- Duration of the tourniquet inflating
- Ease of inserting the prosthesis
- Post operative bleeding (millilitre)
- Duration of hospitalisation (days)
- Duration of treatment with NSAID/analgesics
- Duration of physiotherapy sessions for the next six weeks

Secondary criteria assessed in the five next years:
- The results of the Knee Society of function score of the knee
- The pain will be assessed with an analogue scale from 0° to 10°
- Complications.

Criteria for Selecting Patients. So as to get a homogenous population, the inclusion criteria and exclusion criteria are the same whatever the type of instrumentation is chosen.

Inclusion Criteria
- Patients suffering from knee osteoarthritis of at least two compartments, whatever the stage of the gonarthrosis
- Over 18 years of age
- Prosthetic surgery must be primary operation
- Indication of LC prosthesis
- The patient must have signed and informed consent before being involved in the study.

Exclusion Criteria
- Patients already involved in the study
- Impossibility of follow up
- Under 18 years of age
- Expectant mothers
- Women wishing to have a baby in the current year
- Talking part to an alternative trial in the two months before involvement in the protocol
- Mental state making the patient incapable of understand the nature, the objective and the possible consequences of the study
- Refusal to submit to the study constraints
- Chronic progressive disease (benign or malignant tumours, inflammatory or metabolic arthritis)
- Previous history of local sepsis
- Previous history of general sepsis
- Previous history of unicompartmental prostheses, patellar prostheses or total prostheses
- Previous history of contralateral unicompartmental prostheses, patellar prostheses or total prostheses in the last six months
- Ankle arthrodesis
- Hip arthrodesis

NB: Previous history of osteotomy are not non inclusion criteria
NB: Chondrocalcinosis is not an exlusive criteria

Randomisation. The randomisation will be centralised.

Drawing lots of the type of positioning of the prosthesis will be balanced every four patients.

One knee prosthesis per patient will be studied. So, for the patients undergoing an operation on both knees under the same anaesthesic, the chosen side will be drawn and indicated in the envelope of randomisation of the treatment. For patients undergoing an operation on just one knee, the side indicated in the envelope will not be taken into consideration.

Each investigating centre will receive 50 envelopes, sealed and numbered, in which they will find the groups drawn with the appointing of the patient and the side taken into account for patients undergoing an operation for both knees.

The investigating centre commits itself to follow correctly the opening of envelopes according to the arriving of its subjects and their inclusions.

The sealed envelopes will be kept in a locked cupboard and will only be accessible by the person responsible of the investigating centre.

Data Treatment

Data Capture. Data capture will be achieved using an optic reading system for computerised answer sheets sent back after each follow up visit of the patient.

The errors of the study
- Recruitment bias:
 This type of error appeard each time the probability that subjects are getting involved in the study, is linked to one (or several) factor(s) studied (degree of seriousness of the pathology). It is mostly the case when the subjects are recruited from long terme care.
- Errors of lost follow up.
 These errors can be in either group.
 That is why a good follow up is indispensable.
- Errors of assessment/subjectivity.
 The plan of the study can not be achieved blindly from both sides.
 When the interviewer examines a subject or interprets his tests, knowing the techniques used, he can unconsciously suggest answers or introduce errors in the test assessment.

Study of Investigators of Reproducibility. An intermediary study is planned according to the results of the follow up after six weeks so as to assess the reading objectivity of the different investigators.

Study of reproducibility of investigators:
An audit about X-ray reading will be carried out after six weeks of all X-rays of the ten first patients included in each centre, that is 40 patients all together.

This control will be achieved according to the X-ray reading protocol by the main investigator and the investigators.

The X-rays will carry just one label containing *the identity number of the patient as well as the address of the investigating centre.*

Development of the reproducibility study: for the X-ray of six weeks:
- After the six weeks control of the first ten patients included of the centre, the Original X-ray with the identifying number will sent to the doctor responsible for the re-reading (main investigator).

A copy of X-rays is kept in the clinical file.
- The doctor responsible for the rereading will fill in the form, identical to the items of the X-ray of the observation book.
- This rereading stage will be achieved a second time by the main investigating doctor after a one month period, but without knowing the first reading. The forms of the results will be filled in anew. It is important that all the readings of the investigating doctor and the main investigating doctor should be done according to the same version of the X-ray. Notes on the X-ray film should be carefully erased.

During the analysis, the intra-observer and the inter-observer variation will be assessed through the Kappa coefficient.

The aim of this stage is the study of reproducibility of the reading of the main judgement criteria.

That is to say the AP Femur Tibia angle.

The hypothesis to remember is: There are no differences of readings whatever the positioning techniques of the prosthesis.

The comparison between the X-ray film readings of both techniques is not planned.

According to the result of the analysis of this audit, the supervising committee will give a ruling on actions to carry out. (Exclusion, information/education of the investigting doctors ...)

Stage of Data Management. The matter is to create variables necessary to the descriptive statistical analysis (functionality results, for instance). To be more complete, it will be necessary to refer to the observation book.

Statistical Analysis

Descriptive analysis of the population for the study: Despite the randomisation, the homogeneity of the population will be checked precisely according to the two treatment groups, according the investigating centres.

In case of a serious divergence between an investigating centre and the rest of the population, the supervising committee will discuss the exclusion of this centre.

Special statistical analysis: The comparison between the two surgical positioning techniques will be done through a parametric method or not according to the population (rank test, average comparison, variation analysis...). The analysis of results of the two treatment groups will be carried out by survival analysis so as to assess the morbidity through time, radio lucent lines and front loosening.

Different parameters will be adjusted (age, sex...).

Results

Preliminary results concern just the 20 first patients operated with this technique (10 with CAOS system and 10 with classical technique). Measurements were noted on a long leg X-rays, and sagittal X-rays. A randomized study was set up in 4 European centers. 200 patients will be involved to prove the reliability of this system; 100 patients will be operated with the CAOS-technique and 100 patients will be operated with a classical procedure.

Discussion

This randomized study, with a lighter hardware system, has begun and will give answers to several questions. The future will allow us to quantify morbidity rate of this computer assisted system. It will also show whether this accurate alignment of the prosthesis avoids its early loosening and prevents revision.

Advantages of This Approach. This technique allowed us to achieve the location and the positioning of any cutting guide in 3 dimensions with an accuracy of less than 1°. Moreover, this procedures minimally lengthens the operative procedure duration: it ensures a rapid and precise location of the cutting guides, a gain of time in itself, and, given that the usual instruments necessary for the positioning of cutting guides are not used, more time is saved. This time gain is essential since it concerns surgery performed under tourniquet.

The localizer control is made far from the operative field and poses no problem for the operator. The iliac crest and foot reference points may be used whatever the knee deformity is. The positioning control is interactive and as the calculations are performed in real time, it imposes modification of the operative technique. Considering the miniaturization of the instrumentation fittings, the position of the RB transmitters does not raise any technical problems and certainly less than for total knee prosthesis with traditional instrumentation (which normally requires invasive intramedullary rod placement).

The operator has full control of the positioning of the cutting guides at all times, and if the cut proposed by the computers system appears inappropriate, the surgeon can come back to traditional cutting guide positioning without interference from the system. We had proved the efficacy and reliability of the software, but we wanted to confirm the encouraging preliminary results.

Weakness of This Approach. Some effort will be made, from the ergonomic point of view, to improve the system. The necessity to insert a screw in the iliac crest could be dissuasive point. Some problems with the sterilization of infrared markers have occurred. The cost of the current system is still high. More logistics is needed.

Future Development. Based on the same center acquisition principle, we will further develop knee orthopedic applications such as unicompartimental knee arthroplasty, knee arthroplasty, osteotomy, and ligamentoplasty.

Acknowledgements. This work was developed within the IGOS European project, with the active support of Aesculap and Praxim Companies. The authors are particularity indebted to Hopital Sud surgeons (Y. Tourné, C. Fornasiéri, Th. Verjux, R. Badet), TIMC Laboratory (Pr Demangeot), Anatomy laboratory (Pr Chirossel), Dr. E. Colle (English language department) and M. Gousset for her statistical analysis skills.

References

1. Ecker M. L., Lotke P. A., Windsor R. E.; Cella J. P. Long-term results after total condylar knee arthroplasty. Significance of radiolucent lines. Clinical Orthop. Relat. Res., 1987, 216, 151-158.
2. Ewald F. C., Jacobs M. A., Miegel R. E., Walker P. S., Poss R., Sledge C. B. Kinematic total knee replacement. J. Bone Joint Surg., 1984, 66 A (7), 1032-1040.

3. Feng E.L., Stulberg S.D., Wixson R.L. Progressive subluxation and polyethylene wear in total knee replacements with flat articular surfaces. Clinical Orthop. Relat. Res., 1994, 299, 60-71
4. Fornasieri C. Resultats préliminaires d'une série de 107 prothèses totales du genou de type SEARCH (1 à 5 ans de recul) Thése de Médecine, Grenoble 1996.
5. Freemann M.A.R., Todd R.C., Bahert P., Day W.H. ICLH-arthroplasty of the knee: 1968-1977. J. Bone Joint Surg., 1978, 60 (B), 339-344.
6. Gill G.S., Mills D.M. Long term follow-up evaluation of 1000 consecutive cemented total knee arthroplasties. Clinical Orthop. Relat. Res., 1991, 273, 66-76.
7. Goodfellow J.W., O'Connor J.J. The anterior cruciate ligament in knee arthroplasty. A risk-factor with unconstrained meniscal prosthesis. Clinical Orthop. Relat. Res., 1992, 276, 245-252.
8. Goodfellow J.W., O'Connor J.J. Clinical results of the Oxford knee. Clinical Orthop. Relat. Res., 1986, 205, 21-42
9. Hookim Y. Knee arthroplasty using a cementless PCA prothesis with a porous coated central tibial sterm. J Bone Joint Surg., 1990, 72B, 412-417
10. Insall J.N., Binazzi R., Soudry M., Mestriner L.A. Total knee arthroplasty. Clinical Orthop. Relat. Res., 1985, 192, 13-22.
11. Insall J., Ranawat C.S., Aglietti P., Shine J. A comparison of four models of total knee-replacement prosthesis. J. Bone Joint Surg., 1976, 58A, 754-765.
12. Insall J., Ranawat C.S., Scott W.N., Walker P. Total Condylar knee replacement (preliminary report). Clin. Orthop. and Rela. Res., 1976, 120, 149-154
13. Ishii Y., Ohmori G., Bechtold J.E., Gustilo R.B. Extramedullary versus intramedullary alignment guides in total knee arthroplasty. Clinical Orthop. Relat. Res., 1995, 318, 167-175
14. Jeffery R.S., Morris R.W. Denham R.A. Coronal alignment after total knee replacement. J. Bone Jount Surg., 1991, 73B (5), 709-714
15. Kristensen O., Nafei A., Andersen P.K., Huid I., Jensen J. Long term results of total condylar knee arthroplasty in rheumatoid arthritis. J. Bone Joint Surg., 1992, 74B (6), 803-806
16. Laskin R.S. Total condylar knee replacement in patients who have rheumatoid arthritis. A ten-year follow-up study. J. Bone Joint Surg., 1990, 72A (4), 529-535.
17. Leitner F., Picard F., Minfelde R., Schulz HJ., Cinquin Ph., Saragaglia D. Computer assisted knee surgical total replacement. In CVR-Med. MRCAS'97, Springer Verlag, 1997, 52-59
18. Ranawat C.S., Adjei O.B. Survivorship analysis and results of total condylar knee arthroplasty. Clinical Orthop. Relat. Res., 1988, 226, 6-13
19. Ritter MA., Herbst S.A., Keating E.M., Faris P.M. Radiolucency at the bone-cement interface in total knee replacement. J. Bone Joint Surg., 1994, 76 (1), 60-65.
20. Scott W.N., Rubinstein M., Scuderi G. Results after knee replacement with a posterior cruciate substituting prosthesis. J. Bone Joint Surg., 1988, 70A (8), 1163-1173
21. Stern S.H., Insall J.N. Posterior stabilized prosthesis. Result after follow-up of 9 to 12 years. J. Bone Joint Surg., 1992, 74A (7), 980-986.

3D-Planungs- und Herstellungsverfahren von Individualprothesen

A. Weipert, S. Hanusek

Einführung

Seit der Durchsetzung der Computertomographie Anfang der 80er Jahre und den ersten Ideen zur Individualprothetik (Aldinger 1983) sind inzwischen weitere neue Techniken in der Endoprothetik auf 3D-Basis in Anwendung. Als besonders vielversprechend werden zur Zeit Roboterimplantationen und Operationen mit Navigationssystemen zum Teil sogar in Verbindung mit Individualprothesen diskutiert. Natürlich sind diese Methoden primär mit höheren Kosten verbunden, die in Anbetracht der allgemeinen Sparmaßnahmen im Gesundheitswesen nicht ohne den entsprechenden Nutzen für Arzt und Patient akzeptiert werden können. Am Beispiel der Versorgung mit einer Individualprothese kann jedoch gezeigt werden, wo diese neuen Techniken ihren Einsatz finden und welche Vorteile sie gegenüber den bisherigen Methoden bieten.

Ärztliche Planung

Das Ziel der Diagnose und präoperativen Planung vor der endoprothetischen Hüftgelenksversorgung ist es, den Defekt des Gelenks genau zu erkennen, um darauf aufbauend die Therapie möglichst exakt planen zu können. Konventionell wird in der Regel anhand von nur einer Beckenübersicht, in seltenen Fällen mit einer zusätzlichen seitlichen Aufnahme, die Diagnose und Planung durchgeführt. Für die Prothesenauswahl und Kopfplanung stehen dafür meist Schablonen zur Verfügung, die auf die Beckenübersicht aufgelegt werden können. Schwierigkeiten bei dieser konventionellen Methode ergeben sich sowohl in der Ausmessung des Markraumes als auch in der Bestimmung der Kopfparameter:
- Eine Feststellung der Markraumgeometrie ist selbst bei Anwendung von zwei konventionellen Röntgenbildern oft nicht möglich (siehe Abb. 1).
- Kurvationen des Femurs sind nur an zwei Röntgenbildern feststellbar, die rotatorisch exakt zuordenbar sein müssen.
- Antetorsions- und Offsetbestimmungen sind mit nur einer Aufnahme nicht möglich.

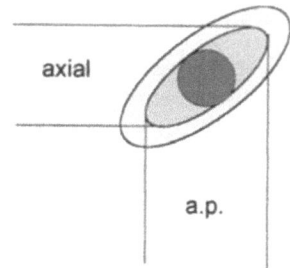

Abb. 1. Im Falle eines Ovals können in beiden Projektionen zu große Querschnitte vorgetäuscht werden.

Bedingt durch derartige Defizite in der Planung läßt sich die für den individuellen Markraum passende Prothese letztlich erst intraoperativ durch „trial and error" ermitteln. Zusätzlich setzt man sich dem Risiko aus, daß die für den Markraum passende Prothese die gewünschte Kopfposition nicht erreicht. Dadurch bedingt können als Ergebnisse die Hüften im späteren Verlauf luxieren oder nicht den gewünschten Funktionsspielraum zulassen.

Individualprothesen nutzen im Gegensatz dazu Serien von Schnittbildern der Computertomographie als Ausgangsbasis. Nur sie ermöglichen maßstabsgerechte 3D-Rekonstruktionen, anhand derer Defekte lokalisiert und eine exakte Vermessung der bestehenden geometrischen Gelenkparameter (Höhe, Antetorsion und Offset der Kopfposition) vorgenommen werden können.

Von ärztlicher Seite können die nach dem medizinisch/biomechanischen Erfordernissen nötigen Korrekturen an der bestehenden Situation bei Verwendung von Individualprothesen geplant werden, ohne auf prothesensystembedingte Einschränkungen Rücksicht nehmen zu müssen. Der Arzt plant also unabhängig vom Prothesensystem anhand der Beckenübersicht die Pfannenposition, daran orientiert einen optimalen Beinlängenausgleich und Offset und beurteilt anhand der CT-Schnitte die Antetorsion. Durch die erwähnten Schwierigkeiten evtl. nötig werdende Korrekturen an dieser Planung werden bei Bedarf und in Abstimmung mit dem Arzt nach der 3D-Überprüfung beim Prothesenhersteller vorgenommen.

Konstruktion

Der Konstruktionsprozeß ist die zentrale Stufe in der individuellen Prothesenherstellung. Als Ausgangspunkte dienen die CT-Aufnahmen und die ärztliche Planung anhand der konventionellen Beckenübersicht. In den einzelnen Konstruktionsschritten wird die Kopfplanung und die Indikation überprüft, gegebenenfalls korrigiert und die Individualprothese entsprechend der jeweils bevorzugten Konzepte entworfen.

Die Kopfposition

Die Schwierigkeiten der Kopfpositionsplanung anhand der Beckenübersicht wurden bereits angesprochen.

Selbst bei standardisierter Projektion können Schenkelhalslänge, Abstände zwischen markanten Punkten oder gar die Femurlänge nicht in ihren Originalmaßen wiedergegeben werden.

Anhand der 3D-Rekonstruktion aus CT-Bildern wird deshalb während der Konstruktion die Planung des Arztes exakt überprüft. Das Modell – ob virtuell oder real als gefrästes PU-Schaummodell – kann im Gegensatz zum echten Knochen leicht in der jeweils besten Ausrichtung dargestellt werden und ermöglicht so eine Beurteilung der planerischen Maßnahmen bezüglich Beinlänge und Offset.

Durch die Feststellung der bestehenden Antetorsion über einen Scan durch die Kniekondylen und Ausmessung des Schenkelhalses im 3D-Raum wird auch die Antetorsion mess- und planbar. Bei der Individualfertigung sind dabei nahezu beliebige Korrekturen an den einzelnen Parametern möglich (Abb. 2).

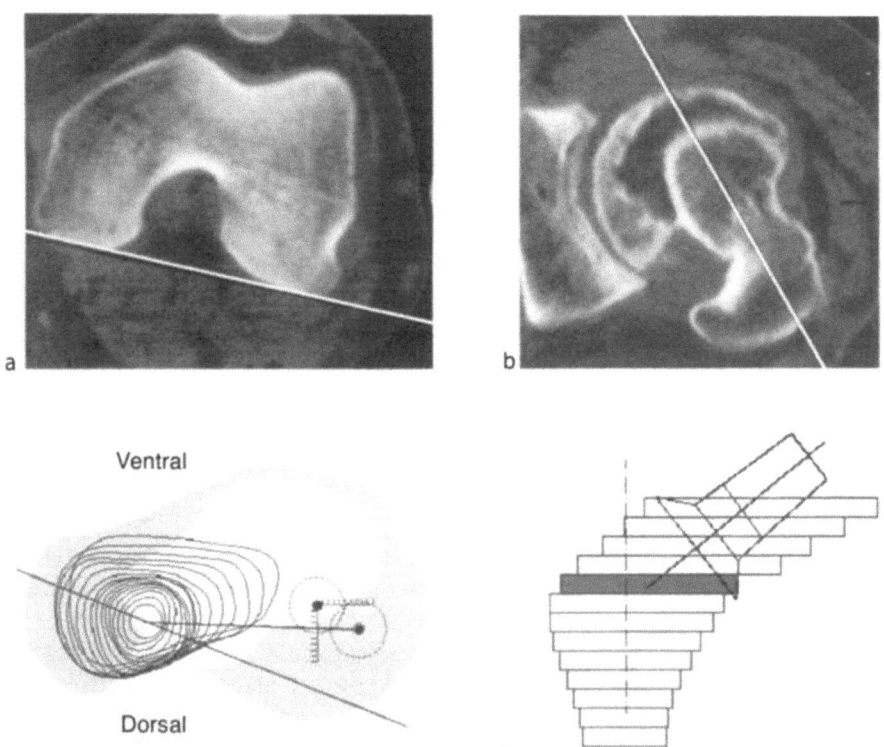

Abb. 2. Basis für die Antetorsionsmessung sind die Schnitte durch Kniekondylen und Schenkelhals (**a, b**) aus der sich die notwendigen Korrekturen ableiten lassen. Eine individuelle Einstellung des Schenkelhalses ist möglich (**c, d**).

Indikation

Nach der Bestimmung der Kopfposition läßt sich anhand der 3D-Daten auch die Indikation für einen geeigneten Prothesentyp treffen. Dazu wird am 3D-Knochenmodell überprüft, ob evtl. eine Standardprothese die geplanten Anforderungen erfüllt, oder ob wirklich eine Individuallösung angezeigt ist (Abb. 3).

Bei der Fa. OS wurde für diese Überprüfung eine Fitprogramm entwickelt, das selbständig für eine bestimmte Standardprothese im individuellen Knochen den besten Paßsitz findet. Der sich jeweils ergebende Formschluß und die dazugehörige Kopfposition dienen als Kriterien für die Brauchbarkeit des Prothesentyps und der jeweiligen Prothesengröße.

Somit können anhand dieser 3D-Simulationen Alternativen getestet werden, bevor eine Individuallösung angegangen wird.

Wird der Knochen mit der getesteten Standardprothese versorgt, hat man ebenfalls die Planungssicherheit der Individualprothese für diesen Fall genutzt.

Die Abb. 4 zeigt den Vergleich zwischen der im Rechner gefundenen und der intraoperativ erreichten Position der Prothese im Femur. Sie zeigen die exakte Übereinstimmung. Die hier gezeigte Prothese ist eine Neuentwicklung der Fa. OS, die auf der Basis unserer CT-Datenbank aus Hüftpatienten-Femora ebenfalls unter Zuhilfenahme dieses Fitprogramms entwickelt wurde.

Impingementcheck

In Zusammenhang mit der Einführung der Keramik-Keramikgleitpaarung, in der Diskussion der Kugelkopfgröße oder auch bei Verwendung sehr kurzhalsiger Prothesen wird in jüngster Zeit zunehmend das Impingement diskutiert.

Mit Hilfe der 3D-Simulation wurde bei OS eine Methode entwickelt, die es erlaubt, bei gegebenem Pfannen/Kopfdesign die Bewegungsfreiheit des Femurs zu untersuchen und zu optimieren (Abb. 5). Als konkreter Hinweis

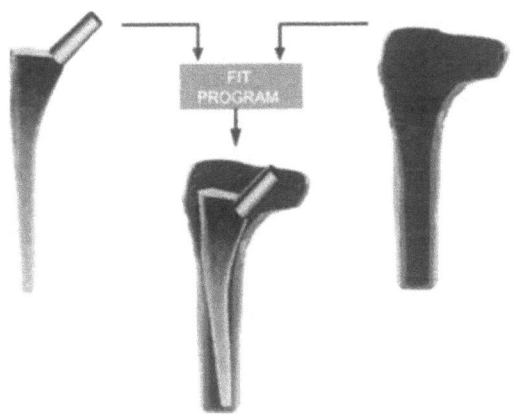

Abb. 3. Ein Fitprogramm optimiert den Formschluß eines 3D-Prothesenmodells in der 3D-Rekonstruktion eines Knochens.

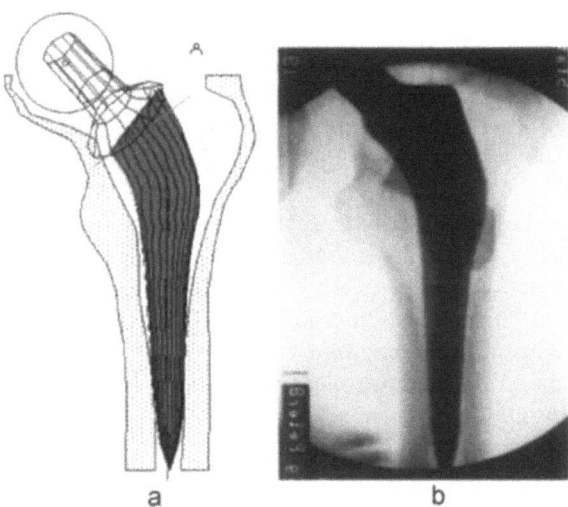

Abb. 4. Der Vergleich der präoperativ mit einem Fitprogramm ermittelten (**a**) mit der intraoperativ (**b**) erreichten Position einer Standardprothese zeigt eine exakte Übereinstimmung.

kann dem Arzt dann die optimale Anteversion der Pfanne mitgeteilt werden, um den Bewegungsspielraum zu maximieren und Kollisionen des Schaftes mit der Pfanne zu verringern.

Die Schaftverankerung

Für die Konstruktion des intramedullären Verankerungsteils, wird in erster Näherung für die Form des Prothesenstiels direkt die Innenkontur der Kortikalis übernommen. Dies ist der Ausgangspunkt und kann natürlich noch nicht die endgültige Form der Prothese darstellen, zumal sie in den meisten Fällen auch nicht implantierbar wäre. Sie muß nach bestimmten Kriterien modifiziert werden, wobei zwei Punkte besondere Beachtung finden:
- erstens wird die Verankerung im Knochen so optimiert, daß die Anlagebereiche der Prothese am Knochen biomechanisch günstig liegen. Dabei können verschiedene Philosophien der Verankerung berücksichtigt werden.
- zweitens erreicht man durch die individuelle Gestaltung einen klar definierten und einfachen Implantationsweg, indem man die Kortikalis verschont und diese gleichzeitig als Führung der ebenfalls individuellen Raspel nutzt.

Während der erste Punkt die biomechanische Fixation der künstlichen Hüfte reich theoretisch-planerisch optimiert, sorgt die zweite Maßnahme dafür, daß dieses Ziel auch im OP leicht, schnell und präzise umgesetzt werden kann.

Movementmapping

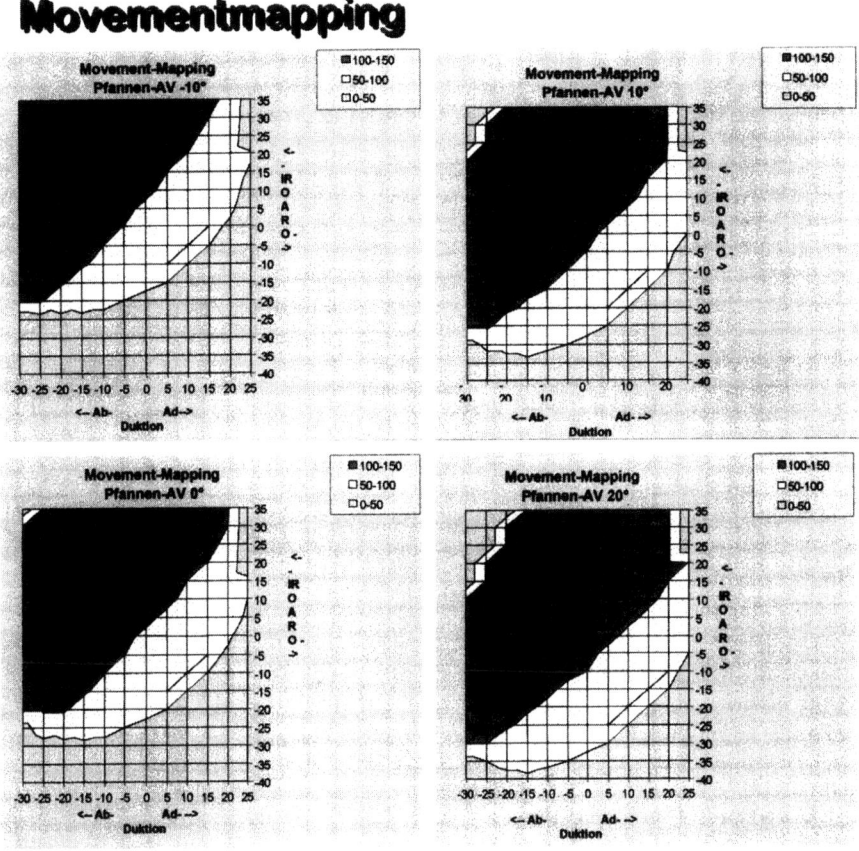

Abb. 5. Die dreistufig farbig codierte Flexion ist für den physiologisch wichtigen Bereich der Rotation und Ad/Abduktion bei Variation der Pfannenanteversion dargestellt. Das Maximum der physiologischen Beweglichkeit stellte sich in diesem Fall bei einer Pfannenanteversion von 10° ein.

Die Verankerungstechnik. Die biomechanisch bevorzugte Verankerungsphilosophie und die daraus resultierenden Konstruktionsmerkmale sind dabei nicht primär eine Frage der Individualprothetik.

Die für Individualprothesen verwendeten Verankerungstechniken sind so vielfältig gestaltbar wie die der Standardprothesenmodelle, die auf dem Markt verfügbar sind, von einfachen Preßfitmodellen bis hin zu voll anatomischen Prothesen.

Allen gemeinsam ist aber das Bestreben, der Formgebung des Knochenhohlraumes weitgehend zu folgen, um möglichst viel Knochenkontakt zu schaffen. Dadurch wird vermieden, daß sich die Krafteinleitung auf nur wenige Punkte konzentriert, an denen der Knochen dann überlastet würde – im schlimmsten Fall gefolgt von einem Knochenabbau und einer frühzeitigen Lockerung der Prothese.

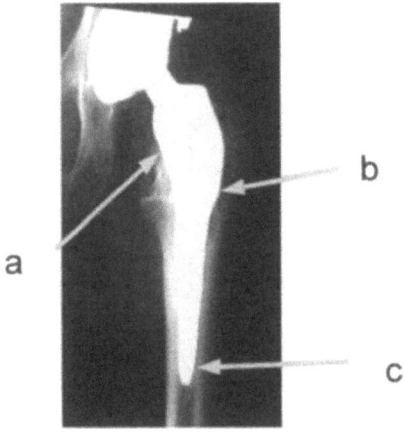

Abb. 6. Die Verankerungsprinzipien der CTX-Prothese zeigen sich in den sogenannten Prioritätszonen. Als bevorzugte Anlagefläche sind Calcar und die laterale Schulter (**a, b**) gekennzeichnet. Ein weiteres Prinzip besteht darin, daß die Prothese distal nicht verklemmen darf (**c**).

Durch die 3D-Darstellungen lassen sich bei der Individualprothetik diese Anlageflächen schon präoperativ erkennen, beurteilen und je nach Verankerungsphilosophie optimieren.

Als Beispiel sei hier die CTX-Prothese gezeigt, die in den sogenannten Prioritätszonen Calcar und laterale Schulter den Knochenkontakt anstrebt und distal jede Verklemmung zu vermeiden sucht (Abb. 6). Andere Operateure bevorzugen längerschäftige Prothesen mit zusätzlicher Oberflächenstruktur oder reine Preßfitmodelle mit einer möglichst über den gesamten Verankerungsbereich reichenden „Kantenauflage".

Operationsstimulation. Bei der Optimierung der Verankerungsoberfläche darf nie vergessen werden, daß die theoretisch beste Prothese auch sicher in die geplante Position im Knochen gebracht werden können muß. Eine geeignete Methode dazu stellt sicherlich die Roboterimplantation dar, die sich auch im Falle von Individualprothesen anbietet, zumal CT-Untersuchungen ohnehin schon bestehen.

Das von uns gesteckte Ziel besteht jedoch darin, den technischen Aufwand möglichst aus dem OP zu verlagern. Dies ist dadurch möglich, indem eine Methode gewählt wurde, die nicht beabsichtigt, kortikalen Knochen für die Prothese wegzufräsen, sondern ihn zum einen vollständig als tragendes Element für die Prothese zu erhalten und ihn zum anderen als Führung für die Raspel zu nutzen. Für jede Prothese wird also eine ebenfalls individuelle Raspel gefertigt, die an der Kortikalis entlanggleitet und so an die geplante Position im Knochen führt. Der Implantationsweg selbst wird anhand einer Implantationssimulation überprüft (Abb. 7). Zur Unterstützung des Arztes wird ein OP-Plan mitgeliefert, der alle wichtigen Parameter und Hinweise für den individuellen Fall enthält (Resektionsposition, Implantationstiefe etc.). Die Implantation kann auf diese Weise sehr exakt erfolgen und die Operationszeit läßt sich sehr kurz halten. Blutverlust und Infektionsrisiko werden minimiert.

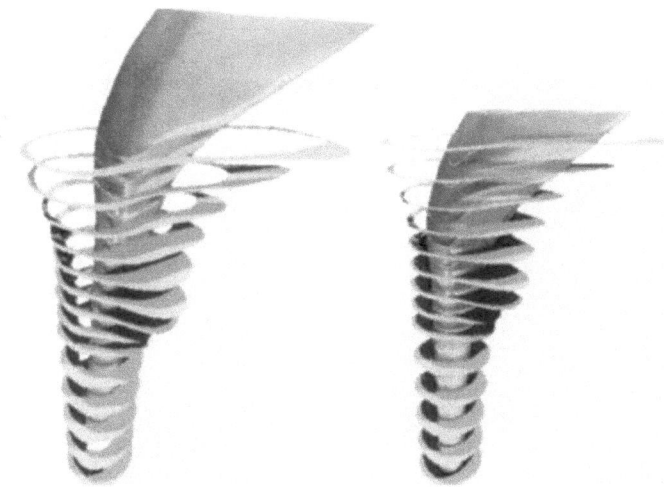

Abb. 7. Für jede Individualprothese wird eine Simulation der Implantation vorgenommen, die den Implantationsweg sicherstellt.

Nachkontrolle

Selbst zur Nachuntersuchung implantierter CT-basierender Prothesen können 3D-Techniken eingesetzt werden.

Implantationskontrolle

Im Rechner ist der Idealsitz der Prothese im Knochen als Datensatz erfaßt und kann mit dem operativ erreichten Sitz, dargestellt auf einer konventionellen Beckenübersicht, verglichen werden. Dabei ist die Ausrichtung auf dem Röntgenbild relativ unerheblich. Die Datenmatrix des 3D-Knochen-Prothesenverbundes kann translatorisch, rotatorisch und im Maßstab so manipuliert werden, daß eine rechnerisch durchgeführte Projektion exakt mit der jeweiligen Darstellung auf dem Röntgenbild zur Deckung gebracht werden kann. Bringt man in dieser Weise auf demselben Röntgenbild nacheinander einmal den Knochen und einmal die Prothese zur Deckung, so läßt sich aus der Differenz der Translations- und Rotationsparameter direkt der Unterschied zwischen Implantation und Planung ablesen.

Migrationsanalyse

Mit dem gleichen Verfahren läßt sich natürlich auch eine Migrationsanalyse des Schaftes durchführen, indem man die direkt postoperativ gefundenen Parameter mit denen aus der Nachuntersuchung vergleicht. Wohlgemerkt ist es dabei nicht nötig, die Röntgenbilder immer in der gleichen Ausrichtung des Knochens zu erstellen. Die jeweilige Anpassung erfolgt über die gespeicher-

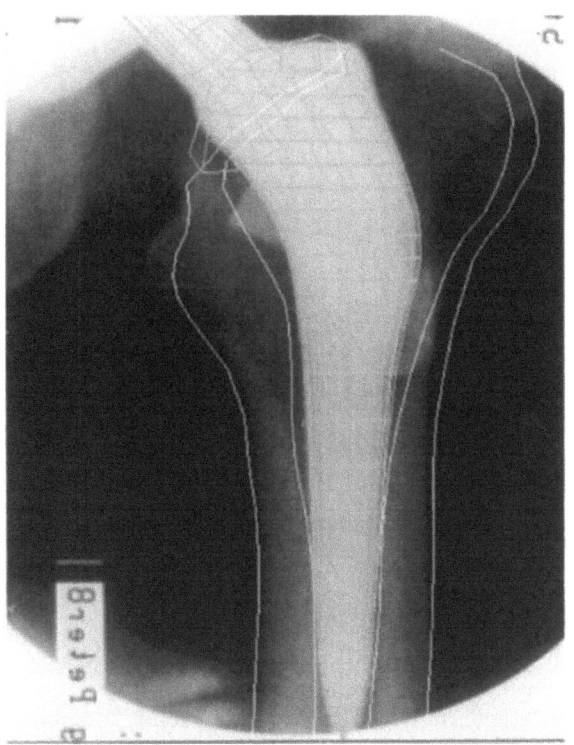

Abb. 8. Durch Projektion des 3D-Datensatzes in der entsprechenden Ausrichtung (Prothese und Knochen farbig dargestellt), läßt sich der operativ erreichte Sitz mit dem konstruktiv vorgesehenen vergleichen.

ten 3D-Daten der Prothesenkonstruktion im Knochen. Über die Genauigkeit dieser Methode kann noch keine abgesicherte Aussage gemacht werden, jedoch halten wir Winkelfehler von $< 5°$ und Translationsfehler von < 2 mm methodenbedingt für realistisch.

Ausblick/Zusammenfassung

Zusammenfassend kann gesagt werden, daß der entscheidende Fortschritt bei den neuen Techniken, sei es Navigation, Roboterimplantation oder Individualprothese, in der Nutzung der 3D-Daten liegt. Das gesamte Ausmaß der möglichen Anwendungen ist im Moment noch kaum absehbar, zumal die bisher verwendeten Methoden zum Teil noch in ihren Kinderschuhen stecken. Die Anwendung von 3D-Methoden im Zusammenhang mit der Herstellung von Individualprothesen und ihren verschiedenen Simulationsmethoden dürften wohl die längste Erfahrung und die konkretesten Ergebnisse aufweisen. Von der Navigation und Roboterimplantation hebt sich die Individualprothese aber nicht einmal so sehr in der Art der computergestützten Methoden ab, als vielmehr dadurch, von wem und zu welchem Zeitpunkt sie eingesetzt werden. Bei der Individualprothese kommen diese Methoden hauptsächlich bei der Planung und Konstruktion zur Anwendung – also außerhalb des Operationssaales. Der Arzt soll bei seiner Arbeit zwar die Ergebnisse der neuen Technologien zum Wohle des Patienten voll nutzen können – ohne jedoch im OP mit ihren speziellen Details allzusehr belastet zu werden. Dies ist letztlich das Ziel unserer Arbeit.

Literatur

Aldinger G, Fischer A, Kurtz B (1983) Computer Assisted Manufacturing of individual Endoprostheses (Preliminary Report). Arch. Orthop. Traumatol. Surg. 102:31

Paul HA, Mittelstadt B, Kazanzic P, Williamson B, Zuhars J, Musits B (1991) Development of Surgical Robotics for Total Hip Replacement. In Kogressband: 4th Annual International Symposium on Custom-Made Prostheses. San Francisco/USA: 76

Louis-Philippe A, Labelle H, Jacques A. De Guise, Marwan Sati, Paule Brodeur, Charles-Hilaire Rivard (1995) Computer Assisted Pedicle Screw Fixation (Spine Volume 20, Number 10)

Lavernia C, Barrack R, Thornberry R, Tozakoglou E (1998) The Effect of Component Position on Motion to Impingement and Dislocation in Total Hip Replacement Scientific Exhibit at the 1998 AAOS Meeting, New Orleans/USA

Starker M, Thümler P (1995) Die CTX-Prothese, Vortrag, gehalten anläßlich des 22. Österreichischen Orthopädenkongreß, Eisenstadt/Österreich

Aldinger G, Weipert A (1991) 3D-basierte Herstellung von Hüftgelenken. Das Aldinger System, Radiologe 31:474

Küsswetter W, Janßen P, Ilchmann T, Sell S (1996) Klinisches Frühergebnis mit einer anatomisch angepaßten, zementfreien Femurschaftprothese. Vortrag, gehalten anläßlich der 44. Jahrestagung der Vereinigung Süddeutscher Orthopäden e.V., Baden-Baden: 141

Rechnergestützte Optimierungsmöglichkeiten bei der adaptierten Druckscheiben-Prothese (A-DSP)

J. Jerosch, R. Wetzel, G. Aldinger, A. Weipert, S. Hanusek, T. J. Filler, E. T. Peuker

Einleitung

In den 70er Jahren entstand ein neues biomechanisches Konzept zur sicheren rein proximalen Verankerung des Femurteiles einer Hüftalloarthroplastik (Jacob et al. 1976) (Abb. 1). Mit dieser sogenannten Druckscheibenprothese (DSP) wurde versucht, den Erkenntnissen von Pauwels (1965) sowie Wolff (1892) hinsichtlich der natürlichen Krafteinleitung im Bereich des proximalen Femur Rechnung zu tragen. Die ersten biomechanischen Überlegungen wurden in der Folgezeit von Huggler und Jacob zur klinischen Reife weiterentwickelt (Schreiber et al. 1984). Die ersten Implantationen erfolgten ab 1978 im Kantonsspital Chur sowie ab 1980 in der Orthopädischen Universitätsklinik Balgrist in Zürich. Erste Langzeitergebnisse wurden von Huggler et

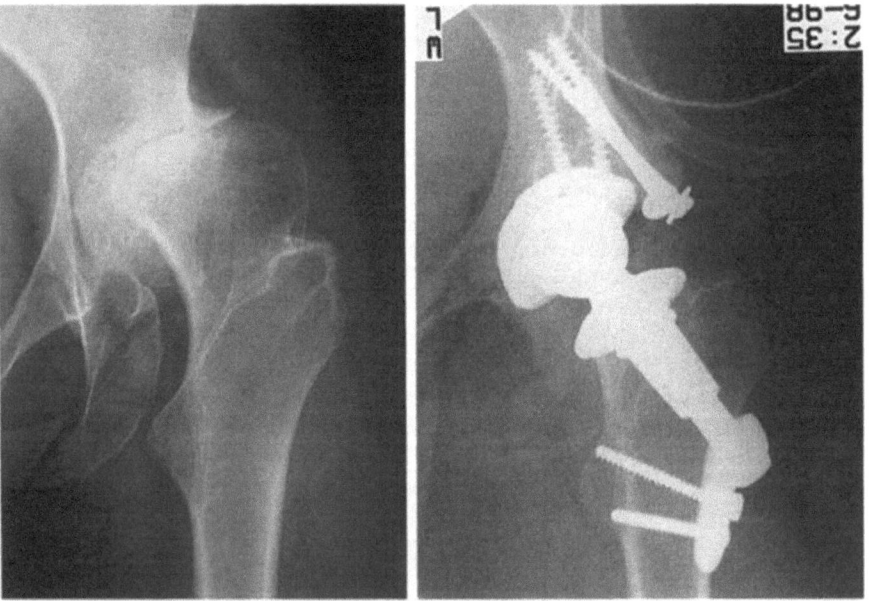

Abb. 1. Implantation einer Druckscheibenprothese bei einer Dysplasiecoxarthrose bei einer 38-jährigen Patientin.

al. (1993) vorgestellt; diese zeigten sehr vielversprechende Resultate dieses Hüftendoprothesendesigns, welches bei rein proximaler Verankerung neben einer physiologischen Krafteinleitung vor allem den operativen Rückzugsweg im Falle eines eventuell notwendigen Prothesenwechsels für eine konventionelle Primärschaftprothese völlig offen hält. Der Operateur trifft bei der Wechseloperation einer solchen Prothese somit auf ein völlig unversehrten proximalen Femurschaft, in welchem er ohne weiteres eine konventionelle Endoprothese verankern kann. Mit zunehmender Verbreitung der Druckscheibenprothese in den 90er Jahren zeigten sich intra- und postoperativ einige Besonderheiten, die Grundlage für die vorliegende Studie sind. Zum einen erwies sich der Druckscheibenanteil des Implantates oftmals zu groß für die vorgegebene Schenkelhalsauflagefläche (Abb. 2). In einigen Fällen konnte dieses sogar bei der intraoperativen Bewegungsprüfung nach der Implantation zu einem Anstoßphänomen der Druckscheibe am Rand des Pfannenimplantates („Pfannenimpingement") oder andere ossärer Strukturen des Bekkens führen. Für kleine proximale Femura erwies sich der unterhalb der Druckscheibe befindliche Anteil des Implantates als zu voluminös (Abb. 3).

Weiterhin zeigten Verlaufsbeobachtungen bei Druckscheiben-Prothesen der letzten Generation (Mark III) in vielen Fällen eine Verdichtung der spongiösen Zone im medialen Schenkelhalsbereich mit Anwachsen von Knochenbälkchen an die Prothesenoberfläche. Für besonders zierliche meist weibliche Patienten war auch der unterhalb der Druckscheibe gelegene Teil der Prothese zu voluminös, um im Schenkelhals Platz zu finden.

Ziel der vorliegenden Arbeit war somit die Beantwortung der folgenden Fragen:
- Sind alle Schenkelhals-Osteomieflächen für die Auflage der Druckscheibenprothese gleich konfiguriert?
- Besteht ein Einfluß der Druckscheibengeometrie auf das zur Verfügung stehende Bewegungsausmaß (Prothesenimpingement)?
- Kann die zur Verfügung stehende Osteointegrationsfläche bei gleichzeitiger Reduktion des Volumens der Prothese vergrößert werden?

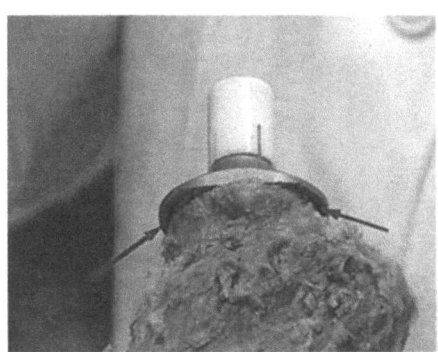

Abb. 2. Fehlende Kongruenz der konventionellen DSP im Bereich der Auflagefläche.

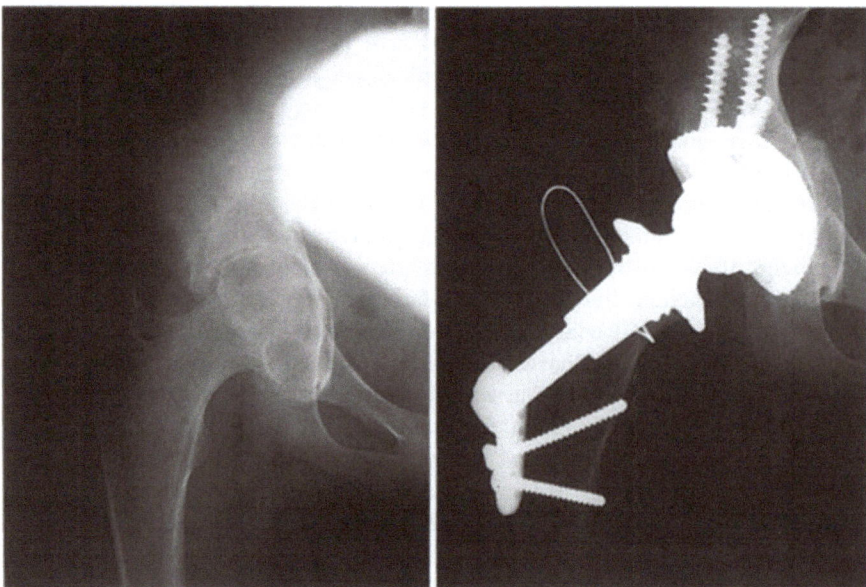

Abb. 3. Implantation einer DSP bei einer 17-jährigen Patientin mit kleiner Geometrie des proximalen Femur. Eine stabile Verankerung war nicht mit Hilfe einer Cerclage möglich.

Material und Methodik

Untersuchung 1. Zur Evaluation der ersten Frage wurden die Femura von 12 Coxarthrosepatienten im Alter von weniger als 65 Lebensjahren mit Hilfe eines Computertomographen dünnschichtig gescannt. Anhand dieser Daten erfolgte eine dreidimensionale Rekonstruktion der Femura. Anschließend wurde mit Hilfe einer speziellen Software eine virtuelle Osteotomie im Schenkelhalsbereich so angelegt, wie es für die Implantation einer DSP mit einem CCD-Winkel von 135° notwendig gewesen wäre. Die hierdurch erhaltenen virtuellen Osteotomieflächen wurden dann verglichen.

Untersuchung 2. In diesem Teilabschnitt der Studie wurde ein Funktionsmuster einer adaptierten Druckscheibenprothese (A-DSP) erstellt. Ziel war es hierbei, sowohl die mit dem Femur in Kontakt stehende Oberfläche der Druckscheibe als auch die Verankerungsfläche im Schenkelhalsbereich zu optimieren und gleichzeitig das Volumen der Prothese zu reduzieren. Die Optimierung des Druckscheibenanteils liegt in einer Reduktion des Scheibendurchmessers, so daß es zu keinem Überstehen der Druckscheibe gegenüber der Osteotomiefläche kommt. Im Schenkelhals wurde eine Optimierung des auszufüllenden Volumens angestrebt. Gleichfalls wurde eine osteointegrative Oberflächenstruktur verwendet. Für den Herstellungsablauf wurden zunächst wiederum CT-Aufnahmen in Dünnschichttechnik (1 mm) von drei humanen Femora durchgeführt. Diese Daten wurden auf ein CAD-System übertragen.

Anschließend erfolgte die dreidimensionale Rekonstruktion der Femura. Für die jeweilige individuelle Femurgeometrie wurde zunächst ein digitales Funktionsmuster erstellt (Abb. 4, Abb. 5), welches anschließend mit Hilfe einer CNC-(Computer-Numerical-Controlled) Fräßmaschine in ein Implantat umgesetzt wurde.

Untersuchung 3. In einer dritten Untersuchung wurde in einer Computersimulation das Bewegungsausmaß (Bewegungsmapping) eines Hüftgelenkes

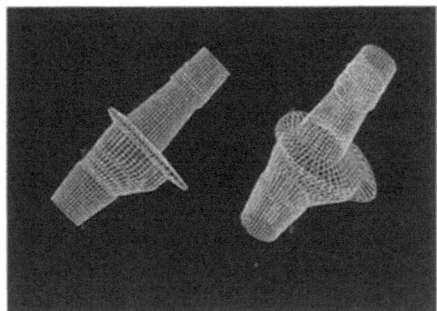

Abb. 4. Digitales Funktionsmuster einer A-DSP.

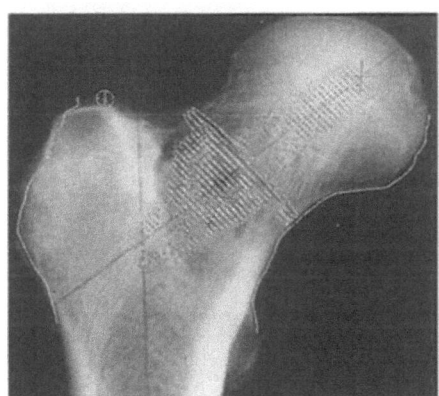

Abb. 5. Virtuelle Implantation der A-DSP in den Femur

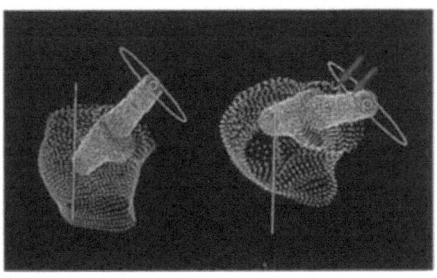

Abb. 6. Virtuelle Überprüfung des Bewegungsausmaßes einer DSP. Der Pfeil markiert die vom Rechner ermittelten Kontaktareale.

nach Versorgung mit einer konventionellen DSP mit dem nach Implantation einer A-DSP verglichen (Abb. 6). Konstante Größen stellten bei dieser Analyse die Kopflänge (Länge M) sowie die Inklination des Hüftpfannenimplantates mit einem Winkel von 45° dar. Variabel waren die Pfannenanteversion und die Bewegungen des Femur. Als Anteversionswinkel der Gelenkpfanne wurden bei der Analyse die Winkel -10°, 0°, +10° und +20° gewählt. Das mögliche Bewegungsmaß der des Oberschenkels wurde in den folgenden Bereichen analysiert:
- Flexion: 0°–105°
- Innen-/Außenrotation: 35°–0°–40°
- Ab-/Adduktion: 30°–0°–25°.

Ergebnisse

Untersuchung 1. Die Analyse der Femurosteotomieflächen zeigte erwartungsgemäß eine ausgesprochen große Varianz. In den untersuchten 12 Präparaten waren keine konstanten Muster erkennbar. Auch der Versuch, die Schnittflächen in verschiedene Typen zu klassifizieren, schlug fehl (Abb. 7).

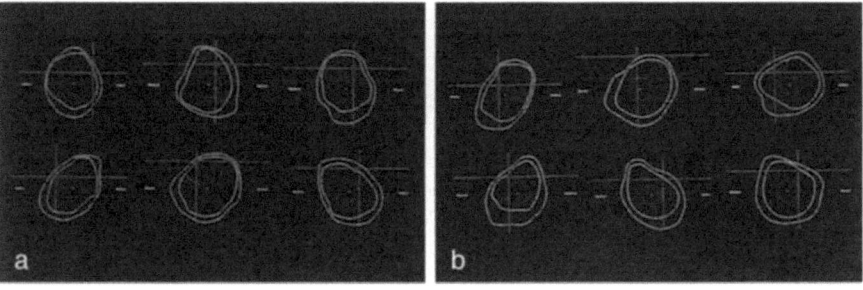

Abb. 7. Virtuelle Osteotomieflächenkonfiguration bei 12 Femura.

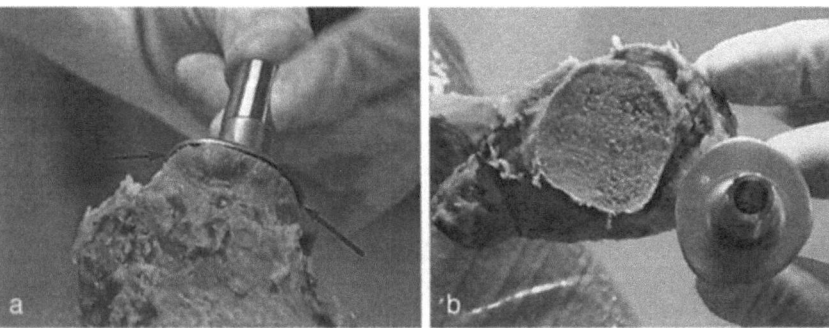

Abb. 8. Kongruenz der Auflagefläche bei der A-DSP.

Untersuchung 2. Die erstellten Funktionsmuster einer A-DSP zeigten die angestrebte größere Kongruenz der Druckscheibenkomponente mit der Auflagefläche (Abb. 8). Das sonst übliche Überstehen der Druckscheibenplatte bei der Implantation der DSP konnte deutlich reduziert bzw. gänzlich vermieden werden. Nachteilig war jedoch bei den ersten Entwicklungen noch die großvolumige Auslegung des unterhalb der Druckscheibe angelegten Anteiles des Implantates. Hierdurch war eine ausgesprochen radikale Ausräumung des spongiösen Areals notwendig. Dieses konnte durch weitere Modifikationen reduziert werden (Abb. 9). Durch Verjüngung mit gleichzeitiger Umgestaltung der Geometrie konnte die Rotationsstabilität erhöht werden und die Prothese war auch bei extrem schmalen Schenkelhälsen gut zu implantieren (Abb. 10).

Untersuchung 3. Die Analyse des Bewegungsmapping ergab für alle überprüften Konstellationen einen deutlich eingeschränkten Bewegungsausschlag der konventionellen DSP im Vergleich zur A-DSP. Von den unterschiedlichen Pfannenanteversionsstellungen (−10°, 0°, +10°, +20°) ergibt sich bei den leicht antevertierten Pfannenebenen ein besseres Bewegungsmaß als bei der Neutral- oder Retroversionsstellung. Von ersteren scheint die +10° Einstellung wiederum etwas günstiger für die DSP zu sein. Eine zusammenfassende Darstellung dieser Teilergebnisse findet sich in Abb. 11.

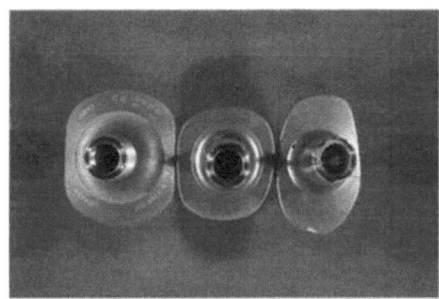
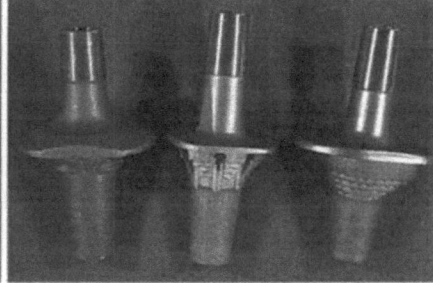

Abb. 9. Entwicklungsstufen der I-DSP.

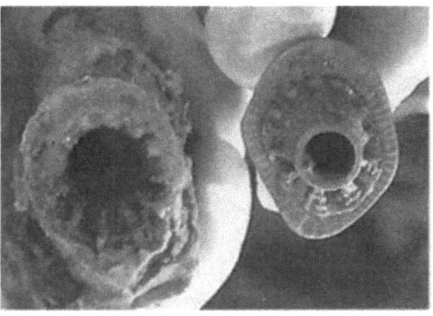

Abb. 10. Die aktuelle Version zeigt einen deutlich verjüngten Schaft mit einer im spongiösen Knochen rotationsstabil zu verankernden Oberfläche.

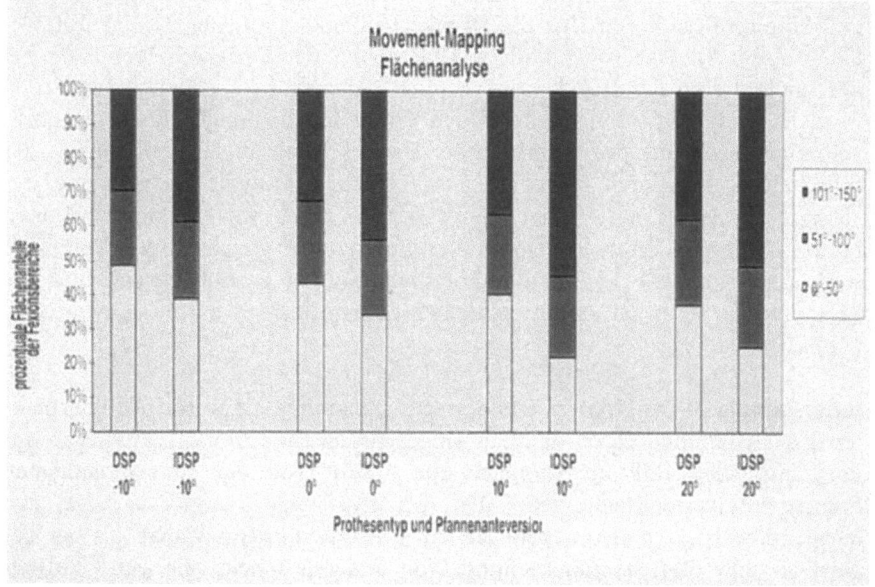

Abb. 11. Zusammenfassende Darstellung der möglichen Flexionsbewegungen in Prozentanteilen des maximalen Bewegungsausmaßes.

Diskussion

Die vorliegende Untersuchung konnte mögliche Optimierungsansätze eines an sich schon guten Implantates aufzeigen. Ganz besondere klinische Relevanz scheint uns das deutlich erhöhte kontaktfreie Bewegungsausmaß zu besitzen. Hierbei ist u. E. weniger die Stabilität des femoralen Implantates als vielmehr diejenige des Pfannenimplantates von Bedeutung. Die historische Entwicklung in der Endoprothetik hat gezeigt, daß es bei solchen Hüftendoprothesen, die einen voluminösen Schaftkragen besitzen, zu ausgeprägten und frühzeitigen Pfannenlockerungen, möglicherweise durch ein Impingement des Prothesenschenkelhalsanteiles an den Pfannenrand eingeleitet, kommen kann. Diesem Problem kann man mit einer Modifikation des konventionellen Druckscheibenimplantates im Sinne einer A-DSP sicherlich vorbeugen. Die vorgelegten Analysen der Auflagefläche an 12 Femura sind andererseits noch nicht so aussagekräftig, um auf mögliche einheitliche Typen rückschließen zu können. Hier sind unbedingt weitere Untersuchungen notwendig. Eventuell wäre hierdurch die Variabilität der notwendigen und vorzuhaltenden Druckscheibengeometrien auf ein übersichtliches Ausmaß zu reduzieren.

Unsere Untersuchungen haben jedoch auch gezeigt, daß es bei dem unterhalb der Druckscheibenfläche konstruierten Implantatanteil noch einiger konzeptioneller Modifikationen bedarf. Die dem CAD-Rechner gegebenen Vorgaben für das Implantat-Knochen-Interface waren primär durchweg zu großzügig, eine excessive Ausräumung der Schenkelhalsspongiosa wäre die

Folge. In weiteren Versuchsreihen wurde auf ein schlankeres Implantat umgestellt; gleichzeitig wurde die Oberflächenstruktur noch weiter verändert. Durch diese Weiterentwicklung der A-DSP konnte eine spongiöse Verankerung erreicht werden. Hierbei wurde das Konzept einer verkleinerten und individuell angepaßten Druckscheibe belassen, um den erweiterten Bewegungsspielraum der Prothese beizubehalten. Der unter der Druckscheibe angeordnete Teil des Implantates erfüllt die Anforderungen einer optimierten Osteointegrationsfläche sowie einer ovalären Geometrie. Hierdurch wird angestrebt, sowohl die Primärstabilität, insbesondere hinsichtlich der Rotation um die Längsachse des Implantates, als auch die Sekundärstabilität durch Osteointegration im spongiösen Bereich zu optimieren.

Literatur

Huggler, A.H.; H.A.C. Jacob; H. Bereiter, M. Haferkorn; C.H. Ryf; R. Schenk: Long-term results with the uncemented thrust plate prosthesis (TPP). Acta Orthop. Belg. 59 (1993) 215–223

Jacob, H.A.C.; A.H. Huggler; C. Dietschi; A. Schreiber: Mechanical function of subchondral bone as experimentally determined on the acetabulum of the human pelvis. J. Biomech. 9 (1976) 625–627

Pauwels, F.: Gesammelte Abhandlungen zur funktionellen Anatomie des Bewegungsapparates. Springer, Berlin, Heidelberg, New-York, 1965

Schreiber A.; H.A.C. Jacob; Y. Suezawa; A.H. Huggler: First results with the thrust plate prosthesis. In: Morscher, E. (ed.): The cementless fixation of hip prostheses. Springer. Berlin, Heidelberg, New-York, 1984

Wolff, J.: Das Gesetz der Transformation der Knochen. Hirschwald, Berlin, 1892

Elektronische Endoprothesen-Identifikation (ELEI)

J. Jerosch, G. H. Buchhorn, V. Liebenberg, H. Effenberger

Das klinische Problem

Die Vielzahl der auf dem Markt befindlichen Endoprothesensysteme macht dem Arzt eine Identifizierung des Prothesentypen bei einem individuellen Patienten anhand des Röntgenbildes oder eines OP-Berichtes nahezu unmöglich. Selbst wenn der Prothesentyp bekannt ist, so fehlen doch häufig Informationen über implantatspezifische Probleme sowie die Anschrift des Herstellers oder Vertreibers. Liegen seltene oder komplizierte Implantate sowie problematische Wechseloperationen vor, kann sich der Mangel an Information zum Nachteil des Patienten auswirken. Klinische Probleme ergeben sich beispielsweise aus:
- seltenen Kopfdurchmessern (Abb. 1)
- der Notwendigkeit von Spezialwerkzeug für die Entfernung von Implantaten

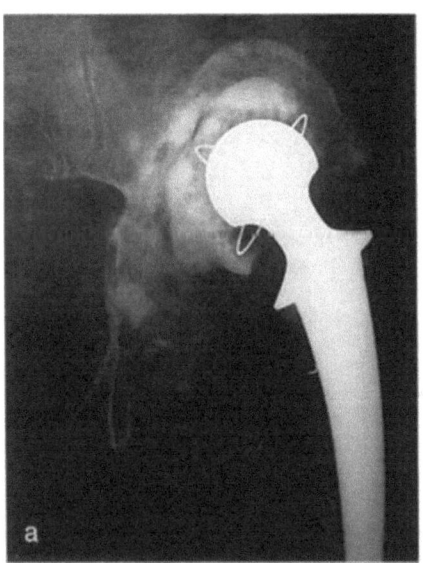
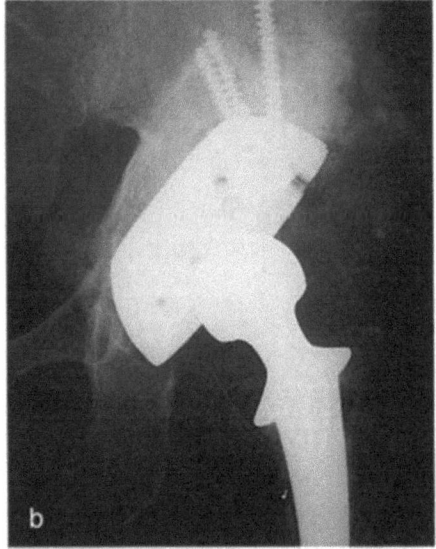

Abb. 1. a Lockeres Pfannenimplantat (links) mit noch fester Monoblockschaftkomponente. **b** Nach Wechsel der Pfanne (rechts) und postoperativem Röntgenbild stellt der Operateur fest, daß der Kopfdurchmesser nicht zum Durchmesser der Pfanne paßt

Erfassungsbogen - Knie

I. Typisierung des Gelenkes

Bezeichnung	
Artikelnummer	
Implantationszeit	von:　　　　　　　　bis:
Gleitflächenersatz	O unikondylär　　O bikondylär
Koppelung	O ungekoppelt (non constrained)　　　　O teilgekoppelt (posterior stabilized)
	O stark ekoppelt (constrained)　　　　　O Scharnier (fully constrained)
	O Deep Dished Platform)
Kreuzband	O vorderes Kreuzband erhaltend　　　　O vorderes Kreuzband ersetzend
	O hinteres Kreuzband erhaltend　　　　O hinteres Kreuzband ersetzend
Kompatibilität	(bitte Modelle angeben, ggf. zusätzliche Blätter verwenden)
Bemerkungen	

II. Typisierung der Femurkomponente

Allgemein		
Material (allg)	O CFK	O Polymer
	O CoCrMo	O Reintitan
	O CoCr-Guß- /Schmiedeleg	O Stahl
	O CoNiCr-Schmiedeleg	O Tribosul
	O Polyethylen	O Ti-Legierung
	O Polyethylen metal backed	O ....
Material (Gleitfläche)	O CFK	O Polymer
	O CoCr-Guß- /Schmiedeleg	O Reintitan
	O CoCrMo	O Stahl
	O CoNiCr-Schmiedeleg	O Tribosul
	O Polyethylen	O Ti-Legierung
	O Polyethylen metal backed	O ...
Oberfläche (Verankerung)	O Fiber-Mesh	O porous-coated
	O glatt	O precoated
	O Hydroxylapatit	O Porosität gestrahlt ....µm
	O Hydroxylapatit optional	O Porosität Spongiosametall in ....%
	O Makrotextur	O strukturiert
	O Mikrotextur	O ....

Form	O re./links	O symmetrisch	O re./li. sym. optional
Verankerung	O diaphysär	O kondylär	O kombiniert
Verankerungsort	O zementiert	O zementfrei	O zementiert oder zementfrei
Verankerungsform	O pegged	O Kiel	O Stiel
	O Schrauben	O Dübel	
Stielangulation	O posterior	O valgus	

Größe :	(in mm)
- (Stiel)	
- (Wedge/Keil)	(in mm)
- Augmentation/Block	(in mm)
- Stielverlängerung	(in mm)

Modularität	O Monoblock	O Verankerungsteil auf Gleitflächen geschraubt	
		O Verankerungsteil auf Gleitflächen gesteckt	
Rotationsstabilität Verankerungsstiel	O rund	O eckig	O Rippen　　O Nuten
	O anders:............		

Abb. 2.

Tibiakomponente

Material (Plateau)	O CFK	O Reintitan
	O CoCr-Guß- /Schmiedeleg	O Stahl
	O CoCrMo	O TiAlNb
	O CoNiCrMo	O Ti-Legierung
	O CoNiBrMb-Schmiedeleg	O Tribosul
	O Polyethylen	O ....
	O Polymer	
Material (Gleitlagerfläche)	O Polyethylen	O Polyethylen metal-backed
Oberfläche (Verankerung)	O Fiber-Mesh	O Porosität gestrahlt ....µm
	O glatt	O Porosität Spongiosametall ....%
	O Hydroxylapatit	O poliert
	O Hydroxylapatit optional	O porous-coated
	O Makrotextur	O strukturiert
	O Mikrotextur	O ....
	O precoated	
Form	O re./li.	O symmetrisch	O re./li. sym. optional
Verankerung	O zementiert	O zementfrei intramedulläre Stiel-/Stabverankerung
		O zementfrei Schraubenfixierung
Verankerungsort	O kondylär	O diaphysär	O kombiniert
Verankerungsform	O Dübel	O pegged	O Stiel
	O Kiel	O Schrauben	O ....
Größe :		
- tibiales Gleitlager		
- Stiel	O Schlitz	O gerade	O gekrümmt/anatomisch/curved
- Stielverlängerung	O Schlitz	O gerade	O gekrümmt/anatomisch/curved
- Augmentation/Block		
- (Wedge/Keil)		
Modularität	O ap-Gliding	O Rotationskomponente
	O geteilte Meniscallager	O wechselbar
	O Monoblock	
Rotationsstabilität Verankerungsstiel	O rund	O eckig	O Rippen	O Nuten
Bemerkungen		

Patellakomponente

Material (Gleitlager)	O Polyethylen	O Polyethylen metal-backed
Verankerung	O zementfrei	O zementiert
	O optional zementfrei oder zementiert	
Oberfläche (metal backed)	O Fiber-Mesh	O porous-coated
	O glatt	O Porosität gestrahlt ....µm
	O Hydroxylapatit	O Porosität Spongiosametall ....%
	O Makrotextur	O strukturiert
	O precoated	O Mikrotextur
	O poliert	O ....
Form	O pegged single	O pegged - triangle
Größe	O	
Patellagleitlager	O ja	O nein
OP-Hinweise		(z.B. Schraubenzieher, Ausschlaginstrumente)

Firmeninformation

Hersteller:	Vertrieb:
Firma	Firma
Straße	Straße
PLZ, Ort	PLZ, Ort
Tel	Tel
Fax	Fax
e-mail	e-mail

Referenzliteratur

_____

(bei Bedarf bitte Rückseite oder zusätzliche Blätter verwenden)

Ergänzungen

I. Erfassungsbogen Schafttypisierung

Bezeichnung

Prothesentyp _____

Katalog-Nr.* _____ Lokalisation: _____

Material	O a CoCr-Guß- /Schmiedeleg.		O b CoNiCr-Schmiedeleg	
	O c Stahl	O d Ti-Leg.	O e CFK	O f Polymer
Form	O a gerade	O b re./links	O c anato.	O d anders
Verankerung zementiert	O a gestrahlt	O b poliert	O c porös	O d pre-coated
	O e teilweise	O f anders	(Doppelnennung möglich)	
Verankerung	O a zementiert		O b zementfrei	
Oberfläche	O a glatt		O b korundgestrahlt	
	O c fibermesh		O d pre-coated	
	O e Hydroxylapatit		O f Mikrostruktur Porosität:____	
	O g Makrostruktur Porosität:____			
Größen				
Steckverbindung	O a Konus 12/14		O b Konus 14/16	
	O c Fixkonus		O d andere: ____	
Verankerungsort	O a proximal	O b distal	O c komplett	
Verankerung, bes. Merkmal: ____				
Kragen	O a ja	O b nein		
Entfernung	Ausschlageloch - Gewindeloch:____ mm			
OP-Hinweise spez. Instrumente				
Rotationsstabilität	O a 'rund'	O b 'eckig'	O c 'Rippen'	(jeweils des Verankerungsteils)
Axiale Steifigkeit	O a hoch	O b mittel	O c niedrig	(unterhalb des Troch. Minor)
Biegesteifigkeit	O a hoch	O b mittel	O c niedrig	
Halslänge	O a kurz	O b mittel	O c lang	(bei Monoblock)
CCD-Winkel	O a groß	O b mittel	O c klein	O d wählbar
Modularität	O a Monblock		O b Schaft + Kopf	
	O c 2 Komp.Schaft + Kopf		O d 3 Komp. Schaft + Kopf	

unklassifizierbar _____

custom-made _____

Besonderheiten _____

Hersteller:	Vertrieb:
Firma	Firma
Straße	Straße
PLZ, Ort	PLZ, Ort
Tel	Tel
Fax	Fax
e-mail	e-mail

Referenzliteratur _____

II. Erfassungsbogen Pfannentypisierung

Bezeichnung

Katalog-Nr.* _____

Material	O a Reintitan O b Al$_2$O$_3$ O c CoCr O d CFK	
	O e UHMWPE	
sVerankerung	O a Formschluß - pressfit (sphärisch) O b Formschluß Gewinde	
	O c Knochenzement -	
Oberfläche	O a glatt	O b korundgestrahlt
	O c fibermesh	O d pre-coated
	O e Hydroxylapatit	O f Mikrostruktur Porosität:_____
	O g Makrostruktur Porosität:_____	
Gewinde	O a Spitzgewinde	O b Flachgewinde
	O c selbstschneidend	O d vorgeschnitten
	O e anderes	
Pfannenform	O a spärisch O b konisch O c zylindrisch O d paraboloid	
	O e custommade O b andere:	
Pfannenarmierung	Schrauben-Durchmesser: Spongiosa: _____mm, Corticalis:_____mm	
	O Titan	
Inlay	O a UHMWPE O 28 mm O 32 mm O andere	
	O b Keramik O 28 mm O 32 mm O andere	
	O c Metall O 28 mm O 32 mm O andere	
Stützschalen	O Bruch-Schneider-Ring O Eichler-Ring O Müller-Ring	
Fixierung	O a Schrauben O b Lasche	
Besonderheiten	O a Polyethylennoppen als Spacer O andere:	
Entfernungs-		
instrumentarium		
OP-Hinweise		
Form	O a spärisch O b konisch O c paraboloid O d zylindrisch	
	O e – custom made O f anders	
	O c anders	
Steifigkeit	O a – steif	O b – versteift
	(z.B. nur Keramik oder Ganzmetall)	(z.B. metal blacked)
	O c – elastisch (Polymer, nicht metal-backed)	
Verankerung zementiert	O a gestrahlt O b poliert O c porös O d pre-coated	
	O e teilweise O f anders (Doppelnennung möglich)	
Verankerung zementfrei	O a – Gewinde mit Vorschnitt O b Gewinde selbstschneidend	
	O c Formschluß O d mit Hilfsimplantat	
	O e Makrotextur O f Mikrotextur	
	O g glatt O h gestrahlt	
	O i stukturiert O k porös-metallisch	
	O l Hydroxylapatit O m andere	
	(Doppelnennung möglich)	

	Hersteller:	**Vertrieb:**
	Firma _____	Firma _____
	Straße _____	Straße _____
	PLZ, Ort _____	PLZ, Ort _____
	Tel _____	Tel _____
	Fax _____	Fax _____
	e-mail _____	e-mail _____

Referenzliteratur _____
_____
_____
_____
_____

* Mehrfachnennung möglich

III. Erfassungsbogen Gelenkkugeltypisierung

Bezeichnung

Prothesentyp

Katalog-Nr.*   **Lokalisation:**

Durchmesser für	O a – 22mm	O b 24mm	O c 26mm	O d 28mm
Totalprothese	O e – 30mm	O f 32mm	O g 34mm	O h 36mm
	O i – 38mm	O k 40mm	O l 42mm	O m andere

Zwischengröße per Doppelangabe (z.B. ab = 23mm)

Köpfe für Fraktur-Endoprothese	O a nur Kugel, jede Größe	O b Duokopf, jede Größe
Steckverbindung	O a Konus 14/16	O b Konus 12/14
	O c anderer Konus	O d Zapfen und Klebung
	O e andere Verbindung	O f inkliniert

(Doppelnennung möglich)

Halslänge	O a kurz	O b mittel	O c lang	O d extra lang
	O e anders			
Material der	O a CoCr	O b Al_2O_3	O c ZrO_2	O d Stahl
Gleitlagerfläche	O e Titanlegierung oberflächenbehandelt			
spezielle Instrumente				
Besonderheiten				

Hersteller:	Vertrieb:
Firma	Firma
Straße	Straße
PLZ, Ort	PLZ, Ort
Tel	Tel
Fax	Fax
e-mail	e-mail

Referenzliteratur

* Mehrfachnennung möglich

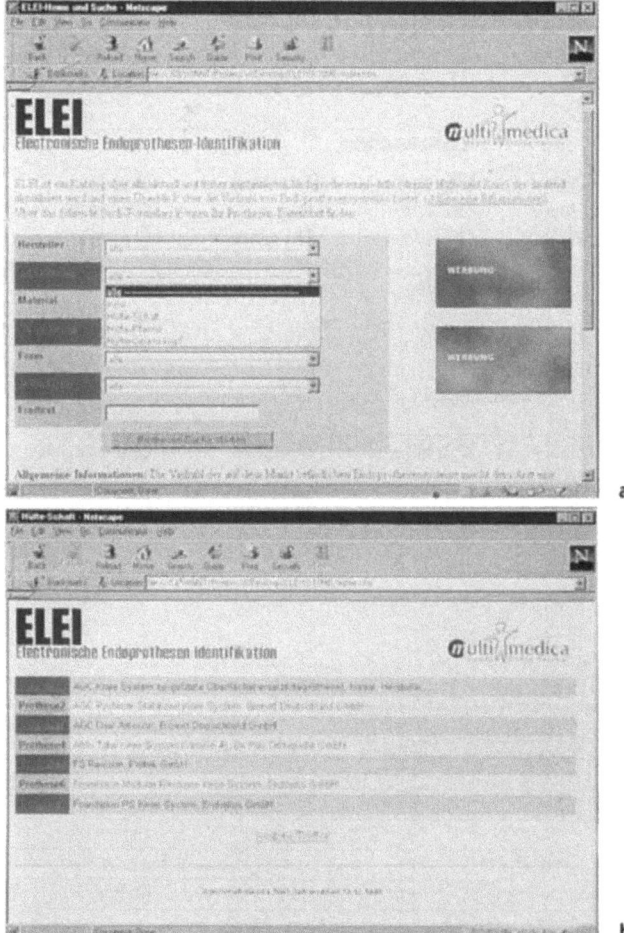

Abb. 3. Beispiel für einen Suchalgorithmus sowie dem Ergebnis der Suche

- der Unsicherheit bei der Frage nach Kombinationsmöglichkeiten unterschiedlicher Implantatkomponenten.

Zielsetzung von ELEI

ELEI stellt einen Katalog über alle aktuell und früher implantierten Hüft- und Knieendoprothesenmodelle zur Verfügung, auf den über das Internet 24 Stunden am Tag zugegriffen werden kann und welcher auch laufend aktualisiert wird. ELEI ermöglicht somit als elektronische Bild- und Textdatenbank von Endoprothesen den Ärzten einen Überblick über die Vielzahl von Endoprothesensystemen. Die Verwendung von HTML-Dateien im Internet erlaubt

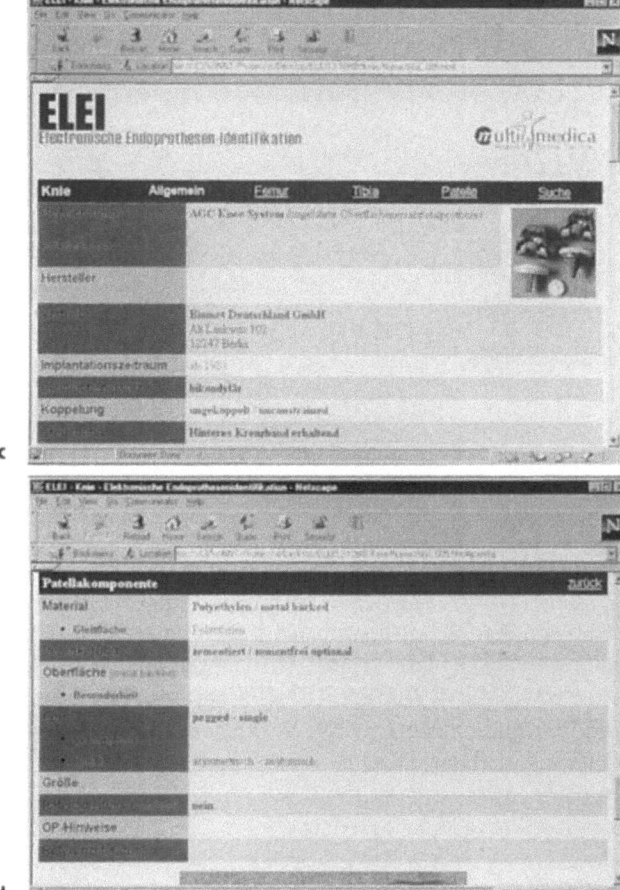

die zeitnahe neue Erfassung sowie Änderung bereits vorhandener Datensätze. Daneben wird auch eine CD-ROM Version zur Verfügung stehen.

Standardisierte Erfassungsbögen (Abb. 2) für Hüft- und Knieendoprothesen dienen der einheitlichen Texterfassung. Diese können elektronisch oder als Fax-Vorlage erfaßt und an die zentrale Sammelstelle weitergeleitet werden. Dort werden die Daten auf Plausibilität geprüft und erst dann in die Datenbank aufgenommen.

Pro Prothesenteil sind zusätzlich 1–2 makroskopische Bilder (Produktabbildungen) und 1–2 Röntgenbilder vorgesehen, um eine Identifikation unbekannter Prothesen(teile) zu ermöglichen. Nach Einwählen in das System oder Einlegen der CD-ROM kann ein Suchalgorithmus begonnen werden, an dessen Ende die möglichen Implantate mit entsprechenden Spezifikationen sowie den dazu gehörenden Abbildungen stehen (Abb. 3 a–e).

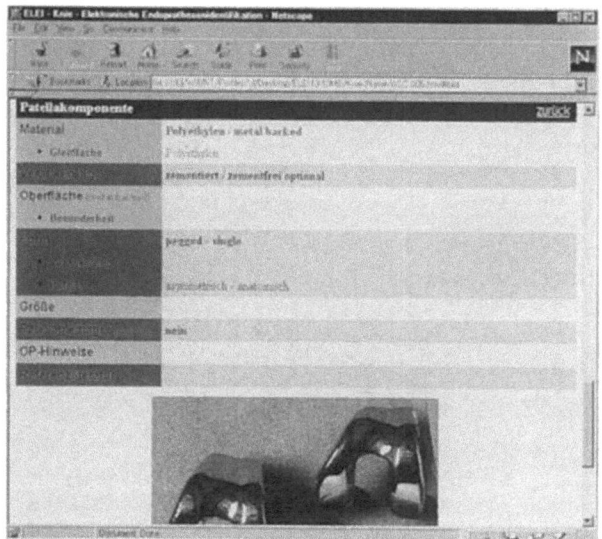

e

ELEI wurde entwickelt aufgrund einer wissenschaftlichen Initiative der Universitäten Münster und Göttingen sowie dem Landeskrankenhaus Gmunden entwickelt. Das Projekt wird unterstützt vom Verein Endoprothesenregister sowie der GVLE e.V. (Gesellschaft zur Förderung der Lebensqualität von Endoprothesenträgern.) Die technische Realisation hat die HOSmultimedica (Berlin) übernommen.

Die MikroTherapie – tomographische Bildsteuerung zur Medikamentenbehandlung und Mikrooperation

D. H. W. Grönemeyer

Die enormen Entwicklungen in der Medizin und Medizintechnik ermöglichen zunehmend schonendere Diagnose- und Therapiemöglichkeiten für Volkskrankheiten und Erkrankungen im höheren Lebensalter. Viele dieser Erkrankungen gehen mit heftigen Schmerzen wie beim Bandscheibenvorfall, Tumorleiden bzw. Osteoporosefraktur einher. Waren die klassischen Behandlungsweisen bisher anstrengend oder nur stationär möglich, so sind heute in vielen Fällen schon berührungsfreie Diagnosestellungen oder Eingriffe ohne Vollnarkose durch die enormen Leistungen der Bildgebung vielfach ambulant möglich.

Geschichte und Methode der interventionellen Radiologie

Einer der erfolgreichsten Ansätze und Entwicklungspfade der Minimal Invasiven Chirurgie und Therapie ist die interventionelle Radiologie. Übersetzt heißt das Eingriffsradiologie und hat sich aus der diagnostischen Angiographie (Gefäßdarstellung) entwickelt. In der Angiographie werden Blutgefäße mit Kontrastmitteln dargestellt, die der Arzt über einen kleinen, in die Arterie oder Vene vorgeschobenen Schlauch (Katheter) in die Blutbahn einspritzt. Mittels Röntgendurchleuchtung kann die Position des Katheters kontrolliert werden.

Prof. Dotter aus Amerika ging mit seinen Verfahren Mitte der 60er Jahre erstmals über die reine Diagnose hinaus. Er nutzte die Technik zur Behandlung von Einengungen und Verschlüssen der Blutgefäße. Hierzu führte er übereinander passende Erweiterungsstifte in die verengten Gefäße ein und sprengte so die verkalkten Einengungen. Dieses Verfahren und die Weiterentwicklungen werden heute weltweit in allen Gefäßästen des Herzens, des Gehirnes, der Beine usw. routinemäßig eingesetzt. Von Dotter stammt auch der Ausdruck „Interventional Radiology is Image-Guided Non-Invasive Surgery". Zwei wichtige Begriffe werden hier bereits 1964 genannt: „Image-Guided" = bildgesteuert und Non-invasive Surgery „Nichtinvasive Operation".

In den 60er Jahren bedeutete „bildgesteuert" lediglich Durchleuchtungskontrolle (DL) über das einfache Röntgenverfahren. Mit diesem Verfahren war die Beobachtung nur in einer Ebene möglich.

Die revolutionäre Umgestaltung der Chirurgie von den klassischen Operationsmethoden über endoskopische Verfahren zu den perkutanen interventionellen Schnittbildverfahren ist dem ersten deutschen medizinischen Nobelpreisträger, Herrn Prof. Werner Forßmann zu verdanken. Entgegen der Verbote seines damaligen Chefs machte er im Jahre 1929 den ersten von neun Selbstversuchen einer Herzkatheterisierung, wobei er sich vor dem Röntgenschirm eine Sonde bis ins Herz einführte. Obwohl Forßmann mit diesen sensationellen Versuchen die moderne Herzdiagnostik und schonende Operationsweisen begründete, stieß er bei seinen Kollegen und speziell auch bei seinem Chef, dem berühmten Chirurgen Prof. Sauerbruch, auf heftigen Widerstand.

Ähnliche Widerstände gegen zukunftsweisende und schonende Operationsweisen haben die Pioniere der verschiedenen Etappen von bildgesteuerten Operationsmethoden bis heute zu spüren bekommen, besonders dann, wenn der Kampf zwischen den Fachdisziplinen um die Geräte und die Operationsverfahren ausgetragen wird.

Durch den Einsatz des Computers in der Radiologie, speziell zunächst zur Optimierung der Röntgenuntersuchung wurden neue Formen der Gewebeanalysen möglich. Es entstanden somit vor einigen Jahrzehnten die Schnittuntersuchungen (Tomographien). Mit der Schnittbild-Technologie der Computer (CT)-, Kernspintomographie (KST) und neuerdings der ultraschnellen Elektronenstrahltomographie es erstmals möglich wurde, mit hoher Präzision eine nahezu Echtzeit-Transparenz der zu diagnostizierenden und behandelnden Regionen zu bekommen. Im Gegensatz zur klassischen Chirurgie und auch der Endoskopie, bei denen der Arzt nur die Strukturen erkennt, die direkt vor seinen Augen bzw. verlängerten Augen liegen, stehen mit dem Schnittbildverfahren transparente Bilder als Übersicht über das gesamte Operationsfeld zur Verfügung. In Analogie zur Mikroskopie, in der transparente Übersichten über Zellen gewonnen werden, sprechen wir deshalb heute beim Einsatz der Schnittbildverfahren bei Operationen von der CT- oder KST-Makroskopie. Eben durch diese Computer- bzw. Kernspin-(Makro)Skopie wird in Zukunft das Komplikationsrisiko von minimalinvasiven Eingriffen, wie es zur Zeit in der Öffentlichkeit diskutiert wird, deutlich reduziert. Erstmals zum klinischen Einsatz kam ein Computertomograph Anfang der 70er Jahre. Der Brite Hounsfield entwickelte mit der Firma EMI-Elektrola – heute weitgehend als Musikverlag bekannt – die erste CT-Maschine. Diese lieferte anfangs allerdings noch sehr unscharfe Bilder.

Dotters Begriff von der interventionellen Radiologie steht nunmehr für einen Teil dieser Verfahren. Hierzu gehören alle Methoden, die mit Kathetern, Sonden und Nadeln unter lokaler Betäubung und ohne Öffnung des Körpers durchgeführt werden: Ausdehnen von Verengungen von verschlossenen Arterien oder Venen, Verschließung von Gefäßen bei Blutungen oder bösartigen Tumoren, das Auflösen von Blutgerinnseln, die Ableitung von Gallenflüssigkeit oder das Einsetzen künstlicher Gefäßprothesen sowie das Absaugen von krankhaften Flüssigkeitsansammlungen bzw. das Einbringen von Ernährungssonden in den Magen-Darm-Trakt.

Computer- und schrittweise auch Kernspintomographen, die bis heute fast ausschließlich zu rein diagnostischen Zwecken eingesetzt werden, können minimal invasive medizinische Verfahren entscheidend weiterbringen. Denn Computer- bzw. Kernspintomographen erlauben eine überlagerungsfreie Darstellung des menschlichen Körpers in Schnittbildern. Davor- oder dahinterliegende Organe stören nicht mehr das Bild. Die Gefahr der Bewegungsunschärfen wird zunehmend geringer. Organe mit besonders starker Eigenbeweglichkeit wie Herz, Lunge, Darm- und Gefäßsystem sind mit diesen Geräten im Schichtverfahren in sämtlichen Schichtachsen darstellbar.

Durch das gute Orts- und Dichteauflösungsvermögen sind kleinere Strukturen sichtbar: kleine Bandscheibenvorfälle, kleine Tumoren oder kleinste Gefäße in unmittelbarer Nähe von Nerven. Feinste Sonden und Instrumente von 0,2 bis 1 mm Durchmesser können mit absoluter Sicherheit und einer fast mikroskopischen Punktionsgenauigkeit von 1 mm, an den Ort des Krankheitsgeschehens gebracht werden.

Das besondere Merkmal dieser mikroinvasiven Therapie ist das Nutzen von Instrumentarien wie Lasern, Endoskopen und Operationsbestecken, die kleiner als 1 mm sind, und die simultane Nutzung der Bildgebung. Doch Miniaturisierung von Operationsverfahren und Operationsinstrumenten ist nur möglich, wenn eine hochpräzise Steuerung zur Positionierung gewährleistet ist. Diese ist durch die transparente und hochauflösende Bildgebung von Computertomographie und Kernspintomographie gesichert. Auch in unmittelbarer Nachbarschaft lebenswichtiger Organe können so Behandlungen schmerzfrei und komplikationsarm durchgeführt werden.

Selbst dreidimensionale Bildrekonstruktionen lassen sich durch räumlich angeordnete Folgen von Schnittbildern mehrerer Ebenen am Fernsehmonitor beobachten: das Organ bzw. der Körperbereich werden plastisch sichtbar, lassen sich von allen Seiten in Ruhe betrachten, auch wenn der Patient schon längst wieder das Gerät verlassen hat.

Computer- und auch Kernspintomographie-gesteuerte Operationen haben gegenüber den endoskopischen Verfahren einen entscheidenden Vorteil: Die zu behandelnden Stellen im Körper lassen sich weitaus genauer auffinden. Denn im Endoskop sieht man grundsätzlich, wie mit einem verlängerten Auge, nur auf die Strukturen, die genau vor der Optik liegen, also etwa die Nerven oder Gefäßwände; die Orientierung ist alles andere als einfach. Mit dem Computertomographen bzw. Kernspintomographen kann der Mikrotherapeut jedoch auch hinter die Wände bzw. hinter die Strukturen sehen und hat vom Nabel bis zum Rücken und vom Gefäß bis zu den Nerven alle Strukturen auf einen Blick im Auge. Die Eingriffe können daher weiter miniaturisiert werden. Heute sind durch diese Computer-gesteuerten Tomographieverfahren sowohl Freihandfunktionen ohne Navigationshilfe als auch navigierte bzw. stereotaktische Eingriffe möglich.

Eine qualitativ neue Stufe in der operativen Medizin ist durch das Zusammenführen der interventionellen bildgesteuerten Ansätze aus der Radiologie und den operativen, endoskopischen Therapieansätzen aus den chirurgischen Fächern zu erwarten. Die später als die Endoskopie entwickelten bildgebenden Verfahren wie Computer- und Kernspintomographie produzieren Schnittbilder aus dem menschlichen Körper, die dreidimensional Ein- und Durchsichten liefern können Dank hochauflösender Bildqualität können heute dünnkalibrige Sonden mit hoher Präzision an das genau definierte Behandlungszentrum gebracht werden, selbst in unmittelbarer Nähe lebenswichtiger oder gefährdeter Strukturen.

Aus diesem Grund ergab sich die Möglichkeit, den CT neben der Diagnostik durch die Bildgebung auch als Sichtinstrument zur Punktion einzusetzen. Die CT-kontrollierten Punktionen wurden zuerst zur Biopsie genutzt. J.R. Haaga und Mitarbeiter (Haaga et al. 1976) stellten diese Technik bereits kurz nach Einführung der CT vor. Zunehmend fanden sich Indikationen zu therapeutischen Eingriffen, die sich unter CT-Kontrolle exakter und risikoärmer durchführen ließen.

Punktionen zur Schmerztherapie sind seit J.J. Bonica (Bonica 1953) in die klinische Routine eingegangen. Durch den Einsatz CT-kontrollierter Verfahren ist neben einer effektiven Schmerztherapie ein neuer kurativer (heilender) oder palliativer (vorübergehend helfender) Ansatz in wichtigen Bereichen der Medizin möglich geworden. Vor allem bei der Therapie degenerativer Erkrankungen der Bandscheiben und der Wirbelsäule, bei arterieller Verschlußkrankheit sowie bei chronischen und tumorbedingten Schmerzen und Drainagen finden sich breite Einsatzgebiete für CT-kontrollierte Eingriffe. Alle Maßnahmen werden in Lokalanästhesie durchgeführt und sind somit meist auch ambulant einsetzbar.

Die neu zu konzipierenden bzw. weiterzuentwickelnden Technologien müssen sich an den Bedürfnissen der Patienten orientieren und werden unter folgenden Gesichtspunkten entwickelt:

- Stationäre Aufenthalte werden drastisch verkürzt oder völlig vermieden. Der Pflegeaufwand wird erheblich verringert. Dadurch kann sich das behandelnde Personal besonders intensiv um die Patienten kümmern.
- Die Operationen können häufig bei örtlicher Betäubung durchgeführt werden; der Patient wird nicht durch die Narkose zusätzlich belastet.
- Die Behandlungsumgebung wird patientengerecht gestaltet – die Technik tritt in den Hintergrund.
- Die nur kleinen Eingriffe bedeuten schnelle Heilung mit geringer Komplikationsgefahr und niedriger psychischer Belastung.

Die minimal invasiven Verfahren sind auch hier im Gegensatz zum großräumigen Schneiden bei der offenen Operationsweise schmerzlos oder zumindest schmerzarm sowie ohne Skalpell und in der Regel ohne große Blutungen mit geringen Komplikationen und Nebenwirkungen durchführbar. Das alles sind enorme Vorzüge, die sich nicht zuletzt auch günstig auf die Kostenentwicklung auswirken (Grönemeyer und Seibel 1995).

Teure Krankenhaus-Aufenthalte sind und nicht mehr in bisherigem Umfang nötig. Die Rekonvaleszenz verläuft rascher. Insgesamt gesehen werden die Patienten erheblich weniger belastet, zumal wenn in zukünftige Entwicklungen auch die Ausgestaltung der Behandlungsumgebung einbezogen wird: freundliche Farben und angenehmes Design bei Geräten und der Einrichtung schaffen entspannendes Klima.

Folgende Kapitel geben einen ausschnittweisen Überblick über die Möglichkeiten der mikroinvasiven Behandlungsverfahren.

Gewebeentnahme

Heute sind Biopsien in allen Körperregionen unter CT-Kontrolle und auch zunehmend durch Kernspintomographie möglich. Die detaillierte und reproduzierbare Größen- bzw. Volumenmessung der pathologischen Strukturen sowie ihrer Distanzbeziehung zur Haut, zu den Gefäßen bzw. Nerven und zu den umliegenden Organen ist mit hoher Dichte- und Ortsauflösung nur durch die Computertomographie bzw. durch die Kernspintomographie möglich. Gegenüber dem Ultraschall liegt der große Vorteil der Computertomographie darin, daß
1. auch dem weniger Geübten eine Orientierung im Bild ermöglicht wird und
2. das System in sich nicht bewegt wird. Somit ist eine exakte Reproduzierbarkeit der Schichtebene jederzeit möglich.

Bei der Ultraschall-gesteuerten Biopsie muß relativ personal- und zeitaufwendig der Schallkopf ausgerichtet werden, vor allem bei Wiederholungsuntersuchungen. Der geübte Untersucher hat jedoch andererseits mit dem Ultraschall eine Methode zur Verfügung, mit der er interaktiv zweidimensional die zu untersuchenden Strukturen darstellen kann. Dieser Vorteil entfällt, wenn simultan CT- und DL-gesteuert untersucht wird oder wenn zunehmend mehr Biopsien auch im Kernspintomographen durchgeführt werden (Grönemeyer und Seibel 1989).

Es besteht in unserer Klinik die Möglichkeit, im offenen Kernspintomographen gezielte diagnostische Punktionen und therapeutische Eingriffe durchzuführen. Im Vergleich mit der Durchleuchtung und dem CT liegt der große Vorteil der Kernspintomographie im Fehlen von ionisierender Strahlung und in der Möglichkeit einer dreidimensionalen Darstellung. Gerade bei länger dauernden Eingriffen gewinnt somit die Kernspintomographie zunehmend an Bedeutung.

Die Technik der Punktion ist bei allen Eingriffen ähnlich. Nach einem diagnostischen Planungs-CT/KST wird ein risikoarmer Zugangsweg zum Zielpunkt festgelegt und elektronisch vermessen. Kontrastmittel werden überall dort notwendig, wo Gefäßstrukturen, wie z.B. im Bauch, sicher abgegrenzt werden müssen. Danach werden am Monitor der Einstichwinkel und die Einstichtiefe elektronisch eingezeichnet. Der erfahrene Arzt kann zumeist den vorgegebenen Einstellwinkel gedanklich auf den Patienten übertragen. Dies erfordert eine intensive Schulung und ein ausgeprägtes dreidimensionales Vorstellungsvermögen. Nach der elektronischen Einstellung am Monitor wird mit Hilfe des Positionierlichts die Schichtebene auf den Patienten mit Filzstiftmarkierungen übertragen und die Punktionsstelle markiert. Die elektronisch vorgegebene Distanzmessung auf der Haut erfolgt sinnvollerweise anhand von markanten anatomischen Strukturen wie den Rippen. Schrittweise wird nach Lokalanästhesie die Punktionsnadel bis zum Zielort vorgeschoben. In der Nähe von Risikostrukturen sollten Kontrollschichten großzügig angefertigt werden. Unter CT-Sicht ist es möglich, sichere Zugangswege zu schaffen, indem durch

Injektion von Flüssigkeiten oder Luft Strukturen verlagert oder z. B. das Rippenfell verdickt wird. Das hat den Vorzug, daß gefährdete Regionen wie die Nerven im Rückenmarksraum in sicheren Abstand zum Therapieinstrument gebracht werden können (Grönemeyer et al. 1995).

Die CT-Kontrolle ist zur Punktion immer dann erforderlich, wenn verdächtige Befunde in schwer zugänglichen Körperarealen vorliegen oder nur unter CT eine Differenzierung erkennbarer Befunde möglich ist. Methode der Wahl ist die Computertomographie bei kranialen (den Gesichtsschädel betreffend), zervikalen (im Halsbereich) und mediastinalen (die Körpermitte betreffend) Veränderungen. Bei ossären (knöchernen) Befunden im Bereich der Wirbelsäule, des Beckens und in Gelenksnähe sowie bei Veränderungen im Becken und Abdomen (Unterleib, Bauch), die durch Luftüberlagerung sonographisch nicht genau abgrenzbar sind, und bei allen Befunden in der Nähe von Risikostrukturen im Bauchbereich werden auch zunehmend die Kernspintomographie zur Punktionsführung eingesetzt.

Die dreidimensionale exakte Ortsauflösung der CT ist der Sonographie (Ultraschall) deutlich überlegen. Bei stark atembeweglichen Raumforderungen z. B. in den tiefen Lungenabschnitten sollte eine Kombination von CT und Durchleuchtung eingesetzt werden. Hierzu wird ein Röntgengerät nahe an die CT-Öffnung herangefahren. Mit der Firma Siemens zusammen wurde ein Interventions-Computertomograph nach unseren Vorstellungen entwickelt. Bei der Biopsie auftretende Risiken und Komplikationen sind z. B. Hämatome (Bluterguß) unter Punktion bei Patienten mit Gerinnungsstörungen. Daher ist zur Verringerung der Punktionsrisiken die Bestimmung der Gerinnungsparameter erforderlich. In Abhängigkeit von der Punktionsstelle können weiterhin z. B. Pneumothorax (Luftverlust der Lunge), Pankreatitis (Bauchspeicheldrüsenerkrankung) oder Blutungen auftreten.

Grundsätzlich sind alle CT-Punktionen wie die Gewebeentnahme für den Patienten durch die Lokalanästhesie schmerzfrei, schnell und schonend sowie komplikationsarm durchführbar.

Therapie degenerativer Erkrankungen von Bandscheiben und Wirbelsäule

Rückenschmerzen und Bandscheibenschäden sind weit verbreitet und ihre Therapie hat auch volkswirtschaftlich einen hohen Stellenwert. Die Volkskrankheiten des Bewegungsapparates sind ein zentrales und kostenintensives Gesundheitsproblem aller Industrieländer und ein Hauptanwendungsgebiet der künftigen mikrotherapeutischen Verfahren. Geringe, minimal invasive Eingriffe bedeuten schnellere Heilung, stationäre Aufenthalte werden drastisch verkürzt oder ganz vermieden. Im Lehrstuhl für Radiologie und Mikrotherapie der Universität Witten/Herdecke und im Entwicklungs- und Forschungszentrum für MikroTherapie in Bochum (EFMT) werden für die Verschmelzung von Behandlung, Vorbeugung und Rehabilitation integrative Konzepte entwickelt, bei denen die neuen mikrotherapeutischen Methoden

Wichtiges leisten können. Beispiel dafür sind die Erkrankungen des Bewegungsapparates. Das Ausmaß des wirtschaftlichen Schadens dokumentiert deutlich den Stellenwert dieser Gesundheitsprobleme: allein in der Bundesrepublik ergaben sich 1989 nur durch Wirbelsäulenerkrankungen betriebswirtschaftliche Verluste in Höhe von 94 Milliarden Mark (Bundesanstalt für Arbeit 1989).

Die MikroTherapie bietet neben operativen Eingriffen und konservativer Therapie eine wichtige Möglichkeit zu schonender Behandlung der Wirbelsäule. In der Diagnostik haben CT und Kernspintomographie eine große Bedeutung und sollten frühzeitig eingesetzt werden, wenn nach konservativer Therapie keine Besserung eingetreten ist, oder sofort bei neurologischen Ausfällen.

Bei chronischen Erkrankungen der Bandscheiben, bei narbigen Veränderungen oder nach erfolgloser konservativer Therapie über sechs Wochen bei akuten Bandscheibenvorfällen stehen mehrere CT-kontrollierte und Kernspintomographie-gesteuerte Therapieformen zur Verfügung, die ausschließlich in Lokalanästhesie vorwiegend ambulant erfolgen.

Behandlung der kleinen Wirbelgelenke und der Kreuzbeinfuge

Akute, aber auch chronische Rückenschmerzen brauchen nicht durch Bandscheibenvorfälle erzeugt sein. Ein ringförmiger, manchmal in das Gesäß bzw. in die Beine oder auch in die Schultern oder Nacken und Kopf ausstrahlender Schmerz kann auf Fehlstellung oder Verschleiß mit Deformierung der kleinen Gelenke der Wirbelsäule (Facetten) und/oder Beeinträchtigung der Iliosakralfugen (Kreuzbein-Gelenk) zurückzuführen sein.

Die Facetten- und Iliosakralfugenblockade mit lokal wirkenden Betäubungsmitteln und Kortison bzw. bei hartnäckigen Schmerzen die vorsichtige Ausschaltung der kleinen Facettennerven mit Alkohol, Hitze oder Kälte kommt bei Schmerzen, ausgelöst durch Veränderungen dieser Gelenke, zum Einsatz. Die Erfolgsquote dieses Verfahrens liegt bei 65 bis 75%.

Ähnliche Beschwerden an den Wirbelgelenken können auch durch das Zusammensacken der Wirbelkörper durch Osteoporose entstehen und sind auch auf diese Weise zusammen mit einer Sympathikusausschaltung behandelbar.

Mikroinvasive periradikuläre und epidurale Therapie (Mikro-PRT)

Nach erfolgloser Behandlung von chronischen Bandscheibenschmerzen wird die CT-kontrollierte mikroinvasive periradikuläre und epidurale Therapie (Mikro-PRT) eingesetzt. Behandelt wird in der Regel mit vier bis sechs Einzeltherapien in Abständen von drei Wochen. Auch beginnende motorische Ausfälle (Kraft- und Reflexverringerung) werden durch diese Behandlung rückgebildet. Bei dieser Behandlung wird hochpräzise schmerzlos die Spitze der Behandlungssonde direkt an die vorgefallene Bandscheibe und den be-

Tabelle 1. Ergebnisse nach PRT (1. Studie), 370 Patienten (n = 2960)

Besserung der Symptome nach der ersten Therapie	15%
Besserung der Symptome nach der vierten Therapie	72%
Beschwerdefrei am Ende der Therapie	78%
Beschwerdefrei nach drei Monaten nach Therapie	86%
Beschwerdefrei nach zwei Jahren	83%
Bandscheibenoperation	3%

Tabelle 2. Ergebnisse nach PRT (2. Studie), 235 Patienten (n = 1880)

Beschwerdefrei am Ende der Therapie	91%
Beschwerdefrei nach 20 Monaten	66%
Gute Besserung der Symptome nach 20 Monaten	21%
Keine Besserung der Symptome nach 20 Monaten	13%
Nebenwirkungen	7%
Bandscheibenoperation	6%

troffenen Nerven unter CT-/KST-Sicht herangeführt und vorsichtig mit Betäubungsmittel, Kochsalz und einer geringe Menge eines lokal wirkendes Kortisons der Vorfall bzw. das Narbengewebe umspült. Nach mehrfacher Therapie kommt es sekundär zu einer kompletten Schmerzfreiheit bei etwa 83% (Tabelle 1) der Patienten durch Abschwellen und Verbesserung der Durchblutung des Nervs (Tabelle 2). Die Mikro-PRT führt hierdurch zu einer Wiederherstellung der Funktion des Nervs und zu einer Schrumpfung der Bandscheibe und des Narbengewebes (Grönemeyer et al. 1995).

Die ambulante Bandscheiben-Mikrooperation

Mikroinvasive Perkutane Nukleotomie (Mikro-PNT) und Perkutane Laser-Nukleotomie (Mikro-PLNT)

Bei der Perkutanen Nukleotomie (Mikro-PNT) und Perkutane Laser-Nukleotomie (Mikro-PLNT) handelt es sich um Mikrooperationsverfahren, bei denen gezielt einige Millimeter Bandscheibengewebe schmerzfrei und weitgehend ambulant bei einem Bandscheibenvorfall abgetragen werden. Bei der Mikro-PNT wird das von Gary Onik (Onik et al. 1985) entwickelte automatisierte Nukleotom benutzt. Hierbei handelt es sich um ein kombiniertes Absaug-Schneide-System von 2,5 mm Durchmesser, mit welchem Anteile des Bandscheibenkerns abgeschnitten und danach hinausgesaugt werden (Onik et al. 1988). Die Operationssonde wird über einen kleinen künstlichen Tunnel (Mikrokanüle) am Segmentnerv vorbei vorsichtig in die Bandscheibe eingeführt. Bei der Mikro-PLNT wird anstatt der Onik-Operationssonde eine 0,2–0,4 mm starke Laser-Sonde in dem Bandscheibenvorfall plaziert und das vorgefallene Gewebe verdampft bzw. abgetragen. Der Vorteil dieses Verfahrens liegt in der weiteren Miniaturisierung des Eingriffs (<1 mm) und in der Möglichkeit, direkt in Nähe des Nervens Bandscheibengewebe aus dem Vorfallgebiet herauszuoperieren. Auch dieser Eingriff ist nahezu schmerzfrei und ambulant durchführbar.

Unter von uns entwickelter Kombination von CT- und Durchleuchtungssteuerung erfolgt seit 1988 die perkutane Nukleotomie (Mikro-PNT) und seit 1990 die Lasernukleotomie (Mikro-PLNT). Die Vorteile beider Verfahren können ausgenutzt werden, ohne den Patienten umlagern zu müssen. Damit gelingt es über eine lediglich 1–2,5 mm dicke Sonde, Bandscheibenmaterial abzusaugen sowie Teile des Nucleus pulposus (gallertartiger Kern der Bandscheibe) und des hernierten Bandscheibengewebes zu entfernen. Aber nicht in jedem Falle, z.B. bei Massenprolaps (massenhafter Bandscheibenvorfall) ist eine Indikation zur PNT angezeigt. In diesen Fällen muß eine konventionelle Operation angestrebt werden.

Bei 80% der Patienten unter Mikro-PNT (Seibel, Grönemeyer und Sörensen 1992) (n=110) kam es nach der Therapie zu einer völligen Rückbildung des Beschwerdebildes, bei 2% war ein gutes Ergebnis und bei 18% kein Erfolg nachweisbar. Bei 43% der Patienten waren direkt nach der Therapie bis zu 14 Tagen leichte Rückenschmerzen zu verzeichnen, die durch lokale CT-gesteuerte Behandlung wie Mikro-PRT, Facettenblockaden und Physiotherapie effektiv behandelbar waren.

Die bisherigen Ergebnisse der Mikro-PLNT (Grönemeyer et al. 1993) sind besser als die der Mikro-PNT. Der Eingriff ist schonender und schneller durchführbar als die Mikro-PNT, da die Instrumente feiner sind und der Laser schnellere Abtragraten ermöglicht; die bisherigen Ergebnisse bei 116 Patienten: 81% waren im Mittel nach zehn Monaten Beschwerdefrei, 3% hatten gute Ergebnisse und bei 16% war kein Erfolg nachweisbar. Bei 29% kam es kurzfristig zu Rückenschmerzen. In beiden Gruppen kam es jeweils bei 1% zu postoperativen Entzündungen, die jedoch erfolgreich mit lokaler Antibiotikumgabe behandelbar waren. Die meisten Patienten (85 und 87%) konnten nach 42 Tagen an den alten Arbeitsplatz reintegriert werden und ihrer bisherigen Arbeit ohne Rückfall wieder nachgehen. In Einzelfällen mußte nachoperiert werden.

Heute werden in Weiterentwicklung dieser Behandlungsmethoden meistens auch Mikroendoskope von bis zu 1 mm unter CT-Steuerung eingesetzt.

Mikroendoskopische Sequestrektomie (Mikro-Endo-ST)

Bei kleinen Sequestern (abgerissene Bandscheibenvorfälle) kann die perkutane CT- und DL-kontrollierte mikroendoskopische Sequestrektomie (Mikro-Endo-ST) eingesetzt werden. Endoskope mit einem Durchmesser von 0,29–1,4 mm werden dabei unter Bildkontrolle durch dünne Führungssonden eingebracht. Unter endoskopischer Kontrolle ist es dann möglich, kleine Bandscheibenabrisse mit Laser oder Mikroinstrumenten zu entfernen. Auch postoperative Narben können mit dieser Methode aufgeweicht oder vom Nerven gelöst werden (Seibel und Grönemeyer 1994).

Lokale Tumortherapie und Tumorschmerztherapie

Ein drittes großes Anwendungsfeld CT-gestützter Eingriffe ist die lokale Tumortherapie und Tumorschmerztherapie. Diese Form der lokalen Tumortherapie entwickelte sich aus den CT-/KST-kontrollierten Feinnadelbiopsien und der CT-/KST-kontrollierten Schmerztherapie. Auf kaum einem anderen Gebiet werden medizinisch-technische Neuerungen aus Patientensicht herbeigesehnt wie bei der Tumorbehandlung. Für dieses Gesundheitsproblem ermöglicht das CT-/KST-gestütztes Vorgehen eine Verbesserung der Tumortherapie: zum einen zur Beschleunigung der Diagnostik durch die Feinnadelbiopsie, zum anderen durch die Behandlung von Schmerzen bei Tumorerkrankungen.

Mikroinvasive intratumorale und peritumorale Therapie (Mikro-ITT und Mikro-PTT)

Die Tumortherapie hat in Abhängigkeit vom Krankheitsbild und -stadium mit verschiedenen Zielstellungen zu tun: Therapie des befallenen Gewebes, Verhinderung der Ausbreitung von Tumoren und Metastasen sowie mit den Erfolgen der MikroITT/-PTT, die für die Lebensqualität des Patienten so entscheidende Organ- und Funktionserhaltung, -wiederherstellung und die Schmerztherapie.

Bei den schmerztherapeutischen Eingriffen, bei denen wir schmerzarm lokal mit wenigen Millilitern 96%igem Alkohol kleine vegetative Nerven im Bereich der Tumoren durchtrennen, haben wir beobachtet, daß Tumoren nicht mehr wuchsen oder effektive Tumorverkleinerungen auftraten. Aus diesem Grund haben wir uns entschlossen, bei Patienten in fortgeschrittenen Tumorstadien eine intra- und peritumorale Therapie (Mikro-ITT und Mikro-PTT) durchzuführen. Bei der Mikro-ITT werden bis zu 10 ml 50–96%iger Alkohol oder tumorzerstörende Medikamente im Tumor und bei der Mikro-PTT in der Tumorperipherie nach Kontrastmittelgabe plaziert.

Indikationen für diese Therapie waren
- Schmerzen durch einen lokalisierbaren Tumor,
- tumorbedingte Ausfälle von Nervenfunktionen,
- Frakturgefährdung und
- Gefahr der Immobilisierung.

Die Indikation erfolgte, nachdem eine konventionelle Tumortherapie mit Operation, Strahlentherapie bzw. Chemotherapie keinen Erfolg brachte bzw. nicht mehr durchgeführt werden konnte. Zwei Medikamente kamen bei der Therapie zum Einsatz: 96%iger Alkohol und Mitoxantron, ein lokal sehr gut

Tabelle 3. Ergebnisse nach CT-kontrollierter Tumor-Therapie (n = 335)

Beschwerdefreiheit > 75%	80%
Tumorreduktion < 50%	25%
Tumorgröße unverändert	62%
Tumorprogression	13%

Tabelle 4. Ergebnisse nach CT-kontrollierter Wirbelkörpermetastasen-Therapie (n = 109)

Beschwerdefreiheit > 75%	84%
Tumorreduktion < 50%	18%
Tumorgröße unverändert	66%
Tumorprogression	16%

verträgliches Zytostatikum. Mehrere Studien wurden bisher von uns hierzu ausgewertet.

Bei 110 Patienten (Tabelle 3) beispielsweise wurde eine Intra- Peritumorale Therapie mit insgesamt 335 Behandlungen durchgeführt. In einer anderen Studiengruppe wurde von 35 Patienten die Wirbelsäulenmetastasen insgesamt 109 mal behandelt (Tabelle 4) (Grönemeyer und Seibel 1993). Da die Therapie eine rein palliative Zielsetzung hat, wird bei großen Tumoren lediglich der Teil des Tumors behandelt, der die Symptome verursacht.

Gravierende Nebenwirkungen wurden nicht beobachtet, obwohl lokale Wirkungen auch im gesunden Gewebe zu erwarten sind. Dies ist sicher auf die sehr präzise CT-Steuerung und Überwachung bei der Behandlung zurückzuführen.

Bei den von uns behandelten 110 Patienten wurde bis zu zehnmal in Abständen von zwei bis vier Wochen eine Mikro-ITT/PTT durchgeführt. Als palliative Therapie war die Reduktion der Tumorgröße nicht angestrebt, trotzdem konnte bei 25% der Patienten eine Teilremission der behandelten Tumorlokalisation mit Größenverkleinerungen bis zu 50% erreicht werden. Bei 68 Patienten (62%) kam es zu keiner Größenveränderung des Tumors. Ein Tumorwachstum war bei 13% nachweisbar.

Der palliative Effekt mit schneller und nachhaltiger Schmerzreduktion zur deutlichen Erhöhung der Lebensqualität sowie die Stabilisierung von befallenen Knochen oder Dekompression des Rückenmarks zur Verhinderung von Querschnittslähmungen war Ziel der Therapie. Völlige Beschwerdefreiheit wurde bei mehr als 80% unseres Patientenklientels erreicht.

Durchblutungssteigernde Maßnahmen bei arterieller Verschlußkrankheit

Allgemein kann man bei dieser Art der Mikroinvasiven Therapie von umschriebenen Verschlüssen der Beinarterien bei Arterienverkalkungen oder bei

Diabetikern mit einer hohen Erfolgsrate rechnen. Zu den wichtigen Indikationen zählen Verschlüsse der Unterschenkel- und Fußarterien auch bei gleichzeitigen Oberschenkelverschlüssen.

Im Gegensatz zu der oben beschriebenen Methode der Gefäßerweiterung von innen mit einem Ballon sind hier beispielsweise offene Geschwüre an den Beinen wie auch Nekrosen (Absterben) im Bereich der Zehen, sogenannte Raucherbeine, durch eine Mikroinvasive Lumbale Sympathikusausschaltung (Mikro-LS) im Lendenbereich sehr gut zu behandeln. Hierzu wird eine feine Therapiesonde direkt bis zu den kleinen vegetativen Nerven direkt vor der Wirbelsäule in unmittelbare Nachbarschaft (wenige Millimeter) zu der Hauptschlagarterie und Hauptvene schmerzlos vorgeschoben. Nach Plazierung der Sonde wird vorsichtig 96%iger Alkohol zur chemischen Nervendurchtrennung injiziert. Eine Nervendurchtrennung kann ebenfalls mit Hitze oder Kälte auf diese Weise erfolgen. Wir führen die Mikro-LS oft ebenfalls als zusätzliche Maßnahme nach Gefäßoperationen der Oberschenkel- und Kniearterien durch. In den meisten Fällen wurde die Indikation durch Gefäßchirurgen bzw. Angiologen nach Untersuchung einschließlich Dopplersonographie (Ultraschall) und Angiographie (Gefäßdarstellung) gestellt. Diese Technik der Sympathikusausschaltung wird auch zur Tumorschmerztherapie unterstützend zur Mikro-ITT und Mikro-PTT, wie im vorherigen Kapitel beschrieben, eingesetzt.

Die Sympathikusausschaltung kann sowohl thorakal zur Durchblutungssteigerung des Arms als auch lumbal zur Verbesserung der Durchblutung des Beins angewandt werden. Die erste chemische Sympathikusausschaltung wurde bereits 1926 von G.J. Swetlow (Swetlow 1926) mit heftigem Alkohol durchgeführt. 1949 legte schon H.A. Haxton seine Ergebnisse nach lumbaler Sympathikusausschaltung mit Phenol bei 220 Patienten vor.

Die Computertomographie hat die Treffsicherheit bei der Sympathikusausschaltung erhöht und die Risiken gesenkt (Seibel, Balzer und Grönemeyer 1989). Bei der CT-kontrollierten thorakalen und lumbalen Sympathikusausschaltung sind durch die Injektion von nur 1,5–3 ml 96%igem Alkohol dauerhafte Steigerungen der Durchblutung bei 75–80% der Patienten möglich.

Bei 75% der Patienten mit Arterieller Verschlußkrankheit (AVK) trat nach CT-gesteuerter Mikro-LS eine deutliche Durchblutungsteigerung der Haut ein. Bei 85% konnte diese Erwärmung bereits während der Untersuchung festgestellt werden. Dies ist von besonderer Bedeutung für den Patienten, der hierbei sofort den therapeutischen Effekt verspürt. Bei 66% fand sich eine Verlängerung der Gehstrecke. Der maximale Effekt stellt sich erst nach intensivem Gehtraining nach ungefähr 6–8 Wochen ein. Bei 45% der Patienten mit AVK im Stadium III kam es zu einem völligen Abheilen der Nekrosen. Wichtig erscheint uns auch der subjektive Effekt der CT-gesteuerten Mikro-LS. Bei 82% trat eine subjektive Besserung ein (Tabelle 5). Bei den Patienten kam es nach lumbaler Sympathektomie häufig zu einer Verbesserung des Schweregrades der AVK (Verbesserung des Stadiums). Besonders oft profitieren Patienten im Stadium 111 davon. Durch die hohe Präzision und die hervorragenden Ergebnisse dieser ambulant und schonend durchzuführenden

Tabelle 5. Ergebnisse nach CT kontrollierter lumbaler Sympathektomie (n = 750)

Durchblutungssteigerung	75%
sofortiges Wärmegefühl	85%
Verbesserung der Gehstrecke	66%
subjektive Verbesserung	82%
Abheilen von Nekrosen	45%

Methode sind langwierige operative Öffnungen des Körpers zur Durchtrennung dieser kleinen Nerven, wie es noch vor einigen Jahren in der Gefäßchirurgie üblich war, überflüssig geworden.

Diese Form der vorsichtigen Sympathikusausschaltung ist auch an anderen Stellen des Körpers möglich. Mit guten Erfolgen behandelbar sind auch Schmerzen, ausgelöst durch Osteoporose, Tumoren und nach Herpes Zoster (Gürtelrose) sowie das übermäßige Schwitzen (Hyperhidrose).

Tomographie – ein erstes Fazit

Die Computertomographie hat sich als die genaueste Kontrollmöglichkeit bei Biopsien schon schnell einen festen Platz bei diagnostischen Gewebeentnahmen gesichert. Gleichzeitig zur Steuerung des Eingriffs sind exakte Diagnosen während der Punktion möglich, so daß Risiken minimiert werden können. Speziell bei interventionellen Mikrotherapeutischen Verfahren sollte die CT in Kombination mit der Durchleuchtung als die Methode der Wahl eingesetzt werden. CT- und zunehmend auch KST-kontrollierte Eingriffe überzeugen durch ihre hohe Präzision und die exakte Dokumentation der Verteilung der Medikamente auch bei pathologischer Anatomie. Dies hat bei diesen nebenwirkungsarmen Verfahren zu einer Verbesserung der Ergebnisse der konventionellen Schmerztherapie geführt. Schmerztherapeutische Verfahren sind durch CT-Kontrolle modifiziert oder neu entwickelt worden. Daneben entstanden durch Abwandlung chirurgischer Verfahren zunehmend kurative und palliative Therapieformen, die erst sekundär zu einer Schmerzreduktion führen.

Die Mikroinvasiven Verfahren in der Neuro-Orthopädie wie die Periradikuläre und Epidurale Therapie, Perkutane Nukleotomie und Lasernukleotomie sowie Endoskopische Sequestrektomie sind durch die präzise Entfernung von Bandscheibengewebe, die Dekompression der Bandscheibe und des Segmentnervs in der Lage, die Schmerzen zu beseitigen und die Funktion der Wirbelsäule wiederherzustellen. Diese Verfahren sind in einem begrenzten Spektrum als Alternativen zur konventionellen Bandscheibenchirurgie zu sehen. Letztere kann nicht ersetzt, aber sinnvoll ergänzt werden. Die Periradikuläre und Epidurale Therapie ist zusätzlich bei Behandlung von chronischen Schmerzsyndromen und neurologischen Ausfällen bei postoperativen Narbenbildungen nach konventioneller Nukleotomie angezeigt.

Die CT-kontrollierte lumbale Sympathikusausschaltung ersetzt die operative lumbale Sympathektomie in der Therapie der peripheren Arteriellen Verschlußkrankheit (AVK) bei Gefäßverkalkungen und Diabetikern. Bei gleicher Effektivität sind die Nebenwirkungen deutlich verringert. Bei insuffizienter Ausstrombahn sind in Kombination mit einer Gefäßoperation oder Angioplastie (Gefäßerweiterung mit einem Ballon oder Gefäßprothese, die über einen Katheter eingeführt wird) sowie mit perkutaner Aspirations-Thromboembolektomie (hierbei wird ein Blutpfropfen über einen Katheter herausgesaugt) hervorragende Einsatzmöglichkeiten für die Mikro-invasive lumbale Sympathikusausschaltung (Mikro-LS) gegeben. Eine normalerweise anstehende Amputation von Zehen oder einem Fuß kann auf diese Weise häufig verhindert, zumindest aber auf lange Zeit verschoben werden. Neben der durchblutungssteigernde Wirkung hat die Mikro-LS einen erheblichen und sofort wirksamen schmerzreduzierenden Effekt.

In der Onkologie (Krebstherapie) werden CT-/KST-kontrollierte Eingriffe zur dauerhaften Schmerzreduktion eingesetzt. Diese Maßnahmen stellen eine Ergänzung zu konventionellen Schmerztherapieverfahren dar und sollten bei deren Versagen rasch zum Einsatz kommen. Die exakte Unterscheidung der pathologischen, nicht gesunden Verhältnisse im CT/KST ermöglicht es, Tumoren bzw. Metastasen lokal zu behandeln. Nach direkter Punktion unter CT-Kontrolle ist eine intra- und peritumorale Therapie mit Alkohol und lokal wirksamen Medikamenten (z. B. Zytostatika) möglich. Die lokale Tumortherapie benötigt eine präzise Lokalisation der Sondenspitze, da gewebstoxische Substanzen injiziert werden, sowie eine präzise Dokumentation der Medikamentenverteilung durch Kontrastmittel, um schwere Komplikationen zu vermeiden.

Der kurative Ansatz einer intratumoralen Tumortherapie konnte bei kleinen Lungentumoren (Fujisawa et al. 1986) und Leberzellkarzinomen (Livraghi et al. 1986) bewiesen werden, wobei eine Tumorgrößenreduktion bis zu 100% bei Tumoren unter 2 cm erreicht wurde. Auch andere experimentelle und klinische Arbeiten in der internationalen Fachpresse weisen in diese Richtung (Sheu et al. 1987). Eine gute Kombinationsmöglichkeit mit der Strahlentherapie ergibt sich bei der Behandlung von Wirbelmetastasen, da sich durch die intra- und peritumorale Therapie eine schnelle Schmerzreduktion und Stabilisierung bei frakturgefährdeten Wirbeln erzielen läßt. Die Tumorverkleinerung ist in der Palliation nicht entscheidend. Therapiebestimmend muß die Lebensqualität des Patienten sein.

Drainagebehandlungen von Abszessen im CT zählen bereits zu Standardmaßnahmen. Auch bei der Therapie von Nekrosestraßen bei der akuten Pankreatitis ist die Therapie im CT oft in der Lage, ein operatives Vorgehen zu erübrigen.

Insgesamt sind bei fast allen Interventionen im CT folgende Vorteile stichwortartig zu nennen:
- lediglich Lokalanästhesie erforderlich;
- fast immer ambulant möglich;
- hohe reproduzierbare Genauigkeit;

- exakte Dokumentation;
- exakte Darstellung der Instrumentenspitze und simultane Darstellung der benachbarten Risikoorgane;
- Reduktion der Risiken;
- sofortige Kontrolle der Verteilung von verabreichten Medikamenten;
- sofortige Kontrolle von Therapieeffekten; geringe Beeinträchtigung des Patienten;
- geringes Operationsequipment;
- geringer räumlicher Aufwand;
- Kombination mit anderen bildgebenden Verfahren (Endoskopie, Durchleuchtung, Ultraschall etc.) möglich;
- kostengünstig.

Die Computertomographie ermöglicht in zunehmend genauerer Präzision die Rekonstruktion körpereigener Strukturen im Computer und auf dem Bildschirm. Dies ermöglicht die genauere Lokalisation und Behandlung auch kleinster Strukturen. Mit der weiteren Verbesserung der CT, vor allem in Hinblick auf die Geschwindigkeit der Bildaufnahmezeiten, wie heute schon mit der ultraschnellen Computertomographie mit bis zu 34 Bildern pro Sekunde (konventionelles CT: 1 Sekunde), und der ultraschnellen Bildrekonstruktion, wird ihr Einsatz mit der dreidimensionalen Bildgebung und der möglichen Real-Time-Mikro-Operation im virtuellen 3D Raum und auch bei konventioneller Operationsplanung einen bedeutenden Schwerpunkt in der zukünftigen Chirurgie einnehmen. Gerade die Kombination der Computertomographie mit den anderen bildgebenden Verfahren wie der Endoskopie, Durchleuchtung oder Ultraschall wird dieser Technik den Einzug in konventionelle Operationsräume ebnen. Die offene Kernspintomographie wird im Bereich der mikroinvasiven Therapie Bedeutung in der Tumorbehandlung (Grönemeyer et al. 1991), in der Hirnchirurgie und in der Behandlung von nicht gefährdeten Bereichen wie den kleinen Wirbelgelenken erlangen. Gerade dort, wo Gewebeveränderungen durch Hitze erzeugt werden – wie bei der Hyperthermie mit Mikrowellen oder Laser – und direkt Gewebeveränderungen erkannt, Stoffwechselvorgänge oder Temperaturen berührungsfrei gemessen werden müssen, ist die Kernspintomographie (Lufkin 1990) der Computertomographie überlegen.

Dort, wo knöcherne Strukturen gezielt behandelt oder gefährdete Strukturen in Millimeterbereichen beieinander liegen, ist auf Grund der hohen Ortsauflösung und Geschwindigkeit sowie der Kombinationsmöglichkeit mit anderen Systemen auf lange Sicht die Computertomographie der goldene Standard. Weiterhin können in der Computertomographie alle üblichen Operationsbestecke und alle elektronischen Geräte eingesetzt werden, wogegen die Kernspintomographie speziell angefertigte Instrumente benötigt und die Elektronik durch das Magnetfeld gestört wird bzw. selbst die Magnetfeldaufnahmen stören.

Medizinische Mikrostrukturtechnik

Die Computertomographie und Kernspintomographie sind Beispiele für die enge Verbindung von Fortschritten in der Medizin mit der Entwicklung von Schlüsseltechnologien. Eine weitere entscheidende Richtung ist die Entwicklung der medizinischen Mikrostrukturtechnik. Diese Technik ermöglicht erstmals die Produktion von Kleinstmaschinen und Kleinstpumpen mit „intelligenten" Sensoren, die im Nano- bis Millimeterbereich liegen. Sie werden künftig bei Gefäßoperationen, Bandscheibeneingriffen oder in der Tumortherapie benötigt. Diese Geräte kombinieren auf kleinstem Raum das mechanische Abtragen und die sensorische Erfassung von Hindernissen bzw. die lokale biochemische Analyse. Ein Entwicklungsproblem liegt darin, daß diese neuen hochkomplexen Systeme extrem genau gesteuert werden müssen. Hier bieten sich hochauflösende Systeme wie die Computertomographie und die ultraschnelle Elektronenstrahltomographie an.

Die zu erwartenden Verbesserungen der Lebensqualität der Menschen durch neue Technik und neue schonende medizinische Verfahren, aber auch die nicht unerheblichen volkswirtschaftlichen Effekte (Grönemeyer und Seibel 1991) sollten hier Argumente genug sein.

Die mikroinvasiven Behandlungsverfahren mit Computer-gesteuerten Tomographien als Echtzeit-Sichtsysteme für umfassende Transparenz im Behandlungs- bzw. Operationsfeld, besonders in der Therapie von Volkskrankheiten und den dazugehörigen Medizintechniken, bedürfen vieler hochqualifizierter Arbeitskräfte, um Standards zu halten und noch bessere Qualitäten zu entwickeln. Durch Optimierung der Abläufe im Gesundheitswesen von der Vorsorge bis zur Rehabilitation unter klar umschriebenen sowie frühzeitigem Einsatz von moderner Bildgebung und sanften Therapieansätzen können trotzdem enorme Kosten durch Verhinderung von Krankheiten bzw. durch Liegezeitverkürzung sowie Reduzierung von Komplikationen eingespart werden. Operationen im 21. Jahrhundert sind mit Hilfe modernster Technologien schon heute möglich.

Sanfte und schonende Medizintechnik von hoher Qualität für den Menschen sind eine große Herausforderung an unsere Gesellschaft im Übergang zum 21. Jahrhundert.

Literatur

1. Haaga JR, Alfidi RJ (1976) Precise biopsy localization by computed tomography. Radiology 118:603
2. Bonica JJ (1953) The management of cancer pain. In: Zimmermann M, Iruings P, Wagner R (eds) Pain in cancer patients. Springer, New York, pp 13–27
3. Grönemeyer DHW, Seibel RMM, Melzer A, Schmid A, Plaßmann J, Deli M, Friebe MH, Busch M (1995) Future of advanced guidance techniques by interventional CT and MRI. Minimally Invasive Therapy 4:251–259
4. Grönemeyer DHW, Seibel R (1989) Interventionelle Computertomographie Berlin, Ueberreuter Wissenschaft

5. Grönemeyer DHW, Seibel RMM, Melzer A, Schmidt A (1995) Image guided access techniques. Endoscopic Surgery and Allied Technologies 1:69-75
6. EFMT Journal 1, 1991
7. Grönemeyer DHW, Seibel RMM, Schindler O, Schattauer K, Lange S, Schmidt AM (1995) „Die mikroinvasive CT-gesteuerte periradikuläre Therapie zur Behandlung von chronisch bandscheibenbedingten Funktionsstörungen der Wirbelsäule". Wiener Medizinische Wochenschrift 145:129-139
8. Onik G, Helms CA, Ginsberg L, et al. (1985) Percutaneous lumbar disectomy using a new aspiration probe. AJNR 6:290-293
9. Onik G (1988) Percutaneous automated sicectomy. In: Onik G, Helms CA (eds) Automated percutaneous lumbar disectomy. Radiology Research Education Foundation, California, pp 77-110
10. Seibel RMM, Grönemeyer DHW, Sörensen RAL (1992) Percutaneous nucleotomy with CT and fluoroscopic guidance. JVIR 3:571-576
11. Grönemeyer DHW, Seibel RMM, Schmidt A, et al. (1993) Atraumatic CT controlled percutaneous laser nucleotomy. Minimally Invasive Therapy & Allied Technology 2:247-255
12. Seibel RMM, Grönemeyer DWH (1994) Technique for CT-guided microendoscopic dissection of the spine. Endoscopic Surgery and Allied Technologies 2:226-230
13. Grönemeyer DHW, Seibel RMM (1993) Mikroinvasive CT-gesteuerte Tumortherapie von Weichteil- und Skelettmetastasen. Wiener Medizinische Wochenschrift 143:312-321
14. Swetlow GI (1926) Alcoholic injections into nerve tissue for the relief of pain. Amer J med Sci 171:397-407
15. Haxton HA (1949) Chemical Sympathectomy. Br Med J 1026-1028
16. Seibel RMM, Balzer K, Grönemeyer DHW (1989) Erfahrungen mit der CT-gesteuerten Sympathikusausschaltung bei der Behandlung der peripheren AVK. angio archiv 17:75-77
17. Fujisawa T, Hongo H, Yamguchi Y (1986) Intratumoral ethanol injection for malignant tracheobronchial lesions: a new bronchofiberscopic. Endoscopic Surgery 18:188-189
18. Livraghi T, Festi D, Monti F (1986) US-guided percutaneous alcohol injection of small hepatic and abdominal tumors. Radiology 161:309-310
19. Sheu JC, Huang GT, Chen D (1987) Small heptacellular carcinoma: intratumor ethanol treatment using new needle and guidance systems, Radiology 163:43-44
20. Grönemeyer DHW, Seibel RMM, Kaufman L (1991) Low-field design eases MRI-guided biopsies. Diagnostic Imaging 47:139-143
21. Grönemeyer DHW, Kaufman L, Rothschild PA, et al. (1989) Neue Möglichkeiten und Gesichtspunkte der Low-Field-Kernspintomographie. Radiol Diagn 30:519-527
22. Lufkin R, Robinson JD, Castro DJ (1990) Interventional Magnetic Resonance in the Head and Neck. Top Magn Reson Imag 2:76-80
23. Silverman SG, Collick BD, Figueira MR, Khorasani R, Adams DF, Neumann RW, et al. (1995) Interactive MR-guided biopsy in an open configuration MR imaging system. Radiology 165:825-826
24. Vogl TJ, Mack MG, Muller P, Philip C, Bottcher H, Roggan A, Juergens M, Deimling M, Knobber D, Wust P, et al. (1995) Recurrent nasopharyngeal tumors: preliminary clinical results with interventional MR imaging-controlled laser-induced thermotherapy. Radiology 196(3):725-733
25. Melzer A, Schmidt A, Kipfmüller K, Deli M, Stöckel D, Grönemeyer DHW, Seibel RMM (1996) Prerequisites for magnetic resonance image-guided interventions and endoscopic surgery. Min Inv Ther 5:255-262
26. Kahn T, Bettag M, Ulrich F, et al. (1994) MRI-guided laser induced interstitial thermotherapy of cerebral neoplasms. Journal of Computer Assisted Tomography 18(4):519-532
27. Hynyen K, Darkazanli A, Unger E, Schenck J, Jolesz F (1993) MRI-guided noninvasive ultrasound surgery. Med Phys 20(1):107-115
28. Cline H, Hynynen K, Hardy C, Watkins R, Schenck J, Jolesz F (1994) MR temperature mapping of focused ultrasound surgery. Magn Reson Med 31:628-636
29. Jolesz F, Bleier A, Jokab P, Ruenzel P, Huttl K, Jako G (1988) MR imaging of laser tissue interactions. Radiology 168:249-253

Card Enabled Network (CEN) für schnelleund patientensichere Diagnostik und Dokumentation

J. Holstein, D. H. W. Grönemeyer

Situation im Gesundheitswesen

Bedingt durch den Fortschritt der Entwicklung medizinisch technischer Diagnose- und Behandlungstechniken sowie aufgrund des zunehmenden Anteils älterer Menschen in der Gesellschaft, findet in den Gesundheitssystemen der Industrienationen eine qualitative und quantitative Ausweitung der medizinischen Leistungen statt. Mit dieser Leistungsausweitung geht gleichzeitig eine Kostensteigerung einher, die die Gesundheitssysteme an die Grenze der finanziellen Belastbarkeit geführt hat. So ist beispielsweise in Deutschland der Kostenanteil der medizinischen Gesamtversorgung im Zeitraum von 1989 bis 1995 von 8,3% auf 9,6% des Bruttoinlandproduktes gestiegen [15]. Zur Sicherstellung einer qualitativ hochwertigen Gesundheitsversorgung sind daher grundlegende Korrekturen innerhalb des Gesundheitssystems zur Begrenzung der Kosten erforderlich.

Die Bundesregierung setzt die Rahmenbedingungen für die Gesundheitsversorgung der Bevölkerung. Sie hat auf den massiven Kostenanstieg mit einer Vielzahl von Reformen bezüglich der Struktur und Finanzierung des Gesundheitswesens und der an ihm beteiligten Leistungserbringer reagiert. Die Reformmaßnahmen sollen Ärzte, Krankenhäuser und Krankenkassen zur wirtschaftlichen Leistungserstellung anregen.

Der Kostenaspekt kommt auch in den Managed Care Strukturen zum Ausdruck, die zunehmend als Instrumente zur Gewährleistung wirtschaftlicher Leistungserstellung diskutiert werden. Mit diesen Strukturen konnten in den USA, den Niederlanden und der Schweiz bereits positive Erfahrungen gesammelt werden.

Informationsdefizit als Kernproblem im Gesundheitswesen

Aufgrund der wachsenden Bedeutung der Behandlungskosten und dem gleichzeitigen Streben nach qualitativ hochwertiger Medizin nimmt die Bedeutung medizinischer Informationen, die in hohem Maße in allen Bereichen des Gesundheitswesens anfallen, weltweit weiter zu. Demgegenüber liegt der Nutzungsgrad der Informationstechnologie (IT) im Bereich der Medizin lediglich bei einem Bruchteil dessen anderer Wirtschaftsbereiche, wie zum Beispiel der Finanzbranche oder den Reiseveranstaltern. Die Datenverarbeitung und die Kommunikation im Gesundheitswesen bedient sich häufig veralteter Technologien, obwohl die Entwicklung im IT-Bereich effektive und kostengünstige Alternativen ermöglicht.

Die mangelhafte Kommunikation zwischen den beteiligten Institutionen des Gesundheitswesens verursacht erhebliche unnötige Kosten: Dem Arzt fehlen die effektiven Instrumente zur raschen Informationsbeschaffung und Ergebniskontrolle in der Diagnose und Therapie von Patienten. Der verbesserte Zugriff auf medizinische Daten kann zu beträchtlichen Einsparpotentialen führen und gleichzeitig die Qualität der medizinischen Versorgung steigern, indem Outcomes- und Cost-Benefit-Analysen sowie Maßnahmen des Qualitätsmanagement gefördert werden. Hierfür ist sicherzustellen, daß während des gesamten Behandlungsprozesses von der Prävention und Diagnostik über die Therapie und Rehabilitation bis hin zur Sekundärprävention die Versorgung aller Beteiligten mit den relevanten Informationen gewährleistet ist.

Aus Erfahrungen der diagnostisch-therapeutischen Praxis ist bekannt, daß im Diagnose- und Heilungsprozeß Verzögerungen auftreten können, wenn der behandelnde Mediziner nicht in ausreichendem Maße über die Vorgeschichte des Patienten informiert ist. Das Fehlen relevanter Informationen kann in den Abläufen einer Klinik bzw. einer Rehabilitationseinrichtung leicht zu 1–2 Tagen unnötigem stationärem Aufenthalt mit einer Reihe von zusätzlichen patienten-belastenden und kostentreibenden Untersuchungen führen [12, 13].

Aufbau einer informationstechnischen Gesundheitsplattform

Es ist Aufgabe und Chance einer verantwortungsvollen Gesundheitspolitik, dieses Informationsdefizit zu beseitigen und dadurch eine gezielte Verbesserung der medizinischen Abläufe nach heutigem Stand des Wissens einzuleiten. Ziel muß es sein, die Schmerz- und Leidensphase des Patienten auf seinem Weg zur Genesung durch optimale Diagnostik- und Therapiebedingungen so kurz wie möglich zu gestalten.

Daher besteht die Verpflichtung, den Patienten möglichst schonend und gezielt zu untersuchen, möglichst schnell eine gesicherte Diagnose zu erstellen und das höchste Rechtsgut des Patienten – seine Gesundheit – durch Therapie und Rehabilitation möglichst kurzfristig wiederherzustellen sowie durch Vorsorge vor erneuter Erkrankung zu bewahren.

Wenn diese Zielsetzung mit dem Patienten als zentrale Person der ärztlichen Bemühungen realisiert wird, ergeben sich zwangsläufig neben dem Nutzen für den Patienten zusätzliche Vorteile: Aus der Vermeidung von Doppel- bzw. Zusatzuntersuchungen können finanzielle Einsparungen in dreistelliger Millionenhöhe für das belastete Gesundheitssystem resultieren [9]. Durch die Chance der kürzeren Liege- und Heilungszeiten ergibt sich potentiell eine reduzierte Arbeitsunfähigkeitsdauer mit Kostenvorteilen für das Gesundheitswesen. Gleichzeitig müßte mit reduzierter Arbeitsunfähigkeitsdauer eine Senkung der Lohnnebenkosten festzustellen sein [13].

Die Roland Berger Studie zur „Telematik im Gesundheitswesen - Perspektiven der Telemedizin in Deutschland", die im Auftrag des Bundesministeriums für Bildung, Wissenschaft, Forschung und Technologie in Zusammenarbeit mit dem Bundesministerium für Gesundheit erstellt wurde, empfiehlt, eine einheitliche informationstechnische Gesundheitsplattform für alle Teilnehmer im Gesundheitswesen als Grundlage für künftige Telematik-Anwendungen aufzubauen. Insbesondere ist sie als Grundlage für eine verteilte multimediale elektronische Patientenakte anzusehen [12].

Telematik im Gesundheitswesen

Gesundheitsnetze stellen einen wesentlichen Baustein für den Aufbau einer informationstechnischen Gesundheitsplattform dar. Sie eröffnen viele Möglichkeiten zur Verbesserung der medizinischen Versorgungsqualität und einer kosteneffizienten Behandlung. Sie bergen allerdings auch eine Vielzahl von Risiken, insbesondere für den Patienten.

Multimediale elektronische Patientenakte

Mit Hilfe der multimedialen elektronischen Patientenakte sollen verteilte Datenbestände zur Krankengeschichte eines Patienten zu einer logischen Patientenakte zusammengeführt und entsprechend visualisiert werden. Voraussetzung hierfür ist eine durchgängige Vernetzung sämtlicher am Behandlungsprozeß beteiligten Einrichtungen sowie geeignete Hard- und Softwarekomponenten zur Bereitstellung und Visualisierung der einzelnen „Einträge" der Patientenakte.

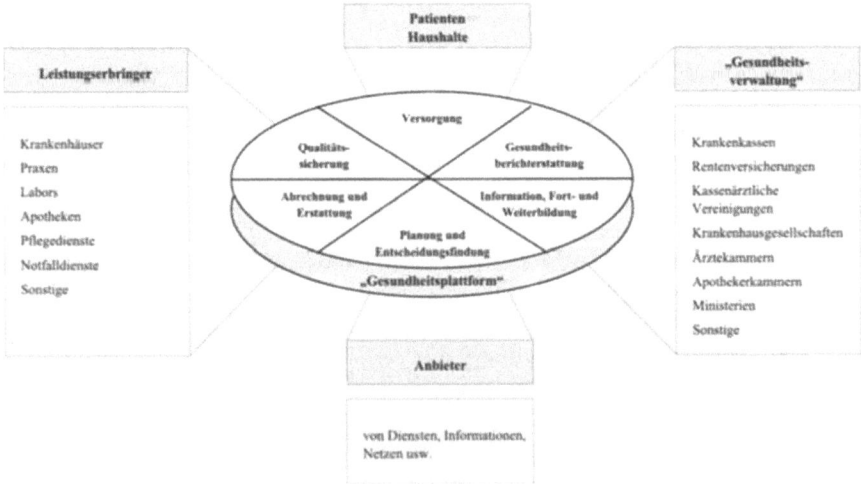

Abb. 1. „Gesundheitsplattform": Teilnehmer und Funktionen [12]

Bei Betrachtung einer Krankengeschichte wird deutlich, wieviel unterschiedliche Personen bzw. Institutionen an dem Behandlungsprozeß rund um einen Patienten beteiligt sind: Kliniken und Spezialkliniken, niedergelassene Ärzte und Fachärzte, Labors, Apotheken, Rehabilitationseinrichtungen sowie Pflegedienste und Notfalldienste.

Jedes Mitglied in diesem Prozeß erstellt Informationen und erzeugt Daten, die in der Regel nicht kompatibel zu den Daten der anderen Mitglieder sind. Insbesondere gilt diese Tatsache auch für radiologische Bilddaten. Die Erhebung dieser Bilddaten erfolgt mit Systemen unterschiedlicher Hersteller und unterschiedlicher Gerätegenerationen. Gleiches gilt für die Verwaltung von Patientendaten. Folglich legt jeder die Daten des Patienten in seinem Institut bzw. seiner Praxis ab, ohne die Möglichkeit eines strukturierten, elektronischen Datenaustausches zu haben. Um aber einen optimalen Behandlungserfolg gewährleisten zu können, sollte jeder beteiligte Mediziner bei Bedarf den unmittelbaren Zugriff auf alle relevanten Patientendaten haben.

Aus informationstechnischer Sicht ist für den Aufbau einer multimedialen elektronischen Patientenakte insbesondere die Verarbeitung von komplexen multimedialen Daten innerhalb der stark arbeitsteiligen Behandlungsprozesse als schwierig anzusehen. Solche Multimediadaten entstehen beispielsweise in der Radiologie, gewinnen aber zunehmend an Bedeutung für die gesamte medizinische Versorgung.

Bezüglich der Kosteneffizienz einer durchgängigen elektronischen Patientenakte, die insbesondere auch mit multimedialen Daten umgehen kann, können zur Zeit nur recht spekulative Aussagen gemacht werden, da eine informationstechnische und ablauforganisatorische Umsetzung noch nicht hinreichend bewertet werden kann. In aktuellen Modellvorhaben bleiben komplexe Multimediadaten noch weitgehend unberücksichtigt. Tendenziell scheint sich jedoch bei langfristiger Betrachtung eine positive Bewertung abzuzeichnen.

Ein wichtiger ökonomischer Aspekt wird häufig gerne vergessen, wenn im Zusammenhang mit neuen Technologien Kosteneinsparungspotentiale aufgezeigt werden: Die hohen Investitions- und Betriebskosten. Eine durchgängige und vor allem verläßliche und sichere Datenverarbeitung und Kommunikation hat eben ihren Preis, der nicht mit der Investition abgegolten ist. Schulungen und Instandhaltungsarbeiten verursachen neben nicht unerheblichen Telekommunikationsgebühren enorme Betriebskosten. Diese Kosten sind häufig sehr schwierig zu kalkulieren, dürfen aber nicht außerachtgelassen werden [5, 8, 12].

Transparenz durch Vernetzung

Gesundheitsnetze, die einen sicheren Zugang zu allen relevanten Patienteninformationen ermöglichen, können wie beschrieben eine schnelle patientensichere Diagnose und Dokumentation fördern. Schon bei der Konzeption ist ein verantwortungsvolles Handeln von großer Wichtigkeit, um nicht den in vielen Beiträgen beschriebenen „gläsernen Patienten" zu erhalten. Die Gefahren, die sich hinter einer weitgehenden Transparenz des Patienten verbergen, sind sicherlich allen Beteiligten bewußt. Der Mensch, nicht die Technologie, steht im Mittelpunkt der medizinischen Versorgung – sie ist vielmehr das Mittel zum Zweck. Und genau deshalb muß alles Machbare getan werden, um die auch im Grundgesetz verankerte informationelle Selbstbestimmung des Menschen und Patienten zu wahren.

> Nicht *der* Patient soll transparent werden, sondern *dem* Patient soll transparent werden, was mit ihm geschieht und wer seine Krankengeschichte bzw. Auszüge daraus bekommt.

Der Datenschutz aber auch die Datensicherheit für die Patienteninformationen muß jederzeit gewährleistet sein. Das bedeutet einerseits den Schutz vor Mißbrauch sowie andererseits die Integrität und Verfügbarkeit der erhobenen medizinischen Daten.

Vor dem Hintergrund der Transparenz gewinnt auch der Aspekt der Patienteninformierung, der bei den Online-Aktivitäten eine große Rolle spielt, eine besondere Bedeutung. Erhält der Patient gezielten Zugang zu medizinischen Online-Diensten wie HOS Multimedica oder Servern von Selbsthilfegruppen, so bekommt er damit die Möglichkeit, sich sehr bewußt mit seinem Leiden auseinander zu setzen. Ferner kann er sich vor allem über diagnostische Verfahren und mögliche Therapien informieren. Eine weitgehende Einbeziehung des Patienten in sämtliche Aktivitäten, die schließlich auch den Patienten betreffen, ist ein bedeutender Schritt hin zum aufgeklärten Patienten.

> Durch die weitgehende Einbeziehung verkommt der aufgeklärte Patient nicht zum „Objekt", sondern er stellt vielmehr das „Subjekt" dar. Er soll sich informieren können, um sich dann so aktiv wie möglich an seinem Behandlungsprozeß beteiligen zu können.

All diese Bestrebungen um eine durchgängige EDV- und Kommunikationslandschaft bringen aber nicht nur für den Patienten Risiken mit sich – auch für den Mediziner entstehen hier neue Problemfelder, denen er sich stellen muß. Das Entscheiden und Handeln des Arztes wird zunehmend transparenter, was sicherlich nur bedingt im Interesse der Ärzteschaft sein dürfte. Die Kostenträger dürften daran natürlich potentiell ein großes Interesse haben, um Kostensenkungspotentiale bei den Behandlungen ausfindig machen zu können. Innerhalb der Ärzteschaft kann diese Transparenz zu Problemen führen, wenn beispielsweise die Entscheidung eines Arztes einem anderen Arzt „offensichtlich" nicht korrekt erscheint.

Um nun eine Entwicklung in die richtige Richtung voranzubringen ist ein verantwortungsvoller Umgang mit den neuen Möglichkeiten gefragt, damit das vorhandene Potential im Sinne aller positiv umgesetzt werden kann. Die Versorgungsqualität sollte dabei immer im Vordergrund der Bestrebungen stehen [4, 10, 13].

Medizinische Online-Dienste

Das gesamte medizinische Wissen, von neuen diagnostischen Geräten und Verfahren über Medikamentenunverträglichkeiten bis hin zu den Ergebnissen aktueller Studien sowie Fachartikeln, nimmt ständig zu und kann immer weniger überblickt werden. Oftmals werden Ärzte von ihren aufgeklärteren Patienten hinsichtlich neuer therapeutischer Möglichkeiten angesprochen und können aufgrund fehlender Informationen und Zeit nicht richtig darauf eingehen. An dieser Stelle können medizinische Online-Dienste gute Unterstützung in Form von schnellen und gut strukturierten Informationen und neuen Kommunikationsmöglichkeiten bieten.

Virtuelle Sprechstunden und Kongresse, Online-Expertenrat, Teleambulanz – all dies sind heute noch Schlagworte. Von einem alltäglichen, selbstverständlichen Einsatz sind wir noch weit entfernt und erst die Zukunft wird zeigen, welches Potential tatsächlich in den neuen Kommunikationsmöglichkeiten steckt [7].

Karten im Gesundheitswesen

Die Verwendung von Kartentechnologien im Zusammenhang mit Gesundheitsnetzen wird als zweiter bedeutender Baustein beim Aufbau einer Gesundheitsplattform diskutiert. Bestes Beispiel für den administrativen Einsatz von Gesundheitskarten ist die bereits vor über drei Jahren eingeführte Versichertenkarte für den Patienten. Für die Leistungserbringer werden die sogenannten „Health Professional Cards" eingeführt, mit denen sie sich an einem EDV-System identifizieren oder Dokumente digital signieren können. Neben diesen rein administrativen Karten werden künftig medizinische Patientenkarten von besonderer Bedeutung sein, denn sie ermöglichen einerseits ein sehr hohes Maß an Sicherheit und eignen sich andererseits hervorragend als Träger für Patientendaten [14].

Kartentechnologien

Zur besseren Einordnung soll ein kurzer Überblick über den Entwicklungsstand von Kartentechnologien gegeben werden. Magnetkarten, jedermann von EC- und Kreditkarte bekannt, sind im Gesundheitswesen nicht von Bedeutung. Ihre Rolle übernehmen hier die Chipkarten, bei denen reine Speicherchipkarten von Prozessor- und Kryptoprozessor-Chipkarten unterschieden werden. Moderne Chipkarten bieten im Gegensatz zu Magnetkarten ein sehr hohes Sicherheitsniveau, verfügen aber ebenso nur über eine relativ geringe Speicherkapazität.

Chipkarten mit Kryptoprozessor können bereits heute für die Realisierung symmetrischer und asymmetrischer Verschlüsselungsverfahren sowie zur Erzeugung und Überprüfung digitaler Signaturen verwendet werden.

Die derzeitige Grenze der Speicherkapazität bei Chipkarten von bis zu 32 KB wird sich auf absehbare Zeit nicht signifikant erhöhen. Optische Speicherkarten, ähnlich einer CD-ROM, hingegen können zur Zeit schon bis zu 8 MB Daten aufnehmen, was auch die Speicherung von Multimediadaten zuläßt. Kombinationen aus Chipkarten und optischen Speicherkarten, sogenannte Optical Memory Chip Cards, vereinigen die Vorteile beider Technologien: Den hohen Sicherheitsstandard einer Chipkarte mit der hohen Speicherfähigkeit einer optischen Karte. Die Daten auf dem optischen Speicher können nur in Verbindung mit dem Prozessorchip derselben Karte verschlüsselt gespeichert und entschlüsselt gelesen werden.

Neueste Entwicklungen haben die Java Smart Cards hervorgebracht. Sie versprechen neue Möglichkeiten für die Integration von Kartentechnologien und dem Internet. Die Programmierung der Java Smart Card mit der Internet Programmiersprache Java ermöglicht das Betreiben mehrerer firewall-geschützter Anwendungen auf einer einzigen Karte mit direktem Zugriff auf verteilte Datenbestände im Internet oder einem Intranet. Diese Leistungsfähigkeit wird durch einen 32-Bit-RISC Prozessor erreicht, der mehr Rechenleistung in der Karte unterbringt, als der durchschnittliche PC vor 10 Jahren hatte [3, 6].

Kartenprojekte

Eine große zu beobachtende Zahl von nationalen und internationalen Kartenprojekten steht für das hohe Interesse an diesen Technologien, um den informationstechnischen Anforderungen der Medizin gerecht zu werden. Die sich abzeichnende Entwicklung hinsichtlich administrativer und medizinischer Karten soll anhand einiger Beispiele kurz dargestellt werden.

Der Einsatz der Versichertenkarte als administrative Speicherchipkarte ist natürlich über das eigentliche Projektstadium längst hinaus. Aber auch deren Ablösung wird bereits diskutiert, was sich wohl auf vielfältige Probleme zurückführen läßt, die nicht zuletzt durch häufigen Mißbrauch entstehen. Gemeinsam mit Frankreich und Italien werden die deutschen Aktivitäten bezüglich der Versichertenkarte in dem Projekt „Netlink" zusammengeführt.

Bei den medizinischen Patientenkarten konzentrieren sich die aktuellen Projekte in der Regel auf spezielle Erkrankungen und damit auf einen eingeschränkten Nutzerkreis, wie z. B. die „DIABCARD", bei der es um die Versorgung von Diabetes-Patienten geht. Die Einschränkung auf einen beschränkten Nutzerkreis ist zumindest zum jetzigen Zeitpunkt u.a. darin begründet, daß ein international einheitlicher Datensatz für eine umfassende elektronische Patientenakte noch nicht verabschiedet wurde. Dies ist natürlich eine zwingende Voraussetzung für einen durchgängigen und erkrankungsunabhängigen Einsatz medizinischer Patientenkarten.

Das Kartenprojekt „die Gesundheitskarte" von IBM und Bayer, welches mit dem inhaltlichen Schwerpunkt „Mutterpaß" für werdende Mütter in Leverkusen starten sollte, basierte technisch auf einer Optical Memory Chip Card, wurde allerdings bereits vor dem eigentlichen Start wieder eingestellt. „Die Gesundheitskarte" sollte dem Patienten gehören und langfristig seine elektronische Patientenakte werden. Die im Vergleich zu den reinen Chipkarten-Lesegeräten sehr teuren Hybridkartenleser sind sicherlich ein Grund für das Scheitern der Initiative, obwohl der optische Speicher viele zusätzliche Möglichkeiten insbesondere in Bezug auf die Speicherung multimedialer Daten eröffnet.

Bei den internationalen Projekten zur „Health Professional Card" werden administrative Kryptoprozessor-Chipkarten eingesetzt. Wie bereits beschrieben geht es hier darum, den Health Professional – also den Arzt oder medizinischen Dienstleister – eindeutig zu identifizieren und ihm eine digitale Signierung von ihm erstellter Daten zu ermöglichen.

Die verschiedensten Kartenanwendungen verlangen mittelfristig nach einem multifunktionalen Kartenterminal, welches möglichst alle Karten, unabhängig von der Anwendung lesen und beschreiben kann. Eine Konzentration entwickelt sich hier bei den verschiedenen Chipkarten – optische Karten, Magnetkarten und Hybridkarten bleiben bei den häufig internationalen Aktivitäten weitestgehend außen vor. Bemühungen um eine Harmonisierung der verschiedenen nationalen Aktivitäten und das Zusammentragen der Ergebnisse ist von größerer Bedeutung. Die technische Interoperabilität wie auch eine inhaltliche Normierung (Notfalldatensatz, Patientendatensatz) steht hier im Vordergrund, aber auch die Sicherheit und Vertrauenswürdigkeit von Patienten- und Health Professional Karten sind ein wichtiges Thema [1, 11, 14].

Card Enabled Network

Card Enabled Network beschreibt den patientenorientierten Zugriff auf vernetzte Datenbestände mittels Gesundheitskarten (Abb. 2). Die Patientenorientierung, die sich in der informationellen Selbstbestimmung des Patienten, also dem bewußten und eigenverantwortlichen Auseinandersetzen mit seinen Patientendaten, widerspiegelt, ist beim Card Enabled Network die Hauptausrichtung. Hierzu gehören die Aspekte Datensicherheit und Datenschutz, Vertrauenswürdigkeit sowie das Selbstverständnis, den Patienten in den gesamten Behandlungsprozeß einzubeziehen. In der so wichtigen Arzt-Patientenbeziehung soll sich mit Hilfe geeigneter Strukturen die Nutzung von Informationstechnologien zur Unterstützung des Behandlungsprozesses im vertrauensvollen Umgang miteinander etablieren. Dazu ist besonders wichtig, daß der Patient selbst entscheiden kann, wer Einblick in seine Krankengeschichte bekommen kann. Er erhält sozusagen den Schlüssel zu seinen medizinischen Daten.

Server-Modell

Bei den aktuellen Bestrebungen zum Aufbau einer informationstechnischen Gesundheitsplattform werden von den verschiedenen Akteuren im Gesundheitswesen für den ersten Schritt zwei Konzepte diskutiert, das sogenannte Servermodell und das Kartenmodell. Zur schrittweisen Schaffung einer bundesweit einheitlichen EDV-Landschaft wird hier vorgeschlagen, zunächst für

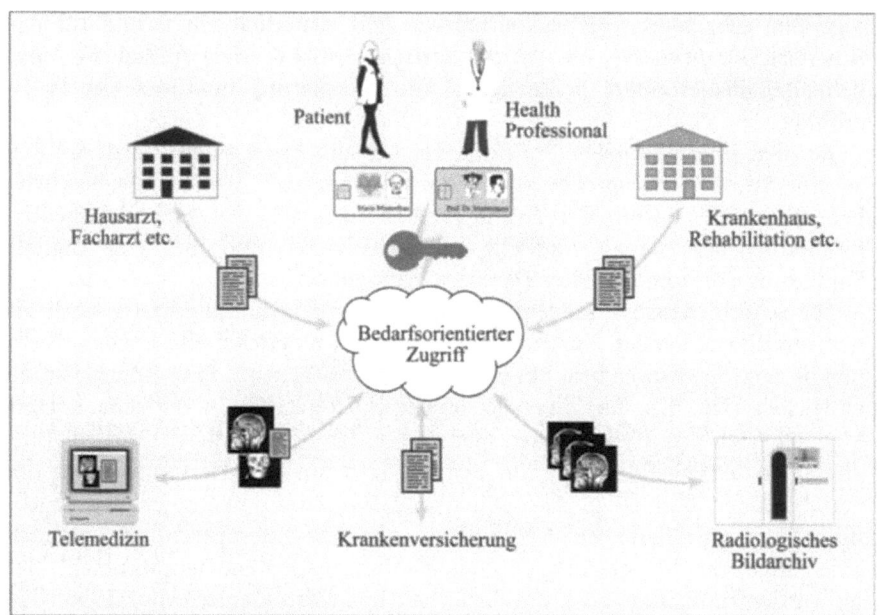

Abb. 2. Card Enabled Network

die Verordnung von Rezepten eine flächendeckende Infrastruktur aufzubauen. Ziel ist es hierbei, möglichst viele Beteiligte im Gesundheitswesen mit der notwendigen Ausrüstung auszustatten, die langfristig telematische Anwendungen ermöglicht, ohne die bestehenden Strukturen zu zerstören. Das Servermodell sieht die Einrichtung von zentralen Rechenzentren zur Verwaltung der Rezeptverordnungen vor. Die betroffenen Gesundheitsdienstleister sollen dann, über Telekommunikationseinrichtungen mit den Rechenzentren verbunden, die Verordnungen zentral abwickeln [12, 14].

Überträgt man das Modell auf die Verwaltung einer elektronischen Patientenakte ergibt sich die folgende Darstellung (Abb. 3):

Der Patient wird bei einem Arzt, beispielsweise bei seinem Hausarzt, vorstellig und dort behandelt (1). Die für die weitere Behandlung relevanten Patientendaten, z.B. Diagnose, Überweisung oder Rezeptverordnung, werden anschließend vom Arzt nach entsprechender Autorisierung mittels Health Professional Card digital signiert und zum zentralen Rechenzentrum übermittelt (2). Wird der Patient bei einem anderen Arzt, möglicherweise einem Facharzt, zur weiteren Behandlung vorstellig (3), so werden hier wiederum nach entsprechender Autorisierung die vorher eingespeisten Daten über den Patienten abgerufen (4) und können so den Therapieerfolg fördern. Sämtliche Sicherheitsmaßnahmen (Ausgabe und Verwaltung von Gesundheitskarten für den Patienten und den Health Professional, Verwaltung von Schlüsseln zur Datenverschlüsselung etc.) werden selbstverständlich von Trustzentren kontrolliert [3].

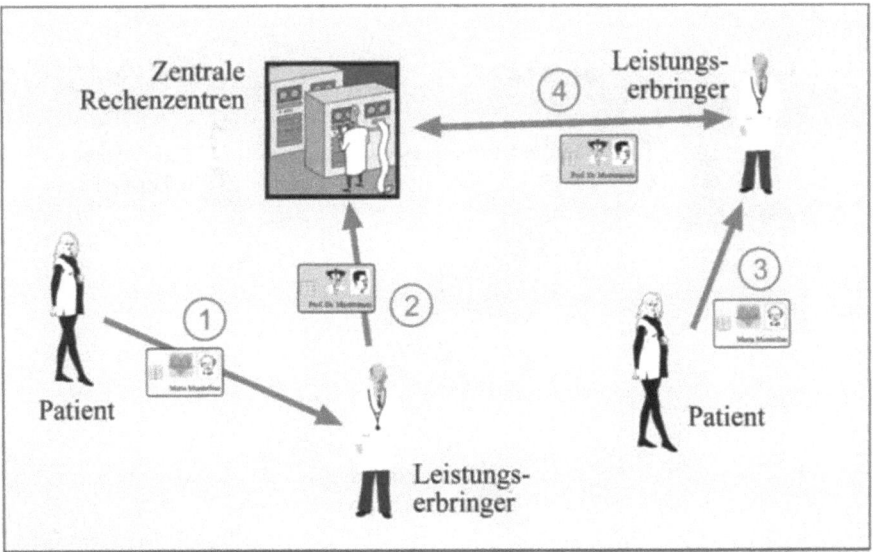

Abb. 3. Servermodell [14]

Die Patientenkarte hat bei diesem Konzept rein administrative Aufgaben (Identifizierung etc.), die möglicherweise auch von der aktuellen Versichertenkarte übernommen werden können.

Kartenmodell

Beim Kartenmodell für das elektronische Rezept sind medizinische Patientenkarten als Datenträger für die Rezeptverordnungen vorgesehen. Statt in zentralen Rechenzentren werden die einzelnen Rezeptdaten auf der jeweiligen Patientenkarte gespeichert, die somit unmittelbar das Papierrezept ersetzt.

Überträgt man auch dieses Modell auf die Verwaltung einer elektronischen Patientenakte ergibt sich folgendes Szenario (Abb. 4):

Der Patient wird bei einem Arzt vorstellig und dort behandelt (1). Die relevanten Behandlungsdaten des Patienten werden daraufhin durch den autorisierten Arzt digital signiert auf der Patientenkarte gespeichert (2). Muß nun ein anderer Gesundheitsdienstleister im Behandlungsprozeß (Arzt, Apotheker etc.) auf die Patientendaten zugreifen, so geschieht dies über einen autorisierten Zugriff auf die Patientenkarte (3, 4). Trustzentren regeln auch hier die Ausgabe und Verwaltung der Patientenkarte und der Health Professional Card. Ein bedeutender Unterschied zum Servermodell besteht darin, daß nicht mehr administrative sondern medizinische Patientenkarten zum Einsatz kommen.

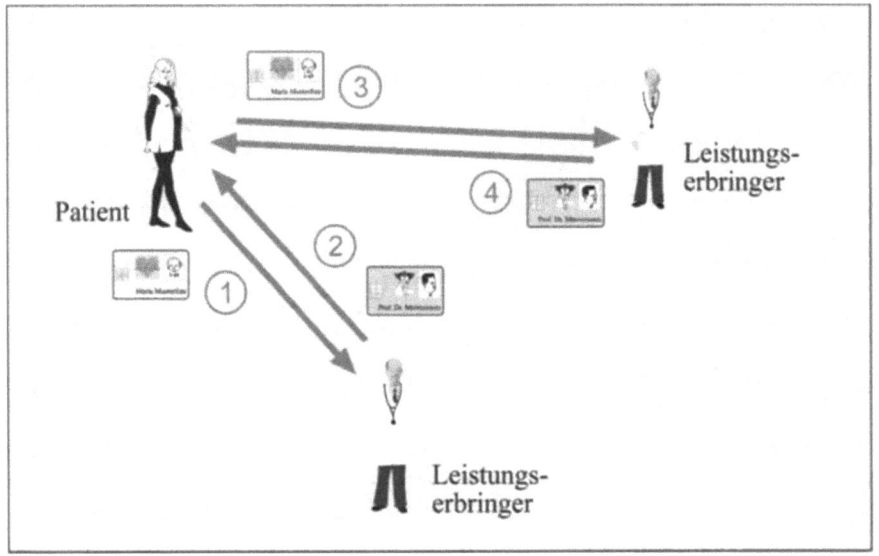

Abb. 4. Kartenmodell [14]

Bewertung

Eine kostenmäßige Bewertung der beiden Modelle wäre aus den eingangs beschriebenen Gründen nur sehr spekulativ. Sicherlich eröffnet jedes Modell gewisse Einsparungspotentiale, die allerdings den jeweiligen Investitions- und Betriebskosten gegenüber gestellt werden müssen. Die entscheidenden Vorteile beider Konzepte gegenüber dem heutigen System liegen sicherlich bei der Verfügbarkeit relevanter Patienteninformationen, was unmittelbar zur Verbesserung der medizinischen Versorgungsqualität genutzt werden kann. Durch eine durchgängig vernetzte Datenverarbeitung wie beim Servermodell wird dieser Aspekt möglicherweise sogar noch stärker unterstützt.

Grundsätzlich ist eine zentrale Sammlung von Patientendaten im deutschen Gesundheitswesen nicht zulässig. Gemäß dem Gutachten von Dr. Dr. Ch. Dierks in der Roland Berger Studie ist jedoch die zentrale Abwicklung von Rezeptverordnungen mit geltendem Datenschutzrecht vereinbar, was darin begründet ist, daß ein Rezept nach Einlösung und Abrechnung wieder gelöscht wird und somit keine „Sammlung" stattfindet [12]. Die Übertragung des Servermodells auf eine elektronische Patientenakte setzt natürlich voraus, daß die Patienteninformationen gesammelt werden, denn nur dadurch kann die gesamte Krankengeschichte eines Patienten nachvollziehbar werden. Ohne Gesetzesänderung ist also auch bei optimalen Sicherheitsvorkehrungen der Aufbau eines zentralen Archivs für elektronische Patientenakten nicht möglich.

Der große Vorteil von server-basierter Datenspeicherung besteht darin, daß die engen Kapazitätsgrenzen von Patientenkarten (zumindest für die favorisierten Chipkarten) nicht gelten. Die Bereitstellung von sehr großen Datenbeständen mit maximaler Verfügbarkeit ist heutzutage technisch realisierbar, allerdings auch mit sehr hohem Aufwand und sehr hohen Kosten verbunden. Betrachtet man beispielsweise radiologische Einrichtungen, so erkennt man einen Trend hin zur filmlosen, d. h. rein digitalen, Langzeitarchivierung von radiologischem Bildmaterial dezentral innerhalb der Institutionen. Hierbei wird es künftig von Bedeutung sein, ob diese digitalen Daten online oder offline verfügbar sind, d. h. ob sie direkt abgerufen werden können oder ob sie zuerst in ein Online-System eingespielt werden müssen.

Das Kartenmodell bietet ein sehr hohes Potential zum Aufbau einer individuellen und patientenorientierten Gesundheitsplattform. Sämtliche Abläufe werden für den Patienten wesentlich transparenter, wenn er über *seine* Patientendaten auf seiner Karte eigenverantwortlich verfügen kann. Wichtig ist hierbei der Blick auf das Geschehen aus der Sicht des Patienten. Denn rein vom informationstechnischen Standpunkt aus, könnte ein vernetztes serverbasiertes System ein ebenso hohes Sicherheitsniveau liefern, wie eine kartenbasierte Lösung. Für den Patienten ist es einfach weniger transparent und damit weniger vertrauenswürdig, wenn seine sämtlichen medizinischen Daten scheinbar unkontrollierbar durch die Netze „schwirren" können.

Bezüglich der Verfügbarkeit von Patienteninformationen ist von Bedeutung, daß der Verlust einer medizinischen Patientenkarte ohne eine vollständige Datensicherung ein nicht vertretbares Risiko darstellt. Bei dem Kartenmodell müßte hierfür eine Lösung gefunden werden. Der entsprechende Vorteil durch die äußerst dezentrale Struktur ergibt sich im Umkehrschluß aus der reduzierten Abhängigkeit von zentralen Systemen. Der Ausfall von dezentralen Subsystemen reduziert nicht die Gesamtverfügbarkeit und -leistungsfähigkeit des gesamten Systems.

Die Speicherung von Patientendaten auf Patientenkarten wirft außerdem noch eine wesentliche Problemstellung in der Ablauforganisation auf, die es zu lösen gilt. Bei den extrem arbeitsteiligen Abläufen und komplexen Informationsstrukturen ist es nahezu unmöglich, zu gewährleisten, daß die für einen Patienten erstellten Behandlungsdaten zeitgleich mit seinem Arztbesuch auf seiner Patientenkarte gespeichert werden können. In der radiologischen Diagnostik beispielsweise werden Befunde häufig erst einige Zeit nach der eigentlichen Untersuchung fertiggestellt. Dies ist häufig auch gar nicht anders machbar, da oftmals eine zweite Meinung für den endgültigen Befund eingeholt wird.

Perspektive

Um die Vorteile beider Konzepte zu vereinigen und deren Probleme zu lösen, sollte als Gesundheitsplattform langfristig ein vernetztes System mit dezentraler server-basierter Datenspeicherung beim dokumentationspflichtigen Leistungserbringer und ergänzender patientennahen Speicherung der für die Krankengeschichte relevanten Informationen auf einer Patientenkarte angestrebt werden. Aufgrund der technischen Begrenzung von heutigen Chipkar-

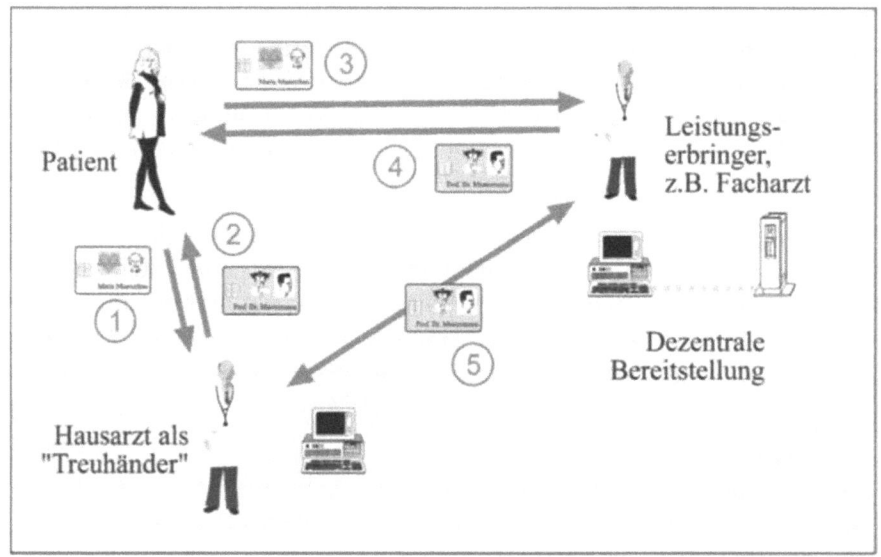

Abb 5. Dezentrales Modell

ten-Technologien ist es nicht möglich, multimediale Daten in ausreichendem Maße auf einer solchen Karte unterzubringen, die wesentlichen Auszüge aus der Krankengeschichte hingegen schon. Eine Lösung wäre hierfür, die komplexen Daten, wie z.B. Computertomographien, möglichst digital beim Leistungserbringer zu archivieren und über Telekommunikationseinrichtungen unter strikter Verwendung von Kommunikationsstandards bereitzustellen. Die Patientenkarte, auf der auch der radiologische Befund gespeichert würde, könnte mit einer Verweis-Funktion auf den Archivort der Bilddaten verweisen, um so einen bedarfsorientierten Abruf beim Leistungserbringer zu ermöglichen (1, 2). Sollte ein Verweis auf digitale Daten nicht möglich sein, so würde bereits die Angabe des behandelnden Arztes deutliche organisatorische Vorteile bringen.

Zur Lösung der beschriebenen Datensicherungs- und ablauforganisatorischen Probleme könnte der Hausarzt die Funktion eines „Treuhänders" übernehmen und so die Belange seiner Patienten vertreten und deren zentrale Anlaufstelle sein. Entsprechend autorisiert kann der Hausarzt die elementaren Patientendaten der Krankengeschichte, die auch auf der Karte gespeichert sind, in seiner EDV sichern sowie im Sinne des Patienten verwalten und beispielsweise im Notfall weitergeben. So könnte z.B. auch der radiologische Befund mit dem Verweis auf den Standort der Bilddaten auf elektronischem Wege zum Hausarzt geschickt werden (5), der diesen dann beim nächsten Besuch des Patienten auf dessen Karte schreibt (3, 4).

Eine solche Kartenlösung mit ergänzender dezentralen Serverstruktur (Abb. 5) würde die Vorteile des Servermodells, also der Umgang mit großen Datenbeständen sowie deren Verfügbarkeit, mit den Vorteilen eines reinen

Kartenmodells, sprich der Patientenorientierung, der Vertrauenswürdigkeit durch Transparenz für den Patienten sowie der minimalen Abhängigkeit von zentralen Strukturen, in optimaler Form vereinigen. Das Recht des Patienten auf informationelle Selbstbestimmung sowie die Verbesserung der patientenorientierten Behandlungsprozesse würden maximal gefördert.

Literatur

1. Arbeitskreis „Multifunktionale Kartenterminals" der Arbeitsgemeinschaft „Karten im Gesundheitswesen": Multifunktionale KartenTerminals MKT für das Gesundheitswesen und andere Anwendungsgebiete. Köln, 1995
2. Broek, L. van den; Sikkel, A.J. (Eds.): Health Cards '97. IOS Press, Amsterdam, 1997
3. Donnerhacke, L.: Schlüsselmeister – Zertifizierungsstellen auf dem Prüfstand. Business Online, Heft 3, 1998
4. Eimeren, W. van: Medical telematics, health cards and future trends in health care organisation. In: Broek, L. van den; Sikkel, A.J. (Eds.): Health Cards '97. IOS Press, Amsterdam, 1997
5. Engelbrecht, R. et al.: ByMedCard – An Electronic Patient Record with Chip Card Functionality. In: Broek, L. van den; Sikkel, A.J. (Eds.): Health Cards '97. IOS Press, Amsterdam, 1997
6. Hampshire, N.: Java-Smart Cards drängen auf den Markt. European Sources & News ESN, Heft 1, 1998
7. Health Online Service Multimedica: http://www.multimedica.de/
8. Holstein, J.; et al.: A Java based communication architecture for a clinical multi-purpose Internet/Intranet environment. In: Lemke H.U. et al. (Eds.): CAR 98: Computer Assisted Radiology and Surgery, Proceedings of the 12th International Symposium and Exhibition. Elsevier, Amsterdam, 1998
9. Klement, B.: Medizinische Patientenkarten – Zukunftsvision oder realistische Perspektive? Der Kassenarzt, Heft 24, 1997
10. Köhler, C.O., Patienteninformierung im Internet – Was gibt es bereits. 9. Deutscher Ärztekongreß Euromed, Praxis-Forum Telemedizin, Leipzig, 1998
11. Pernice, A.; Doaré H.: Health Cards: An Overview of the Current Key International Issues. In: Broek, L. van den; Sikkel, A.J. (Eds.): Health Cards '97. IOS Press, Amsterdam, 1997
12. Roland Berger und Partner GmbH (im Auftrag für das Bundesministerium für Bildung, Wissenschaft, Forschung und Technologie in Zusammenarbeit mit dem Bundesministerium für Gesundheit): Telematik im Gesundheitswesen – Perspektiven der Telemedizin in Deutschland. München, 1997
13. Schmidt, B.; Grönemeyer, D.H.W.: Chances and risks in telemedicine. High Care '97, Bochum, 1997
14. Sembritzki, J.: German Patient Cards – From administrative to medical data – Harmonization and Standards. In: Broek, L. van den; Sikkel, A.J. (Eds.): Health Cards '97. IOS Press, Amsterdam, 1997
15. Statistisches Bundesamt: Statistisches Jahrbuch 1998, Wiesbaden

Externe Archivierung und Transfer multimedialer medizinischer Daten

T. Berger, A. Sudau, J. Walther

Einleitung

Das duale Prinzip der Qualitätsverbesserung in der medizinischen Versorgung bei gleichzeitiger Reduktion der Kosten läßt sich aus dem Blickwinkel der elektronischen Informationsverarbeitung nur durch Schaffung durchgängiger Kommunikationsplattformen realisieren, wenn die Effekte von Effizienzsteigerung und Kostendämpfung dauerhaft erreicht werden sollen.

Wir beobachten eine rasante technologische Entwicklung multimedialer medizinischer Anwendungen, ohne daß bei erheblichem finanziellen Entwicklungsaufwand ein flächendeckender Nutzwert telematischer Applikationen direkt ableitbar wäre („add on technologies"). Neben allgemeinen Anforderungen an Datenschutz und Datensicherheit wird die breite Einführung telemedizinischer Verfahren außerdem durch offene Fragestellungen aus den Bereichen „Abrechenbarkeit" (z.B. teleradiologische Notfallkonsultation), „Haftungsrecht" (z.B. second opinion services) und „Standespolitik" (z.B. teleradiologischer Hintergrunddienst) verzögert [11].

Gleichzeitig wächst die Menge digitaler Daten, insbesondere bildgebender Modalitäten in Kliniken und Praxen, kontinuierlich. Große Kliniken erzeugen allein im Bereich der Radiologie 2–3 TB (TeraByte) im Jahr, aber auch kardiologische Abteilungen kommen allein mit Herzkatheterfilmen auf durchaus 1–2 TB per anno. Die fortschreitende Digitalisierung im Gesundheitswesen führt nach eigenen Analysen und einem Gutachten des Fraunhofer Institutes FhG-IBMT, St. Ingbert bereits 1997 zu einer digitalen Datenmenge von 3000 TB in den Bereichen Radiologie und Kardiologie. Diese Zahl basiert auf einem 15%igen Anteil digitaler Radiographie und enthält keine Ultraschall- und Biosignaldaten. Ausgehend hiervon wird mit einer Verdopplung des anfallenden archivierungspflichtigen Datenaufkommens pro Jahr gerechnet. Ein Anstieg auf ca. 300 000 TB innerhalb der nächsten zehn Jahre wird für realistisch erachtet [1–4].

Derartige Datenvolumina können in lokalen Archivierungssystemen nicht mehr mit vertretbarem Aufwand verwaltet werden. Hohe Fixkostenblöcke zum Betreiben von informationstechnologischen (IT)-Anlagen, Investitionen in Massenspeicher, das Risiko ständiger Technologiewechsel sowie bei zunehmender Komplexität obligatorisch steigende Betriebs- und Personalkosten widersprechen betriebswirtschaftlichen Grundsätzen. Auch in Zukunft ist ca. alle

- Langzeitarchivierung beliebiger multimedialer Datenmengen mit redundanter Speicherung
- Online-Zugriff mit jederzeitiger Datenverfügbarkeit
- Umfassender Datenschutz durch komplexe Verschlüsselungsverfahren und digitale Signatur
- Verbesserung des Workflows
- Kein Risiko bei Technologie- und Datenträgerformatwechseln
- Übergabe des Haftungsrisikos
- Minimaler Aufwand im hospitalinternen Mitarbeiterbereich
- Aufwärtskompatible Integration in den vernetzten Datenaustausch des Gesundheitswesens

Abb. 1. Vorteile externer Langzeitarchivierung

5 Jahre mit einem Technologiesprung in der Speichertechnik zu rechnen. Damit wird deutlich, daß eine Planung von Speichersystemen eine permanente Anpassung an stetig steigenden Speicherbedarf und veränderte Speichertechnologien bedeutet [1].

Hier stellt die Auslagerung risikobehafteter Systeme und Funktionen effektive Instrumente für ein ökonomisches IT-Management dar. Die externe Langzeitarchivierung digitaler medizinischer Daten in Tele Archiv Service Centern bedeutet aber gleichzeitig auch die Möglichkeit zur Kommunikation auf dem Boden eines gesicherten Datentransfers (Abb. 1).

Ökonomische Aspekte

Genaue Kostenangaben für die gegenwärtige Praxis der Bild- und Dokumentenarchivierung liegen selten beziffert vor und sind zumeist wenig transparent. Bei Erhebungen zur Struktur- und Prozeßqualität sowie Kostenanalysen herkömmlicher Archive bestehen Einflußgrößen, die schwer quantifizierbar sind. Fehlende Unterlagen sowie suchendes und wartendes Personal erzeugt Kosten (Arbeitsausfall, Qualifikation, Workflow etc.), die zwar ein erhebliches Rationalisierungspotential beinhalten, oftmals aber bei den Ist-Analysen nicht erhoben werden [1].

Nach einer der umfangreichsten Untersuchungen wird die elektronische Archivierung von *Dokumenten* dann zum günstigsten Verfahren, wenn ein Digitalisierungsgrad von 30% erreicht ist. Dabei wurden im Archiv Kosten von 1,10 DM für jede konventionell archivierte Papierseite ermittelt [24]. Über einen wirtschaftlichen PACS-Einsatz (Picture Archiving and Communication System) im Bereich der *bildgebenden digitalen Verfahren* wird mittlerweile von mehreren Autoren berichtet. Kostenvorteile der digitalen Bildarchivierung werden mit Senkung der Betriebskosten um bis zu 50% angegeben

(Fiedler [5, 6], Huda et al. [7], Langlotz et al. [8], Passariello [9], Gross-Fengels & Weber [10], Hruby et al. [22, 23]).

Die eingeschränkte Vergleichbarkeit vorliegender Kosten/Nutzen-Analysen liegt in der heterogenen Erhebung insbesondere von Betriebs- und Folgekosten. Hier sind in erster Linie die Wartungs- und Personalkosten sowie das Finanzierungsmodell der Investitionen zu nennen. Oft ist eine exakte Planung der umzusetzenden Datenmengen mit entsprechender Dimensionierung der Archivkapazitäten vor dem Investitionsvorhaben nicht berücksichtigt. Eine erforderliche Anpassung an steigende oder auch an rückläufige Untersuchungszahlen kann jedoch sehr schnell zusätzliche Investitionen erfordern oder ein System unwirtschaftlich machen. Spezifische Anforderungen des Gesundheitsstrukturgesetzes wie Kosten- und Leistungstransparenz, d.h. der direkte Bezug der Kosten zur Einzelleistung sind unverändert nicht erfüllt.

In Zeiten knapper Ressourcen bedeutet die externe Telearchivierung neben einer wirtschaftlichen Lösung des Archivproblems die schrittweise Integration in den vernetzten Datenaustausch des Gesundheitswesens auf der Basis eines gesicherten Datentransfers. So wird die bedarfsgerechte Einführung weiterer telemedizinischer Applikationen für die Zukunft ermöglicht, ohne von vornherein in eine technologische oder finanzielle Sackgasse zu geraten.

Eine der Grundvoraussetzungen für die externe Archivierung ist die Anbindung an ein Telekommunikationsnetz. Der ThyssenKrupp Konzern bietet mit seinem Unternehmen „MEDIAGATE Medical Services" Beratung bezüglich der Aufbau- und Ablauforganisation in medizinischen und administrativen Leistungsbereichen. Ein weiterer Schwerpunkt liegt bei der Planung, Integration und dem Betrieb zukunftssicherer IT-Lösungen. Weiterhin werden externe Rechenzentrumsdienstleistungen für die Archivierung und den Transfer multimedialer medizinischer Daten zur Verfügung gestellt [25, 26, 27]. Neben bestehenden Kooperationen mit den großen Netzbetreibern wird Mediagate hier als Auftragnehmer für die Langzeitarchivierung mit regionalen und kommunalen Netzanbietern günstige Mengentarife für die Datenübertragung aushandeln. Insgesamt werden bundesweit mindestens 6 Rechenzentren in Deutschland errichtet, so daß keine medizinische Institution weiter als 150 km vom nächsten Tele Archiv Service Center entfernt liegt [25].

Die Auswahl der Übertragungsleistung richtet sich nach den speziellen Anforderungen an Datenmenge bzw. Zugriffsgeschwindigkeit. Generell wird mit einer 2 MegaBit-Leitung gerechnet, die eine akzeptable Übertragungsrate bietet: jährlich können so bis zu 5,2 TeraByte übertragen werden, dabei wird eine CT-Serie von 50 Bildern (ca. 25 MB) in 3 bis max. 10 Minuten übertragen. Hierbei handelt es sich wohlgemerkt um die Rückübertragung von Daten aus dem *Langzeitarchiv*, für den Zugriff auf Daten von Patienten, die sich in der akuten Therapiephase befinden, wird unverändert auf lokale Speichersysteme des jeweiligen Hauses zurückgegriffen, bevor hier nach einer von der Klinik/Praxis individuell zu definierenden Zeit (z.B. 0,5–1 Jahr) oder Datenmenge (lokales max. Speichervolumen) die Auslagerung in das externe Langzeitarchiv erfolgt. In Kombination mit intelligenten Prefetching-Syste-

- Sofortige Reduktion laufender Betriebskosten (Raum, Material, Wartung, Personal)
- Keine Investitions-Großprojekte für Archivierung und Massenspeicher
- Keine Investitionsrisiken hinsichtlich Archivdimensionierung und Technologiewechseln
- Kontrollierte, langfristig fest budgetierbare Kosten
- Jederzeitige Leistungsausweitung bzw. -reduzierung
- Kostentransparenz, direkter Bezug der Kosten zur Einzelleistung

Abb. 2. Kostenvorteile bei externer Langzeitarchivierung

men kommt es zu keiner Verzögerung in den Arbeitsabläufen, wobei gleichzeitig günstige Nachtübertragungstarife genutzt werden können [27].

Generell wird an den Dienstleister nach dem Providerprinzip eine Gebühr pro transferiertem MegaByte entrichtet, diese wird vergleichbar dem Telefonieren rückwirkend berechnet. Durch die direkte Zuordnung zur Einzelleistung besteht absolute Kostentransparenz. Durch Rabattierungen mit entsprechenden Mengen- und Zeitstaffeln kann ein derartiges Kostenmodell in der Regel digitalen „Inhouse"-Lösungen standhalten. Aktuelle Nutzwert- und Wirtschaftlichkeitsanalysen liegen vor [16] (Abb. 2).

Auf dem Boden eines sicheren Datentransfers erwachsen eine Vielzahl zusätzlicher Services, so auch im Bereich „Warenwirtschaft", dessen Anteil ca. ein Drittel der Klinikgesamtkosten beträgt [12]. Das Hervorheben von Alleinstellungsmerkmalen und speziellen Leistungen im angebotenen medizinischen Spektrum kann in Zukunft über den lokalen und regionalen Bereich hinaus erfolgen. Die Tendenz zu spezialisierten Zentren mit entsprechender Auslastung der dort zur Verfügung stehenden Systeme wird mit diesem Konzept ebenso unterstützt wie der Zusammenschluß zu größeren, logistisch kooperierenden Einheiten. Sowohl die Ausweitung des Leistungsspektrums wie auch das Auslagern unwirtschaftlicher Bereiche sollen insgesamt eine Erhöhung der Wirtschaftlichkeit ermöglichen.

Technische Ausführung

Im Krankenhaus oder in der Arztpraxis werden die Daten der bildgebenden Modalitäten in einem Picture Archiving and Communication System (PACS) mit zentralem Archiv-Server gesammelt (Abb. 3). Vom PACS werden die Daten an das Tele Archiv Service Center (TASC) verschickt. Zwischengeschaltet ist eine Übertragungseinheit, der Transmission Control Computer (TCC) und die Netzwerkverbindung (ISDN, ATM, etc.). Im TASC werden die Daten archiviert und nach Anforderung wieder an das PACS-System der Klinik/Praxis zurückgesendet [25, 27].

Die PACS-Installation in Kliniken und Praxen stellt bei den vorhandenen heterogenen Gerätewelten komplexe Projektarbeit dar und setzt eine enge Kooperation der jeweiligen Institutionen mit dem PACS-Anbieter voraus. Medi-

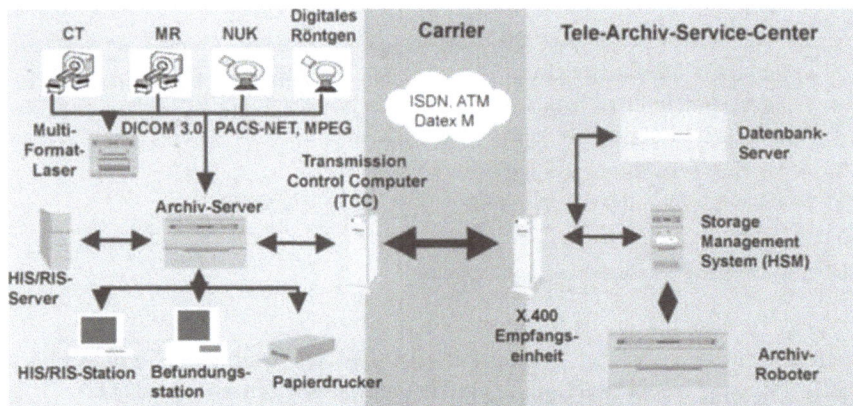

Abb. 3. Ein „Transmission-Control-Computer" (TCC) sorgt bereits im Krankenhaus dafür, daß die zu versendenden Daten in einem „virtuellen Briefumschlag" verpackt, adressiert, kryptisch verschlüsselt und digital signiert werden. Wichtig für den Datenschutz: Index- und Quellinformationen enthalten keine patientenbezogenen Daten; das eigentliche Datenmaterial wird verschlüsselt abgelegt und kann nur mit dem privaten Schlüssel des Absenders wieder lesbar gemacht werden

agate hat allen führenden Geräte- und PACS-Anbietern eine definierte Schnittstelle zur Verfügung gestellt [25].

Archiv-Server und Netzstruktur

Der Archiv-Server ist ein Computer-System, das die digitalen Bilddaten der unterschiedlichen Modalitäten (CT, MR etc.) empfängt, nach ihrer Herkunft aufschlüsselt und in eine Datenbank auf der lokalen Festplatte (Kurzzeitarchiv) für den Zugriff durch die Befundungs- oder Betrachtungsstationen ablegt. Nach abgeschlossener Befundung erfolgt die automatische Langzeitarchivierung, indem die externe Archivierung beauftragt wird. Gemeinsam wird die Datei- und Patientenverwaltung über das lokale Radiologie-Informations-System (RIS) abgewickelt.

Die einzelnen Betriebsgeräte (Archiv-Server, Befundung, Betrachtung, RIS, Laser-Kamera etc.) sind über ein lokales Netzwerk miteinander verbunden. Der Transmisson Control Computer (TCC) wird in dieses Lokal-Area-Network (LAN) System eingebunden und kommuniziert mit dem vorhandenen Archiv-Server des PACS-Systems. Alle gängigen Netzstrukturen werden vom TCC mittels TCP/IP unterstützt.

Transmisson Control Computer

Der TCC bildet die entsprechende Verbindung zum TASC, er gehört organisatorisch nicht zum Einflußbereich des Anwenders. Die Administration erfolgt über den vorhandenen Archiv-Server. Die Anbindung erfolgt über den kostengünstigsten kommunalen oder regionalen Netzanbieter als Standleitung

(Point-to-Point-Verbindung). Für diese Anbindungen sind keine weiteren Gerätschaften notwendig, der TCC verfügt über einen eigenen Router.

Datenfluß vom PACS zum TCC

Das lokale RIS- oder PACS-System läuft im Vordergrund und organisiert wie gewohnt die Speicheraufträge oder die Rückholung von Daten. Dies erfolgt als *STORE* bzw. *RETRIEVE* Funktion und erzeugt so zwei Dateien: die Datendatei, die eine Kopie der zu archivierenden digitalen Patientendaten enthält und die Indexdatei, die Metainformationen über die zu archivierende Datendatei enthält. Wichtig für den Datenschutz: in der Indexdatei sind keine patientenbezogenen Daten enthalten, sondern nur Buchungsdaten.

Das PACS überträgt die Datei zum TCC, dieser verschlüsselt die Patientendatendatei und die Indexdatei getrennt. Die Datendatei wird mit dem öffentlichen Schlüssel der Praxis/Klinik und die Indexdatei wird mit dem öffentlichen Schlüssel des TASC verschlüsselt. Anschließend werden beide Dateien mit der Absenderinformation zusammengefügt und als Einheit mit dem privaten Schlüssel der Praxis/Klinik unterschrieben (digital signiert).

Bei diesem Vorgang wird ein virtueller Briefumschlag (envelope) generiert und verschlossen. Somit ist ein entscheidender Sicherheitseffekt erreicht: Nur für die Klinik/Praxis ist die verschlüsselte Information zugänglich. Durch die digitale Signatur wird einerseits die Unverfälschbarkeit des gesamten Briefumschlages garantiert und andererseits kann das TASC eine Authentisierung des Absenders durchführen [19, 26].

Verschlüsselung und digitale Signatur werden mit starken Hybridverfahren (Triple-/RSA) nach den MailTrust Spezifikationen des Deutschen TeleTrust e.V. im erweiterten Privacy-Enhanced-Mail (PEM) Standard durchgeführt.

Übertragung vom TCC zum TASC

Die Übertragung vom TCC zum TASC erfolgt über weltweit standardisierte Übertragungsprotokolle: X.400 und FTAM. In allen Teilabschnitten des Transports finden voneinander unabhängige Kontrollen auf Vollständigkeit und Richtigkeit statt. Die Vertraulichkeit der Nachrichten wird über die privaten Schlüssel des TASC für die Indexdatei und der Praxis/Klinik für die Patientendaten gewährleistet. Datenmanipulationen werden mit den Mechanismen der digitalen Signatur und den entsprechenden Integräts-Checks identifiziert [27].

Versand und Empfang von Nachrichten

Neue Nachrichten sind auf dem TCC vorbereitet und fertiggestellt worden. Diese Nachricht wird im *Ausgangskorb* solange abgelegt, bis die Verbindung mit dem TASC sichergestellt ist. Bei ordnungsgemäßer Verbindung wird die Nachricht an das TASC übertragen. Im *Ausgangskorb* des TCC bleibt eine Kopie der versandten Nachricht als Beleg. Bestätigungen, die der Absender später erhält, werden dieser Nachricht zugeordnet und als Status angezeigt. Das TASC empfängt diese Nachricht, legt sie in seine Empfangsspeicher und erzeugt eine Zustellbestätigung. Die Zustellbestätigung wird dem TCC als Eingangsquittung übertragen. Hat das TASC die Nachricht auf seine Langzeitspeicher abgelegt, sendet dieser dem TCC eine Empfangsquittung. Nur nach Erhalt von Eingangsquittung und Empfangsquittung („double quit procedure") wird die Nachricht im *Ausgangskorb* gelöscht und dem lokalen RIS-/PACS-System die erfolgreiche Archivierung zum Eintrag mitgeteilt.

Archivierung der Daten im TASC

Die ankommenden Nachrichten werden im TASC empfangen und mit einem Zeitstempel versehen. Unter der Verwendung von hierarchischen Speichersystemen (HSM) und Archivrobotern werden die Daten archiviert. Indexdatei und Quellinformationen dienen zur Einsortierung des virtuellen Briefumschlages in den Archivroboter. Ein spezieller Datenbankcomputer verwaltet die Einlagerung.

Anschließend findet die Speicherung auf ein zertifiziertes, nicht wiederbeschreibbares Speichermedium – Write Once Read Many (WORM) statt. Gleichzeitig wird eine redundante Kopie auf einem getrennten Robotersystem abgelegt. Original und Kopie befinden sich an unterschiedlichen örtlichen Lokalitäten. Somit ist eine katastrophensichere Archivierung gewährleistet. Die beiden Systeme gleichen in regelmäßigen Abständen die Konsistenz von Orginal und Kopie ab.

Garantie der Wiederlesbarkeit nach 10–30 Jahren

Regelmäßige Backup-Funktionen garantieren über lange Zeiträume den Datenbestand. Bei Einführung einer neuen Generation von Speichersystemen findet die Speicherung der Daten TASC-seitig garantiert auf Medien statt, die dem 'state of the art' entsprechen. Die redundante Archivierung gewährleistet dabei durch Datenabgleich eine sichere Kopie auf neue Speichermedien.

Die Wiederlesbarkeit nach 10 bis 30 Jahren in der Klinik/Praxis wird durch die beschriebene *Envelope-Technik* sichergestellt. Tatsächlich werden die Daten in dem Format zurückgesendet, in dem sie übertragen wurden. Die Klinik/Praxis ist damit unabhängig von jeglichen Speichermedien und Technologiewechseln. Da für die Datenformate im Envelope nur versionssichere Objektdefinitionen verwendet werden, z.B. DICOM, ist die Lesbarkeit auch für die Zukunft gesichert. Ändert sich im Laufe der Jahre z.B die DICOM-Version, so gewährleistet der lokale PACS-Lieferant eine Kompatibilität seiner Datensysteme und somit die Verwendbarkeit der Altversionen. Das ursprünglich versendende Informationssystem erhält alle archivierten Daten im systemeigenen Datenformat zurück.

Storage-Management

Das Archival Storage Management System (HSM) ist ein Filesystem, das wechselbare Medien in Robotersystemen, Jukeboxen oder Einzellaufwerken einbindet. Es entspricht allen Konventionen für Datenintegrität, kann nahezu unbeschränkt groß sein und ermöglicht vielen Utilities und System Calls, sehr schnell auf Informationen zuzugreifen. Durch Optimierungsverfahren werden zufällige I/O-Anforderungen parallel durchgeführt. Der Zugriff auf die Jukeboxen und die Anzahl der Medienwechsel wird dadurch minimiert. Es resultiert eine mittlere Datenbereitstellungszeit von 12 Sekunden bei gemounteten Medien.

Der automatische Index Backup stellt einen wesentlichen Teil des Systemes dar. Er wird separat gehalten und mit einer automatischen Prozedur laufend gesichert. Selbst im Fall eines totalen Plattenverlustes ist somit der Zustand des HSM-Systems wiederherstellbar. Bei Systemabsturz dauert das Wiederhochfahren der Integrität höchstens 30 Sekunden. Die Abläufe bei Retrieve-Aufträgen erfolgen vergleichbar.

Rechtliche Aspekte

Von vornerherein sah das technische Konzept die Integration kryptologischer Verfahren und der digitalen Signatur vor. Sämtliche Anforderungen des Signaturgesetzes, Teledienstegesetzes und Teledienstedatenschutzgesetzes als Bestandteilen des seit 01. August 1997 wirksamen Informations- und Kommunikationsdienstegesetzes (IuKDG) [20] werden erfüllt. Auch die EU-Direktive 95//EC „zum Schutz des Idividuums bei automatisierter Verarbeitung seiner persönlichen Daten" [21], die bis zum 24. Oktober 1998 in nationales Recht umzusetzen war, findet Berücksichtigung. Derzeit läuft die Systemabnahme durch den TÜV Informationstechnik zur Akkreditierung des Systems beim BSI (Bundesamt für Sicherheit in der Informationstechnik).

Es existieren hohe Datenschutz- und -Sicherheitsanforderungen durch das Bundesdatenschutzgesetz und eine erhebliche Komplexizität durch Landeshoheit mit heterogenen Regelungen in den Landeskrankenhausgesetzen. Auch standesrechtliche Erfordernisse (z.B. Erhalt der *ärztlichen Schweigepflicht*) müssen mit elektronischen Lösungen zuverlässig abgebildet werden. Hierzu, wie zu den zentralen Punkten der *Ordnungsmäßigkeit digitaler Archivierung* sowie der *Beweisqualität elektronischer Dokumente* wird im folgenden Stellung genommen. Aufgrund unterschiedlich restriktiver Regelungen in den Landeskrankenhausgesetzen (insbesondere Berlin, Bayern und Sachsen-Anhalt) wird derzeit projektbezogen die Genehmigung der jeweiligen Landesdatenschutzbeauftragten eingeholt.

Erfüllung medizinischer Dokumentationspflicht durch Tele-Archivierung

Die ärztliche Dokumentation ist eine Nebenpflicht des Behandlungsvertrages. Ärztliche Dokumentation kann nur dann ihren Zweck erfüllen, wenn die Unterlagen auch verfügbar sind. Um die Dokumentationspflicht zu erfüllen und um damit Rechtsnachteile aus der Verletzung der Dokumentationspflicht zu vermeiden, ist die digitale Archivierung zulässig. Denn durch digitale Archivierungssysteme wird die Vollständigkeit der Dokumentation und die jederzeitige Verfügbarkeit der Dokumente erreicht, so wie dies der Bundesgerichtshof (BGH) fordert [13, 14]. Durch das Prinzip des virtuellen Briefumschlages sichert das Tele-Archivierungssystem die Vollständigkeit der übergebenen Dokumentation und deren jederzeitige Verfügbarkeit [19, 26].

Zulässigkeit und Ordnungsmäßigkeit der Tele-Archivierung

Nach § 11 der Musterberufsordnung (MBO) hat der Arzt über seine Feststellungen und Maßnahmen die erforderlichen Aufzeichnungen zu machen. Diese dürfen auch auf „elektronischen Datenträgern oder anderen Speichermedien" vorgenommen werden [15].

In den gesundheitsrechtlichen Vorschriften der Röntgenverordnung und Strahlenschutzverordnung ist die digitale Archivierung als zulässig beschrieben. In § 28 Abs. 5 RöntgenVO und § 43 Abs. 1 und 2 Strahlenschutz-VO ist dem Arzt freigestellt als Speichermedium für diese Aufzeichnungen Bildträger oder andere Datenträger, wie digitale Speicherung zu benutzen.

Die Zulässigkeit digitaler Archivierung ist keine Besonderheit medizinischer Dokumente. Auch nach Steuerrecht (§ 147 AO) und Handelsrecht (§ 257 HGB) ist die Speicherung auf Bildträgern und „anderen Datenträgern" zulässig. Die steuerrechtliche und handelsrechtliche Zulässigkeit wird ergänzt um die Anforderung der Ordnungsmäßigkeit [19].

Die Grundsätze ordnungsmäßiger ärztlicher Dokumentation dienen der Aufklärungs- und Rechenschaftspflicht des Arztes über Vorbeugemaßnahmen, durchgeführte Behandlungen und Operationen. Nach diesen Grundsätzen ordnungsmäßiger Aufbewahrung sind originär digitale Dokumente durch Übertragung der Inhalts- und Formatierungsdaten auf einen digitalen Datenträger zu archivieren. Hard- und softwaremäßig ist sicherzustellen, daß während des Übertragungsvorgangs auf das Speichermedium eine Bearbeitung nicht möglich ist, das gespeicherte Dokument ist mit einem unveränderbaren Index zu versehen. Die Verknüpfung zwischen Index, digitalem Dokument und Datenträger muß während der gesamten Aufbewahrungszeit gewährleistet sein.

Das Tele-Archivierungssystem entspricht diesen Kriterien der Ordnungsmäßigkeit, da während der Archivierung das Dokument unveränderbar mit einem Index verbunden ist, und jederzeit abrufbar und lesbar gemacht werden kann. Dies wird erreicht, indem das Dokument vor der Übertragung in das TASC in einem virtuellen Briefumschlag verschlüsselt wird. Dieser wird fälschungssicher vom PACS via TCC zum TASC übertragen und dort archiviert. Bei der Rückforderung des Dokumentes wird dieses vom PACS mittels des Archivnamens als eindeutiger Index beim TASC angefordert. Das TASC stellt sicher, daß die Daten nur an den Berechtigten gesandt werden [19].

Teledienstegesetz

Telearchivierte medizinische Daten bestehen aus Zeichen und Bildern, werden individuell genutzt und es liegt ihnen eine Übermittlung mittels Telekommunikation zu Grunde. Dadurch ist die Telearchivierung als Teledienst im Sinne von § 2 Abs. 1 Teledienstegesetzes (TDG) zu qualifizieren [18]. Der Telearchivanbieter hält durch das Telearchiv eigene Teledienste zur Nutzung bereit und vermittelt den Zugang zur Nutzung. Damit ist er Diensteanbieter im Sinne von § 3 Nr. 1 TDG. Nutzer sind die Kunden des Telearchivs, die diese Teledienste nachfragen. Damit treten für den Anbieter die Rechtsfolgen des Teledienstegesetzes ein: Zugangsfreiheit, Verantwortlichkeit für Inhalte und Anbieterkennzeichnung [20].

Teledienstedatenschutzgesetz

Das Teledienstedatenschutzgesetz (TDDSG) ist die Ergänzung des traditionellen Datenschutzkonzepts des Bundesdatenschutzgesetzes (BDSG), soweit die Risiken der neuen Teledienste dies erforderlich machen. Damit ist das Angebot von Telediensten mit speziellen datenschutzrechtlichen Anforderungen verbunden: Grundsätze für die Verarbeitung personenbezogener Daten, der Möglichkeit zur anonymen oder pseudonymen Nutzung, der technischen und organisatorischen Maßnahmen, der Anzeige der Weitervermittlung, pseudonyme Nutzungsprofile, dem Umgang mit Bestandsdaten sowie Nutzungs- und Abrechnungsdaten, dem Auskunftsrecht des Nutzers und der Datenschutzkontrolle [19, 20].

Die Telearchivierung durch den Telearchivanbieter erfolgt im Rahmen der gesetzlichen Zulässigkeitsvorschriften des TDDSG. Die Unterrichtung des Nutzers gem. § 3 Abs. 5 TDDSG erfolgt mit der Anlage zu dem Telearchivierungsvertrag. Die Anforderungen des Systemdatenschutzes und der Datenvermeidung nach § 3 Abs. 4 TDDSG sind erfüllt, indem nur die notwendigen Daten für Nutzung und Abrechnung erhoben werden. Bei allen Übertragungsvorgängen zwischen TCC und TASC identifizieren sich die Teilnehmer durch eine pseudonyme Kennung, dadurch ist der Grundsatz des Systemdatenschutzes nach § 4 Abs. 1 TDDSG berücksichtigt. Desweiteren ist sichergestellt, daß der Nutzer jederzeit seine Kommunikationsbeziehung abbrechen kann (§ 4 Abs. 2 Nr. 1 TDDSG), daß die personenbezogenen Daten über die Inanspruchnahme von Telediensten unmittelbar gelöscht werden können (§ 4 Abs. 2 Nr. 2 TDDSG), und daß der Nutzer den Teledienst in Anspruch nehmen kann, ohne daß Dritte davon Kenntnis nehmen können (§ 4 Abs. 2 Nr. 3 TDDSG). Dadurch ist das Trennungsgebot des § 4 Abs. 2 Nr. 4 TDDSG – getrennte Verarbeitung personenbezogener Daten über die Inanspruchnahme verschiedener Teledienste durch einen Nutzer – realisiert [19, 20].

Entsprechend dem Telearchivierungsvertrag werden die personenbezogenen Daten der Nutzer nicht an andere Diensteanbieter weitervermittelt. Damit ist die Anforderung erfüllt, daß die Weitervermittlung zu einem anderen Diensteanbieter dem Nutzer anzuzeigen ist (§ 4 Abs. 3 TDDSG). Nutzungsprofile werden nicht gebildet, damit entfällt die mögliche Auswertung des Teledienstes, die Anonymität seines Konsumentenverhaltens nach § 4 Abs. 4 TDDSG wird gewahrt.

Für Nutzungs- und Abrechnungsdaten bestehen Grenzen der Erhebung, Pflichten zur Löschung sowie ein Ausschluß für die Übermittlung an Dritte. Der Telearchivanbieter beschränkt entsprechend dem Telearchivierungsvertrag die Datenerhebung über die Inanspruchnahme der Telearchivierungsdienste auf Nutzungsdaten und Abrechnungsdaten. Entsprechend dem Telearchivierungsvertrag werden die Nutzungs- und Abrechnungsdaten nach den Anforderungen von § 6 Abs. 2 TDDSG vom Telearchivanbieter gelöscht und genügen damit den Löschungspflichten der Nutzungs- und Abrechnungsdaten. Desweiteren werden diese nicht an Dritte übermittelt (§ 6 Abs. 3 TDDSG).

Dem Nutzer steht das Recht auf unentgeltliche Einsicht der über ihn oder sein Pseudonym gespeicherten Daten zu, dem Nutzer können diese Informationen auch auf elektronischem Wege übermittelt werden (§ 7 TDDSG).

Alle datenschutzrechtlichen Anforderungen des Informations- und Kommunikationsdienstegesetzes (IuKDG) werden erfüllt, damit werden die speziellen gesetzlichen Vorgaben durch die Telearchivierung gewährleistet [19, 20].

Ärztliche Schweigepflicht

Das strafrechtliche Gebot der ärztlichen Schweigepflicht ist eindeutig: Die Übermittlung von Patientendaten ist nur zulässig, wenn sie durch eine gesetzliche Vorschrift, durch die Einwilligung des Patienten oder durch einen besonderen Rechtfertigungsgrund legitimiert ist.

Spezieller Problemfall der digitalen Übermittlung ist die Bearbeitung von Patientendaten durch das technische Personal interner und externer Dokumentationsstellen. Hat der behandelnde Arzt die Kontrollmöglichkeit über die Mitarbeiter der Dokumentationsstelle, dann ist die Weitergabe der Patientenakten nicht als „unbefugtes Offenbaren" einzustufen; damit können diese Mitarbeiter als Gehilfen des Arztes qualifiziert werden, die gemäß § 203 Abs. 3 S. 1 StGB ebenfalls der Schweigepflicht unterliegen. Eine Kontrollmöglichkeit durch den Arzt wird für Mitarbeiter interner Dokumentationsstellen angenommen, nicht für Mitarbeiter externer Dokumentationsstellen.

Durch das System der Verschlüsselung im PACS, der verschlüsselten Übertragung in das TASC, der verschlüsselten Archivierung im TASC und der verschlüsselten Übertragung aus dem TASC in das PACS sind die personenbezogenen Daten der Patienten dem Zugriff Dritter entzogen. Sie befinden sich während des Transports in das TASC, der Archivierung im TASC und dem Rücktransport in das PACS in einem virtuellen Briefumschlag, der nur von dem Berechtigten geöffnet werden kann. Ein Konflikt mit dem Datenschutzrecht, das die personenbezogenen Daten vor dem Zugriff Dritter schützt, entsteht damit nicht.

Externes Personal hat somit keinen Zugriff und keine Einsicht in patientenbezogene Daten. Alleine der Berechtigte hat den Zugriff auf die extern archivierten Dokumente. Damit bleibt die Überwachungsmöglichkeit des Arztes erhalten. Die ärztliche Schweigepflicht ist durch die Telearchivierung also gewahrt [19, 26].

Beschlagnahmeverbot

Durch das aussschließliche Zugriffsrecht des Arztes/der Klinik auf die extern digital archivierten Daten ist auch die tatsächliche alleinige Verfügungsmacht über das Beweismittel und damit der gem. § 97 Abs. 2 StPO erforderliche Gewahrsam des Zeugnisverweigerungsberechtigten gegeben. Zeugnisverweigerungsrecht und Beschlagnahmeverbot bleiben somit unverändert erhalten.

Beweisqualität

Dokumente haben nur Urkundenqualität, wenn sie einen menschlichen Gedanken schriftlich verkörpern und vom Aussteller unterschrieben sind.

Für die medizinische digitale Dokumentation bedeutet dies, daß alle Formen medizinischer digitaler Dokumente, unterschriebene und nicht unterschriebene ärztliche Erklärungen, Röntgenbilder mit und ohne ärztlichen Kommentar, Objekte des Augenscheins sind, die der freien Beweiswürdigung des Richters unterliegen. Wie in allen Fällen digitaler Archivierung gilt es dieses Prozeßrisiko zu reduzieren. Das gegebene Instrument der Risikoreduzierung ist die fälschungssichere Organisation des digitalen Archivs nach den oben entwickelten Grundsätzen ordnungsmäßiger Archivierung und der digitale Transport mit dem Sicherheitsstandard der digitalen Signatur. Organisation des digitalen Archivs nach den Grundsätzen ordnungsmäßiger Archivierung und der Transport des digital signierten Dokuments bieten dem Richter Indizien für die Unverfälschbarkeit des digitalen Dokuments. Aus einem Objekt des Augenscheins, das der unkalkulierbaren freien richterlichen Beweiswürdigung unterliegt, entwickelt sich ein Objekt des Augenscheins hoher Qualität, das der Urkunde entspricht.

Der Effekt des Telearchivsystems ist der Verschluß des Dokuments im virtuellen Briefumschlag. Der Verschluß des Dokuments im virtuellen Briefumschlag bedeutet Fälschungssicherheit. Der virtuelle Absendervermerk durch die digitale Signatur bedeutet Authentizität des Ausstellers. Durch Fälschungssicherheit und Authentizität des Ausstellers werden die Anforderungen erfüllt, die an ein elektronisches Dokument hoher Beweisqualität gestellt werden [19, 26].

- Die medizinische Dokumentationspflicht wird durch die jederzeitige Verfügbarkeit der Daten zuverlässig erfüllt
- Die Telearchivierung ist nach Berufsrecht und Röntgenverordnung zulässig
- Durch unveränderbare Indexierung ist die Telearchivierung ordnungsgemäß
- Alle datenschutzrechtlichen Anforderungen des Informations- und Kommunikationsdienstegesetz (IuKDG) werden erfüllt
- Datensicherheit im Sinne des Bundesdatenschutzgesetzes und der Landeskrankenhausgesetze wird gewährleistet
- Die ärztliche Schweigepflicht bleibt durch Verschlüsselungsmechanismen gewahrt, externes Personal hat keinen Patientendatenzugriff
- Durch Fälschungssicherheit und Authentizität des Ausstellers werden die Anforderungen erfüllt, die an ein elektronisches Dokument hoher Beweisqualität gestellt werden

Abb. 4. Telearchivierung erfüllt die rechtlichen Anforderungen

Datenschutz und Datensicherheit

Teledienste stehen gem. § 8 TDDSG unter einer doppelten Datenschutzkontrolle. Die Landesdatenschutzbeauftragten kontrollieren, selbst wenn Anhaltspunkte für eine Verletzung von Datenschutzvorschriften nicht vorliegen. Der Bundesbeauftragte für den Datenschutz beobachtet die Entwicklung des Datenschutzes bei Telediensten. Durch die Archivierung elektronischer Patientendaten entsteht eine Datei, die der Anwendung des Bundesdatenschutzgesetzes unterliegt [20].

Maßnahmen der Datensicherheit und Verarbeitung der Daten im Rahmen des Vertragszwecks sind Konsequenzen des Bundesdatenschutzgesetzes.

Der Grundsatz der Datenverarbeitung entsprechend des Vertragszweckes hat für Gesundheitsdaten eine besondere Ausprägung gefunden. Diese gelten als eine besondere Kategorie personenbezogener Daten, deren Verarbeitung grundsätzlich untersagt ist und nur ausnahmsweise zu medizinischen Zwecken durch ärztliches Personal, das dem Berufsgeheimnis unterliegt, erlaubt sein soll. Durch den Schutz der Patientendaten vor dem Zugriff Dritter wird der datenschutzrechtliche Grundsatz der Verarbeitung personenbezogener Daten entsprechend des Vertragszwecks gem. § 28 Abs. 1 Nr. 1 BDSG gewahrt.

Durch das System des virtuellen Briefumschlages wird erreicht, daß nur die archivierende Klinik/Praxis Zugang zu personenbezogenen Daten hat. Die Daten werden vom Archivierungs-Dienstleister nicht verändert, keinem Unberechtigten übermittelt, nicht gesperrt und nur auf Anweisung des Berechtigten gelöscht, dies genügt somit voll und ganz dem § 3 Abs. 5 BDSG, dadurch daß keine Patientendaten verarbeitet werden [19, 26, 27].

Das ab dem 1. August 1997 in Kraft getretene Signaturgesetz als Bestandteil des IuKDG, formuliert für kryptographische Verfahren einen gesetzlichen Standard: Der private Schlüssel, mit dem der Absender die Nachricht ver-

- Sichere Übertragungsstandards (X.400, X.500, X.509, FTAM)
- Digitales Signaturverfahren
- Hybridverschlüsselung (Triple-DES/RSA, erweiterter PEM-Standard)
- Redundantes und verschlüsseltes Archivieren der Patientendaten
- Systemabnahme durch den TÜV-IT
- Akkreditierung durch das BSI (Bundesamt für Sicherheit in der Informationstechnik)
- Versicherung des Restrisikos

Abb. 5. Ausgereiftes Sicherheitskonzept

schlüsselt, und der öffentliche Schlüssel, mit dem der Empfänger die Nachricht öffnet. Die Schlüssel werden von einer Zertifizierungsstelle ausgegeben und verwaltet, die durch die Regulierungsbehörde lizenziert wird.

Die Übermittlung von Patientendaten in digitalen Netzen verlangt besondere Formen der Datensicherheit. In digitalen Netzen müssen Manipulationen, unbefugte Kenntnisnahme und Fehler während des Transports ausgeschlossen werden. Die Unversehrtheit der Daten – die Integrität – und die Zurechenbarkeit der Daten – die Authentizität – sind ansonsten gefährdet.

Den zuletzt genannten Anforderungen wird mit den Verschlüsselungsverfahren und der digitalen Signatur Rechnung getragen. Der X.400-Übertragungsstandard gewährleistet außerdem folgende Sicherheitsfunktionen: Herkunftsnachweis, Nachvollziehbarkeit, Empfangsbestätigung, Nichtverfälschbarkeit der Nachricht oder einer Folge von Nachrichten, Nicht-Verneinen des Erhalts, sicheres Zugriffsmanagement, Definition von Sicherheitsstufen und von Vertraulichkeitsstufen. Neben diesen Mechanismen auf Applikationsebene wird durch die Intranet-Infrastruktur ein weiterer Schutz erreicht. Durch die Verwendung von Standleitungen (Point-to-Point) sind Fehlverbindungen und anderweitiger Datentransfer ausgeschlossen [19, 26, 27].

Zusammenfassung

Der vernetzte Datenaustausch im Gesundheitswesen befindet sich in der Aufbauphase und wird sich durch die rationalisierenden und effizienzsteigernden Effekte der elektronischen Informationsverarbeitung zu einem integralen Bestandteil entwickeln. Das Systemhaus des ThyssenKrupp Konzerns stellt externe Rechenzentrumsdienstleistungen für die Archivierung und den Transfer multimedialer medizinischer Daten zur Verfügung. Weltweit standardisierte Übertragungsprotokolle (X.400, X.500, X.509, FTAM) gewährleisten in Kombination mit einem Hybridverschlüsselungsverfahren und der digitalen Signatur eine zuverlässige, sichere und in allen Schritten nachvollziehbare Übertragung der Daten aus Klinik und Praxis an eines der bundesweit verteilten Tele-Archiv-Service-Centers.

In den Rechenzentren wird das Datenmaterial verschlüsselt, redundant und nur für den berechtigten Arzt einsehbar abgelegt. Durch die verschlüsselte Einlagerung wird die ärztliche Schweigepflicht nicht verletzt. Mittels hierarchischer Speichermanagementsysteme (HSM) und Archivrobotern stehen die Daten jederzeit online wieder zur Verfügung.

Die Auslagerung von Datenbeständen wird im Banken-, Versicherungs- und Steuerwesen seit Jahren wirtschaftlich und zuverlässig praktiziert (Metro, DASA, Deutsche Bank, DATEV etc.). Mit Inkrafttreten des Informations- und Kommunikationsdienstegesetzes am 01.08.97 und der Modifikation der Röntgenverordnung am 03. 03. 1997 wird diese Vorgehensweise auch auf das Gesundheitswesen anwendbar.

Der Vertragszweck des Behandlungsvertrages wird durch die Telearchivierung nicht berührt und die medizinische Dokumentationspflicht wird zuverlässig erfüllt. Die Telearchivierung medizinischer Dokumente ist nach Berufsrecht, Röntgenverordnung und Strahlenschutzverordnung zulässig, unterliegt dem Informations- und Kommunikationsdienstegesetz und erfüllt dessen Bedingungen. Den Anforderungen des Teledienstegesetzes, des Teledienstedatenschutzgesetzes, des Bundesdatenschutzgesetzes und der ärztlichen Schweigepflicht wird entsprochen. Die Dokumentation digitaler Dokumente nach den Grundsätzen der Ordnungsmäßigkeit und die Übermittlung digital signierter Dokumente ist neben entsprechenden Zertifizierungen durch den TÜV-IT und das BSI ein Indiz für die Fälschungssicherheit und bedeutet damit Beweisqualität [19].

Literatur

1. Gersonde, K.; B. Bresser; V. Paul: Langzeitarchivierung von medizinischem Bildmaterial, Gutachten. Institut für Biomedizinische Technik der Fraunhofer Gesellschaft. St. Ingbert, 9 (1997)
2. Statistisches Bundesamt. FS 12 R 5 (1996).
3. Bundesministerium für Gesundheit. Statistisches Taschenbuch für Gesundheit. Bonn (1996)
4. Arnold, Paffrath: Krankenhausreport '95, Gustav Fischer Verlag (1995)
5. Fiedler, V.: One year experience with the filmless hospital. Book of abstracts, HighCare, International Congress, Ruhr-University Bochum, 31.1.-2.2.97
6. Fiedler, V.: A model for changing from outdated analogue radiology to a digital hospital campus – Scientic Programme and Book of Abstracts. ECR'97, Wien 2.3.-7.3.97, 130
7. Huda et al.: Computed radiography and film digitizer inputs to an intensive care unit teleradiology system: an image quality comparison. J-Digit Imaging, 96/5, 9(2) 60-66
8. Langlotz et al.: Technology assessment methods for radiology systems. Radiol.-Clin.-North America; 96/5, 34(3) 667-679
9. Passariello, R.: Digital vs. conventional radiology: An economical assessment; Scientitic Programme and B ook of Abstracts. ECR'97, Wien 2.3.-7.3.97, 51
10. Gross-Fengels, W.; M.Weber: Radiologische Informationssysteme: Verbesserung von Leistungserfassung, Wirtschaftlichkeit und Qualitätssicherung? Aktuelle Radiologie 7 (1997) 112–114
11. Roland Berger Consulting: Telematik im Gesundheitswesen – Perspektiven der Telemedizin in Deutschland. Studie für das BMG und BMBF, Entwurf 4/97

12. OECD Health Data file, Secretariat Estimates (1992)
13. BGH: NJW (1996) 779ff.
14. Laufs: NJW (1996) 1571ff.
15. Musterberufsordnung in der Fassung des Beschlußprotokolls des 91. Deutschen Ärztetages 1988 in Frankfurt
16. Siemens Health Services, Thyssen Informatik, Mediagate Medical Services: Studie zur Dienstleistung „Externe digitale Langzeitarchivierung medizinischer Bilder" (1999)
17. entfällt
18. 24. Bekanntmachung des Bundesministeriums für Arbeit vom 03.03.1997, Az. VIII b 5-35737-5. In: Bundesarbeitsblatt 3/1997
19. Geis, Ivo: Rechtsfragen der Telearchivierung medizinischer Dokumente. Datenschutz und Datensicherheit 21, 10 (1997) 1-6
20. Bundesgesetzblatt 1997 Teil I Nr. 52: Informations- und Kommunikationsdienste-Gesetz (IuKDG), 28.07.97
21. Directive 95/EC of the European Parliament and the Council of the European Union on the Protection of Individuals with Regard to the Processing of Personal Data and on the Free Movement of such Data, *http://www.rewi.hu-berlin.de/Datenschutz/EURichtlinie/directive.html*
22. Hruby, W. et al.: Datenvernetzung in einem neu errichteten Röntgeninstitut am Beispiel des Donauspitals Wien. Röntgenpraxis 45 (1992), 103
23. Hruby, W.: Das digitale Krankenhaus: Informationstechnologie in der Radiologie, Healthdata Frankfurt, 3/96
24. Schmücker, P.: Dokumentenmanagement- und Archivierungssysteme – ein Weg zur elektronischen Patientenakte: Anforderungen und Realisierungsstand, Vortrag, GMDS-Fachtagung Heidelberg, 4/97
25. Berger, T.: Tele Archive Service Center – A solution beyond PACS: Long term archive outsourcing, CAR 97 Proceedings (1997) 488.
26. Berger, T.: Digitale Archivierung und Datenschutz, Management & Krankenhaus, 9 (1997) 11.
27. Berger, T. et al.: Concepts for long term archive outsourcing: A solution beyond PACS?, EuroPACS 97 Proceedings (1997) 35-38

Qualitätssicherung

Das Projekt Qualis®

E. Ingenhoven, J. Becker

PC-unterstütze medizinische Dokumentation, Qualitätssicherung und Statistik

Zusammenfassung

Qualis® ist ein PC-gestütztes, unter Windows lauffähiges System für die medizinische Dokumentation, dessen Ziel es ist, Inhalte nur einmal erfassen zu müssen und diese für eine vielfältige Nutzung verwertbar zu machen. Vorgestellt werden die Bereiche Wort/Ton- (Qualis, Qualis OP)- und Bild/Videodokumentation (Qualis Video, Qualis Picture) mit der Möglichkeit der Erstellung von Untersuchungsbefunden, OP-Berichten, Arztbriefen, Dokumentationsbögen, OP-Buchführung und Statistiken, unter Nutzung von Anbindungen an vorhandene Verwaltungssysteme und der Option auf Anbindung an Vernetzungsstrukturen.

Qualis® ist eine Gemeinschaftsentwicklung der Becker & Poth GmbH und Dr. Emanuel Ingenhoven und entstand zunächst als Projekt zur Dokumentation in einer operativ ausgerichteten orthopädischen Praxis. Der modulare Aufbau und die Variabilität des Systems machen es jedoch inzwischen zu einem idealen Dokumentationssystem für alle medizinischen Bereiche.

Fragestellung

Die Dokumentation medizinischer Befunde erfolgte bislang fast ausschließlich durch Handschrift oder diktierte Eintragungen. Entwürfe standardisierter Dokumentationsverfahren haben sich bis jetzt nicht flächendeckend durchgesetzt.

Mitteilungen über computergerechte Datenverarbeitungssysteme oder Entwürfe schematischer Bögen in der Arthroskopie stammen von Johnson [1], Klein [2] und Whipple [3].

Die Auswertung standardisierter OP-Dokumentationsbögen wird bisher im deutschsprachigen Raum durch die Stiftung für Arthroskopie (SFA) und den Bundesverband für ambulante Arthroskopie (BVASK) durchgeführt.

Zielsetzung unserer Entwicklung ist die umfassende, rationelle, für wissenschaftliche Zwecke einfach auswertbare und für den Nachbehandler maximal informative Dokumentation medizinischer Prozeduren (hier von Operationen), die zu einer Verbesserung der Struktur- und Prozeßqualität in Klinik und Praxis beitragen soll.

Methode

Entwickelt wurde ein PC-gestütztes, unter allen Windows-Versionen lauffähiges System zur Erfassung und Verwertung von medizinspezifischen Daten. Ziel der Entwicklungsarbeit war es, Daten nur einmal erfassen zu müssen und sie für eine vielfältige Nutzung verwertbar zu machen. Das System gliedert sich in die Bereiche Datenimport, -erfassung, -verarbeitung und -auswertung sowie Datenexport.

So werden Stammdaten aus Verwaltungssystemen und Daten aus bildgebenden medizintechnischen Verfahren weiterverarbeitet, sowie Text- und Statistikdaten erfaßt. Zusätzliches Entwicklungsziel war die Option auf Anbindung an Vernetzungsstrukturen.

Durch die gemeinsame Nutzung des Datenpools und die Zuordnung von Kontrollfeldern (Systemdaten) zu Texten wird die Erstellung von Berichten, Briefen, Dokumentations- und Kontrollbögen, die Buchführung von medizinischen Prozeduren und deren statistische Auswertung stark vereinfacht.

Anwendungsbeispiel OP-Dokumentation

Die Dokumentationen und Statistiken von Operationen lassen sich mit dem Programm Qualis-OP durchführen. Analog hierzu sind nicht-operative medizinische Vorgänge und Befunde über das Programm Qualis-Ambulanz dokumentierbar. Der prinzipielle Vorgang bleibt der gleiche: nach der Wahl eines Patienten oder Übernahme von Patientendaten aus einem Verwaltungssystem wird über eine menügeführte Auswahl die (OP-) Berichtsart gewählt.

Durch Anklicken von Variablen öffnen sich deren Inhaltsfenster, woraus sich jetzt, nach Wählen des Oberbegriffes, Texte aus Bausteinen oder durch Direkteingabe zusammensetzen und in den Bericht übernehmen lassen.

ICD- und gegebenenfalls **ICPM**-Codierungen, sowie Felder und Markierungen für Kontroll- und Statistikbögen werden vom System automatisch eingetragen bzw. markiert. Beim Speichern werden nicht ausgefüllte Variablenfelder automatisch mit Standardeinträgen versehen.

Variablen- und Berichtsinhalte können über den Menüpunkt ‚Vorlage Bearbeiten', bzw. ‚Vorlage erstellen' frei abgeändert bzw. neu konfiguriert werden. Die vorgestellten Inhalte sind als Vorschlag im Programm mit enthalten. Benutzerdefinierte Standardeinträge lassen sich über den Menüpunkt ‚Standardeinträge' für alle Berichte und Berichtsarten rationell in einem Arbeitsgang abändern.

Das Projekt Qualis® 551

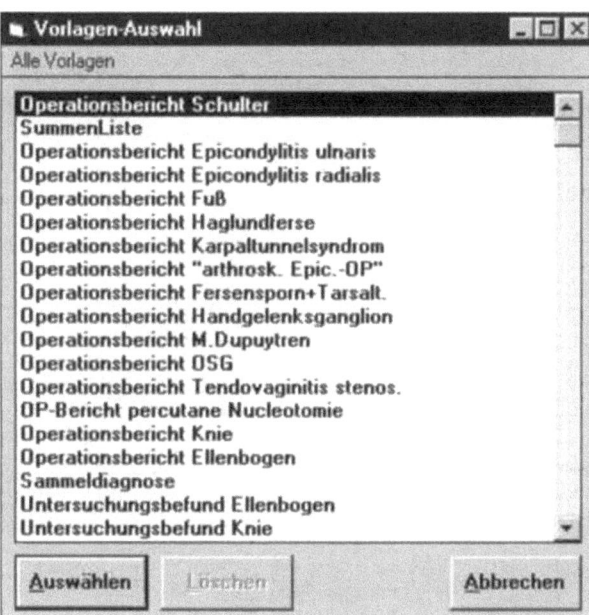

Abb. 1. Vorlagen-Auswahl

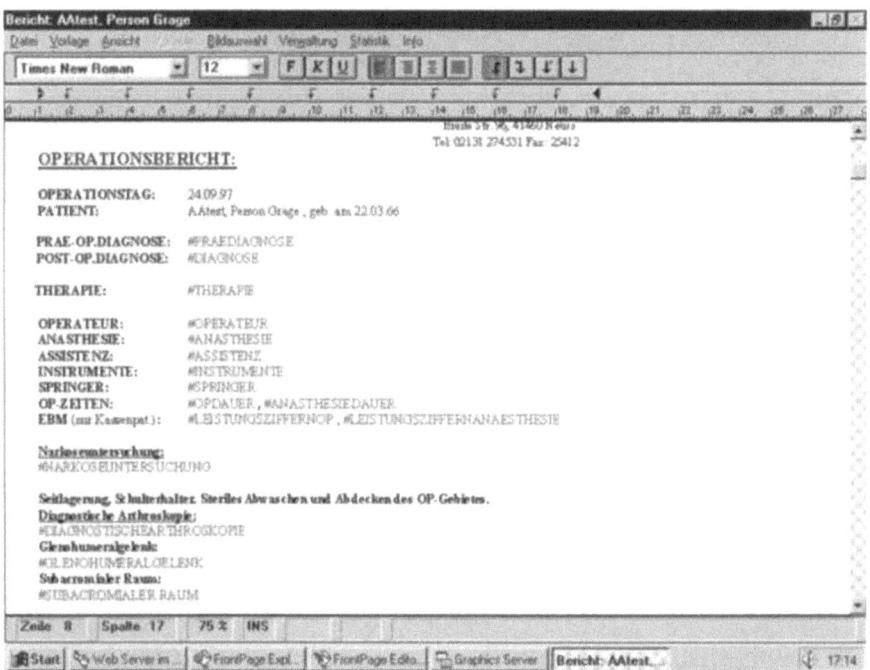

Abb. 2. Selektierte Vorlage

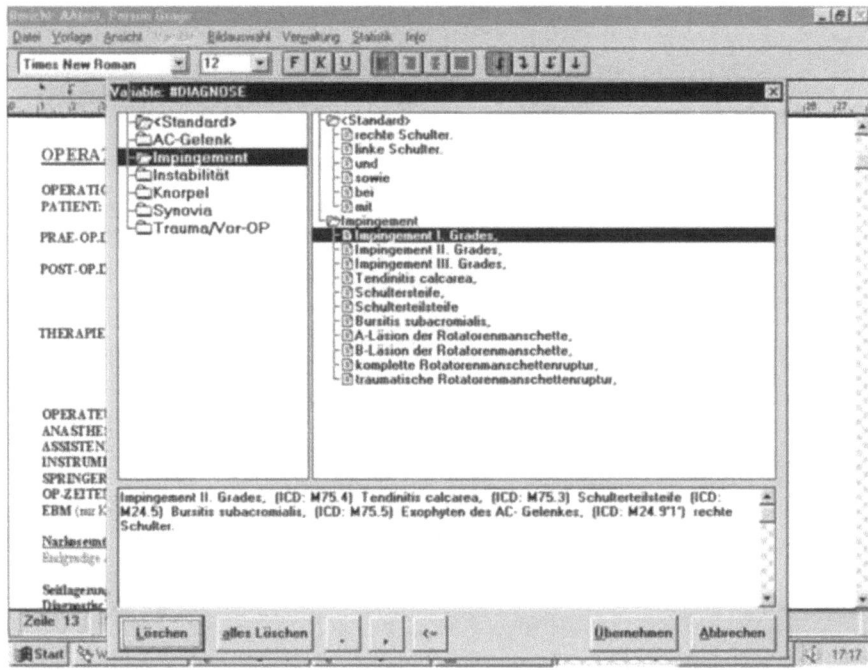

Abb. 3. Berichterstellung

Aus dem **Bericht** läßt sich durch einfache menügeführte Auswahl vollautomatisch ein **Arztbrief** generieren, dessen Inhalte aber auch, wie im Bericht, frei eintragbar, oder durch Anwählen von Textbausteinen abänderbar sind.

Die Menüführung ermöglicht das Auswählen verschiedener schon generierter Kontrollbögen. Andere Kontroll- oder Dokumentationsbögen lassen sich entweder über die Entwickler oder auch durch einen fortgeschrittenen Anwender individuell einbinden. Die Erstellung eines Kontrollbogens kann sich, falls gewünscht, automatisiert anschließen. Hier als Beispiel der OP-Dokumentationsbogen des Bundesverbandes für ambulante Arthroskopie (BVASK).

Optional kann der **KV-Basisdokumentationsbogen** (Qualitätssicherungsbogen der Kassenärztlichen Bundesvereinigung) über das eingebundene Quick-AODT Programm automatisch ausgefüllt sowie verwaltet werden.

Das System ermöglicht eine statistische **Auswertung aller eingebundenen Dokumentations- und Kontrollbögen,** hier als Beispiel eine Summenliste des BVASK-Bogens sowie ein Beispiel der eingebundenen grafischen Auswertungsmöglichkeiten.

Die integrierte **OP-Buchfunktion** ermöglicht das vollautomatisierte Mitführen der hierfür relevanten OP-Daten wie laufende OP-Nummer, Name, Geburtsdatum und Geschlecht des Patienten, Diagnose und Therapie im Volltext, OP-, Blutsperren- und Narkosezeiten, Implantatverwaltung, Operateur, Assistenz

Das Projekt Qualis® 553

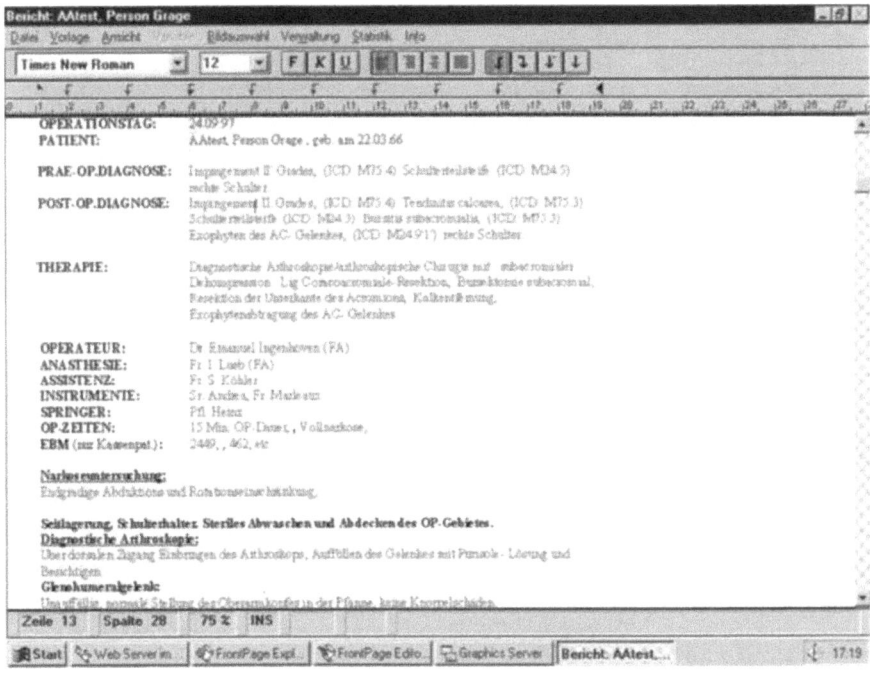

Abb. 4. Beispiel: Teil eines gespeicherten Berichtes

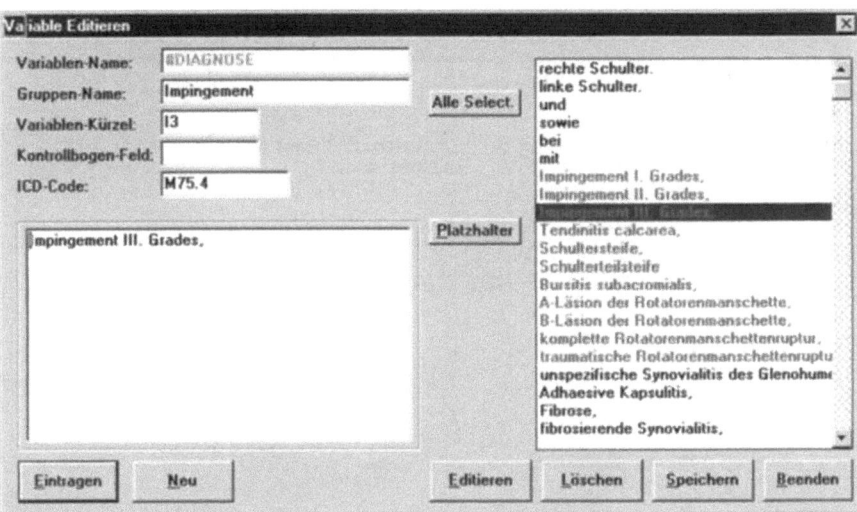

Abb. 5. Editieren einer Variablen

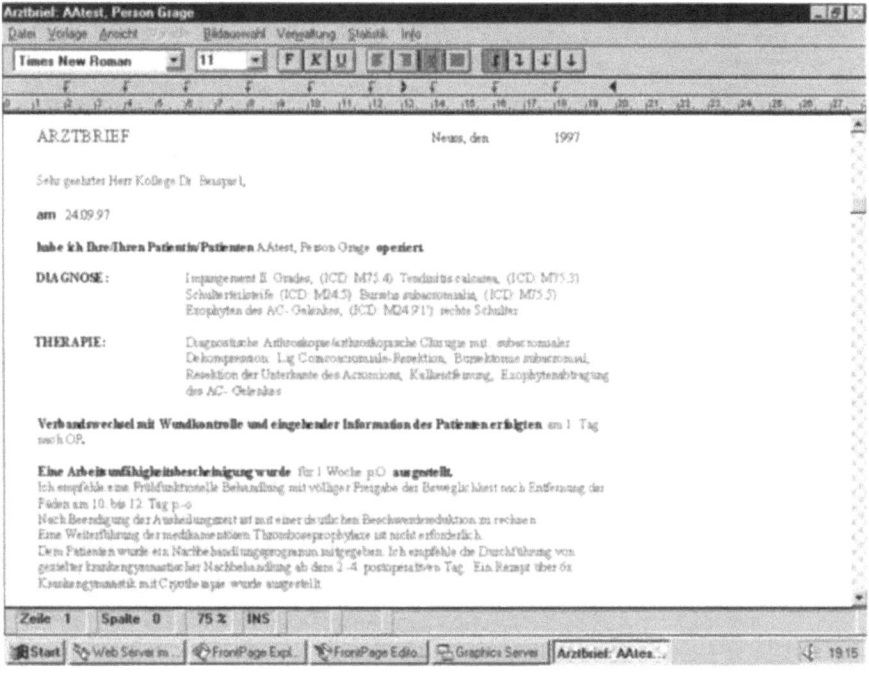

Abb. 6. Arztbrief

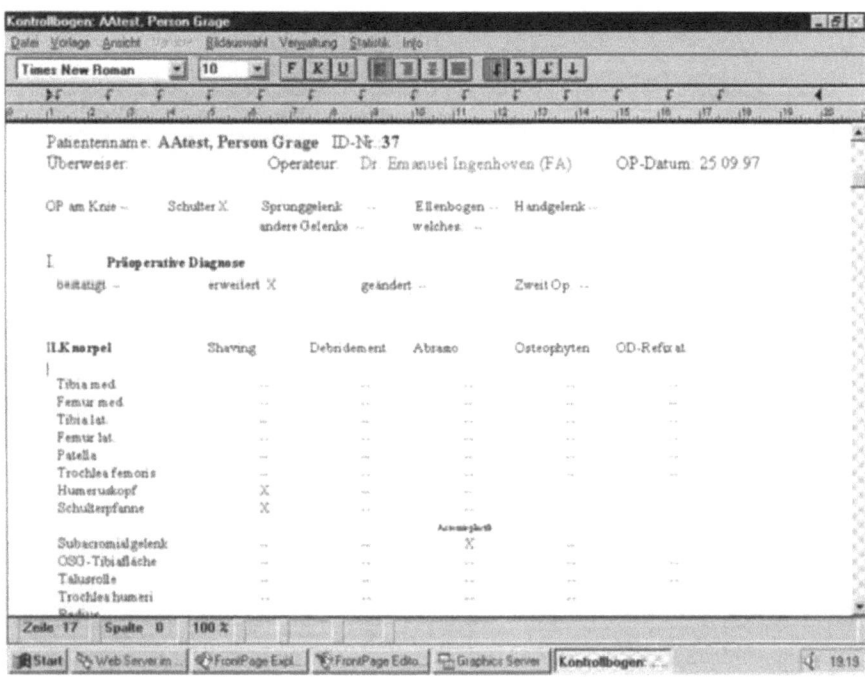

Abb. 7. BVASK OP-Kontrollbogen

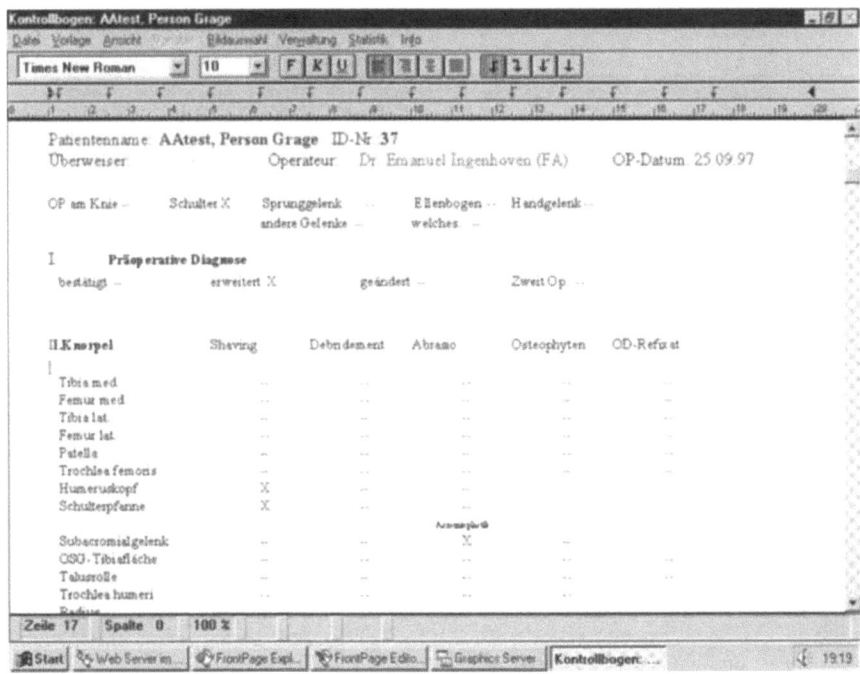

Abb. 8. Summenstatistik des BVASK-Bogens

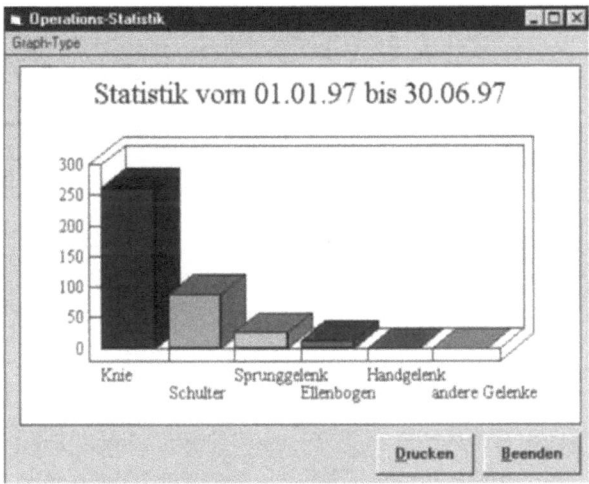

Abb. 9. Häufigkeitsstatistik des BVASK OP-Bogens in der graphischen Darstellung

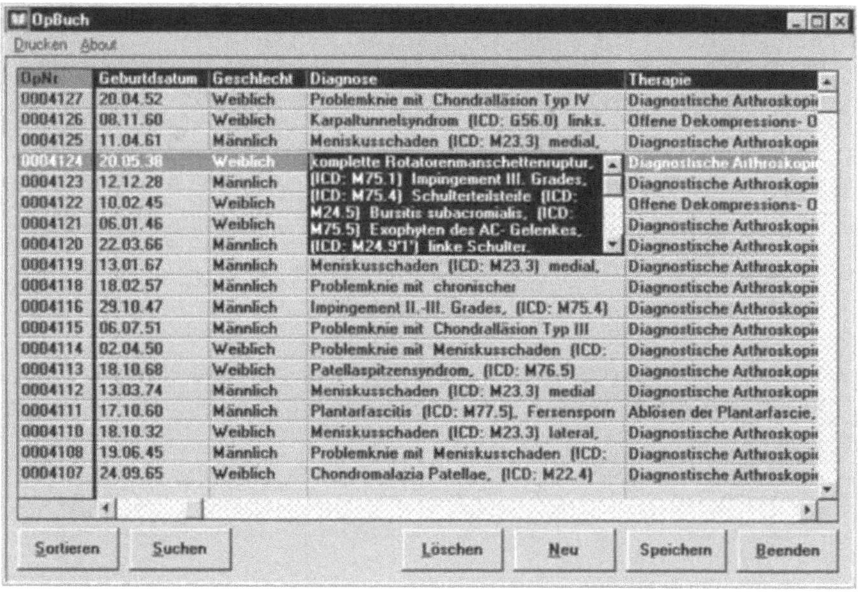

Abb. 10. OP-Buch

und Narkosearzt, Instrumentation, ICD- und ICPM-Codierungen, Histologie, Abrechnungsziffern und evtl. Bemerkungen im Freitext. Somit entfällt die zeitintensive und möglicherweise fehlerhafte Doppeldokumentation.

Bilddokumentation

Über den Menüpunkt ‚Bildauswahl' läßt sich das Programm Qualis-Picture aufrufen. Wie in Qualis gibt es hier eine Importfunktion für Patientenstammdaten, die entweder aus vorhandenen Verwaltungssystemen eingelesen oder, einmal eingestellt, automatisiert aus Qualis übernommen werden können.

Die mittels Qualis-Video von einer Bildquelle (hier einer Arthroskopiekamera) aufgenommenen und in einer Temporärdatenbank abgelegten Bilder lassen sich hiermit sortieren, beschriften, speichern, komprimieren, verwalten und auslagern.

Markierungen und **Zeichnungen** im Bild sind möglich. Die bearbeiteten Bilder lassen sich mit und ohne Markierungen anzeigen.

Die nicht abänderbare Bildinformation gibt u.a. Aufschluß über den Entstehungszeitpunkt.

Mittels **Freitextsuche** wird das Wiederauffinden der Bilder stark vereinfacht.

Druck- und Exportfunktionen sowohl auf einen anderen Datenträger, als auch über eine Standardschnittstelle in ein anderes System, machen Qualis multifunktional nutzbar. Die gespeicherten Bilder lassen sich in verschiedenen Grafikformaten abspeichern, ebenso gibt es eine Importfunktion. Der

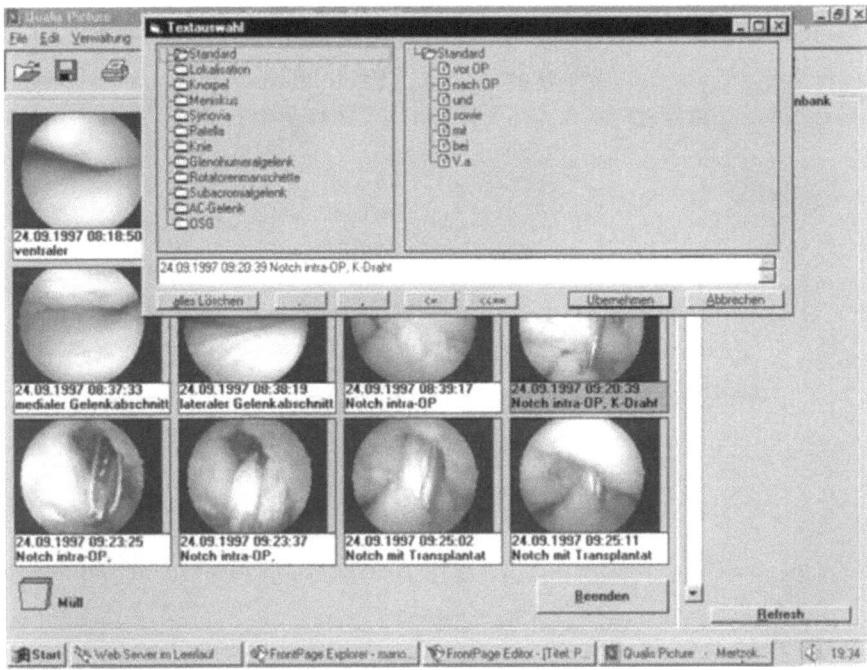

Abb. 11. Qualis-Picture

Datensicherheit wird hierbei über verschiedene Kontrollmechanismen Rechnung getragen. Im Endeffekt entscheiden die Anwender und die gesetzlichen Vorgaben über den möglichen Datentransfer.

Erfahrungen

Das beschriebene System wird mittlerweile in ca. 70 Praxen und Kliniken eingesetzt. In der Praxisklinik des Autors mit ca. 1000 operativen Eingriffen/ Jahr wird es seit 3 Jahren verwendet. Das Füllen der Inhalte des Dokumentationsprogrammes bedeutete einmalig, zur Eingabe von 15 OP-Berichtsvorlagen, 3 Kontrollbogenvarianten, 2 Statistikbögen, 3 Arztbriefvarianten und 6 Untersuchungsbefunden für den Praxisinhaber ca. 160 Stunden Arbeitszeit. Zieht man davon die zu diesem Zeitpunkt noch notwendige Entwicklungsarbeitszeit ab, verbleiben noch ca. 70 Arbeitsstunden. Die z. Zt. zur Verfügung stehenden Inhalte füllen über 200 Schreibmaschinenseiten und decken einen Großteil der ambulant möglichen orthopädischen Operationen mit den entsprechenden Untersuchungsbefunden ab.

Während der Anwendungszeit reduzierte die Sekretärin der Einrichtung ihre Wochenarbeitszeit um 8 Stunden, obwohl sie gleichzeitig ihr Engagement in anderen Bereichen (z. B. Abrechnung) erhöhte. Sie selbst schätzt den

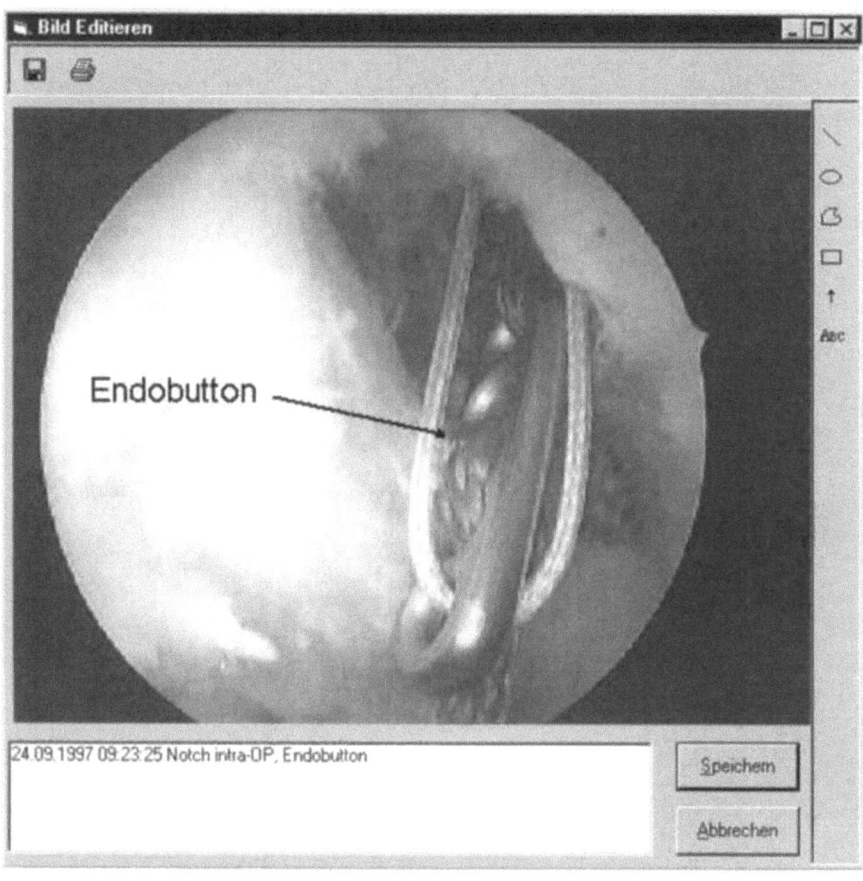

Abb. 12. Bildbearbeitung

Abb. 13. Bild-Info

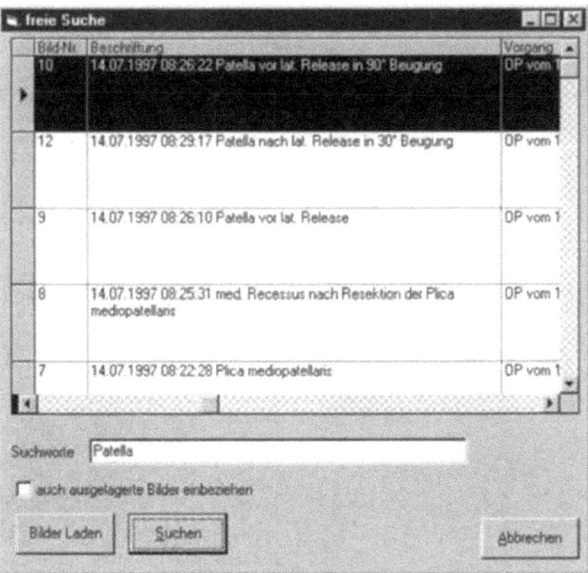

Abb. 14. Freie Suche

durch das Dokumentationssystem ersparten Zeitaufwand auf 2 bis 3 Stunden täglich. Die Zugriffszeit auf Daten, sei es zur Information für Patienten, Überweiser und Kostenträger, zur Abrechnung oder zu wissenschaftlichen Zwecken hat sich drastisch verkürzt.

Die Möglichkeiten der statistischen Auswertung erleichtern die medizinische und wirtschaftliche Selbstkontrolle, verbessern die Möglichkeiten der medizinischen und wirtschaftlichen Steuerungen und erleichtern die Argumentation in Verhandlungen mit den Kostenträgern.

Perspektiven

Nach einer Lernphase möchte man auf die jetzt bestehenden Möglichkeiten nicht verzichten. Die Zusammenarbeit mit den Überweisern, Hausärzten und Krankenkassen durch den Aufbau einer *Vernetzung* zur Verbesserung der gegenseitigen Information, unter Berücksichtigung des Datenschutzes, wird angestrebt.

Die Vernetzung mit anderen ambulant arthroskopisch operierenden Einrichtungen über den Bundesverband für ambulante Arthroskopie (BVASK) steht bevor. Diese Maßnahme hat die Dokumentation von Struktur- und Prozeßqualität, die in Zukunft zu einer Verbesserung der Ergebnisqualität führen soll, zum Ziel.

Zur Umsetzung des Aufbaues eines effektiven Benchmarkverfahrens mit Hilfe des Projektes Qualis® wird zur Zeit ein umfangreiches Vertragswerk mit Kostenträgern, dem für die wissenschaftliche Weiterentwicklung zustän-

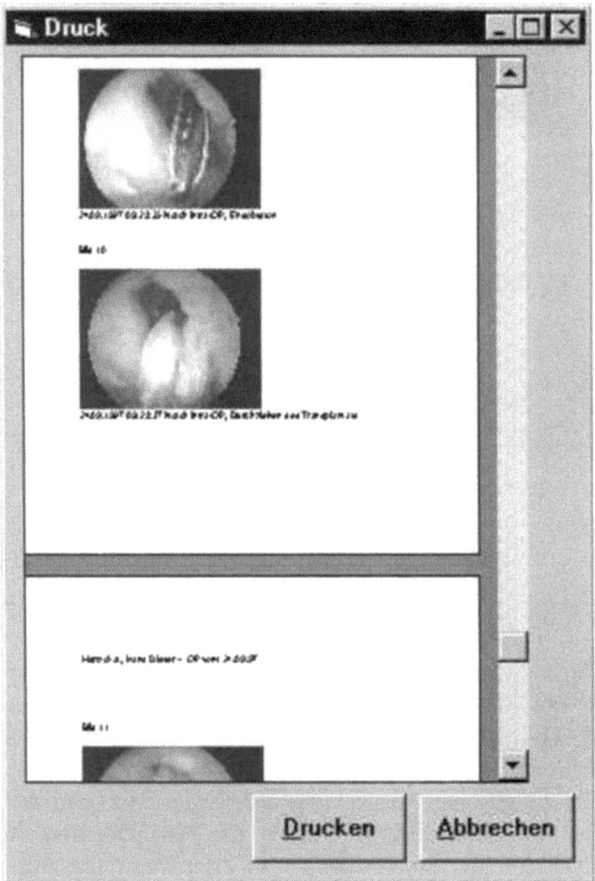

Abb. 15. Druck

digen „wissenschaftlichem Beirat", dem für die Verwaltung und Nutzung des Datenpools verantwortlichen „Qualis®-Kuratorium", dem Hotline-service und der *Vertriebsfirma* sowie ein Endnutzervertrag erstellt. Mit Herrn *Prof. Dr. Jörg Jerosch* wurde ein Kooperationsabkommen geschlossen, dessen Ziel es ist, in naher Zukunft die gesamte Orthopädie einschließlich der relevanten wissenschaftlichen Scores mittels *Qualis®* zu dokumentieren. Der genaue Stand des Projektes kann bei *Schellen & Partner* erfragt werden. Auf Wunsch wird ausführliches Informationsmaterial verschickt.

Die umfassende, aber rationelle Dokumentation von medizinischen Prozessen, sowie deren statistische Auswertbarkeit und deren Zugänglichkeit für andere Behandler wird ein immer wichtigeres Feld der medizinischen Versorgung werden. Ebenso nimmt die Nutzung der wirtschaftlichen Reserven im Gesundheitswesen schon jetzt einen breiten Raum in den Planungen der Verantwortlichen und Entscheidungsträger ein. Im amerikanischen Raum wird schon jetzt der Behandlungserfolg an einer möglichen Verbesserung der Lebensqualität, erfaßt mit dem sog. *SF 36* (short form 36), einem validierten Fragebogen für Patienten, gemessen. In Zukunft ist vorstellbar, daß Finanzierungsentscheidungen mit Hilfe dieser oder ähnlicher Hilfsmittel gefällt werden.

PC-gestützte Systeme können helfen, Struktur- und Prozeßqualität zu verbessern. Es wird jedoch immer am Anwender liegen, ob er deren Möglichkeiten auch für eine Verbesserung der Ergebnisqualität nutzt. Vernetzte Systeme werden neue Möglichkeiten des Qualitätsmanagements eröffnen. Alle Ärzte sind aufgerufen, sich an diesen modernen Möglichkeiten aktiv zu beteiligen um einer eventuellen und sicher nicht sinnvollen Fremdbestimmung in diesem Bereich zuvor zu kommen.

Literatur

1. Johnson, L. (1986) Arthroscopic surgery, Principles and Practices. 3rd ed., Vol. 1, Mosby, St. Louis, 249–323.
2. Klein, W. und Jensen, K. U. (1992) Dokumentationsbogen für die arthroskopische Chirurgie. Arthroskopie 5
3. Whipple, T. (1987) Surgigraphic Computer Documentation of Arthroscopy, lecture, AANA, Washington DC, USA

Register

BVASK: Bundesverband für ambulante Arthroskopie e.V.,
Limbecker Platz 5–6, D-45127 Essen

SFA: Stiftung für Arthroskopie, Postfach 29, D-78501 Tuttlingen

ICD: Internationale statistische Klassifikation der Krankheiten, z. Zt. 10. Revision (ICD 10), herausgegeben vom Deutschen Institut für medizinische Dokumentation und Information, DIMDI, Druck: Deutscher Ärzte-Verlag GmbH Köln. Englischaprachige Orginalausgabe herausgegeben von der WHO (Weltgesundheitsorganisation) 1994

ICPM: Internationale Klassifikation der Therapien in der Medizin

Prof. Dr. Jörg Jerosch: Geschäftsführender Oberarzt
der Orthopädischen Universitätsklinik Münster

Informationen über die Dokumentationssysteme
Qualis/Qualis-OP/Qualis-Picture und Qualis Video über:
Dr. med Emanuel Ingenhoven
Breite Straße 96, 41460 Neuss
E-Mail: mail@ingenhoven.com
Web http://www.ingenhoven.de
Telefon: (02131) 27 45 31
Fax: (02131) 25 412

Vertrieb

Schellen & Partner GmbH
Unternehmensberatung/Marketing im Gesundheitswesen
Köln/Düsseldorf/Philadelphia PA
Hr. Peter Krzemien
Escherstr. 44, 50767 Köln
Telefon: (0221) 9591210
Fax: (0221) 9591211

Anforderungen und Aufbau an ein computergestütztes System zur OP-Planung und OP-Dokumentation

E. Basad

Einleitung

Gesundheitsstrukturgesetz und Anforderungen des Klinikers

Durch das Gesundheitsstrukturgesetz und die neue Bundespflegesatzverordnung [1] ist es zu einer starken Zunahme der Dokumentationspflicht von Diagnosen (ICD) [2] und Leistungen (ICPM) [3] in Form von Zahlencodes gekommen. Der sorgfältigen und detaillierten Dokumentation der erfolgten Behandlungen, Eingriffe und des Materialverbrauchs kommt daher zentrale Bedeutung zu.

Bestehende EDV-Systeme sind meistens für Verwaltungsaufgaben zugeschnitten und berücksichtigen nicht genügend die ärztlichen, klinischen und wissenschaftlichen Anforderungen. Mit unserem DV-System (MedXS) sollten folgende Probleme der Kliniker gelöst werden.

Planung und Organisation klinischer Abläufe:
Einbestellungsplanung, OP-Planung, Verlaufs-Dokumentation, OP-Personalplanung, Dienstplanung, klinische Textverarbeitung, Kommunikation (E-Mail)

Erleichterte Dokumentation im Sinne des Gesundheitsstrukturgesetzes:
Diagnosenverschlüsselung (ICD) und Therapieverschlüsselung (ICPM) zur Ermittlung von Fallpauschalen und Sonderentgelten, OP-Materialverbrauch. Dokumentation und Auswertung nach wissenschaftlichen Gesichtspunkten: Klinsch – wissenschaftliche Verschlüsselungen (AO-Frakturklassifikation, TNM-Staging, graphische Verschlüsselungstools) in Kombination mit Klartexteingaben, Auswertungstools und Datenexport.

Problematik von Codes

Die lästige Suche nach ICD-Ziffern in abgegriffenen ICD-Bänden ist vielen Klinikern hinreichend bekannt. Die neue Gesetzgebung fordert zudem die vierstellige ICD-Verschlüsselung und fünfstellige ICPM-Verschlüsselung. Besonders fraglich ist, neben einer steigenden Arbeitsbelastung, die Qualität einer manuellen Verschlüsselung. Die Suche in Buchbänden ist aufwendig und setzt Kenntnisse über den Code vorraus. Die originalen Diagnosetexte sind oft nicht konkret, Querverweise sind nicht immer erkennbar. Die Praxis zeigt, daß durch den Druck in der Routine oft eine unvollständige und dadurch fehlerhafte Verschlüsselung durchgeführt wird. Selbst angenommen, die Kostenträger störten sich nicht an der Fehlerhaftigkeit der ermittelten Ziffern, so bleibt immer noch der zusätzliche hohe Arbeitsaufwand ohne klinisch-wissenschaftliche Aussagekraft anzumerken. Obwohl der Aufwand einer korrekten Verschlüsselung nicht unerheblich ist, sind diese Codes für klinische und wissenschaftliche Fragestellungen zu unspezifisch. Hierzu eignen sich spezialisierte Schlüssel wie der AO-Schlüssel, der jedoch gute Kenntnisse voraussetzt. Ausschließliche Kodierungsprogramme haben den Nachteil, daß sie nicht oder nur als angehängtes Programm im OP-Dokumentationssystem integriert sind.

Material und Methoden

Seit 1992 wurde die Anwendung MedXS erstmals in der Orthopädischen Klinik eingesetzt und konnte im laufenden Betrieb nach den Erfordernissen und Wünschen der Klinker und der Administration weiterentwickelt werden. In Zusammenarbeit mit dem Institut für Medizinische Informatik wurde eine Schnittstelle zum Patienten-Aufnahmesystem geschaffen, welches den Stammdatenimport ermöglichte. Die Schnittstelle unterstützt Standard-Kommunikationsformate (EDIFACT, HL/7 usw.) zur Anbindung an verschiedene Aufnahmesysteme, wie sie bei MedXS-Installationen außerhalb des Klinikums der JLU im Einsatz sind.

Technische Merkmale

Die Entwicklung verlief auf Grundlage der programmierbaren relationelen client-server Datenbank 4th Dimension (SQL, ODBC, OLE, HTML usw. werden unterstützt). Die Anwendung kann durch den integrierten HTML-Server gleichzeitig als WEB-Server dienen. D.h. Funktionen und Inhalte des Programmes MedXS können als HTML-Seiten dargestellt und über einen Browser (Netscape[TM], Internet Explorer[TM], u.a.) im Intranet/Internet abgerufen werden. Die Software ist für die Plattformen Windows NT/95 und MacOS verfügbar und auch in gemischten Plattformumgebungen einsetzbar.

Hardwaregrundlage ist ein Vernetztes Mehrplatzsystem auf Grundlage eines Windows NT 4.0 Servers und Windows 95/NT (INTEL Pentium) oder MacOS Clients (PowerPC Prozessor). Gängige Netzwerkprotokolle TCP/IP, IPX und OT (Apple Talk) werden parallel unterstützt. Über ein Connectivity-Modul kann auch direkt mit Daten auf Großrechnern gearbeitet werden. Die Kommunikation mit dem Klinik-Aufnahmesystem, welches die Stammdaten verwaltet, läuft mittels TCP/IP und ermöglicht eine laufende Aktualisierung der Stammdaten.

Funktionen

In der Anwendung MedXS sind die Grundfunktionen Patienten-Stammdatenverwaltung, Einbestellungslisten (Planung stationärer Aufnahmen), OP-Planung, OP-Organisation, OP-Dokumentation (OP-Buch, OP-Ausweise mit Nachbehandlungsprotokollen), Gewebebankverwaltung, Klinik-Kommunikation (E-Mail), Dienstplanverwaltung und klinische Textverarbeitung enthalten.

OP-Planung

Zur langfristigen Planung von elektiven Eingriffen dienen Wartelisten, in welche Patienten nach ambulanter Indikationsstellung aufgenommen werden. Neben den Patientenstammdaten sind geplantes Aufnahmedatum und Art der Operation zu erfassen. Dadurch werden auch größere Operationsmengen bei längeren Wartezeiten überblickbar und planbar. Die Erstellung von Operationsplänen auf dem Computer dient der präoperativen Patientenvorbereitung. Operationstagespläne können mit Erstellungsdatum und Uhrzeit ausgedruckt werden. Wichtige Angaben zur OP-Vorbereitung sind präoperative Diagnose, geplanter Eingriff, ggf. geplantes Implantat, Operationsteam, Lagerung und eventuelle Risikofaktoren. Aktuelle Änderungen können von jedem Arbeitsplatz vorgenommen werden und stehen sofort auf dem Computerbildschirm im OP zur Verfügung.

OP-Dokumentation

Unmittelbar postoperativ wird im OP-Bereich vom Operateur die Computerdokumentation durchgeführt. Neben der Eingabe genauer intraoperativer Diagnosen sowie Beschreibung der durchgeführten Eingriffe, werden Ergänzungen wie Anästhesieart, Anästhesist, Instrumentation, Saaldienst, Schnittzeiten, Lagerungszeiten, Blutleerezeiten und postoperatives Prozedere eingegeben (Abb. 1). Diagnosen und Eingriffe werden durch synonymgestützte Klartextsuchen nach ICD und ICPM codiert. Sie können auch in Kombination als Standardoperationen aufgerufen werden. Die Daten sind sofort nach Eingabe auf allen Stationen verfügbar. Zur postoperativen Dokumentation gehören auch im stationären Verlauf aufgetretene Nebendiagnosen oder Komplikationen, welche später von Stationsarbeitsplätzen aus ergänzt werden können. Bereits im OP wird der OP-Ausweis ausgedruckt und zusammen mit OP-Daten und Nachbehandlungsprotokoll mit auf Station gegeben. Zur Organisation der Knochenbank ist eine nach den Richtlinien des Arbeitskreises Knochentransplantation der DGOT erstellte Datenbank zur Verwaltung von Transplantaten integriert. Infektionen können in verschiedenen Phasen der Dokumentation durch einen Mausklick an die integrierte Datei für die hausinterne Infektionsstatistik gemeldet werden.

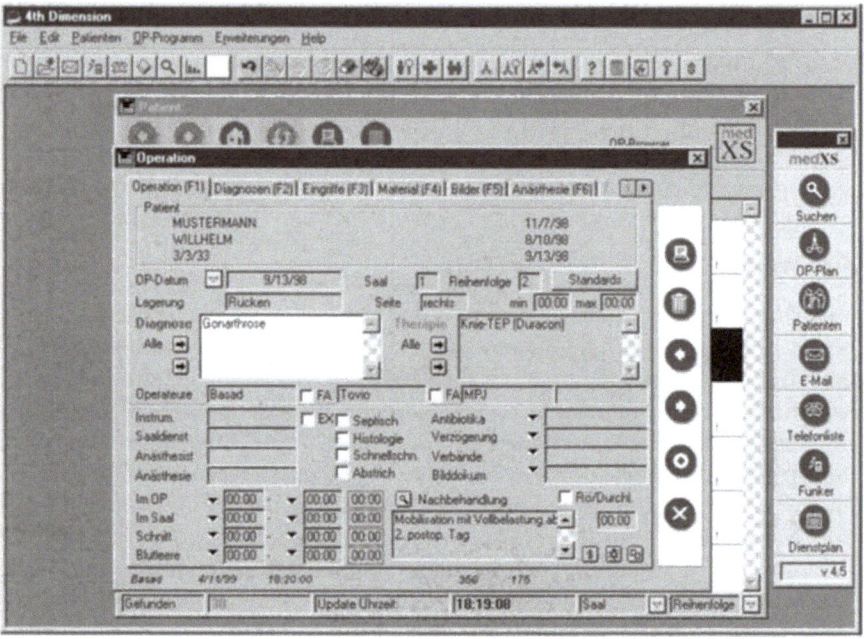

Abb. 1. Eingabemaske zur OP-Planung und OP-Dokumentation

Verschlüsselungswerkzeuge

In Kenntnis der oben skizzierten Problematik wurde eine computergestützte Codierung entwickelt, welche sich auf die Analyse von medizinischen Suchbegriffen stützt. Mit Einführung des Systems ist die Diagnosencodierung nicht nur einfacher und schneller, sie hat auch ihre klinische Aussagekraft erhalten.

Diagnosencodierung nach ICD. Die Software enthält die kompletten 4-stelligen ICD-9/10-Schlüssel mit ihren Originaltexten für alle Fachgebiete, welche jedoch oftmals mißverständlich und als Suchbegriffe ungeeignet sind. Deshalb wurden die ICD Diagnosen durch ein Suchwörterbuch mit durchschnittlich 5–10 Synonymen pro ICD-Nummer ergänzt. Die medizinische Terminologie ändert sich ständig und variiert von Klinik zu Klinik. Deshalb ist das Synonymwörterbuch erweiterbar und kann vom Benutzer um beliebig viele Begriffe und Kürzel ergänzt werden. Es sind auch Hitlisten enthalten.

Der medizinische Thesaurus mit zur Zeit über 200 000 Suchbegriffen stellt einen wertvollen Teil der Software dar. Mit Hilfe dieses Thesaurus werden durch den Anwender Klartexteingaben halbautomatisch nach dem ICD Schlüssel kodiert. Bei ungenauen Begriffen wird immer eine Auswahl an Möglichkeiten angezeigt, die den Anwender dazu bringt, seine Diagnose zu konkretisieren. In einem Zwischenschritt werden während der Arbeit nicht gefundene Suchbegriffe im Hintergrund in einer gesonderten Datei gespeichert. Es empfiehlt sich dringend, die Daten zeitnah am Ort der Entstehung online zu erfassen. Medizinische Daten werden durch den Operator eingegeben, andere, wie Materialverbrauch und ähnliches, durch das OP-Personal.

Der für die Pflege des Systems verantwortliche Mitarbeiter kann dann später feststellen, wer dieses Suchwort in welchem Zusammenhang wann eingegeben hat. Nach Abstimmung kann der Suchwortthesaurus ergänzt werden. Die Verschlüsselung von Diagnosen nach ICD ist auch mit einer Klartext-Ergänzungsmöglichkeit versehen. Diese zusätzlichen Angaben ermöglichen dem Arzt, seine Daten nach klinisch-wissenschaftlichen Kriterien auch über Volltextsuchen auszuwerten. In gleicher Weise können Risikofaktoren und Komplikationen gesondert erfaßt werden.

Exemplarisch sollte auch gezeigt werden, wie klinisch-wissenschaftliche Klassifikationen mit der gesetzlichen Verschlüsselung kombiniert werden können.

AO-Frakturklassifikation. Die Aussagekraft des AO-Schlüssels für traumatologische Diagnosenverschlüsselungen [4] liegt weit höher als beim ICD-Schlüssel. In der Praxis wird er nicht allzuoft angewendet, da er entweder spezielle Kenntnisse voraussetzt oder ein Nachschlagewerk, z.B. das AO-Manual, benötigt. Frakturen mit Begleitverletzungen können computergestützt simultan nach AO und ICD verschlüsselt werden. Der Anwender muß hierbei keine Suchbegriffe mehr eingeben. Die AO-Verschlüsselung erfolgt allein durch Sehen, Wiedererkennen und Anklicken von Frakturformen auf einer graphischen Benutzeroberfläche. Hierzu „klickt" sich der Anwender durch verschiedene Ebenen eines menschlichen Skeletts, bis die entsprechende Lokalisation und Art der Fraktur dargestellt wird. Weiterhin werden mit „Mausklicks" begleitende Weichteilschäden eingegeben. Der Benutzer wird dadurch zu detaillierten Angaben von Nebenverletzungen geführt (Abb. 2). Neben dem AO-Schlüssel werden mit Hilfe von Textbausteinen ein Klartext und der entsprechende 4-stellige ICD-9-Schlüssel generiert.

Arthroskopiebefundung. In der arthroskopischen Chirurgie kommt es darauf an, eine genaue Befunderhabung in allen Kompartimenten durchzuführen. Mit Hilfe der „intelligenten" graphischen Oberfläche können Arthroskopiebefunde, analog wie bei der AO-Klassifikation, mit der Maus eingegeben werden. Der Benutzer hat z.B. eine schematische Kniegelenkzeichnung auf dem Bildschirm, auf der die betroffenen Strukturen angeklickt werden (Abb. 3). Zu jeder angeklickten Struktur (Ligamente, Knorpelflächen und Menisci) werden zur weiteren Differenzierung neue Dialogfenster geöffnet. Aus dieser Unterauswahl wird die entsprechende pathologische Veränderung durch Mausklick ausgewählt. Dabei werden automatisch ein Klartext und der korrekte ICD-Code generiert. Der ermittelte Klartext ist wesentlich exakter als der originale ICD-Text und manuell ergänzbar. Die Prozedur wird wiederholt, bis alle pathologischen Veränderungen aller Kompartimente beschrieben werden. Die ermittelten Texte und ICD-Nummern werden fallbezogen abgespeichert und stehen wiederum für Textdokumente zur Verfügung.

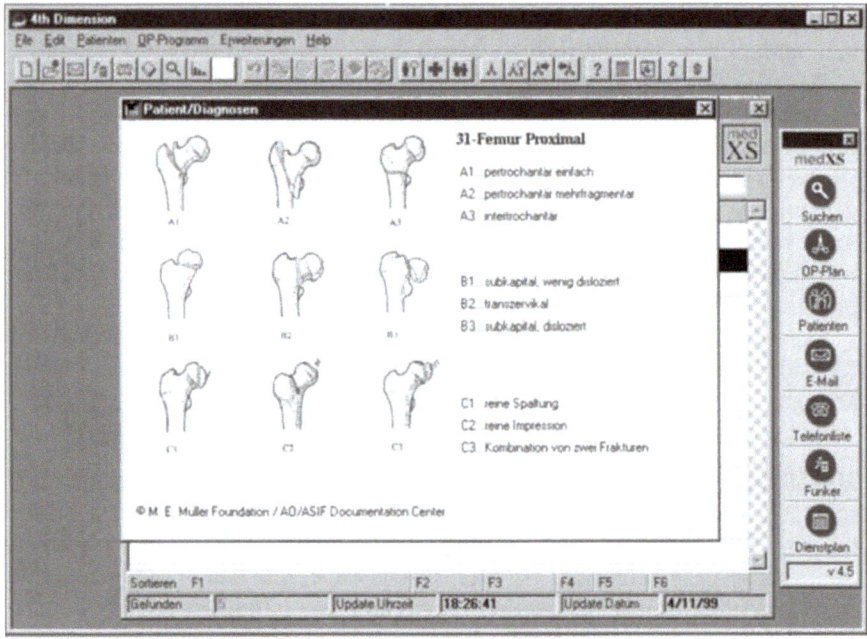

Abb. 2. AO-Klassifikation per Mausklick

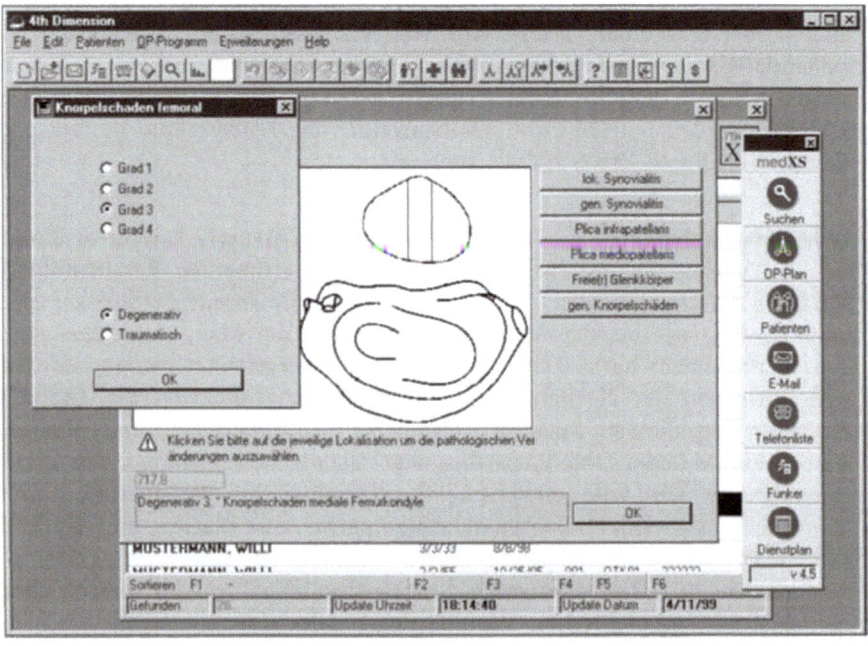

Abb. 3. Arthroskopie-Befundung für das Kniegelenk

Weitere bereits bestehende graphisch gestützte Diagnosemodule sind Codierung von Harnkonkrementen, TNM-Klassifikation und Schädelfrakturen.

Leistungscodierung. Operationen und andere Maßnahmen können in analoger Weise zum ICD-Code mit Hilfe eines umfangreichen Therapie-Thesaurus verschlüsselt werden. Die Therapieschlüssel sind durch einen Suchwort-Thesaurus mit 5–10 Synonymen pro Leistung ergänzt. In der aktuellen Version sind der ICPM-Schlüssel, EBM-Schlüssel und ein weiterer Schlüssel zur Erfassung von Operationen nach den Richtlinien der Weiterbildung der Ärztekammern integriert. Mit dem letzteren läßt sich z.B. der Operationskatalog eines in Weiterbildung befindlichen operativ tätigen Assistenzarztes auswerten. Bei den arthroskopischen Operationen werden die Leistungen analog zur graphisch gestützten Diagnosencodierung ermittelt. Dabei wird wiederum eine schematische Kniegelenkszeichnung angezeigt. Der Anwender klickt auf die therapierten Regionen und bekommt eine Auswahl an operativen Prozeduren angezeigt.

Textverarbeitung

Die Textverarbeitung MedXS-Write ist ein Bestandteil der Anwendung und verfügt über Import-/Exportfunktionen. Texte werden nicht als Dokumente auf der lokalen Festplatte, sondern als Textfelder mit Formatierungen in der Datenbank abgelegt. Sie stehen für Datenbankauswertungen aller Art zur Verfügung. Bereits eingegebene OP-Daten sind innerhalb der Textverarbeitung patientenbezogen abrufbar. Ein Operationsausweis mit Nachbehandlungsprotokoll kann unmittelbar postoperativ ausgedruckt und mit dem Patienten auf die Station gegeben werden. Auf Wunsch können standardisierte Nachbehandlungsprinzipien aus einer Textbausteindatei aufgerufen und in den OP-Ausweis eingesetzt werden. Beim Diktat des OP-Berichtes muß man nur noch angeben, um welchen Patienten es sich handelt und ab Hautschnitt zu diktieren beginnen. Die Schreibkraft ruft die Operationsdaten in der integrierten Textverarbeitung auf und ergänzt den Text durch das Diktat. Auch hier können auf Wunsch Textbausteine für OP-Berichte verwendet werden. Alle im System befindlichen Patientenstammdaten, Hausarztadressen, Krankenkassen, Berufsgenossenschaften, Diagnosen und Eingriffe stehen für Arztbriefe, Zwischenberichte u.a. Textdokumente zur Verfügung. Durch die Integration der Datenflüsse sollen unnötige und wiederholte Dateneingaben verhindert werden. Bereits bei der Erstellung eines Arztbriefes beispielsweise werden Briefkopf, Hausarztadressen, Grußformel, Patientenstammdaten, Diagnosen und durchgeführte Eingriffe automatisch eingesetzt. Bei einem Zwischenbericht wird automatisch der Kostenträger als Hauptadressat eingesetzt. Auch bei den Arztbriefen und OP-Berichten können optional zuvor angelegte Textbausteine eingefügt werden. Über OLE und ODBC kann auch direkt aus Microsoft-Office^{TM} über Netz auf die Daten zugegriffen werden.

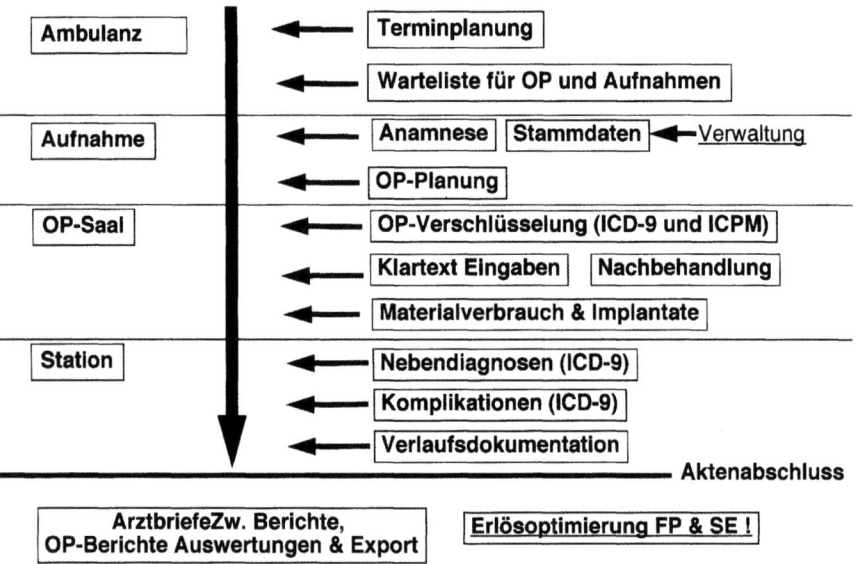

Abb. 4. Ablaufschema zur OP-Planung und OP-Dokumentation

Datensicherheit

Die Anwendung enthält ein Kennwortsystem mit Kennworteditor, Benutzerhierarchie, Benutzergruppen, benutzerbezogenen Startups und Administrator einer Gruppe und ist mandantenfähig. Alle Daten werden zentral auf dem Datenserver gespeichert, auf den peripheren Arbeitsplätzen sind keine Patientendaten vorhanden. Durch das Backup-Modul ist neben einem Voll-Backup eine Wiederherstellung aller Schritte eines Tages möglich. Alle Transaktionen werden benutzerbezogen in einer Logbuch-Datei gespeichert und lassen sich nachträglich rekonstruieren.

Ergebnisse und Diskussion

Seit Juni 1992 ist MedXS in der Orthopädischen Klinik im Einsatz und wurde stufenweise ausgebaut. Zuerst wurden Arbeitsplätze im OP und in den Schreibzimmern aufgestellt, später folgten Arztzimmer, Stationen und die Ambulanz. Unter dem Druck des Gesundheitsstrukturgesetzes eine OP-Lösung für Ärzte und Administration zu finden, wurde u. a. MedXS allen Entscheidungsträgern aus den operativen Kliniken vorgestellt und einstimmig angenommen. Dabei folgte eine Erweiterung um fachspezifische Funktionen wie graphische Diagnosecodierung von Harnkonkrementen und TNM-Klassifikation. Für alle Kliniken mit Ärzten, OP-Personal und Schreibkräften wurden Schulungen in der Abteilung für Klinische und Administrative Datenverarbeitung durchgeführt.

Bei der Installation und Pflege des Netzwerkes zeigten sich geringere Kosten und Zeitaufwände gegenüber anderen Anwendungen im Klinikum; das galt auch für die Schulung von Ärzten, Pflegepersonal und Schreibkräften. Die Integration der Hard- und Software in bestehende Rechnerumgebungen gestaltete sich harmonisch. Durch die Offenlegung standardisierter Schnittstellen ist der Datenimport und -export mit OS/2, MS-DOS, WINDOWS, UNIX, MacOS u.a. Betriebssystemen möglich.

Klinische Daten sollten möglichst am Entstehungsort EDV-gerecht dokumentiert werden. Dem Benutzer sollten mit Hilfe praxisnaher Anwendungen Spezialkenntnisse über EDV-Systeme und medizinische Codes erspart bleiben. Der Dokumentation kommt aus medizinischen, Qualitätssicherungs- und wirtschaftlichen Gründen die entscheidende Bedeutung zu. Einmal ermittelte Daten sind nur nützlich, wenn sie sinnvoll weiterverwendet werden können. Dazu gehören Auswertungen und die Möglichkeit der selektiven Weitergabe. Ebenso wichtig ist die Weiterverwendbarkeit der Daten, beispielsweise von Diagnosentexten, in klinischen Textdokumenten. Durch einen sogenannten integrierten Datenfluß werden einmal eingegebene Daten immer wieder verfügbar und weiterverwendbar. Wiederholte Eingaben werden dadurch verhindert.

Die Praxis hat gezeigt, daß die EDV-gestützte Verschlüsselung nicht nur äußerst schnell, sondern auch wesentlich exakter als die Kodierung aus Büchern ist. Die Struktur des Suchwort-Thesaurus ermöglicht die relativ einfache Integration weiterer Schlüssel. Die Klassifikation ist nützlich, wenn sie als Grundlage für die Behandlung und Beurteilung der Resultate dient. Ist eine Diagnose einmal klassifiziert und der Schweregrad festgelegt, so lassen sich daraus Richtlinien für die Behandlung ableiten. Dazu gehören insbesondere auch sogenannte „interne Standards" von Kliniken die im Programm MedXS individuell parametrisierbar sind. Die routinemäßige Anwendung medizinischer Schlüssel erfordert DV-Werkzeuge, die dem Anwender aufwendige Kenntnisse über die Prinzipien dieser Klassifikation ersparen. Für eine korrekte Klassifikation müssen DV-Werkzeuge den Anwender zu einer konkreten Diagnose führen, in dem bei ungenauen bzw. unvollständigen Angaben Abfragen zu weiteren Details erfolgen. Die Benutzerführung ist hierbei ein wichtiger Bestandteil der Programmoberfläche. Qualität, Integration und Weiterverwendbarkeit der ermittelten Daten wecken das persönliche Interesse des Arztes an der Codierung.

Die OP-Planung unter Berücksichtigung der verfügbaren Ressourcen gewinnt zunehmend an Bedeutung. Hierzu muß das OP-Planungssystem mit aktuellen Resourcen gefüttert werden, um evtl. Engpässe oder ungenutzte Kapazitäten der Klinik transparent machen zu können. Die Benutzung des Thesaurus gestützten graphisch orientierten Systems zur Kodierung von Diagnosen und Eingriffen erleichtert die Dokumentation erheblich. Vorteile der computergestützten Verschlüsselung sind nicht nur die Zeitersparnis, sondern auch eine verbesserte Qualität der Dokumentation, um daraus klinisch-wissenschaftliche Aussagen ableiten zu können.

Eine Demoversion, Informationen, Abbildungen, Programmdokumentation und aktuelle Versionsupdates stehen dem Anwenderkreis und Interessenten

unter folgender Homepage-Adresse der Orthopädischen Klinik der JLU-Gießen zur Verfügung:
http://www.med.uni-giessen.de/ortho/

Zusammenfassung

Die flutartige Zunahme der Anforderungen an Dokumentation, Leistungserfassung, Wirtschaftlichkeits- und Qualitätskontrolle erfordern den Einsatz von EDV-Werkzeugen in der Klinik. In der Orthopädischen Klinik der Justus-Liebig-Universität Gießen ist seit 1992 ein Client-Server basiertes OP-Planungs und -Dokumentationssystem (MedXS) im Einsatz, welches laufend weiterentwickelt wurde. In der Anwendung sind die Grundfunktionen Patienten-Stammdatenverwaltung, OP-Planung (Terminierung von Eingriffen, Ressourcenplanung), OP-Dokumentation (Codierung von Diagnosen und Eingriffen), Qualitätssicherung, Klinik-Kommunikation (E-Mail, Informationssysteme) und klinische Textverarbeitung enthalten. Alle Funktionsbereiche wie OP, Stationen, Ambulanz und Sekretariate sind mit vernetzten Computerarbeitsplätzen ausgestattet. Durch die gleichzeitige Integration des WEB-Servers in MedXS können zeitgleich Inhalte und Funktionen über jeden Browser (Netscape^{TM}, Internet-Explorer^{TM}) aus dem Intranet oder Internet abgerufen werden.

Mit einer computergestützten OP-Planung und OP-Dokumentation und der Anpassung an die Anforderungen des Gesundheitsstrukturgesetzes sind wichtige Erleichterungen klinischer Abläufe erzielt und Vorraussetzungen für die Budgetverhandlungen geschaffen worden. Dabei sind neben den Anforderungen einer immer unübersichtlicher werdenden gesundheitspolitisch bedingten Verschlüsselungsflut besonders die klinisch-wissenschaftlichen Ansprüche des klinisch tätigen Arztes berücksichtigt worden.

Literatur

1. Bundesministerium für Gesundheit (1994) Bundespflegesatzverordnung 1995 und besondere Erläuterungen zu Fallpauschalen und Sonderentgelten
2. Internationale Klassifikation der Krankheiten, 9. Revision, Kohlhammer, Stuttgart (1988)
3. Internationale Klassifikation der Prozeduren in der Medizin, Kohlhammer, Stuttgart (1994)
4. Müller ME, Allgöwer M, Schneider R, Willenegger H (1992) AO-Klassifikation. In: Manual der Osteosynthese. AO-Technik. Springer, Berlin

Möglichkeiten der Anwendung rechnergestützter Medizinischer Informationssysteme in operativen Fachabteilungen

S. Lenz

Einführung

Die zunehmende Forderung nach Steigerung der Effizienz und Wirtschaftlichkeit der Patientenversorgung im öffentlichen Gesundheitswesen macht den Einsatz rechnergestützter Medizinischer Informationssysteme[1], nachfolgend MIS abgekürzt, in nahezu allen klinischen Fachgebieten unabdingbar. Motivation für die Einführung eines klinischen Arbeitsplatzsystems ist somit häufig der Grund, „effizient Leistungsrechnung und Controlling durchführen zu können". Tatsächlich sollten rechnergestützte Medizinische Imformationssysteme mehr leisten, als aufgrund zuvor erfaßter Daten statistische Analysen durchzuführen (Haas und Pietrzyk 1996). Es gilt Systeme einzusetzen, die den Behandlungsprozeß unterstützen, aus einer Analyse dieses Behandlungsprozesses standardisierte Behandlungsprotokolle ableiten und die Umsetzung dieser Behandlungsprotokolle kontrollieren. Dies setzt jedoch voraus, daß bereits Organisationsstrukturen einer relativ stabilen Konsistenz innerhalb einer Abteilung und innerhalb des Krankenhauses existieren und diese auch weitgehend bekannt sind. Die Einführung eines rechnergestützten medizinischen Informationssystems ist somit fast zwangsläufig mit einer Neuordnung der organisatorischen Abläufe (Re-engineering[2] oder plakativer „defreeze-change-freeze") verbunden. Nicht selten ist dies der Hauptnutzen der Einführung eines MIS, ebenso häufig jedoch auch der Grund mangelnder Akzeptanz einer solchen Lösung beim Anwender.

Rechnergestützte MIS können in den Bereichen Organisation und Strukturierung der Behandlung, medizinische Dokumentation, Patienten- und Leistungserfassung, Leistungsanforderung und Befundübermittlung, Retrieval von Behandlungsfällen, Erstellung von Statistiken (Forschung, Lehre, Qualitätssicherung) unterstützen.

Nachfolgend sollen die technischen Voraussetzungen und exemplarisch die Einsatzmöglichkeiten eines rechnergestützten Medizinischen Informationsystems dargestellt werden.

---

[1] Verwandte Begriffe: Klinische Abteilungssysteme, Klinische Arbeitsplatzsysteme.
[2] Eine mögliche Phaseneinteilung dieses Re-engineering wird durch den problemorientierten Qualitätsverbesserungsprozeß definiert: Problemerkennung, Problemanalyse, Problemlösung, Evaluation der Lösung und Qualitätssicherung.

Der Einsatz entsprechender Systeme in chirurgischen Fachabteilungen mit der Operation als Kulminationspunkt beinhaltet eine Reihe von Besonderheiten, die in den jeweiligen Darstellungen gesondert mitberücksichtigt werden.

Definition eines Medizinischen Informationssystemes

Ein Medizinisches Informationssystem ist ein Modul eines Krankenhaus-Informationssystemes. Es umfaßt Fachabteilungsanwendungen, Pflegeplanung und -dokumentation sowie Leistungsstellenanwendungen. Winter et al. (1998) definieren ein Krankenhaus-Informationssystem als das Teilsystem eines Krankenhauses, welches alle informationsverarbeitenden Prozesse und die an ihnen beteiligten menschlichen und maschinellen Handlungsträger in ihrer informationsverarbeitenden Rolle umfaßt. Zwanglos ergibt sich die Übertragung auf ein Medizinisches Informationssystem als das Teilsystem eines Krankenhauses, welches alle informationsverarbeitenden Prozesse bezüglich der eigentlichen Behandlung des Patienten und die an ihnen beteiligten menschlichen und maschinellen Handlungsträger in ihrer informationsverarbeitenden Rolle umfaßt. Auf der Anwendungsseite wird ein medizinisches Informationssystem durch ein Patientendatenverwaltungssystem und ein administratives Informationssystem zu einem Krankenhaus-Informationssystem ergänzt. Verbunden werden die drei Module durch ein (optionales) Kommunikationssystem (Abb. 1).

Technische Voraussetzungen

Hardware

Gerätetechnisch verbirgt sich hinter einem MIS nichts anderes als ein lokales Netzwerk (LAN: local area network), d.h. einem Verbund von Computern mit entsprechender Hard- und Software zum Datenaustausch. Unterscheiden läßt sich ein solches Netzwerk an Hand nachfolgender Kriterien (Hackstein, 1998):
- Übertragungsmedien (Kabelart): vom sog. twisted-pair-Kabel, z.B. einfaches Telefonkabel, bis hin zum Lichtwellenleiter
- Verkabelungsstruktur: offene Schleife, Ringsysteme, Sternnetz
- Steuerungsverfahren: deterministische und nicht-deterministische Verfahren zur Sende- und Empfangskontrolle

Verglichen mit der Entwicklung der Leistungsfähigkeit von Computern ist die Entwicklung der Leistungsfähigkeit von Netzwerken weniger stürmisch verlaufen. Somit hat sich also das eigentliche Netzwerk zunehmend zum Flaschenhals des Systems entwickelt und bestimmt letztendlich die Leistungsfähigkeit des Gesamtsystems. Da die Übermittlung grafischer Daten mit entsprechend großen Dateien in einem MIS von zunehmender Bedeutung ist, gewinnt die Leistungsfähigkeit des Netzwerkes noch größere Bedeutung und

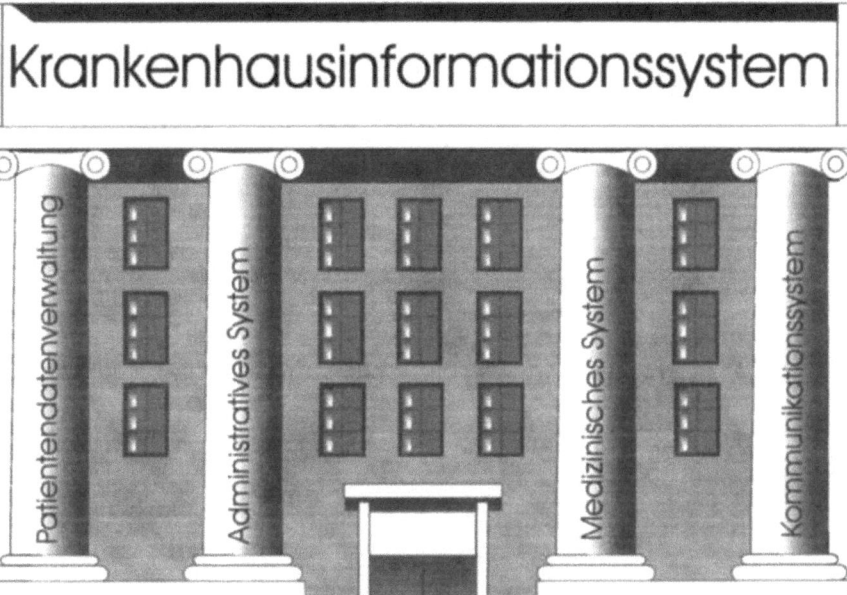

Abb. 1. Krankenhausinformationssystem

ist im Rahmen der Beschaffung unbedingt zu beachten. Eine neue Perspektive mit Übertragungsdaten bis zu 140 Mbit/s stellt der sogenannte Asynchrone Transfer Mode (ATM) dar, über den an anderer Stelle dieses Buches ausführlich berichtet wird.

Eine typische Konfiguration eines MIS basiert auf einem durchgängigen Client[3]/Sever[4] Konzept (ohne Terminalemulation) unter Verwendung von TCP/IP[5] als Netzwerkprotokoll. Als Clients an den Arbeitsplätzen werden Personalcomputer eingesetzt, die unter einem gängigen Betriebssystem mit grafischer Benutzeroberfläche laufen und deren Leistungsfähigkeit an die jeweiligen sonstigen Aufgaben angepaßt werden. Diesen Clients obliegt die Datenpräsentation, während der zentrale Server i.d.R. nur als Datenbankserver eingesetzt wird. Nachteil dieses Client/Server-Konzeptes ist die sehr viel aufwendigere Administration, hier ist eine Fernwartungsfähigkeit der Clients von besonderer Bedeutung.

---

[3] Client: Rechner, der Informationen nutzt, die von einem anderen Rechner (Server) zur Verfügung gestellt werden.
[4] Server: Rechner, der Informationen anbietet, die von anderen Rechnern (Clients) genutzt werden.
[5] TCP/IP: Transmissiom Control Protocol/Internet Protocol.

Eine Reihe von weiteren Anforderungen sind an die Hardwareausstattung zu stellen, so muß ein 24h-Betrieb sichergestellt sein. Redundanzen sind vorzusehen, so ist eine unterbrechungsfreie Stromversorgung (sog. Online USV) des Servers und wichtiger Clients erforderlich. Hier kommt ein Vorteil des Client/Server-Konzeptes zum Tragen: da es sich bei den Clients um komplette Personalcomputer handelt, kann eine Basisfunktionalität auch ohne Anschluß an den Server sichergestellt werden. Allerdings bieten nicht alle Softwarelösungen eine entsprechende Unterstützung dieser Funktionalität an. Ein kritischer Punkt ist die Bemessung der erforderlichen Speicherkapazität des Systems. Daten sollten für mindestens 5 Jahre hinterlegbar sein. Zwar läßt sich die Datenmenge durch Verknüpfung der Datensätze untereinander reduzieren (z.B. Entlassungsbericht, OP-Bericht und Röntgenbefund), aber dies setzt voraus, daß auch Teildatensätze über einen entsprechend langen Zeitraum archiviert werden.

Software

Haas (1998) typisiert MIS u.a. anhand der Softwarebasis der Lösung und unterscheidet:
- klassisch programmiert mit eigener Datenverwaltung/File-System
- datenbankgestützt und mit proprietärem Tool realisiert
- datenbankgestützt und mit CASE[6]-Umgebung oder C++, Visual C®, Delphi® etc. realisiert z.T. mit objektorientierten Ansätzen
- basierend auf Endbenutzer-orientierten Tools wie dBase®, MS ACCESS®

Die Mehrzahl der kommerziell angebotenen MIS basieren auf einer relationalen oder objektorientierten Datenbanklösung. Jedoch wichtiger als die programmtechnische Lösung der gestellten Anforderungen ist deren genaue Definition.

Allgemeine Anforderungen. Zur eindeutigen Zuordnung des Patienten und des Behandlungsfalles ist eine entsprechende Patientenidentifikation erforderlich. Diese muß einheitlich im Zusammenspiel zwischen Medizinischem Informationssystem und Patientenmanagementsystem geregelt sein. Einmal dokumentierte Daten müssen in allen Modulen verwertbar sein, eine redundanzfreie Datenerfassung am Ort der Entstehung ist erforderlich. Eine Funktionsintegration und Erwartungskonformität der in der Regel grafischen Benutzeroberfläche ermöglicht die u.U. erforderliche stufenweise Einführung. Diese erscheint insbesondere dann sinnvoll, wenn neu strukturierte Organisationsformen erst mit Einführung eines MIS umgesetzt werden. Hier sollte der Anwender, also das ärztliche und nicht-ärztliche Personal, nicht mit einer zu großen Anzahl organisatorischer Änderungen zeitgleich zur Einführung eines MIS belastet werden.

Ein MIS wird wahrscheinlich nie eine vollständige Adaptation an die Gegebenheiten eines Krankenhauses darstellen, dazu sind die Anforderungen an

---

[6] CASE = Computer Aided Software Engineering.

den jeweiligen klinischen Arbeitsplatz je nach Einsatzort zu unterschiedlich. Deshalb ist es unbedingt erforderlich, das System selbst an die Anforderungen des Nutzers anzupassen. Dies wird durch die Forderung nach der Parametrisierbarkeit des Systems beschrieben: Formulare, Masken, Berichte, Form der Mindestdokumentation, Abläufe[7] etc. müssen durch den Nutzer in einem zu wählenden Rahmen frei zu gestalten sein. Eine umfangreiche Parametrisierbarkeit setzt entsprechende Kenntnisse auf Seiten einzelner Anwender voraus. Ferner müssen entsprechende Personalressourcen geschaffen werden, um den sehr zeitintensiven Arbeitsschritt der Parametrisierung zu bewerkstelligen. Hilfreich ist es in diesem Zusammenhang, bei Beschaffung eines Systems die entsprechende zu Grunde liegende Entwicklungsumgebung mitzubeschaffen, wenn die Software über eine entsprechende Programmierschnittstelle verfügt.

Laufleistung, Preis- und Lizenzpolitik, On-Line-Hilfe, Service und Support sind weitere wichtige Unterscheidungsgrößen der jeweiligen Softwarelösungen. Schwerer als diese mehr oder weniger objektiven Leistungskriterien eines MIS sind die sich in der täglichen Praxis ergebenden Aspekte (Checkliste K.A.S. der GMDS, Stand: 21. 07. 98)
- Performanz im Routinebetrieb,
- Lernzeit/Schulungsaufwand,
- Akzeptanz durch den Nutzer und
- effektive Arbeitserleichterung

zu beurteilen.

Datenformat. Die Kommunikationsfähigkeit eines MIS mit den anderen Subsystemen eines Krankenhausinformationssytems ist die Grundlage der Funktionalität im Bereich Leistungsanforderung und -erfassung zu den Funktionsbereichen eines Krankenhauses mit ihren u. U. eigenständigen Abteilungssystemen (z.B. Labor, Radiologie, Sonografie, Endoskopie, Pathologie aber auch Küche, Bettenzentrale etc.). Insbesondere im Bereich der Radiologie finden sich häufig spezialisierte Abteilungssysteme (RAS; Radiologische Abteilungssysteme), die zur Bildkommunikation und -dokumentation durch ein PACS ergänzt werden.

Dieser in der Regel modulare Aufbau eines Krankenhausinformationssystems erfordert eine Verfügbarkeit von standardisierten Kommunikationsstellen. Ein Kommunikationsserver soll die Anbindung an die unterschiedlichen Systeme ermöglichen, wobei sowohl proprietäre Schnittstellen als auch standardisierte Kommunikationsprotokolle unterstützt werden sollten. Mögliche Kommunikationsstandards sind z.B. HL 7, DICOM, EDIFACT, BDT, LDT, LOINC. Nachfolgend sollen exemplarisch die bedeutsamen Standards HL7 und DICOM etwas eingehender erläutert werden.

HL7. HL7 steht für Health Level Seven. Es ist ein mittlerweile kommerzielles Produkt der amerikanischen Organisation Health Level Seven. HL7 definiert

---
[7] Eine flexible Festlegung dieser Arbeitsabläufe im Sinne eines Workflowmanagements wäre die nächsthöhere Anforderungsstufe.

einen internationalen Standard zum Austausch, Management und zur Integration von Daten, die für die Patientenbehandlung und für die Organisation, das Management und den Vertrieb medizinischer Dienstleistungen erforderlich sind. HL7, mittlerweile in der Version 2.3 vertrieben, ist weltweit anerkannt und wird von den meisten der kommerziellen MIS unterstützt. Insbesondere bei Einsatz eines Kommunikationsservers, bietet sich HL7 als Schnittstellenprotokoll der verschiedenen Teilbereiche eines Klinischen Informationssystems an.

Dicom (Digital Imaging and Communication in Medicine). DICOM ist der Standard des American College of Radiology (ACR) und der National Electrical Manufacturers Association (NEMA) zum Austausch und zur Verwaltung von medizinischen Bildern und anderer damit verbundenen Daten auf plattform- und herstellerunabhängiger Basis. Dieser Standard definiert Datenobjekte, in denen Patienten-, Untersuchungs- und Bilddaten gespeichert werden sowie Datenübertragungsprotokolle, mit deren Hilfe die Datenobjekte zwischen den einzelnen Applikationen und Geräten ausgetauscht werden können.

Rechtliche Bestimmung. Die Bestimmungen des Bundesdatenschutzgesetzes (BDSG) und des Datenschutzgesetzes des jeweiligen Bundeslandes sind zu beachten. Insbesondere die im § 6 des BDSG niedergelegten Herstellermaßnahmen müssen in der Software berücksichtigt sein. Änderungen von personenbezogenen Daten sollten nur unter Erfassung von Zeitpunkt, Identität und ggf. des Grundes möglich sein. Nach Abschluß der Dokumentation ist eine Änderung generell unzulässig. Ein Zugangssicherungskonzept muß vorhanden sein, Zugriffsrechte zur Zugriffskontrolle müssen frei definierbar sein. Datenübergabe an andere Programme (z. B. zur Abrechnung an das administrative Informationssystem) oder an andere Nutzergruppen (z. B. im Rahmen von Patientenverlegungen) müssen dokumentiert sein. Der Datenschutz sollte die Funktionalität nicht beeinflussen, der sachgerechte Umgang mit Patientendaten darf nicht behindert werden. In einer Notfallsituation kann der Zugang zu wichtigen Patienteninformationen (z. B. letzte Medikation, Vorerkrankungen) lebenswichtig sein und darf nicht behindert werden. So sind z. B. umständliche An- und Abmeldeverfahren eher kontraproduktiv. Andere Lösungen in Form der Nutzeridentifikation über Chipkarten sind bereits entwickelt und erprobt.

Software-Ergonomie
- Eine der wesentlichen Anforderungen an ein MIS (eigentlich eines jeden Programmes) ist die Softwareergonomie. Letztendlich entscheidet sie über die Akzeptanz des Systems, denn jedes noch so innovative Konzept wird scheitern, wenn der Anwender es nicht nutzt, weil die Bedienung umständlich und fehleranfällig ist. Allerdings wird der Softwareergonomie durch den Umstand, daß die meisten der gängigen Betriebssysteme eine sogenannte grafische Benutzeroberfläche (GUI) mit entsprechenden Programmieranweisungen für die Applikationsprogramme beinhalten, ein entsprechender Rahmen gesetzt. Kaum einer dieser grafischen Benutzeroberflächen erfüllt z. B. die Bestimmung der DIN EN ISO 9241-10, insbeson-

re auch, da die Oberflächen an den internationalen Markt angepaßt sind. Jedoch ermöglicht es die Kenntnis dieser DIN dem Anwender, eine gute Beurteilung der Softwareergonomie eines MIS durchzuführen. In dieser DIN werden u. a. folgende Forderungen an ein Programm aufgestellt:
- Aufgabenangemessenheit,
- Selbstbeschreibungsfähigkeit,
- Steuerbarkeit,
- Erwartungskonformität,
- Fehlertoleranz,
- Individualisierbarkeit,
- Lernförderlichkeit.

Ein MIS sollte diese Anforderungen insbesondere unter dem Aspekt erfüllen, daß eine sehr inhomogene Anwenderschaft mit diesem System arbeiten muß: es muß einer Aushilfskraft im Nachtdienst möglich sein, ohne großen Lernaufwand zumindest die Basisfunktionalität des Systemes zu nutzen.

Arbeitsplätze

Rechnergestützte klinische Arbeitsplatzsysteme sollen in den Bereichen Organisation und Strukturierung der Behandlung, medizinische Dokumentation, Patienten- und Leistungserfassung, Leistungsanforderung und Befundübermittlung, Retrieval von Behandlungsfällen, Erstellung von Statistiken (Forschung, Lehre, Qualitätssicherung) unterstützen. Diese Unterstützungsfunktion können die Systeme jedoch nur leisten, wenn sie am Ort der jeweiligen Tätigkeit zur Verfügung stehen. Es ist in den seltensten Fällen akzeptabel, die gewonnenen Daten stark disloziert vom Ort der Datengewinnung einzugeben, da dies zur mangelnden Akzeptanz des Systems beim Anwender führt. Allerdings ist anzumerken, daß eine zeitliche Trennung der Datengewinnung und Dateneingabe gerade im medizinischen Bereich häufig sinnvoll ist. Dies gilt insbesondere im Bereich der Arzt-Patient- bzw. Pflegepersonal-Patient-Interaktion. Es ist schwer vorstellbar, im Rahmen der Erhebung der Anamnese, des körperlichen Status oder der Erhebung der Pflegeanamnese die Daten direkt in das System einzugeben. Die Gesprächssituation würde empfindlich gestört. Insbesondere durch mögliche Vorbehalte gegenüber der Speicherung persönlicher Daten in einem Programm würden Irritationen beim Patienten entstehen[8]. Dieser Umstand der zeitlichen Trennung zwischen Datenerhebung und Dateneingabe darf zu keiner Doppeldokumentation führen. Neben prinzipiellen rechtlichen Bedenken wären Übertragungsfehler und erneut mangelnde Akzeptanz beim Anwender durch doppelten Arbeitsaufwand unvermeidbar. Hier sollte seitens der Software ein Konzept zur Bewältigung dieser sogenannten Medienbrüche, d.h. zur Sicherung der Datenintegrität bei koexistierenden Dokumentationsmedien, angeboten werden.

---

[8] Unabhängig hiervon muß der Patient natürlich darüber informiert werden, daß' im Rahmen der gesetzlichen Bestimmungen eine Speicherung seiner persönlichen Daten und Befunde erfolgt. Eine Zustimmung scheint unerläßlich.

Diese Ausführungen verdeutlichen, daß vor Einführung eines MIS sehr genaue Analysen über den jeweiligen Anwendungsarbeitsplatz durchgeführt werden sollten. Beispiele möglicher Arbeitsplätze mit der benötigten Funktionalität werden nachfolgend aufgeführt.

Arzt-Dokumentations-Arbeitsplatz. An diesen Arbeitsplätzen ist der größte Funktionsumfang bereitzustellen. Er umfaßt Ressourcenplanung, Patientendatenverwaltung, Dokumentation, Leistungserfassung und -anforderung, Qualitätssicherung, Abrechnung, statistische Auswertung.

Untersuchungs- und Behandlungsarbeitsplatz. Er umfaßt fast die gleiche Funktionalität eines Arzt-Dokumentationsarbeitsplatzes, jedoch treten die Funktionen Ressourcenplanung, Qualitätssicherung, Abrechnung und statistische Auswertung in den Hintergrund.

Stations-Dokumentations-Arbeitsplatz. Patientendatenverwaltung, Leistungserfassung und -anforderung, Befunddokumentation bezüglich pflegerischer Gesichtspunkte müssen an diesem Arbeitsplatz verfügbar sein. Ebenso sollte die Möglichkeit bestehen, die zur Pflegepersonalregelung erforderlichen Daten zu erheben und entsprechende Analysen durchführen zu können.

Patientenanmelde-Arbeitsplatz. Insbesondere Patientendatenverwaltung, Ressourcenplanung, statistische Auswertung und Leistungsanforderung sollten genutzt werden.

Organisationsarbeitsplatz. Insbesondere die Ressourcenplanung und die statistische Auswertefunktionalität werden eingesetzt.

Schreibarbeitsplatz. Briefstrukturen sind zu verwalten, Arztbriefe und Befunde werden hier erstellt und verwaltet, deshalb ist insbesondere eine Patientendatenverwaltung erforderlich. Gängige MIS erlangen hier eine große Funktionalität durch die unmittelbare Übergabe bestimmter Informationen (z. B. Diagnosen, Aufnahmebefund, OP-Informationen, Befunde spezieller Untersuchungen etc.) an das Modul zur Arztbrieferstellung beziehungsweise an gängige Textverarbeitungssysteme.

Bed-Side-Arbeitsplatz. Ein erheblicher Umfang ärztlicher und pflegerischer Tätigkeit findet unverändert am Patientenbett statt. Die Erfassung dieser Informationen und Leistungen stellt zur Zeit einen kritischen Punkt eines MIS dar. Zahlreiche Konzepte existieren: Sie reichen vom Einsatz mobiler Kleinrechner (z. B. Personal Digital Assistant mit Infrarotschnittstelle) über Bar-Code-Leser bis hin zur Einrichtung von kompletten Arbeitsplätzen im Patientenzimmer. Wertigkeit und Funktionalität dieser Systeme sind zur Zeit noch sehr schwer zu beurteilen. Von der benötigten Funktionalität unterscheidet sich dieser Arbeitsplatz jedoch nicht von der Funktionalität eines Untersuchungs-/ Behandlungsarbeitsplatz.

Leistungsstellenarbeitsplatz incl. OP-Arbeitsplatz. Er umfaßt Ressourcenplanung, Patientendatenverwaltung, Dokumentation, Leistungserfassung und -anforderung. Hinzu tritt eine zumindest Basisfunktionalität im Bereich der Logistik. Für den Bereich des OPs sind besondere technische Voraussetzungen der Hardware zu beachten. Die gängigen Sicherheitsbestimmungen sind zu beachten, insbesondere Lüftungstechnik und Explosionssicherheit sind nicht zu vernachlässigende Teilaspekte.

Einsatzbereiche

Patientenverwaltung

Die Patientendatenverwaltung ist eigentlich keine Aufgabe eines MIS sondern im Bereich Patientendatenverwaltungssystem des Krankenhausinformationssystemes angesiedelt. Jedoch macht die erforderliche Basisdokumentation nach § 301 Sozialgesetzbuch V (SGB V) sowie die Erhebung der erforderlichen Daten zur Qualitätssicherung bei Fallpauschalen und Sonderentgelten nach § 137 SGB V eine enge Verzahnung der Module erforderlich. Entweder muß ein MIS eine Basisfunktionalität in diesem Bereich zur Verfügung stellen oder aber über eine entsprechende Schnittstelle auf die entsprechende Funktionalität des Patientendatenverwaltungssystems zurückgreifen können. Diese Funktionalität muß insbesondere auch die Patientenverlegung aber auch Erfassung der Patientenbewegungen umfassen.

Eine Unterstützung aller Abrechnungsarten, u.a. ambulantes Operieren, vor- und nachstationäre Behandlung, D-Arzt-Verfahren, sollte ebenso vorhanden sein, wie ein Zugriff und die Zuordnung einer erbrachten Leistung zur GOÄ, EBM, DKG-NT etc.

Eine eindeutige Patientenidentifikation ist in diesem Bereich ebenso erforderlich wie im Bereich Befunddokumentation und Leistungserfassung und -anforderung. Phonetische Ähnlichkeitsverfahren (SOUNDEX) zur Patientenidentifikation stellen eine mögliche Lösungsform dar. Wesentlich ist in diesem Zusammenhang auch die mögliche Einsicht in die Patientenhistorie.

Medizinische Dokumentation

Das MIS sollte eine Unterscheidung in eine Grund- und fachspezifische Dokumentation zulassen. Die Grunddokumentation beinhaltet z.B. einen abteilungsübergreifenden Untersuchungs- und Anamnesebogen als kleinsten gemeinsamen Nenner einer Dokumentation und wird durch die fachspezifische Dokumentation (z.B. Dokumentationsbogen der Neutral-Null-Methode, BG-liche Dokumentationsbögen) zur Gesamtdokumentation ergänzt. Unbedingt erforderlich ist die Möglichkeit zur Vergabe eines Bearbeitungsstandes. Der Befund einer ärztlichen Leistung wie z.B. einer abdominellen Sonografie bleibt bis zur Authorisierung durch den untersuchenden Facharzt als „offen" gekennzeichnet und ist nur innerhalb der Leistungsstelle verfügbar. Nach

Authorisierung wird der Befund „geschlossen", ist zur Wahrung des Kriteriums des Augenscheins nicht mehr veränderbar und wird der anfordernden Stelle zur Verfügung gestellt. Ähnliche Verfahren müssen zur Erstellung eines Arztbriefes implemetierbar sein. Unbedingt erforderlich ist hierzu ein suffizientes elektronisches Vorlagesystem und eine entsprechende Erinnerungs- oder „Watch-Dog"-Funktion. Eine ähnliche Funktionalität sollte auch im Bereich der Pflegeanamnesedokumentation zur Verfügung stehen.

Aufklärungsdokumentation. Die Dokumentation der Aufklärung, ein wesentlicher Bestandteil der präoperativen Vorbereitung des Patienten, kann auf Wunsch ebenfalls durch ein MIS unterstützt erfolgen. So können z.B. die gängigen kommerziellen Aufklärungsbögen hinterlegt werden, automatisch ergänzt durch abteilungsspezifische Besonderheiten (Zugänge, Antibiotikaprophylaxe, Fremdmaterial etc.). Individuelle Risiken des Patienten werden automatisch aus der Befunderhebung übernommen. Jedoch bleibt anzumerken, daß die Aufklärung nur wirksam wird durch das persönliche Gespräch zwischen Arzt und Patient. Handschriftliche Ergänzungen und Skizzen auf einem Aufklärungsbogen werden bei rechtlichen Auseinandersetzungen häufig als Kriterium einer umfassenden, individuellen Aufklärung des Patienten herangezogen.

Dokumentation nach § 137 und § 301 SGB. Auf die besonderen Erfordernisse bezüglich der Basisdokumentation nach § 301 SGB V sowie der Erhebung der Daten zur Qualitätssicherung bei Fallpauschalen und Sonderentgelten nach § 137 SGB V wurde bereits hingewiesen. Die Erhebung der erforderlichen Daten stellt jedoch keinen eigenen Dokumentationsvorgang dar, die Daten werden parallel zur Anamnese- und Befunderhebung bzw. zur Operationsdokumentation miterfaßt. Bei Aufruf eines optionalen Modules „Externe Qualitätssicherungsbogen erstellen" erfolgt eine Plausibilitätsprüfung und nur bisher nicht erfaßte Befunde werden abgefragt.

Dokumentation der Leistungsanforderung. Ein nicht unerheblicher Anteil ärztlicher und nicht-ärztlicher Tätigkeit besteht in der Erstellung und Erfassung von Leistungsanforderung. Die Häufigkeit des Eintragens der Kurzanamnese und Verdachtsdiagnose in entsprechende Formulare im Rahmen der stationären Neuaufnahme dürfte im umgekehrt proportionalen Verhältnis zur Effizienz des eigentlichen Arbeitsablaufes stehen. Hier können im MIS eine Aufnahmeroutine, ergänzt um diagnosespezifische Untersuchungen, hinterlegt werden und somit fast nebenbei abteilungsinterne Behandlungsrichtlinien erstellt werden. Die Leistungsanforderung erfolgt ebenso „online" an die jeweilige Leistungstelle wie die Terminvergabe und Befundübermittlung. Bei Terminvergabe können direkt entsprechende Listen erforderlicher Voruntersuchungen mitübersandt bzw. deren Ergebnis abgefragt werden. Werden unterschiedliche Abteilungssysteme eingesetzt, wie z.B. sehr häufig in der Radiologie, ist hier der Einsatz der bereits o.a. Lösung durch einen Kommunikationsserver und eine entsprechende Kommunikationsschnittstelle (z.B. HL7) von Vorteil. Tatsächlich existieren gerade im Bereich dieser Funktionalität sehr umfangreiche und elegante kommerzielle Softwarelösungen. Ein sehr bedeutsamer Umstand, da hier und im Bereich der Befund- und Arztbrieferstellung die deutlichste Steigerung der Effizienz der Arbeitsroutinen zu erzielen ist.

Operationsdokumentation. Die in der täglichen Praxis eingesetzten eigenentwickelten und kommerziellen Dokumentationssystemen zur Operationsdokumentation differieren stark bezüglich Art und Umfang der erfaßten Daten. Der Arbeitskreis Chirurgie der Deutschen Gesellschaft für Medizinische Informatik, Biometrie und Epidemiologie hat daher ein „Minimal Data Set der Operationsdokumentation" (Tabelle 1) zur Nutzung in rechnergestützten MIS zusammengestellt. Erfaßt werden Daten zu den Bereichen:
- Diagnosen (prä- und postoperativ, Haupt- und Nebendiagnosen),
- Eingriffe (Haupt und Nebeneingriffe),
- Operations- und anästhesiologisches Personal,
- intraoperative zusätzliche Maßnahmen (Lagerung, Blutersatz, etc.)
- sowie die Art der Weiterbehandlung.

Die erhobenen Daten sollen auch das Führen eines zusätzlichen OP-Buches überflüssig machen, über eine entsprechende Abfragefunktion sollen entsprechende Listen generiert werden können. Hierzu ist es erforderlich, eine Zeitenerfassung (Ein- und Ausschleusung; Anästhesiebeginn und -ende; Lagerung und Entlagerung, Schnitt- und Nahtzeit; Netto- und Brutto-OP-Zeit), Pflegedokumentation und zumindest eine Anästhesie-Basis-Dokumentation (möglichst nach Kerndatensatz DGAI) mitzuführen.

Kodierung von Diagnosen und Operationen. Unerläßlich im Rahmen der Befund- und Maßnahmen-/Operationsdokumentation ist die Kodierung von Diagnosen (ICD-9, ICD-10) und Prozeduren (OPS-301, ICPM). Kodierungssoftware unterscheidet sich in zwei möglichen Vorgehensweisen der Verschlüsselung: zum einen die Suche über eine Begriffsliste (sogenannte thesaurusbasierte Suche), zum anderen die Suche über eine hierarchische Gliederung, die sich z.B. an der Topografie der Organsysteme orientiert. Empfehlenswert sind Systeme, die beide Vorgehensweisen der Verschlüsselung beherrschen. In der Regel werden entsprechende Hitlistenfunktionen zur Verfügung gestellt. Diese erleichtern zwar die Kodierung von Maßnahmen und Diagnosen, führen jedoch auf Dauer zu einer Abnahme der Kodierungsqualität, da die Versuchung besteht, seltene Diagnosen und Maßnahmen im Rahmen dieser Hitliste zu verschlüsseln. Im Rahmen der Kodierung sollte durch die Software bereits eine automatische Ableitung möglicher Pauschalentgelte unter Berücksichtigung von Entgeltkombinationen erfolgen.

Tabelle 1. Dokumentationseinheiten des Minimal Data Set der Operationsdokumentation

1	PATIENT
1.1	ID (Personenkennziffer) Char. 10
1.2	PATIENTENNAME
1.2.1	Nachname Char. 24
1.2.2	Vorname Char. 22
1.2.3	Titel Char. 10, bei Bedarf
1.3	Geschlecht Char 1 (m = männlich, w = weiblich, u = unbekannt)
1.4	Geburtsdatum Dat. 10 (TT.MM.JJJJ.)
2	FALL
2.1	Fall-Nr. (Aufnahme-Nr) Char. 10
2.2	Fachabteilung Char. 4
2.3	behandelnde Station (Nr.) Char. 8
3	OPERATIONSSITZUNG
3.1	DATUM DER OPERATIONSSITZUNG Dat. 10 (TT.MM.JJJJ)
3.2	OPERATIONSSAAL
3.2.1	Operationssaal-Nr. Char. 2, bei Bedarf
3.2.2	Operationstisch-Nr. Num. 2
3.2.3	Tagesnummer Num. 2 (Reihenfolge-Nr. pro Tisch)
3.3	OPERATIONSDAUER
3.3.1	Einschleusung Zeit 5 (HH.MM)
3.3.2	Ausschleusung Zeit 5 (HH.MM)
3.4	OPERATION Wiederholungsabschnitt 6 mal für Paralleleingriffe
3.4.1	PERSONAL
3.4.1.1	Operateur(-e) (unterteilt wie 1.2) Wiederholungsabschnitt 2 mal
3.4.1.2	Assistent(-en) (unterteilt wie 1.2) Wiederholungsabschnitt 8 mal
3.4.1.3	Lagernde(-r) Pfleger (unterteilt wie 1.2) Wiederholungsabschnitt 2 mal
3.4.1.4	Instrument. Schwester(-n) (unterteilt wie 1.2) Wiederholungsabschnitt 2 mal
3.4.1.5	Assistiere. Schwester(-n) (unterteilt wie 1.2) Wiederholungsabschnitt 5 mal
3.4.1.6	Technische(-r) Ass.(-en) (unterteilt wie 1.2) Wiederholungsabschnitt 3 mal, bei Bedarf
3.4.2	DIAGNOSEN
3.4.2.1	präoperativ(e) Wiederholungsabschnitt 10 mal
3.4.2.1.1	Diagnosenbezeichnung Char. 80
3.4.2.1.2	Diagnosenschlüssel-Nr. Char. 5 (ICD-9 z. B. 540,0) Wiederholungsfeld 2 mal
3.4.2.1.3	Diagnosenzusatz Char. 1 (v = Verdacht auf, a = ausgeschlossen, b = bestätigt, r = Rezidiv, k = Kontrolle, z = Zustand nach)
3.4.2.2	postoperativ(e) (unterteilt wie 3.4.2.1) Wiederholungsabschnitt 10 mal
3.4.2.3	intraop. Komplikationen (unterteilt wie 3.4.2.1) Wiederholungsabschnitt 3 mal, bei Bedarf
3.4.3	OPERATIVE(R) EINGRIFF(E)
3.4.3.1	Operationsbezeichnung Char. 120 (Klartext)
3.4.3.2	Schlüssel-Nr(-n). Char. 8 (OPS-301/ICPM) Wiederholungsfeld 6 mal
3.4.3.3	Seitenangabe Char. 1 (r = rechts, l = links, b = beidseitig) bei Bedarf
3.4.4	OPERATIONSZEITEN (Schnittzeit)
3.4.4.1	Schnittzeit Zeit 5 (HH.MM)
3.4.4.2	Nahtzeit Zeit 5 (HH.MM)
3.4.5	LAGERUNG Char. 7 (ICPM 5-940.*)

Tabelle 1 (Fortsetzung)

3.5		ZUSÄTZLICHE MASSNAHMEN
3.5.1		Blutersatz Wiederholungsabschnitt 3 mal, bei Bedarf
3.5.1.1		Ersatzart Char. 7 (ICPM 8-80* bis 8-81)
3.5.1.2		Anzahl Num. 2
3.5.2		Antibiotika Char. 80, bei Bedarf
3.5.3		Thromboseprophylaxe Num. 1 (1 = keine, 2 = low dose Heparin, 3 = niedermolekulares Heparin, 4 = Vollheparin, 5 = Markumarisierung, 6 = nur mechanisch, 7 = sonstige) bei Bedarf
3.5.4		sonstige Char. 100, bei Bedarf
3.6		FALLPAUSCHALEN/SONDERENTGELT-ERMITTLUNG
3.6.1		Zusatzdaten zur Leistungsbeschreibung Char. 70, bei Bedarf
3.6.2		FP/SE-Nr. Char. 7 (Nr. z. B. F16.041) Wiederholungsfeld 8 mal, bei Bedarf
3.7		ANÄSTHESIE
3.7.1		Anästhesist(-en) (unterteilt wie 1.2) Wiederholungsabschnitt 4 mal
3.7.2		Anästhesieart Char. 8 (ICPM 8-90* bis 8-91*) Wiederholungsfeld 2 mal
3.7.3		Anästesiezeiten
3.7.3.1		Anästhesiebeginn Zeit 5 (HH.MM)
3.7.3.1		Anästhesieende Zeit 5 (HH.MM)
4		POSTOPERATIVER VERLAUF
4.1		WEITERBEHANDLUNG
4.1.1		Station (Nr.) Char. 8
4.1.2		Überwachungsmaßnahme Char. 7 (ICPM 8-92 bis 8-99) Wiederh.-Feld 5 mal + Klartext, bei Bedarf
4.1.3		Weiterbehandlung Char 200 (Klartext) bei Bedarf
4.2		POSTOPERATIVE KOMPLIKATIONEN (unterteilt wie 3.4.2.1) Wiederholungsabschnitt 10 mal

Oberbegriffe in Großbuchstaben.
Char = Character, Num. = numerisch, Dat. = Datumsangabe, Zeit = Zeitangabe, Zahlenangabe = Feldlänge, Feldinhalt in (...), bei Bedarf = Kannfeld, sonst Mußfeld

Ressourcenplanung

Wird der Ansicht zugestimmt, daß auch eine zumindest kurzfristige Planung der innerhalb einer operativen Abteilung durchgeführten diagnostischen und therapeutischen Maßnahmen möglich ist, so steht durch ein MIS ein mächtiges Werkzeug zur Verfügung. Erschwert wird die Planung jedoch durch die große Anzahl möglicher Freiheitsgrade: Personalplanung, logistische Planung und Einbestellungsplanung müssen gegeneinander abgeglichen werden, wobei die Planung jederzeit durch den operativen Notfall oder das Eintreten einer Komplikation zunichte gemacht werden kann. Deshalb ist es zur Ressourcenplanung erforderlich, neben einer suffizienten Terminplanung eine entsprechende Überwachungsfunktion zur Verfügung zu haben, so daß jederzeit der augenblickliche Zustand der zur Verfügung stehenden OP-Säle kontrolliert werden kann und eine kurzfristige Reaktion z. B. beim Überschreiten der geplanten OP-Dauer möglich wird. Die Funktion einer automatischen Verteilung von Kapazitäten, insbesondere aber auch Erinnerungs- und Watch-dog-Funktionen, sind hilfreiche Hilfsmittel insbesondere, wenn sie durch Hilfsmittel zur Personalplanung und -verwaltung ergänzt werden. Eine ähnliche Funktionalität ist für die ambulante und stationäre Einbestellungspraxis hilfreich. Für den ambulanten Bereich ist jedoch zusätzlich eine Wartezimmerverwaltung erforderlich. Als Maßnahme der internen Qualitätssicherung kann an dieser Stelle ein Pflichtenheft für operationsbezogene Voruntersuchungen eingeführt werden, so daß die Einplanung einer Operation an die explizite Bestätigung des Vorliegens entsprechender Befunde gekoppelt ist. Noch stärker als in allen Bereichen gilt, daß ein MIS nur die Werkzeuge einer Ressourcenplanung zur Verfügung stellen kann. In der Hand eines routinierten Planers, bei vorgegebenen Organisationsabläufen und -strukturen ist es jedoch ein wertvolles Instrument zur Steigerung der Auslastung und Effektivität einer operativen Abteilung. Voraussetzung ist jedoch, wie eingangs erwähnt, daß der Anwender die Meinung vertritt, daß das Geschehen innerhalb einer operativen Abteilung generell zu planen sei.

Berichtswesen

Die Erstellung von Entlassungsberichten, Operationsberichten, Untersuchungsbefunden, Pflegeberichten als Dokumentation ärztlicher und pflegerischer Tätigkeit kann durch ein MIS wesentlich erleichtert werden. Befunderhebung und Dokumentation sind innerhalb des Systems unlösbar miteinander verknüpft, so daß zur Berichterstellung bereits alle Informationen vorliegen. Die eigentliche Berichterstellung stellt im Grunde genommen lediglich die Selektion, Zusammenfassung und Formatierung der zuvor erhobenen Information dar. Stellt das MIS keine eigene Funktionalität zur Erstellung entsprechender Berichte zur Verfügung, so ist unbedingt eine Anbindung an gängige Office-Anwendungen zu fordern. Generell scheint in diesem Zusammenhang eine solche Möglichkeit der Datenübergabe an Standarsoftware wünschenswert.

Auswertungen

Wie bereits angegeben, sollen MIS mehr leisten, als nur eine statistische Auswertung zuvor erhobener Daten zu ermöglichen. Dennoch stellt diese Möglichkeit zur statistischen Auswertung eine wichtige Basifunktionaltät dar. Mögliche Auswerteformen sind nachfolgend angeführt:
- Facharztkatalog,
- freies Retrieval nach ICD-9 und OPS-301,
- Komplikationsrate/Letalität,
- Leistungsstatistiken,
- OP-Jahresstatistiken,
- Qualitätssicherungs-Profile,
- Stationsbelegung.

Zahlreiche kommerzielle MIS stellen Datenbankapplikationen dar, so daß eine entsprechende Abfrage- und Auswertefunktionalität standardgemäß enthalten ist. Jedoch unterscheidet sich diese Funktionalität sehr in ihrer Anwenderfreundlichkeit: zwar sollte die Möglichkeit zur SQL[9]-Abfrage prinzipiell gegeben sein, jedoch wird den meisten Anwendern dies zu kompliziert und unbequem sein, so daß entsprechende komfortable Abfragewerkzeuge zur Verfügung gestellt werden sollten.

Materialwirtschaft

Materialwirtschaft und Logistik sind keine spezifischen Einsatzbereiche eines MIS. Schnittstellen zum jeweiligen Softwaremodul des administrativen Systemes sind an den Arbeitsplätzen, an denen entsprechende logistische Tätigkeiten durchgeführt werden, jedoch erforderlich. Für den OP gilt jedoch, daß operationsbezogene Vorschläge zur Materialbereitstellung, eine Verbrauchsdokumentation sowie eine automatische Nachbestellung durch ein MIS sinnvolle Ergänzungen darstellen. Voraussetzung ist jedoch, daß die erforderlichen Daten parallel zur Erhebung der sonstigen Daten in möglichst einfacher Form erfolgt[10].

Assistenzfunktion

Hier sind einige mögliche hilfreiche Spezialfunktionen zu erwähnen, die unterschiedlich aufwendig zu implementieren sind. Als einfachstes Beispiel mag ein zentrales, stets aktuelles Telefonregister der Klinik sowie angrenzender Bereiche (z.B. Krankenkassen, benachbarte Kliniken, einweisende Ärzte, Berufsgenossenschaften) dienen. Ähnlich einfach und von vergleichbaren Nutzen ist die Bereitstellung eines medizinischen Wörterbuches, pharmazeutischer Nachschlagewerke und sonstiger Standardwerke, wie z.B. der Leitlinien der wissenschaftlichen medizinischen Fachgesellschaften. Ergänzende Werkzeuge stellen Funktionalitäten zur Verfügung, die die Literatursuche, die Auswertung klinischer Daten oder die Erstellung statistischer Analysen ermöglichen. Hierzu ist in der Regel die Anbindung entsprechender Zusatzsoftware an das MIS erforderlich, da die gängigen MIS diese Funktionalität nicht beinhalten. Eine nächsthöhere Stufe der Funktionalität würde durch die Bereitstellung entsprechender Expertensysteme, z.B. zur Auswahl eines geeigneten Antibiotikums, darstellen. Als letztes Beispiel möglicher Assistenzfunktionen eines MIS sei die Bereitstellung entsprechender Internet-Dienste angeführt. Neben der zweifelsfrei quasi unbegrenzten Informationsmöglichkeit treten hier massive datenschutzrechtliche Probleme auf, die entsprechende Soft- und Hardwarekonzepte zur Datensicherheit erforderlich werden lassen.

---

[9] SQL = Standard Query Language, internationaler Standard einer Abfragesprache.
[10] Hier scheint tatsächlich der Einsatz eines Bar-Code-Systems sinnvoll: Nach Öffnen eines Siebes wird ein entsprechendes Etikett mit einem Bar-Code-Lesegerät durch den Springer eingelesen und automatisch in das OP-Protokoll übergeben.

Zusammenfassung

Ein rechnergestütztes Medizinisches Informationssystem kann den Behandlungsprozeß unterstützen, aus einer Analyse dieses Behandlungsprozesses standardisierte Behandlungsprotokolle ableiten und die Umsetzung dieser Behandlungsprotokolle kontrollieren. Einsatzbereiche eines MIS sind die Organisation und Strukturierung der Behandlung, medizinische Dokumentation, Patienten- und Leistungserfassung, Leistungsanforderung und Befundübermittlung, Retrieval von Behandlungsfällen, Erstellung von Statistiken (Forschung, Lehre, Qualitätssicherung), Leistungsrechnung und Controlling. Bei Auswahl eines geeigneten MIS ist dieses ein mächtiges Hilfsmittel zur Steigerung der Effizienz und Qualität einer Abteilung oder eines Krankenhauses und mitunter auch zur Steigerung der Arbeitszufriedenheit der Mitarbeiter. Aber die Entscheidung für ein MIS hat Prozeßcharakter, und es gilt: Strategie vor Organisation und Organisation vor EDV-Technik.

Literatur

1. Chute CG, Cesnik B, van Bemmel JH: Medical data and knowledge management by integrated medical workstations: summary and recommendations. Biomed Comput 1994 Jan; 34(1-4):175-183
2. Cimino JJ, Socratous SA, Clayton PD: Internet as clinical information system: application development using the World Wide Web. J Am Med Inform Assoc 1995 Sep; 2(5):273-284
3. Cole WG, Stewart JG: Human performance evaluation of a metaphor graphic display for respiratory data. Methods Inf Med 1994 Oct; 33(4):390-396
4. Degoulet P, Safran C, Bowers GH: Design and processing issues for the health care professional workstation: summary and recommendations. Int J Biomed Comput 1994 Jan; 34(1-4):241-247
5. Drazen, E.L. et al.: Patient Care Information Systems. New York: Springer, 1995.
6. Esterhay RJ Jr: User metaphors for health care professional workstations. Int J Biomed Comput 1994 Jan; 34(1-4):95-113
7. Evans RS, Pestotnik SL, Classen DC, Clemmer TP, Weaver LK, Orme JF Jr, Lloyd JF, Burke JP: A computer-assisted management program for antibiotics and other antiinfective agents. N Engl J Med 1998 Jan 22; 338(4):232-238
8. Gräber, S., Geib, D.: Rahmenkonzept für ein Klinik-Informations- und Kommunikations-System in den Universitätskliniken des Saarlandes. Homburg. Universitätskliniken des Saarlandes, 1994
9. Greenes RA, Collen M, Shannon RH: Functional requirements as an integral part of the design and development process: summary and recommendations. Int J Biomed Comput 1994 Jan; 34(1-4):59-76
10. Griesser, G.: Ein Krankenhaus-Informations- und Kommunikationssystem zur Unterstützung der Klinik. Medizin und Systemforschung, Band 6. Kiel: Gesellschaft für Systemberatung im Gesundheitswesen mbH, 1994
11. Hackstein J.: Die Zukunft gehört einem Allround-Netz für alle Anwendungen im Krankenhaus. Klinik Umschau 13, 1998, pp. 13-14
12. Haas P., Pietryzk P.M.: Generelle Vorgehensweise und Projektphasen bei der Systemauswahl. Auszug aus Tagungsband „Praxis der Informationsverarbeitung im Krankenhaus", ecomed 1996
13. Haas P.: Informatik als Rechenknecht und Transportesel? Klinik Umschau 13, 1998, pp. 18-20

14. Hammond, J.E. et al.: Report on the clinical workstation and clinical data repository utilization at UNC Hospitals. Proc-Annu-Symp-Comput-Appl-Med-Care, 276-280.
15. Hoeke JO, Gelsema ES, Wulkan RW, Leijnse B: Graphical non-linear representation of multi-dimensional laboratory measurements in their clinical context. Methods Inf Med 1991 Apr; 30(2):138-144
16. Hölzel, D. et al.: Die elektronische Krankenakte. Landsberg: ecomed Verlagsgesellschaft, 1994
17. Hufnagel S, Harbison K, Silva J, Mettala E: Health care professional workstation: software system construction using DSSA scenario-based engineering process. Int J Biomed Comput 1994 Jan; 34(1-4):375-386
18. Lagemann, A. et al.: Konzept und Realisierung eines Medizinischen Arbeitsplatzsystems. In: Pöppl, S.J., Lipinski, H.-G., Mansky, T. (eds.): Medizinische Informatik. Proceedings der 38. Jahrestagung der GMDS. München: MVV Medizin Verlag, 1994, 120-123
19. Lindberg DA, Humphreys BL, McCray AT: The Unified Medical Language System. Methods Inf Med 1993 Aug; 32(4):281-291
20. Moorman PW, van Ginneken AM, van der Lei J, van Bemmel JH: A model for structured data entry based on explicit descriptional knowledge. Methods Inf Med 1994 Dec; 33(5):454-463
21. Orthner HF, Scherrer JR, Dahlen R: Sharing and communicating health care information: summary and recommendations. Int J Biomed Comput 1994 Jan; 34(1-4):303-318
22. Patil RS, Silva JS, Swartout WR: An architecture for a health care provider's workstation. J Biomed Comput 1994 Jan; 34(1-4):285-299
23. Prokosch, H.U., Dudeck, J.: Evaluation der Akzeptanz eines Krankenhaus-Informationssystems bei den ärztlichen Mitarbeitern eines Universitätskrankenhauses. Informatik, Biometrie und Epidemiologie in Medizin und Biologie 26(2), 1995, 107-120
24. Rotman BL, Sullivan AN, McDonald TW, Brown BW, DeSmedt P, Goodnature D, Higgins MC, Suermondt HJ, Young C, Owens DK: A randomized controlled trial of a computer-based physician workstation in an outpatient setting: implementation barriers to outcome evaluation. J Am Med Inform Assoc 1996 Sep; 3(5):340-348
25. Safran C.: Defining clinical 'workstation'. Int J Biomed Comput 1994 Jan; 34(1-4):261-265
26. Silva JS, Ball MJ: The professional workstation as enabler: conference recommendations. International Medical Informatics Association. J Biomed Comput 1994 Jan; 34(1-4):3-10
27. Schrader, U., et al.: Klinische Arbeitsplatzsysteme - Checkliste und Marktlage. In: Haas, P. et al. (eds.): Praxis der Informationsverarbeitung im Krankenhaus. Landsberg: ecomed Verlagsgesellschaft, 1994
28. Selbstmann H.K.: Wer ist eher da-Arztbrief oder Patient? Klinik Umschau 13, 1998, pp. 22-24
29. Tierney WM, Miller ME, Overhage JM, McDonald CJ: Physician inpatient order writing on microcomputer workstations. Effects on resource utilization. JAMA 1993 Jan 20; 269(3):379-383
30. van Mulligen EM, Timmers T, van Bemmel JH: A new architecture for integration of heterogeneous software components. Methods Inf Med 1993 Aug;32(4):292-301
31. Winter A.F. et al.: Das Managment von Krankenhausinformationssystemen: Eine Begriffsdefinition. Informatik, Biometrie und Epidemiologie in Medizin und Biologie. 29, 1998, pp. 93-105

Datengewinnungsprobleme und Datenqualität in der Orthopädie und Traumatologie

T. Winter

Durch das Gesundheitsstrukturgesetz und die Bundespflegesatzverordnung 1995 [1, 2, 3, 5] werden immer genauere und vollständigere Daten für die wissenschaftliche Forschung ebenso wie für realistische Kosten-Nutzenrechnungen in der Medizin erforderlich. Nach § 303 SGB-V [5] dürfen die Kostenträger nur noch die eingereichten Rechnungen bezahlen, wenn die dazu erforderlichen Daten übermittelt wurden. Der Autor hat bereits 1991 unter ähnlichem Thema schon einmal über Datenerhebungsprobleme berichtet [19]. Da sich im Laufe der letzten 7 Jahre (bis 1998) zwar viele Techniken geändert haben, aber das Grundproblem blieb, ist ein auf dem damaligen Bericht basierender nun aber aktualisierter Aufsatz sinnvoll geworden. Entstehende Ähnlichkeiten mit dem damaligen Bericht unter dem Titel „Probleme bei der Datenerhebung für die Qualitätssicherung in der Orthopädie und Traumatologie" – und lange Zitate daraus – sind daher durchaus beabsichtigt [19]. Die Fakten des Berichtes von 1991 lösten eine Untersuchung der Ursachen für die Datensituation aus. Darum wurden – ebenfalls in Zitatform – Erkenntnisse zur Dunkelzifferproblematik eingefügt, die in einem weiteren Bericht der „Orthopädie Mitteilungen" unter dem Titel „Vergleich primärer Informationsquellen für die Dokumentation im Krankenhaus, ein Beitrag zur Dunkelzifferproblematik" 1995 publiziert wurden [20]. So kann sich der Leser nun ein eigenes Bild machen, was sich seit 1991 und 1995 inzwischen geändert hat und was nicht.

Seit Jahrzehnten gibt es Diskussionen darüber, wie valide Daten gewonnen werden können. Es ist weiterhin inzwischen unstrittig, daß es in der Medizin eine effektive Qualitätssicherung geben muß. So finden sich Gedanken, wie eine solche Qualitätssicherung im medizinischen Bereich verwirklicht werden kann – auch von der Seite des Gesetzgebers her –, immer noch im Blickpunkt allgemeinen Interesses.

Nach wie vor werden Vorschriften erlassen und wiederholt geändert [1, 19, 21], welche die Qualität ärztlichen Handelns positiv beeinflussen sollen. Es werden weiterhin jährliche Morbiditäts- und Operationsstatistiken von den Krankenhäusern verlangt. Man geht dabei nach wie vor von der allerdings umstrittenen Vorstellung aus, daß die eingereichten Zahlen ein Haus ausreichend transparent machen, um sein Leistungsspektrum erkennen zu können. Die Kostenexplosion soll mit festen Budgets, Sonderentgelten und Fallpauschalen entschärft werden [1, 3, 5]. Es sollen Verfahren entwickelt werden, um zu entscheiden, welche diagnostischen Vorgehensweisen anderen vorzuziehen sind oder welche Therapiemethoden bei bestimmten Erkrankungen besser als alternative sind. Es soll nun sogar durch einen vorgeschriebenen Krankenhausvergleich versucht werden herauszufinden, welche Erkrankung oder Erkrankungskombination in welchem Krankenhaus am besten – oder sollte man sagen am kostengünstigsten – behandelt werden kann. Man möchte wissen, welche Faktoren wirklich auslösend für Wundinfektionen seien können und welche nicht [19]. Diese Fragen lassen sich nur dann zuverlässig und allgemeingültig beantworten, wenn sie auf verläßlichem und vor allen Dingen vergleichbarem Datenmaterial beruhen. Und genau dort gibt es nach wie vor Probleme.

Brauchbare Daten [19] kann man nur aus einer einwandfreien Basisdokumentation erhalten. Eine solche ist trotz verbesserter EDV-Ausrüstung der Kliniken immer noch nicht selbstverständlich. Dabei ist das orthopädisch-traumatologische Fachgebiet mit seinen vielen exakt messenden diagnostischen Verfahren geradezu prädestiniert für anspruchsvolle Datenbanken. Man sollte also meinen, daß mit diesen Daten eine effektive Qualitätssicherung kein Problem sei, wie es Rossak völlig richtig bereits 1983 sah.

Die Wirklichkeit [19] sieht leider immer noch anders aus. Auch dieses sinngemäße Zitat von Ehlers [4] von 1990 ist nach wie vor aktuell. Mit Hilfe der elektronischen Datenverarbeitung werden unzählige Daten gespeichert. Diese stehen damit auch jederzeit zur Verfügung [10, 19]. Allzuleicht erliegt man jedoch der Versuchung, Abfragen an bestehende Dateien zu richten, ohne sich Gedanken darüber zu machen, wie die Angaben erhoben wurden und ob sie demzufolge die naheliegenden Interpretationen überhaupt zulassen.

Es hat sich in vielen öffentlichen wie nicht öffentlichen Diskussionen [19] des Arbeitskreises für Dokumentation und Statistik der DGOT und des AK Orthopädie der GMDS gezeigt, daß alle Bemühungen scheitern, Fragebögen oder Entlassungsmeldungen nach § 301 SGB-V valide ausgefüllt zu bekommen, wenn ihre Ausfüllung nur geringe zusätzliche Arbeitszeit erfordert. Die Gründe sind stets die gleichen. Die Stationsärzte sind mit der täglichen Routine überlastet, so daß die Dokumentation von Daten oft auf der Strecke bleibt, und das, obwohl durchaus bekannt ist, daß Lücken in der Dokumentation nie aufgeholt werden können. Bei den Entlassungsmeldungen drohen bereits seit Jahren unmittelbare finanzielle Einbußen (§ 303 SGB-V [5]). Leider sind die Kontakte zwischen der Verwaltung der Krankenhäuser und dem ärztlichen Dienst noch nicht überall ausreichend, so daß der ärztliche Dienst nicht sofort benachrichtigt wird, ob die eingehenden Gelder auch den Aufwendungen entsprechen. So füllt die eine – die ärztliche – Seite Fragebögen aus, bzw. „füttert" die EDV mit Daten, und die andere – die Verwaltungsseite – nimmt das Geld in Empfang, ohne die ärztliche Seite zu informieren, ob dieses dann tatsächlich bezahlte Geld der geforderten Summe entspricht. Die ärztliche Seite erfährt so nur selten oder gar nicht, ob die Qualität der Daten auch für die vollständige Bezahlung ausgereicht hatte.

Die Augen dürfen auch 1998 nicht vor der Tatsache verschlossen werden, daß die in vielen Häusern erarbeiteten Statistiken auf weniger akkurat erhobenen Daten beruhen [19]. Die Arbeiten bezüglich der Datenvalidität aus den

80er Jahren sind immer noch aktuell. So ergab damals eine Stichprobe bei 5000 Arztbriefen eine Fehlerrate bei der Definition und Codierung der Hauptdiagnose durch Stationsärzte einen Fehler von ca. 50%. Nitzschke [14, 15] kam in einer ausführlichen Fehleranalyse auch bezüglich der persönlichen Bandbreite eines erfahrenen Codierers auf sehr hohe Schwankungsbreiten, so daß man daraus nur eine Schlußfolgerung ziehen konnte [19]: wenn man valide Daten für die verschiedensten Zwecke gewinnen möchte, muß die Qualitätssicherung bereits bei der Gewinnung und Codierung der Daten einsetzen und nicht erst bei der Datenausgabe, wie es – wenn überhaupt – heute noch allzuoft geschieht. Zur Verbesserung der Codierqualität in die ICD-9, ICD-10 und OPS-301 können die Beispiele im Buch „Diagnose- und Therapieschlüssel in Orthopädie und Traumatologie" eine wertvolle Hilfe bieten [21]. Denn eine Fehlerrate, wie sie am Ende der 80er Jahre für nur ein Kriterium ermittelt wurde, würde heute ein Krankenhaus nach § 303 SGB-V [5] in den finanziellen Ruin treiben.

Vor der endgültigen Datenabspeicherung [19] ist daher eine vollständige Qualitätskontrolle notwendig. Nur dann kann man bei einer Abfrage der Angaben weitgehend sicher sein, daß sie differenziert, verläßlich und vor allem auch mit anderen nach gleichen Qualitätsrichtlinien erhobenen Werten vergleichbar sind. Mit der Differenzierung sind hier nicht die bereits vielbesprochenen typischen Details – wie Name, Geburtstag, Aufnahmedatum usw. – einer üblichen Basisdokumentation gemeint, sondern die mehr medizinrelevanten Daten wie Diagnosen, Therapieverfahren, Komplikationen, um nur drei zu nennen. Die Wichtigkeit der Qualitätssicherung bei der Dateneingabe ergibt sich dadurch, daß nicht selten wichtige Fakten z. B. nicht explizit im Arztbrief ausgedrückt werden, aber „zwischen den Zeilen" doch erkennbar sind. Genau die fehlenden Daten sind oft für den dann vorprogrammierten Ärger mit den Kassen verantwortlich zu machen, wenn Sonderentgelte von den Kassen als Fallpauschalen angesehen werden und deren vermeintlich falsche Rechnungsstellung reklamiert wird. Es ist immer schwerer, im Nachhinein die Datenlage richtigzustellen, als diese von vorn herein korrekt zu übermitteln und damit einen z. T. monatelangen Briefwechsel zu vermeiden. Bekanntlich fällt die Entscheidung, ob nach tagesgleichen Pflegesätzen, nach den Sonderentgeltregeln oder als Fallpauschale abgerechnet wird, bei der Entlassung des Patienten [1, 3, 5]. EDV-Programme, die die Entscheidung bereits am OP-Tag vorwegnehmen wollen, entscheiden daher verfrüht. Deren „Schlußfolgerungen" können daher nur Hinweischarakter haben und dürfen nicht darüber hinwegtäuschen, daß sich bis zur Entlassung noch einiges im Genesungsprozeß ereignen kann.

Der Unterschied vollständiger Datenübermittlung zwischen derjenigen, die jeder Arzt versteht, und der für die Basisdokumentation und erst recht für die Abrechnung sei an einem einfachen fiktiven, aber nicht unrealistischen Beispiel geschildert. Es macht in wenigen Worten die ganze Problematik nicht nur orthopädisch-traumatologischer Datenerhebung plausibel.

Wir entnehmen einem Arztbrief [19], daß eine kindliche Unterarmfraktur reponiert und gespickt wurde. Das Kind wurde 10 Tage später nach Hause entlassen. Eine Wiederaufnahme zur Verbandsabnahme und Beginn der Übungstherapie wurde in vier Wochen nach der Versorgung vorgesehen. Es wurde um tägliche Verbandswechsel am angezeichneten Fenster und das Fädenziehen in zwei Tagen gebeten. Die antibiotische und E-Therapie sollte fortgesetzt werden.

Fragt man, ob eine EDV-Anlage 1991 wie 1998 dieses Kind bei der Frage nach allen *Operationen* oder gar *Osteosynthesen* wiedergefunden oder erkannt hätte [19], daß das Kind mit einem Gipsverband versorgt wurde und eine *Wundheilungsstörung* mit Infektion und eine *Nervenschädigung* vorlag, wäre die Antwort wohl 1991 wie auch 1998 immer noch nein gewesen.

Denn für einen erfahrenen Arzt waren und sind diese wenigen Daten weitgehend eindeutig, aber leider weder für die Basisdokumentation noch für die Verwaltung.

Für die Basisdokumentation wie für die Kostenrechnung wäre es natürlich besser gewesen, wenn die *Kirschnerdrahtosteosynthese* [19] nicht nur aus dem unverfänglichen Wort „gespickt" entnommen werden müßte und die *vierwöchige postoperative Ruhigstellung im Gipsverband* nicht nur mit der vorgesehenen „Verbandsabnahme und Beginn der Übungstherapie" relativ eindeutig angegeben werden würde; völlig eindeutig wurde diese Information jedoch erst durch die Existenz eines zweiten Verbandes unter einem (*Gips*)-Fenster. Auch die Wundheilungsstörung war mit dem noch nach 10 Tagen notwendigen *täglichen* Verbandswechsel und der Antibiotikagabe hinreichend genau beschrieben worden. Die *Nervenschädigung* ließ sich aus dem sehr frühen Zeitpunkt der angelaufenen E-Therapie entnehmen. Aber welcher „gestresste" Stationsarzt wäre selbst nach entsprechenden Fortbildungsmaßnahmen auf die Idee gekommen, all diese Daten EDV-gerecht *jedesmal* anzugeben?

Diese differenzierten Angaben sind aber erforderlich [19], wollen wir aussagekräftige Statistiken erhalten. Das bedeutet: nur ein erfahrener und an statistischen Problemen interessierter Fach-Arzt kann und muß die *vollständige Qualitätskontrolle vor der endgültigen Datenabspeicherung* vornehmen. Er wird auch in diesem praktisch eindeutigen Fall mit großer Wahrscheinlichkeit das Krankenblatt hinzuziehen um nachzusehen, ob das Kind nicht vielleicht nur eine superinfizierte Schürfwunde am Arm hatte, ob die Nervenschädigung schon vor der OP vorhanden oder mehr auf den Gipsverband zurückzuführen war und somit keine Operationskomplikation oder ein zu enger Gips vorlag. Diese feinen Unterschiede sind durchaus für die richtige Codierung der Hauptdiagnose und seit einigen Jahren auch für die anderen Diagnosen gemäß BPflV-95 und § 301 SGB-V [1, 3, 5] relevant. Die Aufgabe eines solchen Facharztes besteht also darin [19], die zur Dokumentation anstehenden Texte auf ihren „zwischen den Zeilen" liegenden Informationsgehalt hin abzusuchen und dokumentationsgerecht aufzubereiten. Es geht genau genommen also um die Überwachung des Schrittes vom Patientenbefund zur Datei. Nichtärztliches Personal kann hier wertvolle Hilfe leisten, aber die Feinheiten insbesondere auf dem Gebiet der Therapie wird wohl nur ein erfahrener Arzt erkennen. So „wertvoll" die Neuerungen durch das GSG [5] für die Dokumentation geworden sind, für Kliniken, die vorher eine qualitätsgeprüfte Basisdokumentation betrieben, konnten sie sich zu einem Bumerang entwickeln. Durch die neuen Vorschriften haben die Dokumentationsabteilungen nicht mehr bis zu einem halben Jahr Zeit, an die gewünschten Daten zu gelangen, sondern lediglich wenige Tage – im Ideal nur noch 72 Stunden [3, 5, 21]. Dadurch entfällt notgedrungen der Einblick in die abgeschlossene Krankenakte, um eventuelle Unklarheiten bereinigen zu können. Dies bedeutet einen per Gesetz verordneten erheblichen Qualitätsverlust der Daten, denn nun stehen zur Überprüfung der Angaben nicht mehr alle Fakten zur Verfügung. Es wurden ferner so viele neue Anforderungen an die Pflichtdokumentation gestellt, daß mit gleicher Personaldecke wie früher eine nachträgliche Verbesserung der Datenlage z.B. für den Klinikbedarf nicht mehr möglich ist.

Ein weiteres Beispiel [19] ist besonders für die Datenverarbeitung gemäß der BPflV interessant, da nach BPflV zu jedem stationären Behandlungsfall unter anderem eine Hauptdiagnose [1, 2, 9] definiert werden muß. In diesem Zusammenhang sei der folgende Fall eines Patienten geschildert, der zweimal mit ungeklärten schweren Schmerzzuständen in unserer Klinik lag [19]. Er wurde auch zweimal deswegen operiert. Bei beiden Aufenthalten wurde dabei eine harmlose Diagnose gestellt, weil keine gravierenden Befunde gefunden wurden. Die Abschlußdiagnose – Coxalgie mit geringgradiger Synovialitis – rechtfertigte weder den stationären Aufenthalt von zwei Monaten noch die Operationen. Würde man den Patienten unter diesen Diagnosen in die Statistik einfließen lassen, würden mit Recht der Vorwurf der Kostenträger gelten, das Haus sei fehlbelegt.

Die Realität ist anders [19]. Der Patient wurde aufgenommen, weil seine Symptomatik eine ernste Erkrankung wahrscheinlich machte. Diese auszuschließen, wurde eine aufwendige und langwierige Diagnostik unter dem Einsatz aller technisch möglichen Mittel durchgeführt. Da sie kein eindeutiges Ergebnis brachte, mußte letztendlich eine operative Exploration folgen. Wenige Tage darauf wurde der Patient nun unter der verifizierten harmlosen Diagnose nach Hause entlassen, um wenige Tage später wieder mit der gleichen schweren Symptomatik und der Verdachtsdiagnose einer bakteriellen Coxitis oder gelenknaher Osteomyelitis erneut aufgenommen zu werden. Aus diesem Grunde mißtrauten wir unseren eigenen primären Ergebnissen und setzten die Diagnostik fort, aber wieder ohne greifbares neues Ergebnis.

Nur durch eine subtile fachärztliche Qualitätskontrolle [19] kann erkannt werden, daß die Hauptdiagnose nicht in der gefundenen harmlosen Erkrankung zu sehen ist, sondern in der sehr aufwendigen, aber negativ verlaufenden Differentialdiagnostik zum Ausschluß einer ernsten Erkrankung. Die der BPflV gemäße HD muß daher aus den Codeziffern der V-Klassifikation – also einer Codeziffer aus den „nichtkranken Zuständen" – gewählt werden. Alle anderen Diagnosen wären demnach nur noch Zusatzdiagnosen. Diese Überlegungen und Entscheidungen werden uns auch in ferner Zukunft keine DV-gestützten Codiersysteme abnehmen können, so sinnvoll und unabdingbar notwendig diese Systeme heute bereits sind. Ermöglichen sie doch, die persönliche Bandbreite der Codierenden auf ein Mindestmaß zu reduzieren und die Verschlüsselung der Texte reproduzierbar zu machen. Dies gilt besonders für den orthopädisch-traumatologischen Bereich, da gerade hier die ICD-9 infolge ihrer bekannten Unzulänglichkeiten und leider auch die kommende ICD-10 wegen ihrer Vielfalt den Codierer vor erhebliche Probleme stellt. Codierbeispiele in die ICD-9, ICD-10 und OPS-301, die keine Wünsche offen lassen, können der Literatur entnommen werden [21].

Bei der Anwendung der inzwischen fertiggestellten ICD-10 wird man das Problem möglicherweise eines Tages dadurch lösen können, daß das ZI [8, 11] zu den Diagnosecodes Zusatzbezeichnungen wie rechts, links, akut, chronisch, Verdacht, Diagnoseausschluß usw. vorschlägt. Da aber nur die Verwendung des reinen ICD-10 Schlüssel gesetzlich verankert ist, wird man abwarten müssen, ob diese Zusatzbezeichnungen eines Tages ebenfalls per Vorschrift abgesichert werden und die Anwendung der Zusatzbezeichnungen dadurch zur Pflicht wird.

Nun gibt es darüber hinaus weitere generelle Probleme [19]. Diese bleiben naturgemäß lange unbemerkt, da die Früchte einer Basisdokumentation im Allgemeinen erst nach 5–10 Jahren geerntet werden und daher bestehende Fehler erst spät bemerkt werden. Hier wird das Dunkelzifferproblem angesprochen. Ein Beispiel mag dies verdeutlichen.

Man möchte z.B. eine Nachuntersuchung an Patienten durchführen, die sich beim Fußballspiel eine Verletzung zugezogen hatten.

Normal wäre, der Suchende wendet sich an die Dokumentationsabteilung seiner Klinik [20], fragt nach den Fußballverletzungen der letzten Monate oder eines bestimmten Zeitraumes, läßt sie sich ausdrucken oder die vollständigen Krankenakten aushändigen und kann mit den Unterlagen weiterarbeiten.

Soweit die Theorie. Wie weit wir von diesem Ideal, das durchaus denkbar darin gipfeln könnte, die gesamte Fragestellung per Knopfdruck beantwortet zu bekommen, entfernt sind, wird jeder wissenschaftlich Arbeitende selbst bestätigen können.

In praxi existiert eine Vielzahl von Fehlerquellen [20]. So denkt z.B. nicht jeder Arzt in einer Streßsituation daran, die Erkenntnis einer Sportverletzung auch schriftlich anzugeben. Erfahrungsgemäß werden spektakuläre Verletzungen genauer dokumentiert, als Routinefälle. Im Extrem könnte es statistisch dann sogar so scheinen, als sei Fußball eine sehr gefährliche Sportart. 1987 konnten unter 867 Arztbriefen [19, 20] der Monate April und Mai 74 Sportverletzungen entnommen werden, darunter 27 Fußballverletzungen. Im September 1989 waren es nur noch 10 von 398 Arztbriefen, aus denen primär eine Sportverletzung herausgelesen wurde. Darunter befanden sich nur noch zwei Verletzungen beim Fußballspiel (Tabelle 1). Die Dunkelziffer dürfte daher erheblich sein. Hat doch eine selektive Suche für den April 1987 und den September 89 in den originalen Krankengeschichten ganz andere Zahlen ergeben (Tabelle 2).

Dabei fiel bei einem stichprobenartigen Vergleich [19, 20] zwischen Krankenblatt und Arztbrief der Monate April 87 sowie September 89 auf, daß die Dunkelziffer 1987 deutlich kleiner war als 1989. Dies kann viele Ursachen ha-

Tabelle 1. [19, 20]

Arztbriefe		Total	Sportverletzungen	davon beim Fußballspiel
April/Mai	1987	867	74	27
September	1989	398	10	2

Tabelle 2. [19]. Vergleich Arztbrief (AB) Krankengeschichte (KG):
an Hand der Frakturen am Oberen Sprunggelenk OHH-Code: T21
und der Kniebandverletzungen OHH-Code: T42
Stichtag: 28.2.90

	Total	Sportverletzung laut			davon beim Fußball laut		
		AB	KG	AB+KG	AB	KG	AB+KG
April 87 T21	8	2	2	2	1	1	1
Sept. 89 T21	15*	2	3	3	–	1	1
April 87 T42	34**	16	24	26	6	6	7
Sept. 89 T42	23*	2	9	9	1	5	5

* = davon drei KG nicht im Archiv
** = davon vier KG nicht im Archiv

ben. Die wahrscheinlichste ist der Umstand, daß bei fast gleichbleibender OP-Frequenz in unserem Hause rund 60 Betten abgebaut wurden. Das dazugehörende Personal wurde ebenfalls abgebaut. Der Streß des verbleibenden Personals nahm zu. Deshalb verwundert es nicht, daß – will man die Versorgungsqualität der Patienten nicht senken – zuerst bei der Qualität der Dokumentation gespart wird. Eine äußerst ernste Problematik, da solche Unterlassungen im Nachhinein nie wieder gut gemacht werden können. Immerhin ist das OHH eine Universitätsklinik, die sich Behinderungen in der Forschung nicht leisten sollte. Ein ähnliches Dunkelzifferphänomen könnte auch eine der Ursachen für den überraschenden Sprung einer Klinik von einem der hintersten Plätze auf einen der ersten in der Cholezystektomiestudie der Chirurgen sein.

Da kaum ein Krankenhaus damals wie heute genug Personal besitzt [19], um für die Basisdokumentation als Ausgangsmaterial die komplette Krankengeschichte zu benutzen, muß die zu speichernde Information beschränkt werden. Diese Beschränkung begrenzt allerdings sofort die Zugriffsmöglichkeiten auf das gespeicherte Material. Man verliert die Fähigkeit, z.B. auf beliebige auch unerwartete Fragen zu antworten. Es muß also ein guter Kompromiß gefunden werden.

Davon ausgehend [19], daß der Arztbrief an den weiterbehandelnden Kollegen die wesentlichen medizinischen Informationen enthält, die für den stationären Aufenthalt wichtig waren, ist in seiner Auswertung *der* sinnvolle Kompromiß zu sehen. Falls er Widersprüchliches enthält, kann im Zweifelsfall bei der Qualitätssicherung immer noch einmal auf die originale Krankengeschichte zurückgegriffen werden.

Die in vielen Kliniken geübte Praxis [19], von der Krankengeschichte oder dem Arztbrief getrennte zusätzliche Dokumentationsbelege zu verwenden, die dann in den Dokumentationsabteilungen ausgewertet werden, ist sicherlich weniger sinnvoll, aber seit dem Inkrafttreten des GSG [3, 5] unumgänglich geworden. Denn jede zusätzliche Arbeit für die Kollegen auf den Stationen kann nicht mit der Akribie besorgt werden, die gerade für die Dokumentation absolut notwendig ist. Auch wird die Qualitätssicherung in der Dokumentationsabteilung dadurch unnötig behindert.

So ist und bleibt der Arztbrief derzeit – auch wenn das GSG dies verhindert – die sinnvolle Möglichkeit [19], als Basis für die Dokumentation zu dienen. *Einen* wesentlichen Informationsverlust muß man allerdings bei den Arztbriefen beachten. Sie enthalten Lücken in den anamnestischen Angaben, da die meisten Briefe mit der Floskel beginnen: ..., die Anamnese dürfen wir voraussetzen... usw. Das bedeutet, daß Patienten zwar nach Diagnose und/ oder Therapie sehr wohl gesucht und auch gefunden werden können, aber auf Grund des Personalmangels der Informationsschnitt bei den anamnestischen Angaben und bestimmten im Arztbrief nicht erwähnten Therapiedetails gemacht werden mußte. Infolgedessen kann über die Basisdokumentation, wie in dem Arztbrief/Krankengeschichten Vergleich hinsichtlich der Sportverletzungen geschildert, z. B. nicht nach Sportverletzungen gesucht werden. Über „Tracerdiagnosen" wie z. B. Sprunggelenksverletzungen können jedoch verletzungsspezifische Teilkollektive an Hand der dann herauszusuchenden Krankengeschichten zusammengestellt werden (Tabelle 2). Dies ist ein weiterer Hinweis darauf, daß für die Interpretation von Statistiken das Wissen über die Erhebungsart der Daten unbedingt erforderlich ist. Wie in dem Beispiel zu erkennen war, würde die direkte Anfrage an die Arztbriefdokumentation die Häufigkeit von Sportverletzungen geradezu verharmlosen.

Bis zum Inkrafttreten des GSG wurde im OHH eine qualitätsgeprüfte differenzierte Dokumentation auf der Basis der Arztbriefe seit 1986 routinemäßig und im Rahmen einer Pilotstudie bereits 1984/85 vorgenommen [10, 19, 21]. Über das Prozedere und den im Hause eingesetzten Schlüssel wurde mehrfach berichtet, so daß hier auf die Literatur verwiesen werden kann. Da unsere Statistiken – wie ausgeführt – auf überprüfte Daten beruhen, konnten wir z. B. an Hand der Statistiken von 1986–1989 beweisen, daß die postoperative Wundinfektionsrate höher als die üblicherweise in der Literatur angegebenen 1–2% liegt. Damit konnten die früher nur unter der Hand ausgetauschten Informationen bestätigt werden.

Ferner konnte seinerzeit nachgewiesen werden, daß eine Arthroskopie durchaus nicht immer die diagnosebeweisende Maßnahme ist [19, 21], für die sie gern gehalten wird. Wir konnten auch weit mehr Komplikationen nach Hüft- und Knieendoprothesen belegen, als dies in der Literatur üblicherweise angegeben wurde. Bei vergleichbaren Einzelkomplikationen, ihren Häufigkeiten und ihren Behandlungen gehen wir dagegen mit der Literatur konform. Auf Grund unserer differenzierten Basisdokumentation waren wir also in der Lage, mehr Licht in den bisherigen Dunkelzifferbereich der Medizin zu bringen; alles Ergebnisse, die für die Erarbeitung von Qualitätssicherungsstandards und für die Qualitätssicherung ärztlichen Handelns selbst unerläßlich sind.

Wir hatten seinerzeit die Hoffnung ausgesprochen, daß sich auch andere Häuser unseren Datenerhebungsmethoden anschließen mögen [19]. Denn erst dann könnten die bei uns ermittelten Daten mit denen anderer Häuser verglichen werden. Was wir uns auf freiwilliger Basis erhofften, soll nun ein gesetzlich vorgeschriebener Krankenhausvergleich [3, 5] an Hand der zu übermittelnden Pflichtdaten erbringen. Dies sollte für jedes Haus ein Ansporn sein, nicht nur darauf zu achten, daß die Daten zu Fallpauschalen und Sonderentgelten korrekt erhoben und übermittelt werden.

Aus den geschilderten Fakten wird sicherlich auch erkennbar, daß Morbiditätsstatistiken, die allein auf der Hauptdiagnose und dem nun auch festzulegenden „leitenden Eingriff" beruhen, wie dies bei der L4 und L5 Statistik gemäß BPflV-95 und GSG der Fall ist [1, 3, 5, 9], die vom Gesetzgeber gewünschte Transparenz eines Hauses nicht liefern können. Dazu wäre die Erfassung und Publikation aller diagnose- und therapiespezifischen Daten und der durch die Charakteristik des Hauses vorzuhaltenden Leistungsmöglichkeiten (z. B. Unfallkrankenhaus) notwendig.

Die an Hand der angesprochenen Beispiele bestehende Dunkelziffer-Problematik wurde in der Folgezeit genauer untersucht. An Hand bereits veröffentlichter Fakten ergibt sich folgendes [20].

Grundsätzlich muß bei der Betrachtung von „Dunkelziffern" bemerkt werden, daß nur eine Form mit vertretbarem Aufwand der Forschung zugänglich ist, nämlich die, die durch direkten Datenvergleich erhellt werden kann. Die zweite Form der Dunkelziffer – nämlich die, der Fakten die niemand notierte, würde nur durch die Führung einer zweiten, von der ersten unabhängigen Krankengeschichte annähernd ermittelbar sein. Ein derartiger Aufwand ist in der Praxis nicht praktikabel.

Wie angedeutet, gibt selbst eine Arztbriefdokumentation nicht alle medizinrelevanten Daten wieder. Der Informationsschnitt muß bei anamnestischen Angaben und bestimmten Therapiedetails gemacht werden. Im OHH wurde bis zum Wirksamwerden des GSG diese Informationslücke durch eine Modifikation der reinen Arztbriefdokumentation abgemildert [20, 21].

Neben den Dunkelziffern [20] bei anamnestischen Daten ermittelten wir, angespornt von einer Göttinger Studie [7], die Dunkelzifferrate zwischen zwei Primärinformationen, die sich problemlos gegenüberstellen und vergleichen lassen und im wesentlichen identisch sein sollten. Wir verglichen den Informationsgehalt von Operationsberichten mit dem der korrespondierenden Entlassungsberichte.

Dabei ergab sich [20], daß man absolut genommen zur Morbiditätsstatistik die Zahl der Diagnosen gegenüber einer reinen Arztbriefdokumentation um rund 6% meist nach oben verändern müßte. Für die Therapiestatistik ergibt sich ein Änderungsbedarf von ca. 4%. Hierbei muß jedoch festgestellt werden, daß bestimmte Therapiedetails, wie die verwendete Endoprothesentype oder das benutzte Osteosynthesematerial sind nur dem OP-Bericht zu entnehmen. Will man also schon aus der Dokumentation heraus auch über diese Fakten valide Auskünfte erteilen können, ist die Erfassung und Auswertung der Arztbriefe und der OP-Berichte eine Conditio sine qua non. Diese geringe Dunkelzifferrate beim Vergleich zweier primärer Informationsträger hebt sich angenehm von der der sekundären Belege, wie Entlassungsbögen usw., über die im Folgenden noch zu berichten sein wird, ab.

Für die Abschätzung [20] fehlender Daten von Sekundärbelegen kann man eine Studie von Graubner et al. heranziehen [7], die mit großer Akribie verschiedene Datenträger des Klinikums Göttingen verglichen haben. Bei diesen Vergleichen wurden deutliche Differenzen zwischen den unterschiedlichen Informationsquellen gefunden.

Selbst für die Nekrologie war die Fehlerrate so hoch, daß man sie nicht vernachlässigen konnte, obwohl jeder Arzt im Krankenhaus Angst vor fehlerhaft ausgefüllten Unterlagen Verstorbener hat, weil diese leicht zu Problemen führen können. So fanden sich unter den Sterbefallanzeigen bei Vor- und Nachname von 844 Verstorbenen rund je 1% falsche Angaben und in der Datenbank 2,4 % bei den Nachnamen und 5,3% bei den Vornamen, wobei 46 weitere Fälle in der Datenbank nicht auffindbar waren.

Es wurde ferner ein Vergleich [7] von je 234 Operationen und Diagnosen zwischen der OP-Datenbank, dem OP-Buch und den Eintragungen in der Basisdokumentation durchgeführt, wobei bemerkt sei, daß in Göttingen seinerzeit zusätzliche Belege Verwendung fanden. In Zweifelsfällen wurde das Krankenblatt hinzugezogen. Lediglich 44 mal fand sich eine Übereinstimmung in allen drei Datenbanken hinsichtlich der Operationen und 93 mal bei den Diagnosen. Das bedeutet, daß nur einer von sechs Fällen bei der Verwendung zusätzlicher Belege von der Operation her und nur zwei von fünf bezüglich der Diagnose in allen drei Datenbanken gleich wiedergegeben wurden.

Die Körperseite war in allen Datenbanken zusammengenommen insgesamt 10 mal falsch angegeben worden [7]. Eine Einteilung der Daten nach einem Ähnlichkeitsscore ergab, daß die Basisdokumentation von den drei untersuchten Datenquellen trotz aller ermittelten Lücken die beste Rangstufe aufzuweisen hatte und das OP-Buch die niedrigste, wobei die Unterschiede unter 10% bei den Operationen und unter den Diagnosen rund 20% betrugen. Jedoch sind die qualitativen Daten so unterschiedlich, daß die Autoren eine Verabsolutierung des Ergebnisses nicht empfahlen.

Eine weitere Stichprobe [7] von 205 in der Datenbank befindlichen Fällen mit ihren korrespondierenden Arztbriefen ergab einmal, daß auch nach mehrfachen Versuchen 4,4% der Arztbriefe nicht gefunden werden konnten. Bei den restlichen zeigte sich, daß zwar alle in der Datenbank gespeicherten wichtigen Diagnosen auch in den Entlassungsberichten enthalten, aber umgekehrt 12% der wesentlichen fachspezifischen Diagnosen in der Datenbank nicht vorhanden waren. Ferner konnten 33% der weiteren – nicht fachbezogenen – dokumentationswürdigen Diagnosen in der Datenbank der Basisdokumentation nicht wiedergefunden werden. Die Autoren empfahlen daher mit Recht eine redundante Dokumentation mit Verknüpfung der verschiedenen Informationsquellen. Im OHH [20] wurden nach allen Berichten seit 1986 die Arztbriefe nicht nur zur Überprüfung der Basisdokumentation herangezogen, sondern dient im Original als Basis für die Dokumentation und wurden erst nach einer weiteren vollständigen fachärztlichen Qualitätsprüfung abgelegt. Daher ist davon auszugehen, daß alle in Göttingen lediglich bei der erwähnten Stichprobe zusätzlich gefundenen Befunde im OHH bis zum Inkrafttreten des GSG routinemäßig in die Statistiken eingeflossen wären. Daß aber auch die Arztbriefe selbst Informationslücken aufweisen, kann dadurch belegt werden, daß im OHH seit 1986 nicht selten weitere Informationsträger bis hin zur Krankengeschichte für die Basisdokumentation berücksichtigt werden müssen. Weitere Beispiele können der Literatur entnommen werden [21].

Eine qualitätsgeprüfte Basisdokumentation, wie sie z.B. im OHH bis zum Inkrafttreten des GSG an Hand der Arztbriefe üblich war, war in hohem Maße personalintensiv. Das GSG erforderte ebenfalls personalintensiven erheblichen zusätzlichen Aufwand, der nur mit EDV-Hilfe zu bewältigen ist. Die Umstellung auf EDV und die verordnete Beschleunigung der Abläufe führten einmal zur routinemäßigen Aufgabe der Dokumentation nach dem DTSOT-Schlüssel, der nun nur noch als Verschlüsselungshilfe in den OPS-301 und die zukünftige ICD-10 dient [21], und zum anderen zwangsläufig zu den Unzulänglichkeiten, die die soeben geschilderte Dokumentation von Formularen mitbrachte. Die Qualitätsprüfung der nun vorhandenen Unterlagen wurde allerdings nicht aufgegeben. Denn zur zweifelsfreien Definition von Sonderentgelten und Fallpauschalen benötigt man bekanntlich einen hohen Standard an Datengenauigkeit [1, 3, 5].

Die Erkenntnisse aus der Arbeit [20] im damaligen AK für Dokumentation und Statistik der DGOT und dem noch bestehenden AK Orthopädie der GMDS legen nahe, daß sich in der Ärzteschaft noch nicht flächendeckend herumgesprochen hat, daß gerade bei den 1996 für alle Krankenhäuser eingeführten Fallpauschalen und Sonderentgelten [1, 3, 5] nicht dokumentierte und damit auch den Kostenträgern nach § 301 SGB-V nicht übermittelte Diagnosen und Behandlungen 4-5 stellige Einnahmeeinbußen je Einzelfall bedeuten können. Diese Geldeinbußen, die seitens der Budgetverhandlungen nicht vorgesehen sind, fehlen dann aber auf der Einnahmeseite.

So muß es für alle Häuser erklärtes Ziel sein, die Entlassungsmeldungen oder den elektronischen Datenträgeraustausch qualitativ an die Güte von Arztbriefen heranzuführen, in denen jedoch auch alle kostenrelevanten Fakten, wie sie das Beispiel mit dem Arztbrief der Behandlung eines Kindes in negativer Hinsicht, ohne falsch zu sein, eindrucksvoll zeigte, Platz finden müssen.

Die käufliche Krankenhaus-Software ist nur selten auch ärztlichen Gedankengängen zugänglich. Deshalb ist es sinnvoll, Überlegungen anzustellen, an welchen Stellen man die allgemein mehr administrativ ausgerichtete Software „anzapfen" kann, um medizinisches Gedankengut auch für Ärzte zugänglich zu dokumentieren. Das Ganze darf dabei „nichts kosten", muß aber effektiv sein. Das bedeutet, die ärztlich nutzbare Software muß – wo die administrative nicht reicht – mit überall käuflichen Serienprogrammen wie ACCESS, EXCEL, (WIN-)WORD usw. herstellbar sein. Für die Speicherung von Unterlagen in Papierform empfiehlt sich ein Scanner.

Folgende Konstellation hat sich inzwischen als praktikabel herausgestellt: Das „Anzapfen" der Kliniksoftware für die Patientenstammdaten geschieht über eine Druckdatei, die – in eine EXCEI ·Datei überführt – über ein selbstgeschriebenes Makro jederzeit umgeformt und damit für andere Anwendungen passend gemacht werden kann. Die ärztlich nutzbare Datenbank wird in ACCESS aufgebaut. Die EXCEL-Datei wird in regelmäßigen Abständen zur Aktualisierung der ACCESS-Patientendatei in diese Patientendatei importiert. Die ACCESS-Datenbank wird nach Belieben konfiguriert, z.B. zur Erfassung aller Sonderentgelte und Fallpauschalen. Dieser Teil kann sich im Kliniknetz abspielen und kann daher nicht das Kliniknetz verlassen. Eine Sicherungskopie der Datei kann z.B. über die ACCESS-Funktion „Dateikompression" jederzeit auf ein anderes paßwortgeschütztes Laufwerk im Netz erfolgen. Besondere Ansprüche oder Anforderungen an den Rechner werden nicht gestellt.

Der zweite Teil der Datenbank besteht darin, daß in einem zweiten vom ersten und vom Netz unabhängigen Rechner (mindestens Pentium-Processor und 166 MHz und einer Festplatte mit mehr als 2 GByte sowie einem optischen Laufwerk und Scanner) die für die Arbeit nötigen Belege (Entlassungsmeldungen, Briefe, Berichte usw.) einfach als Grafik eingescannt werden. Diese Graphiken werden mittels des ELO (Elektronischer Leitzordner [ca. 300 DM zusätzlich zur automatisch mitgelieferten Scannersoftware]) auf einfachste Weise und über ein Paßwort zugriffsgeschützt verwaltet. Der ELO erlaubt es, jederzeit weitere Seiten an einen Patientendatensatz anzuhängen und Seiten zu sortieren.

Der ELO gestattet ferner zu jedem Datensatz ein Feld zu generieren, in das Stichworte, Codeziffern (z.B. DTSOT: also der orthopädisch-traumatologische Diagnose- und Therapieschlüssel [21]), Datensatznummern völlig frei formuliert eingetragen werden können. Als Datensatznummer bietet sich die gleiche wie die Datensatznummer der ACCESS-Datenbank des Netzrechners an. Denn der Name des Patienten wird sofort sichtbar, wenn man sich die „gescannte" Seite auf den Bildschirm holt.

Über die Codeziffern (beliebig viele und in beliebiger Reihenfolge) können die gleichen Suchläufe nach Patientenunterlagen stattfinden wie über das alte – oft beschriebene [10, 21] – Randlochkarten-System, welches z.B. im OHH seit 1986 bis 1993 eingesetzt wurde. Die Datensicherung kann in beliebigen Abständen sicherheitshalber zweifach über das im ELO vorgesehene Datensicherungsprogramm nacheinander auf zwei optische Platten erfolgen. Bei mindestens 166 MHz (bereits heute weniger als der übliche Standard neuester PC's) laufen selbst einfache D-Base-Programme mit tausenden von Datensätzen rasend schnell, so daß selbst erstellte Diagnose- und Therapiekataloge nicht mühsam und kostenintensiv in Kliniksoftware einkopiert werden müssen (z.B. die beigelegte Diskette in Nr. 21 des Literaturverzeichnisses; das Programm benötigt allerdings D-Base-IV in der DOS-Version).

Das einzige Problem, daß es seit dem GSG in jedem Hause gibt, wird das Personalproblem sein. Um wirklich alle wichtigen Patientenunterlagen zu speichern, und diese sind umfangreicher, als sie nur zur GSG-Erfüllung benötigt werden, wird zusätzliches Personal gebraucht, nämlich genau das gleiche Personal, welches vor der Einführung des GSG für die Dokumentation notwendig war. Denn es ist ein Irrglaube, daß EDV die Dateneingabe erleichtert. EDV kann allenfalls dafür sorgen, daß eine bisher mehrfach nötige Dateneingabe und damit die Schaffung zusätzlicher Fehlerquellen verhindert wird. Die Hauptdomäne der EDV ist jedoch eine erleichterte Datenauswertung. Dies kann natürlich nur dann funktionieren, wenn die Daten frei verfügbar sind und flexibel ausgewertet werden können. Hier gibt es bei käuflicher Kliniksoftware in vielen Fällen auch 1998 noch erheblichen Nachholbedarf.

Das Problem, eine individuell gestaltete ärztlich nutzbare Datenbank zu generieren, ist jedenfalls unabhängig von der eingesetzten Kliniksoftware gelöst. Es kann also nun DV-unterstützt dort wieder angeknüpft werden, was durch die GSG-bedingte zwangsläufige Aufgabe des z.B. im OHH seinerzeit üblichen manuellen Randlochkartensystems [10, 21] beendet werden mußte. Eine individuell erstellte Datenbank (z.B. auf ACCESS-Basis) hat eheliche Vorteile. Sie kann auf Änderungen von Vorschriften oder klinikinternen Wünschen sofort umgestellt werden. Man ist daher nicht auf die Softwareindustrie angewiesen, die zwar auch bereit ist, jede Änderung vorzunehmen, dies aber nur mit erheblichem Zeitaufwand unter meist noch höheren Kosten bewerkstelligt. Der individuelle Aufbau einer Datenbank ist heute recht einfach geworden und gelingt im Allgemeinen jedem Computerfreak, die es auch unter Ärzten in großer Zahl gibt.

Zusammenfassung

Aus der Kenntnis früherer Untersuchungen des Autors, den Erfahrungen des am 1.1.98 aufgelösten AK für Dokumentation und Statistik der DGOT, des weiterbestehenden AK-Orthopädie der GMDS und den Angaben der Graubnerschen Studie [7] wird eindeutig die Lückenhaftigkeit von Datenbanken bewiesen, die auf die Verwendung sekundärer Belege – wie zum Beispiel Entlassungsmeldungen – angewiesen sind. Diese zweistelligen Fehlerprozentraten lassen sich vermeiden, wenn man – wie im OHH bis zum Inkrafttreten des GSG – den Arztbrief zur Basis der Dokumentation macht. Trotzdem muß man auch in den Entlassungsberichten mit einer gewissen Rest-Dunkelziffer von ca. 5% hinsichtlich wichtiger Diagnosen und Therapieverfahren rechnen.

Für die Genauigkeit in der Beschreibung therapeutischer Verfahren wird die simultane Dokumentation von Arztbriefen und OP-Berichten zu einer Conditio sine qua non. Dies ist besonders wichtig, da bei sehr vielen Anfragen an die Basisdokumentation von ärztlicher wie administrativer Seite gerade therapeutische Zusammenhänge geklärt werden sollen.

Die simultane Erfassung der Entlassungs- und der OP-Berichte kann daher für Lehre, Forschung und Administration ein wesentlich besseres Datenmaterial zur Verfügung stellen als die Arztbriefdokumentation allein.

Es wird ferner ein gangbarer Weg aufgezeigt, mit EDV-Ünterstützung, auch ohne daß die Krankenhaussoftware ärztlich nutzbare Information möglich macht, sich eine individuell nutzbare Datenbank aufzubauen.

Datengewinnungsprobleme und nicht ausreichende Datenqualität in der Orthopädie und Traumatologie werden uns sicherlich noch lange begleiten. Insofern gibt es aus dem Verlauf der letzten 7 Jahre nur wenig Fortschritt zu berichten. Die Technik ermöglicht uns zunehmend, mit überall erhältlichen Serienprogrammen manuelle Tätigkeiten auf EDV umzustellen, ohne Informationsverluste einkalkulieren zu müssen. Sonderentgelte und Fallpauschalen können allerdings dazu beitragen, daß allein aus wirtschaftlichem Interesse der Häuser die Datenqualität auch von Formularen zukünftig zwangsläufig besser werden muß, will ein Haus überleben.

Ausblick

Es kann als anerkennenswerte und bislang absolute Ausnahme betrachtet werden, daß auf dem Deutschen Orthopädenkongreß 1998 in Wiesbaden der Autor eines Vortrages schlechte Ergebnisse bekanntgab und die Konsequenz daraus zog, das Implantat und die Implantationsmethode zu wechseln. Der Leser möge verzeihen, daß dieser Vortrag aus Fairneßgründen nicht im Literaturverzeichnis erscheint.

Als Ausblick sei noch einmal der Bericht über den „Vergleich primärer Informationsquellen..." zitiert [20].

Für eine genaue Abschätzung [20], wie groß der Fehler durch fehlende anamnestische Angaben bzw. nicht in den Entlassungsbericht aufgenommener Informationen aus dem gegenwärtigen Aufenthalt ist, kann nur ein systematischer Vergleich der Arztbriefe mit der kompletten Krankengeschichte weiterhelfen.

Eine solche Studie [20] ist gegenwärtig problematisch. Der Grund liegt darin, daß zwangsläufig in einem Arztbrief nur ein Teil der Information der Krankengeschichte an den weiterbehandelnden Arzt weitergegeben werden kann, denn der Entlassungsbericht stellt eine Zusammenfassung der wichtigsten Daten des Aufenthaltes dar.

Nun wird die Frage [20] – was ist wesentlich – von jedem Arzt anders beantwortet. In einer solchen Studie muß also auch das „Weglaßverhalten" der Ärzte untereinander untersucht werden. Es muß daher getestet werden, ob sie sich im großen und ganzen gleich oder unterschiedlich verhalten. Dies kann nur an Hand einer Zielgröße geschehen, die allgemeingültig sowohl in der Krankengeschichte als auch im Arztbrief vorhanden sein sollte. Die Ergebnisse derartiger Nachforschungen lassen auf Grund von pilotstudienartigen Voruntersuchungen brisante Fakten erwarten.

In der heutigen Zeit [20] ist Sicherheitsdenken vor drohenden Prozessen leider kein Fremdwort – im Gegenteil ist es für etliche z.T. über das Ziel hinausschießende Handlungen verantwortlich. Die Boulevard-Presse greift Dinge auf, die mehr den Fachzeitschriften vorbehalten sein sollten. Solange dies nicht anders wird, und Krankenhäuser auch unliebsame Daten für wissenschaftliche Untersuchungen verwerten können, ohne befürchten zu müssen, irgendwo in Mißkredit zu geraten, in „Emser-Depeschen" [16] verwickelt oder auf andere Weise abschätzig behandelt zu werden, so lange kann eine derartige Studie Arztbrief-Krankengeschichtenvergleich [20] nur völlig anonymisiert ablaufen. Die Unkenntlichmachung muß hier soweit gehen, daß nicht nur wie sonst der einzelne Patient nicht mehr wiedererkannt werden darf, sondern die Klinik selbst unbekannt bleiben muß, ähnlich einem Bericht über ein gescheitertes EDV-Projekt. Dies bedeutet aber auch, daß die gefundenen Werte nicht in absoluten Zahlen sondern nur in Verhältniszahlen angegeben werden dürfen, um ein Zurückrechnen, in der Absicht die Klinik zu ermitteln, zu verhindern.

Für die Weiterarbeit [20] des AK Orthopädie der GMDS wäre es also sinnvoll, wenn mehr Häuser als seinerzeit das OHH ihre Basisdaten veröffentlichen würden, damit zukünftig nie wieder Berichte dritter [16] dazu führen können – im Zeitalter der Qualitätssicherung und der Datenverarbeitung –, gerade die Ergebnisse dieser Errungenschaften, die in ihrer Art auch 1998 immer noch unerwartet klingen, nur hausintern verwendet werden können. Denn [20] langfristig können diese Daten helfen, daß wir Ärzte besser in die Lage versetzt werden, z. B. Risiken einzelner Verfahren genauer abschätzen zu können als je zuvor. Gerade wir als Ärzte und Orthopäden sollten sich eigentlich auch dazu verpflichtet fühlen, diese Erkenntnisse durch ihre Publikation an andere Kollegen nicht nur des eigenen Hauses weiterzugeben.

Abschließend seien Sätze des Altvaters der aktuellen medizinischen Dokumentation Wagner von 1975 aus der „Bibel" der medizinischen Dokumentation dem „Koller-Wagner" zitiert, der auf Seite 285/86 schrieb [12]:

„... Aber auch die exaktesten und aufwendigsten mathematisch-statistischen Methoden können nicht zu einwandfreien und gesicherten Aussagen führen, wenn das den Analysen zurundeliegende Material unzuverlässig ist. Gerade wir Ärzte sollten uns stets bewußt bleiben, daß der Mensch ein fehlbares Wesen ist und alle seine Leistungen fehleranfällig sind. Wer von sich annimmt und von seinen Mitarbeitern verlangt, völlig fehlerfrei zu arbeiten, ist töricht und unmenschlich zugleich... Erst die Entwicklung der elektronischen Datenverarbeitung hat die Zeit für eine systematische Fehlerforschung reif werden lassen... Es liegt an uns, diese Möglichkeiten zu nutzen."

Literatur

Arbeiten des Autors, die in den Berichten von 1991 und 1995 zitiert wurden [19, 20], werden hier nicht noch einmal wiedergegeben und können dort nachgelesen werden, alle anderen werden wiederholt.
1. Bundesministerium für Gesundheit; 5. Änderungsverordnung zur BPflV-95 Bundesgesetzblatt JG 1997 Teil I Nr. 82 vom 16.12.97 2874-2881

2. Bundespflegesatzverordnung vom 21.8.1985 Bundesgesetzblatt Jahrgang 85, Teil: 1, S. 1666–1694
3. Bundespflegesatzverordnung 1995; das Krankenhaus 86. Jg. 1994 Heft 8 Redaktionsbeilage
4. Ehlers, C. Th.: Anforderungen an die medizinische Basisdokumentation und Anwendungen der Diagnosestatistik im Krankenhaus 1975–1990 ein Vergleich; Vortrag GMDS Jahrestagung Berlin 1990
5. Gesundheitsstrukturgesetz, Bundesgesetzblatt Jahrgang 1992 Teil I S. 2266–2334
6. Graubner, B.: Generelle Diagnosendokumentation, eine Chance für den Arzt Orthop. Praxis 3/87 S. 171–177 23. Jg.
7. Graubner B., Jacob B.: Untersuchungen zur Qualität einer routinemäßigen Computerdokumentation von Diagnosen und Operationen; aus: Medizinische Informatik und Statistik Band 62 1985 S. 296–307
8. ICD-10; ZI-Spezialausgabe Version 1.3 Stand 12.9.97 (1997); Datensatz des Zentralinstitut für die kassenärztliche Vereinigung der Bundesrepublik Deutschland (ZI)
9. Klar, R., Graubner, B., Ehlers, C.-Th.: Leitfaden zur Erstellung der Diagnosenstatistik nach § 16 Bundespflegesatzverordnung. Bundesministerium für Arbeit und Sozialordnung. Bonn BMA 1986
10. Klar R.: Klinische Basisdokumentation und Diagnosestatistiken 1993 Eigenverlag der Universität Freiburg
11. Koch H., B. Graubner, G. Brenner (1998) Erprobung der Diagnoseverschlüsselung mit der ICD-10 in der Praxis des niedergelassenen Arztes; Zentralinstitut für die kassenärztliche Vereinigung der Bundesrepublik (ZI) Deutschland 1998; Deutscher Ärzteverlag Köln
12. Koller, St., Wagner, G.: Handbuch der medizinischen Dokumentation und Datenverarbeitung Schattauer Verlag Stuttgart-New York 1975 (Schlußzitat)
13. Müller R.T., Wittig Ch., Essen: Analyse und Sicherung der ordnungsgemäßen ärztlichen Dokumentation. (DGOT-Mitteilungsblatt Heft 3 1990)
14. Nitzschke E.; Wiegand M.; Steffen R., Bochum: Fehleranalyse bei der Diagnosestatistik nach Bundespflegesatzverordnung. (DGOT-Mitteilungsblatt Heft 3 1990)
15. Nitzschke E., Wiegand M.: Vereinheitlichung der ICD-9 Orthopädie und Fehleranalyse bei der Verschlüsselung nach ICD-9; Vortrag 38. Jahrestagung Süddeutscher Orthopäden Baden-Baden 90
16. Rezension eines der Aufsätze des Autors; Autor unbekannt; Titel: Knieendoprothesen - Komplikationsrate noch höher als bei HEP; Orthopädie Traumatologie 6. JG 12/91 s. 8
17. Schega W., Qualitätsicherung im Bereich der Chirurgie; aus: Qualitätssicherung ärztlicher Berufsausübung, Bundesärztekammer 1985
18. Suermann, B., Koehler, C.O., Rompe, G.: Basisdokumentation durch nicht-ärztliches Personal an einer orthopädischen Universitätsklinik. ZfO. 114 (1976) 216–219
19. Winter Th.; Probleme bei der Datenerhebung für die Qualitätsicherung in der Orthopädie und Traumatologie, Orthopädische Mitteilungen (der DGOT) 2/1991 78–81
20. Winter Th.; Vergleich primärer Informationsquellen für die Dokumentation im Krankenhaus, ein Beitrag zur Dunkelzifferproblematik; Orthopädie Mitteilungen 4/1995 S. 225–227
21. Winter Th. (1996) Diagnose- und Therapieschlüssel in Orthopädie und Traumatologie ein Ratgeber für die Qualitätsicherung und die Abrechnung mit den Krankenkassen; Bücherei des Orthopäden Band 65 Enke-Verlag Stuttgart

Internet-Adressen

Anhang

Wichtige Internetadressen Orthopädie/Traumatologie

Lehre/Fortbildung

1. Orthopedic Teaching Sites: http://www.diavlos.gr/orto96/owl/teach.htm
2. Loyola University Chicago: http://www.medean.luc.edu/lumen/index.html
3. The Horsford Muscle Tables: http://www.ptcentral.com/muscles
4. Illustrated Encyclopedia of Human Anantomic Variations: http://vh.radiology.uiowa.edu/Providers/TextbooksAnatomicVariants/Media.html# MuscleList
5. Knee evaluation multimedia case: http://www.med.und.nodak.edu/depts/fpc/Knee3/knee-1.htm
6. Neurologic examination: http://www.medinfo.nfl.edu/year1/bcs/clist/neuro.html
7. Neurosurgery Web Page: http://39.127.99.12/teachfile/anatrev/spinalev.html
8. MedPharm-Learning Modules...: http://www.medform.unito.it.80/education/learning.html
9. Acute Low Back Problems...: http://indy.radiology.uiowa.edu/Providers/ClinGuide/BackPhysician/02.html
10. The Painful shoulder: http://w1.uchsc.edu/sm/rheum/should2.html
11. Neurological surgery: http://mens10.mednyu.edu/spinespine_main.html
12. Orthopaedic Online Textbook: http://www.orthop.washington.edu/bonejoint/Sources.idx.html#Z
13. Multiskeletal teaching files...: http://geocities.com/Hotsprings/2255/ortho.html
14. Southern California Orthopedic Institute: http://www.scoi.com/
15. Avascular Necrosis of Bone: http://www.mri.jhu.edu/dbluemke/Avascular-necrosis.html
16. Approaches To Differential Diagnosis...: http://www.rad.washington.edu/Books/NewApproach/Contents.html

17. University of Pennsylvania Medical Center:
    http://www.rad.upenn.edu/rundle/InteractiveKnee.html
18. Rheumatoid Arthritis: http://www.duq.edu/PT/RA/TableOfContents.html
19. Primary Care Teaching Modules:
    http://www-med.stanford.edu/school/DGIM/Teaching/Modules/handfinger.html
    http://www-med.stanford.edu/school/DGIM/Teaching/Modules/hipknee.html
20. Clinical Case Presentation:
    http://gait.aidi.udel.edu/res695/homepage/pd_otrtho/educate/clincase/clcsehp3.htm
21. Trauma Moulage: http://www.trauma.org/resus/moulage/moulage.html
22. Protocols in Orthopedics: http://www.bonehome.com.protocol.htm
23. Orthopedic Atlas:
    http://ch.nus.sg/cybermed/clinical/orthopaedics/atlas/ortho.html
24. Internet Journal of Orthopedic Surgery and Realated Subjects:
    http://www.rz.uni_duesseldorf.de/WWW/MedFak/Orthopaedie/journal
25. Anatomie Lehrbuch:
    http://www.klinikum.rwth-aachen.de/webpages/mib/cbt/projectes/anatomie
26. The Interactive Patient: http://medicus.marsshall.edu/medicus.htm
27. Orthopedics:
    http://www.geriatrics.org/pros/orthopedics-ccard.html#teaching/2
28. Orthopedics Today: http/www.slackinc.com/bone/ortoday/othome.htm
29. Multimedia titles in Orthopedics & Othopedic Surgery:
    http://www.majors.com/multwwwl/multx073.html
30. University of Washington...: http://www.washington.edu/medical
31. Center for Orthopedic Research: http://ortho.cor.ssh.edu
32. Computers and virtual...: http://www.sgh.gov.sg/neu-sur/3dimensi.htm
33. AAOS: http://www.aaos.org
34. Academic Orthopedic Society: http://www.a-o-s.org
35. American Ass.of Hip and Knee: http://www.aahks.org
36. Asociacion Argentina de Ortopedia y Traumaatologia:
    http://www.aaot.com.ar/
37. BONE: http://brigit.os.qub.ac.uk/bone.html
38. Orthopedic Surgery Mailing List: http://www.sechrest.com/ortho/
39. Electronic Journal of Orthopaedics:
    http://www.umis.com.ejo.htm
    http://www.ejo.org/
40. Computer Aided Surgery: http://interscience.wiley.com.cas
41. Wheeless' Textbook of Orthopaedics: http://www.medmedia.com/
42. Universtät Mainz:
    www.uni-mainz.de/FB/Medizin/Anatomie/workshop/vishuman/Fertig.html
43. J. McNulty:
    www.medean.luc.edu/lumen/MedEd/GrossAnatomy/vhp/Visible.htm
44. University of Colorado:
    www.uchsc.edu/sm/chs/vhm.html
    www.uchsc.edu/sm/chs/vhf.html

45. NLM: www.nlm.nih.gov/research/visible/
46. Universität Ulm: http://www.uni-ulm.de/klinik/orthopaedie/links/bookm.htm
47. Frankfurter Index: http://www.klinik.uni-frankfurt.de/findex-small
48. AWMF: http://www.uni-duesseldorf.de/WWW/AWMF
49. OrthoNet: http://odp.od.nih.gov/consensus
50. Cochrane collaboration: http://www.cochrane.de/cc/cochrane/cdsr.htm
51. Orthonet: http://www.orthonet.de
52. National Library of Medicine: http:www.nim.nih.gov
53. The Journal of Bone and Joint Surgery:
    http://www.jbjs.org
    http://www.jbjs.co.uk/
54. ÄrzteZeitung: http://www2.aerztezeitung.de
55. Universität Ulm: http://www.chirurgie.medizin.uni-ulm.de/c3/links.html
56. AO-Institute: http://www.ao-asif.ch
57. Healthnet: http://www.healthnet.de
58. CliniWeb: http://www.ohsu.edu/cliniweb/wwwvl/all.html
59. Case presentation...:
    http://medicine.creighton.edu/medschool/case-pres/caseindex.html
60. Die virtuelle radiologische Fallsammlung:
    http://radserv.med-rz..uni-sb.de.index.html
61. MedWeb: http://www.gen.emory.edu/MEDWEB/keyword.html
62. Orthotraining: http://www.orthotraining.com
63. Der Orthopäde: http://www.link.springer.de
64. Medweb Münster: http://medweb.uni-muenster.de/institute/anat/wbtlinks.htm
65. American Orthopaedic Association: http://www.aoassn.org/
66. American Orthopaedic Foot and Ankle Society: http://www.aofas.org/
67. American Orthopaedic Society for Sports Medicine:
    hhhtp://www.sportsmed.org/
68. Arthroscopy Association of North America: http://aana.org/
69. Connective Tissue Oncology Society:
    http://www.cancer.med.umich.edu/ctos/index.html
70. Orthopaedic Research Society: http://www.ors.org/
71. Orthopaedic Trauma Association: http://www.ota.org/
72. Ruth Jackson Orthopaedic Society:
    http://www.aaos.org/wordhtml/rjos/rjoshome.htm
73. Scoliosis Research Society: http://www.srs.org/htm/membset.htm
74. Societe Internationale de Chirurgie Orthopedique et de Traumatologie (SICOT) :
    http://www.orca.vub.ac.be/sicot/intro.htm
75. BioMechanics: The Magazine of Lower Extremity Movement:
    http://biomech.com/
76. Current Opinion in Orthopedics: http://www.chapmanhall.com/or/default.html
77. Electronical Journal of Hand Surgery:
    http://www.leeds.ac.uk/handsurgery/ejhome.htm
78. Euorpean Journal of Orthopedic Surgery and Traumatology:
    http://link.springer.de./link/service/journals/00590/index.htm

79. International Orthopedics:
    http://link.springer.de/link/service/journals/00264/index.htm
80. Journal of Shoulder and Elbow Surgery:
    http://www1.mosby.com/Mosby/Periodicals/Medical/JSES/setc98.html
81. Medscape Orthopedics and Sports Medicine:
    http://www.medscape.com/Medscape/OrthoSportsMed/public/mos.journal.html
82. Link Orthopaedics: http://www.dundee.ac.uk/orthopaedics/link/welcome.htm
83. WorldOrtho: http://www.worldortho.com/
84. Spine Surgery Home Page: http://spine-surgery.com/
85. Belgian Orthoweb: http://www.belgianorthoweb.be/noie.htm
86. Orthopaedic Information Service:
    http://os1.os.qub.ac.uk/medlinks/orthlink.html
87. Orthogate: http://www.orthogate.com/index.htm
88. Orthopaedic Yellow Pages: http://www.aaos.org/wordhtml/exhibit.htm
89. Orthopaedic Links Page:
    http://www.virtualkamloops.com/cloughs/orthlink.html

Mailing Lists

90. American Academy of Orthopaedic Surgeons discussion groups:
    http://www.aaos.org/wordhtml/discuss.htm
91. Orthopod: http://www.mailbase@mailbase.ac.uk./lists/orthopod/
92. Scoliosis Mailing List:
    http://ai.mit.edu/extra/scoliosis/scoliosis.html#subscription
93. Electronical Journal of Orthopaedics Mailing Lists:
    http://www.nmis.com/onm/html/mboard/mailers.htm

Newsgroups

94. alt.support.arthritis
95. medlux.medsci.orthopedics
96. misc.health.arthritis
97. sci.med.diseases.osteoporosis
98. sci.med.orthopedics

Patientenversorgung

1. MRCAS: http://www.mroas.ri.cmu.edu/
2. CEN: www.microtherapy.de/e/imt/fi/medinf/cen.html
3. Gesellschaft zur Förderung der Lebensqualität von Endoprothesenträger: www.gvle.de

Forschung

1. M.E. Müller Institute of Biomechanics: http://cranium.unibe.ch
2. The gait analysis center: www.ortho.uab.edu/gait.html
3. The gait analysis lab.: www.ccmckids.org/gaitlab.htm

4. Biomechanics and gaitanalysis links: www.emgsrus.com/links.htm
5. CFTC - Clinical Gait Analysis
   www.cftc.com/gaitcases.htm
   www.cftc.com/navig.htm
   www.cftc.com/navig2.htm
6. Gait analysis page: www.arielnet.com/newlook/adw-39a.html
7. Clinical gait analysis: guardian.curtin.edu.au/cga/archives/13-08-98
8. Video Metric Gait Analysis System: www.ptexsys.com/prod03.htm
9. Gait analysis Publications: www.gait.com/pubs.html
10. Gait analysis Lab. at Childreńs Memorial Hospital:
    www.childmmc.edu/cmhweb/CMHDepts/GaitLab/whatsGaitlab.html
11. Footmaxx Gait Analysis Examples: www.footmax.com/left3d.html
12. Clinical Gait Analysis: www.poly.edu.hk/cga/archives/29-06-97
13. An overview based on Gaitanalysis: www.systech.co.kr/S039/I39sub11.htm
14. Gait analysis: www.lwc-eirec.go.jp/gyoumu/hokouE.htm
15. Gait analysis: www.ucpa.org/text/research.htm
16. Gait analysis software: www.meceng.uct.ac.Za/^^cturner/sware.htm
17. Gait analysis lab: www.scholl.edu/b/glab.htm
18. Neural network tools...: www.bmsc.udel.edu/niiler/NN/frontpage.htm
19. Gait analysis: www.azstarnet.com/^^lj-publ/accrec/gaitanal.html
20. Gait analysis: www.footankle.com/foot/gait.htm
21. Gait analysis: www.niwl.se/WAIS/30116/30116425.htm
22. OSU: gait2.gait.ohio-state.edu/GaitLab/gaithistory.html
23. Gait workbook: www.opengroup.com/open/dfbooks/155/1556423446
24. Observational Gait Analysis: slice97.uchicago.edu/abstracts/c-bork.html
25. KCRC GaitLab: Hsc.virginia.edu/medcntr/gaitlab/gaitinfo.html
26. Observational Gait analysis: corky.mco.edu/cci/
27. Gait analysis: www.ncku.edu.tw/^^motion/e-gait.htm
28. Acclerometers in Gait analysis:
    www.bme.ccf.org/isb/biomch-l.archives/log9203/00008.html
29. Gait analysis Lab:
    meds.queensu.ca/medicine/lrc/software/gait.htm
30. Gait analysis:
    www.noc.org.uk/SerARef/MMC/Gaitlab/GaitLabWhyUse.htm
31. Clinical gait analysis:
    www.health.latrobe.edu.au/HS/schools/POD...calgaitanalysis
32. MIE Gait analysis system: www.mie-uk.com/gait/index.htm
33. Instrumental gait analysis:
    www.tu-darmstadt.de/fb/fb3/sport/veranst/bei/steuer.htm
34. ASB: www.orst.edu/dept/HHHP/ASB/abstracts/pearsall.html
35. Biomechanics worldwide: www.per.alberta.ca/biomechanics/sections.htm
36. Dr. Gait III: www.medinfo.ohio-state.edu/kj/gaitTut/gaitTut/html
37. The Gait Lab.: ireland.iol.ie/tdcrc/gait.htm
38. Gait Lab: www.eee.odu.edu/^^dashtip/gait.html

Sachverzeichnis

Absorptionskoeffizient 255
Abstoßphase 269
ADSL 66, 71
A-DSP 482, 489
Altavista 23, 38
Amazon 42
American Academy of Orthopaedic Surgeons (AAOS) 29
Analog/Digital-Wandler 89
Analyse, kinetisch 138
Analyse, kinematisch 128
Anatomie 361
Anordnung, vektoriell 383
Anpassungserscheinung, physiologisch 275
anterior crucuate ligament replacement 452
Antetorsionswinkel 437
Antetorsion 474
Anthropokmetrisches Modell 203
ANTHROPOS 174
AO-Frakturklassifikation 567
Arbeitsprozeß 85
Arbeitsschutz 173
Archie 18
ARPANET 3
Arthroskopiebefundung 567
Arztbrief 552
Ärztliche Schweigepflicht 540
Assistenzfunktion 587
ATM-Technologie 81
Aufklärungsdokumentation 582
Auswertung 586
Autorenmodus 386

Bandscheibenerkrankung 292
Bandscheibenmatratze 98
Basisdokumentation 591, 600
Beanspruchung 145
– amplitudengemittelt 301
– frequenzgewichtet 300
Beanspruchungswaage 125

Beckenosteotomie 406
Belastung 145, 215, 230, 236
– äußere 170
– innere 230
Benutzerfreundlichkeit 46
Bericht 552
Berichtwesen 586
Beschlagnahmeverbot 541
Beschleunigung 248, 251, 252, 254, 256, 293
Beschleunigungsaufnehmer 246
Beschleunigungseinleitung 295
Beschleunigungsmessung 154
Beschleunigungssensor 294
Beschleunigung-Zeit-Signal 294
Betriebskosten 531
Bewegung 145
Bewegungsanalyse 121, 159,
Bewegungsanalysesystem, integriert 135, 136
Bewegungsgrößen 128
Bewegungsmapping 485
Beweisqualität 541
Bibliotheken, weltweit 41
Bibliothekskatalog 34
Bildarchivierung, digital 531
Bildbearbeitungssoftware 308
Bilddokumentation 556
Biomechanik 127
Biopsie 452
– ultraschallgesteuert 503
Boden
– flächenelastisch 230, 234, 239
– punktelastisch 230
Bodenreaktionskraft (BRK) 139, 231, 234
Bohrkanal, femoral 426
bone grafting 452
bone-motion-Fühler 421
Buchhandelskatalog 34
Bundesverband für ambulante Arthroskopie 552

CAI (computer-aided-instrucion) 325
Card Enabled Network (CEN) 516, 523
Caspar 409
Caspar-System 414
CASUS 311
CBT (Computer-Based-Training) 64, 74
CCD-Winkel 437
CEN (Card Enabled Network) 516
CNC-Fräßmaschine 485
Computer Assisted Orthopaedic Surgery 446, 431
computer-aided-instruction (CAI) 325
Computer-Based-Training (CBT) 64, 74
Computerlernprogramm 307
Computernetz 345
Computerprogramm, tutoriell 331
Computertomographie (CT) 361, 362, 472, 500
Copyright 59
curriculare Integration 314
CUU (Computerunterstützter Unterricht) 324

Datenaquisition 130
Datenformat 577
Datengewinnungsproblem 590
Datenqualität 590
Datenschutz 542
Datensicherheit 542
Datenverarbeitungssystem 549
Deutsche Krebshilfe 40
Deutsche Medizinbibliotheken 41
Deutsche Wissenschaftsnetz 312
Deutsche Zentralbibliothek für Medizin 42
Deutsches Medizinforum 40
DFÜ-Adapter 71
Diagnosencodierung nach ICD 566
DICOM 536, 577
Digital Imaging and Communication in Medicine 578
Digital Subscriber Line (DSL) 66
Diskussionsforum 339
Diskussionsgruppe 11, 26, 35
distance learning 73
Dokumentation, medizinisch 581
Dokumentationspflicht 538
Dokumentenechtheit 59
Doppelstützphase 269
3D Polaris Localiser 462
3D-Rekonstruktion 474
Drill and practice-Programm 343
Druckscheibenprothese 482
– adapiert (A-DSP) 482, 489
Drucksensoren 88
Druckverteilung 85, 86, 98, 262, 267, 270, 276

Druckverteilungsdaten 263
Druckverteilungseinlegesohle 267
Druckverteilungsgebirge 270
Druckverteilungsmessung 88, 96, 151, 262
DSL-Technik 66

Echtzeitanalyse 138
Echtzeit-Sichtsysteme 514
Eingriffe, CT-kontrolliert 502
Einlegesohle 266
Einzelstützphase 269
ELEI (Elektronische Endoprothesen-Identifikation) 490, 496
Elektromyographie (EMG) 142, 155
Elektronische Endoprothesen-Identifikation (ELEI) 490, 496
Elektronische Post 339
Email 6, 13, 339
EMG (Elektromyographie) 142
EMG-Meßapparatur 283
EMG-Signal 284
EMG-Telemetrie 280
Empirie 87
Endoprothese 448
Envelope-Technik 536
Ergebnisqualität 445
Ergonomieprogramm 173
Ermüdung 202, 207
Evaluation 45
Expertensystem 332

Fast-Fourier-Tranformation 294
FEM (Finite-Element-Methode) 190
FEM-Analyse 193, 196, 418
FEM-Programme 199
Femurgeometrie, individuell 485
File Transfer Protocoll 17, 339
Finites Element 416
Finite-Element-Methode (FEM) 190
Framegrabber 71, 134
Fräßmaschine 485
FTP 17, 71
Fußmodell 222

Ganganalyse 145
Ganzheitsansatz 94
Ganzkörperschwingung 292
Gelenkkräfte 203
Gelenkmomente 203, 210
Gesundheitsnetz 519
Gesundheitsplattform 517
Gewebeentnahme 503
Gleitpaar 445
Gleitphase 269
Goniometer 246

Sachverzeichnis

Grenzlastbestimmung 180
Gropher 18

Haltungsanalyse 180
Hängematten-Effekt 116
Hartschalenschuh 282
Health Online Service 5
Hexapod-Roboter 435
High-Speed-Video-System 133
Histologiekurs 70
HL7 577
Host 71
HSM (Storage Managing System) 537
HTML (Hypertext Markup Language) 19, 381
HTML-Daten 496
Hüftendoprothetik 406
Hüftgelenkersatz 23, 35
Hüftgelenkversorgung, endoprothetisch 472
Hyperlearn 385
Hypertext 57
Hypertext Markup Language (HTML) 19, 381

ICD 563
ICD-9 583
ICD-10 583
ICD-Codierung 550
ICPM 563, 583
ICPM-Codierung 550
IEMG 285
impact 275
Impingementcheck 475
Implantationskontrolle 479
Impuls, relativer 273
Individualprothese 472
Informationsdarstellung 57
Informationssystem 343
– medizinisch 573
Informationstechnologie 516
Informationsüberflutung 52
infrared tracking system 452
Inline-Skating 242, 258, 262, 274, 280
Integrated Surgical System 435
Integration, curricular 314
Integriertes System 133, 135
Internet 3, 6, 11, 43, 48, 64, 339, 382
Internet Explorer 19
Internetadressen 607
Interventional Radiology 499
Intranet 339
intra-operative calibration 458
Inverse Dynamik 143
IP-Adresse 71
ISDN 71

JADE 33
JASON 33
Java 312

Kalibrieren 401
Kartenmodell 525
Kartenprojekt 522
Kartentechnologie 521
Kernspinresonanztomographie (NMR) 362
Kernspintomographie (KST) 500
Kerspintomograph, offen 503
Kinematik 148
Kistler R 126
Kniearthroplastik, unikondylär 428
Kniewinkelstellung 252
Kodierung 583
Kommunikation, asynchron 345
Kommunikation, synchron 347
Kommunikationsplattform 530
Komplex-Merkmale 94
Komplikation 448
Konsum-Matratze 98
Kontakfläche 273
Koordinatensystem 127
Kopfdurchmesser 437
Kopfpositionsplanung 474
Kräfte, innere 141
Kraftmeßplatte (KMP) 126, 139
Kraftmessung 150
Kraft-Zeit-Kurve 270
Krankenhaus-Informationssystem 574
Kreuzbandersatz 414
Kreuzbandplastik, vordere 423
KV-Basisdokumentationsbogen 552

Labor, virtuell 343
Laser-Nukleotomie, perkutan 506
Laufbandstudie 137
lecture on demand 70
Leg Calibration 462
Lehre, computergestützt 74
Lehre, medizinische 307
Lehrmaterial 310
Lehrmethode, additiv 330
Lehrveranstaltung 70
Leistungsanforderung 582
Leistungscodierung 569
Leistungsüberprüfung 320
Lernprogramm 326
Lernspiel 343
Lernsystem, tutoriell 343
Liegequalität 99
local area network 574
Lokal-Area-Network (LAN) 534
Lösung, allgemein 110
Lösung, numerische 109

Mailingliste 14, 44, 339
Man Model-System 174
Managed Care Struktur 516
Materialwirtschaft 587
Matratze 100
Mbone 69, 71
Mechanik 123
MEDIAGATE Medical Services 532
Medivista 40
Medizinbibliotheken, weltweit 41
Medizinisches Informationssystem 573
MEDLINE 12, 13, 30, 37
Meßinterface 89
Migrationsanalyse 479
Mikro-ITT 508
Mikrooperation 499
Mikro-PRT 505
Mikro-PTT 508
Modell
- hydrostatisch 104, 114
- kinetisch 204
- konzertiert 116
- verteilt 117
- viruell 434
Modell-Gleichung 108
Modellierung 87
Modellkonstruktion 104, 216, 222
MOT (Multimediales Online Teaching) 64, 71, 76, 81
Movementmapping 477, 488
Multimedia 65
Multimedica-Dienst 5
Muskelaktivität 276

National Library of Medicine (NLB) 41, 362
Natvigationssystem, intraoperativ 399
Navigation, radiological 452
Navigator 400, 402
Navigator, aktiv 403
Navigator, passiv 402
Navigator, semiaktiv 403, 410
Netscape's Navigator 19
Netzwerk 574
Neuro-Orthopädie 511
New-List 29
Newsgruppe 15, 44, 339
Newtonsche Grundgleichung 123
NMR 361

Objekt
- therapeutisch 400
- virtuell 400
Ökonomische Aspekte 531
Online-Dienst 521
OP-Buchfunktion 552

OP-Dokumentationsbögen 549
Operation, bildgesteuert 434
Operationsdokumentation 563, 565, 583
Operationsmodulation 478
Operationsroboter 408
OP-Planung 449, 563, 565
OPS-301 583
Ordnungsmäßigkeit 538
Orthogate 29
OrthoNet 29
ostenomy 452
osteochondritis dissecans 452

Parallelkinematik 434
Paßgenauigkeit 416
Patientenakte, multimedial, elektronisch 518
Patientenidentifikation 576
Patientenmanagementsystem 576
Patientenverwaltung 581
Pedar Mobile 263
Pedikelschraube 406
Pfanneneinschläger 406
Pfannenimpingement 483
Picture Archiving and Communications System (PACS) 533
Pinless-Version 449
PKW 298
Primärstabilität 446
ProMediWeb 312
Prothesenschaft 416
PROTON-Planungssystem 420
Provider 8

Qualis®; 549
Qualis®-Kuratorium 560
Qualitätskontrolle 592
Qualitätsmanagement 517
Qualitätssicherung 449, 592,
Qualitätssteigerung 434
Qualitätsverbesserung 530
Querverweise 57

Radiologie, interventionell 499
Radiologie-Informations-System (RIS) 534
Rechtliche Aspekte 537
Rechtliche Bestimmung 578
Referenzierung
- dynamisch 402
- statisch 402
Referenz-Pin 415
Region of interest (ROI) 130
Rekonstruktion, dreidimensional 449
Ressourcenplanung 585
Rigid body 462
Risiken 50

Robodoc® 409, 435
Robotersystem 434
Rohsignal 251
ROI (Region of interest) 130
Rotationszentrum 437

Schermoment 222, 227,
Schulterendoprothetik 429
Schweigepflicht, ärztliche 540
Selbststudium 317
Seminar 316
Sensor-Array 88
Sequestrektomie, mikroendoskopisch 507
Signalaufbereitung 90
Simulation 191
Simulationsprogramm 331, 343
snail-mail 13
Software-Ergonomie 578
Spitzenbeschleunigung 259
Spitzendruck 272
Starrkörpermodell 127, 130
Steifigkeitsmethode 193
stereotaxic fixation 454
Steuerung, intraoperativ 434
Storage Managing System (HSM) 537
Stütz-Faktor 115
Suchdienst 20
Suchmaschine 20

TCC (Transmission Control Computer) 534
Tele Archiv Service Center (TACS) 533
Telearchivierung, erste 532, 538
Teledienstdatenschutzgesetz 539
Teledienstgesetz 539
Telematik 339, 518
Telemetrieanlage 283
Teleteaching 76
Telnet 17
Textverarbeitung 569
Therapeutisches Objekt 400
Total Knee Arthroplasty 461

Tracerdiagnose 597
Transmission Control Computer (TCC) 534
Triktionsanimation 180
Tumorzentrum München 40

Überlastungserscheinung 146
Ultraschall-Bewegungsanalysesystem 149
UNCOVER 33
Unterricht, computerunterstützt (CUU) 324
Untersuchung, elektromyographisch 280
USENET 16, 28

Valgusfehlstellung 445
Vernetzung 59, 519, 559
Verschlüsselungswerkzeug 566
Vertikalkraft 209
Vibration 292
Vibrationsbeanspruchung 297
Virtuelles Objekt 400
Visibel Human 362
Vollbildsystem 133
Vollyball-Schmetterschlag 159
Vorlesung 315
Vorwärtssimulation 124, 143

Web-based-training (WBT) 74, 381
Weichschalenschuh 282
Wirbelsäule 292, 296, 299, 301
– lumbal 98
Wissensvermittlung 308
World Wide Web (www) 6, 19, 57, 75, 309, 339

X-Ray Camera Calibration 454

Yahoo Deutschland 40
Yahoo! 21, 38

Zitierfähigkeit 59
Zugriffmöglichkeit 46
Zulässigkeit 538

MIX
Papier aus verantwortungsvollen Quellen
Paper from responsible sources
FSC® C105338

If you have any concerns about our products,
you can contact us on
ProductSafety@springernature.com

In case Publisher is established outside the EU,
the EU authorized representative is:
Springer Nature Customer Service Center GmbH
Europaplatz 3, 69115 Heidelberg, Germany

Printed by Libri Plureos GmbH
in Hamburg, Germany